大卫生全周期护理专业教材
医教协同融媒体创新教材

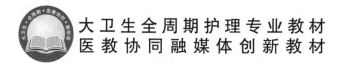

内科护理学

（第2版）

主编　底瑞青

U0340394

郑州大学出版社

图书在版编目（CIP）数据

内科护理学／底瑞青主编. -- 2 版. -- 郑州：郑州大学出版社，2024.3
大卫生全周期护理专业教材
ISBN 978-7-5645-4341-9

Ⅰ.①内…　Ⅱ.①底…　Ⅲ.①内科学－护理学－教材　Ⅳ.①R473.5

中国国家版本馆 CIP 数据核字（2023）第 128529 号

内科护理学

NEIKE HULIXUE

策划编辑	李龙传	封面设计	苏永生
责任编辑	张彦勤	版式设计	苏永生
责任校对	薛　晗	责任监制	李瑞卿

出版发行	郑州大学出版社	地　　址	郑州市大学路40号(450052)
出 版 人	孙保营	网　　址	http://www.zzup.cn
经　　销	全国新华书店	发行电话	0371-66966070
印　　刷	郑州印之星印务有限公司	印　　张	45
开　　本	850 mm×1 168 mm　1／16	字　　数	1 242 千字
版　　次	2017 年 6 月第 1 版	印　　次	2024 年 3 月第 3 次印刷
	2024 年 3 月第 2 版		

书　　号	ISBN 978-7-5645-4341-9	定　　价	139.00 元

本书如有印装质量问题，请与本社联系调换。

作者名单

主　编　底瑞青
副主编　王　贺　赵志敏　刘　姝　靳　艳
　　　　黄　峥　杨　瑾　彭美芳
编　者　(以姓氏笔画为序)
　　　　丁春戈　王云璐　叶　红　冯　莉
　　　　兰云霞　杜文婷　杨敬随　罗慧敏
　　　　韩　玲

前　言

为全面贯彻落实《"健康中国2030"规划纲要》《全国护理事业发展规划（2021—2025年）》，顺应"十四五"期间全国高等护理学教育发展和改革的需要，调整护理教育的层次结构，提高护理学生的综合素质和学以致用的能力，培养满足人民群众多样化、多层次健康需求的护理人才，郑州大学出版社联合全国优秀院校组织编写了"十四五"规划教材，供本科护理学专业学生使用。

本教材以第四届全国高等学校护理学专业教材建设指导委员会提出的"规范化、精品化、创新化、国际化、数字化"为指导思想，在上一版高等教育医药院校规划教材《内科护理学》的基础上进行修订。本教材共十章，内容包括呼吸系统、循环系统、消化系统、泌尿系统、血液系统、内分泌与代谢性疾病、风湿性疾病、神经系统及传染病患者的护理。来自全国十多家医疗机构及医学院校的编写团队，严格按照编写要求，注重编写过程，在章节前设置学习目标，使学生明确学习重点；采用案例引入疾病，使疾病介绍更加形象生动；内容突出"三基三严"及护理专业特点；同时增加与护理密切相关的公共卫生知识、康复指导等，注重对学生评判性思维能力的培养，以满足护士执业资格考试、升学、就业的需要；在章节后还附有常见诊疗技术及护理，体现了精理论、重实践、强技能、求创新的专业特色。

本教材与上一版相比，对各章节内容进行了修订，更新和补充了临床医疗及护理的新标准、指南、治疗和护理方法，如循环系统增加了左心耳封堵术、心脏瓣膜病介入性治疗等技术，适当增加健康指导，体现护理专业在延续护理中的重要性；重点对各章节疾病的护理措施进行介绍，简写病因及发病机制，重点写护理部分，运用循证护理理念书写疾病护理措施；数字资源含每章节PPT、课后习题及答案，涵盖护士执业资格考试大纲、硕士研究生考试重点等。

本教材虽然经过各位编者认真撰写、多次修改和审校，但由于水平有限，难免有疏漏和不足之处，恳请广大读者批评指正。

编者

2023年12月

目 录

第一章　绪　论

::::: 学习目标 :::::

1. 知识目标　①掌握内科护理学的概念。②了解内科护理学的专业发展、护士的角色与作用。
2. 能力目标　①具备常见内科疾病的护理能力和一定的临床思维。②能正确了解内科护理学,理解和掌握内科常见病、多发病的防治和护理基本技能,对内科患者实施整体护理,为以后从事内科临床护理工作奠定基础。
3. 素质目标　①了解内科护理学的专业发展,能够将理论与实践融会贯通。②具有人文关怀、沟通交流能力、团队合作能力等综合素质。

内科护理学是一门关于认识疾病、预防疾病,治疗和护理患者,促进患者康复及健康的综合性应用学科,其知识结构体系的整体性较强,涉及的临床领域广泛,是培养学生护理能力的核心课程,是护理学的一门重要学科。内科护理学作为奠基性的临床专业课,所阐述的内容在临床护理学理论和实践中具有普遍意义。

一、内科护理学的学科地位与特色

(一)内科护理学的内容

内科护理学知识体系涵盖呼吸系统、循环系统、消化系统、泌尿系统、血液系统、内分泌与代谢系统、风湿系统、神经系统、传染性等疾病患者的护理。为避免内容重复,本教材各章节第一节为各个系统的结构、功能与疾病及护理评估等,第二节为各个系统常见疾病的症状、体征的评估与护理,后面各节为常见疾病患者的护理,最后一节为各系统疾病患者常用诊疗技术及护理。本教材在编写过程中,力求知识体系完整,内容丰富,重点突出,具有较强的实用性。

(二)内科护理学在护理学科中的地位

内科护理学是护理学科的一部分,既是临床各科护理学的基础,又与其他学科密切联系,是临床护理学的主干课程和核心课程,在护理学科中具有重要作用。通过对《内科护理学》的学习,护士能够掌握内科多发病、常见病的概念、病因、发病机制及临床表现,熟悉疾病的各项检查、治疗及诊断要点,协助医生工作,在此基础上对患者进行评估和分析,提出主要的护理诊断及护理措施,从而对患者实施整体护理,为未来的临床工作奠定坚实的基础。

(三)内科护理学的专业特色

在生物-心理-社会医学模式下,随着责任制整体护理工作模式的深入推广,本教材在编写中,

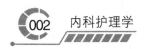

立足患者生理、心理、社会等方面对护理的需求,编写内容包括护理评估、护理诊断/问题、护理措施、健康指导等。应用护理程序进行临床护理工作,护理程序是一种体现整体护理观的临床思维和工作方法,包括5个步骤,即评估、诊断、计划、实施、评价。以人为本对患者进行人文关怀,通过内科护理学的学习,力求使学生树立"以人的健康为中心"的护理理念,护士对患者应进行人文关怀和整体护理,提升护理服务质量。

二、内科护理学与护理专业的发展

近年来,随着基础医学和临床医学的发展,分子生物学技术、检查诊断技术、治疗技术不断更新,许多疾病的病因和发病机制得到进一步阐明。血液透析、腹膜透析等血液净化技术不断改进,器官移植及术后的免疫治疗、各种化疗药物的配制与应用等,都有了极大的发展,这些都促进了内科护理学的发展。而内科护理学的发展,同时又促进了临床诊疗技术的不断进步,两者相互影响,互相促进。掌握内科常见疾病的基本知识,主要是为日后的临床工作奠定基础。

随着社会发展、疾病谱的变化和人口老龄化,人们对卫生服务的需求亦日趋增长,同时医疗费用增长过快,国家、社会和群众经济负担过重,从节省卫生资源和方便服务对象出发,许多健康问题并不一定需要住院治疗或长期在医院治疗。随着卫生保健和医疗体制的改革,医疗保险制度的逐步成熟和完善,缩短患者住院时间以节省费用是必然趋势,这就需要大量家庭护理、社区护理作为患者出院后的后续服务。患者出院后治疗和护理的连续性也显得更为重要,保证治疗护理的连续性和协调性,可以减少患者再住院率。

三、内科护理中护士的角色与作用

内科护理的服务对象从青少年、中年、老年直至高龄老人。服务对象的年龄跨度大,因而各种健康问题和对卫生保健的需求高度复杂。随着责任制护理工作模式在临床护理中的推广,护士的角色及作用在扩展和延伸,也对内科护士提出了新的更高的要求。内科护士是患者的直接护理者,还承担着协作者、教育者、代言者、管理者和研究者的角色及作用。

护理是一门综合性很强的学科,护理人员需要学习的知识也非常多,不仅仅是对患者进行简单的日常护理工作。现代医学技术的进步要求医学护理人员要掌握初级保健技能也就是临床干预。护理人员具备丰富的知识,可以在紧急或者突发状况下采取适当的急救措施,提高患者救治成功率,同时帮助医生减轻负担,成为医生的合作者,提高医院整体治疗质量,帮助更多患者恢复健康。护理人员可以及时了解患者的病情变化,并为医生提供有价值的参考数据,为正确诊断和治疗奠定良好基础,所以说临床护理工作会直接影响临床治疗质量。同时,临床护理工作者的专业素质对现代医学治疗具有重要影响,优秀的护理人员具有过硬的思想素质和业务素质,可以提高医院的治疗效果和整体形象。

(底瑞青)

自测题　　　　　　　参考答案

第二章　呼吸系统疾病患者的护理

▨▨▨▨ **学习目标** ▨▨▨▨

1. 知识目标　①掌握:呼吸系统疾病的护理常规、常见症状及护理;常见疾病的概念、护理评估、主要护理诊断/问题;常见疾病的健康指导。②熟悉:呼吸系统常见疾病的病因、临床表现、诊断要点和治疗要点;呼吸系统常用诊疗技术的操作过程、适应证和禁忌证。③了解呼吸系统常见疾病的发病机制、辅助检查。
2. 能力目标　①能正确运用机械通气,保障患者的正常呼吸。②能指导患者进行呼吸功能锻炼,有效咳嗽排痰。③能熟练引导患者配合体位引流、胸腔穿刺术。
3. 素质目标　①具有应用呼吸系统疾病护理常规开展整体护理的素质。②具有以患者为中心,结合具体临床情景,主动思考、及时发现和解决问题的素质。

第一节　呼吸系统的结构、功能与疾病及护理评估

一、呼吸系统的结构、功能与疾病

呼吸系统主要包括呼吸道和肺。

(一)呼吸道

呼吸道以环状软骨为界分为上、下呼吸道。

1. 上呼吸道　上呼吸道由鼻、咽、喉构成。鼻对吸入气体有过滤、保湿、加温作用,可将空气加温至37 ℃左右,并达到95%的相对湿度,使进入肺部的气体适合人体的生理需求。临床上气管切开或气管插管患者应用机械通气给氧治疗时,吸入气体均需经过湿化和加温。如果没有经过适当的处理,干冷的气体会损伤气管黏膜的防御功能,增加肺部感染的发生率。咽是呼吸道与消化道的共同通路,吞咽时会厌软骨将喉关闭,对防止食物及口腔分泌物误入呼吸道起重要作用。气管切开患者由于吞咽功能障碍,常使咽部分泌物流入气管内,成为医院获得性肺炎的重要原因之一。喉由甲状软骨和环状软骨(内含声带)等构成,坏甲膜连接甲状软骨和环状软骨,是喉梗阻时进行环甲膜穿刺的部位。

2. 下呼吸道　环状软骨以下的气管和支气管为下呼吸道,是气体的传导通道。气管向下逐渐分级,通常分23级(图2-1-1)。气管在隆凸处(相当于胸骨角处)分为左右两主支气管(1级)。右主支气管较左主支气管粗、短而陡直,因此异物及吸入性病变如肺脓肿多发生在右侧,气管插管过

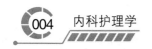

深也易误入右主支气管。主支气管向下逐渐分支为肺叶支气管(2级)、肺段支气管(3级)直至终末细支气管(16级)均属传导气道,呼吸性细支气管(17级)以下直到肺泡囊,为气体交换场所。

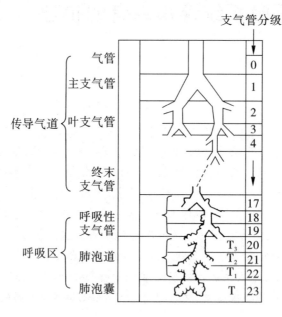

图2-1-1 支气管分级示意

气道内气体的流速与其所流经的管腔横截面积呈反比。从气管到呼吸性细支气管,随着气道的逐渐分支,气道相应的横断面积总数逐渐增大,气道结构上的这一特点使气流在运行过程中流速逐渐减慢,气体在肺泡内的分布基本均匀,混于气体中的微粒沉积于气道黏膜而不易进入肺泡内。临床上将吸气状态下直径小于2 mm的细支气管称为小气道。由于小气道管腔纤细,管壁菲薄,无软骨支撑而易扭曲陷闭,在发生炎症时,小气道容易因痉挛和黏液阻塞导致通气障碍。

3.呼吸道的组织结构 气管和支气管壁的组织结构相似,主要由黏膜、黏膜下层和外膜层构成。

(1)黏膜:黏膜表层几乎全部由纤毛柱状上皮细胞构成。在细胞顶端有指向管腔的纤毛以同一频率向咽侧摆动,起清除呼吸道内的分泌物和异物的作用。在纤毛柱状上皮细胞间的杯状细胞与黏液腺一起分泌黏液,黏液分泌不足或分泌过量均会影响纤毛的运动功能。纤毛运动能力减弱可导致呼吸道防御功能下降。

(2)黏膜下层:黏膜下层为疏松结缔组织层,含有黏液腺和黏液浆液腺。黏液腺的分泌除缘于直接刺激外,还可由迷走神经反射诱发。在慢性炎症时,杯状细胞和黏液腺增生肥大,使黏膜下层增厚、黏液分泌增多、黏稠度增加。

(3)外膜层:外膜由软骨、结缔组织和平滑肌构成。在气管与主支气管处,平滑肌仅存在于C形软骨缺口部。随着支气管分支,软骨逐渐减少而平滑肌增多,至细支气管时软骨完全消失。气道平滑肌的舒缩受神经和体液因素影响,是决定气道阻力的重要因素。

(二)肺

1.肺泡 肺泡是气体交换的场所,肺泡周围有丰富的毛细血管网,每个肺泡上有1~2个肺泡孔,相邻肺泡间气体、液体可经肺泡孔相通。肺泡总面积约有100 m²,在平静状态下只有1/20的肺泡进行气体交换,因而具有巨大的呼吸储备力。

2.肺泡上皮细胞　肺泡内表面有一层上皮细胞,由两种细胞组成。①Ⅰ型细胞:覆盖肺泡总面积的95%。它与邻近的毛细血管内皮细胞紧密相贴,甚至两者基底膜融合为一,合称肺泡-毛细血管膜(简称"呼吸膜"),是肺泡与毛细血管间进行气体交换的场所(图2-1-2)。正常时此屏障厚度不足1μm,有利于气体的弥散,在肺水肿和肺纤维化时厚度增加,使气体交换速度减慢。②Ⅱ型细胞:可分泌表面活性物质,降低肺泡表面张力,维持肺泡容量的稳定性,防止肺泡萎陷。急性呼吸窘迫综合征的发病与肺泡表面活性物质缺乏有关。

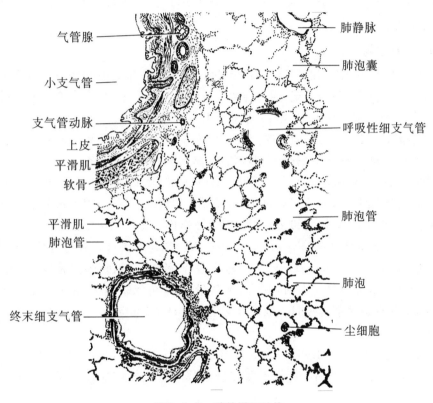

图2-1-2　肺的微细结构

3.肺泡巨噬细胞　是由血液内单核细胞迁移至肺泡间隔后演变而来,其作用是除吞噬进入肺泡的微生物和尘粒外,还可生成和释放多种细胞因子,如白细胞介素-1、氧自由基和弹性蛋白酶等活性物质。这些因子在肺部疾病的发病过程中起着重要作用。

4.肺间质　是指肺泡上皮与血管内皮之间、终末气道上皮以外的支持组织,包括血管及淋巴组织。肺间质在肺内起着十分重要的支撑作用,使肺泡与毛细血管间的气体交换及肺的通气顺利进行。一些疾病会累及肺间质,最终可导致永久性的肺纤维化。

(三)肺的血液供应

肺有双重血液供应,即肺循环和支气管循环。

1.肺循环　执行气体交换功能,具有低压、低阻、高血容量等特点。缺氧能使小的肌性肺动脉收缩,形成肺动脉高压,是发生慢性肺源性心脏病的重要机制之一。

2.支气管循环　体循环的支气管动、静脉与支气管伴行,营养各级支气管及肺。支气管静脉与

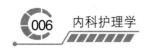

动脉伴行,收纳各级支气管的静脉血,最后经上腔静脉回右心房。支气管动脉在支气管扩张症等疾病时可形成动-静脉分流,曲张的静脉破裂可引起大咯血。

(四)胸膜腔和胸膜腔内压

胸膜腔是由胸膜围成的密闭的潜在性腔隙。正常情况下,胸膜腔的脏层与壁层胸膜之间仅有少量浆液起润滑作用。壁层胸膜分布有感觉神经末梢,脏层胸膜无痛觉神经,因此胸部疼痛是由壁层胸膜发生病变或受刺激引起。胸膜腔内压是指胸膜腔内的压力,正常人为负压。如胸膜腔内进入气体(气胸),胸内负压减小,甚至转为正压,则可造成肺萎陷,不仅影响呼吸功能,也将影响循环功能,甚至危及生命。

(五)肺的呼吸功能

呼吸是指机体与外环境之间的气体交换,由外呼吸、气体在血液中的运输及内呼吸 3 个同时进行又相互影响的环节组成。呼吸系统,通过肺通气与肺换气两个过程,完成了整个呼吸过程中最关键的一步——外呼吸(即肺呼吸)。所以,一般将外呼吸简称为呼吸。

1.肺通气 指肺与外环境之间的气体交换。临床常用以下指标来衡量肺的通气功能。

(1)每分通气量:每分钟进入或排出呼吸器官的总气量称每分通气量(minute ventilation volume,MV 或 V_E),为潮气量(tidal volume,V_T)与呼吸频率(f)的乘积,即 $MV/V_E = V_T \times f$。正常成人潮气量为 400 ~ 500 mL,呼吸频率为 16 ~ 20 次/min。在基础代谢情况下,所测得的每分通气量称每分钟静息通气量。人体以极大的呼吸幅度和速度所达到的每分通气量称为最大通气量。

(2)肺泡通气量:肺泡通气量(alveolar ventilation,V_A)指每分钟进入肺泡进行气体交换的气量,又称有效通气量,即 $V_A = (V_T - V_D) \times f$。$V_D$ 为生理无效腔/死腔气量,是肺泡无效腔与解剖无效腔之和。在通气/血流比值正常的情况下,肺泡无效腔气量极小,可忽略不计,故生理无效腔主要由解剖无效腔构成。正常成年人平静呼吸时无效腔气量约 150 mL(2 mL/kg 体重),气管切开后无效腔气量减少 1/2,通气负荷减轻。

正常的肺泡通气量是维持动脉血二氧化碳分压($PaCO_2$)的基本条件,呼吸频率和深度会影响 V_A。浅而快的呼吸对肺泡通气不利,采用深而慢的呼吸方式可增加通气量,但同时会增加呼吸做功。

2.肺换气 是指肺泡与肺毛细血管血液之间通过呼吸膜以弥散的方式进行的气体交换。正常的肺换气功能有赖于空气通过肺泡膜的有效弥散,充足的肺泡通气量和肺血流量、恰当的通气/血流比值及呼吸膜两侧的气体分压差可确保肺泡膜的有效弥散。肺换气功能障碍是造成低氧血症的常见原因。

(六)呼吸的调节

机体可通过呼吸中枢、神经反射和化学反射完成对呼吸的调节,以达到提供足够的氧气、排出二氧化碳及稳定内环境酸碱度的目的。基本呼吸节律产生于延髓,而呼吸调整中枢位于脑桥,发挥限制吸气,促使吸气向呼气转换的作用。大脑皮质在一定限度内可随意控制呼吸。呼吸的神经反射调节主要包括肺牵张反射、呼吸肌本体反射及肺毛细血管旁感受器(又称 J 感受器)引起的呼吸反射。呼吸的化学性调节主要指动脉血或脑脊液中 O_2、CO_2 和 H^+ 对呼吸的调节作用。缺氧对呼吸的兴奋作用是通过外周化学感受器,尤其是颈动脉体来实现的。CO_2 对中枢和外周化学感受器都有作用,正常情况下,中枢化学感受器通过感受 CO_2 的变化进行呼吸调节。H^+ 浓度对呼吸的影响主要是通过刺激外周化学感受器所引起。当 H^+ 浓度增高时,使呼吸加深加快,反之,呼吸运动受抑制。

二、护理评估

在全面收集患者的主、客观资料的基础上,对呼吸系统疾病患者进行护理评估应着重注意以下内容。

(一)健康史

1.患病及治疗经过

(1)患病经过:了解患者患病的起始时间、主要症状及伴随症状,如咳嗽、咳痰、呼吸困难、咯血、胸痛等表现及其特点;询问有无诱因、症状加剧和缓解的相关因素或规律性等。

(2)诊治经过:询问患者曾做过何种检查,结果如何;曾用药物的名称或种类、用法、末次用药的时间,是否为医生处方后用药及用药后症状改善情况;哮喘患者是否会正确使用吸入性药物等;患病期间有无采取特殊治疗方法,如慢性阻塞性肺疾病患者的长期氧疗。

(3)目前状况:患病对患者日常生活及自理能力造成的影响,如夜间频繁咳嗽、咳痰可影响睡眠质量;剧烈咳嗽易造成老年妇女压力性尿失禁;呼吸困难可影响患者日常进食、休息及排泄,甚至使其生活自理能力下降。

(4)相关病史:与呼吸系统疾病有关的疾病史,如过敏性疾病、麻疹、百日咳及心血管系统疾病等。

2.生活史与家族史

(1)个人史:出生地和居住地环境情况、生活条件、工作环境。重点询问居住地是否长期处在污染环境中,如矿区;家庭、工作环境中是否有被动吸烟的情况;近期有无相关的传染病接触史。

(2)生活方式:了解患者日常生活、工作、学习、睡眠等是否规律。患者日常的活动量及活动耐力,能否胜任目前的工作,患病后角色功能、社会交往、性功能等是否发生改变。如慢性阻塞性肺疾病患者逐渐丧失工作能力,可能影响家庭经济来源,甚至影响日常生活的自理能力。

(3)吸烟史:吸烟与呼吸系统疾病关系密切。应询问吸烟史、吸烟量及是否已戒烟或准备戒烟。

(二)身体状况

1.全身状态、皮肤、淋巴结评估　呼吸系统疾病多与感染有关,患者常有体温升高、脉率增快;肺性脑病患者可出现意识障碍;慢性呼吸衰竭、肺结核患者可有消瘦或体重下降;缺氧时会呈现出口唇、甲床、皮肤及黏膜的发绀;存在二氧化碳潴留时患者皮肤潮红,严重时可出现球结膜水肿;肺癌淋巴结转移时可触及肿大的淋巴结。

2.头、颈部评估　有无鼻翼扇动、鼻窦压痛;牙龈、扁桃体、咽部有无充血、红肿;颈静脉充盈状况;气管位置是否居中等。

3.胸部评估　应注意胸廓外形、两肺呼吸运动是否一致;肺部触诊有无语音震颤改变和胸膜摩擦感;肺部叩诊音变化;听诊呼吸音变化,有无干、湿啰音及其分布,有无胸膜摩擦音。

4.腹部及四肢评估　注意有无肝大、肝颈静脉回流征等。四肢评估注意有无杵状指(趾)。如慢性肺源性心脏病引起右心衰竭可有肝大及肝颈静脉回流征阳性,支气管肺癌、肺脓肿可见杵状指。

(三)心理-社会状况

1.对疾病的认识　患者对疾病的发生、病程、预后及健康保健是否了解。如慢性支气管炎患者对影响疾病发生、发展知识的了解情况,肺结核患者对疾病转归的了解等。

2.心理状况　持续存在咳嗽、胸痛、呼吸困难等症状,可能使患者产生不良情绪反应。大量咯

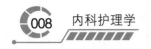

血可造成患者的恐惧心理。因呼吸功能损害引起工作及活动能力下降可产生自卑、抑郁等心理。

3. 社会支持系统　应了解患者的家庭组成、经济状况、教育背景等基本情况；还应询问患者的主要照顾者对患者所患疾病的认识及对患者的关怀和支持程度；明确医疗费用的来源或医疗负担水平及出院后继续就医的条件，包括居住地有无比较完备的初级卫生服务等资源。

（四）实验室及其他检查

1. 血常规　患者存在细菌感染时血常规结果多表现为白细胞计数增加，中性粒细胞核左移，有时可有中毒颗粒。与过敏、寄生虫有关的疾病，如支气管哮喘患者可以有嗜酸性粒细胞增多。大咯血时可导致血红蛋白降低。

2. 痰液检查　痰液检查是诊断呼吸系统疾病病因、进行疗效观察及判断预后的重要项目。

（1）一般检查：观察并记录痰液的量、颜色、性质和气味等。如痰液呈现红色通常提示痰中含有血液或血红蛋白；若呼吸道化脓性感染则咳出黄脓痰。合并厌氧菌感染时痰液有恶臭味，常见于肺脓肿、支气管扩张症患者。

（2）显微镜检查：常做痰涂片染色检查。革兰氏染色法，可见致病菌包括葡萄球菌、肺炎链球菌等；抗酸染色法，查找结核分枝杆菌；巴氏染色法，检查肺癌患者痰中脱落的癌细胞等。

（3）细菌培养及药敏试验：根据所患疾病有目的地进行细菌、真菌和支原体培养并做药敏试验，为临床提供病原学诊断的依据并指导临床治疗选药。

留取痰标本应尽可能在使用（或更换）抗生素前进行，采集来自下呼吸道的分泌物。怀疑普通细菌感染，需留取痰量>1 mL，真菌和寄生虫3~5 mL，分枝杆菌5~10 mL。痰标本的采集方法主要有两种。①自然咳痰法：最常用，留取方法简便，护士应教会患者正确留取痰标本的方法。其要点是：患者需在晨起后首先以清水漱口数次，以减少口腔杂菌污染；之后用力咳出深部第一口痰，并留于加盖的无菌容器中；标本留好后尽快送检，一般不超过2 h；若患者无痰，可用高渗盐水（3%~10%）超声雾化吸入导痰。②经环甲膜穿刺气管吸引或经纤维支气管镜（简称纤支镜）防污染双套管毛刷留取痰标本：可防止咽喉部定植菌污染痰标本，对肺部感染的病因判断和药物选用有重要价值。

3. 动脉血气分析　对于判断机体的通气状态与换气状态，是否存在呼吸衰竭及呼吸衰竭的类型，机体的酸碱平衡状态，酸碱失衡的类型及代偿程度等有十分重要的价值。

4. 影像学检查　包括胸部X射线正侧位胸部X射线片检查、CT及磁共振成像（MRI）等，这些检查可为明确病变部位、性质、气管和支气管的通畅程度等提供依据。如造影增强CT对淋巴结肿大、肺栓塞、肺内占位性病变有重要的诊断和鉴别诊断意义；MRI对纵隔疾病和肺血栓栓塞症的诊断有较大帮助；肺血管造影适用于肺血栓栓塞症和各种先天性或获得性血管病变的诊断；支气管动脉造影和栓塞术对咯血有较好的诊治价值。

5. 纤支镜和胸腔镜　纤支镜能深入到亚段支气管，直接窥视黏膜有无水肿、充血、溃疡、肉芽肿、异物等，检查的同时可以对黏膜进行刷检或钳检，用于组织病理学检查；应用纤支镜做支气管肺泡灌洗，对灌洗液进行微生物学、细胞学和免疫学等检查，有助于明确病原和得出病理诊断；纤支镜还可以引导气管插管，在呼吸系统疾病的诊断和治疗中均起到非常重要的作用。胸腔镜应用于胸膜活检和肺活检。

6. 肺功能检查　通过对肺通气和肺换气功能进行测定，以了解呼吸系统疾病对肺功能损害的程度和性质的检查方法，临床最常用的是肺通气功能检查。

（赵志敏）

第二节　呼吸系统疾病患者常见症状、体征的评估与护理

一、咳嗽与咳痰

咳嗽是一种防御性反射动作,是一种呈突然、暴发性的呼气运动。机体通过咳嗽可将呼吸道的异物或分泌物排出。咳嗽受体分布于大支气管、气管及咽部等,受呼吸道分泌物刺激而兴奋引起咳嗽。咳嗽分为干性咳嗽和湿性咳嗽两类。干咳常常是急性上、下呼吸道感染最开始的表现。吸入刺激性烟雾或异物也可以引起持续性干咳。临床上常见的原因有咽炎、咳嗽变异性哮喘、支气管内肿物或肺淤血等疾病。伴有咳痰的咳嗽为湿性咳嗽,常见于慢性支气管炎及支气管扩张症。

咳痰是呼吸道内许多的分泌物,借助咳嗽经呼吸道由口腔排出体外的动作。脓性痰常常是气管、支气管和肺部感染的可靠标志。急性疾病出现咳痰时,痰液的性状常常对诊断有提示作用。

引起咳嗽和咳痰的病因很多,常见致病因素如下。①感染因素:如上呼吸道感染、支气管炎、支气管扩张症、肺炎、肺结核等。②理化因素:肺癌生长压迫支气管;误吸;各种刺激性气体、粉尘的刺激。③过敏因素:过敏体质者吸入致敏物,如变应性鼻炎(又称过敏性鼻炎)、支气管哮喘等。④其他:如胃食管反流导致咳嗽,服用 β 受体阻滞剂或血管紧张素转换酶抑制药后咳嗽,习惯性及心理性咳嗽等。

【护理评估】

1. 健康史

(1)病因:询问有无呼吸道感染、刺激性气体或粉尘吸入、服用血管紧张素转换酶抑制药等导致咳嗽的原因。

(2)咳嗽、咳痰:咳嗽发生的急缓和持续的时间、性质、程度、咳嗽的音色,是否与体位、气候变化有关。了解痰液的颜色、性质、量、气味及有无分层现象。

2. 身体状况　重点检查以下内容。①生命体征及意识状态:尤其是体温、呼吸型态。②营养状态及体位:有无消瘦及营养不良,是否存在强迫体位,如端坐呼吸。③皮肤、黏膜:有无脱水、多汗及发绀。④胸部:两肺呼吸运动的一致性,是否有肺泡呼吸音改变及异常呼吸音,有无干、湿啰音等。

3. 心理-社会状况　评估患者有无焦虑或抑郁等不良情绪反应,评估是否对患者日常生活和睡眠造成影响。

4. 实验室及其他检查　痰液检查有无致病菌;动脉血气分析结果关注有无 PaO_2 下降和 $PaCO_2$ 升高;X 射线胸片、纤维支气管镜检查、肺功能测定有无异常。

【主要护理诊断/问题】

清理呼吸道无效:与呼吸道分泌物增多、痰液黏稠、胸痛不敢咳嗽有关。

【护理措施】

1. 休息与环境　保持坏境的安静、整洁、舒适,维持适宜的温度和湿度,以充分发挥呼吸道的自然防御功能,并注意通风。患者保持舒适体位,采取坐位或半坐位有助于改善呼吸和咳嗽排痰。

2. 饮食　慢性咳嗽者,宜给予高蛋白、富含维生素、足够热量的饮食。避免油腻、辛辣刺激性食物,鼓励患者多饮水,每日饮水量应保持在 1 500 mL 左右,利于痰液稀释。

3. 病情观察　密切注意病情变化,注意记录痰液的颜色、量和性质。痰量的增减是反映感染加

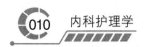

重或肺部炎症得到有效控制的客观指标。正确收集痰标本,及时送检。

4.用药护理　遵医嘱给予有效抗生素、镇咳药、祛痰药,不滥用药物。

5.促进有效排痰

(1)深呼吸和有效咳嗽:适用于神志清醒能配合、一般状况较好的患者。患者尽可能取坐位,先深慢呼吸5~6次,后深吸气至膈肌完全下降,屏气3~5 s,继而缩唇缓慢通过口腔将肺内气体呼出,再深吸一口气后屏气3~5 s,身体前倾,进行2~3次短促有力的咳嗽。咳嗽的同时收缩腹肌可以帮助痰液咳出。疼痛剧烈时可遵医嘱给予镇痛药。

(2)胸部叩击:适用于长期卧床、久病体弱、排痰困难的患者。方法为:患者侧卧或在他人协助下取坐位。叩击者两手手指弯曲并拢,掌侧呈杯状,以手腕的力量,从肺底由外向内、由下向上,迅速有规律地叩击胸壁,震动气道。每侧肺叶叩击1~3 min,每分钟120~180次。叩击力量适中,以患者不感到疼痛为宜,叩击应安排在餐后2 h至餐前30 min完成,以避免呕吐。叩击完成后应做好口腔护理,复查肺部呼吸音及啰音的变化。

(3)吸入疗法:适用于痰液黏稠而不易咳出者。吸入疗法分湿化治疗和雾化吸入疗法。湿化治疗是通过湿化器,将水或溶液蒸发成水蒸气或小水滴,达到湿化气道黏膜、稀释痰液的目的。雾化吸入疗法是应用特制的气溶液装置将水分和药物形成气溶胶的液体颗粒或固体颗粒,并沉积于呼吸道和靶器官。若加入平喘药、抗生素及痰溶解剂效果更佳,但要控制湿化温度在35~37 ℃,同时避免湿化过度和痰阻窒息。

(4)体位引流:适用于痰液较多的患者,如支气管扩张、肺脓肿等疾病。体位引流是利用重力作用,使肺、支气管内分泌物排出体外,又称重力引流。具体方法见"支气管扩张患者的护理"。

(5)主动循环呼吸技术(active cycle of breathing techniques,ACBT):是一种新型的胸部物理疗法,可有效清除支气管分泌物,改善肺功能而不加重低氧血症和气流阻塞,且可改善慢性阻塞性肺疾病患者的肺功能。ACBT包括3个环节:呼吸控制、胸廓扩张运动(thoracic expiratory exercises,TEE)、用力呼吸技术(forced expiration technique,FET)。①呼吸控制(breathing control,BC):患者使用自己的节奏平静呼吸,将手放于腹部,用鼻子慢慢吸气,嘴巴慢慢呼气,吸气时腹部鼓起,呼气时腹部下降,重复4~6次。呼吸控制可以减少呼吸做功,有助于缓解呼吸急促、疲劳、支气管痉挛等症状。②胸廓扩张运动:经鼻进行缓慢深呼吸,在最大深吸气末屏气3 s,然后慢慢呼气。可以将手放于胸廓处感受胸廓的运动,吸气时胸廓向外扩张,呼气时胸廓内收,根据自身情况重复3~5次。③用力呼吸技术:保持嘴和声门开放,用力呼气,发出"哈"的声音,重复2次。哈气可以有效增加呼气流速,把胸廓扩张所积聚的痰液移动至大气道,然后通过咳嗽动作把痰液排出体外。

(6)机械振动排痰仪和背心式高频振动排痰。

(7)机械吸痰:适用于痰液黏稠无力咳出、患者意识不清或建立人工气道者。注意事项:①每次吸引时间少于15 s,两次抽吸间隔时间应大于3 min;②吸痰动作要迅速、轻柔,将不适感降至最低;③在吸痰前、后适当提高吸入氧浓度,避免吸痰引起低氧血症;④严格执行无菌操作,避免呼吸道交叉感染。

二、肺源性呼吸困难

呼吸困难是患者主观上有吸入空气不足、呼吸不畅,而客观上表现为呼吸用力,呼吸频率、深度和节律异常。存在呼吸困难时,较快的呼吸使患者出现吸入空气不足及呼吸不够深快的感觉。呼吸困难限制了患者的活动,并伴有辅助呼吸肌参与呼吸运动,严重者出现鼻翼扇动、端坐呼吸、张口呼吸。临床上呼吸困难主要由呼吸、循环系统疾病引起,由呼吸器官病变所致者称为肺源性呼吸困难。肺源性呼吸困难分为如下 3 种类型。

1. 吸气性呼吸困难　又称阻塞性呼吸困难,是由于气道狭窄而出现气流阻力增加。吸气时呼吸困难严重,重者吸气时胸骨上窝、锁骨上窝及肋间隙凹陷,出现"三凹征"。多见于喉头水肿、气管异物、肿瘤或受压引起的上呼吸道机械性梗阻。

2. 呼气性呼吸困难　又称限制性呼吸困难,呼气费力,呼气相延长,伴有哮鸣音,见于支气管哮喘和慢性阻塞性肺疾病。限制性呼吸困难者在休息时一般无不适,但在活动时可出现明显的呼吸困难,这是由于肺不能充分扩张以吸入足够容积的气体。

3. 混合性呼吸困难　吸气、呼气均感费力,呼吸变浅,呼吸频率增快,见于肺炎、特发性肺纤维化、大量胸腔积液、气胸等。

【护理评估】

1. 健康史

(1) 起病的缓急:突发性呼吸困难多见于呼吸道异物、张力性气胸等;起病较急者应考虑支气管哮喘、气胸、肺炎、肺不张等;起病缓慢者多为慢性阻塞性肺疾病、肺结核、支气管扩张症等。

(2) 诱因:支气管哮喘发作可有过敏物质的接触史;与活动有关的呼吸困难可因劳累或活动量过大等因素诱发,如慢性肺源性心脏病和间质性肺疾病;自发性气胸发病前多有过度用力或屏气用力史。

(3) 伴随症状:有无咳嗽、咳痰、胸痛、发热、神志改变等。

(4) 严重程度:呼吸困难按其严重程度分为轻、中、重度呼吸困难。轻度呼吸困难由中度及中度以上体力活动引起;中度呼吸困难由轻度体力活动引起;重度呼吸困难可由洗脸、穿衣等日常活动引起,甚至休息时也有发作。

2. 身体状况

(1) 神志:有无烦躁不安、神志恍惚、谵妄或昏迷。

(2) 面容与表情:是否存在口唇发绀、表情痛苦、鼻翼扇动、张口或点头呼吸及肺气肿患者表现出的缩唇吹气。

(3) 呼吸的频率、深度和节律:轻度呼吸衰竭时呼吸可深而快,严重时则呼吸浅而慢,甚至出现潮式呼吸。

(4) 胸部:观察是否有桶状胸和辅助呼吸肌参与呼吸,听诊双肺有无肺泡呼吸音减弱或消失及干、湿啰音等。

3. 心理-社会状况　评估患者有无紧张、注意力不集中、失眠、抑郁、焦虑或恐惧等心理反应。

4. 实验室及其他检查　动脉血气分析有助于判定缺氧和二氧化碳潴留的程度。肺功能测定可了解肺功能的基本状态,明确肺功能障碍的程度和类型。

【主要护理诊断/问题】

1. 气体交换障碍　与呼吸道痉挛、呼吸面积减少、换气功能障碍有关。

2. 活动无耐力　与呼吸功能受损导致的机体缺氧状态有关。

【护理措施】

1. 气体交换障碍

(1) 病情观察:判断呼吸困难类型并动态评估患者呼吸困难的严重程度。有条件者可监测血氧饱和度变化。

(2) 环境与休息:保持病室环境安静舒适、空气洁净和温湿度适宜。哮喘患者室内避免湿度过高及存在变应原,如尘螨、刺激性气体、花粉等。病情严重者应住重症监护病房,以便于及时观察并

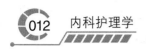

处理病情变化。

（3）保持呼吸道通畅：协助患者清除呼吸道分泌物及异物，指导患者正确使用支气管扩张药以及时缓解支气管痉挛造成的呼吸困难，必要时需建立人工气道以保证气道通畅。

（4）氧疗和机械通气的护理：根据呼吸困难类型、严重程度进行合理氧疗或机械通气，以缓解呼吸困难症状。密切观察氧疗的效果及不良反应，记录吸氧方式（鼻导管鼻塞、普通面罩、储氧面罩、文丘里面罩、经鼻高流量湿化氧疗、呼吸机）、吸氧浓度及吸氧时间。若吸入高浓度氧或纯氧要严格控制吸氧时间，一般连续给氧不超过24 h。对接受机械通气治疗的患者应注意做好相应的护理，参见本章第十四节中"机械通气"的护理措施。

（5）用药护理：遵医嘱应用支气管扩张药、呼吸兴奋药等，观察药物疗效和不良反应。

（6）心理护理：呼吸困难会使患者产生烦躁不安、焦虑甚至恐惧等不良情绪反应，从而进一步加重呼吸困难。医护人员应安慰患者，在患者呼叫时及时出现在患者身边并给予心理支持以增强其安全感，保持其情绪稳定。

2. 活动无耐力

（1）保证充分的休息：患者休息时尽量减少不必要的护理操作并保持病室环境的安静和舒适。采取的体位以患者自觉舒适为原则。因呼吸困难而不能平卧者，可采取半卧位或坐位身体前倾，并使用枕头、靠背架或床边桌等支撑物增加舒适度。指导患者穿着宽松的衣服并避免盖被过厚而造成胸部压迫等加重不适。

（2）呼吸训练：指导慢性阻塞性肺疾病患者进行腹式呼吸和缩唇呼气训练，以提高呼气相支气管内压力，防止小气道过早陷闭，利于肺内气体的排出。具体训练方法参见本章第九节中"慢性阻塞性肺疾病"。

（3）逐步提高活动耐力：在保证充足睡眠的基础上，与患者协商并制订日间休息与活动计划，以不感觉疲乏为宜。如病情允许，可有计划地逐步增加每天的活动量并鼓励患者尝试一些适宜的有氧运动，如室内走动、室外散步、快走、慢跑、打太极拳、体操等，以逐步提高肺活量和活动耐力。

三、咯血

咯血是内科常见急症，病因复杂，病情多变，严重者威胁患者生命。咯血指喉及喉以下呼吸道及肺组织的血管破裂导致的出血并经咳嗽动作从口腔排出。咯血主要由呼吸系统疾病引起，也见于循环系统及其他系统疾病。在我国，引起咯血的前三位病因是肺结核、支气管扩张症和支气管肺癌。突发胸痛及呼吸困难，而后出现咯血者应警惕肺血栓栓塞。炎症和肿瘤破坏支气管黏膜或病灶处的毛细血管，使黏膜下血管破裂或毛细血管通透性增加引起的咯血，咯出血量一般较小；病变直接侵蚀小血管引起血管破溃，可造成中等量咯血；病变引起小动脉瘤、小动静脉瘘、曲张的黏膜下静脉破裂，或严重而广泛的毛细血管炎症造成血管破坏或通透性增加而导致的咯血，多为大咯血。大咯血后常有持续数天的血痰，患者常伴有紧张不安等表现。

【护理评估】

1. 健康史　评估患者有无呼吸系统及心血管系统相关的疾病。

2. 身体状况　评估有无咯血，要排除鼻出血、咽部出血及舌出血。

（1）有无咯血先兆：如喉痒、口腔有血腥味或痰中带血丝；胸部有压迫感等症状。

（2）咯血量及性状：根据咯血量，临床将咯血分为痰中带血、少量咯血（每天<100 mL）、中等量咯血（每天100~500 mL）和大量咯血（每天>500 mL，或1次>300 mL）。目前，《大咯血诊疗规范》

将大咯血定义为任何危及生命的咯血量以及可能导致气道梗阻和窒息的任何咯血量。咯出的血色多数鲜红,混有泡沫或痰,呈碱性。咯血应注意与呕血相鉴别。

(3)并发症:咯血的并发症有窒息、肺不张、肺部感染等。窒息是咯血死亡的主要原因,应及时识别与抢救。窒息发生时患者可表现为:咯血突然减少或中止,表情紧张或惊恐,大汗淋漓,两手乱动或手指喉头(示意空气吸不进来),继而出现发绀、呼吸音减弱、全身抽搐,甚至心搏、呼吸骤停而死亡。护士对咯血量较大的容易发生窒息者应保持高度警惕。临床上具有下列情形的咯血患者易发生窒息:①极度衰竭无力咳嗽。②急性大咯血。③情绪高度紧张,极度紧张可导致声门紧闭或支气管平滑肌痉挛。④应用镇静药或镇咳药使咳嗽反射受到严重抑制。

3.心理-社会状况　评估咯血对患者的影响,有无紧张、恐惧等负面情绪。咯血前患者常有情绪不稳定、坐卧不安等;一旦咯血,患者神情紧张,呼吸、心跳加快;反复咯血者,则常烦躁不安、焦虑,甚至恐慌。

4.实验室及其他检查　检查血红蛋白、红细胞计数、血小板计数等。咯血患者应第一时间检查血型,必要时备血。咯血持续时间长短不一,除有原发病的体征外,可有出血部位呼吸音的减弱和湿啰音。有必要时可考虑胸部CT、纤维支气管镜、支气管动脉造影等检查。

【主要护理诊断/问题】

1.有窒息的危险　与大咯血引起气道阻塞有关。

2.焦虑或恐惧　与咯血量多有关。

【护理措施】

1.休息　室内保持安静,限制探视,少量咯血通过卧床休息能自行停止。大量咯血时,应绝对卧床休息,减少翻动,协助患者取患侧卧位,有利于健侧通气。

2.饮食　大量咯血者暂禁食,少量咯血者宜进少量凉或温的流质饮食,多饮水、多食富含纤维素食物,以保持大便通畅,避免排便时腹压增大而引起再次咯血。

3.病情观察　监测呼吸、脉搏、血压,准确记录咯血量。保持呼吸道通畅,咯血时劝告患者勿屏气,以防诱发声门痉挛引起窒息。注意观察患者有无心率、神志的变化,做好抢救准备,如吸痰器、气管切开包、气管插管等。

4.用药护理　遵医嘱迅速采取有效止血措施,首选垂体后叶激素5～10 U加入葡萄糖注射液40 mL缓慢静脉注射,继以垂体后叶激素10～50 U加入5%葡萄糖注射液500 mL缓慢静脉滴注维持用药。冠心病患者、高血压患者、妊娠者禁用。对烦躁不安者,可适当应用镇静剂,如地西泮5～10 mg肌内注射,10%水合氯醛10～15 mL保留灌肠。禁用吗啡、哌替啶,以免引起呼吸抑制。

5.对症护理　咯血窒息时,立即置患者于头低足高位或抱起患者双腿呈倒立位,及时清除口、鼻腔内血凝块,用手指套上纱布将咽喉、鼻腔血块清除或用吸痰管连接吸引器插入气管内将呼吸道分泌物和血液吸出。大量咯血时,清理气道内积血和分泌物最好的方式就是患者的咳嗽反射,应鼓励患者通过咳嗽自我清除气道内积血。严重者立即做气管插管或气管镜直视下吸取血块,保持呼吸道通畅,给予高流量吸氧或遵医嘱应用呼吸兴奋剂,必要时行人工呼吸。

6.心理护理　护士应守护在患者床旁安慰,使患者产生安全和信任感。指导患者轻轻将血咯出,嘱患者勿屏气。负面的情绪可能会诱发再次咯血。劝告患者身心放松、安静休息,消除患者烦躁不安、焦虑、紧张、恐惧的心理。

(赵志敏)

第三节　急性呼吸道感染

急性呼吸道感染包括急性上呼吸道感染和急性气管-支气管炎。

一、急性上呼吸道感染

急性上呼吸道感染是由细菌或病毒在鼻、咽或喉部产生的急性炎症反应,是呼吸科的常见疾病,简称"上感"。其主要表现为发热、流涕、鼻塞、打喷嚏、咳嗽、头痛、咽痛等。全年均可发生,冬、春季多发。可通过含有病毒的飞沫或被污染的手和用具传播,多为散发,但在气候突然变化时可引起局部小规模的流行。由于病毒表面抗原易发生变异,产生新的亚型,不同亚型之间无交叉免疫,因此同一个人 1 年内可多次发病。

【病因与发病机制】

急性上呼吸道感染 70%~80% 由病毒引起。其中主要包括鼻病毒、流感病毒(甲、乙、丙型)、副流感病毒、呼吸道合胞病毒、腺病毒、埃可病毒、柯萨奇病毒、麻疹病毒、风疹病毒等。细菌感染占 20%~30%,可直接或继发于病毒感染后。病原菌以口腔定植菌溶血性链球菌最为多见,其次为流感嗜血杆菌、肺炎链球菌和葡萄球菌等,偶见革兰氏阴性杆菌。机体接触病原体后是否发病,取决于传播途径和人群易感性。当机体或呼吸道局部防御功能降低时(如受凉、淋雨、过度疲劳等),原已存在于上呼吸道或从外界侵入的病毒或细菌可迅速繁殖引起本病。

【临床表现】

根据病因和临床表现不同,急性上呼吸道感染可分为不同的类型。

1. 普通感冒　俗称"伤风",以鼻咽部卡他症状为主要临床表现,故又称急性鼻炎或上呼吸道卡他。成人多为鼻病毒所致,好发于冬、春季节。

本病起病较急,初期出现咳嗽、咽干、咽痒或烧灼感,甚至鼻后滴漏感,继而出现鼻塞、喷嚏、流涕,2~3 d 后清水样鼻涕变稠,可伴咽痛、呼吸不畅、流泪、头痛、声嘶等,如引起咽鼓管炎可出现听力减退。患者一般无发热及全身症状,严重者有发热、轻度畏寒和头痛等。如无并发症,经 5~7 d 后痊愈。体检可见鼻腔黏膜充血、水肿、有分泌物和咽部轻度充血等体征。

2. 以咽喉炎为主要表现的上呼吸道感染

(1)急性病毒性咽炎:常由鼻病毒、腺病毒、副流感病毒和呼吸道合胞病毒等引起,多发于冬、春季节。临床表现为咽部发痒和烧灼感,咽痛不明显;腺病毒感染时可伴有眼结膜炎。体检可见咽部明显充血、水肿、颌下淋巴结肿大,可有触痛。

(2)急性病毒性喉炎:由鼻病毒、流感病毒、副流感病毒和腺病毒等所致,以声音嘶哑、讲话困难、咳嗽伴咽喉疼痛为特征,常有发热。体检可见喉部水肿、充血、局部淋巴结轻度肿大伴触痛,有时可闻及喉部喘息声。

(3)急性疱疹性咽峡炎:主要由柯萨奇病毒 A 所致,夏季好发,多见于儿童。临床表现为明显咽痛、发热,病程约为 1 周。体检时可见咽部充血,软腭、腭垂、咽及扁桃体表面有灰白色疱疹及浅溃疡,周围有红晕。

(4)急性咽结膜炎:常为腺病毒和柯萨奇病毒等引起。常发生于夏季,经游泳池传播,儿童多见,病程 4~6 d。临床表现有发热、咽痛、畏光、流泪等。体检可见咽部及结膜明显充血。

(5)急性咽-扁桃体炎:多由溶血性链球菌引起,其次由流感嗜血杆菌、肺炎链球菌、葡萄球菌等引起。起病急,有明显咽痛、畏寒、发热,体温可达39 ℃以上。体检可见咽部明显充血,扁桃体肿大、充血,表面有脓性分泌物,颌下淋巴结肿大伴压痛。

3.并发症　急性上呼吸道感染如未给予及时、恰当的治疗,部分患者可并发急性鼻窦炎、中耳炎、气管-支气管炎。以咽炎为表现的上呼吸道感染中,部分患者可继发溶血性链球菌感染引起的风湿热、肾小球肾炎,少数患者可并发病毒性心肌炎,应予以警惕。

【实验室及其他检查】

1.血常规　病毒感染时白细胞计数多为正常或偏低,淋巴细胞比例升高。细菌感染时,可见白细胞计数和中性粒细胞增多,并有核左移现象。

2.病原学检查　主要采用咽拭子进行微生物检测。细菌培养可判断细菌类型和药敏试验;病毒分离、病毒抗原的血清学检查等有利于判断病毒类型。

【诊断要点】

根据鼻咽部的症状和体征,结合血常规结果以及胸部 X 射线检查可作出临床诊断。必要时可借助病毒分离、血清学检查和细菌培养等明确病原体。

【治疗要点】

对于呼吸道病毒感染,尚无特异的治疗药物。一般以对症处理为主,辅以中医治疗,并防治继发细菌感染。

1.病因治疗　普通感冒和单纯的病毒感染不必应用抗菌药物,如并发细菌感染,可尝试经验用药,常选用青霉素类、头孢菌素、大环内酯类药物口服,极少需要根据病原菌和药敏试验选用抗菌药物。存在免疫缺陷的病毒感染者,可考虑早期应用抗病毒药物。广谱抗病毒药利巴韦林对流感病毒、呼吸道合胞病毒等均有较强的抑制作用。

2.对症治疗　头痛、发热、全身肌肉酸痛者可给予解热镇痛药;鼻塞可用1%麻黄碱滴鼻;频繁喷嚏、流涕给予抗过敏药;咽痛时口含清咽滴丸等药或作咽喉药物雾化治疗;对干咳明显者可用喷托维林等镇咳药。

3.中医治疗　可选用具有清热解毒和抗病毒作用的中药,如正柴胡饮、小柴胡冲剂和板蓝根等。

【护理评估】

1.健康史　评估患者病因和发病史,是否有受凉感冒史。对流行性感冒者,应详细询问患者及家属的流行病史,以有效控制疾病进展。

2.身体状况　主要评估患者的症状和体征,并密切注意进展程度。如是否有咽部不适、发热、咳嗽、咳痰、疼痛、水电解质失衡等。尤其注意对发热患者的体温、持续时间、伴随症状以及用药情况进行详细评估。

3.心理-社会状况　重点了解患者对流行性感冒预防知识与健康行为掌握的程度,以及患病后患者的主要心理问题,如焦虑、紧张等。

【主要护理诊断/问题】

1.舒适度减弱　与鼻塞、流涕、咽痛、头痛有关。

2.体温过高　与病毒、细菌感染有关。

【护理措施】

1.病情观察　观察患者生命体征及主要症状,尤其是体温、咽痛、咳嗽等的变化。

2.环境和休息　保持室内温、湿度适宜和空气流通,症状较轻者应适当休息,病情较重或年老者以卧床休息为主。

3.饮食护理　选择清淡、富含维生素、易消化的食物,并保证足够热量。发热者应适当增加饮水量。

4.口腔护理　进食后漱口或按时给予口腔护理,防止口腔感染。

5.防止交叉感染　注意隔离患者,减少探视,以避免交叉感染。指导患者咳嗽或打喷嚏时应避免对着他人,并用双层纸巾包住口鼻。患者使用的餐具、痰盂等用品应按规定及时消毒。

6.用药护理　遵医嘱用药且注意观察药物的疗效及不良反应。勿滥用抗生素,使用抗生素时应注意有无过敏反应。滴鼻液使用1周后若症状未缓解,应改用其他药物,以防发生鼻黏膜缺血坏死。为减轻使用马来酸氯苯那敏(扑尔敏)或苯海拉明等抗过敏药者的头晕、嗜睡等不良反应,宜指导患者在临睡前服用,并告知驾驶员和高空作业者应避免使用。

【健康指导】

1.疾病预防指导　指导患者生活规律、劳逸结合、坚持进行规律且适当的体育活动,以增强体质,提高抗寒能力和机体的抵抗力。保持室内空气流通,避免受凉、过度疲劳等感染的诱发因素。在高发季节少去人群密集的公共场所。必要时接种流感疫苗。

2.疾病知识指导　采取适当的措施避免本病传播,防止交叉感染。患病期间注意休息,多饮水并遵医嘱用药。出现下列情况应及时就诊:①经药物治疗后症状不缓解;②出现耳鸣、耳痛、外耳道流脓等中耳炎症状;③恢复期出现胸闷、心悸、眼睑水肿、腰酸或关节疼痛。

二、急性气管-支气管炎

急性气管-支气管炎是由病毒或细菌感染,或物理、化学性刺激或过敏因素等对气管-支气管黏膜所造成的急性炎症。临床主要症状有咳嗽和咳痰。常继发于病毒性或细菌性上呼吸道感染,多于寒冷季节或气候突变时节发病。病程常持续1~3周,有自限性。有少数患者因延误治疗或治疗不当反复发作,演变为慢性支气管炎。

【病因与发病机制】

感染是急性气管-支气管炎最主要的病因,过度劳累和受凉是常见诱因。

1.感染　病毒或细菌感染是本病最常见的病因。可由病毒、细菌直接感染,或急性上呼吸道病毒、细菌感染迁延而来,也可在病毒感染后继发细菌感染。常见的病毒有腺病毒、呼吸道合胞病毒、流感病毒等。细菌以肺炎链球菌、流感嗜血杆菌和葡萄球菌常见。近年来支原体和衣原体感染引起的急性气管-支气管炎有所上升。

2.理化因素　过冷空气、粉尘、刺激性气体或烟雾(氨气、氯气、二氧化硫、二氧化氮等),可刺激气管-支气管黏膜而引起本病。

3.过敏反应　花粉、有机粉尘、真菌孢子等的吸入,寄生虫(如钩虫、蛔虫的幼虫)移行至肺,或对细菌蛋白质过敏等,均可引起本病。

【临床表现】

1.呼吸道表现　好发于寒冷季节或气候突变时,临床主要表现为咳嗽和咳痰。

(1)症状:起病较急,常先有鼻塞、流涕、咽痛、声音嘶哑等急性上呼吸道感染症状,继之出现咳嗽、咳痰。开始为频繁干咳或少量黏液痰,2~3 d后痰由黏液性转为黏液脓性,痰量亦增多,偶有痰中带血。累及气管可在深呼吸和咳嗽时感胸骨后疼痛;伴支气管痉挛时,可有胸闷和气促。咳嗽、咳痰可延续 2~3 周,吸烟者则更长,少数可演变为慢性支气管炎。

(2)体征:肺部检查显示两肺呼吸音粗,可闻及散在干、湿啰音,部位常不固定,咳嗽后可减少或消失。支气管痉挛时可闻及哮鸣音。

2.全身表现　全身症状一般较轻,可有低或中度发热,伴头痛、倦怠、全身不适等,多于 3~5 d 恢复正常。

3.并发症　病情迁延,咳嗽、咳痰持续存在,可转为慢性支气管炎;发热,体温持续不退,并出现咳嗽加剧,咳脓痰,胸痛,血常规检查见白细胞计数及中性粒细胞比例升高,可并发肺炎,应行胸部 X 射线检查确诊。

【实验室及其他检查】

病毒感染时,血常规白细胞计数多正常;细菌感染较重时,白细胞计数和中性粒细胞增高。痰涂片或培养可发现致病菌。胸部 X 射线检查多无异常,或仅有肺纹理增粗、紊乱。

【诊断要点】

根据急性上呼吸道感染后出现咳嗽、咳痰等呼吸道症状,体检肺部有散在干、湿啰音,胸部 X 射线检查正常或仅有肺纹理增粗、紊乱可作出临床诊断。进行病原学检查可明确病因。

【治疗要点】

1.病因治疗　避免吸入粉尘和刺激性气体,及时应用药物控制气管-支气管内炎症。细菌感染可给予青霉素类、头孢菌素、大环内酯类药物等,或根据细菌培养和药敏试验结果选用敏感抗生素控制感染。给药以口服为主,必要时可经静脉注射给药。

2.对症治疗　①镇咳、祛痰:剧烈干咳者,可选用喷托维林、氢溴酸右美沙芬等镇咳药,有痰患者则不宜给予可待因等强力镇咳药;痰液不易咳出者,可用溴己新(必嗽平)、复方氯化铵合剂或盐酸氨溴索(沐舒坦),也可给予雾化治疗帮助祛痰,还可选用兼有镇咳和祛痰作用的复方甘草合剂。②平喘:喘息时加用氨茶碱等平喘药。③解热镇痛:对有发热的患者,应卧床休息,注意保暖,多饮水,或应用解热镇痛药物治疗。

【护理评估】

1.健康史　评估患者有无急性上呼吸道感染史,有无吸入冷空气、粉尘、刺激性气体或烟雾,有无对花粉、有机粉尘、真菌孢子等过敏。寄生虫移行至肺,也可致病。

2.身体状况　评估患者咳嗽、咳痰情况,一般先为干咳或咳少量黏液痰,而后转为黏液脓性,痰量增多,咳嗽加剧,偶有痰中带血。伴有支气管痉挛时可有气促和喘鸣。全身症状一般较轻。护理体检时,可闻及双肺呼吸音粗糙,可有散在干、湿啰音。

3.心理-社会状况　评估患者对上呼吸道感染疾病的重视程度,评估其是否掌握疾病预防及注意事项。同时,关注患者所伴随的相应的心理反应,如呼吸道症状导致患者社会适应能力的改变、胸闷气短所引起的紧张和焦虑等心理状态改变。

【主要护理诊断/问题】

1.清理呼吸道无效　与呼吸道感染、痰液黏稠有关。

2.气体交换障碍　与过敏、炎症引起支气管痉挛有关。

【护理措施】

1.一般护理　保持室内空气清新,定时通风,温湿度适宜。

2.观察生命体征　观察患者有无鼻塞、流涕、咽痛、声嘶等急性上呼吸道感染症状。监测生命体征尤其是体温、呼吸的变化。体温过高者,严密监测体温变化并记录。必要时遵医嘱给予降温措施,注意观察降温的效果,及时复测体温并记录。

3. 观察咳嗽、咳痰情况　观察咳嗽的性质、时间与节律、音色和痰液的性质及量。指导并鼓励患者有效地咳嗽、咳痰;痰液黏稠者遵医嘱给予雾化吸入,每日 2 ~ 3 次,每次 15 ~ 20 min,定时翻身、叩背并及时清除痰液。

4. 保持呼吸道通畅　鼓励患者多饮水(参考量:1 500 ~ 2 500 mL/24 h),以维持足够的液体入量,稀释痰液,便于咳出。鼓励患者咳嗽、咳痰,必要时多应用化痰药物治疗以稀释痰液。禁用或慎用镇咳药,以防抑制呼吸中枢,引起呼吸抑制,甚至昏迷。加强体位护理,勤翻身、叩背或采用其他物理排痰法。当患者出现症状时,应尽量取侧卧位。一般健侧卧位利于引痰,可左右交替卧位。

5. 氧疗　间断吸氧,氧流量 1 ~ 2 L/min,氧浓度 25% ~ 29%。

【健康指导】

1. 疾病预防指导　预防急性上呼吸道感染等诱发因素。增强体质,可选择合适的体育活动,如健身操、打太极拳、跑步等,可进行耐寒训练,如冷水洗脸、冬泳等。

2. 疾病知识指导　患病期间增加休息时间,避免劳累;饮食宜清淡、富于营养;按医嘱用药,如2 周后症状仍持续应及时就诊。

3. 用药指导　正确指导患者用药,告知其药物名称、作用、剂量、使用方法及注意事项。出现咳嗽、咳痰等症状加重时,按医嘱用药。

(赵志敏)

第四节　肺部感染性疾病

案例分析

　　患者,男,58 岁。2 周前受凉后发热,体温最高38.5 ℃,伴畏寒、寒战,无咳嗽、咳痰、头晕、头痛、腹痛、腹泻、尿急、尿频、尿痛等不适。在当地医院治疗 3 d(具体用药不详),体温下降,症状好转,后未再继续治疗。1 周前无明显诱因再次发热,体温达 39 ℃左右,伴咳嗽、咳少量黄痰,痰液黏稠、不易咳出,伴胸闷、气急,在当地医院对症治疗(具体用药不详),未见好转,来我院就诊。门诊查血常规 WBC $15×10^9$/L,中性粒细胞90%,伴有核左移。胸片示右下肺感染。

　　请思考:①根据患者情况给出最可能的临床诊断及诊断依据。②提出 3 个以上的护理诊断/问题,说出相应的护理措施。

一、肺炎概述

　　肺炎指终末气道、肺泡和肺间质的炎症,可由病原微生物感染、理化因素、免疫损伤、过敏及药物等因素引起。细菌性肺炎是最常见的肺炎。虽然不断有新的强效抗菌药物投入临床,但肺炎发病率和致死率仍居高不下,其原因可能是人口老龄化、病原体变迁、医院获得性肺炎发病率升高、病原学诊断困难、滥用抗菌药物引起细菌耐药性增高等。特别是老年人、合并多种严重基础疾病或免疫功能低下(如艾滋病、糖尿病、应用免疫抑制剂等)的人群更容易并发肺炎,病死率较高。

【病因与分类】

感染为肺炎最常见的病因,如细菌、病毒、真菌、寄生虫等,还有理化刺激、免疫损伤、过敏及药物等因素。

1. **按病因分类** 病因学分类对于肺炎的治疗有决定性意义。

(1)细菌性肺炎:细菌性肺炎是最常见的肺炎,约占肺炎总数的80%。病原菌为肺炎链球菌、金黄色葡萄球菌、甲型溶血性链球菌等需氧革兰氏阳性球菌;肺炎克雷伯菌、流感嗜血杆菌、铜绿假单胞菌等需氧革兰氏阴性杆菌;棒状杆菌、梭形杆菌等厌氧杆菌。

(2)非典型病原体所致肺炎:如支原体肺炎、军团菌肺炎和衣原体肺炎等。

(3)病毒性肺炎:由冠状病毒、腺病毒、呼吸道合胞病毒、流感病毒、严重急性呼吸综合征(severe acute respiratory syndrome,SARS)和禽流感病毒等引起。

(4)真菌性肺炎:由白念珠菌、曲菌、放线菌等引起。

(5)其他病原体所致肺炎:由立克次体、弓形虫、原虫(如卡氏肺囊虫)、寄生虫(如肺包虫、肺吸虫)等引起。

(6)理化因素所致肺炎:放射性损伤可引起放射性肺炎,胃酸吸入可引起化学性肺炎,吸入刺激性气体、液体等化学物质亦可引起化学性肺炎。

2. **按患病环境分类** 由于病原体检出在技术和实施上有时存在困难,培养结果滞后,病因分类在临床上应用较为困难,且不同场所发生的肺炎病原学有相应的特点,因此目前多按肺炎的获得环境进行分类,这样更有利于指导经验性诊治。

(1)社区获得性肺炎(community acquired pneumonia,CAP):也称医院外获得性肺炎,是指在医院外罹患的感染性肺实质炎症,包括有明确潜伏期的病原体感染而在入院后平均潜伏期内发病的肺炎。肺炎链球菌仍为最主要的病原体,非典型病原体所占比例在增加,耐药菌普遍。传播途径为吸入飞沫、空气或血源性传播。

(2)医院获得性肺炎(hospital acquired pneumonia,HAP):简称医院内肺炎,指患者在入院时既不存在,也不处于潜伏期,而是在住院48 h后发生的感染,也包括出院后48 h内发生的肺炎。医院内获得性肺炎约居全部院内感染的第3位,常继发于合并各种严重原发疾病的危重患者。需氧革兰氏阴性杆菌所占比例较高,约50%以上,且常为混合感染,耐药菌株多,难于治疗,死亡率高,日益受到临床工作者重视。其中以呼吸机相关肺炎最为多见,治疗和预防较困难。常见病原体为铜绿假单胞菌、大肠埃希菌、肺炎克雷伯菌、金黄色葡萄球菌、肺炎链球菌、流感嗜血杆菌等。除了医院,在老年护理院和慢性病护理院生活的人群肺炎易感性亦高。

3. **按解剖分类**

(1)大叶性肺炎:致病菌以肺炎链球菌最为常见。病原体先在肺泡引起炎症,经肺泡孔(Cohn孔)向其他肺泡扩散,致使病变累及部分肺段或整个肺段、肺叶,又称肺泡性肺炎。大叶性肺炎主要表现为肺实质炎症,通常不累及支气管。

(2)小叶性肺炎:致病菌有肺炎链球菌、葡萄球菌、病毒、支原体等。病变起于支气管或细支气管,继而累及终末细支气管和肺泡,又称支气管性肺炎。X射线显示病灶融合成不规则的片状或大片状阴影,密度深浅不一,且不受肺叶和肺段限制,区别于大叶性肺炎。

(3)间质性肺炎:可由细菌、支原体、衣原体、病毒或肺孢子菌等引起。本病是以肺间质为主的炎症,病变主要累及支气管壁及其周围组织。由于病变在肺间质,呼吸道症状较轻,异常体征较少。

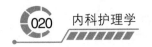

X 射线通常表现为肺下部的不规则条索状阴影。

【诊断要点】

1. 确定肺炎诊断　根据症状、体征、实验室及胸部 X 射线等检查可确定肺炎诊断。

(1)症状和体征:一般急性起病,典型表现为突然畏寒、发热,或先有短暂"上呼吸道感染"史,随后咳嗽、咳痰或原有呼吸道症状加重,并出现脓性痰或血痰,伴或不伴胸痛。病变范围大者可有呼吸困难、发绀。早期肺部体征不明显,典型体征为肺实变体征,湿啰音。

(2)实验室及其他检查

1)血常规:细菌性肺炎可见血白细胞计数和中性粒细胞比例增高,并有核左移,或细胞内见中毒颗粒。年老体弱、酗酒、免疫功能低下者白细胞计数可不增高,但中性粒细胞比例仍高。病毒性肺炎和其他类型肺炎,白细胞计数可无明显变化。

2)胸部 X 射线:可为肺炎发生的部位、严重程度和病原学提供重要线索。如呈肺叶、段分布的片状浸润影,高度提示为细菌性肺炎,实变区内可见含气的支气管影,称为支气管气像(含气支气管征);呈斑片状或条索状非均匀片状阴影,密度不均匀,沿支气管分布,则多见于细菌或病毒引起的支气管肺炎;空洞性浸润,常见于葡萄球菌或真菌感染。

2. 评估严重程度　如果肺炎的诊断成立,评价病情的严重程度对于决定在门诊或入院治疗或 ICU 治疗至关重要。肺炎严重性决定于 3 个主要因素:肺部局部炎症程度、肺部炎症的播散和全身炎症反应程度。重症肺炎目前还没有普遍认同的诊断标准,如果肺炎患者需要通气支持(急性呼吸衰竭、气体交换严重障碍伴高碳酸血症或持续低氧血症)、循环支持(血流动力学障碍、外周灌注不足)和需要加强监护与治疗,可认为是重症肺炎。目前许多国家制定了重症肺炎的诊断标准,虽然有所不同,但均注重肺部病变的范围、器官灌注和氧合状态。目前我国推荐使用社区性肺炎 CURB-65 评分表作为判断 CAP 患者是否需要住院治疗的标准。CURB-65 共 5 项指标,满足 1 项得 1 分:①意识障碍;②尿素氮>7 mmol/L;③呼吸频率 ≥30 次/min;④收缩压<90 mmHg 或舒张压≤60 mmHg;⑤年龄≥65 岁。评分 0~1 分,原则上门诊治疗即可;2 分建议住院或严格随访下的院外治疗;3~5 分住院治疗。同时应结合患者年龄、基础疾病、社会经济状况、胃肠功能、治疗依从性等综合判断。

若 CAP 符合下列 1 项主要标准或≥3 项次要标准者可诊断为重症肺炎,需密切观察,积极救治,有条件时收住 ICU 治疗。主要标准:①需要气管插管行机械通气治疗;②脓毒症休克经积极液体复苏后仍需要血管活性药物治疗。次要标准:①呼吸频率≥30 次/min;②PaO_2/FiO_2≤250 mmHg(1 mmHg=0.133 kPa);③多肺叶浸润;④意识障碍和(或)定向障碍;⑤血尿素氮≥20 mg/dL(7.14 mmol/L);⑥收缩压<90 mmHg,需要积极的液体复苏。

3. 确定病原体　明确病原体有助于临床治疗。最常用的病原学检测方法是痰涂片镜检及痰培养,具有简便、无创等优点,但由于口咽部存在大量定植菌,经口咳出的痰标本易受污染,标本采集须规范操作,必要时可经人工气道吸引或经纤维支气管镜通过防污染样本毛刷获取标本。有胸腔积液时可做胸腔积液培养,疑有菌血症时应做血培养。此外还可通过血清学方法检测某些肺炎病原的抗体以得出病原学诊断。

【治疗要点】

1. 抗感染治疗　是肺炎治疗的最主要环节。治疗原则:初始采用经验治疗(根据 HAP 或 CAP 选择抗菌药物);初始治疗后根据临床反应、细菌培养和药敏试验,给予特异性的抗菌药物治疗。抗菌药物治疗后 48~72 h 应对病情进行评价,治疗有效表现为体温下降、症状改善、白细胞逐渐降低或恢复正常,而胸部 X 射线片病灶吸收较迟。

2.对症和支持治疗　包括祛痰、降温、吸氧、维持水电解质平衡、改善营养及加强机体免疫功能等治疗。

3.预防并及时处理并发症　肺炎链球菌肺炎、葡萄球菌肺炎、革兰氏阴性杆菌肺炎等出现严重脓毒血症者可并发感染性休克,应及时给予抗休克治疗,并发肺脓肿、呼吸衰竭等给予相应治疗。

二、肺炎患者的护理

【护理评估】

1.病史

(1)患病及治疗经过:询问与本病发生相关的因素,如有无着凉、淋雨、劳累等诱因;有无上呼吸道感染史;有无慢性阻塞性肺疾病、糖尿病等慢性基础疾病;是否吸烟及吸烟量;是否长期使用激素、免疫抑制剂等。

(2)目前病情与一般状况:确定患者现存的主要症状,有无寒战、高热、咳嗽、咳痰、胸痛等;患病后日常活动与休息、饮食、排便是否规律。

2.身体评估

(1)一般状态:有无生命体征异常,如呼吸频率加快和节律异常、血压下降、体温升高或下降等;判断患者意识是否清醒,有无烦躁、嗜睡、惊厥和表情淡漠等意识障碍;观察患者有无急性病容和鼻翼扇动等表现。

(2)皮肤、淋巴结:有无面颊绯红、口唇发绀、皮肤黏膜出血、浅表淋巴结肿大。

(3)胸部:患者呼吸时有无三凹征;叩诊有无浊音;听诊可否闻及肺泡呼吸音减弱或消失、异常支气管呼吸音、胸膜摩擦音和干、湿啰音等。

3.实验室及其他检查

(1)血常规:有无白细胞计数升高、中性粒细胞增高及核左移、淋巴细胞升高。

(2)胸部 X 射线检查:有无肺纹理增粗、炎性浸润影等。

(3)痰培养:有无细菌生长,药敏试验结果如何。

(4)动脉血气分析:是否有 PaO_2 减低和(或) $PaCO_2$ 升高。

【主要护理诊断/问题】

1.体温过高　与肺部感染有关。

2.清理呼吸道无效　与气道分泌物多、痰液黏稠、胸痛、咳嗽无力等有关。

3.潜在并发症　感染性休克。

【护理措施】

1.体温过高

(1)休息与环境:高热患者应卧床休息,以减少耗氧量,缓解头痛、肌肉酸痛等症状。病室应尽可能保持安静并维持适宜的温、湿度。

(2)饮食护理:提供足够热量、蛋白质和维生素的流质或半流质食物,以补充高热引起的营养物质消耗。鼓励患者多饮水,以保证足够的入量并有利于稀释痰液。

(3)病情观察:监测并记录生命体征,重点观察儿童、老年人、久病体弱者的病情变化。

(4)高热护理:可采用温水擦浴、冰袋、冰帽等物理降温措施,以逐渐降温为宜,防止虚脱。患者大汗时,及时协助其擦拭和更换衣服,避免受凉。必要时遵医嘱使用退热药或静脉补液,补充因发

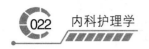

热而丢失较多的水分和电解质,加快毒素排泄和热量散发。心脏病和(或)老年人应注意补液速度,避免过快导致急性肺水肿。

(5)口腔护理:做好口腔护理,鼓励患者经常漱口,口唇疱疹者局部涂抗病毒软膏,防止继发感染。

(6)用药护理:遵医嘱使用抗菌药物,观察疗效和不良反应。应用头孢唑林钠(先锋Ⅴ)可出现发热、皮疹、胃肠道不适等不良反应;喹诺酮类药物(氧氟沙星、环丙沙星)偶见皮疹、恶心等不良反应;氨基糖苷类抗菌药物有肾毒性、耳毒性,老年人或肾功能减退者应特别注意有无耳鸣、头晕、唇舌发麻等不良反应。患者一旦出现严重不良反应,应及时与医生沟通,并作相应处理。

(7)心理护理:了解患者心理状况,有针对性地进行心理疏导,减轻患者负性情绪,使患者能很好地配合治疗。

2.清理呼吸道无效 参见本章第二节中"咳嗽与咳痰"的护理措施。

3.潜在并发症

(1)病情监测:①生命体征,有无心率加快、脉搏细速、血压下降、脉压变小、体温不升或高热、呼吸困难等,必要时进行心电监护。②精神和意识状态,有无精神萎靡、表情淡漠、烦躁不安、神志模糊等。③皮肤、黏膜,有无发绀、肢端湿冷。④出入量,有无尿量减少,疑有休克者应测每小时尿量。⑤辅助检查,有无动脉血气分析等指标的改变。

(2)感染性休克配合抢救:发现异常情况,立即通知医生,并备好物品,积极配合抢救。

1)体位:患者取仰卧中凹位,头胸部抬高约20°,下肢抬高约30°,以利于呼吸和静脉血回流。

2)吸氧:给予中、高流量吸氧,维持$PaO_2>60$ mmHg,改善缺氧状况。

3)补充血容量:快速建立两条静脉通道,遵医嘱补液,以维持有效血容量,降低血液黏滞度,防止弥散性血管内凝血。随时监测患者生命体征、意识状态的变化,必要时留置导尿以监测每小时尿量;补液速度的调整应考虑患者的年龄和基础疾病,尤其是患者的心功能状况,可以将中心静脉压作为调整补液速度的指标,中心静脉压<5 cmH_2O可适当加快输液速度;中心静脉压达到或超过10 cmH_2O时,输液速度则不宜过快,以免诱发急性心力衰竭。下列证据提示血容量已补足:口唇红润、肢端温暖、收缩压>90 mmHg、尿量>30 mL/h。在血容量已基本补足的情况下,尿量仍<20 mL/h,尿比重<1.018,应及时报告医生,警惕急性肾损伤的发生。

4)用药护理:①遵医嘱输入多巴胺、间羟胺(阿拉明)等血管活性药物。根据血压调整滴速,维持收缩压在90~100 mmHg为宜,以保证重要器官的血液供应,改善微循环。输注过程中注意防止药液溢出血管外引起局部组织坏死。②有明显酸中毒时可应用5%碳酸氢钠静脉滴注,因其配伍禁忌较多,宜单独输入。③联合使用广谱抗菌药物控制感染时,应注意药物疗效和不良反应。

【健康指导】

1.疾病预防指导 避免上呼吸道感染、淋雨受寒、过度疲劳、醉酒等诱因。加强体育锻炼,增加营养。长期卧床者应注意经常改变体位、翻身、叩背,随时咳出气道内痰液。易感人群如年老体弱者、慢性病患者可接种流感疫苗、肺炎疫苗等,以预防发病。

2.疾病知识指导 对患者及家属进行有关肺炎知识的教育,使其了解肺炎的病因和诱因。指导患者遵医嘱按疗程用药,出院后定期随访。出现高热、心率增快、咳嗽、咳痰、胸痛等症状及时就诊。

三、肺炎链球菌肺炎

肺炎链球菌肺炎又称肺炎球菌性肺炎,是肺炎链球菌引起的肺炎,居社区获得性肺炎的首位,约占肺炎总数的一半以上,占医院获得性肺炎的30%。本病主要为散发,冬季与初春多见,常与呼吸道病毒感染并行。患者多为无基础疾病的青壮年及老年人,男性多见。临床起病急骤,以高热、寒战、咳嗽、血痰和胸痛为特征,胸部影像学检查呈肺叶或肺段急性炎性实变。

【病因与发病机制】

肺炎链球菌为革兰氏阳性球菌,常成对或呈短链状排列,菌体外有荚膜,其毒力的大小与荚膜中多糖的结构和含量有关。肺炎链球菌对紫外线及加热均敏感,阳光直射 1 h,或加热至 52 ℃ 10 min 即可杀灭,对苯酚等消毒剂也较敏感,但在干燥痰中可存活数月。

肺炎链球菌是上呼吸道正常菌群。一般在受凉、劳累,上呼吸道感染后继发肺炎。青壮年以受凉、劳累、酗酒后易出现发热、咳嗽、咳痰等。老年人误吸较为常见,尤其是脑血管意外患者。未接种肺炎链球菌疫苗的老年人,尤其合并免疫功能受损者,如其他慢性疾病、肿瘤、长期服用免疫抑制药物等,是 CAP 的易感人群。肺内有结构性病变的患者,如慢性阻塞性肺疾病(简称慢阻肺)、支气管扩张、慢性左心衰竭等,也容易发生肺炎。病毒感染可能存在易感人群。

当机体防御功能下降或有免疫缺陷时,肺炎链球菌可进入下呼吸道而致病。肺炎链球菌的致病力是荚膜中的多糖体对组织的侵袭作用,首先引起肺泡壁水肿,之后迅速出现白细胞、红细胞及纤维蛋白渗出,渗出液含有细菌,经肺泡孔向中央部分扩散,可累及几个肺段或整个肺叶,因病变开始于肺的外周,易累及胸膜而致渗出性胸膜炎。典型病理改变分为充血期、红色肝变期、灰色肝变期和消散期,因早期使用抗菌药物治疗,典型的病理分期已很少见。炎症消散后肺组织结构多无破坏,不留纤维瘢痕,极少数患者由于机体反应性差,纤维蛋白不能完全吸收而形成机化性肺炎。

【临床表现】

由于年龄、病程、免疫功能、对抗菌药物治疗的反应不同,其临床表现多样。

1. 症状　发病前常有淋雨、受凉、醉酒、疲劳、病毒感染和生活在拥挤环境等诱因,多有数日上呼吸道感染的前驱症状。临床以急性起病,寒战、高热、全身肌肉酸痛为特征。患者体温可在数小时内达 39～40 ℃,呈稽留热,高峰在下午或傍晚。可伴患侧胸痛并放射至肩部或腹部,深呼吸或咳嗽时加剧,故患者常取患侧卧位。痰少,可带血丝或呈铁锈色痰,与肺泡内浆液渗出和红细胞、白细胞渗出有关。

2. 体征　患者呈急性病容,鼻翼扇动,面颊绯红,口角和鼻周有单纯疱疹,严重者可有发绀、心动过速、心律失常。早期肺部无明显异常体征,随病情加重可出现患侧呼吸运动减弱,叩诊音稍浊,听诊可有呼吸音减弱及胸膜摩擦音;肺实变时有典型的实变体征:叩诊呈浊音、语音震颤增强且可听到支气管呼吸音等;消散期可闻及湿啰音。

本病自然病程 1～2 周。起病 5～10 d 后体温可自行骤降或逐渐消退;应用有效抗菌药物后,体温于 1～3 d 恢复正常。其他症状与体征亦随之逐渐消失。

3. 并发症　目前并发症已很少见。感染严重时可发生感染性休克,多见于老年人。此外,还可并发胸膜炎、脓胸、肺脓肿、脑膜炎和关节炎等。

【实验室及其他检查】

1. 血常规　白细胞计数升高,多在(10～30)×10^9/L,中性粒细胞比例多>80%以上,伴核左移或可见中毒性颗粒,重症感染或年老体弱等免疫力低下者,可仅有中性粒细胞增多。

2. 细菌学检查　痰革兰氏染色及荚膜染色镜检,如有革兰氏阳性、带荚膜的双球菌或链球菌,可做出初步病原诊断;痰培养 24～48 h 可确定病原体。部分患者合并菌血症,应做血培养,标本采集应在抗生素治疗前进行。血培养检出肺炎链球菌有确诊价值。聚合酶链反应(polymerase chain

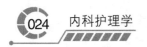

reaction,PCR)检测和荧光标记抗体检测可提高病原学诊断水平。

3.胸部影像学检查　早期可见肺纹理增粗或受累的肺段、肺叶稍模糊。实变期可在实变阴影中见到支气管充气征,肋膈角可因少量积液而变钝。消散期因炎症浸润逐渐吸收,可有片状区域吸收较快而呈"假空洞"征。一般起病3~4周后才完全消散。

【诊断要点】

根据寒战、高热、胸痛、咳铁锈色痰等典型症状和肺实变体征,结合胸部X射线检查,可作出初步诊断。病原菌检测是本病确诊的主要依据。

【治疗要点】

1.抗菌药物治疗　首选青霉素G,用药剂量和途径视病情、有无并发症而定。成年患者轻症者,240万U/d,分3次肌内注射,或普鲁卡因青霉素60万U肌内注射,1次/12 h;症状稍重者青霉素G 240万~480万U/d,分3~4次静脉滴注;重症或并发脑膜炎者1 000万~3 000万U/d,分4次静脉滴注,每次应在1 h内滴完,以达到有效血药浓度。对青霉素过敏或耐药者,可改用头孢菌素类,如头孢噻肟、头孢曲松等,或喹诺酮类药物;多重耐药菌株感染者可用万古霉素、替考拉宁或利奈唑胺。

2.对症及支持治疗　卧床休息,饮食补充足够热量、蛋白质和维生素,多饮水,1~2 L/d,入量不足者给予静脉补液,以及时纠正脱水,维持水电解质平衡;监测神志、呼吸、脉搏、血压及尿量等,以避免休克的发生。剧烈胸痛者,给予少量镇痛药,如可待因15 mg;当PaO_2<60 mmHg时,应给予吸氧;有明显麻痹性肠梗阻或胃扩张时应暂时禁食、禁饮和胃肠减压;烦躁不安、谵妄、失眠者斟酌用镇静药,禁用抑制呼吸的镇静药。

3.并发症治疗　高热常在抗菌药物治疗后24 h内消退,或数日内逐渐下降。若3 d后体温不降或降后复升,应考虑肺炎链球菌的肺外感染或其他疾病存在的可能性,如脓胸、心包炎、关节炎等,密切观察病情变化,注意防治感染性休克。

四、葡萄球菌肺炎

葡萄球菌肺炎指葡萄球菌引起的肺部急性化脓性炎症。多急骤起病,高热、寒战、胸痛、脓性痰,可早期出现循环衰竭。细菌耐药率高,预后较差,病死率高。患糖尿病、血液病、慢性肝病、艾滋病及其他慢性消耗性疾病者、长期应用糖皮质激素、抗肿瘤药物和其他免疫抑制剂者、长时间应用广谱抗菌药物而致体内菌群失调者及静脉应用毒品者,均为易感人群。

【病因与发病机制】

葡萄球菌为革兰氏阳性球菌,可分为凝固酶阳性的葡萄球菌(主要为金黄色葡萄球菌,简称金葡菌)和凝固酶阴性的葡萄球菌(如表皮葡萄球菌)。感染多由致病力强的金葡菌引起。致病物质主要是毒素和酶,具有溶血、坏死、杀白细胞和致血管痉挛等作用。

葡萄球菌的感染途径主要有两种:一种为继发于呼吸道感染,常见于儿童流感或麻疹后;另一种为血源性感染,是来自皮肤感染灶(痈、疖、伤口感染、蜂窝织炎)或静脉导管置入污染,葡萄球菌经血液循环到肺部,引起肺炎、组织坏死并形成单个或多发肺脓肿。医院获得性肺炎中葡萄球菌感染所占的比例较高,由耐甲氧西林金黄色葡萄球菌(MRSA)导致的肺炎在治疗上较为困难。

【临床表现】

1.症状　多数起病急骤,患者表现为寒战、高热,体温达39~40 ℃,伴咳嗽及咳脓性痰,或演变为脓血痰或粉红色乳样痰,无臭味。重症患者胸痛和呼吸困难进行性加重,并出现血压下降、少尿等周围循环衰竭表现,通常毒血症状明显,表现为体质衰弱、乏力、大汗、全身关节和肌肉酸痛。血源性、老年人、伴有慢性病者及医院获得性葡萄球菌肺炎临床表现多不典型,病情较缓慢,体温逐渐上升,痰量少。

2. 体征　早期肺部体征轻微,常与严重中毒症状和呼吸道症状不平行。一侧或双侧肺部可闻及散在湿啰音,典型的肺实变体征少见,如病变较大或触合时可有肺实变体征。

【实验室及其他检查】

血常规白细胞计数增高,中性粒细胞比例增加及核左移,可见中毒颗粒。在应用抗菌药物前采集血液和痰进行培养可明确诊断。胸部 X 射线表现为肺部多发性片状阴影,常伴有空洞和液平面。另外,病灶存在易变性,表现为一处片状影消失而在另一处出现新病灶,或很小的单一病灶发展为大片状阴影。

【诊断要点】

根据全身毒血症症状,咳脓痰,白细胞计数增高、中性粒细胞比例增加、核左移及胸部 X 射线征象可作出初步判断。胸部 X 射线检查随访追踪,肺部病变的变化对诊断有帮助。细菌学检查是确诊的依据,可行痰、胸腔积液、血和肺穿刺培养。

【治疗要点】

强调早期清除和引流原发病灶,选用敏感的抗菌药物。

1. 抗菌药物治疗　选择敏感的抗菌药物是治疗的关键。近年来,金黄色葡萄球菌对青霉素的耐药率已高达90%,因此可选用耐青霉素酶的半合成青霉素或头孢菌素,如苯唑西林钠、氯唑西林、头孢呋辛钠等,联合氨基糖苷类如阿米卡星等,亦有较好疗效。阿莫西林、氨苄西林与酶抑制剂组的复方制剂对产酶金黄色葡萄球菌有效。对于耐甲氧西林金黄色葡萄球菌(Methicillin-resistant Staphylococcus aureus,MRSA),则应选用万古霉素、替考拉宁和利奈唑胺等,如万古霉素1.5～2.0 g/d 静脉滴注,偶有药物热、皮疹、静脉炎等不良反应。临床选择抗菌药物时,可参考细菌培养的药敏试验。

2. 对症支持治疗　患者宜卧床休息,饮食富含足够热量及蛋白质,多饮水,发绀者给予吸氧。对气胸或脓气胸应尽早引流治疗。

五、其他肺炎

肺炎链球菌肺炎、金黄色葡萄球菌肺炎及其他肺炎的症状、体征、X 射线征像和用药特点,详见表2-4-1。

表 2-4-1　常见肺炎的症状、体征、X 射线征像和用药特点

致病菌	症状、体征	X 射线征象	首选抗生素	其他药物
肺炎链球菌	急性起病,寒战、高热、锈色痰、胸痛、肺实变体征	肺叶或肺段实变,无空洞,可伴胸腔积液	青霉素 G	头孢菌素类(头孢噻肟、头孢曲松)、喹诺酮类(氧氟沙星、环丙沙星)

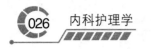

续表 2-4-1

致病菌	症状、体征	X 射线征象	首选抗生素	其他药物
葡萄球菌	急性起病、寒战、高热、脓血痰、气急、毒血症状明显或休克	肺叶或小叶浸润,多变,早期空洞,脓胸,可见液气囊腔	耐酶青霉素(苯唑西林、氯唑西林)加氨基糖苷类抗生素	头孢菌素类(头孢噻肟、头孢曲松)、万古霉素、替考拉宁和利奈唑胺
克雷伯菌	急性起病、寒战、高热、全身衰弱、痰稠、砖红色胶冻状	肺小叶实变、蜂窝状脓肿、小间隙下坠	氨基糖苷类抗生素加半合成广谱青霉素(如哌拉西林)	头孢菌素类和氨基糖苷类
铜绿假单胞菌	院内感染、脓毒血症状明显、痰脓,可呈蓝绿色	弥漫性支气管肺炎、早期脓肿	氨基糖苷类抗生素加半合成广谱青霉素(如哌拉西林)	头孢哌酮、头孢他啶、喹诺酮类、亚胺培南
大肠埃希菌	原有慢性病、发热、脓痰、呼吸困难	支气管肺炎、脓腔、脓胸	氨基糖苷类抗生素加半合成广谱青霉素(如哌拉西林)	喹诺酮类、第三代头孢、多黏菌素
流感嗜血杆菌	似急性肺炎、高热呼吸困难、心力衰竭	支气管肺炎、肺叶实变、无空洞	氨苄西林	阿莫西林、(头孢噻肟、头孢曲松)加氨基糖苷类、氧氟沙星
军团菌	高热、肌痛、相对缓脉	下叶斑片状浸润、进展迅速、无空洞	大环内酯类(红霉素、罗红霉素)	利福平、磺胺甲噁唑-甲氧苄啶(SMZ-TMP)、多西环素
厌氧菌	吸入感染、高热、痰臭、脓毒血症状明显	支气管肺炎、脓胸、脓气胸、多发性肺脓肿	青霉素 G	克林霉素、甲硝唑、优立新、奥格门丁
支原体	起病缓、有聚集性、发热、乏力、肌痛	下叶间质性、支气管肺炎,3~4 周自行消散	大环内酯类(红霉素、罗红霉素)	阿奇霉素或喹诺酮类
念珠菌、曲菌	久用广谱抗生素或免疫抑制剂史、起病缓、黏痰	两肺中下野纹理加深、空洞内可有曲菌球	氟康唑、两性霉素 B	氟胞嘧啶、酮康唑

（靳　艳　赵志敏）

第五节　肺脓肿

案例分析

　　患者,李某,男,48 岁,因"高热、咳嗽、咳脓痰 1 周"收治入院。1 周前突发高热,体温 39.5 ℃,伴畏寒、寒战、咳嗽、咳少量白痰。随后痰量逐渐增多,呈黄脓痰,有臭味。在当地诊所按"急性上呼吸道感染"给予"青霉素""双黄连"等治疗,症状无明显缓解,体温在 39~40 ℃。为求进一步诊治来我院。2 周前出现牙痛,右颌部中度肿胀,未治疗。查体:急性病容,面色潮红,呼吸急促。左上肺叩诊呈浊音,可闻及支气管呼吸音及细湿啰音。

请思考:①该患者应诊断为何种疾病? ②诊断依据有哪些? ③如何对该患者进行护理评估? ④护理措施有哪些?

肺脓肿是由多种病原菌引起的肺组织坏死性病变,早期为化脓性肺炎,继而坏死、液化、脓肿形成。临床特征为高热、咳嗽和咳大量脓臭痰。本病可见于任何年龄,青壮年男性及年老体弱有基础疾病者多见。病原体主要是厌氧菌和兼性厌氧菌,近年来需氧菌感染比率增高。肺脓肿患者经有效的抗菌药物治疗后大多可痊愈,少数疗效不佳者经手术治疗预后良好,但如抗菌药物治疗时间短,治疗不彻底则容易复发。

【病因与发病机制】

急性肺脓肿的主要病原体是细菌,常为上呼吸道和口腔内的定植菌,包括厌氧菌、需氧菌和兼性厌氧菌。其中,厌氧菌感染占主要地位,致病菌有梭形杆菌、消化链球菌等。常见需氧和兼性厌氧菌有金黄色葡萄球菌、化脓性链球菌、肺炎克雷伯菌、大肠埃希菌和铜绿假单胞菌等。接受化学治疗、白血病或艾滋病患者等免疫力低下者,其病原菌可为真菌。根据不同病因和感染途径,肺脓肿可分为以下 3 种类型。

1. 吸入性肺脓肿　是临床上最多见的类型。多由厌氧菌经口、鼻、咽吸入而致病。误吸是致病的主要原因。当存在意识障碍、全身麻醉或气管插管等情况则易发生误吸,使得牙槽脓肿、扁桃体炎、鼻窦炎等脓性分泌物,口腔、鼻、咽部手术后的血块或分泌物等,经气管吸入肺内致病;或存在食管、神经系统疾病所致的吞咽困难,以及受寒、醉酒和极度疲劳所致的机体免疫力低下与气道防御清除功能减弱,亦可使病原菌随口腔分泌物、呕吐物吸入肺内而致病。吸入性肺脓肿多单发,发病部位与支气管解剖形态和吸入时的体位有关。右主支气管较左侧粗且陡直,吸入物易进入右肺。在仰卧位时,好发于肺上叶后段或下叶背段;坐位时,好发于下叶后基底段;右侧位时,好发于右上叶前段或后段。

2. 继发性肺脓肿　可继发于:①某些肺部疾病,如细菌性肺炎、支气管扩张症、空洞型肺结核、支气管囊肿、支气管肺癌等感染,由于病原菌毒力强、繁殖快,肺组织广泛化脓、坏死而形成的肺脓肿。②支气管异物堵塞是导致小儿肺脓肿的重要因素。③肺部邻近器官的化脓性病变,如食管穿孔感染、膈下脓肿、肾周围脓肿及脊柱脓肿等波及肺组织引起肺脓肿。阿米巴肝脓肿好发于右肝顶部,可穿破膈肌至右肺下叶,形成阿米巴肺脓肿。

3. 血源性肺脓肿　因皮肤外伤感染、疖、痈、骨髓炎所致的菌血症,病原菌、脓栓经血行播散到肺,引起小血管栓塞、肺组织化脓性炎症、坏死而形成的肺脓肿。致病菌多为金黄色葡萄球菌、表皮葡萄球菌或链球菌。泌尿道、腹腔或盆腔感染产生败血症可导致肺脓肿,其病原菌常为革兰氏阴性杆菌或少数厌氧菌。肺脓肿早期为含致病菌的污染物阻塞细支气管,形成小血管炎性栓塞,致病菌繁殖引起肺组织化脓性炎症、坏死,形成肺脓肿,继而坏死组织液化破溃到支气管,脓液部分排出,形成有气液平面的脓腔。位于肺边缘部的脓肿,可破溃到胸膜腔,引起脓胸、脓气胸和支气管-胸膜瘘。急性肺脓肿经充分引流,脓液由气道排出,可使病变逐渐吸收,脓腔缩小甚至消失或仅剩少量纤维瘢痕。炎症迁延 3 个月以上不能愈合,则成为慢性肺脓肿。

【临床表现】

1. 症状　发病急骤,畏寒、高热,体温达 39~40 ℃,伴有咳嗽、咳少量黏液痰或黏液脓性痰。如感染不能及时控制,可于发病的 10~14 d 突然咳出大量脓臭痰及坏死组织,每天量可达 300~

500 mL,典型痰液呈黄绿色、脓性,有时带血。大量痰液静置后可分为3层,腥臭痰多系厌氧菌感染所致。约1/3患者有不同程度的咯血,多为脓血痰,偶有中、大量咯血,可引起窒息。血源性肺脓肿多先有原发病灶引起的畏寒、高热等全身脓毒血症的表现,经数日或数周后才出现咳嗽、咳痰,痰量不多,极少咯血。一般情况下,咳出大量脓痰后,体温开始下降,全身症状随之好转,数周内逐渐恢复正常。若炎症累及胸膜,可出现患侧胸痛。病变范围大时,可有气促伴乏力、精神不振和食欲减退等全身中毒症状。若肺脓肿破溃到胸膜腔可致脓气胸,表现为突发性胸痛、气急。慢性肺脓肿患者除咳嗽、咳脓痰、反复发热和咯血外,还有贫血、消瘦等慢性消耗症状。

2. 体征　肺部体征与肺脓肿的大小、部位有关。肺脓肿早期,体格检查发现与肺炎相似。当脓肿形成时,所累及的肺野可闻及空瓮音或空洞性呼吸音。病变累及胸膜时有胸膜摩擦音或胸腔积液体征。慢性肺脓肿常有杵状指(趾)、贫血和消瘦。血源性肺脓肿体征多为阴性。

【实验室及其他检查】

1. 血常规　白细胞计数增高,可达$(20 \sim 30) \times 10^9$/L,中性粒细胞在90%以上,有明显核左移,常有中毒颗粒。慢性肺脓肿患者白细胞可稍高或正常,红细胞和血红蛋白减少。

2. 细菌学检查　经深咳嗽或纤支镜采取的痰液细菌培养可帮助寻找致病菌。血液以及并发脓胸时的胸腔脓液标本细菌培养对确定病原体更有价值。

3. 影像学检查　胸部X射线片早期可见大片浓密模糊浸润阴影,边缘不清或团片状浓密阴影。脓肿形成、脓液排出后,可见圆形透亮区及液平面。如脓肿转为慢性,空洞壁变厚,周围纤维组织增生,邻近胸膜肥厚,纵隔可向患侧移位。血源性肺脓肿典型表现为两肺外侧有多发球形致密阴影,大小不一,中央有小脓腔和气液平面。CT能更准确定位及发现体积较小的脓肿。

4. 纤维支气管镜检查　有助于明确病因、病原学诊断及治疗。通过活检、刷检及细菌学、细胞学检查获取病因诊断证据。

【诊断要点】

患病前有麻醉、意识障碍、口腔手术、肺原发病或皮肤化脓性感染、异物吸入及醉酒等病史,突发畏寒、高热、咳嗽、咳大量脓臭痰,结合血常规表现为白细胞及中性粒细胞计数增高、典型胸部X射线表现(大片炎症浸润,有液平面的空腔),可诊断为急性肺脓肿。痰培养有助于病因学诊断。

【治疗要点】

肺脓肿的主要治疗措施是抗菌药物治疗和痰液引流。

1. 抗菌药物治疗　根据病因或细菌药敏试验结果选择有效抗菌药物。吸入性肺脓肿多为厌氧菌感染,多对青霉素治疗敏感。对青霉素过敏或不敏感者,可用林可霉素、克林霉素或甲硝唑等药物。开始给药采用静脉滴注,体温通常在治疗后$3 \sim 10$ d降至正常,然后改为肌内注射或口服。如抗菌药物有效,治疗应持续$8 \sim 12$周,直至胸片上脓腔和炎症完全消失或仅有少量稳定的残留纤维化。血源性肺脓肿多为葡萄球菌或链球菌感染,可选用耐β-内酰胺酶的青霉素或头孢菌素。耐甲氧西林金黄色葡萄球菌感染选用万古霉素。

2. 脓液引流　可用祛痰药、雾化吸入以利排痰。身体状况较好者可采取体位引流。有条件宜尽早应用纤支镜冲洗及吸引治疗,可向脓腔内注入抗菌药物以加强局部治疗,提高疗效并缩短病程。

3. 手术治疗　手术适应证:①肺脓肿病程超过3个月,经内科治疗病变未见明显吸收,并有反复感染或脓腔过大(直径>5 cm)不易吸收者;②大咯血内科治疗无效或危及生命者;③并发支气管胸膜瘘或脓胸经抽吸、冲洗治疗效果不佳者;④怀疑肿瘤阻塞时。

【主要护理诊断/问题】

1.体温过高　与肺组织感染、坏死有关。

2.清理呼吸道无效　与痰液黏稠、聚积且位置较深有关。

【护理措施】

1.体温过高　护理措施参见本章第四节中"肺炎概述"。

2.清理呼吸道无效

(1)一般护理:参见本章第二节中"咳嗽与咳痰"的护理措施。

(2)病情观察:密切观测患者体温变化;观察并记录痰量、颜色、性质、气味,如发生咯血且咯血量较大,嘱患者患侧卧位,床边备好抢救用物,并加强巡视,警惕大咯血或窒息的发生。

(3)咳嗽、咳痰的护理:鼓励患者进行有效的咳嗽,经常活动和变换体位,以利痰液排出,体位引流有利于大量脓痰排出体外,具体方法参见本章第六节"支气管扩张症"的护理措施。伴有明显呼吸困难者以及患者处于高热、咯血期间不宜行体位引流。必要时给予负压吸引经口吸痰或经纤支镜行脓液吸引及冲洗。

(4)口腔护理:肺脓肿患者的口腔护理尤为重要,主要原因是:①患者高热持续时间长,口腔内唾液分泌减少,口腔黏膜干燥;②患者咳大量脓痰,利于细菌繁殖,易引起口腔炎及黏膜溃疡;③治疗中大量应用抗菌药物,易致菌群失调而诱发真菌感染。应协助患者在晨起、饭后、体位引流后、临睡前漱口,尤其是咳大量脓臭痰的患者,应在每次咳痰后及时漱口,对意识障碍者应由护士定时给予口腔护理。

(5)用药护理:肺脓肿患者需用抗菌药物治疗时间较长,应向患者强调坚持治疗的重要性、疗程及可能出现的不良反应,促使患者坚持治疗。用药期间要密切观察药物疗效及不良反应。

【健康指导】

1.疾病预防指导　应彻底治疗口腔、上呼吸道慢性感染病灶如龋齿、化脓性扁桃体炎、鼻窦炎、牙周溢脓等,以防止病灶分泌物吸入肺内并发感染。重视口腔清洁,经常漱口,多饮水,预防口腔炎的发生。积极治疗皮肤外伤感染、痈、疖等化脓性病灶,不挤压痈、疖,防止血源性肺脓肿的发生。避免受寒、醉酒和极度疲劳导致的机体免疫力低下,气道防御清除功能减弱而诱发吸入性感染。

2.疾病知识指导　教会患者有效咳嗽、体位引流的方法,及时排出呼吸道分泌物,必要时采取胸部物理治疗协助排痰,以保持呼吸道通畅,促进病变的愈合。指导患有慢性基础疾病、年老体弱患者的家属经常为患者翻身、叩背,促进痰液排出,疑有异物吸入时要及时就医以清除异物。

3.用药指导与病情监测　告知患者及家属抗菌药物治疗对肺脓肿的治疗非常重要,但疗程较长,需用药8～12周,为防止病情反复,应遵从治疗计划。患者出现高热、咯血、呼吸困难等表现时应警惕大咯血和窒息的发生,需立即就诊。

(靳 艳 赵志敏)

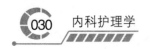

第六节　支气管扩张症

案例分析

　　患者,张某,女,48岁。8岁时曾患"支气管肺炎",治愈后常在晨起和夜间卧床时出现咳嗽,咳少量白痰,未在意。近5年来症状加重,反复咳嗽、咳脓臭痰、咯血。近1周来受凉后,咳嗽、咳痰加重,咳大量脓臭痰,伴少量咯血入院。查体:听诊右下肺可闻及固定、持久湿啰音,四肢杵状指(趾)。今日患者剧烈咳嗽后突然出现呼吸困难、大汗淋漓、面部发绀、张口瞪目、双手乱抓。

　　请思考:①该患者患了什么疾病? ②患者目前可能出现了什么紧急情况? ③护士应该如何配合医生进行抢救? ④为了促进痰液的排出,该患者需要做体位引流,该操作的注意事项有哪些?

　　支气管扩张症是由于急、慢性呼吸道感染和支气管阻塞后,反复发生支气管炎症,致使支气管壁结构破坏,引起的支气管异常和持久性扩张。临床特点为慢性咳嗽、咳大量脓痰和(或)反复咯血。本病多见于儿童和青年。近年来由于急、慢性呼吸道感染得到恰当治疗,其发病率有减少趋势。支气管扩张范围局限者,积极治疗很少影响其生活质量和寿命。支气管扩张范围广泛易损害肺功能,甚至导致呼吸衰竭和死亡。

【病因与发病机制】

　　有些病例无明显病因,弥漫性支气管扩张症常发生于有遗传、免疫或解剖缺陷的患者,包括先天性疾病如囊性纤维化、纤毛缺陷和严重 α1-抗胰蛋白酶缺乏症的患者、免疫缺陷(如低免疫球蛋白血症患者)、罕见的气道结构异常[如巨气管支气管症(Mounier-Kuhn 综合征)]和软骨缺陷(如Williams-Campbell 综合征)的患者,以及变态反应性支气管肺曲菌病等。局灶性支气管扩张可源自未进行治疗的肺炎或阻塞如异物或肿瘤、外源性压迫或肺叶切除后解剖移位。

　　上述疾病会损伤气道清除机制和防御功能,易发生感染和炎症。细菌反复感染可使气道内因充满炎症介质和病原菌黏稠液体而逐渐扩大、形成瘢痕和扭曲。引起感染的常见病原体为铜绿假单胞菌、流感嗜血杆菌、卡他莫拉菌、肺炎克雷伯菌、金黄色葡萄球菌、肺结核分枝杆菌、腺病毒和流感病毒等。支气管壁由于水肿、炎症和新血管形成而变厚。周围间质组织和肺泡的破坏导致了纤维化和(或)肺气肿。

　　支气管扩张常发生于段或亚段支气管壁的破坏和炎症改变,受累管壁结构破坏后被纤维组织替代,形成柱状、囊状和不规则扩张3种类型。病变支气管相邻肺实质可有纤维化、肺气肿、支气管肺炎和肺萎陷。炎症可使支气管壁血管增多,并伴有相应支气管动脉扩张及支气管动脉和肺动脉吻合。

【临床表现】

　　1.症状

　　(1)持续或反复咳嗽、咳(脓)痰:为主要症状,无明显诱因者常隐匿发病,无或有轻微症状。随着感染加重,可出现痰量增多和发热。当支气管扩张伴急性感染时,可表现为咳嗽、咳脓痰和伴随肺炎。

（2）呼吸困难和喘息：提示广泛的支气管扩张或潜在的慢性阻塞性肺气肿。

（3）咯血：50%～70% 的患者可发生咯血，由于小动脉被侵蚀或增生，血管被破坏可引起大咯血。

2.体征　气道内有较多分泌物时，体检可闻及湿啰音和干啰音，病变严重尤其伴有慢性缺氧、肺源性心脏病和右心衰竭的患者出现杵状指。

【实验室及其他检查】

1.影像学检查　胸部 X 射线检查：囊状支气管扩张的气道表现为显著的囊腔，腔内可存在气液平面，纵切面可显示"双轨征"，横切面显示"环形阴影"，并可见气道壁增厚。胸部 CT 检查：高分辨CT（HRCT）可在横断面上清楚地显示扩张的支气管，由于无创、易重复和易接受的特点，已成为支气管扩张症的主要诊断方法。

2.纤维支气管镜检查　当支气管扩张呈局灶性且位于段支气管以上时，可发现弹坑样改变。

3.痰液检查　常显示丰富的中性粒细胞和定植或感染的多种微生物。

4.肺功能测定　可证实由弥漫性支气管扩张或相关阻塞性肺病导致的气流受限。

【诊断要点】

根据反复咳脓痰、咯血和呼吸道反复感染病史，胸部 HRCT 显示支气管扩张的影像学改变，可明确诊断。

【治疗要点】

1.治疗基础疾病　对活动性肺结核伴支气管扩张症应积极抗结核治疗，低免疫球蛋白血症可用免疫球蛋白替代治疗。

2.控制感染　出现急性感染征象如痰量或脓性成分增加需应用抗菌药物。开始时给予经验治疗，存在铜绿假单胞菌感染时可口服喹诺酮类药物、静脉给予氨基糖苷类药物或第三代头孢菌素。慢性咳脓痰的患者可口服阿莫西林或吸入氨基糖苷类药物，以及间断并规则使用单一抗菌药物或轮换使用抗菌药物。

3.改善气流受限　应用支气管扩张药可改善气流受限，伴有气道高反应及可逆性气流受限的患者疗效明显。

4.清除气道分泌物　应用祛痰药物、振动、拍背、体位引流和雾化吸入（生理盐水、α-糜蛋白酶和脱氧核糖核酸酶）等胸部物理治疗方法有助于气道分泌物的清除。

5.止血　反复咯血的患者，出血量少，可对症治疗或口服卡巴克洛（安络血）、云南白药；中等出血量者，可静脉给予垂体后叶激素或酚妥拉明；出血量大、经内科治疗无效者，可考虑介入栓塞或手术治疗。

6.外科治疗　局限性的支气管扩张，经充分内科治疗后仍反复发作者，可考虑外科手术切除病变组织。经保守治疗不能缓解仍反复大咯血且病变局限者，可考虑手术治疗。

【主要护理诊断/问题】

1.清理呼吸道无效　与痰多黏稠和无效咳嗽有关。

2.潜在并发症　大咯血、窒息。

【护理措施】

1.清理呼吸道无效

（1）一般护理：参见本章第二节中"咳嗽与咳痰"的护理措施。

（2）病情观察：观察痰液的量、颜色、性质、气味和与体位的关系，痰液静置后是否有分层现象，记录 24 h 痰液排出量。观察咯血的颜色、性质及量。病情严重者需观察患者缺氧情况，是否有发绀、气促等表现。注意患者有无发热、消瘦、贫血等全身症状。

（3）体位引流：是利用重力作用促使呼吸道分泌物流入气管、支气管排出体外的方法，其效果与需引流部位所对应的体位有关（图 2-6-1）。体位引流的方法如下。①引流前准备：向患者解释体位引流的目的、过程和注意事项，测量生命体征，听诊肺部，明确病变部位。引流前 15 min 遵医嘱给予支气管扩张药（有条件者可使用雾化器或手按定量吸入器）。备好排痰用纸巾或一次性容器。②引流体位：引流体位的选择取决于分泌物潴留的部位和患者的耐受程度，原则上抬高病灶部位的位置，使引流支气管开口向下，有利于潴留的分泌物随重力作用流入支气管和气管排出。首先引流上叶，然后引流下叶后基底段。如果患者不能耐受，应及时调整姿势。头部外伤、胸部创伤、咯血、严重心血管疾病和患者状况不稳定者，不宜采用头低位进行体位引流。③引流时间：根据病变部位、病情和患者状况，每天 1~3 次，每次 15~20 min。一般于饭前进行，早晨清醒后立即进行效果最好。如需在餐后进行，为了预防胃食管反流、恶心和呕吐等不良反应，应在餐后 1~2 h 进行。④引流的观察：引流时应有护士或家人协助，观察患者有无出汗、脉搏细弱、头晕、疲劳、面色苍白等表现，评估患者对体位引流的耐受程度，如患者出现心率>120 次/min、心律失常、高血压、低血压、眩晕或发绀，应立即停止引流并通知医生。⑤引流的配合：在体位引流过程中，鼓励并指导患者做腹式深呼吸，辅以胸部叩击或振荡等措施。协助患者在保持引流体位时进行咳嗽，也可取坐位以产生足够的气流促进排痰，提高引流效果。⑥引流后护理：体位引流结束后，帮助患者采取舒适体位，给予清水或漱口液漱口。观察患者痰液的性质、量及颜色，听诊肺部呼吸音的改变，评价体位引流的效果，并记录。

（4）用药护理：按医嘱使用抗菌药物、祛痰药和支气管扩张药，指导患者掌握药物的疗效、剂量、用法和不良反应。

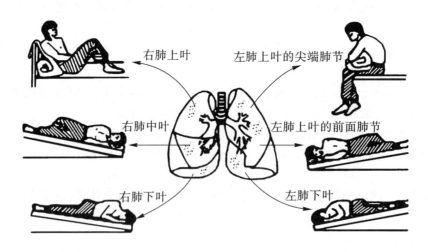

图 2-6-1　体位引流示意

2. 潜在并发症

（1）休息与卧位：少量咯血者以静卧休息为主，大量咯血患者应绝对卧床休息，尽量避免搬动患者。取患侧卧位，可减少患侧胸部的活动度，可以防止病灶向健侧扩散，同时有利于健侧肺的通气功能。

（2）饮食护理:参见本章第二节中"咯血"的护理措施。

（3）病情观察:密切观察患者咯血的量、颜色、性质及出血的速度,观察其生命体征及意识形态的变化,有无胸闷、气促、呼吸困难、发绀、面色苍白、出冷汗、烦躁不安等窒息征象;有无阻塞性肺不张、肺部感染及休克等并发症的表现。

（4）保持呼吸道通畅:痰液黏稠无力咳出者,可经鼻腔吸痰。重症患者在吸痰前后应适当提高吸氧浓度,避免吸痰引起低氧血症。指导并协助患者将气管内痰液和积血轻轻咳出,保持气道通畅。咯血时轻轻拍击患者健侧背部,嘱患者不要屏气,以免诱发喉头痉挛,使血液引流不畅形成血块,导致窒息。

（5）用药护理:①垂体后叶激素可收缩小动脉,减少肺血流量,从而减轻咯血。但也能引起子宫、肠道平滑肌收缩和冠状动脉收缩,故冠心病、高血压患者及孕妇忌用。静脉滴注时速度勿过快,以免引起恶心、便意、心悸、面色苍白等不良反应。②年老体弱、肺功能不全者在应用镇静药和镇咳药后,应注意观察呼吸中枢和咳嗽反射受抑制情况,以早期发现因呼吸抑制导致的呼吸衰竭和不能咯出血块而发生窒息。

（6）窒息的抢救:对大咯血及意识不清的患者,应在病床旁备好急救设备,一旦患者出现窒息征象,应立即取头低脚高45°俯卧位,面向一侧,轻拍背部,迅速排出在气道和口咽部的血块,或直接刺激咽部以促进血块咳出。必要时用吸痰管进行负压吸引,给予高浓度吸氧。做好气管插管或气管切开的准备与配合工作,以解除呼吸道阻塞。

（7）对症护理:安排专人护理并安慰患者。保持口腔清洁,咯血后为患者漱口,擦净血迹,防止因口咽部异物刺激引起剧烈咳嗽而诱发咯血。及时清理患者咯出的血块及污染的衣物、被褥,有助于稳定患者情绪,增加其安全感,避免因精神过度紧张而加重病情。对精神极度紧张、咳嗽剧烈的患者,建议给予小剂量镇静药或镇咳药。

【健康指导】

1. 疾病预防指导　支气管扩张症与感染密切相关,应积极防治百日咳、麻疹、支气管肺炎、肺结核等呼吸道感染,及时治疗上呼吸道慢性病灶(如扁桃体炎、鼻窦炎等)。避免受凉、预防感冒和减少刺激性气体吸入,对预防支气管扩张症有重要意义。

2. 疾病知识指导　帮助患者和家属了解疾病发生、发展与治疗、护理过程,与患者及家属共同制订长期防治计划。讲明加强营养对机体康复的作用,使患者能主动摄取必需的营养素,以增加机体抗病能力。鼓励患者参加体育锻炼,建立良好的生活习惯,劳逸结合,以维护心、肺功能。告诉患者戒烟、避免烟雾和灰尘刺激有助于避免疾病的复发,防止病情恶化。

3. 康复指导　强调清除痰液对减轻症状、预防感染的重要性,指导患者及家属学习和掌握有效咳嗽、胸部叩击、雾化吸入及体位引流的排痰方法,长期坚持,以控制病情的发展。

4. 病情监测指导　指导患者自我监测病情,学会识别病情变化的征象,一旦发现症状加重,应及时就诊。

（靳　艳　赵志敏）

第七节　肺结核

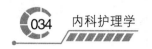

　　患者,王某某,男,40岁。1个月前无明显诱因出现右侧胸痛,呈针刺样,尤以深呼吸、咳嗽及右侧卧位时明显,之后胸痛逐渐减轻,出现低热,体温37.5～38.5 ℃,上楼时有时胸闷。无鼻塞、咽痛,自服"速效感冒片"治疗无效。3 d前体温升至39 ℃,咳嗽伴少量白色黏痰,活动时出现胸闷、气急明显加重,伴盗汗、乏力、食欲减退、消瘦,无咯血。每日午后发热明显,体温波动于38.5～39.0 ℃。平素身体状况良好。胸部X射线检查可见右侧肺部密度增高,呈外高内低的弧形阴影,左肺纹理增粗。超声检查示右侧中等量胸腔积液。胸腔积液送检,性质为渗出液。结核菌素试验(PPD试验)强阳性。痰液做细菌培养和抗酸检查均为阴性。再次取痰送检,经浓缩集菌后涂片,抗酸杆菌阳性。

　　请思考:①该患者应诊断为何种疾病? ②诊断依据有哪些? ③护理该患者时护士该如何做好防护? ④如何对该患者进行护理评估?

　　结核病是全球流行的传染性疾病之一。肺结核是结核分枝杆菌引起的肺部慢性传染病。自20世纪60年代起,结核病化学治疗成为控制结核病的有效方法,使新发结核病治愈率达95%以上。但20世纪80年代中期以来,结核病出现全球性恶化趋势。2021年10月14日,世界卫生组织(WHO)发布了《2021年全球结核病报告》。据估算,全球结核潜伏感染人群接近20亿。2020年,全球新发结核病患者987万,发病率为127/10万,估算发病数和发病率持续呈现下降趋势,但下降幅度较往年有所减缓。2015—2020年间结核病发病率的累计下降了11%,仅略高于2020年终止结核病策略里程碑的一半(20%)。各国结核病流行的严重程度差异较大。更值得关注的是,全球90%的结核病患者在发展中国家。为帮助患者规律服药和完成疗程,1991年WHO将全程督导短程化学治疗(driectly-obervedtreatment,short-course,DOTS)策略正式确定为官方策略。

　　结核病被列为我国重大传染病之一,是严重危害人民群众健康的呼吸道传染病。结核病的疫情呈现高感染率、高患病率、高耐药率、死亡人数多和地区患病率差异大的特点。有数据显示,2020年中国肺结核发病率为47.764 4/10万,死亡率为0.136 7/10万;2019年中国肺结核发病率为55.549 1/10万,死亡率为0.214 1/10万。我国结核病疫情较严重,各地区差异大,西部地区肺结核患病率明显高于全国平均水平。因而,结核病防控工作任重而道远,必须坚持不懈地加强结核病防控工作。

【病因与发病机制】

　　1.病因　结核分枝杆菌感染。典型的结核分枝杆菌是细长稍弯曲两端圆形的杆菌,分为人型、牛型、非洲型和鼠型4类,其中引起人类结核病的主要为人型结核分枝杆菌,其余型少见。结核分枝杆菌的生物学特性有以下几种。

　　(1)抗酸性:结核分枝杆菌耐酸染色呈红色,可抵抗盐酸酒精的脱色作用,故又称抗酸杆菌。

　　(2)生长缓慢:结核分枝杆菌为需氧菌,在良好的实验室培养条件下,12～24 h分裂1次,相比每隔15～60 min就有规律增殖1次的大部分可培养细菌来说,结核分枝杆菌的生长是相当缓慢的。

一般需培养 4 周才能形成 1 mm 左右的菌落。

（3）抵抗力强：结核分枝杆菌对干燥、酸、碱、冷有较强的抵抗力。在干燥的环境中，结核分枝杆菌可存活 6 ~ 8 个月，甚至数年，阴湿环境中能生存 5 个月以上。一般的化学消毒剂如除污剂或合成洗涤剂对结核分枝杆菌不起作用。但结核分枝杆菌对热、光照和紫外线照射非常敏感，在烈日下曝晒 2 ~ 7 h 可被杀死；紫外线灯照射 30 min 有明显杀菌作用；煮沸 5 min 即可被杀死。常用杀菌药中，70% 酒精最佳，接触 2 min 即可杀菌；5% 苯酚或 1.5% 煤酚皂（来苏儿液）可以杀菌但需时较长，如 5% 苯酚需 24 h 才能杀死痰液中的结核分枝杆菌。将痰吐在纸上直接焚烧是最简易的灭菌方法。

（4）菌体结构复杂：结核分枝杆菌菌体成分复杂，主要是类脂质、蛋白质及多糖类类脂质（占 50% ~ 60%），与结核病的组织坏死、干酪液化、空洞发生及结核变态反应有关；菌体蛋白质是结核分枝杆菌素的主要成分，诱发皮肤变态反应；多糖类参与血清反应等免疫应答。

2. 发病机制

（1）人体感染结核分枝杆菌后的反应：结核分枝杆菌进入人体后，可发生两种主要反应。①免疫反应：由于结核分枝杆菌为细胞内寄生菌，主要是细胞免疫，表现为淋巴细胞致敏和吞噬细胞的功能增强。人体对结核分枝杆菌的免疫力有非特异性免疫力和特异性免疫力两种，后者是通过接种卡介苗或感染结核分枝杆菌后所获得的免疫力，其免疫力强于前者，但两者的保护作用都是相对的。机体免疫力强可防止发病或使病变趋于局限，而生活贫困、年老、糖尿病、硅沉着病及有免疫缺陷等情况，由于机体免疫力低下而易患结核。②迟发性变态反应：在结核分枝杆菌侵入人体后 4 ~ 8 周，机体组织对结核分枝杆菌及其代谢产物可发生 Ⅳ 型（迟发性）变态反应。此时如用结核分枝杆菌素作皮肤试验，呈阳性反应。免疫力与迟发性变态反应之间关系复杂，尚不十分清楚，大致认为两者既有相似又有独立的一面，变态反应不等于免疫力。

（2）原发感染与继发感染

1）原发感染：指机体首次感染结核分枝杆菌。人体初次感染后，若结核分枝杆菌未被吞噬细胞完全清除，并在肺泡巨噬细胞内外生长繁殖，这部分肺组织即出现炎性病变，称为原发病灶。由于机体缺乏特异性免疫及变态反应，原发病灶中的结核分枝杆菌被吞噬细胞沿淋巴管携至肺门淋巴结，引起肺门淋巴结肿大。原发病灶和肿大的气管支气管淋巴结合称为原发复合征。原发病灶继续扩大，结核分枝杆菌可直接或经血液播散至邻近组织器官，引起相应部位的结核感染。

随着机体对结核分枝杆菌的特异性免疫力加强，原发病灶炎症迅速吸收或留下少量钙化灶，肿大的肺门淋巴结逐渐缩小、纤维化或钙化，播散到全身各器官的结核分枝杆菌大部分被消灭，这就是原发感染最常见的良性过程。但仍有少量结核分枝杆菌没有被消灭，长期处于休眠状态，成为继发性结核的潜在病灶。当人体免疫功能降低时，潜在病灶中的细菌可重新生长、繁殖，发生继发性结核病。

2）继发感染：指初次感染后再次感染结核分枝杆菌。继发感染多为原发感染时潜伏下来的结核分枝杆菌重新生长、繁殖所致，称内源性复发，也可以受结核分枝杆菌的再感染而发病，称为外源性重染。由于机体此时对结核分枝杆菌已有一定的特异性免疫力，故病变常较局限，发展也较缓慢，较少发生全身播散，但局部病灶有渗出、干酪样坏死乃至空洞形成的倾向。

继发性肺结核的发病方式有两种：一种发病慢，临床症状少而轻，多发生在肺尖或锁骨下，痰涂片检查阴性，预后良好。另一种发病快，几周内即出现广泛的病变、空洞和播散，痰涂片检查阳性，有传染性，是防治工作的重点。后一种多发生于青春期女性、营养不良、抵抗力弱的群体以及免疫功能受损者。肺结核的发生和发展过程见图 2-7-1。

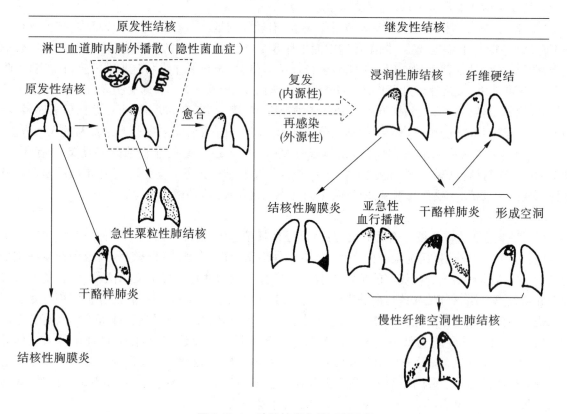

图 2-7-1 肺结核病自然过程示意

3. 结核的基本病理改变 结核病的基本病理改变为渗出、增生(结核结节形成)和干酪样坏死。①渗出性病变通常出现在结核炎症的早期或病灶恶化时。②增生性病变多发生于病变恢复阶段,多在菌量较少而机体抵抗力较强时发生。典型的改变是结核结节形成,为结核病的特征性病变。③干酪样坏死病变常发生于机体抵抗力降低或菌量过多、变态反应过于强烈时。干酪坏死组织发生液化经支气管排出形成空洞,其内含有大量结核分枝杆菌,肉眼下见病灶呈黄灰色,质松而脆,状似干酪,故称干酪样坏死。由于在结核病的病理过程中,破坏与修复常同时进行,故上述 3 种基本病变可同时存在于一个病灶中,多以某一病变为主,且可相互转变。

4. 传播 飞沫传播是肺结核最重要的传播途径。传染源主要是痰中带菌的肺结核患者,尤其是未经治疗者。传染性的大小取决于痰内细菌量的多少,痰涂片检查阳性者属于大量排菌;痰涂片检查阴性而仅痰培养阳性者属于微量排菌。患者在咳嗽、咳痰、打喷嚏或高声说笑时,可产生大量的含有结核分枝杆菌的微滴,1 ~ 5 μm 大小的微滴可较长时间悬浮于空气中,在空气不流通的室内可达 5 h,与患者密切接触者可能吸入而感染。

【临床表现】

各型肺结核的临床表现不尽相同,但有共同之处。

1. 症状

(1)全身症状:发热最常见,多为长期午后低热。部分患者有乏力、食欲减退、盗汗和体重减轻等全身毒性症状。育龄女性可有月经失调或闭经。若肺部病灶进展播散时,可有不规则高热、畏寒等。或因人而异。

（2）呼吸系统症状

1）咳嗽、咳痰：是肺结核最常见症状。多为干咳或咳少量白色黏液痰。有空洞形成时，痰量增多；合并细菌感染时，痰呈脓性且量增多；合并厌氧菌感染时有大量脓臭痰；合并支气管结核时表现为刺激性咳嗽。

2）咯血：1/3～1/2 患者有不同程度的咯血，患者常有胸闷、喉痒和咳嗽等先兆，以少量咯血多见，少数严重者可大量咯血。

3）胸痛：炎症波及壁层胸膜时可引起胸痛，为胸膜炎性胸痛，随呼吸运动和咳嗽加重。

4）呼吸困难：当病变广泛和（或）患结核性胸膜炎有大量胸腔积液时，可有呼吸困难。多见于干酪样肺炎和大量胸腔积液患者，也可见于纤维空洞性肺结核患者。

2.体征　因病变范围和性质而异。病变范围小者可无异常体征。渗出性病变范围较大或干酪样坏死时可有肺实变体征。慢性纤维空洞型肺结核或胸膜粘连增厚时，可有胸廓塌陷、纵隔及气管向患侧移位。结核性胸膜炎早期有局限性胸膜摩擦音，以后出现典型胸腔积液体征。支气管结核可有局限性哮鸣音。

3.并发症　可并发自发性气胸、脓气胸、支气管扩张症、慢性肺源性心脏病。结核分枝杆菌随血行播散可并发淋巴结、脑膜、骨及泌尿生殖器官等肺外结核。

【实验室及其他检查】

1.痰结核分枝杆菌检查　是确诊肺结核特异度最高的方法，也是制定化疗方案和考核疗效的主要依据。临床上以直接涂片镜检最常用，若抗酸杆菌阳性，肺结核诊断基本可成立。为提高检出率，应收集患者深部痰液并连续多次送检。痰结核菌培养的敏感度和特异度高于涂片法，一般需培养 2～6 周，培养至 8 周仍未见细菌生长则报告为阴性。其他如 PCR、基因芯片技术等方法也可为诊断提供帮助。

2.影像学检查　不同类型肺结核的 X 射线影像具有各自特点，胸部 X 射线检查是早期诊断肺结核的常规首选方法，可以早期发现肺结核，用于诊断、分型、指导治疗及了解病情变化。胸部 CT 检查能发现微小或隐蔽性病变、了解病变范围及进行肺部病变鉴别。

3.结核菌素试验　目前 WHO、国际防痨和肺病联合会推荐使用的结核菌素为纯蛋白衍化物（purified protein derivative，PPD），以便于国际结核感染率的比较。通常取 0.1 mL（5 IU）结核菌素，在左前臂屈侧作皮内注射，注射 48～72 h 后测量皮肤硬结的横径和纵径，得出平均直径=（横径+纵径）/2。硬结直径≤4 mm 为阴性（－）；5～9 mm 为弱阳性（+）；10～19 mm 为阳性（++）；≥20 mm 或虽<20 mm 但局部出现水疱、坏死或淋巴管炎为强阳性（+++）。

结核菌素试验常作为结核感染的流行病学指标，也是卡介苗接种后效果的验证指标，但其对成人结核病的诊断意义不大。由于我国是结核病高疫情国家，据估计全国有近半人口曾受到结核分枝杆菌感染，故用 5 IU 结核菌素进行检查，其阳性结果仅表示曾有结核分枝杆菌感染，并不一定患结核病。结核菌素试验对婴幼儿的诊断价值较成人为大。因其年龄越小，自然感染率越低，3 岁以下强阳性反应者，应视为有新近感染的活动性结核病。结核菌素试验阴性除提示没有结核分枝杆菌感染外，还见于初染结核分枝杆菌 4～8 周内，机体变态反应尚未充分建立；机体免疫功能低下或受抑制时，如严重营养不良、重症结核、肿瘤、HIV 感染、使用糖皮质激素及免疫抑制剂等情况下，结核菌素反应也可暂时消失，待病情好转结核菌素试验又会转为阳性反应。

4.纤维支气管镜检查　对支气管结核的诊断有重要价值。也可取肺内病灶进行活检，提供病理学诊断。

【诊断要点】

1. 诊断方法 根据结核病的症状和体征、肺结核接触史,结合胸部 X 射线检查及痰结核分枝杆菌检查多可做出诊断。值得注意的是,部分患者无明显症状,故 X 射线健康检查是发现早期肺结核的主要方法。

2. 肺结核的诊断程序

(1)可疑症状患者筛选:咳嗽持续 2 周以上、咯血、午后低热、乏力、盗汗、月经不调或闭经,且有肺结核接触史或肺外结核者应考虑肺结核的可能性,需进行痰抗酸杆菌和胸部 X 射线检查。

(2)是否肺结核:凡 X 射线检查肺部发现有异常阴影者,必须通过系统检查,确定病变是结核性或其他性质。如果难以确定,可经 2 周短期观察后复查,大部分炎症病变会有所变化,而肺结核变化不大。

(3)有无活动性:如果诊断为肺结核,应进一步明确有无活动性,活动性病变必须给予治疗。有无活动性病变可凭借胸片病变表现判别。胸片表现为钙化、硬结或纤维化,痰检查不排菌,无任何症状,为无活动性肺结核。

(4)是否排菌:确定活动性后还要明确是否排菌,是确定传染源的唯一方法。痰菌检查记录格式分别以涂(+)、涂(-)、培(+)、培(-)表示痰菌阳性或阴性。患者无痰或未查痰者,注明"无痰"或"未查"。

3. 肺结核分类标准和诊断要点 我国实施的结核病分类标准(WS196—2017)突出了对痰结核分枝杆菌检查和化疗史的描述,取消按活动性程度及转归分期的分类,使分类法更符合现代结核病控制的概念和实用性。

(1)结核病的分类和诊断要点:新的分类标准将结核病分为 5 种类型。

1)原发型肺结核:也称初染结核,包括原发复合征及胸内淋巴结结核,多见于少年儿童及从边远山区、农村初进城市的成人。症状多轻微而短暂,多有结核病密切接触史,结核菌素试验多为强阳性。胸部 X 射线片表现为哑铃形阴影,即原发病灶、引流淋巴管炎和肿大的肺门淋巴结,形成典型的原发复合征(图 2-7-2)。原发病灶一般吸收较快,不留任何痕迹。

2)血行播散型肺结核:包括急性、亚急性和慢性 3 种类型。多见于婴幼儿和青少年,成人也可发生,系由病变中结核分枝杆菌侵入血管所致。起病急、持续高热、中毒症状严重,约一半以上患者并发结核性脑膜炎。X 射线显示双肺满布粟粒状阴影,常在症状出现 2 周左右出现,其大小、密度和分布均匀,结节直径 2 mm 左右(图 2-7-3)。

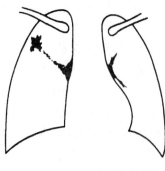
图 2-7-2 原发型肺结核

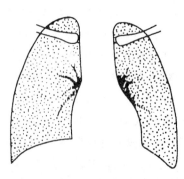
图 2-7-3 血行播散型肺结核

3)继发性肺结核:是肺结核的一个主要和最常见的类型,包括浸润性肺结核、纤维空洞性肺结核和干酪样肺炎等。多由体内潜伏病灶中的结核菌重新活动而发病,少数为外源性再感染,多见于成年人,病程长,易反复。其中浸润性肺结核为肺结核中最常见的一种类型。①浸润性肺结核:多发生在肺尖和锁骨下。X射线检查显示为片状、絮状阴影,可融合形成空洞。②空洞性肺结核:空洞形态不一,多由干酪渗出病变溶解形成,洞壁不明显,有多个空腔。空洞性肺结核多有支气管播散,临床表现为发热、咳嗽、咳痰和咯血,患者痰中经常排菌。③结核球:是由纤维组织包绕干酪样结核病变或阻塞性空洞被干酪物质充填而形成的球形病灶,一般为单个,直径1~3 cm,多位于肺的上叶。一般表现为球形块状影,轮廓清楚,密度不均,可含有钙化灶或透光区,周围可有散在的纤维增殖性病灶,常称为"卫星灶"。卫星灶是相对稳定的病灶,可长期保持静止状态,但当机体抵抗力降低时,病灶可恶化进展。④干酪样肺炎:发生于免疫力低下、体质衰弱、大量结核分枝杆菌感染的患者,或有淋巴结支气管瘘,淋巴结内大量干酪样物质经支气管进入肺内,在同侧或对侧肺可见支气管播散病灶,呈腺泡排列,或相互融合成小叶阴影。分为大叶性干酪样肺炎和小叶性干酪样肺炎。⑤纤维空洞性肺结核:肺结核未及时发现或治疗不当,使空洞长期不愈,反复进展恶化,双侧或单侧的空洞壁增厚和广泛纤维增生,造成肺门抬高,肺纹理呈垂柳样,纵隔向患侧移位,健侧可发生代偿性肺气肿(图2-7-4)。

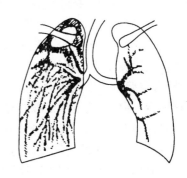

图2-7-4　纤维空洞性肺结核

　　4)结核性胸膜炎:包括结核性干性胸膜炎、结核性渗出性胸膜炎、结核性脓胸,以结核性渗出性胸膜炎最常见。

　　5)其他肺外结核:按部位和脏器命名,如骨关节结核、肾结核、肠结核等。

　　6)菌阴肺结核:即3次痰涂片及1次培养阴性的肺结核,诊断标准为:①典型肺结核临床症状和胸部X射线表现;②抗结核治疗有效;③临床可排除其他非结核性肺部疾患;④PPD试验(5 IU)强阳性,血清抗结核抗体阳性;⑤痰结核分枝杆菌聚合酶链反应(PCR)和探针检查呈阳性;⑥肺外组织病理证实结核病变;⑦支气管肺泡灌洗液中检出抗酸分枝杆菌;⑧支气管或肺部组织病理证实结核病变。具备①~⑥中3项或⑦~⑧中任何1项可确诊。

　　(2)病变范围及空洞部位:按右、左侧,分上、中、下肺野记述。以第2和第4前肋下缘内侧端将两肺分为上、中、下肺野。

　　(3)治疗状况记录

　　1)初治:是指符合下列任何1条者。①未开始抗结核治疗的患者;②正进行标准化学治疗方案用药而未满疗程的患者;③不规则化学治疗未满1个月的患者。

　　2)复治:符合下列任何1条者为复治。①初治失败的患者;②规则用药满疗程后痰菌又再次转为阳性的患者;③不规律化学治疗超过1个月的患者;④慢性排菌患者。

　　4.肺结核的记录方式　按结核病分类、病变部位、范围、痰菌情况、化学治疗史、并发症、并存病、手术等顺序书写。血行播散型肺结核可注明"急性"或"慢性",继发性肺结核可注明"浸润性""纤维空洞性"等。并发症如支气管扩张症等,并存病如糖尿病,手术如肺切除术后。

　　记录举例:纤维空洞性肺结核双上涂(+),复治。

【治疗要点】

　　1.肺结核化学治疗　化学治疗的主要作用在于迅速杀死病灶中大量繁殖的结核分枝杆菌,使患者由传染性转为非传染性,中断传播,防止耐药性产生,最终达到治愈的目的。

　　(1)肺结核化学治疗的生物学机制

　　1)细菌生长速度与药物作用:结核分枝杆菌根据其代谢状态分为A、B、C、D 4群,抗结核药物对不同菌群的作用各异。①A菌群生长繁殖旺盛,致病力强,占细菌的绝大部分。大量的A群细菌多位于巨噬细胞外和肺空洞干酪液化部分,已被抗结核药所杀灭,也易产生耐药变异菌。②B菌群处于半静止状态,多位于巨噬细胞内酸性环境中和空洞壁坏死组织中。③C菌群处于半静止状态,可有突然间歇性短暂的生长繁殖,存在于干酪坏死灶中。④D菌群为休眠菌,不繁殖,数量很少,无致病力和传染性。通常多数抗结核药物可以作用于A菌群,如异烟肼和利福平具有早期杀菌作用,在治疗的48 h内迅速杀菌,使菌群数量明显减少,传染性降低或消失,痰菌转阴。B菌群和C菌群由于处于半静止状态,抗结核药物的作用相对较差,有"顽固菌"之称。杀灭B菌群和C菌群可以防止复发。抗结核药物对D菌群无作用。

2)耐药性:耐药性分为先天耐药和继发耐药。①先天耐药为结核分枝杆菌在自然繁殖中,由于染色体基因突变而出现的极少量天然耐药菌。单用一种药物可杀灭大量敏感菌,但对天然耐药菌无效,最终菌群中以天然耐药菌为主,使该抗结核药物治疗失败。②继发耐药是药物与结核分枝杆菌接触后,部分细菌发生诱导变异,逐渐能适应在含药环境中继续生存。

3)间歇化学治疗:结核分枝杆菌与不同药物接触后产生不同时间的延缓生长期。在结核分枝杆菌重新生长繁殖前再次投以高剂量药物,可使细菌持续受抑制直至最终被消灭。如结核分枝杆菌接触异烟肼和利福平24 h后分别可有6~9 d和2~3 d的延缓生长期。间歇化学治疗减少了投药次数,节省了费用,也减轻了督导治疗的工作量和药物的不良反应。

4)顿服:抗结核药物血中高峰浓度的杀菌作用优于经常性维持较低药物浓度水平的情况。相同剂量药物1次顿服较每天分2次或3次服用血药浓度峰值高3倍。

(2)化学治疗的原则:早期、联合、适量、规律和全程治疗是化学治疗的原则。整个化疗方案分强化和巩固两个阶段。

1)早期:是指一旦发现和确诊结核后均应立即给予化学治疗。早期病灶内结核分枝杆菌以A群为主,局部血流丰富,药物浓度高,可发挥其最大的抗菌作用,以迅速控制病情及减少传染性。

2)联合:是指根据病情及抗结核药的作用特点,联合使用两种以上药物。联合用药可杀死病灶中不同生长速度的菌群,提高疗效,还可减少和预防耐药菌的产生,增加药物的协同作用。

3)适量:指严格遵照适当的药物剂量用药。用药剂量过低不能达到有效血药浓度,影响疗效,易产生耐药性;剂量过大易发生药物不良反应。

4)规律:严格按化疗方案的规定用药,不可随意更改方案、遗漏或随意中断用药,以避免细菌产生耐药。

5)全程:指患者必须按治疗方案,坚持完成规定疗程,是提高治愈率和减少复发率的重要措施。

(3)常用抗结核药物:依据其抗菌能力分为杀菌药与抑菌药。常规剂量下药物在血液中(包括巨噬细胞内)的浓度能达到试管内最低抑菌浓度10倍以上时才能起杀菌作用,否则仅有抑菌作用。异烟肼(INH,H)和利福平(RFP,R)在巨噬细胞内外均能达到杀菌浓度,称全杀菌药。异烟肼是单一抗结核药中杀菌力,特别是早期杀菌力最强者,其对不断繁殖的结核分枝杆菌(A群)作用最强。利福平对A、B、C菌群均有作用。吡嗪酰胺(PZ,Z)和链霉素(SM,S)为半杀菌药。吡嗪酰胺能杀灭巨噬细胞内酸性环境中的结核分枝杆菌,是目前B菌群最佳的半杀菌药。链霉素主要杀灭巨噬细胞外碱性环境中的结核分枝杆菌。乙胺丁醇(EMB,E)为抑菌药,与其他抗结核药联用可延缓其他药物耐药性的发生。其他抗结核药物有乙硫异烟胺、丙硫异烟胺、阿米卡星、氧氟沙星、对氨基水杨酸等。常用抗结核药的剂量、主要不良反应和注意事项见表2-7-1。

(4)化学治疗方案:整个化学治疗(简称化疗)分为强化和巩固两期。强化期旨在有效杀灭繁殖菌,迅速控制病情;巩固期的目的是杀灭生长缓慢的结核菌,以提高治愈率,减少复发。总疗程 6~8 个月,其中初治为强化期 2 个月/巩固期 4 个月,复治为强化期 2 个月/巩固期 4~6 个月。

表 2-7-1　常用抗结核药物成人剂量及主要不良反应

药名(缩写)	抗菌特点	每天剂量/g	间歇疗法 一日量/g	主要不良反应
异烟肼(INH,H)	全杀菌剂	0.30	0.30~0.60	周围神经炎,偶有肝功能损害
利福平	全杀菌剂	0.45~0.60*	0.60~0.90	肝功能损害、过敏反应
利福喷丁	全杀菌剂		0.45~0.60	肝功能损害、过敏反应
链霉素	半杀菌剂	0.75~1.00△	0.75~1.00	听力障碍、眩晕、肾功能损害
吡嗪酰胺	半杀菌剂	1.50~2.00	2.00~3.00	肠胃不适、肝功能损害、高尿酸血症、关节痛
乙胺丁醇	抑菌剂	0.75~1.00**	1.50~2.00	视神经炎

注:* 示体重<50 kg 用 0.45 g,≥50 kg 用 0.6 g。S,Z 的用量也需要按体重进行调节。△示老年人每次用 0.75 g。** 示前 2 个月 25 mg/kg,其后减至 15 mg/kg。

1)初治涂阳肺结核的常用治疗方案(含初治涂阴有空洞形成或粟粒型肺结核)。

Ⅰ.每日用药方案:强化期,异烟肼、利福平、吡嗪酰胺和乙胺丁醇,顿服,2 个月;巩固期,异烟肼、利福平,顿服,4 个月。简写为:2HRZE/4HR。

Ⅱ.间歇用药方案:强化期,异烟肼、利福平、吡嗪酰胺和乙胺丁醇,隔日 1 次或每周 3 次,2 个月。巩固期,异烟肼、利福平,隔日 1 次或每周 3 次,4 个月。简写为:$2H_3R_3Z_3E_3/4H_3R_3$。

2)复治涂阳肺结核治疗方案:复治涂阳肺结核患者强烈推荐进行药敏试验,敏感患者按下列方案治疗,耐药者纳入耐药方案治疗。

Ⅰ.复治涂阳敏感用药方案:强化期,异烟肼、利福平、吡嗪酰胺、链霉素和乙胺丁醇,每日 1 次,2 个月。巩固期,异烟肼、利福平和乙胺丁醇,每日 1 次,6~10 个月。巩固期治疗 4 个月时,痰菌未转阴者,可继续延长治疗期 6~10 个月。简写为:2HRZSE/6~10HRE。

Ⅱ.间歇用药方案:强化期:异烟肼、利福平、吡嗪酰胺、链霉素和乙胺丁醇,隔日 1 次或每周3 次,2 个月。巩固期:异烟肼、利福平和乙胺丁醇,隔日 1 次或每周 3 次,6 个月。简写为:$2H_3R_3Z_3S_3E_3/6~10H_3R_3E_3$。

上述间歇方案为我国结核病规划所采用,但必须采用全程督导化疗管理,以保证患者不间断地规律用药。其中药物前面的数字分别代表强化期和巩固期的月数,而药物后面的下标代表每周服药的次数,无下标者表示为每天服用。

2.对症治疗

(1)毒性症状:一般在有效抗结核治疗 1~3 周内消退,无须特殊处理。若中毒症状重者,可在应用有效抗结核药的基础上短期加用糖皮质激素,以减轻中毒症状和炎症反应。

(2)咯血:咯血量较少时,嘱患者卧床休息(患侧卧位),消除紧张,口服止血药。中等或大量咯血时应严格卧床休息,取患侧卧位,保证气道通畅,注意防止窒息,并配血备用。大量咯血患者可用垂体后叶激素,静脉缓慢推注(15~20 min)或静脉滴注。必要时可经支气管镜局部止血,或插入球囊导管,压迫止血。咯血窒息是致死的主要原因,需严加防范和紧急抢救。

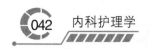

3. 手术治疗　适用于经合理化学治疗无效、多重耐药的厚壁空洞、大块干酪灶、结核性脓胸、支气管胸膜瘘和大咯血保守治疗无效者。

【主要护理诊断/问题】

1. 知识缺乏　缺乏结核病治疗的相关知识。

2. 营养失调:低于机体需要量　与机体消耗增加、食欲减退有关。

3. 潜在并发症　大咯血、窒息。

【护理措施】

1. 知识缺乏

(1)指导患者坚持用药:①抗结核化疗对控制结核病起决定性作用,护士应向患者及其家属反复强调化疗的重要性及意义,督促患者按医嘱服药,坚持完成规则、全程化疗,以提高治愈率、减少复发。②向患者说明化疗药的用法、疗程、可能出现的不良反应及表现,督促患者定期检查肝功能及听力情况,如出现巩膜黄染、肝区疼痛、胃肠不适、眩晕、耳鸣等不良反应要及时与医生联系,不要自行停药,大部分不良反应经相应处理可以消除。

(2)正确留取痰标本:肺结核患者有间断且不均匀排菌的特点,故需多次查痰,应指导患者正确留取痰标本。通常初诊患者应留3份痰标本(即时痰、清晨痰和夜间痰)。夜间无痰者,应在留取清晨痰后2~3 h再留1份痰标本。复诊患者应每次送检2份痰标本(夜间痰和清晨痰)。

(3)合理休息:合理休息可以调整新陈代谢,使机体各器官的功能得以调节与平衡,并使机体耗氧量减低,呼吸次数和深度亦降低,使肺获得相对休息,有利于病灶愈合。休息的程度与期限决定于患者的代谢功能、病灶的性质与病变趋势。①肺结核患者症状明显,有咯血、高热等严重结核病毒性症状,或结核性胸膜炎伴大量胸腔积液者,应卧床休息。恢复期可适当增加户外活动,以提高机体的抗病能力。②轻症患者应避免劳累和重体力劳动,保证充足的睡眠和休息,做到劳逸结合。③有效抗结核治疗4周以上且痰涂片证实无传染性或传染性极低的患者,应恢复正常的家庭和社会生活,可减轻患者的社会隔离感和焦虑情绪。

2. 营养失调

(1)制订膳食计划:肺结核是一种慢性消耗性疾病,宜给予高热量、高蛋白、富含维生素和易消化饮食,忌烟酒及辛辣刺激食物。蛋白质可增加机体的抗病能力及机体修复能力,建议每天蛋白质摄入量为1.5~2.0 g/kg,其中鱼、肉、蛋、牛奶等优质蛋白摄入量占一半以上;多进食新鲜蔬菜和水果,以补充维生素。食物中的维生素 C 有减轻血管渗透性的作用,可以促进渗出病灶的吸收;B 族维生素对神经系统及胃肠神经有调节作用,可促进食欲。

(2)增进食欲:增加膳食品种,饮食中注意添加具有促进消化、增进食欲作用的食物,如藕粉、山楂、新鲜水果,于正餐前后适量摄入;选用合适的烹饪方法,保证饭菜的色、香、味以促进食欲,尽量采用患者喜欢的烹饪方法,增进患者的食欲;进餐时应心情愉快,可促进食物的消化吸收。食欲减退者可少量多餐。

(3)监测体重:每周测体重1次并记录,了解营养状况是否改善。

3. 潜在并发症　参见本章第六节"支气管扩张症"的护理措施。

【健康指导】

1. 疾病预防指导

(1)控制传染源:控制传染源的关键是早期发现和彻底治愈肺结核患者。肺结核病程长、易复发和具有传染性,必须长期随访。对确诊的结核患者,应及时转至结核病防治机构进行统一管理,并实行全程督导短程化学治疗。

（2）切断传播途径：①开窗通风，保持空气新鲜，可有效减少结核病传播。涂阳肺结核患者住院治疗时需进行呼吸道隔离，每天紫外线消毒病室。②结核分枝杆菌主要通过呼吸道传播，患者咳嗽或打喷嚏时应用双层纸巾遮掩；不随地吐痰，痰液应吐入带盖的容器内，与等量的 1% 消毒灵浸泡 1 h 后再弃去，或吐入纸巾中，含有痰液的纸巾应焚烧处理；接触痰液后用流动水清洗双手。③餐具煮沸消毒或用消毒液浸泡消毒，同桌共餐时使用公筷，以防传染。④衣物、寝具、书籍等污染物可在烈日下曝晒以进行杀菌。

（3）保护易感人群：主要有 2 种方法。①卡介苗接种：卡介苗（Bacillus Calmette-Guerin Vaccine BCG）是一种无毒的牛型结核菌活菌疫苗，接种后可使未受过结核菌感染者获得对结核病的特异免疫力。其接种对象主要为未受感染的新生儿、儿童及青少年。②化学药物预防，对于高危人群，如与涂阳肺结核患者有密切接触且结核菌素试验强阳性者、HIV 感染者、长期使用糖皮质激素及免疫抑制剂者、糖尿病等，可以服用异烟肼和（或）利福平以预防发病。

2. 疾病知识指导　嘱患者合理安排休息，恢复期逐渐增加活动量，以提高机体免疫力，但要避免劳累；保证营养的摄入，戒烟酒；避免情绪波动及呼吸道感染。指导患者及家属保持居室通风、干燥，按要求对痰液及污染物进行消毒处理。与涂阳肺结核患者密切接触的家属必要时应接受预防性化学治疗。

3. 用药指导与病情监测　向患者强调坚持规律、全程、合理用药的重要性，保证全程监督短程化疗的顺利完成。督促患者治疗期间定期复查胸片和肝、肾功能，指导患者观察药物疗效和不良反应，若出现药物不良反应及时就诊。定期随访。

（靳　艳　赵志敏）

第八节　支气管哮喘

案例分析

患者，刘某，女，40 岁，"反复发作喘息、气急和咳嗽 3 年余，急性加重 1 d"入院。既往有反复发作喘息、气急和咳嗽史，新近因去公园赏花后，出现咳嗽伴喘息症状加重，休息后不见缓解。查体：T 36.8 ℃，P 120 次/min，R 35 次/min，BP 135/90 mmHg。神志清，急性面容，端坐呼吸，大汗淋漓，叩诊过清音，双肺可闻及广泛的哮鸣音，呼气相延长。实验室及其他检查：白细胞 $11.6×10^9$/L，中性粒细胞 0.86，淋巴细胞 0.14；胸片示两肺纹理增多；肺功能示 FEV_1/FVC 为 60%，支气管扩张试验阳性。

请思考：①该患者应诊断为何种疾病？②诊断依据有哪些？③该患者目前主要的护理诊断/问题及相应的护理措施有哪些？

支气管哮喘简称哮喘，是由多种细胞（如嗜酸性粒细胞、肥大细胞、T 淋巴细胞、中性粒细胞、气道上皮细胞等）和细胞组分参与的气道慢性炎症性疾病。其主要特征有气道慢性炎症、气道对多种刺激因素呈现的高反应性、广泛多变的可逆性气流受限及随病程延长而产生的一系列气道结构的改变,即气道重塑。临床表现为反复发作的喘息、气急、胸闷或咳嗽等症状,常在夜间或凌晨发作或加重,多数患者可自行或治疗后缓解。世界各国的哮喘防治专家共同起草并不断更新的全球哮喘防治创议(global initative for asthma,GINA)已成为防治哮喘的重要指南。根据全球和我国哮喘防治指南提供的资料,经过长期规范化的治疗和管理,80%以上的患者达到哮喘的临床控制。

哮喘是世界上最常见的慢性疾病之一,全球约有3亿,我国约有4 570万哮喘患者。各国哮喘患病率为1%~18%,我国成人哮喘的患病率为1.24%,且呈逐年上升趋势。一般认为发达国家哮喘患病率高于发展中国家,城市高于农村。哮喘病死率在(1.6~36.7)/10万,多与哮喘长期控制不佳、最后一次发作时治疗不及时有关,其中大部分是可预防的。我国已成为全球哮喘病死率最高的国家之一。

【病因与发病机制】

1. 病因 哮喘的病因目前不是十分清楚,大多认为与多基因有关,又同时受遗传因素和环境因素的双重影响。因此,患者个体变应性体质及环境因素的影响是发病的危险因素。

(1)遗传因素:哮喘是一种复杂的具有多基因遗传倾向的疾病,其发病具有家族集聚现象,亲缘关系越近,患病率越高。近年来,全基因组关联研究(genome-wide association studies,GWAS)的发展给哮喘的易感基因研究带来了革命性的突破。目前采用GWAS鉴定了多个哮喘易感基因位点。具有哮喘易感基因的人群发病与否受环境因素的影响较大,深入研究基因-环境相互作用将有助于揭示哮喘发病的遗传机制。

(2)环境因素:①变应性因素,如室内变应原(尘螨、家养宠物、蟑螂)、室外变应原(花粉、草粉)、职业变应原(油漆、饲料、活性染料)、食物(鱼、虾、蛋类、牛奶)、药物(阿司匹林、抗菌药物);②非变应性因素,如大气污染、吸烟、运动、肥胖等。

2. 发病机制 哮喘的发病机制目前尚不完全清楚。变态反应、气道炎症、气道反应性增高及神经等因素及其相互作用可能与哮喘的发病有关(图2-8-1)。

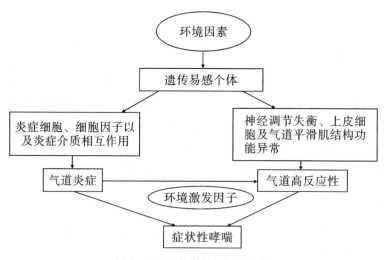

图2-8-1 哮喘发病机制示意

(1)气道免疫-炎症机制

1)气道炎症形成机制:气道慢性炎症反应是由多种炎症细胞、炎症介质和细胞因子参与、相互作用的结果。外源性变应原通过吸入、食入或接触等途径进入机体后引起变态反应,导致气道慢性炎症。根据变应原吸入后哮喘发生的时间,可分为早发型哮喘反应(immediate asthmatic reaction,IAR)、迟发型哮喘反应(late asthmaic reaction,LAR)和双相型哮喘反应。IAR 在吸入变应原的同时立即发生反应,15~30 min 达高峰,2 h 逐渐恢复正常。LAR 约在吸入变应原 6 h 左右发作,持续时间长,可达数天。

2)气道高反应性(airway hyperresponsiveness,AHR):是指气道对各种刺激因子如变应原、理化因素、运动、药物等呈现的高度敏感状态,表现为患者接触上述刺激因子时气道出现过强或过早的收缩反应。AHR 是哮喘的基本特征,目前普遍认为气道慢性炎症是导致 AHR 的重要机制之一。当气道受到变应原或其他刺激后,多种炎症细胞释放炎症介质和细胞因子,气道上皮损害、上皮下神经末梢裸露等,从而导致气道高反应性。AHR 常有家族倾向,受遗传因素影响,无症状的气道高反应性者出现典型哮喘症状的风险明显增加。但是,出现 AHR 者并非都是哮喘,如长期吸烟、接触臭氧、病毒性上呼吸道感染、慢性阻塞性肺疾病等也可出现程度较轻的 AHR。

3)气道重构:是哮喘的重要病理特征,多出现在反复发作、长期没有得到良好控制的哮喘患者。气道重构使哮喘患者对吸入激素的敏感性降低,出现不可逆气流受限以及持续存在的 AHR。其发生主要与持续存在的气道炎症和反复的气道上皮损伤/修复有关。

(2)神经调节机制:神经因素也被认为是哮喘发病的重要环节。支气管受复杂的自主神经支配,有胆碱能神经、肾上腺素能神经和非肾上腺素能非胆碱能(non-adrenergic,non-cholinergic,NANC)神经系统。支气管哮喘与 β 肾上腺素受体功能低下和迷走神经张力增加有关。NANG 能释放舒张和收缩支气管平滑肌的神经介质,两者平衡失调,则可引起支气管平滑肌收缩。此外,神经源性炎症能通过局部轴突反射释放感觉神经肽而引起哮喘发作。

【临床表现】

1.症状　先兆症状,发作前常有鼻痒、眼睑痒、打喷嚏、流涕、流泪、干咳等。典型表现为发作性伴有哮鸣音的呼气性呼吸困难。症状可在数分钟内发作,持续数小时至数天,应用平喘药物后或自行缓解。夜间及凌晨发作和加重是哮喘的重要临床特征。临床上还存在没有喘息症状的不典型哮喘,表现为发作性咳嗽、胸闷或其他症状,以咳嗽为唯一症状的不典型哮喘称为咳嗽变异性哮喘。运动时出现胸闷、咳嗽和呼吸困难,称为运动性哮喘。

2.体征　发作时典型的体征为双肺可闻及广泛的哮鸣音,呼气音延长,但非常严重的哮喘发作时,哮鸣音反而减弱,甚至完全消失,表现为"沉默肺",是病情危重的表现。非发作期体检可无异常,故未闻及哮鸣音,不能排除哮喘。

3.并发症　严重发作时可并发气胸、纵隔气肿、肺不张,长期反复发作或感染可并发慢性阻塞性肺疾病、支气管扩张症和肺源性心脏病。

【实验室及其他检查】

1.痰液检查　痰涂片可见嗜酸性粒细胞增多。

2.动脉血气分析　严重哮喘发作时可有 PaO_2 降低。由于过度通气可使 $PaCO_2$ 下降,pH 上升,表现为呼吸性碱中毒。如病情恶化,可出现缺氧和 CO_2 潴留,表现为呼吸性酸中毒。当 $PaCO_2$ 较前升高,即使在正常范围也可能发生严重气道阻塞。

3.肺功能检查

(1)通气功能检测:哮喘发作时呈阻塞性通气功能障碍表现,第一秒用力呼气量(FEV_1)、第一秒呼气量占用力肺活量百分比(FEV_1/FVC)和呼气流量峰值(peak expiratory flow,PEF)均下降,残

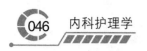

气量及残气量与肺总量比值增加。其中,$FEV_1/FVC<70\%$ 或 FEV_1 低于正常预计值的 80% 为判断气流受限的最重要指标。缓解期上述通气功能指标逐渐恢复。病变迁延、反复发作者,其通气功能可逐渐下降。

(2)支气管激发试验(BPT):用以测定气道反应性。常用吸入激发剂为醋甲胆碱和组胺,激发试验只适用于 FEV_1 占正常预计值 70% 以上或非哮喘发作期的患者使用吸入激发剂后如 FEV_1 下降≥20% 为激发试验阳性,提示存在气道高反应性。

(3)支气管扩张试验(bronchial dilation test,BDT):用以测定气道的可逆性改变。常用的吸入支气管扩张药如沙丁胺醇、特布他林等。吸入支气管扩张药 20 min 后重复测定肺功能;FEV_1 较用药前增加≥12% 且其绝对值增加≥200 mL 为扩张试验阳性,提示存在可逆性的气道阻塞。

(4)PEF 及其变异率测定:哮喘发作时 PEF 下降。监测 PEF 变异率有助于哮喘的诊断和病情评估。昼夜 PEF 变异率≥20%,提示存在可逆性的气道改变。

4.影像学检查 哮喘发作时胸部 X 射线检查可见双肺透亮度增加,呈过度充气状态,缓解期多无明显异常。胸部 CT 在部分患者可见支气管壁增厚、黏液阻塞。

5.特异性变应原的检测 外周血变应原特异性 IgE 增高,结合病史有助于病因诊断。血清总 IgE 增高的程度可作为重症哮喘使用抗 IgE 抗体治疗的依据。

【诊断要点】

1.诊断标准

(1)典型表现:①反复发作喘息、气急、胸闷或咳嗽,多与接触变应原、冷空气、物理或化学性刺激、病毒性上呼吸道感染和运动等有关;②发作时在双肺可闻及散在或弥漫性以呼气相为主的哮鸣音,呼气相延长;③上述症状可经平喘药物治疗后缓解或自行缓解;④除外其他疾病所引起的喘息、气急、胸闷或咳嗽。

(2)临床表现不典型者:如无明显喘息或体征,至少应有下列 3 项中的 1 项:①支气管激发试验或运动试验阳性;②支气管扩张试验阳性;③昼夜 PEF 变异率≥20%。

2.哮喘的分期及控制水平分级 哮喘的发作可分为急性发作期、非急性发作期(慢性持续期)和临床控制期。

(1)急性发作期:指喘息、气急、胸闷或咳嗽等症状突然发生或加重,伴有呼气流量降低,常因接触变应原等刺激物质或治疗不当所致。哮喘急性发作时其程度轻重不一,病情加重可在数小时或数天内出现,偶尔可在数分钟内危及生命,应对病情作出正确评估并及时治疗。哮喘急性发作时严重程度可分为轻度、中度、重度和危重 4 级,见表2-8-1。

表 2-8-1 哮喘急性发作期的严重程度分级

临床特点		轻度	中度	重度	危重
临床症状	气短	步行、上楼时	稍事活动	休息时	
	体位	可平卧	喜坐位	端坐呼吸	
	讲话方式	连续成句	常有中断	单字	不能讲话
	精神状态	可有焦虑/尚安静	时有焦虑或烦躁	常有焦虑、烦躁	嗜睡意识模糊
	出汗	无	有	大汗淋漓	

续表 2-8-1

	临床特点	轻度	中度	重度	危重
临床体征	呼吸频率	轻度增加	增加	常>30 次/min	
	辅助呼吸肌活动及三凹征	常无	可有	常有	胸腹矛盾运动
	哮鸣音	散在,呼吸末期	响亮、弥漫	响亮、弥漫	减弱,甚至完全消失
	脉搏	<100 次/min	100~120 次/min	>120 次/min	>120 次/min,或脉率变慢或不规则
	奇脉(收缩压下降)	无(10 mmHg)	可有(10~25 mmHg)	常有(>25 mmHg)	
实验室检查	使用 β_2 肾上腺素受体激动药后 PEF 占正常预计或本人平素最高值的比例	>70%	50%~70%	<50% 或 <100 L/min 或作用时间<2 h	
	PaO_2(吸空气)	正常	60~80 mmHg	<60 mmHg	
	$PaCO_2$	<40 mmHg	≤45 mmHg	>45 mmHg	
	SaO_2(吸空气)	>95%	90%~95%	≤90%	
	pH	无变化	无变化	降低	无变化

（2）非急性发作期（慢性持续期）：许多哮喘患者即使没有急性发作,但在相当长的时间内仍有不同频度和不同程度的喘息、咳嗽、胸闷等症状,可伴有肺通气功能下降。目前,哮喘控制水平为非急性发作期哮喘严重性评估的最常用方法,哮喘控制水平分为控制、部分控制和未控制 3 个等级。具体指标见（表 2-8-2）。

表 2-8-2 非急性发作期哮喘控制水平的分级

临床特点	控制（满足以下所有情况）	部分控制（任何一周出现以下 1 种表现）	未控制
日间症状	无（或≤2 次/周）	>2 次/周	
活动受限制	无	任何 1 次	
夜间症状/憋醒	无	任何 1 次	表现≥3 项
对缓解药物治疗/急救治疗的需求	无（或≤2 次/周）	>2 次/周	
肺功能（PEF 或 FEV_1）***	正常	<80% 预计值或个人最佳值	
急性发作	无	≥1 次/年*	任何 1 周出现 1 次**

注:*示患者出现急性发作后都必须对维持治疗方案进行分析回顾,以确保治疗方案的合理性。**示依照定义,任何 1 周出现 1 次哮喘急性发作,表明这周的哮喘没有得到控制。***示肺功能结果对 5 岁以下的儿童的可靠性差。

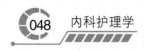

(3)临床控制期:指患者无喘息、气促、胸闷、咳嗽等症状4周以上,1年内无急性发作,肺功能正常。

【治疗要点】

目前哮喘无特效的治疗方法,但长期规范化治疗可使大多数患者达到良好或完全的临床控制。哮喘治疗的目标是长期控制症状、预防未来风险的发生,即在使用最小有效剂量药物治疗或不用药物的基础上,能使患者与正常人一样生活、工作和学习。

1. 确定并脱离变应原 部分患者能判定引起哮喘发作的变应原或其他非特异性刺激因素,使患者脱离该变应原或刺激因素并长期避免接触危险因素是防治哮喘最有效的方法。

2. 药物治疗 治疗哮喘的药物分为控制药物和缓解药物。控制药物指需要长期使用的药物,主要用于治疗气道慢性炎症,使哮喘维持临床控制,亦称抗炎药。缓解药物指按需使用的药物,能迅速解除支气管痉挛从而缓解哮喘症状,亦称解痉平喘药。

(1)糖皮质激素:控制气道炎症最为有效,给药途径包括吸入、口服和静脉应用等。

1)吸入给药:是目前哮喘长期治疗的首选药物。常用吸入药物有倍氯米松、布地奈德、氟替卡松、莫米松等,通常需规律吸入1~2周以上方能起效。吸入剂量:轻度持续者一般每天200~500 μg,中度持续者每天500~1 000 μg,重度持续者每天>1 000 μg(不宜超过2 000 μg)。使用干粉吸入装置比普通定量气雾剂方便,吸入下呼吸道的药量较多,如二丙酸倍氯米松气雾剂、布地奈德(普米克都保)、沙美特罗替卡松粉吸入剂(舒利迭)等。

2)口服给药:泼尼松、泼尼松龙等,泼尼松的起始剂量为每天30~60 mg,症状缓解后逐渐减量至每天≤10 mg,然后停用,改用吸入剂。

3)静脉用药:严重哮喘发作时,经静脉给予琥珀酸氢化可的松(每天100~400 mg)或甲泼尼龙(每天80~160 mg)。

(2)β_2受体激动药:此类药物可分为短效β_2受体激动药(SABA)和长效β_2受体激动药(LABA)。

1)SABA:为控制哮喘急性发作的首选药物,作用时间为4~6 h。有吸入、口服和静脉应用3种制剂,首选吸入给药,包括定量气雾剂、干粉剂和雾化液。常用药物有沙丁胺醇和特布他林,如每次吸入100~200 μg沙丁胺醇(舒喘宁)或250~500 μg特布他林(博利康尼、喘康速)。口服制剂如沙丁胺醇2~4 mg,特布他林1.25~2.50 mg,每天3次。SABA应按需间歇使用,不宜长期、单一使用。

2)LABA:LABA与吸入性糖皮质激素(ICS)联合是目前最常用的哮喘控制性药物,作用时间10~12 h,分为快速起效(数分钟起效)和缓慢起效(30 min起效)两种。常用药物有沙美特罗和福莫特罗(快速起效的LABA)。目前常用吸入性糖皮质激素加LABA的联合制剂有氟替卡松/沙美特罗吸入干粉剂和布地奈德/福莫特罗吸入干粉剂。LABA不能单独用于哮喘治疗。

(3)白三烯(LT)调节剂:具有抗炎和扩张支气管平滑肌的作用,通常口服给药。常用药物有扎鲁司特(20 mg,每天2次)或孟鲁司特(10 mg,每天1次)。

(4)茶碱类药物:具有扩张支气管和气道抗炎作用,是目前治疗哮喘的有效药物之一。

1)口服给药:氨茶碱和缓释茶碱,一般剂量为每天6~10 mg/kg。口服缓释茶碱尤适用于夜间哮喘症状的控制。小剂量缓释茶碱与ICS联合是目前常用的哮喘控制性药物之一。

2)静脉给药:主要用于重症和危重症哮喘。氨茶碱首剂负荷剂量为4~6 mg/kg,加入葡萄糖溶液中缓慢静注,注射速度不宜超过0.25 mg/(kg·min),维持剂量为0.6~0.8 mg/(kg·h)。每天最大剂量不超过1.0 g(包括口服和静脉给药)。

(5)抗胆碱药:有扩张支气管及减少黏液分泌的作用。抗胆碱药分为速效抗胆碱药(SAMA,维持 4~6 h)和长效抗胆碱药(LAMA,维持 24 h)。常用的 SAMA 异丙托溴铵有定量气雾剂和雾化溶液两种剂型。SAMA 主要用于哮喘急性发作的治疗,多与 β₂ 受体激动药联合应用。常用的 LAMA 噻托溴铵只用干粉吸入剂。LAMA 主要用于哮喘合并慢性阻塞性肺疾病及慢性阻塞性肺疾病患者的长期治疗。

3. 不同分期的治疗

(1)急性发作期的治疗:哮喘急性发作期的治疗目标是尽快缓解气道痉挛,纠正低氧血症,恢复肺功能,预防进一步恶化或再次发作,防治并发症。对所有急性发作的患者都要制定个体化的长期治疗方案。

1)轻度:经定量雾化吸入器(MDI)吸入 SABA,在第 1 小时内每 20 min 1~2 喷。随后轻度急性发作可每 3~4 h 1~2 喷。效果不佳时可加茶碱缓释片(每天 200 mg),或加用抗胆碱药如异丙托溴铵气雾剂吸入。

2)中度:吸入 SABA,在第 1 小时内可持续雾化吸入。联合应用雾化吸入 SAMA、激素混悬液。也可联合静脉注射茶碱类药物。效果不佳时应尽早口服激素(每天<60 mg)和吸氧。

3)重度:至危重度持续雾化吸入 SABA,联合雾化吸入 SAMA、激素混悬液及静脉注射茶碱类药物,吸氧,尽早静脉应用激素,待病情得到控制和缓解后改为口服给药。病情继续恶化者应及时给予机械通气治疗,其指征包括呼吸肌疲劳、$PaCO_2 \geq 45$ mmHg 和意识改变。

(2)慢性持续期的治疗:应在评估和监测患者哮喘控制水平的基础上,定期根据长期治疗分级方案调整,以维持患者的控制水平。对哮喘患者进行健康教育、有效控制环境和避免诱发因素要贯穿于整个治疗过程。

4. 免疫疗法　分为特异性和非特异性两种。特异性免疫治疗又称脱敏疗法。采用特异性变应原(如螨、花粉、猫毛等)配制成各种不同浓度的提取液,通过皮下注射、舌下含服或其他途径给予对其过敏的患者,使其免疫耐受性增高。非特异性免疫治疗如注射卡介苗、转移因子和疫苗等,有一定的辅助疗效。

5. 教育与管理　哮喘患者的教育与管理是提高疗效、减少复发、提高患者生活质量的重要措施。

【主要护理诊断/问题】

1. 气体交换障碍　与支气管痉挛、气道炎症、气道阻力增加有关。

2. 清理呼吸道无效　与支气管黏膜水肿、分泌物增多、痰液黏稠、无效咳嗽有关。

3. 知识缺乏　缺乏正确使用定量雾化吸入器用药的相关知识。

【护理措施】

1. 气体交换障碍

(1)环境与体位:有明确过敏原者应尽快脱离,提供安静、舒适、温湿度适宜的环境,保持室内清洁、空气流通。根据病情提供舒适体位,如为端坐呼吸者提供床旁桌支撑,以减少其体力消耗。病室不宜摆放花草,避免使用皮毛、羽绒或蚕丝织物等。

(2)饮食护理:大约 20%的成年患者和 50%的患儿可因不适当饮食而诱发或加重哮喘,应提供清淡、易消化、足够热量的饮食,避免进食硬、冷、油煎食物。若能找出与哮喘发作有关的食物,如鱼、虾、蟹、蛋类、牛奶等,应避免食用。某些食品添加剂如酒石黄和亚硝酸盐可诱发哮喘发作,应当引起注意。有烟、酒嗜好者应戒烟、酒。

(3)口腔与皮肤护理:哮喘发作时,患者常会大量出汗,应每天进行温水擦浴,勤换衣服和床单,保持皮肤的清洁、干燥和舒适。协助并鼓励患者咳嗽后用温水漱口,保持口腔清洁。

（4）病情观察：观察哮喘发作的前驱症状，如鼻咽痒、喷嚏、流涕、眼痒等黏膜过敏症状。哮喘发作时，观察患者意识状态、呼吸频率、节律、深度，是否有辅助呼吸肌参与呼吸运动等，监测呼吸音、哮鸣音变化，监测动脉血气分析和肺功能情况，了解病情和治疗效果。哮喘严重发作时，如经治疗病情无缓解，需做好机械通气的准备工作。加强对急性期患者的监护，夜间和凌晨是哮喘易发作的时间，应严密观察有无病情变化。

（5）氧疗护理：重症哮喘患者常伴有不同程度的低氧血症，应遵医嘱给予鼻导管或面罩吸氧，吸氧流量为 1~3 L/min，吸入氧浓度一般不超过 40%。为避免气道干燥和寒冷气流的刺激而导致气道痉挛，吸入的氧气应尽量温暖湿润。在给氧过程中，监测动脉血气分析。如哮喘严重发作，经一般药物治疗无效，或患者出现神志改变，$PaO_2<60$ mmHg，$PaCO_2>50$ mmHg 时，应准备进行机械通气。

（6）用药护理：观察药物疗效和不良反应。

1）糖皮质激素：吸入药物治疗的全身性不良反应少，少数患者可出现口腔念珠菌感染和声音嘶哑，指导患者吸药后及时用清水含漱口咽部，选用干粉吸入剂或加用除雾器可减少上述不良反应。口服用药宜在饭后服用，以减少对胃肠道黏膜的刺激。气雾吸入糖皮质激素可减少其口服量，当用吸入剂替代口服剂时，通常需同时使用 2 周后再逐步减少口服量，指导患者不得自行减量或停药。

2）β_2受体激动药：①指导患者按医嘱用药，不宜长期、规律、单一、大量使用 β_2受体激动药，因为长期应用可引起 β_2受体功能下降和气道反应性增高，出现耐药性。②指导患者正确使用雾化吸入器，以保证药物的疗效。③用药过程中观察患者有无心悸、骨骼肌震颤、低血钾等不良反应。

3）茶碱类药物：静脉注射时浓度不宜过高，速度不宜过快，注射时间宜在 10 min 以上，以防中毒症状发生。不良反应有恶心、呕吐、心律失常、血压下降及多尿，偶有呼吸中枢兴奋，严重者可致抽搐甚至死亡。由于茶碱的"治疗窗"窄以及茶碱代谢存在较大的个体差异，用药时监测血药浓度可减少不良反应的发生，其安全浓度为 6~15 μg/mL。发热、妊娠、小儿或老年，有心、肝、肾功能障碍及甲状腺功能亢进者不良反应增加。合用西咪替丁、喹诺酮类、大环内酯类药物可影响茶碱代谢而使其排泄减慢，应减少用药量。茶碱缓（控）释片有控释材料，不能嚼服，必须整片吞服。

4）其他：抗胆碱药吸入后，少数患者可有口苦或口干感。酮替芬有镇静、头晕、口干、嗜睡等不良反应，对高空作业人员、驾驶员、操纵精密仪器者应予以强调。白三烯调节剂的主要不良反应是轻微的胃肠道症状，少数有皮疹、血管性水肿、转氨酶升高，停药后可恢复。

（7）心理护理：哮喘新近发生和重症发作的患者，通常会出现紧张，甚至惊恐不安的情绪，应多巡视患者，耐心解释病情和治疗措施，给予其心理疏导和安慰，消除过度紧张的情绪，对减轻哮喘发作症状和控制病情有重要意义。

2. 清理呼吸道无效　参见本章第二节中"咳嗽与咳痰"的护理措施。

3. 知识缺乏

（1）定量雾化吸入器：MDI 的使用需要患者协调呼吸动作，正确使用是保证吸入治疗成功的关键。①介绍雾化吸入器具：根据患者文化层次、学习能力提供雾化吸入器的学习资料。②演示 MDI 的使用方法：打开盖子，摇匀药液，深呼气至不能再呼时张口，将 MDI 喷嘴置于口中，双唇包住咬口，以慢而深的方式经口吸气，同时以手指按压喷药，至吸气末屏气 10 s，使较小的雾粒沉降在气道远端，然后缓慢呼气，休息 3 min 后可再重复使用 1 次。③反复练习使用：护士演示后，指导患者反复练习，直至患者完全掌握。④特殊 MDI 的使用：对不易掌握 MDI 吸入方法的儿童或重症患者，可在 MDI 上加储药罐，可以简化操作，增加吸入到下呼吸道和肺部的药物量，减少雾滴在口咽部沉积引起刺激，增加雾化吸入疗效。

（2）干粉吸入器：常用的有都保装置和准纳器。

1）都保装置（Tubuhaler）：即储存剂量型涡流式干粉吸入器，如普米克都保、奥克斯都保、信必可都保（布地奈德/福莫特罗吸入干粉剂）。指导患者使用都保装置的方法：①旋转并拔出瓶盖，确保红色旋柄在下方。②拿直都保，握住底部红色部分和都保中间部分，向某一方向旋转到底，再向反方向旋转到底，即完成一次装药。在此过程中，可听到"卡嗒"一声。③先呼气（勿对吸嘴呼气），将吸嘴含于口中，双唇包住吸嘴用力深长吸气，然后将吸嘴从嘴部移开，继续屏气 5 s 后恢复正常呼吸。

2）准纳器：常用的有舒利迭（福替卡松/沙美特罗吸入干粉剂）等。指导患者准纳器的使用方法：①手握住准纳器外壳，另一手拇指向外推动准纳器的滑动杆直至发出咔哒声，表明准纳器已做好吸药的准备。②握住准纳器并使其远离嘴，在保证平稳呼吸的前提下，尽量呼气。③将吸嘴放入口中，深长、平稳地吸气，将药物吸入口中，屏气约 10 s。④拿出准纳器，缓慢恢复呼气，关闭准纳器（听到咔哒声表示关闭）。

【健康指导】

1. 疾病知识指导　指导患者增加对哮喘的激发因素、发病机制、控制目的和效果的认识，以提高患者的治疗依从性。稳定期的维持治疗是哮喘患者疾病长期管理的重点内容，使患者懂得哮喘虽不能彻底治愈，但长期规范化治疗可使大多数患者达到良好或完全的临床控制，即患者可达到没有或仅有轻度症状，能和正常人一样生活、工作和学习。

2. 避免诱因指导　针对个体情况，指导患者有效控制可诱发哮喘发作的各种因素，如避免摄入易引起过敏的食物；避免强烈的精神刺激和剧烈运动；避免持续的喊叫等过度换气动作；不养宠物；避免接触刺激性气体及预防呼吸道感染；戴围巾或口罩避免冷空气刺激；在缓解期应加强体育锻炼、耐寒锻炼及耐力训练，以增强体质。

3. 病情监测指导　指导患者识别哮喘发作的先兆表现和病情加重的征象，学会哮喘发作时进行简单的紧急自我处理方法。学会利用峰流速仪来监测最大呼气峰流速（PEFR），做好哮喘日记，为疾病预防和治疗提供参考资料。峰流速仪的使用方法：取站立位，尽可能深吸一口气，然后用唇齿部分包住口含器后，以最快的速度，用 1 次最有力的呼气吹动游标滑动，游标最终停止的刻度，就是此次峰流速值。峰流速测定是发现早期哮喘发作最简便易行的方法，在没有出现症状之前，PEFR下降，提示将发生哮喘的急性发作。如果 PEFR 经常有规律地保持在 80%～100%，为安全区，说明哮喘控制理想；PEFR 50%～80% 为警告区，说明哮喘加重，需及时调整治疗方案；PEFR<50% 为危险区，说明哮喘严重，需要立即到医院就诊。

4. 用药指导　哮喘患者应了解自己所用各种药物的名称、用法、用量及注意事项，了解药物的主要不良反应及如何采取相应的措施来避免不良反应。指导患者或家属掌握正确的药物吸入技术，遵医嘱使用 β_2 受体激动药和（或）糖皮质激素吸入剂。

5. 心理指导　精神心理因素在哮喘的发生发展过程中具有重要作用，培养良好的情绪和战胜疾病的信心是哮喘治疗和护理的重要内容。哮喘患者的心理反应可有抑郁、焦虑、恐惧、性格改变等，给予患者心理疏导，使其保持规律生活和乐观情绪，积极参加体育锻炼，最大程度保持劳动能力。可有效减轻患者的不良心理反应。此外，患者常有社会适应能力下降、自信心下降、交际减少等表现，应指导患者充分利用社会支持系统，动员患者家属及朋友参与对哮喘患者的管理，为其身心康复提供各方面的支持。

（靳　艳　赵志敏）

第九节 慢性支气管炎和慢性阻塞性肺疾病

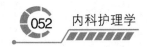

张某,男,68岁。30年前感冒后出现咳嗽,咳白色黏痰,偶有黄痰。用抗感染药物、解痉药物后缓解。此后每遇受凉即复发,尤以冬季为甚,每年发病3个月以上。渐出现活动后气短、呼吸困难加重,活动耐力下降。1周前感冒后上述症状加重,咳黄色黏痰,伴发热,体温最高达39.5 ℃,来院就诊。既往吸烟史30余年,每日30支左右;高血压病史10年余。查体:T 39.2 ℃,P 116次/min,R 25次/min,BP 140/90 mmHg。呼吸急促,精神差。两肺呼吸音粗,满布哮鸣音及细湿啰音。心率116次/min,律齐,各瓣膜听诊区未闻及病理性杂音。肝脏未触及,双下肢无水肿。实验室及其他检查:白细胞$11.3×10^9$/L,中性粒细胞81.6%;胸片示肺纹理增粗、紊乱,膈肌低平;肺功能示FEV_1/FVC为60%。

请思考:①该患者应诊断为何种疾病? ②诊断依据有哪些? ③为提高患者的生活质量,应该对患者进行哪些护理措施的指导?

一、慢性支气管炎

慢性支气管炎简称慢支,是气管、支气管黏膜及其周围组织的慢性非特异性炎症。临床上以咳嗽、咳痰为主要症状,或有喘息,每年发病持续3个月,连续2年或2年以上。排除具有咳嗽、咳痰、喘息症状的其他疾病。

【病因与发病机制】

本病的病因尚不完全清楚,可能是多种环境因素与机体自身因素长期相互作用的结果。

1. **吸烟** 为最重要的环境发病因素,吸烟者慢性支气管炎的患病率比不吸烟者高2～8倍。烟草中的焦油、尼古丁和氢氰酸等化学物质具有多种损伤效应,使气道净化能力下降、黏液分泌增多、气道阻力增加和诱发肺气肿形成等。

2. **职业粉尘和化学物质** 接触烟雾、变应原、工业废气及室内空气污染等浓度过高或时间过长时,均可能促进支气管炎发病。

3. **空气污染** 大气中的有害气体如二氧化硫、二氧化氮、氯气等使气道净化能力下降、黏液分泌增多,为细菌感染创造条件。

4. **感染因素** 病毒、支原体、细菌等感染是慢性支气管炎发生、发展的重要原因之一。病毒感染以流感病毒、鼻病毒、腺病毒和呼吸道合胞病毒为常见。细菌感染常继发于病毒感染,常见病原体为肺炎链球菌、流感嗜血杆菌、卡他莫拉菌和葡萄球菌等。这些感染因素同样造成气管、支气管黏膜的损伤和慢性炎症。

5. **其他因素** 免疫功能紊乱、气道高反应性、年龄增大等机体因素和气候等环境因素均与慢性支气管炎的发生和发展有关。如老年人肾上腺皮质功能减退,细胞免疫功能下降,溶菌酶活性降低,从而容易造成呼吸道的反复感染。寒冷空气可以刺激腺体增加黏液分泌,纤毛运动减弱,黏膜血管收缩,局部血液循环障碍,易引起继发感染。

【病理】

支气管上皮细胞变性、坏死、脱落,后期出现鳞状上皮化生,纤毛变短、粘连、倒伏、脱失。各级支气管壁均有多种炎症细胞浸润,黏膜充血、水肿杯状细胞和黏液腺肥大及增生、分泌旺盛,大量黏液潴留。病情继续发展,炎症由支气管壁向其周围组织扩散,黏膜下层平滑肌束可断裂萎缩,黏膜下和支气管周围纤维组织增生。支气管壁的损伤–修复过程反复发生,进而引起支气管结构重塑,胶原含量增加,瘢痕形成。肺泡腔扩大、肺泡弹性纤维断裂,进一步发展成阻塞性肺疾病。

【临床表现】

1. 症状　缓慢起病,病程长,反复急性发作而病情加重。主要症状为咳嗽、咳痰,或伴有喘息。急性加重指咳嗽、咳痰、喘息等症状突然加重,其主要原因是病毒、细菌、支原体或衣原体等引起呼吸道感染。

（1）咳嗽:一般晨间以咳嗽为主,睡眠时有阵咳或排痰。

（2）咳痰:多为白色黏液和浆液泡沫性痰,偶见痰中带血。清晨排痰较多,起床或体位变动可刺激排痰。

（3）喘息或气急:喘息明显者称为喘息性支气管炎,部分可能伴发支气管哮喘。若伴肺气肿,可表现为劳动或活动后气急。

2. 体征　早期多无异常体征。急性发作期可在背部或双肺底听到干、湿啰音,咳嗽后可减少或消失,如伴发哮喘可闻及广泛哮鸣音并伴呼气相延长。

3. 并发症　常见有阻塞性肺气肿、支气管扩张症、支气管肺炎等。

【实验室及其他检查】

1. X 射线检查　早期无异常反复发作者表现为肺纹理增粗、紊乱,呈网状或条索状、斑点状阴影,以双下肺野明显。

2. 呼吸功能检查　早期无异常。如有小气道阻塞时,最大呼气流速–容量曲线在75%和50%肺容量时,流量明显降低。

3. 血液检查　细菌感染时偶可出现白细胞总数和(或)中性粒细胞增高。

4. 痰液检查　可培养出致病菌。涂片可发现革兰氏阳性菌或革兰氏阴性菌,或大量破坏的白细胞和杯状细胞。

【诊断要点】

诊断依据为咳嗽、咳痰,或伴有喘息,每年发病持续 3 个月,并连续 2 年或 2 年以上,并排除其他慢性气道疾病。

【治疗要点】

1. 急性加重期

（1）控制感染:多根据患者所在地常见病原菌经验性地选用抗菌药物,一般为口服,病情严重时则静脉给药。如左氧氟沙星 0.4 g,1 次/d;罗红霉素 0.3 g,每天 2 次;阿莫西林每天 2～4 g,分 2～4 次口服;头孢呋辛每天 1.0 g,分 2 次口服。复方磺胺甲恶唑(SMZco)2 片/次,每天 2 次。如能培养出致病菌,可按药敏试验结果选用抗菌药物。

（2）镇咳祛痰可用复方甘草合剂 10 mL,每天 3 次;或复方氯化铵合剂 10 mL,每天 3 次;也可用溴己新 8～16 mg,每天 3 次;盐酸氨溴索 30 mg,每天 3 次;或桃金娘油 0.3 g,每天 3 次。干咳为主者

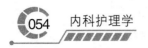

可用镇咳药物,如右美沙芬或其合剂等。

（3）平喘有气喘者可加用支气管扩张药,如氨茶碱0.1 g,每天3次/d;或用茶碱控释剂;或β₂受体激动药吸入。

2.缓解期

（1）戒烟:避免吸入有害气体和其他有害颗粒。

（2）免疫调节:反复呼吸道感染者可试用免疫调节剂或中医中药,如流感疫苗、卡介菌多糖核酸、胸腺肽等。

【主要护理诊断/问题】

清理呼吸道无效:与呼吸道分泌物增多、黏稠有关。

【护理措施】

具体内容参见本章第二节中"咳嗽与咳痰"的护理措施。

【健康指导】

1.疾病预防指导　增强体质、预防感冒、戒烟,均是防治慢性支气管炎的重要措施。根据自身情况选择合适的体育锻炼,如健身操、太极拳、跑步等,可增加耐寒训练,如冷水洗脸、冬泳等。注意劳逸结合,保证充足睡眠。

2.疾病知识指导　指导患者及家属了解本病的相关知识,积极配合治疗,减少急性发作。平时多饮水,饮食清淡、富有营养、易消化。保持室内适宜的温、湿度,通风良好。避免被动吸烟,避免烟雾、化学物质等有害理化因素的刺激。寒冷季节外出时适当增加衣物,防止受寒。

二、慢性阻塞性肺疾病

慢性阻塞性肺疾病(chronic obstructive pulmonary disease,COPD)简称慢阻肺,是以持续气流受限为特征的可以预防和治疗的疾病,其气流受限多呈进行性发展,与气道和肺组织对香烟烟雾等有害气体或有害颗粒的异常慢性炎症反应有关。

COPD是呼吸系统疾病中的常见病和多发病,患病率和病死率均居高不下。近年来对我国7个地区20 245名成人的调查数据显示,在我国40岁以上的人口中,每100人就有超过8人患上COPD。由于COPD可引起肺功能进行性减退,严重影响患者的劳动力和生活质量,从而造成巨大的社会和经济负担。

【病因与发病机制】

本病的病因与慢性支气管炎相似,可能是多种环境因素与机体自身因素长期相互作用的结果。国内外权威专家均指出:吸烟是慢阻肺最主要的发病因素。研究显示,吸烟者患慢阻肺的风险是不吸烟者的3.51倍。吸烟使慢阻肺患者肺功能持续受损。吸烟的慢阻肺患者慢性咳嗽、咳痰的比例显著高于不吸烟的患者。有研究显示死亡的慢阻肺患者中有60%以上是吸烟导致。本病的发病机制包括以下几个方面。

1.炎症机制　气道、肺实质及肺血管的慢性炎症是慢阻肺的特征性改变,中性粒细胞、巨噬细胞、T淋巴细胞等均参与慢阻肺的发病过程。

2.蛋白酶-抗蛋白酶失衡机制　蛋白水解酶对组织有损伤和破坏作用;抗蛋白酶对弹性蛋白酶等多种蛋白酶有抑制功能,其中α1-抗胰蛋白酶是活性最强的一种。蛋白酶增多或抗蛋白酶不足均可导致组织结构破坏,导致肺气肿。吸入有害气体、有害物质可以导致蛋白酶产生增多或活性增强,而抗蛋白酶产生减少或灭活加快;同时氧化应激、吸烟等危险因素也可以降低抗蛋白酶的活性。先天性 α1-抗胰蛋白酶缺乏多见北欧血统的个体,我国尚未见正式报道。

3.氧化应激机制　有许多研究表明,COPD 患者的氧化应激增加。氧化物可直接作用并破坏许多生化大分子如蛋白质、脂质和核酸等,导致细胞功能障碍或细胞死亡,还可以破坏细胞外基质,引起蛋白酶-抗蛋白酶失衡,促进炎症反应。

4.其他机制　自主神经功能失调、营养不良、气温变化等都有可能参与慢阻肺的发生、发展。上述炎症机制、蛋白酶-抗蛋白酶失衡机制、氧化应激机制以及自主神经功能失调等共同作用,产生两种病变。①小气道病变:小气道炎症、纤维组织形成、管腔黏液栓等使小气道阻力明显升高。②肺气肿病变:使肺泡对小气道的正常牵拉力减小,小气道较易塌陷,并使肺泡弹性回缩力明显降低。这种小气道病变与肺气肿病变共同作用,造成慢阻肺特征性的持续气流受限。

【病理】

COPD 的病理改变主要表现在慢性支气管炎及肺气肿的病理变化。慢性支气管炎的病理改变见本节第一部分相关内容。肺气肿的病理改变可见肺过度膨胀,弹性减退。外观灰白或苍白,表面可见多个大小不一的大疱。按累及部位分为小叶中央型、全小叶型和混合型 3 类。以小叶中央型多见。

【临床表现】

1.症状　起病缓慢,病程较长,主要症状如下。

(1)慢性咳嗽:常晨间咳嗽明显,夜间有阵咳或伴有排痰,随病程发展可终身不愈。

(2)咳痰:一般为白色黏液或浆液性泡沫痰,偶可带血丝,清晨排痰较多。急性发作期痰量增多,可有脓性痰。

(3)气短或呼吸困难:早期在较剧烈活动时出现,逐渐加重,以致在日常活动甚至休息时也感到气短,是 COPD 的标志性症状。

(4)喘息和胸闷:部分患者特别是重度患者或急性加重时可出现喘息。

(5)其他:晚期患者有体重下降,食欲减退等。

2.体征　早期可无异常,随疾病进展出现以下体征:视诊有桶状胸,有些患者呼吸变浅、频率增快,严重者可有缩唇呼吸等。触诊语颤减弱。叩诊呈过清音,心浊音界缩小,肺下界和肝浊音界下降。听诊两肺呼吸音减弱、呼气期延长,部分患者可闻及湿啰音和(或)干啰音。

3.COPD 的病情严重程度评估

(1)肺功能评估:可使用 GOLD 分级。慢阻肺患者吸入支气管扩张药后 $FEV_1/FVC<70\%$,再根据 FEV_1 下降程度进行气流受限的严重程度分级,见表 2-9-1。

(2)急性加重风险评估:上一年发生 2 次或以上急性加重或 $FEV_1<50\%$ 预计值,均提示今后急性加重的风险增加。

表 2-9-1　COPD 患者气流受限严重程度的肺功能分级

肺功能分级	患者肺功能 FEV_1 占预计值的百分比
GOLD Ⅰ级:轻度	≥80%
GOLD Ⅱ级:中度	50%~79%
GOLD Ⅲ级:重度	30%~49%
GOLD Ⅳ级:极重度	<30%

4.COPD 病程分期　COPD 的病程可以根据患者症状和体征变化分为两期。①急性加重期:是指在疾病发展过程中,短期内出现咳嗽、咳痰、气短和(或)喘息加重、痰量增多,呈脓性或黏液脓性痰,可伴发热等症状。②稳定期:指患者咳嗽、咳痰、气短等症状稳定或较轻。

5.COPD 并发症　慢性呼吸衰竭、自发性气胸和慢性肺源性心脏病等。

【实验室及其他检查】

1.肺功能检查　是判断持续气流受限的主要客观指标,吸入支气管扩张药后 $FEV_1/FVC<70\%$ 可确定为持续气流受限。肺总量(TLC)、功能残气量(FRC)和残气量(RV)增高,肺活量(VC)减低,表明肺过度充气。

2.影像学检查　COPD 早期胸片可无异常变化,以后可出现肺纹理增粗、紊乱等非特异性改变,胸部 X 射线片改变对 COPD 诊断特异性不高,但作为与其他肺疾病的鉴别具有重要价值,明确自发性气胸、肺炎等并发症也十分有用。胸部 CT 检查可见 COPD 小气道病变的表现、肺气肿的表现及并发症的表现,其主要作用在于排除具有相似症状的其他呼吸系统疾病。

3.动脉血气分析　对确定发生低氧血症、高碳酸血症、酸碱平衡失调以及判断呼吸衰竭的类型有重要价值。

4.其他　COPD 合并细菌感染时,外周血白细胞增高,核左移。痰培养可能检出病原菌。

【诊断要点】

主要根据存在吸烟等高危因素、临床症状、体征及肺功能检查等,并排除可以引起类似症状和肺功能改变的其他疾病,综合分析确定。持续气流受限是 COPD 诊断的必要条件。吸入支气管扩张药后 $FEV_1/FVC<70\%$ 为确定存在持续气流受限的界限。

【治疗要点】

1.稳定期　主要目的是减轻症状,阻止 COPD 病情发展,缓解或阻止肺功能下降,改善 COPD 患者的活动能力,提高其生活质量,降低死亡率。治疗原则如下。

(1)避免诱发因素:教育与劝导患者戒烟,因职业或环境粉尘、刺激性气体所致者,应脱离污染环境。

(2)支气管扩张药:是控制症状的主要措施,依据症状、肺功能和急性加重风险等综合评估稳定期慢阻肺患者的病情严重程度,并依据评估结果选择主要治疗药物。

1)β_2肾上腺素受体激动药:短效制剂如沙丁胺醇气雾剂,每次 $100\sim200~\mu g$($1\sim2$喷),定量吸入,疗效持续 $4\sim5~h$,每 24 h $8\sim12$ 喷。长效制剂如沙美特罗和福莫特罗等,每天仅需吸入 2 次。

2)抗胆碱能药:短效制剂如异丙托溴铵气雾剂,定量吸入,疗效持续 $6\sim8~h$,每次 $40\sim80~\mu g$($2\sim4$喷),每天 $3\sim4$ 次。长效制剂有噻托溴铵,每次吸入 $18~\mu g$,每天 1 次。

3)茶碱类药:茶碱缓(控)释片 0.2 g,每 12 h 1 次;氨茶碱 0.1 g,每天 3 次。

(3)糖皮质激素:研究显示对高风险患者长期吸入糖皮质激素与长效 β_2 肾上腺素受体激动药的联合制剂可增加运动耐量、减少急性加重发作频率、提高生活质量。常用剂型有沙美特罗/氟替卡松、福莫特罗/布地奈德,可依据病情严重程度选用。

(4)祛痰药:对痰不易咳出者可选用盐酸氨溴索 30 mg,每天 3 次。或羧甲司坦 0.5 g,每天 3 次。

(5)长期家庭氧疗(LTOT):LTOT 对 COPD 伴有慢性呼吸衰竭的患者可提高其生活质量和生存率,对血流动力学、运动能力、精神状态产生有益影响。具体指征:①$PaO_2\leq55$ mmHg 或 $SaO_2\leq88\%$ 有或没有高碳酸血症;②PaO_2 $55\sim60$ mmHg 或 $SaO_2<89\%$,并有肺动脉高压、心力衰竭所致水肿或

红细胞增多症。一般用鼻导管吸氧,氧流量为 1～2 L/min,吸氧时间每天 15 h 以上。目的是使患者在静息状态下,达到 $PaO_2 \geqslant 60$ mmHg 和(或)使 SaO_2 升至 90% 以上。

2. 急性加重期

(1)确定病因:首先确定导致急性加重期的原因,最常见的是细菌或病毒感染,并根据病情严重程度决定门诊或住院治疗。

(2)支气管扩张药:同稳定期,有严重喘息症状者可给予较大剂量雾化吸入治疗,如沙丁胺醇 500 μg,或异丙托溴铵 500 μg,或沙丁胺醇 1 000 μg+异丙托溴铵 250～500 μg,通过小型雾化器给患者吸入治疗以缓解症状。

(3)低流量吸氧:发生低氧血症者可用鼻导管吸氧,或通过文丘里面罩吸氧。鼻导管给氧时,吸入的氧浓度与给氧流量有关,估算公式为吸入氧浓度 FiO_2(%)= 21+4×氧流量(L/min)。一般吸入氧浓度为 28%～30%,应避免吸入氧浓度过高而引起二氧化碳潴留。

(4)抗菌药物:当患者呼吸困难加重、痰量增加和咳脓性痰时,根据常见或确定的病原菌种类及药物敏感情况选用抗菌药物。病情较轻者可用青霉素、阿莫西林/克拉维酸、大环内酯类或喹诺酮类、第 1 或 2 代头孢菌素,一般可口服给药。病情较重者可用 β-内酰胺类/β-内酰胺酶抑制药、第 2 或 3 代头孢菌素和喹诺酮类,一般多静脉给药。

(5)糖皮质激素:对需住院治疗的急性加重期患者可口服泼尼松龙 30～40 mg/d,或静脉给予甲泼尼龙 40～80 mg/d,连续 5～7 d。

(6)祛痰药:溴己新 8～16 mg,每天 3 次;盐酸氨溴索 30 mg,每天 3 次,酌情选用。

【主要护理诊断/问题】

1. 气体交换障碍　与气道阻塞、通气不足、呼吸肌疲劳、分泌物过多和肺泡呼吸面积减少有关。
2. 清理呼吸道无效　与分泌物增多而黏稠、气道湿度减低和无效咳嗽有关。
3. 焦虑　与健康状况的改变、病情危重、经济状况有关。

【护理措施】

1. 气体交换障碍

(1)休息与活动:中度以上 COPD 急性加重期患者应卧床休息,协助患者采取舒适体位,极重度患者宜采取身体前倾位,使辅助呼吸肌参与呼吸。视病情安排适当的活动,以不感到疲劳、不加重症状为宜。室内保持合适的温湿度,冬季注意保暖,避免直接吸入冷空气。

(2)病情观察:观察咳嗽、咳痰及呼吸困难的程度,监测动脉血气分析和水、电解质、酸碱平衡情况。

(3)氧疗护理:呼吸困难伴低氧血症者,遵医嘱给予氧疗。一般采用鼻导管持续低流量吸氧,氧流量 1～2 L/min,应避免吸入氧浓度过高而引起二氧化碳潴留。提倡长期家庭氧疗,氧疗有效的指标:患者呼吸困难减轻、呼吸频率减慢、发绀减轻、心率减慢、活动耐力增加。

(4)用药护理:遵医嘱应用抗菌药物、支气管扩张药和祛痰药,注意观察疗效及不良反应(参见本章第八节"支气管哮喘"相关内容)。

(5)呼吸功能锻炼:COPD 患者需要增加呼吸频率来代偿呼吸困难,这种代偿多数依赖于辅助呼吸肌参与呼吸,即胸式呼吸。然而胸式呼吸的效能低于腹式呼吸,患者容易疲劳。因此,护士应指导患者进行缩唇呼吸、膈式或腹式呼吸、吸气阻力器的使用等呼吸训练,以加强胸、膈呼吸肌的肌力和耐力,改善呼吸功能。

1)缩唇呼吸:缩唇呼吸的技巧是通过缩唇形成的微弱阻力来延长呼气时间,增加气道压力,延缓气道塌陷。患者闭嘴经鼻吸气,然后通过缩唇(吹口哨样)缓慢呼气,同时收缩腹部。吸气与呼气时间比为1:2或1:3。缩唇的程度与呼气流量以能使距口唇15~20 cm处、与口唇等高水平的蜡烛火焰随气流倾斜又不至于熄灭为宜。

2)膈式或腹式呼吸:患者可取立位、平卧位或半卧位,两手分别放于前胸部和上腹部。用鼻缓慢吸气时,膈肌最大程度下降,腹肌松弛,腹部凸出,手感到腹部向上抬起。呼气时经口呼出,腹肌收缩,膈肌松弛,膈肌随腹腔内压增加而上抬,推动肺部气体排出,手感到腹部下降。

另外,可以在腹部放置小枕头、杂志或书本帮助训练腹式呼吸。如果吸气时物体上升,证明是腹式呼吸。缩唇呼吸和腹式呼吸每天训练3~4次,每次重复8~10次。腹式呼吸需要增加能量消耗,因此只能在疾病恢复期或出院前进行训练。

2. 清理呼吸道无效 参见本章第二节中"咳嗽与咳痰"的护理措施。

3. 焦虑

(1)去除产生焦虑的原因:COPD患者因长期患病、社会活动减少、经济收入降低等因素失去自信,易形成焦虑和抑郁的心理状态,部分患者因此不愿意配合治疗,护士应帮助患者消除导致焦虑的原因。

(2)帮助患者树立信心:护士应针对患者及其家属对疾病的认知和态度,以及由此引起的心理、性格、生活方式等方面的改变,与患者和家属共同制订和实施康复计划,避免诱因,定期进行呼吸肌功能锻炼,坚持合理用药,减轻症状,增强战胜疾病的信心。

(3)指导患者放松的技巧:教会患者缓解焦虑的方法,如听轻音乐、下棋、做游戏等娱乐活动,以分散注意力,减轻焦虑。

【健康指导】

1. 疾病预防指导 戒烟是预防COPD的重要措施,应对吸烟者采取多种宣教措施劝导其戒烟,吸烟者戒烟能有效延缓肺功能进行性下降。控制职业和环境污染,减少有害气体或粉尘、通风不良的烹饪环境或燃料烟雾的吸入。防治呼吸道感染对预防COPD也十分重要。对于患有慢性支气管炎等COPD高危人群应定期进行肺功能监测,尽可能及早发现COPD并及时采取干预措施。

2. 疾病知识指导 教会患者及其家属依据呼吸困难与活动之间的关系,或采用呼吸困难问卷或自我评估测试问卷,判断呼吸困难的严重程度,以便合理安排工作和生活。使患者理解康复锻炼的意义,发挥患者的主观能动性,制订个体化锻炼计划,进行腹式呼吸或缩唇呼吸训练等,以及步行、慢跑、气功等体育锻炼。指导患者识别使病情恶化的因素,在呼吸道传染病流行期间尽量避免到人群密集的公共场所;潮湿、风大、严寒气候时避免室外活动,根据气候变化及时增减衣物,以免受凉感冒。

3. 饮食指导 呼吸功能的增加可使热量和蛋白质消耗增多,导致营养不良。应制订足够热量和蛋白质的饮食计划。正餐进食量不足时,应安排少量多餐,避免在餐前和进餐时过多饮水。腹胀的患者应进软食,避免进食产气食物,如汽水、豆类、马铃薯和胡萝卜等;避免易引起便秘的食物,如油煎食物、坚果等。

4. 家庭氧疗 指导患者和家属做到:①了解氧疗的目的、必要性及注意事项;②注意用氧安全,供氧装置周围严禁烟火,防止氧气燃烧爆炸;③氧疗装置定期更换、清洁、消毒。

5. 心理指导 引导患者适应慢性病并以积极的心态对待疾病,培养生活兴趣,如听音乐、养花、草等爱好,以分散注意力,减少孤独感,缓解焦虑、紧张的精神状态。

(靳　艳　赵志敏)

第十节　慢性肺源性心脏病

案例分析

　　患者,王某,男,75岁。40年前感冒后出现咳嗽,咳白色黏痰、偶有黄痰。用抗感染药物、解痉药物后缓解。此后每遇受凉即复发,冬季居多,每年发病3个月以上。渐出现活动后气短、呼吸困难加重。5年来出现活动后心悸、气促、下肢水肿,伴腹胀,少尿,夜间不能平卧。经抗感染、平喘、利尿等治疗后症状好转。1周前感冒后上述症状加重,咳黄色黏痰,伴发热,体温最高达39.5℃,来院就诊。既往吸烟史50余年,每日30支左右,高血压病史30年。查体:T 38.6℃,P 138次/min,R 28次/min,BP 140/92 mmHg。端坐呼吸,口唇发绀,神志模糊,呼吸急促,精神差。颈静脉怒张,两肺呼吸音粗,满布哮鸣音及湿啰音。心率138次/min,律齐,各瓣膜听诊区未闻及病理性杂音。肝脏右肋缘下3 cm,质软,双下肢中度凹陷性水肿。

　　实验室及其他检查:白细胞 12.8×10^9/L,中性粒细胞 86.5%;血钾 3.3 mmol/L,血钠130.7 mmol/L,血氯 91.3 mmol/L;胸片示膈肌低平,肺动脉段突出,右心室增大;心电图示肺性P波,电轴右偏,$RV_1 + SV_5 = 1.5$ mV。

　　请思考:①该患者应诊断为何种疾病?②诊断依据有哪些?③该患者可能会出现哪些并发症?④为明确该患者有无呼吸衰竭,还应该进行哪种辅助检查?

　　肺源性心脏病简称肺心病,指由于支气管-肺组织、胸廓或肺血管病变引起肺血管阻力增加,产生肺动脉高压,继而右心室结构和(或)功能改变的疾病。根据起病缓急和病程长短,肺心病可分为急性肺心病和慢性肺心病两类。急性肺心病常见于急性大面积肺栓塞,本节重点论述慢性肺心病。

　　慢性肺心病是我国呼吸系统的常见病,在我国较为常见。根据国内近年的统计,肺心病平均患病率为0.41%~0.47%。患病年龄多在40岁以上,随着年龄增长而患病率增加。急性发作以冬、春季和气候骤变时多见。急性呼吸道感染常为急性发作的诱因,常导致肺、心功能衰竭,病死率较高。慢性肺心病的患病率存在地区差异,北方地区高于南方地区,农村高于城市。吸烟者比不吸烟者患病率明显增多,男女无明显差异。

【病因与发病机制】

1.病因

　　(1)支气管、肺疾病:最多见为慢性阻塞性肺疾病,占80%~90%,其次为支气管哮喘、支气管扩张、肺结核、间质性肺炎等。

　　(2)胸廓运动障碍性疾病:较少见,严重胸廓或脊椎畸形及神经肌肉疾患均可引起胸廓活动受限、肺受压、支气管扭曲或变形,导致肺功能受损。气道引流不畅,肺部反复感染,并发肺气肿或纤维化。

　　(3)肺血管疾病:特发性或慢性栓塞性肺动脉高压、肺小动脉炎均可起肺血管阻力增加、肺动脉压升高和右心室负荷加重,发展为慢性肺心病。

　　(4)其他:原发性肺泡通气不足及先天性口咽畸形、睡眠呼吸暂停低通气综合征等均可产生低氧血症,引起肺血管收缩,导致肺动脉高压,发展成慢性肺心病。

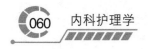

2.发病机制

（1）肺动脉高压的形成

1）肺血管阻力增加的功能性因素：肺血管收缩在低氧性肺动脉高压的发生中起着关键作用。缺氧、高碳酸血症和呼吸性酸中毒导致肺血管收缩、痉挛。缺氧是形成肺动脉高压最重要的因素。缺氧时收缩血管物质增多，如白三烯、5-羟色胺、血管紧张素Ⅱ、血小板活化因子（PAF）等使肺血管收缩，血管阻力增加。其次，缺氧可使肺血管平滑肌细胞膜对 Ca^{2+} 的通透性增加，细胞内 Ca^{2+} 含量增高，肌肉兴奋-收缩偶联效应增强，直接使肺血管平滑肌收缩。另外，高碳酸血症时，H^+ 产生增多，使血管对缺氧的敏感性增强，致肺动脉压增高。

2）肺血管阻力增加的解剖学因素：各种慢性胸肺疾病可导致肺血管解剖结构的变化，形成肺循环血流动力学障碍。主要原因有：①长期反复发作的慢阻肺及支气管周围炎，累及邻近肺小动脉，引起血管炎，管壁增厚、管腔狭窄或纤维化，甚至完全闭塞，使肺血管阻力增加，产生肺动脉高压。②肺气肿导致肺泡内压增高，压迫肺泡毛细血管，造成管腔狭窄或闭塞。肺泡壁破坏造成毛细血管网的毁损，当肺泡毛细血管床减损超过70%时肺循环阻力增大。③肺血管重塑：慢性缺氧使肺血管收缩，管壁张力增高。缺氧时肺内产生多种生长因子，可直接刺激管壁平滑肌细胞、内膜弹力纤维及胶原纤维增生。④血栓形成：部分慢性肺心病急性发作期患者存在多发性肺微小动脉原位血栓形成，引起血管阻力增加，加重肺动脉高压。

3）血液黏稠度增加和血容量增多：慢性缺氧产生继发性红细胞增多，血液黏稠度增加。缺氧可使醛固酮分泌增加，导致钠、水潴留；缺氧使肾小动脉收缩，肾血流量减少加重钠、水潴留，血容量增多。血液黏稠度增加和血容量增多，可使肺动脉压升高。

（2）心脏病变和心力衰竭：肺循环阻力增加导致肺动脉高压，右心发挥代偿作用，以克服肺动脉压升高的阻力而发生右心室肥厚。随着病情进展，肺动脉压持续升高，右心失代偿而致右心衰竭。由于缺氧、高碳酸血症、酸中毒、相对血流量增多等因素，左心负荷加重，如病情进展，甚至导致左心衰竭。

（3）其他重要器官的损害：缺氧和高碳酸血症可导致重要器官如脑、肝、肾、胃肠及内分泌系统、血液系统的病理改变，引起多器官的功能损害。

【临床表现】

本病发展缓慢，临床上除原有支气管、肺、胸廓疾病的各种症状和体征外，主要是逐步出现肺、心功能障碍及其他器官损害的表现。按其功能的代偿期与失代偿期进行分述如下。

1.肺、心功能代偿期

（1）症状：咳嗽、咳痰、气促，活动后可有心悸、呼吸困难、乏力和活动耐力下降。急性感染可加重上述症状。少有胸痛或咯血。

（2）体征：可有不同程度的发绀和肺气肿体征，干、湿啰音，右心室肥厚的体征，部分患者可有颈静脉充盈，或肝下界下移。

2.肺、心功能失代偿期

（1）呼吸衰竭。①症状：呼吸困难加重，夜间为甚，常有头痛、失眠、食欲减退、白天嗜睡，甚至出现表情淡漠、神志恍惚、谵妄等肺性脑病的表现。②体征：明显发绀，球结膜充血、水肿，严重时出现颅内压升高的表现，腱反射减弱或消失，出现病理反射。可出现皮肤潮红、多汗。

（2）右心衰竭。①症状：明显气促、心悸、食欲减退、腹胀、恶心等。②体征：发绀更明显，颈静脉怒张，心率增快，可出现心律失常，剑突下可闻及收缩期杂音，甚至出现舒张期杂音。肝大并有压痛，肝颈静脉回流征阳性，下肢水肿，重者可有腹水。少数患者可出现肺水肿及全心衰竭的体征。

3.并发症 肺性脑病、电解质及酸碱平衡紊乱、心律失常、休克、消化道出血和弥散性血管内凝血等。

【实验室及其他检查】

1.X射线检查 除原有肺、胸基础疾病及急性肺部感染的特征外,尚有肺动脉高压征。

2.心电图检查 心电图对慢性肺心病的诊断阳性率为 60.1% ~ 88.2%。主要表现有心电轴右偏、肺性 P 波。

3.超声心动图检查 超声心动图诊断慢性肺心病的阳性率为 60.6% ~ 87.0%。

4.动脉血气分析 慢性肺心病失代偿期可出现低氧血症或合并高碳酸血症。

5.血液检查 红细胞及血红蛋白可升高,全血及血浆黏滞度增加;合并感染时白细胞总数增高,中性粒细胞增加。部分患者可有肝、肾功能改变,以及电解质异常。

6.其他 早期或缓解期患者可行肺功能检查。合并感染时痰细菌学检查可指导抗菌药物的选用。

【诊断要点】

根据患者有慢性支气管炎、肺气肿、其他胸肺疾病病史,并出现肺动脉高压、右心室增大或右心功能不全的征象,可作出诊断。

【治疗要点】

1.肺、心功能代偿期 采用中西医结合的综合治疗措施,延缓基础疾病进展,增强患者的免疫能力,预防感染,减少或避免急性加重的发生,加强康复锻炼和营养,需要时进行长期家庭氧疗或家庭无创呼吸机治疗等。

2.肺、心功能失代偿期 治疗原则为积极控制感染,保持呼吸道通畅,改善呼吸功能,纠正缺氧和二氧化碳潴留,控制呼吸衰竭和心力衰竭,防治并发症。

(1)控制感染:参考痰细菌培养及药敏试验选择抗菌药物。没有培养结果时,根据感染的环境及痰涂片结果选用抗菌药物,常用青霉素类、氨基糖苷类、喹诺酮类及头孢菌素类药物。注意继发真菌感染的可能。

(2)控制呼吸衰竭:给予扩张支气管、祛痰等治疗,通畅呼吸道,合理氧疗,必要时给予正压通气治疗。详见本章第十三节中"呼吸衰竭"的治疗。

(3)控制心力衰竭:慢性肺心病患者一般经积极控制感染,改善呼吸功能、纠正缺氧和二氧化碳潴留后,心力衰竭便能得到改善。患者尿量增多,水肿消退,无须使用利尿药和正性肌力药。但对治疗无效者,可适当选用利尿药、正性肌力药或扩血管药。

1)利尿药:具有消除水肿、减少血容量、减轻右心室前负荷的作用。原则上选用作用温和的利尿药,联合保钾利尿药,宜短期、小剂量使用。如氢氯噻嗪 25 mg,每天 1 ~ 3 次,联用螺内酯 20 ~ 40 mg,每天 1 ~ 2 次。

2)正性肌力药:由于慢性缺氧和感染,慢性肺心病患者对洋地黄类药物耐受性低,容易中毒。应选用作用快、排泄快的洋地黄类药物,小剂量(常规剂量的 1/2 或 2/3 量)静脉给药。

3)血管扩张药:钙通道阻滞剂、一氧化氮、川芎嗪等有一定的降低肺动脉压效果。对部分顽固性心力衰竭患者可能有些效果。

【主要护理诊断/问题】

1.气体交换障碍 与肺血管阻力增高引起肺淤血、肺血管收缩导致肺血流量减少有关。

2.清理呼吸道无效 与呼吸道感染、痰多而黏稠有关。

3. 活动无耐力　与心、肺功能减退有关。

4. 体液过多　与心排血量减少、肾血流灌注量减少有关。

5. 潜在并发症　肺性脑病。

【护理措施】

1. 气体交换障碍　参见本章第二节中"肺源性呼吸困难"的护理措施。

2. 清理呼吸道无效　参见本章第二节中"咳嗽与咳痰"的护理措施。

3. 活动无耐力

（1）休息与活动：让患者了解充分休息有助于心、肺功能的恢复。在心、肺功能失代偿期，应绝对卧床休息，协助其采取舒适体位，如半卧位或坐位，以减少机体耗氧量，促进心、肺功能的恢复，减慢心率和减轻呼吸困难。代偿期以量力而行、循序渐进为原则，鼓励患者进行适量活动，活动量以不引起疲劳、不加重症状为度。对于卧床患者，应协助其定时翻身、变换体位。依据患者的耐受能力指导患者在床上进行缓慢的肌肉松弛活动，如上肢交替前伸、握拳，下肢交替抬离床面，使肌肉保持紧张 5 s 后，松弛平放床上。鼓励患者进行呼吸功能锻炼，提高活动耐力。

指导患者采取既有利于气体交换又能节省能量的姿势，如站立时背倚墙，使膈肌和胸廓松弛，全身放松。坐位时凳高合适，两足正好平放在地，身体稍向前倾，两手摆在双腿上或趴在小桌上，桌上放软枕，使患者胸椎与腰椎尽可能在同一直线上。卧位时抬高床头，并略抬高床尾，使下肢关节轻度屈曲。

（2）病情观察：观察患者的生命体征及意识状态；注意有无发绀和呼吸困难及其严重程度；定期监测动脉血气分析，观察有无右心衰竭的表现，密切观察患者有无头痛、烦躁不安、神志改变等。

4. 体液过多

（1）皮肤护理：注意观察全身水肿情况、有无压疮发生。因肺心病患者常有营养不良和身体下垂部位水肿，若长期卧床，极易形成压疮。指导患者穿宽松、柔软的衣服；定时更换体位，或使用气垫床。

（2）饮食护理：给予富含纤维素、易消化清淡饮食，防止因便秘、腹胀而加重呼吸困难。避免含糖高的食物，以免引起痰液黏稠。如患者出现水肿、腹水或尿少，应限制钠、水摄入，每天钠盐<3 g、水分<1 500 mL、蛋白质 1.0 ~ 1.5 g/kg，因碳水化合物可增加 CO_2 生成量，增加呼吸负担，故一般碳水化合物≤60%。少食多餐，减少用餐时的疲劳，进餐前后漱口，保持口腔清洁，促进食欲。必要时遵医嘱予静脉补充营养。

（3）用药护理：①对二氧化碳潴留、呼吸道分泌物多的重症患者慎用镇静药、麻醉药、催眠药，如必须用药，使用后注意观察是否有抑制呼吸和咳嗽反射减弱的情况。②应用利尿药后易出现低钾、低氯性碱中毒而加重缺氧，过度脱水引起血液浓缩、痰液黏稠不易排出等不良反应，应注意观察及预防。使用排钾利尿药时，督促患者遵医嘱补钾。利尿药尽可能在白天给药，避免夜间频繁排尿而影响患者睡眠。③使用洋地黄类药物时，应询问有无洋地黄用药史，遵医嘱准确用药，注意观察药物毒性反应。④应用血管扩张药时，注意观察患者心率及血压情况。血管扩张药在扩张肺动脉的同时也扩张体循环动脉，往往造成血压下降、反射性心率增快、氧分压下降、二氧化碳分压升高等不良反应。⑤使用抗菌药物时，注意观察感染控制的效果、有无继发性感染。

5. 潜在并发症

（1）休息和安全：患者绝对卧床休息，呼吸困难者取半卧位，有意识障碍者，予床挡进行安全保护，必要时专人护理。

（2）吸氧护理：持续低流量、低浓度给氧，氧流量 1 ~ 2 L/min，浓度在 25% ~ 29%。防止高浓度吸氧抑制呼吸,加重缺氧和二氧化碳潴留。

(3)用药护理:遵医嘱应用呼吸兴奋药,观察药物的疗效和不良反应。出现心悸、呕吐、震颤、惊厥等症状时,立即通知医生。

(4)病情观察:定期监测动脉血气分析,密切观察病情变化,出现头痛、烦躁不安、表情淡漠、神志恍惚、精神错乱、嗜睡和昏迷等症状时,及时通知医生并协助处理。

【健康指导】

1.疾病预防指导　由于慢性肺心病是各胸种原发肺疾病晚期的并发症,应对高危人群进行宣传教育,劝导戒烟,积极防治 COPD 等慢性支气管肺疾病,以降低发病率。

2.疾病知识指导　使患者和家属了解疾病发生、发展过程,减少反复发作的次数。积极防治原发病,避免和防治各种可能导致病情急性加重的诱因,坚持家庭氧疗等。加强饮食营养,以保证机体康复的需要。病情缓解期应根据肺、心功能及体力情况进行适当的体育锻炼和呼吸功能锻炼,如散步、气功、太极拳、腹式呼吸、缩唇呼吸等,改善呼吸功能,提高机体免疫功能。

3.病情监测指导　告知患者及家属病情变化的征象,如体温升高、呼吸困难加重、咳嗽剧烈、咳痰不畅、尿量减少、水肿明显或发现患者神志淡漠、嗜睡、躁动、口唇发绀加重等,均提示病情变化或加重,需及时就诊。

(靳　艳　赵志敏)

第十一节　原发性支气管肺癌

案例分析

　　患者,刘某,男,68 岁,离退休工人。因"咳嗽、气短 3 个月,痰中带血半个月"入院。患者于 3 个月前无明显诱因出现咳嗽,少量白痰,无咯血及痰中带血,咳嗽加重时稍感胸闷,无头晕及头痛,感气短,于当地小门诊间断输液(抗炎平喘药)治疗,症状未见减轻。半个月前出现痰中带血丝,即来院就诊。自发病以来,患者精神饮食欠佳,大小便正常,体重无明显减轻。10 年前因心肌梗死住院治疗,目前无症状,未用药。否认高血压、糖尿病病史,否认肝炎及传染病史,否认重大外伤及手术史,否认药物及食物过敏史。查体:T 36.5 ℃,P 78 次/min,R 20 次/min,BP 136/80 mmHg。营养中等,神志清,能配合,皮肤巩膜无黄染。胸部 CT:左肺门区占位,伴胸骨和左侧部分肋骨骨质破坏,纵隔淋巴结增大,右肺多发性小结节,左侧伴包裹性胸腔积液,心包增厚、积液。初步诊断为左肺原发性支气管肺癌。

　　请思考:①该患者的主要诊断依据是什么？②还需要做哪些辅助检查？③患者目前存在哪些护理诊断/问题？④应如何护理患者？⑤应如何做好患者的心理指导？

　　原发性支气管肺癌,简称肺癌,是起源于支气管黏膜或腺体的恶性肿瘤,是最常见的肺部原发性恶性肿瘤。肺癌是严重危害人类健康和生命的疾病,在我国,近年来肺癌的发病率和死亡率呈明显上升趋势。早期肺癌多无明显症状,临床上多数患者出现症状就诊时已属晚期,致晚期肺癌整体 5 年生存率不高。因此,要提高患者的生存率就必须重视早期诊断和规范化治疗。

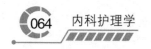

【病因与发病机制】

1. 吸烟 吸烟可显著增加肺癌的发病风险。大量研究表明,吸烟者发生肺癌的危险性比不吸烟者平均高10倍,重度吸烟者可达10~25倍。随着戒烟时间的延长,发生肺癌的危险性逐步降低。非吸烟者与吸烟者结婚共同生活多年后其肺癌风险增加20%~30%。吸烟与鳞状细胞癌和小细胞癌的关系相对更为密切。

2. 职业致癌物质暴露史 多种特殊职业接触可增加肺癌的发病危险,包括石棉、氡、铍、铬、镉、镍、硅、煤烟和煤烟尘等。这些因素可使肺癌发生危险性增加3~30倍。

3. 空气污染 空气污染包括室内小环境和室外大环境污染。室内包括被动吸烟、燃料燃烧和烹饪过程均能产生致癌物,特别是对女性腺癌影响较大。烹调时加热所释放出的油烟雾也是致癌因素,不可忽视。室外大环境污染包括城市中汽车尾气、工业废气等,其中主要是苯并芘。

4. 电离辐射 电离辐射可以是职业性或非职业性的,长期接触放射性物质,如铀、镭、中子和 α 射线、X 射线等,大剂量电离辐射可引起肺癌。

5. 饮食与营养 有研究显示,维生素 A 及其衍生物 β 胡萝卜素能够抑制化学致癌物诱发的肿瘤。成年人水果和蔬菜摄入量降低,肺癌发生的危险性升高。美国一项前瞻性研究表明食物中天然量维生素 A 类、β 胡萝卜素的摄入量与十几年后癌症的发生呈负相关。

6. 遗传和基因改变 肺癌的家族聚集现象虽不如某些遗传性肿瘤明显,但遗传因素与肺癌的相关性受到重视。在非吸烟人群中,有肺癌家族史者为无肺癌家族史者的2~3倍。近年分子生物学研究表明,肺癌的发生与某些癌基因的活化及抑癌基因的失活密切相关。

7. 其他 结核病被美国癌症学会列为肺癌的发病因素之一。有结核病者患肺癌的危险性是正常人群的10倍。此外,某些慢性肺部疾病如慢性阻塞性肺疾病、结节病、特发性肺纤维化,病毒感染、营养及膳食、免疫状态、雌激素水平等,与肺癌的发生可能也有一定的关系。

【病理和分类】

1. 按解剖学部位分类

(1)中央型肺癌:发生在段支气管至主支气管的肺癌,约占3/4,以鳞状上皮细胞癌和小细胞癌较多见。

(2)周围型肺癌:发生在段支气管以下的肺癌,约占1/4,以腺癌较为多见。

2. 按组织病理学分类

(1)非小细胞肺癌:非小细胞肺癌(non-small cell lung cancer,NSCLC)包括鳞状上皮细胞癌(简称鳞癌)、腺癌、大细胞癌等,约占肺癌总发病率的85%。

(2)小细胞肺癌:小细胞肺癌(small cell lung cancer,SCLC)包括燕麦细胞型、中间细胞型、复合燕麦细胞型,出现较早淋巴和血行转移,是肺癌中恶性程度最高的一种。一般起源于较大支气管,大多为中央型肺癌,对放疗、化疗较敏感。

【临床表现】

临床表现与肿瘤所在部位、大小、类型、发展阶段、有无并发症或转移有密切关系。多数患者在就诊时已有症状,仅5%~15%的患者无症状。

1. 原发性肿瘤引起的症状和体征

(1)咳嗽:早期表现为无痰或少痰的刺激性干咳,50%以上的肺癌患者在诊断时有咳嗽症状。当肿瘤引起支气管狭窄后可呈持续性、高调金属音性咳嗽或刺激性呛咳。继发感染时,痰量增多,呈黏液脓性。

（2）血痰或咯血：多见于中央型肺癌，25%～40% 患者会出现咯血症状，通常表现为痰中带血丝，大咯血少见。如肿瘤严重侵蚀大血管，可引起大咯血。咯血是最具有提示性的肺癌症状。

（3）气短或喘鸣：肿瘤向气管、支气管内生长，引起肺泡面积减少，或转移到肺门淋巴结导致肿大的淋巴结压迫主支气管或隆突或引起部分气道阻塞时，可出现呼吸困难、气短、喘息等症状。如果肿瘤位于大气道，特别是位于主支气管，常可引起局限性喘鸣症状。

（4）发热：肿瘤组织坏死可引起发热，肿瘤引起的继发性肺炎也可引起发热，抗生素治疗效果不佳。

（5）体重下降：晚期由于肿瘤毒素、消耗、合并感染、疼痛、发热等所致食欲减退、精神萎靡，表现为消瘦、乏力、虚弱、贫血等症状。消瘦为恶性肿瘤的常见症状之一。

2. 肺外胸内扩展引起的症状和体征

（1）胸痛：肿瘤侵犯胸膜或胸壁时，可产生不规则的钝痛、隐痛或剧痛，在呼吸、咳嗽时加重。侵犯肋骨、脊柱时有压痛点。肿瘤压迫肋间神经，胸痛可累及其分布区域。

（2）声音嘶哑：肿瘤直接压迫或转移至纵隔淋巴结压迫喉返神经（多见左侧）可引起声音嘶哑。

（3）吞咽困难：肿瘤侵犯或压迫食管，可引起咽下困难，导致肺部感染。

（4）胸腔及心包积液：可由于肿瘤侵犯或转移至胸膜和心包引起，多表现为胸闷、胸痛、心动过速和心前区心音减弱。

（5）上腔静脉阻塞综合征：多见于肿瘤或转移淋巴结压迫、侵犯上腔静脉。因血液不能顺畅回流，可出现头颈部及上肢非凹陷性水肿，伴皮肤及口唇发绀，平卧时加重，坐位或站立时症状减轻或缓解，常伴有头晕、头胀；阻塞发展迅速时，水肿可涉及颜面、颈部甚至全身，并发胸腹水及心包积液。

（6）霍纳综合征：位于肺尖部的肺癌称肺上沟瘤（Pancoast 瘤），可压迫颈部交感神经，引起霍纳综合征（Horner 综合征）即病侧眼睑下垂、瞳孔缩小、眼球内陷，同侧额部与胸壁无汗或少汗。常有肿瘤压迫臂丛神经产生肩部、肩胛骨内侧缘、上臂甚至前臂的疼痛，往往为阵发性加重的烧灼样痛。

3. 胸外转移引起的症状和体征

（1）颅内转移：肺癌是引起颅内转移的常见原因之一，早期可无症状，常出现的中枢神经系统症状包括头痛、呕吐、眩晕、复视、共济失调、偏瘫及癫痫发作等，有时还会伴有精神状态改变和视觉障碍。脊髓束受压迫，出现背痛、下肢无力、感觉异常，膀胱或肠道功能失控。

（2）骨转移：最常见的转移部位为肋骨、脊柱、盆骨和四肢长骨，表现为局部疼痛和压痛，也可出现病理性骨折。若脊柱转移压迫或侵犯脊髓，可导致大、小便失禁或截瘫等。

（3）肝转移：可出现肝肿大和肝区疼痛，可伴有食欲减退、恶心和消瘦、门冬氨酸氨基转移酶等肝酶或胆红素升高等表现。

（4）肾上腺转移：可呈现艾迪生病（Addison 病）症状，出现食欲减退、腹泻、皮肤色素增加、腋毛脱落、低血压等。

（5）淋巴结转移：往往沿淋巴回流途径首先转移到肺门淋巴结，继而可达纵隔和锁骨上淋巴结。肿大的浅表淋巴结多质地较硬，可融合成团，多不伴有压痛。

（6）其他：肺癌可转移至全身多个部位导致不同临床征象，例如皮下结节、皮肤溃疡和腹痛等表现。

4. 胸外表现　少数肺癌患者可出现一些少见的症状和体征，并非肿瘤的直接作用或转移引起，可出现于肺癌诊断前或诊断后，也可同时出现，常表现于胸部以外的脏器，又称为副肿瘤综合征。

（1）高钙血症：由肺癌导致的骨质破坏、肿瘤分泌甲状旁腺激素导致的骨重吸收钙等引起，可导

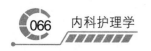

致心电图上 PR 间期和 QRS 时限延长、QT 间期缩短,心动过缓甚至传导阻滞。常见于鳞癌患者,预后较差。

(2)抗利尿激素分泌异常综合征:源于肿瘤细胞异位分泌产生的抗利尿激素样物质。好发于小细胞癌,常表现为稀释性低钠血症,严重时可致意识障碍。大多数患者的症状可在初始化疗后 1 ~ 4 周内缓解。

(3)异位库欣综合征:源于肿瘤细胞异位分泌的促肾上腺皮质素类物质,好发于小细胞癌和类癌等。可有低血钾、高血糖和高血压表现,有些患者可能出现特征性的"满月脸"。

(4)副肿瘤性神经综合征:是恶性肿瘤间接效应引起的一组神经系统症状与体征,脑、脊髓、周围神经、神经肌肉接头及肌肉等多器官均可受累。临床表现多样,多见于小细胞癌患者,可表现为近端肌肉无力、反射降低和自主神经功能失常等,并往往发生于肺癌确诊之前。

(5)血液系统异常:1% ~ 8% 患者有凝血、血栓或其他血液学异常,包括贫血、血小板的异常增多与减少、类白血病反应、凝血功能异常甚至弥漫性血管内凝血等。肺癌伴发血栓性疾病的预后较差。

(6)杵状指(趾)和肺性肥大性骨关节病:非小细胞肺癌常见。杵状指(趾)表现以手指(趾)末端呈杵状增生,发生快,疼痛剧烈,甲床周围出现红晕为特征。肺性肥大性骨关节病表现以长骨疼痛、骨膜增生、新骨形成或关节疼痛常同时伴发为特征。手术切除肺癌后症状立即减轻或消失。肿瘤复发又可出现。

(7)皮肤表现:常见于腺癌患者,包括皮肌炎、黑棘皮症等。

【实验室及其他检查】

1. 实验室检查　包括一般检测,有血常规、肝功能、肾功能、凝血功能等,以了解患者的一般状况及是否适于采取相应的治疗措施。其次是血清学肿瘤标志物检测,有癌胚抗原、神经元特异性烯醇化酶及鳞状上皮细胞癌抗原等检测,帮助辅助诊断和鉴别诊断,并了解肺癌可能的病理类型。

2. 胸部 X 射线检查　X 射线胸片正、侧位常是发现肺癌最常用的方法,对早期肺癌的诊断价值有限,一旦 X 射线胸片怀疑肺癌应及时行胸部 CT 检查。

3. 胸部 CT 检查　是目前肺癌诊断、分期、疗效评价及治疗后随诊中最重要和最常用的影像检查方法。CT 能够显示 X 射线胸片上难以发现的影像信息,可以有效地检出早期肺癌,进一步验证病变所在的部位和累及范围。对于肺癌初诊患者胸部 CT 扫描范围应包括双侧肾上腺。对于难以定性诊断的胸部病变,可采用 CT 引导下经皮肺穿刺活检术来获取细胞学或组织学诊断。

4. 磁共振成像　磁共振成像(MRI)在明确肿瘤与大血管之间的关系上优于 CT。MRI 特别适用于判定脑、脊髓有无转移,脑增强 MRI 应作为肺癌术前常规分期检查。MRI 对骨髓腔转移敏感度和特异度均很高,可根据临床需求选用。

5. 正电子发射体层显像(PET)和 PET-CT　用于肺癌及淋巴结转移的定性诊断,其对肺癌的敏感度可达 95%,特异度可达 90%,对发现转移病灶也很敏感,但对肺泡细胞癌的敏感性较差。

6. 纤支镜检查　是诊断肺癌的主要方法之一。通过活检、刷检及灌洗等方式进行组织学或细胞学取材,提高早期诊断的阳性率。

7. 痰脱落细胞检查　其检查简单、无创,易于为患者接受,是肺癌定性诊断简便有效的方法之一,也可以作为肺癌高危人群的筛查手段。要提高痰检阳性率,必须获得气道深部的痰液,及时送检,至少送检 3 次以上。敏感度<70%,但特异度高。

8. 其他　如针吸细胞学检查、纵隔镜检查、胸腔镜检查、开胸肺活检等。

【诊断要点】

肺癌的诊断包括肺癌的定性和定位、病理分型和分期两部分。临床上主要依靠临床表现、影像学检查、肿瘤标志物检查、组织病理学检查等来确定,其中组织病理学诊断是肺癌诊断和治疗的依据。

【治疗要点】

治疗方案应当根据患者的机体状况、病理学类型、侵及范围,有计划、合理地应用手术、化疗、生物靶向和放射治疗等多学科综合治疗模式,强调个体化治疗。以期达到根治或最大程度控制肿瘤,提高治愈率,改善患者的生活质量,延长生存期的目的。

1. 药物治疗　药物治疗主要包括化疗和分子靶向治疗,用于肺癌晚期或复发患者的治疗。化疗还可用于手术后患者的辅助化疗、术前新辅助化疗及联合放疗的综合治疗等。

化疗应当严格掌握适应证,充分考虑患者的疾病分期、体力状况、自身意愿、药物不良反应、生活质量等,避免治疗过度或治疗不足。常用的药物包括铂类(顺铂、卡铂)、紫杉类(紫杉醇、多西他赛)、长春瑞滨、吉西他滨、培美曲塞、依托泊苷和喜树碱类似物(伊立替康)等。目前一线化疗推荐含铂的两药联合方案,如卡铂或顺铂加上紫杉醇、长春瑞滨等,治疗4~6个周期。靶向治疗是以肿瘤组织或细胞的驱动基因变异及肿瘤相关信号通路的特异性分子为靶点,利用分子靶向药物特异性阻断该靶点的生物学功能,选择性地从分子水平逆转肿瘤细胞的恶性生物学行为,从而达到抑制肿瘤生长甚至使肿瘤消退的目的。目前靶向治疗主要应用于非小细胞肺癌中的腺癌患者,常用药物包括厄洛替尼、吉非替尼、阿法替尼、奥希替尼、克唑替尼等,对不适合根治性治疗局部晚期和转移的NSCLC有显著的治疗作用,并可延长患者的生存期。

2. 放射治疗　放射治疗简称放疗。可分为根治性放疗、姑息性放疗、辅助放疗和预防性放疗等。放疗通常联合化疗治疗肺癌,因分期、治疗目的和患者一般情况的不同,联合方案可选择同步放化疗、序贯放化疗。肺癌对放疗的敏感性,以SCLC为最高,其次为鳞癌和腺癌,故照射剂量以SCLC最小,腺癌最大。

3. 手术治疗　手术治疗是早期肺癌的最佳治疗方法,分为根治性与姑息性手术。手术应当力争根治性切除,以期达到切除肿瘤,减少肿瘤转移和复发的目的,保证分期准确性,指导术后综合治疗。NSCLC主要适于Ⅰ期及Ⅱ期患者,根治性手术切除是首选的治疗手段。SCLC 90%以上就诊时已有胸内或远处转移,一般不推荐手术治疗。

4. 介入治疗　支气管动脉灌注化疗适用于失去手术指征,全身化疗无效的晚期患者。此方法毒副作用小,可缓解症状,减轻患者痛苦。

5. 中医药治疗　在巩固、促进、恢复机体功能中起到辅助作用。

【主要护理诊断/问题】

1. 焦虑/恐惧　与肺癌的确诊、不了解治疗计划及预感到治疗对机体功能的影响和死亡威胁有关。

2. 疼痛　与癌细胞浸润、肿瘤压迫或转移有关。

3. 营养失调:低于机体需要量　与癌症致机体过度消耗、压迫食管致吞咽困难、化疗反应致食欲减退、摄入量不足有关。

4. 潜在并发症　化疗药物不良反应。

【护理措施】

1. 焦虑/恐惧

(1)加强沟通:针对不同时期的患者,有针对性地进行交谈,了解患者的心理状态和对诊断及治疗的理解程度,观察患者有无失眠、紧张、烦躁不安、心悸等焦虑或恐惧表现。鼓励患者表达自己的观点和看法,耐心倾听患者诉说,与患者建立良好的护患关系,调整患者的情绪,使患者以积极的心态面对疾病。

(2)心理与社会支持:通过多种途径给患者及家属提供心理与社会支持,尊重患者内心感受和隐私权,帮助患者正确估计所面临的情况,鼓励患者及家属积极参与治疗和护理计划的制订,介绍治疗成功的病例,以增强患者的治疗信心。帮助患者建立良好、有效的社会支持系统,使患者感受到关爱,激起生活热情,克服恐惧、绝望心理,保持积极的情绪,对抗疾病。家属有特别要求时,应协同家属采取保护性措施,合理隐瞒,以配合家属的要求。

2.疼痛

(1)休息:创造一个良好的病房环境,保证干净整洁、空气清新、温湿度适宜,便于患者休息。

(2)疼痛评估:根据患者的情况选择合适的疼痛评估工具。把握好评估时机,如入院8 h内应对患者疼痛情况进行常规评估,24 h内进行全面评估;疼痛控制稳定者,应每日至少进行1次常规评估,每2周进行1次全面评估;疼痛控制不稳定者,如出现爆发痛,疼痛加重,或剂量滴定过程中出现疼痛应及时评估;应用镇痛药后,应依据给药途径及药物达峰时间评估疼痛程度。

(3)避免加重疼痛因素:①对于活动困难者,变换体位时避免推、拉动作,防止用力不当引起病变部位疼痛。②指导和协助胸痛患者用手或枕头护住胸部,以减轻深呼吸、咳嗽或变换体位所引起的疼痛。③预防上呼吸道感染,尽量避免咳嗽,必要时给镇咳药。

(4)提高患者的耐受力:保持病室安静,增加患者的舒适度;鼓励患者适当参加文娱活动;理解患者的痛苦,以同情和鼓励的语言支持患者并适当采用放松训练、音乐疗法、转移注意力等辅助措施,以提高患者对疼痛的耐受力。

(5)用药护理:应遵医嘱按三级阶梯止痛方案指导患者用药(表2-11-1),从小剂量开始,以口服为主。注意观察用药的效果,了解疼痛缓解程度和镇痛作用持续时间,对生活质量的改善情况。注意预防药物的不良反应,如阿片类药物有便秘、恶心、呕吐、镇静和精神紊乱等不良反应,应嘱患者多进富含纤维素的蔬菜和水果,或服番泻叶冲剂等,以缓解和预防便秘。晚期患者疼痛严重而持续、应用常规给药方法不能有效控制疼痛及有条件的患者可建议采用患者自控镇痛(PCA),更易维持最低且有效的镇痛药浓度,有利于患者在任何时刻、不同疼痛强度下获得最佳止痛效果。

表2-11-1　三阶梯疗法

阶梯	治疗药物
轻度疼痛	非阿片类镇痛药±辅助药物
中度疼痛	弱阿片类±非阿片类镇痛药±辅助药物
重度疼痛	强阿片类±非阿片类镇痛药±辅助药物

3.营养失调

(1)饮食护理:向患者及家属强调增加营养与促进康复、配合治疗的关系,了解患者的饮食习惯、营养状态和饮食摄入情况,评估影响进食的因素(如有无口腔溃疡、有无吞咽困难、化疗药物的副作用)。与患者和家属共同制订既适合患者饮食习惯,又有利于疾病康复的饮食计划。创造清洁、舒适、愉快的进餐环境,保持口腔清洁以增进食欲。提供富含蛋白、高热量、富含维生素、易消化的食物,少量多餐,避免产气食物,如地瓜、韭菜等。有吞咽困难者应给予流质饮食,进食宜慢,取半卧位,以免发生吸入性肺炎或呛咳,甚至窒息。病情危重者可采取喂食、鼻饲等方法增加摄入量。

（2）支持疗法:对进食不能满足机体需要的患者,可建议通过静脉酌情给予脂肪乳剂、复方氨基酸、全血、血浆或白蛋白等改善营养状况。

4.潜在并发症　参见第六章中"急性白血病"的护理措施。

【健康指导】

1.疾病预防指导　对肺癌高危人群定期进行体检,以早期发现,早期治疗。对45岁以上长期重度吸烟有下列情况者应怀疑肺癌,并进行有关排除检查:年龄55～74岁,吸烟量30包/年(如已戒烟,戒烟时间<15年);年龄45～70岁且有一项肺癌高危因素也可作为筛查的条件,包括吸烟史、职业致癌物质暴露(如石棉、电离辐射、二氧化硅等)、个人肿瘤史、直系亲属肺癌家族史、慢性肺部疾病史(如慢性阻塞性肺疾病、肺结核或肺纤维化)、有长期二手烟或环境油烟吸入史等,个体推荐参加低剂量CT肺癌筛查。筛查的间隔时间为1年,如年度筛查结果正常的,建议每1～2年继续筛查。

2.疾病知识指导　提倡健康的生活方式,劝导戒烟,避免被动吸烟。改善工作和生活环境,减少或避免吸入致癌物质如污染的空气和粉尘。指导患者加强营养支持,多食富含蛋白、高热量、富含维生素、高纤维、易消化的饮食,尽可能改善患者的食欲。合理安排休息和活动,增强抗病能力,避免呼吸道感染。督促患者坚持化疗或放疗,并告诉患者出现呼吸困难、疼痛等症状加重或不缓解时应及时就诊。

3.心理指导　指导患者保持良好的精神状态,增强其治疗疾病的信心。解释治疗中可能出现的反应,消除恐惧心理,确保完成治疗方案。对晚期肿瘤转移患者,要指导家属做好临终前的护理,告知患者及家属对症处理的措施,使患者平静地走完人生最后旅途。

（叶 红）

第十二节 气 胸

案例分析

　　患者,王某,男,19岁,学生。昨日剧烈咳嗽后突然出现右侧胸痛,撕裂样痛,深呼吸时症状加重,伴有胸闷、气急,感呼吸困难,时有刺激性干咳,无明显咳痰,无畏寒、发热,无心悸,未重视治疗,今日症状有所加重,摄片示:右侧气胸,压缩70%,门诊拟以"右侧自发性气胸"收住入院进一步治疗。查体:T 36.8 ℃,P 100次/min,R 22次/min,BP 105/65 mmHg。

　　请思考:①目前患者最主要的治疗措施是什么? ②该患者有哪些主要的护理诊断/问题? ③患者目前主要的护理措施有哪些?

　　胸膜腔为不含气体的密闭潜在腔隙,当气体进入胸膜腔,造成积气状态时,称为气胸。气胸可分为自发性、外伤性和医源性3种类型。自发性气胸指肺组织及脏层胸膜的自发破裂,或胸膜下肺大疱自发破裂,使肺及支气管内气体进入胸膜腔所致的气胸,可分为原发性和继发性。前者发生于无基础肺疾病的健康人,后者发生于有基础疾病的患者。自发性气胸为内科急症,本病男性较多,

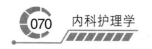

男女之比约为6∶1,多见于20～30岁的青壮年。本节主要讲述自发性气胸。

【病因与发病机制】

1.**原发性自发性气胸** 多见于瘦高体形的男性青壮年,常规X射线检查除可发现胸膜下肺大疱外,肺部无显著病变,但此种肺大疱的成因尚不明确,可能与吸烟、瘦高体形、非特异性炎症瘢痕或先天性弹力纤维发育不良有关。

2.**继发性自发性气胸** 是在原有肺病疾病基础上发生的,如肺结核、慢性阻塞性肺疾病、肺癌、肺脓肿、结节病等引起细支气管的不完全阻塞,形成肺大疱破裂。有些女性可在月经来潮前后24～72 h内发生气胸,其病理机制尚不清楚,可能是胸膜和膈肌上有异位子宫内膜破裂所致。

3.**诱发因素**

(1)肺内压增加的因素:如航空、潜水作业时无适当防护措施或从高压环境突然进入低压环境可发生气胸。另抬举重物、用力过猛、剧咳、屏气,甚至大笑等也可成为促使气胸发生的诱因。

(2)医源性因素:如经皮肺穿刺活检术、胸腔穿刺抽液术、锁骨下静脉置管术、呼吸机的使用,若吸气压力太大,可诱发气胸。

(3)外伤因素:胸壁刀刺伤、枪击伤、肋骨骨折等。

气胸发生后,胸腔内失去了负压,也失去了对肺的牵引作用,甚至因正压对肺产生压迫,使肺失去膨胀能力,表现为肺容量减小、肺活量降低、最大通气量降低的限制性通气功能障碍。由于初期血流量并不减少,产生通气/血流比值下降、动静脉分流增加,从而出现低氧血症。大量气胸时,由于静脉血回心的负压吸引消失,而且胸膜腔内正压还对心脏和大血管产生压迫作用,使心脏充盈减少,心排血量降低,引起心率增快、血压降低甚至休克。张力性气胸可引起纵隔移位,导致循环障碍,甚至窒息死亡。

【分类】

根据脏层胸膜破裂口的情况及其发生后对胸膜腔内压力的影响,自发性气胸通常分为以下3种类型。

1.**闭合性(单纯性)气胸** 胸膜破裂口较小,随肺萎陷而闭合,气体不再继续进入胸膜腔。胸膜腔内压的正负取决于进入胸膜腔内的气体量,抽气后压力下降且不再复升,表明破裂口处不再漏气。

2.**交通性(开放性)气胸** 胸膜破裂口较大或两层胸膜间有粘连或牵拉,使破口持续开放,吸气与呼气时气体自由进出胸膜腔。

3.**张力性(高压性)气胸** 胸膜破裂口呈单向活瓣或活塞作用,吸气时因胸廓扩大、胸膜腔内压变小,空气进入胸膜腔;呼气时因胸膜腔内压升高压迫活瓣而关闭,致使胸膜腔内气体不断积聚,压力持续升高,使肺脏受压,呼吸困难,纵隔向健侧移位,影响心脏血液回流。此型胸膜腔内压常超过10 cmH$_2$O,甚至高达20 cmH$_2$O,为内科急诊,需紧急排气缓解症状。

【临床表现】

气胸严重程度与有无肺基础疾病及肺功能状态、气胸发生速度、胸膜腔内积气量及压力等因素有关。

1.**症状** 部分患者发病前可有抬举重物、剧烈运动、屏气等诱因存在,多数患者发生在正常活动或安静休息时,偶有在睡眠中发生。起病急骤,患者突感一侧针刺样或刀割样的胸痛,持续时间短,继之出现胸闷、呼吸困难。若气胸发生前患者肺功能良好,尤其是年轻人,即使肺压缩80%也无明显呼吸困难。如原有严重肺功能减退,即使少量气胸,也可出现明显呼吸困难,患者不能平卧或取被迫健侧卧位,以减轻呼吸困难。张力性气胸由于胸膜腔内压骤增、患侧肺完全被压缩、纵隔移位,可迅速出现呼吸循环障碍,患者表现为烦躁不安、挣扎坐起、表情紧张、胸闷、发绀、冷汗、脉速、心律失常,甚至出现休克、呼吸衰竭。

2.体征 小量气胸时体征不明显。大量气胸时,气管向健侧移位,患侧胸部膨隆,呼吸运动减弱,触诊语颤减弱或消失;叩诊过清音或鼓音,心浊音界缩小或消失;听诊呼吸音减弱或消失。左侧气胸或并发纵隔气肿时可在左心缘处听到与心脏搏动一致的气泡破裂音,称为急性间质性肺炎(又称阿曼-里奇综合征,Hamman-Rich syndrome)。液气胸时,可闻及胸内振水声。血气胸如失血量过多或张力性气胸发生循环障碍时,可出现血压下降,甚至发生休克。

【实验室及其他检查】

1.胸部 X 射线检查 是诊断气胸的重要方法,并可显示肺受压程度,肺内病变情况及有无胸膜粘连、胸腔积液和纵隔移位等。气胸容量的大小可依据后前位 X 射线胸片上气胸线到侧胸壁的距离近似判断,<2 cm 为小量气胸,≥2 cm 为大量气胸。

2.胸部 CT 表现 为胸膜腔内极低密度气体影,伴有肺组织不同程度的萎缩改变。CT 对于小量气胸、局限性气胸以及肺大疱与气胸的鉴别比 X 射线胸片更敏感和准确。另外对气胸量大小的评价也更为准确。

3.血气分析 多数气胸患者的动脉血气分析提示低氧血症,有超过75%的患者 PaO_2 低于80 mmHg。

【诊断要点】

根据症状,突发一侧胸痛,伴呼吸困难,同时发现相应的气胸体征,可做出初步诊断。X 射线胸片或 CT 显示气胸线可确诊。若病情十分危重无法搬动拍摄 X 射线胸片时,可在患侧胸腔体征最明显处试验穿刺,如抽出气体,可证实气胸的诊断。

【治疗要点】

自发性气胸的治疗目的是促进患侧肺复张、消除病因及减少复发。具体方法包括保守治疗、胸膜腔穿刺抽气、胸膜腔闭式引流、防止复发措施、手术治疗等。

1.保守治疗 主要适用于稳定型小量闭合性气胸,具体包括卧床休息、给氧、酌情给予镇静和镇痛等药物。由于胸膜腔内气体的吸收有赖于胸膜腔内气体分压与毛细血管气体分压的压力差,高浓度吸氧(面罩吸入10 L/min 的氧气)可加快胸膜腔内气体的吸收。在保守治疗过程中需密切观察病情,尤其在气胸发生后24~48 h。

2.排气疗法

(1)适应证:闭合性气胸肺压缩<30% 时,大多能自行吸收,无须排气。肺压缩 > 30% 时,需排气。

(2)方法

1)胸腔穿刺排气:通常选择患侧锁骨中线外侧第 2 肋间为穿刺点(局限性气胸除外),消毒皮肤后,用胸穿针或细导管刺入胸腔,并用胶管将针头与 50 mL 或 100 mL 注射器相连进行抽气并测压,直到患者呼吸困难缓解为止。胸腔内气体较多时,1 次抽气量不宜超过 1 000 mL,每天或隔天抽气1 次。张力性气胸患者的病情危急,短时间内可危及生命,亦需立即胸腔穿刺排气。

2)胸腔闭式引流:对于呼吸困难明显、肺压缩程度较大的不稳定型气胸患者,如交通性气胸、张力性气胸和气胸反复发作的患者,无论气胸容量多少,均应尽早行胸腔闭式引流。插管部位一般都取锁骨中线外侧第 2 肋间(局限性气胸和有胸腔积液的患者需经 X 射线胸片定位)。

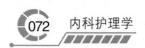

3. **胸膜硬化治疗** 对于持续性或复发性气胸、双侧气胸、肺功能欠佳不宜手术治疗的患者,可向胸腔内注入硬化剂,如多西环素、无菌滑石粉等,产生无菌性胸膜炎症,使两层胸膜粘连,减少复发。

4. **手术治疗** 经内科治疗无效的气胸患者可考虑手术治疗,如经胸腔镜行直视下胸膜粘连烙断术,促使破口关闭;开胸行胸膜修补术、肺大疱结扎术或肺叶肺段切除术。手术治疗的成功率高,复发率低。

5. **并发症及处理** 常见的并发症包括纵隔气肿与皮下气肿、血气胸及脓气胸,应根据临床情况给予相应处理。

【主要护理诊断/问题】

1. **低效性呼吸型态** 与肺扩张能力下降、缺氧等有关。

2. **疼痛:胸痛** 与脏层胸膜破裂、引流管置入有关。

3. **潜在并发症** 严重缺氧、循环衰竭。

【护理措施】

1. **休息** 急性患者应绝对卧床休息,避免用力、屏气、咳嗽等增加胸腔内压的活动。血压平稳者取半坐位,有利于呼吸、咳嗽排痰及胸腔引流。卧床期间,协助患者每 2 h 翻身 1 次。如有胸腔引流管,翻身时应注意防止引流管脱落。

2. **给氧** 根据患者缺氧的严重程度选择适当的给氧方式和吸入氧流量,保证患者 $SaO_2 > 90\%$。

3. **病情观察** 密切观察患者的呼吸频率、呼吸困难和缺氧情况,必要时监测血气分析。大量抽气或放置胸腔引流管后,如呼吸困难缓解后再次出现胸闷,并伴有顽固性咳嗽、患侧肺部湿啰音,应考虑复张性肺水肿的可能,立即报告医生进行处理。

4. **心理支持** 患者由于呼吸困难会出现紧张、焦虑和恐惧等情绪反应,导致耗氧量增加,从而加重呼吸困难和缺氧。因此在做各项检查、操作前应向患者解释其目的、效果和感觉,即使在非常紧急的情况下,也要用简单明了的语言进行必要的解释,及时满足其心理需求,缓解患者的紧张情绪。

5. **胸腔闭式引流的护理** 其工作原理及具体护理措施见《外科护理学》中相关章节。

【健康指导】

1. **疾病知识指导** 向患者介绍继发性自发性气胸的发生是由于肺组织有基础疾病存在,遵医嘱积极治疗肺部基础疾病对于预防气胸的复发极为重要。指导患者避免气胸诱发因素:①避免抬举重物、剧烈咳嗽、屏气、用力排便,采取有效措施预防便秘。②注意劳逸结合,在气胸痊愈后的 1 个月内,不进行剧烈运动,如打球、跑步等。③保持心情愉快,避免情绪波动。④劝导吸烟者戒烟。同时告诫患者 1 年内尽量不要乘坐飞机。

2. **病情监测** 告诉患者一旦出现突发性胸痛,感到胸闷、气急时,可能为气胸复发,应及时就诊。

(叶 红)

第十三节　呼吸衰竭和急性呼吸窘迫综合征

案例分析

患者,王某,男,60岁。因"慢性咳嗽、咳痰20年,活动后气急5年,加重伴发热3 d"收入院。既往有冠心病史,否认高血压史、糖尿病史。有吸烟史28年,平均1包/d。否认职业接触有害气体粉尘,父亲有慢性支气管炎病史。查体:T 39 ℃,R 28次/min,身高174 cm,体重64 kg,球结膜水肿,口唇发绀,胸腹矛盾呼吸,桶状胸,双肺呼吸音低,呼气延长,双侧语颤减弱,两肺可闻及哮鸣音和湿啰音。心界不大,心音低,心率114次/min,各瓣膜未闻及杂音。腹平软,肝、脾未及。双下肢无水肿,无杵状指。实验室检查:血常规,白细胞$15×10^9$/L,其中中性粒细胞占0.92%。肝、肾功能正常。X射线示慢支改变、双肺气肿。肺功能检查:$FEV_1/FVC<70\%$,FEV_1预计值%为45.7%。动脉血气分析:pH 7.34,PaO_2 56 mmHg,$PaCO_2$ 57 mmHg。

请思考:①该患者目前的初步医疗诊断有哪些?需要完善哪些检查?②一旦确诊,应给予患者的治疗措施有哪些?③患者目前存在哪些护理诊断/问题?应采取什么护理措施?

一、呼吸衰竭

呼吸衰竭指各种原因引起的肺通气和(或)换气功能严重障碍,使静息状态下亦不能维持足够的气体交换,导致低氧血症伴(或不伴)高碳酸血症,进而引起一系列病理生理改变和相应临床表现的综合征。其临床表现缺乏特异性,明确诊断需依据动脉血气分析:在海平面、静息状态、呼吸空气条件下,动脉血氧分压(PaO_2)<60 mmHg,伴或不伴二氧化碳分压($PaCO_2$)>50 mmHg,可诊断为呼吸衰竭。

【病因与发病机制】

1. 病因

(1)气道阻塞性病变:如慢性阻塞性肺疾病、哮喘急性加重、肿瘤等,均可引起肺通气不足或通气/血流比值失调,导致缺氧和(或)CO_2潴留,发生呼吸衰竭。

(2)肺组织病变如严重肺炎、肺气肿、肺水肿等,均可使有效弥散面积减少、肺顺应性降低、通气/血流比值失调,导致缺氧或合并CO_2潴留。

(3)肺血管疾病如肺栓塞、肺血管炎等可引起通气/血流比值失调,导致呼吸衰竭。

(4)心脏疾病如缺血性心脏病、心肌病、严重心瓣膜疾病等,均可导致通气和换气功能障碍,从而导致氧和(或)CO_2潴留。

(5)胸廓与胸膜病变如胸外伤造成的连枷胸、胸廓畸形、大量胸腔积液、广泛胸膜增厚、气胸等,均可限制胸廓活动和肺扩张,导致通气不足和吸入气体分布不均,发生呼吸衰竭。

(6)神经肌肉病变如脑血管疾病、脑炎以及镇静催眠剂中毒可直接或间接抑制呼吸中枢。脊髓颈段或高位胸段损伤、重症肌无力等均可累及呼吸肌,造成呼吸肌无力或麻痹而发生肺通气不足,导致呼吸衰竭。

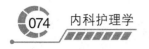

2. 发病机制

（1）低氧血症和高碳酸血症的发生机制

1）肺通气不足：正常成人在静息状态下有效通气量需达 4 L/min 方能维持正常肺泡氧分压（PaO_2）和二氧化碳分压（$PaCO_2$）。肺泡通气量减少,肺泡氧分压下降,二氧化碳分压上升。

2）弥散障碍：系指 O_2、CO_2 等气体通过肺泡膜进行交换的物理弥散过程发生障碍。弥散速度取决于肺泡膜两侧的气体分压差、气体弥散系数,肺泡膜的弥散面积、厚度和通透性;弥散量受血液与肺泡接触时间以及心排血量、血红蛋白含量、通气/血流比值等影响。静息状态下,O_2 的弥散能力仅为 CO_2 的 1/20,故发生弥散障碍时通常以低氧血症为主。

3）通气/血流比值失调：系指每分钟肺泡通气量与每分钟肺毛细血管总血流量之比。正常成人静息状态下,通气/血流比值约为 0.8。其主要有两种形式：①通气/血流比值增加,局部血流量绝对或相对减少。②通气/血流比值降低,局部通气量相对或绝对减少。通气/血流比值失调通常仅导致低氧血症,而无 CO_2 潴留。其原因主要是：①氧解离曲线呈 S 形,正常肺泡毛细血管血氧饱和度（SaO_2）已处于曲线的平台,无法携带更多的氧以代偿病变区的血氧含量下降。而 CO_2 解离曲线在生理范围内呈直线,有利于通气良好区对通气不足区的代偿,排出足够的 CO_2,不致出现 CO_2 潴留。但如病变广泛,严重的通气/血流比值失调亦可导致 CO_2 潴留。②动脉与混合静脉血的氧分压差为 59 mmHg,是 CO_2 分压差的 10 倍,因此,未动脉化的血液掺入后 PaO_2 的下降程度远超过二氧化碳分压的升高。

4）肺内动-静脉解剖分流增加：肺动脉内的静脉血未经氧合直接流入肺静脉,造成低氧血症,是通气/血流比值失调的特例,常见于动-静脉瘘。这种情况下,提高吸氧浓度并不能提高分流静脉血的血氧分压。

5）氧耗量增加：是加重缺氧的原因之一。发热、寒战、呼吸困难和抽搐均可增加氧耗量,寒战时耗氧量可达 500 mL/min;严重呼吸困难时,用于呼吸的氧耗量可达到正常的十几倍。氧耗量增加,肺泡氧分压下降,此时可通过增加通气量防止缺氧。若同时伴有通气功能障碍,则会出现严重的低氧血症。

（2）低氧血症和高碳酸血症对机体的影响

1）对中枢神经系统的影响：其影响程度取决于缺氧的程度（表 2-13-1）和发生速度。通常完全停止供氧 4~5 min 即可引起不可逆的脑损害。

表 2-13-1　缺氧程度对中枢神经系统的影响

氧分压/mmHg	临床表现
<60	注意力不集中、视力和智力轻度减退
<40~50	头痛、烦躁不安、定向力和记忆力障碍、嗜睡、谵妄、精神错乱
<30	神志丧失甚至昏迷
<20	数分钟即可出现神经细胞不可逆转性损伤

轻度的 CO_2 增加,对皮质下层刺激加强,可间接引起皮质兴奋,表现为失眠、兴奋、烦躁不安等症状。若 CO_2 继续升高,皮质下层受抑制,可使中枢神经处于麻醉状态,表现为扑翼样震颤、嗜睡、昏迷、抽搐、呼吸抑制等症状。这种由缺氧和 CO_2 潴留所致的神经精神障碍综合征称为肺性脑病,又称 CO_2 麻醉。

缺氧、CO_2 潴留均可使脑血管扩张、血流阻力减少、血流量增加以代偿脑缺氧。严重时可损伤血管内皮细胞使其通透性增高，引起脑间质水肿和脑细胞水肿，导致颅内压增高，压迫脑组织和血管，进一步加重脑缺血、缺氧，形成恶性循环，严重时出现脑疝。

2）对循环系统的影响：缺氧和 CO_2 潴留均可引起心率反射性加快、心肌收缩力增强、心排血量增加。同时可使交感神经兴奋，引起皮肤和腹腔器官血管收缩，而冠状血管主要受局部代谢产物的影响而扩张，血流量增加。急性严重缺氧可导致心室颤动或心搏骤停。长期慢性缺氧可导致心肌纤维化、心肌硬化、肺动脉高压，最终发展为肺源性心脏病。

3）对呼吸系统的影响：当 $PaO_2 < 60\ mmHg$ 时，可作用于颈动脉体和主动脉体化学感受器，反射性兴奋呼吸中枢，增强呼吸运动，使呼吸频率增快甚至出现呼吸窘迫。当 $PaO_2 < 30\ mmHg$ 时，缺氧可对呼吸中枢产生直接抑制作用。CO_2 是强有力的呼吸中枢兴奋剂。当 $PaCO_2$ 急骤升高时，呼吸加深加快；长时间严重的 CO_2 潴留，会造成中枢化学感受器对 CO_2 的刺激作用发生适应；当 $PaCO_2 > 80\ mmHg$ 时，会对呼吸中枢产生抑制和麻痹作用，此时呼吸运动主要靠缺氧对外周化学感受器的刺激作用来维持。

4）对消化系统的影响：常合并消化道功能障碍。缺氧可直接或间接损害肝细胞，使丙氨酸氨基转移酶升高，若缺氧能够得到及时纠正，肝功能可逐渐恢复正常。

5）对肾功能的影响：缺氧可导致肾血流量减少、肾小球滤过率减少；CO_2 潴留可引起肾血管痉挛，血流减少，尿量减少。若治疗及时，随着外呼吸功能的好转，肾功能可以恢复。

6）酸碱平衡和电解质的影响：呼吸功能障碍导致血 $PaCO_2$ 增高、pH 下降，发生呼吸性酸中毒。严重缺氧可抑制细胞能量代谢的中间过程，使能量生成减少，并产生大量乳酸和无机磷，引起代谢性酸中毒。严重或持续缺氧可使能量产生不足，导致钠泵功能障碍，使细胞内 K^+ 转移至血液，而 Na^+ 和 H^+ 进入细胞内，造成高钾血症和细胞内酸中毒。慢性呼吸衰竭因 CO_2 潴留发展缓慢，肾脏排出 HCO_3^- 减少以维持正常 pH，机体为维持血中主要阴离子的相对恒定，出现排 Cl^- 增加，造成低氯血症。

【分类】

1. 按动脉血气分析分类

（1）Ⅰ型呼吸衰竭：又称缺氧性呼吸衰竭，仅有缺氧，无 CO_2 潴留。血气分析特点是 $PaO_2 < 60\ mmHg$，$PaCO_2$ 降低或正常，见于换气功能障碍疾病，如严重肺部感染性疾病、间质性肺疾病、急性肺栓塞等。

（2）Ⅱ型呼吸衰竭：又称高碳酸性呼吸衰竭，既有缺氧，又有 CO_2 潴留。血气分析特点是 $PaO_2 < 60\ mmHg$，$PaCO_2 > 50\ mmHg$，系肺泡通气不足所致，如慢阻肺。

2. 按发病急缓分类

（1）急性呼吸衰竭：由于多种突发致病因素使通气和（或）换气功能迅速出现严重障碍，在短时间内发展为呼吸衰竭。因机体不能很快代偿，如不及时抢救，将危及患者生命。

（2）慢性呼吸衰竭：由于呼吸和神经肌肉系统的慢性疾病，导致呼吸功能损害逐渐加重，经过较长时间发展为呼吸衰竭，以慢阻肺最常见。早期机体可代偿适应，多能耐受轻工作及日常活动，动脉血气分析 pH 在正常范围。若在此基础上并发呼吸道感染、气道痉挛或并发气胸等，病情可出现急性加重，在短时间内 PaO_2 明显下降和（或）$PaCO_2$ 明显升高，则称为慢性呼吸衰竭急性加重，其临床情况兼有慢性和急性呼吸衰竭的特点。

3. 按发病机制分类

（1）泵衰竭：由呼吸泵（驱动或调控呼吸运动的神经系统、肌肉组织及胸廓）功能障碍引起，以Ⅱ型呼吸衰竭表现为主。

（2）肺衰竭：由肺组织、肺血管病变和气道阻塞引起，可以是Ⅰ型或Ⅱ型呼吸衰竭。

【临床表现】

呼吸衰竭主要是低氧血症所致的呼吸困难和多脏器功能障碍。

1. 呼吸困难　是呼吸衰竭最早出现的症状。急性呼吸衰竭较早期表现为呼吸频率增快，病情严重时出现呼吸困难，辅助呼吸肌活动增加，可出现三凹征。慢性呼吸衰竭病情较轻时表现为呼吸浅快，若并发 CO_2 麻醉，可由呼吸过速转为浅慢呼吸或潮式呼吸。

2. 发绀　是缺氧的典型表现。当 SO_2 低于 90% 时，可在口唇、指甲、舌等处出现发绀。另外，发绀的程度与还原型血红蛋白含量相关。因此红细胞增多者发绀明显，而贫血患者发绀则不明显或不出现。真正由动脉血氧饱和度降低引起的发绀，称作中央性发绀；但严重休克等引起末梢循环障碍的患者，即使动脉血氧分压尚正常，也可出现发绀，称作外周性发绀。

3. 精神-神经症状　急性呼吸衰竭可迅速出现精神紊乱、躁狂、昏迷、抽搐等症状。慢性呼吸衰竭随着 $PaCO_2$ 升高表现为先兴奋后抑制症状。兴奋症状包括失眠、烦躁、昼夜颠倒，甚至谵妄，但此时切忌应用镇静或催眠药，以免加重 CO_2 潴留，诱发肺性脑病，出现抑制症状，表现为神志淡漠、扑翼样震颤、间歇抽搐、嗜睡，甚至昏迷等。

4. 循环系统表现　早期多数患者出现代偿性心动过速，血压增高。严重缺氧和酸中毒时，可导致心肌损害引起周围循环衰竭、血压下降、心律失常甚至心搏骤停；另外还可引起肺动脉高压引发肺心病的出现。CO_2 潴留者可使外周体表静脉充盈、皮肤潮红、温暖多汗、血压升高、脉搏洪大；也可引起脑血管扩张产生搏动性头痛。

5. 消化和泌尿系统表现　急性严重呼吸衰竭时可损害肝、肾功能，出现丙氨酸氨基转移酶与血浆尿素氮升高、蛋白尿、血尿等。部分患者可引起应激性溃疡而发生上消化道出血。

【实验室及其他检查】

1. 动脉血气分析　对判断呼吸衰竭和酸碱失衡的严重程度及指导治疗均具有重要意义。pH 正常或降低，可反映机体的代偿状况，有助于对急性或慢性呼吸衰竭加以鉴别。

2. 影像学检查　胸部 X 射线片、胸部 CT 和放射性核素肺通气/灌注扫描等可协助分析呼吸衰竭的原因。

3. 肺功能检查　判断通气功能障碍的性质（阻塞性、限制性或混合性）及是否合并有换气功能障碍，并对通气和换气功能障碍的严重程度进行判断。

4. 纤维支气管镜检查　对明确气道疾病和获取病理学证据具有重要意义。

5. 其他检查　血常规、尿常规、肝功能、肾功能等。

【诊断要点】

有引起呼吸衰竭的病因或诱因；有低氧血症或伴高碳酸血症的临床表现；动脉血气分析可判断呼吸衰竭的严重程度，胸部影像学、肺功能和纤支镜检查可明确呼吸衰竭原因。

【治疗要点】

呼吸衰竭的处理原则是保持呼吸道通畅，迅速纠正缺氧、改善通气、积极治疗原发病并消除诱因、加强一般支持治疗和对其他重要脏器功能的监测与支持、预防和治疗并发症。

1. 保持呼吸道通畅　气道不畅会加重呼吸肌疲劳；气道阻塞将加重感染，有可能引发肺不张，减少气体交换面积;气道如发生急性完全阻塞,会发生窒息,造成患者短时间内死亡。因此,对任何类型的呼吸衰竭,保持呼吸道通畅是最基本、最重要的治疗措施。

（1）开放气道,清除呼吸道分泌物及异物:昏迷患者用仰头提颏法打开气道并将口打开。清除堵塞于呼吸道的分泌物、血液、误吸的呕吐物或其他异物,解除梗阻,改善通气。

（2）缓解支气管痉挛:用支气管扩张药如 β_2 肾上腺素受体激动药、抗胆碱药、糖皮质激素等缓解支气管痉挛。急性呼吸衰竭患者需静脉给药。

（3）建立人工气道:如上述方法不能有效地保持气道通畅,可采用简易人工气道或气管内导管（气管插管和气管切开）建立人工气道。

2.氧疗　任何类型的呼吸衰竭都存在低氧血症,故氧疗是呼吸衰竭患者的重要治疗措施,但不同类型的呼吸衰竭其氧疗的指征和给氧方法不同。可通过鼻导管、鼻塞、面罩给氧。吸氧浓度的选择原则是在保证 PaO_2 迅速提高到 60 mmHg 或 SpO_2 达 90% 以上的前提下,尽量降低吸氧浓度。Ⅰ型呼吸衰竭则可给予较高浓度(>35%)吸氧;Ⅱ型呼吸衰竭应给予低浓度(<35%)持续吸氧。

3.增加通气量、减少 CO_2 潴留

（1）呼吸兴奋药:通过刺激呼吸中枢或周围化学感受器,增加呼吸频率和潮气量以改善通气。呼吸兴奋药主要用于以中枢抑制为主所致的呼吸衰竭,不宜用于以换气功能障碍为主所致的呼吸衰竭。常用药物有尼可刹米、洛贝林、多沙普仑、阿米三嗪、阿米脱林等。使用原则:①必须保持气道通畅,否则会促发呼吸肌疲劳,加重 CO_2 潴留;②脑缺氧、脑水肿未纠正而出现频繁抽搐者慎用;③患者的呼吸肌功能应基本正常;④不可突然停药。

（2）机械通气:对于呼吸衰竭严重、经上述处理不能有效地改善缺氧和 CO_2 潴留时,需考虑机械通气(见本章第十四节中"机械通气")。

（3）体外膜氧合(ECMO):是持续体外生命支持技术中的一种,通过将患者静脉血引出体外后经膜式氧合器进行充分的气体交换,然后再输入患者体内。按照治疗方式和目的,ECMO 可分为静脉-静脉方式 ECMO(VV-ECMO)和静脉-动脉方式 ECMO(VA-ECMO)两种。ECMO 是严重呼吸衰竭的终极呼吸支持方式,主要目的是部分或全部替代心、肺功能,让其充分休息,最大程度地避免或减少呼吸机相关肺损伤的发生,为诊断和治疗原发病争取更多的时间,改善患者的预后。

4.抗感染　感染是慢性呼吸衰竭急性加重的常见诱因,一些非感染性因素诱发的呼吸衰竭加重也常继发感染,因此需进行积极抗感染治疗。

5.病因治疗　在解决呼吸衰竭本身造成危害的前提下,明确并针对不同病因采取适当的治疗措施是治疗呼吸衰竭的根本所在。

6.支持疗法　包括纠正酸碱平衡失调和电解质紊乱、加强液体管理、维持血细胞比容、保证充足的营养及能量供给等。

7.重要脏器功能的监测与支持　呼吸衰竭往往会累及其他重要脏器,应及时将重症患者转入ICU 进行积极抢救和监测,预防和治疗肺动脉高压、肺源性心脏病、肺性脑病、肾功能不全、消化道功能障碍和弥漫性血管内凝血(DIC)等。

二、急性呼吸窘迫综合征

急性呼吸窘迫综合征(acute respiratory distress syndrome,ARDS)是指由各种肺内和肺外致病因素所致的急性弥漫性、炎症性肺损伤引起的急性呼吸衰竭。主要病理特征为炎症导致的肺微血管通透性增高、肺泡渗出液中富含蛋白质,进而导致肺水肿和透明膜形成。病理生理改变以肺容积减少、肺顺应性降低和严重通气/血流比值失调为主。临床上以呼吸窘迫、顽固性低氧血症为特征,肺

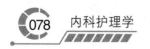

部影像学表现为双肺弥漫渗出性病变。急性肺损伤(ALI)和 ARDS 为同一疾病过程的两个阶段，ALI 代表早期和病情相对较轻的阶段，而 ARDS 代表后期病情较严重的阶段。该病起病急骤，发展迅猛，预后极差，死亡率高达 50% 以上。

【病因与发病机制】

引起 ARDS 的原因或危险因素很多，可以分为肺内因素(直接因素)和肺外因素(间接因素)。肺内因素包括吸入性肺损伤、重症肺炎、淹溺、误吸胃内容物、氧中毒等;肺外因素包括严重休克、严重感染、严重创伤、弥漫性血管内凝血、吸入刺激性气体和胃内容物、溺水、大量输血、急性胰腺炎、药物和麻醉品中毒等。ARDS 的发生可由多种原因复合存在所致。

【临床表现】

除原发病的表现外，其他表现多在原发病后 72 h 内发生，一般不超过 7 d。患者突然出现进行性呼吸困难、口唇及指(趾)端发绀、常伴有烦躁、焦虑、出汗，患者常感到胸廓紧束、严重憋气，即呼吸窘迫，不能被氧疗所改善，也不能用其他心肺疾病(如气胸、肺气肿、肺不张、肺炎、心力衰竭)所解释。早期体征不明显，可在双肺闻及少量细湿啰音，后期可闻及水泡音及管状呼吸音。

【实验室及其他检查】

1. X 射线胸片　X 射线胸片表现以演变快速多变为特点。早期无异常或出现肺纹理增多，边缘模糊，继之出现斑片状并逐渐融合成大片状的磨玻璃或实变浸润影，后期可出现肺间质纤维化改变。

2. 动脉血气分析　典型的改变为低 PaO_2、低 $PaCO_2$ 和高 pH。临床根据动脉血气分析和吸入氧浓度可计算肺氧合功能指标，通常以 PaO_2/FiO_2(FiO_2 为吸入气中的氧浓度分数)为常用指标，正常值为 400~500 mmHg，ARDS 时，氧合指数≤300 mmHg。

3. 床边呼吸功能监测　表现肺顺应性降低和无效腔通气量比例(V_D/V_T)增加，但无呼气流速受限。

4. 血流动力学监测　通常仅用于与左心衰竭鉴别有困难时，一般肺毛细血管楔压(PCWP)<12 mmHg，若>18 mmHg 则支持左心衰竭的诊断。

【诊断要点】

根据 ARDS 柏林定义，符合下列 4 项条件者可诊断为 ARDS。

1. 1 周以内，存在已知的 ARDS 高危因素，或者新出现的呼吸道症状，或者原有呼吸道症状恶化。

2. 胸部 X 射线平片/胸部 CT 显示两肺密度增高影，不能完全用胸腔积液、肺不张或者肺部结节解释。

3. 呼吸衰竭无法用心力衰竭或液体负荷过重进行解释。如果临床没有危险因素，则需要进行客观评价(如超声心动图)以排除静水压性心源性肺水肿。

4. 存在低氧血症，氧合指数≤300 mmHg。其按严重程度分为轻度、中度和重度 3 种。轻度：200 mmHg<PaO_2/FiO_2≤300 mmHg，伴 PEEP 或 CPAP≥5 cmH_2O。中度：100 mmHg<PaO_2/FiO_2≤200 mmHg，伴 PEEP≥5 cmH_2O。重度：PaO_2/FiO_2≤100 mmHg，伴 PEEP≥5 cmH_2O。

【治疗要点】

ARDS 的治疗原则同一般急性呼吸衰竭，主要治疗措施包括积极治疗原发病、氧疗、机械通气和调节液体平衡等。

1. **原发病治疗**　是治疗 ARDS 的首要原则和基础,应积极寻找原发病灶并予以彻底治疗。感染是 ARDS 的首位高危因素,而 ARDS 又易并发感染。原因不能明确时,都应怀疑感染的可能,治疗上宜选择广谱抗生素。

2. **氧疗**　一般需用面罩进行高浓度(>50%)给氧,使 $PaO_2 \geqslant 60$ mmHg 或 $SaO_2 \geqslant 90\%$ 。

3. **机械通气**　一旦诊断为 ARDS 应尽早进行机械通气,以提供充分的通气和氧合,支持器官功能。轻度 ARDS 可试用无创正压通气(NPPV),无效或病情加重时应尽快行气管插管进行有创机械通气。机械通气可减少呼吸功耗,以达到改善换气和组织氧合的目的。目前 ARDS 的机械通气推荐采用肺保护性通气策略和肺开放通气策略。肺保护性通气策略主要包括两点:①严格限制潮气量和气道压,减少肺容积伤和压力伤的发生。②使用一定水平的呼气末正压(PEEP)减少肺萎陷的发生。肺开放通气策略主要是采用俯卧位通气、肺泡复张手法在机械通气过程中,间断给予高于常规平均气道压的压力并维持一定的时间(40 s)。一方面可使更多的萎陷肺泡重新复张,另一方面还可以防止吸收性肺不张。对于经过严格选择的重度 ARDS,以体外膜氧合(ECMO)进行肺替代治疗有望改善存活率。

4. **液体管理**　保持循环系统较低的前负荷可减少肺水的含量,可以缩短上机时间和降低病死率。ARDS 液体管理的目标是,在最低水平(5~8 mmHg)的 PCWP 下维持足够的心排血量及氧运输量。

5. **营养支持与监护**　ARDS 时机体处于高代谢状态,应补充足够的营养。由于在禁食 24 h 后即可以出现肠道菌群异位,且全静脉营养可引起感染和血栓形成等并发症,因此宜早期开始胃肠营养。患者应安置在 ICU,严密监测呼吸、循环、水、电解质、酸碱平衡等,以便及时调整治疗方案。

6. **其他**　神经肌肉阻滞剂、肺泡表面活性物质补充疗法、糖皮质激素应用、吸入一氧化氮等治疗可能有一定的价值。

三、呼吸衰竭和急性呼吸窘迫综合征患者的护理

【主要护理诊断/问题】

1. 低效性呼吸型态　与不能进行有效呼吸有关。
2. 清理呼吸道无效　与呼吸道感染、分泌物增多、人工气道、呼吸肌及支配其神经功能障碍有关。
3. 营养失调:低于机体需要量　与气管插管和代谢增高有关。
4. 潜在并发症　重要器官缺氧性损伤。

【护理措施】

1. **休息与活动**　一般取半卧位或坐位,趴伏在床桌上,借此增加辅助呼吸肌的效能,促进肺膨胀。为减少体力消耗,降低氧耗量,患者需卧床休息,并尽量减少自理活动和不必要的操作。ARDS 患者在必要时可采用俯卧位辅助通气,以改善氧合。

2. **氧疗护理**

(1)氧疗的原则:应根据其基础疾病、呼吸衰竭的类型和缺氧的严重程度选择适当的给氧方法和吸入氧浓度。

(2)给氧方法如下。①鼻导管或鼻塞给氧,适用于轻度缺氧的患者,提供氧气浓度为 25%~45%。呼气性呼吸困难患者慎用鼻塞给氧法。②面罩法:普通面罩适用于中度缺氧而无 CO_2 潴留的患者,提供氧气浓度为 30%~65% ;非再吸入式储气袋面罩适用于重度缺氧的患者,如能使贮气囊保持充盈可提供氧气浓度接近 100% ;文丘里面罩适用于 COPD 患者,因其氧气浓度严格控制在 50% 以下,以防止患者因为呼吸中枢受抑制而出现停止呼吸。③经鼻高流量湿化氧疗(HFNC),经加温

湿化高流量鼻导管通气是一种新型的无创呼吸支持模式。目前可用于轻度至中度成人急性呼吸衰竭患者。其作用是提供氧气,改善氧合;产生气道正压,防止肺不张,促进肺复张;避免混合性和阻塞性呼吸暂停的发生。研究发现有部分轻度至中度成人急性呼吸衰竭患者用了 HFNC 而不需要采用无创通气或机械通气。④使用呼吸机进行氧疗(见本章第十四节中机械通气)。

(3)效果观察:氧疗后呼吸困难缓解、发绀减轻、心率减慢,表示氧疗有效;如果意识障碍加深或呼吸过度表浅、缓慢,可能为 CO_2 潴留加重。应根据动脉血气分析结果和患者的临床表现,及时调整吸氧流量或浓度,保证氧疗效果,防止氧中毒和 CO_2 麻醉。

(4)注意事项:氧疗时应注意保持吸入氧气的湿化,以免干燥的氧气对呼吸道产生刺激作用,并促进气道黏液栓形成。吸氧装置需定期消毒,防止交叉感染。向患者及家属说明氧疗的重要性,注意防火,嘱其不要擅自停止吸氧或变动氧流量。

3.用药护理　遵医嘱及时准确给药,并观察疗效和不良反应。患者使用呼吸兴奋药时应保持呼吸道通畅,适当提高吸入氧浓度,静脉滴注时速度不宜过快,注意观察呼吸频率、节律、神志变化以及动脉血气的变化,以便调节剂量。如出现恶心、呕吐、烦躁、面色潮红、皮肤瘙痒等现象,需减慢滴速。使用糖皮质激素时要定期检查口腔等部位有无真菌感染。禁止使用对呼吸有抑制作用的镇静催眠药。

4.病情监测　呼吸衰竭和 ARDS 患者均需收住 ICU 进行严密监护,具体内容包括:观察呼吸频率、节律和深度,使用辅助呼吸肌呼吸的情况,呼吸困难的程度;观察有无发绀、球结膜水肿、肺部有无异常呼吸音及啰音;观察和记录每小时尿量和液体出入量,合理安排输液速度避免入量过多加重肺水肿;监测心率、心律及血压,必要时进行血流动力学监测;监测动脉血气分析和生化检查结果,了解电解质和酸碱平衡情况;观察有无肺性脑病的表现,如有异常应及时通知医生,昏迷者应评估瞳孔、肌张力、腱反射及病理反射。

5.饮食护理　鼓励患者进食,给予高蛋白、富含维生素、高脂肪、低碳水化合物饮食,必要时遵医嘱给予鼻饲或静脉营养。

6.心理支持　呼吸衰竭和 ARDS 患者因呼吸困难、预感病情危重、可能危及生命等,常会产生紧张、焦虑情绪。应多了解和关心患者的心理状况,特别是对建立人工气道和使用机械通气的患者,应经常巡视,主动接近,让患者说出或写出引起或加剧焦虑的因素,指导患者应用放松、分散注意力和引导性想象技术,以缓解紧张和焦虑情绪。同时做好患者家属的心理支持。

7.配合抢救　备齐有关抢救用品,发现病情恶化时需及时配合抢救,提高抢救成功率。

【健康指导】

1.疾病知识指导　向患者及家属讲解疾病的发生、发展和转归,讲解配合治疗的意义。指导患者合理安排膳食,加强营养,改善体质。避免劳累、情绪激动等不良因素刺激。避免吸入刺激性气体,劝告吸烟者戒烟。嘱患者少去人群拥挤的地方,避免与呼吸道感染者接触,减少感染的机会。

2.康复指导　教会患者有效呼吸和咳嗽咳痰技术,如缩唇呼吸、腹式呼吸、体位引流、叩背等方法,提高患者的自我护理能力,延缓肺功能恶化。指导并教会患者及家属合理的家庭氧疗方法及注意事项。鼓励患者病情好转要适当活动,制订合理的活动计划,如床上手足运动—坐—站—呼吸—体操—步行。

3.用药指导　告知患者使用的药物、剂量、用法、不良反应和注意事项。若有气急、发绀加重等变化,应尽早就医。

(叶　红)

第十四节　呼吸系统常用诊疗技术及护理

一、纤维支气管镜检查

纤维支气管镜(简称纤支镜)检查是利用光学纤维内镜对气管、支气管管腔进行的检查。纤支镜可经口腔、鼻腔、气管导管或气管切开套管插入段、亚段支气管,甚至更细的支气管,可在直视下行活检或刷检、钳取异物、吸引或清除阻塞物,并可作支气管灌洗和支气管肺泡灌洗,行细胞学或液性成分的分析。另外,利用纤支镜可注入药物,或切除气管内腔的良性肿瘤等。纤支镜检查已成为支气管、肺和胸腔疾病诊断、治疗及抢救不可缺少的手段。

【适应证】

(1)原因不明的咯血需明确病因及出血部位,但内科治疗无效或反复大咯血而又不能行急诊手术需局部止血治疗者。

(2)原因不明的喉返神经麻痹、膈神经麻痹或上腔静脉阻塞。

(3)原因不明的肺不张或胸腔积液者。

(4)吸收缓慢或反复发作的肺炎需要确诊者。

(5)痰中找到癌细胞,而胸片阴性需进一步寻找原因。

(6)胸部 X 射线占位改变或阴影而致肺不张、阻塞性肺炎、支气管狭窄或阻塞,疑为异物或肿瘤的患者。

(7)诊断不明的支气管及肺部病变需要做支气管活检、刷检或灌洗并进行细胞学或细菌学检查者。

(8)用于治疗,如取支气管异物、肺化脓症吸痰及局部用药、手术后痰液潴留吸痰、肺癌局部瘤体的放疗和化疗等。另外,对于气道狭窄患者,可在纤支镜下行球囊扩张或放置镍钛记忆合金支架等介入治疗。

(9)引导气管导管,进行经鼻气管插管。

【禁忌证】

(1)全身状况极度衰弱不能耐受检查者。

(2)严重心功能不全、高血压或心律失常、频发心绞痛者。

(3)出凝血机制严重障碍者。

(4)哮喘发作或大咯血者,近期上呼吸道感染或高热者。

(5)主动脉瘤有破裂危险者。

(6)对麻醉药物过敏者。

(7)颈椎畸形,纤维支气管镜不能插入者。

(8)精神高度紧张或精神失常,不能合作者。

【实施过程】

纤支镜可经鼻或口插入,目前大多数经鼻插入。患者常取仰卧位,不能平卧者,可取坐位或半坐位。支气管镜的末端可做一定角度的旋转,术者可依据情况控制角度调节钮。先检查健侧后患侧,病灶不明确先右侧后左侧,自上而下依次检查各叶、段支气管。

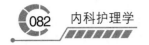

【护理措施】

1. 术前护理

(1)患者准备:向患者及家属说明检查目的、操作过程及有关配合注意事项,以消除其紧张情绪,取得合作,并签署知情同意书。患者术前4 h禁食、禁水,以防误吸。患者若有活动性义齿应事先取出。

(2)术前用药:评估患者对消毒剂、局麻药或术前用药是否过敏,防止发生过敏反应。术前半小时遵医嘱给予阿托品0.5 mg和地西泮10 mg肌内注射,以减少气道内分泌物并进行镇静。

(3)物品准备:备好吸引器和复苏设备,以防术中出现喉痉挛和呼吸窘迫,或因麻醉药物的作用抑制患者的咳嗽和呕吐反射,使分泌物不易咳出。

2. 术中配合

(1)护士应密切观察患者的生命体征和反应。

(2)按医生指示经纤支镜滴入麻醉剂作黏膜表面麻醉。

(3)根据需要配合医生做好吸引、灌洗、活检、治疗等相关操作。

3. 术后护理

(1)病情观察:密切观察患者有无发热、胸痛、呼吸困难,观察分泌物的颜色和特征。向患者说明术后数小时内,特别是活检后会有少量咯血及痰中带血,不必担心。咯血者应通知医生,并注意窒息的发生。如发生气胸,应及时处理。

(2)避免误吸:术后3 h内禁食、禁水。麻醉作用消失、咳嗽和呕吐反射恢复后方可进食,进食前先试喝温开水,如无呛咳可进温凉流质或半流质饮食。

(3)减少咽喉部刺激:术后数小时内避免谈话和用力咳嗽,利于声带休息,减轻咽喉部疼痛及声音嘶哑。

二、胸腔穿刺术

胸腔穿刺术是自胸膜腔内抽取积液或积气的操作,常用于检查胸腔积液的性质、抽液减压及通过穿刺进行胸腔内给药等。

【适应证】

(1)胸腔积液性质不明者,抽取积液检查,协助病因诊断。

(2)胸腔内大量积液或积气者,排除积液或积气,以缓解压迫症状,改善呼吸或循环障碍。

(3)抽吸胸膜腔的脓液,进行胸腔冲洗,治疗脓胸。

(4)向胸膜腔内注入药物(抗菌药物、抗肿瘤药物、促进胸膜粘连药物等)以行局部治疗。

【禁忌证】

(1)凝血功能障碍,严重出血倾向,患者在未纠正前不宜穿刺。

(2)体质衰弱、病情危重难以耐受穿刺术者。

(3)对麻醉药物过敏者。

(4)穿刺部位或附件有炎症病灶者。

(5)有精神疾病或不合作者。

【实施过程】

1. 患者体位　协助患者坐在有靠背的椅子上并面向椅背,两前臂置于椅背上,前额伏于前臂上。如患者不能起床,可取半坐位,患侧前臂上举抱于枕部。

2.穿刺部位　应选择在胸部叩诊实音(或鼓音)最明显部位进行穿刺。一般胸腔积液时常选择在肩胛线或腋后线第7、8肋间隙,有时也选腋中线第6、7肋间隙或腋前线第5肋间隙。气胸者取患侧锁骨中线第2肋间隙或腋前线第4、5肋间隙。

3.穿刺方法　常规消毒皮肤,局部麻醉。术者左手示指和中指固定穿刺部位的皮肤,右手将穿刺针在局部麻醉处缓慢刺入。当针锋抵抗感突感消失时,表明已穿入胸膜腔。打开开关使其与胸腔相通,进行抽液。助手用止血钳协助固定穿刺针,以防刺入过深损伤肺组织。术毕拔出穿刺针,再次消毒穿刺点,覆盖无菌纱布,稍用力压迫穿刺部位片刻,用胶布固定后嘱患者静卧。

4.抽液抽气量　每次抽液、抽气时,不宜过多、过快,防止抽吸过多过快使胸腔内压骤然下降,发生复张后肺水肿或循环障碍、纵隔移位等意外。减压抽液时,首次抽液量不宜超过600 mL,以后每次抽吸量不应超过1 000 mL;如为脓胸,每次尽量抽尽;如为诊断性抽液,抽取50～100 mL即可;检查肿瘤细胞,至少需要50 mL,并应立即送检,以免细胞自溶。

【护理措施】

1.术前护理

(1)向患者及家属解释穿刺目的、操作步骤以及术中注意事项,协助患者做好心理准备,配合穿刺。

(2)术前指导患者练习穿刺体位,并告知患者在操作过程中保持穿刺体位,不要随意活动,避免咳嗽或深呼吸,以免损伤胸膜或肺组织。必要时给予镇静药。

2.术中配合　操作过程中应密切观察患者的脉搏、面色等变化,注意询问患者有无异常感觉,以判定患者对穿刺的耐受性。若患者出现呼吸困难、剧咳、咳大量泡沫状痰,双肺满布湿啰音,可能是胸腔抽液过快、过多使胸腔压力骤降,出现复张后肺水肿或循环衰竭,应立即停止抽液并给氧,根据医嘱应用糖皮质激素及利尿药,控制液体入量,必要时准备气管插管机械通气。若患者抽液时突然感觉头晕、心悸、冷汗、面色苍白、胸部有压迫感或剧痛、晕厥,提示患者可能出现胸膜过敏反应,或出现连续性咳嗽、气短、咳泡沫痰等现象时,应立即通知医生停止抽吸,取平卧位,遵医嘱皮下注射0.1%肾上腺素0.3～0.5 mL,或进行其他对症处理。

3.术后护理

(1)记录穿刺的时间、抽液抽气的量、胸腔积液的颜色以及患者在术中的状态。

(2)观察患者的脉搏和呼吸状况,注意有无血胸、气胸、肺水肿等并发症的发生。

(3)观察穿刺部位,如出现红、肿、热、痛,体温升高或液体溢出等及时通知医生。保持穿刺部位敷料干燥。

(4)嘱患者静卧休息,鼓励患者深呼吸,促进肺膨胀。

三、机械通气

机械通气是在患者自然通气和(或)氧合功能出现障碍时,运用器械(主要是呼吸机)使患者恢复有效通气并改善氧合的方法。根据是否建立人工气道分为有创机械通气和无创机械通气。

(一)有创机械通气

指通过建立人工气道(经鼻或口气管插管、气管切开)进行机械通气的方式。

【适应证】

(1)阻塞性通气功能障碍:如COPD急性加重、哮喘急性发作等。

（2）限制性通气功能障碍：如神经肌肉病变、间质性肺疾病、胸廓畸形等。

（3）换气功能障碍为主的疾病：如 ARDS、重症肺炎、严重的心源性肺水肿。

（4）心肺复苏。

（5）需要强化气道管理：如需保持呼吸道通畅、防止窒息和使用某些呼吸抑制药物时。

（6）预防性使用：如心、胸外科手术短期保留机械通气以帮助患者减轻因手术创伤而加重的呼吸负担，减轻心肺和体力上的负担，促进术后恢复。

使用指征尚无统一的标准，有下列情况存在时，宜尽早建立人工气道，进行人工通气：①严重呼吸衰竭和 ARDS 患者经积极治疗，情况无改善甚至恶化者；②呼吸形态严重异常：成人呼吸频率>35～40 次/min 或<6～8 次/min，或呼吸不规则、自主呼吸微弱或消失；③意识障碍；④严重低氧血症，$PaO_2 \leqslant 50$ mmHg 且经过充分氧疗后仍≤50 mmHg；⑤$PaCO_2$ 进行性升高，pH 动态下降。

【禁忌证】

随着机械通气技术的进步，现代机械通气已无绝对禁忌证，相对禁忌证为未行引流的气胸及纵隔气肿者、肺大疱、低血容量性休克未补充血容量者、严重肺出血、缺血性心脏病及充血性心力衰竭者。

【实施过程】

1. 确保氧供　多数患者常处于严重低氧血症甚至生命垂危状态，因此在等待气管插管建立人工气道和机械通气之前，需保持气道通畅，如高浓度氧疗或用面罩和简易呼吸器接 100% 的纯氧进行人工通气，使患者的 PaO_2 或 SaO_2 达到维持生命的水平，确保生命安全。

2. 物品准备　气管插管用品、呼吸机、呼吸机管道、双旋呼吸机接头（螺纹延伸管）、过滤器、湿化罐、灭菌注射用水、模拟肺、抢救车，确保用物完整、功能良好。

3. 患者准备

（1）心理准备：由于对机械通气的效果和安全性不了解等，清醒患者常有焦虑和恐惧心理。因此，需用简单易懂的语言向患者解释气管插管和机械通气的操作过程，尤其要告诉患者插管时和插管后不能说话，并指导患者如何配合及如何以非言语方式表达其需要。有家属在场时，需向家属进行必要的解释，缓解家属的焦虑情绪。同时要告诉患者及家属这是改善呼吸困难的临时治疗措施。

（2）体位准备：患者取平卧位，去枕后仰，必要时肩下垫小垫枕，使口、咽和喉尽量呈一直线，同时将床头移开距墙 60～80 cm，取下床头板，便于气管插管操作。

4. 连接呼吸机管路

（1）安装吸入端过滤器、呼出端过滤器。

（2）安装湿化罐，湿化罐内注入灭菌注射用水至水位线，调节湿化器温度，预设气流温度在 36～37 ℃。

（3）正确连接呼吸回路及温度探头。

（4）Y 形管接双旋呼吸机接头（螺纹延伸管）。

5. 开机　连接主机、压缩机、湿化器电源；连接中心氧气源、空气源（呼吸机不带压缩机时）；打开压缩机开关、主机开关、湿化器开关；呼吸机自检通过后连接模拟肺；校正氧气传感器和流量传感器；输入患者体重。

6. 按病情需要和医嘱设置呼吸机模式及参数

（1）通气模式

1）辅助/控制通气（A/CV）：是辅助通气（AV）和控制通气（CV）两种模式的结合。当患者自主呼吸频率低于预置频率或患者吸气不能触发呼吸机送气时,呼吸机即以预置的潮气量及通气频率进行正压通气,即 CV;当患者的吸气能触发呼吸机时,以高于预置频率进行通气,即 AV。A/C 又分为压力辅助/控制(PA/C)和容量辅助/控制(VA/C)。

2)间歇指令通气(IMV)和同步间歇指令通气(SIMV):IMV 是指呼吸机以预定的频率输送固定的潮气量(或压力)。在两次指令通气间歇期,允许患者自主呼吸。此方式由于机器送气经常与患者的呼吸气相冲突即出现人机不同步。SIMV 弥补了这一缺陷,即呼吸机预设的呼吸频率由患者触发。若患者在预设的时间内没有出现吸气动作,则呼吸机按预设参数送气,增加了人机协调。在呼吸机提供的每次强制性通气之间允许患者进行自主呼吸,以达到锻炼呼吸肌的目的,是目前临床最常用的通气模式。

3)压力支持通气(PSV):是一种由患者自主呼吸触发,并决定呼吸频率和吸/呼比例(I/E)的通气模式。当患者努力吸气达到触发标准后,呼吸机提供一高速气流,使气道很快达到预设的辅助压力水平,以克服吸气阻力、扩张双肺。用于有一定自主呼吸能力、呼吸中枢驱动稳定的患者或用于准备撤机的患者。

4)持续气道正压通气(CPAP):CPAP 指气道压在吸气相和呼气相都保持相同水平的正压,患者的呼吸是完全自主,包括呼吸频率、呼吸时机以及呼吸量都是由患者自己决定。常用于治疗睡眠相关呼吸障碍、心源性肺水肿和肥胖低通气综合征。

(2)通气参数设置

1)吸入氧浓度(FiO_2):机械通气初始阶段,FiO_2 可大于 60%,甚至可 100%,以迅速纠正严重缺氧,以后依据目标 PaO_2、PEEP 水平、MAP 水平和血流动力学状态,酌情降低 FiO_2 至 50% 以下,并设法维持 $SaO_2>90\%$。

2)潮气量(V_T):在容量控制通气模式下,潮气量的选择应保证足够的气体交换及患者的舒适性,通常依据体重选择 5 ~ 12 mL/kg,并结合呼吸系统的顺应性、阻力进行调整,避免气道平台压超过 30 ~ 35 cmH_2O。在压力控制通气模式时,潮气量主要由预设的压力、吸气时间、呼吸系统的阻力及顺应性决定;最终应根据动脉血气分析进行调整。

3)呼吸频率(RR):其选择应根据每分通气量及目标 $PaCO_2$ 水平设定。阻塞性通气障碍的患者宜用缓慢的频率,一般 12 ~ 20 次/min,有利于呼气;而 ARDS 等限制性通气障碍的患者选用较快的RR,配以较小的 V_T,有利于减少由克服弹性阻力所做的功和对心血管系统的不良影响。

4)吸气时间或吸/呼时间比(I/E):通常设置吸气时间为 0.8 ~ 1.2 s 或吸呼比为 1:(1.5 ~ 2.0)。阻塞性通气障碍的患者可延长呼气时间,使 I/E 小于 1/2,有利于气体排出;而 ARDS 患者可增大 I/E,甚至采用反比通气(I/E>1,即吸气时间长于呼气时间)。

5)呼气末正压(PEEP):为避免因胸腔内压上升而致回心血量减少,心排血量下降,因此需选择使肺顺应性和氧运输达到最大、FiO_2 达到最低、对循环无不良影响的最小 PEEP 值。一般在 3 ~ 5 cmH_2O。

6)触发灵敏度调节:一般情况下,压力触发常为 -1.5 ~ -0.5 cmH_2O,流速触发常为 2 ~ 5 L/min,合适的触发灵敏度设置将明显使患者更舒适,促进人机协调。

7.报警参数设置

(1)分钟通气量(VE)上(下)限:高(低)于设定或目标分钟通气量 10%~15%。

(2)呼气潮气量上(下)限:高(低)于设定或目标潮气量 10%~15%。

(3)气道压上(下)限:高(低)于平均气道压 5~10 cmH_2O。

(4)基线压上(下)限:PEEP 值上(下)3~5 cmH_2O。

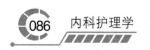

（5）通气频率上（下）限：机控时设定值上（下）5 bpm，撤机时视情况而定。

（6）FiO_2：设定值上下5%~10%。

8. 连接人工气道

（1）人机连接方式

1）气管插管：气管插管有经口和经鼻插管两种途径，两者的优缺点见表2-14-1。

2）气管切开：适用于需长期使用机械通气或头部外伤、上呼吸道狭窄或阻塞、解剖无效腔占潮气量比例较大而需使用机械通气者。优点：与其他人工气道比较，由于其管腔较大、导管较短，因而气道阻力及通气无效腔较小，有利于气道分泌物的清除，减少呼吸机相关性肺炎的发生率。缺点：①创伤较大，可发生切口出血或感染；②操作复杂，不适用于紧急抢救；③对护理要求较高，且痊愈后颈部留有瘢痕，可能造成气管狭窄等。一般不作为机械通气的首选途径。

表2-14-1　经口插管与经鼻插管优缺点的比较

类别	优点	缺点	深度
经口插管	易于插入，适用于急救 管腔大，便于吸痰，气道阻力小	容易移位、脱出 耐受差，一般留置3~7 d 可引起牙齿和口腔出血 不便于口腔护理	（22±2）cm
经鼻插管	不通过咽喉部三角区，不刺激咽反射，患者易于接受，可在清醒状态下进行 可留置较长时间，一般7~14 d，最长可达2个月 易于固定，不易脱出，便于口腔护理	管腔较小，吸痰不方便 不易迅速插入，不宜用于急救 易发生鼻出血、鼻骨折 可并发鼻窦炎、中耳炎等	（27±2）cm

（2）气管插管时的配合

1）监测：监测患者的生命体征和缺氧状况，注意有无心律失常和误吸发生。

2）确保通气和氧供：如插管时间超过30 s尚未成功，需提醒插管医生暂停插管，用简易呼吸器和面罩进行人工通气给氧，防止因严重低氧血症导致心搏、呼吸骤停。

3）吸痰：插管过程中如分泌物多影响插管和通气时，应及时协助吸引。

4）判断气管插管位置：气管插管插入后，需立即检查气管插管的位置是否正确、恰当。最常用的方法是听诊法，即用简易呼吸器加压送气，先听诊胃部是否有气过水声（如有，说明误插入食管），注意防止反复送气听诊成胃过度充气；如无气过水声，再听诊双肺有无呼吸音、是否对称。判断气管插管位置最准确的方法是监测呼出气二氧化碳波形的改变。

（3）固定和连机：确保气管插管位置正确后，放入牙垫，妥善固定插管，清除气道内分泌物，接上呼吸机开始机械通气。

（4）X射线胸片证实插管位置：患者的通气和氧供得到保障后，需拍摄床边X射线胸片，确定插管位置是否在隆突上1~2 cm。

【撤机】

机械通气的撤离是指在使用机械通气后原发病得到控制，患者的通气与换气功能得到改善，逐渐撤除机械通气对呼吸的支持，使患者恢复完全自主呼吸的过程，简称撤机。对于机械通气时间较长的患者，呼吸机的撤离过程是一个循序渐进的过程，不仅需要生理、病理指标符合撤机标准，还需要医护人员的密切协作,准确评估患者的呼吸泵功能和气体交换功能把握撤机时机。撤机的方法包括 SBT(自主呼吸试验)、PSV(压力支持通气)和 SIMV(同步间歇指令)方式撤机。撤机过程中需严格执行撤机方案,严密观察患者的撤机反应,确保撤机过程的安全。

【护理措施】

1. 患者监护

(1)生命体征:注意患者的体温、脉搏、呼吸、血压、皮肤、神志变化及尿量等,并详细准确地记录。

(2)呼吸系统:①监测血氧饱和度以了解机械通气的效果。②监测有无自主呼吸,呼吸的频率、节律、幅度、类型及两侧呼吸运动的对称性,如一侧胸廓起伏减弱、呼吸音消失,可能为气管插管过深造成单侧肺(常为右侧)通气,也可能为并发气胸。③呼吸道分泌物,仔细观察分泌物的色、质、量和黏稠度,为肺部感染的治疗和气道护理提供主要依据。④动脉血气分析是监测机械通气治疗效果最重要的指标之一,有助于判断血液的氧合状态、指导呼吸机参数的合理调节和判断机体的酸碱平衡情况。⑤呼气末 CO_2 浓度用于评价通气效果。呼出气 CO_2 浓度在呼气末最高,接近肺泡气水平。如呼气末 CO_2 浓度为 4.5% ~ 5.0%,表示通气恰当;<4.5% 为通气过度;>5.0% 则表示通气不足。

(3)腹部情况:可因气囊漏气使气体反流入胃或长时间卧床不动、使用镇静药或低钾血症等造成肠蠕动减慢,导致腹胀,应观察有无腹部胀气和肠鸣音减弱。腹胀严重需遵医嘱给予胃肠减压,同时要观察呕吐情况。若呕吐咖啡色胃内容物或出现黑便,要警惕应激性溃疡引起上消化道出血,必要时做大便潜血试验。

2. 呼吸机参数和功能监测　定时检查呼吸机各项通气参数、报警参数的设置是否恰当。报警时,及时分析报警的原因并及时进行有效的处理。

3. 人工气道的护理

(1)导管固定:患者活动、翻身、咳嗽、恶心、呕吐等可使气管插管移位。因此,定期测量末端到牙齿的距离,并与原来的数据比较,或床边拍摄 X 射线胸片,确保气管插管位置正确。

(2)气道湿化:气管插管或气管切开的患者失去了上呼吸道的温、湿化功能,因此机械通气时需使用加温加湿器,维持吸入气体的温度在 32 ~ 36 ℃,相对湿度 100%。注意湿化罐内只能加无菌蒸馏水,禁用生理盐水或加入药物,因为溶质不蒸发易形成沉淀。湿化罐内水量要恰当,尤其要注意防止水蒸干。

(3)气囊的护理:气管插管气囊压需进行持续监测,使其维持在 20 ~ 30 cmH_2O 范围内,以防止气囊压力不够造成通气不足和误吸,或气囊压力过高造成气管黏膜受压过度,影响血液循环,造成黏膜损伤,甚至坏死。活动、吸痰、咳嗽等均可影响气囊压力,因此持续监测并调整气囊压力非常重要。

(4)吸痰:通过机械吸引清除气道内分泌物。一般根据呼吸机显示气道压升高、患者与呼吸机对抗、痰鸣音、血氧饱和度下降等指征来决定是否吸痰,吸痰频率根据分泌物量决定。每次吸痰前后应给予高浓度(FiO_2>70%)氧气吸入,1 次吸痰时间不超过 15 s。

(5)呼吸治疗:①通过呼吸机本身雾化装置,给予 β_2 受体激动剂和糖皮质激素等药物雾化,以扩张支气管。②气管内滴入生理盐水或蒸馏水,以稀释和化解痰液。每次注入液体量不超过 3 ~ 5 mL,每 30 ~ 60 min 1 次。③定期翻身叩背,促进痰液引流,预防肺部并发症的发生。

(6)气管切开护理:每天更换气管切开处敷料和清洁气管内套管 1 ~ 2 次,防止感染。

(7)防止意外:①气管插管或气管切开套管要妥善固定,防止移位、脱出。②及时倾倒呼吸机管道中的积水,防止误吸入气管内引起呛咳和肺部感染。

4. 生活护理 机械通气的患者完全失去生活自理能力,需随时评估并帮助患者满足各项生理需要,做好口腔护理、皮肤护理和排泄护理。

5. 心理社会支持 机械通气患者常会产生无助感,加重焦虑,降低对机械通气的耐受性和人机协调性,易发生人机对抗。对意识清醒的患者,应主动关心患者,与其交流,帮助患者学会应用手势、卡片、写字等非言语沟通方式表达其需求,以缓解焦虑和无助感,增加人机协调。

6. 并发症的预防和护理

(1)呼吸机相关性肺炎(VAP):是暴露于有创机械通气至少48 h后发生的肺实质感染性疾病,是机械通气患者常见的并发症,占机械通气患者的10%~48%,是最常见的医院内感染,可成为机械通气失败的主要原因。相关因素:①机体免疫力低下。人工气道的建立导致呼吸道防御机制受损,细菌易进入呼吸道,其管道本身还可成为细菌黏附繁殖和自胃向咽部移行的便利通道。②口咽部及胃内容物的误吸。③患者体位的影响。仰卧位易造成胃内容物的返流,同时增加了细菌吸入和下呼吸道定植的危险性。④呼吸机管路的污染。⑤医务人员因素以及空气污染。

(2)呼吸机相关性肺损伤(VILI):包括气压伤、容积伤、不张伤、剪切伤和生物伤。VILI的典型临床表现包括纵隔气肿、皮下气肿、气胸、张力性肺大疱等,早期表现常难以发现,临床上强调观察和预防VILI的发生。

(3)氧中毒:长时间吸入高浓度氧气使体内氧自由基产生过多,导致组织细胞损伤和功能障碍,称为氧中毒。主要表现为呼吸系统毒性作用,通常在吸入 $FiO_2>50\%$ 的氧气6~30 h后患者出现咳嗽、胸闷、PaO_2 下降等表现,48~60 h后可致肺活量和肺顺应性下降,X 射线胸片可出现斑片状模糊浸润影,因此,应尽早将 FiO_2 降至50%以下。

(4)呼吸性碱中毒:当辅助通气水平过高,或采用辅助控制通气模式的患者自主呼吸频率过快时可导致过度通气,出现呼吸性碱中毒,对于Ⅱ型呼吸衰竭的患者应特别注意。

(5)血流动力学紊乱:持续正压通气可使胸腔内压力升高,回心血量减少,从而导致心排血量减少,血压下降。

(6)气管-食管瘘:由于气囊压迫所致。

(7)呼吸机依赖:是指长时间机械通气导致患者不容易或不能脱离呼吸机的情况。呼吸机依赖主要有两方面的原因,一是呼吸肌功能下降、脱离呼吸机的困难加大;二是心理依赖,患者对呼吸机的需求情况与其实际肺功能情况不一致。

7. 撤机护理

(1)撤机前患者准备:长期接受呼吸机治疗的患者,对呼吸机产生依赖心理,非常担心停用呼吸机后病情会反复,精神十分紧张。因此,撤机前要向患者(必要时包括家属)解释撤机的重要性、必要性和安全性。

(2)按步骤有序撤机

1)调整呼吸机参数:逐渐减少进气量、进气压力及 FiO_2。

2)间断使用呼吸机或调节呼吸机模式:如可选用T管、低水平的CPAP和低水平PSV等,锻炼呼吸肌,帮助患者恢复呼吸功能,要特别注意循序渐进,不可操之过急。

3)撤机:当患者具备完全撤离呼吸机的能力后,需按以下4个步骤进行:撤离呼吸机—气囊放气—拔管(气管切开除外)—吸氧。

8. 呼吸机的终末消毒与保养 呼吸机使用后要按要求进行拆卸,彻底清洁和消毒,然后再按原结构重新安装调试备用。

（二）无创机械通气

无创机械通气是指无须建立人工气道（如气管插管等）的机械通气方法，包括气道内正压通气和胸外负压通气等。本部分主要介绍气道内正压通气，又称无创正压通气（NPPV），包括双水平气道正压通气（BPAP）和持续气道内正压通气（CPAP）。

【适应证】

1. **睡眠呼吸暂停低通气综合征**　NPPV 主要用于睡眠呼吸暂停低通气综合征（SAHS）的治疗，当呼吸暂停低通气指数（AHI）≥15 次/h 或即使<15 次/h，但白天嗜睡等症状明显或合并心脑血管疾病、糖尿病等需采用 NPPV 治疗。

2. **呼吸衰竭**　适用于轻中度呼吸衰竭的早期干预。应用指征包括：①呼吸急促（COPD 患者的呼吸频率>24 次/min，心力衰竭患者的呼吸频率>30 次/min）、使用辅助呼吸肌或出现胸腹矛盾运动。②血气异常：pH<7.35，$PaCO_2$>45 mmHg，或氧合指数<200 mmHg。

3. **COPD 合并感染且病情急剧恶化者。**

4. **其他**　包括心源性肺水肿、支气管哮喘急性严重发作、重症肺炎、ARDS 早期干预、胸壁畸形或神经肌肉疾病和胸部创伤、辅助撤机和辅助纤维支气管镜检查。

【禁忌证】

1. **绝对禁忌证**　①心搏骤停或呼吸停止；②自主呼吸微弱、处于昏迷状态；③误吸高危者及不能清除口咽及上呼吸道分泌物、呼吸道保护能力差；④颈部和面部创伤、烧伤及畸形；⑤大咯血；⑥合并其他器官功能衰竭（血流动力学指标不稳定、不稳定的心律失常，消化道穿孔/大出血、严重脑部疾病等）。

2. **相对禁忌证**　①气道分泌物多或排痰障碍；②严重低氧血症（PaO_2<45 mmHg）和严重酸中毒（pH≤7.20）；③患者明显不合作或极度紧张；④严重感染。

【实施过程】

1. **同患者交流**　向患者及家属说明无创通气的必要性，消除其紧张、恐惧的心理，教会患者如何放松呼吸，解释通气过程中可能出现的问题及处理措施，同时教会患者和家属如何摘下面罩。

2. **通气模式选择**　NPPV 常用的模式有 CPAP（持续气道正压通气模式）、S（自主呼吸模式）、T（时间控制模式）、S/T（自主呼吸/时间控制自动切换模式）4 种。

3. **通气参数设置**　无创呼吸机通气参数的设定通常以"患者可以耐受的最高吸气压"为原则。因此，首先从低压开始，在 5～20 min 内逐渐增加压力，并根据患者的感受调节到能够耐受的最高压力，这一过程称为参数的初始化和适应过程。常用的通气参数为：①吸气相气道正压（IPAP），初始值为 8 cmH_2O，经过 5～20 min 逐步增加至合适的水平，最大值不宜超过 25 cmH_2O；②呼气相气道正压（EPAP），初始值为 4～8 cmH_2O，最大值不宜超过 25 cmH_2O；③压力上升时间，通常为 0.05～0.10 s；④呼气触发，吸气时间 0.8～1.2 s，吸呼比 1:（1.5～2.0）；⑤氧浓度，应维持 SaO_2>90% 的最低氧浓度，一般应低于 50%，以防氧中毒。

4. **人机连接**　包括鼻罩、口鼻面罩、全面罩等方法，目前以鼻罩和口鼻面罩最常用。鼻罩的优点是无效腔较小，患者的耐受性良好，可以减少幽闭恐惧症，出现呕吐、误吸概率小，可以随时排痰或进食，尤其适合于牙列完整的患者。缺点是患者张口呼吸时影响辅助通气效果和容易经口漏气。口鼻面罩的优点是允许患者经口或经鼻呼吸，避免了经口的漏气，可给予较高的吸气压力，且对患者的要求稍低。缺点是阻碍言语交流，限制经口进食，妨碍吐痰，增加无效腔通气量（导致 CO_2 重复呼吸），幽闭恐惧症较多见。

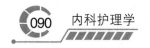

【撤机】

NPPV 的撤离指标主要是患者临床症状及病情是否稳定。撤除方法:在逐渐降低压力支持水平的同时,逐渐减少通气时间(先减少白天通气时间,再减少夜间通气时间)。

【护理措施】

1. 治疗前沟通　治疗前应做好与患者的沟通,以消除其恐惧,取得配合,提高安全性和依从性。与患者沟通的内容包括:①治疗的作用和目的;②连接和拆除的方法;③治疗过程中可能出现的各种感觉和症状,帮助患者正确区分正常和异常情况;④治疗过程中可能出现的问题及相应措施,如鼻/面罩可能使面部有不适感,使用鼻罩时要闭口呼吸,注意咳痰和减少漏气等;⑤指导患者有规律地放松呼吸,以便与呼吸机协调;⑥鼓励患者主动排痰并指导其吐痰的方法;⑦嘱咐患者(或家人)如出现不适应及时告诉医护人员。

2. 连接方法的选择　由于患者脸型的不同和对连接方法偏好的不同,选择合适的连接方法至关重要,可以提高患者的耐受性。通常轻症患者可先试用鼻罩;比较严重的呼吸衰竭患者多需用口鼻面罩。面罩佩戴连接器的具体步骤是:①协助患者摆好体位,选择好给氧的通路;②选择适合患者脸型的面罩并正确置于患者面部,鼓励患者扶持面罩,用头带将面罩固定;③调整好面罩的位置和固定带的松紧度(以可插入 1～2 根手指为宜),保证佩戴舒适且漏气量最小。

3. 监测

(1)病情监测:注意监测患者的意识、生命体征、呼吸困难和呼吸窘迫的缓解情况、呼吸频率、脉搏、血氧饱和度、血气分析、心电图、面罩舒适程度和对呼吸机设置的依从性。治疗有效的指标:气促改善、呼吸频率减慢、辅助呼吸肌运动减少、反常呼吸消失、血氧饱和度增加、心率改善;血气分析示 $PaCO_2$ 、pH 和 PaO_2 改善。

(2)通气参数的监测:包括潮气量、通气频率、吸气压力、呼气压力等参数的设置是否合适,是否有漏气以及人机同步性等。

4. 并发症的预防和护理

(1)罩压迫和鼻梁皮肤损伤:可在鼻梁上贴保护膜和使用额垫以减少鼻梁皮肤损伤的风险;注意罩的形状和大小要合适、位置放置良好、固定松紧度适中,以头带下可插入 1～2 根手指为宜;间歇松开罩让患者休息或轮换使用不同类型的罩,以避免同一部位长时间受压,可减轻压迫感和避免皮肤受损。

(2)口咽干燥:多见于使用鼻罩又有经口漏气时,寒冷季节尤为明显。注意保证吸入的气体充分加温湿化,选择合适的连接器以避免漏气,治疗过程中协助患者定时饮水。

(3)胃胀气:主要是由于反复吞气或上气道内压力超过食管贲门括约肌的张力,使气体直接进入胃内所致。因此,在保证疗效的前提下应尽量避免吸气压力过高(保持吸气压力<25 cmH_2O)。如患者出现明显胃胀气时,可留置胃管进行持续开放式或负压吸引进行胃肠减压。

(4)误吸:误吸可以造成吸入性肺炎和窒息,尽管发生率较低,但后果严重。因此应避免饱餐后使用,治疗过程中协助患者取半卧位并按医嘱使用促进胃动力的药物,对于反流和误吸高危患者应避免使用。

(5)漏气:漏气可以导致触发困难、人机不同步和气流过大,并使患者感觉不舒服和影响治疗效果,因此在治疗过程中应经常检查是否存在漏气并及时调整罩的位置和固定带的张力,用鼻罩时使用下颌托协助口腔的封闭,可以避免明显漏气。

(6)排痰障碍:多见于咳嗽排痰能力较差的患者,应鼓励患者定时主动咳嗽排痰,必要时经鼻导管吸痰或用纤维支气管镜吸痰。

（7）其他。①不耐受：可准备多个连接器让患者试戴以选择合适的连接方式；规范操作程序；采用同步触发性能较好的呼吸机。②恐惧（幽闭恐惧症）：可通过有效的沟通和解释来减轻或消除患者对面罩的恐惧，也可请患者观察其他患者成功应用 NPPV 治疗的案例。③睡眠性上气道阻塞：由于睡眠时上气道肌肉松弛所致，应注意观察患者入睡后的呼吸情况，如出现上气道阻塞，可采用侧卧位或在睡眠时增加 PEEP 的方法防止发生睡眠性上气道阻塞。

5. **终末消毒与保养**　一次性呼吸机管路、一次性过滤器弃于感染性垃圾桶；湿化器清洗干净后浸泡消毒备用；面罩（鼻罩）属于个人用物，予以清洁晾干备用；呼吸机外壳予以清洁擦拭。

（叶　红）

◤ **本章小结** ◢

呼吸系统疾病发病率高，疾病种类繁多，严重威胁着人类的健康。呼吸系统的常见症状有咳嗽、咳痰、咯血、呼吸困难等。这些症状在不同疾病中的表现也各有特点。不同疾病因发病诱因和类型不同而有不同的治疗重点。本章主要讲解了呼吸系统常见疾病的病因和发病机制、临床表现、护理评估、护理诊断/问题、护理措施、健康指导及常用诊疗技术，临床护理人员应对患者进行全面评估，进而提出准确的护理措施，提供优质的健康教育。

自测题

参考答案

第三章　循环系统疾病患者的护理

▓▓▓▓ 学习目标 ▓▓▓▓

1. 知识目标　①掌握循环系统常见疾病的概念及临床表现;循环系统疾病的护理评估、常用护理诊断/问题和护理措施;常见的健康教育。②熟悉本系统部分检查手术原理、适应证和禁忌证。③了解本系统常见疾病的发病机制、辅助检查。
2. 能力目标　①掌握本系统各类心电图特征。②熟练掌握心搏骤停的处理方法及护理。
3. 素质目标　①具有应用循环系统疾病护理常规开展整体护理的素质。②具有关心、理解患者疾苦,主动为患者缓解不适的职业意识和态度。

第一节　循环系统的结构、功能与疾病及护理评估

循环系统的主要功能是为全身各器官组织运输血液,并将氧、营养物质等供给组织,同时将组织产生的代谢废物运走,以保证人体新陈代谢的正常进行,维持生命活动。

一、循环系统的结构、功能与疾病

1. 心脏

(1)心脏结构:心脏是一个中空的器官,位于胸腔的中纵隔内。其内部分为左、右心房和左、右心室,共4个腔。左、右心房之间为房间隔,左、右心室之间为室间隔。心房与心室之间有瓣膜相隔,左心房、左心室之间的瓣膜称二尖瓣,右心房、右心室之间的瓣膜称三尖瓣,两侧瓣膜均有腱索与心室乳头肌相连。心室与动脉之间亦有瓣膜相隔,左心室与主动脉之间的瓣膜称为主动脉瓣,右心室与肺动脉之间的瓣膜称为肺动脉瓣。

(2)心脏传导系统:心肌细胞按形态和功能可分为普通心肌细胞和特殊心肌细胞。前者构成心壁,主要功能是收缩;后者具有自律性、兴奋性和传导性,其主要功能是产生和传导冲动,控制心脏有节律的跳动。心脏传导系统包括窦房结、结间束、房室结、房室束、左右束支及其分支和浦肯野纤维。窦房结的自律性最高,为心脏正常的起搏点。窦房结内的兴奋传至心房肌,使心房肌收缩,同时兴奋可经结间束下传至房间隔下部的房室结,由房室结发出房室束进入心室,房室束进入室间隔分成左、右束支,分别沿心室内膜下行,最后以浦肯野纤维分布于心室肌,引起心室收缩。当心脏传导系统的自律性和传导性发生异常改变或存在异常传导时,可发生各种心律失常。

(3)冠状动脉:冠状动脉是供应心脏本身血液的血管,分为左、右冠状动脉。左冠状动脉主干很

短,起源于主动脉根部左冠状窦,然后分为左前降支和左回旋支。左前降支及其分支主要分布于左室前壁、前乳头肌、心尖、室间隔前 2/3、右室前壁一小部分;左回旋支及其分支主要分布于左房、左室侧壁、左室前壁一小部分、左室后壁的一部分或大部分及窦房结(约 40% 的人)。右冠状动脉大部分起源于主动脉根部右冠状窦,一般分布于右房、右室前壁大部分、右室侧壁和后壁的全部、左室后壁的一部分及室间隔的后 1/3,包括房室结(约 93% 的人)和窦房结(约 60% 的人)。当冠状动脉的一支或多支发生狭窄甚至阻塞而侧支循环尚未建立时,则可造成相应供血区域的心肌发生缺血性改变或坏死。

2. 血管 血管分动脉、毛细血管和静脉 3 类。动脉的管壁含平滑肌和弹性纤维,能在各种血管活性物质的作用下收缩和扩张,主要功能为输送血液到器官组织;毛细血管是人体进行物质及气体交换的场所;静脉管壁薄,弹性小,主要功能是汇集从毛细血管来的血液,将血液送回心脏。

3. 血液循环 人体的血液循环分为体循环和肺循环。体循环:血液由左心室泵出,经主动脉及其分支到达全身毛细血管,再通过各级静脉,最后经上、下腔静脉返回右心房。肺循环:血液由右心室泵出,经肺动脉及其分支到达肺泡毛细血管,再经肺静脉进入左心房。房间隔、室间隔结构完整及心脏瓣膜结构与功能正常,能保证血液朝一个方向流动。调节循环系统的神经主要包括交感神经和副交感神经:当交感神经兴奋时,心率加快、心肌收缩力增强、外周血管收缩、血管阻力增加、血压升高;当副交感神经兴奋时,心率减慢、心肌收缩力减弱、外周血管扩张、血管阻力减小、血压下降。调节循环系统的体液因素:肾素-血管紧张素-醛固酮系统、血管内皮因子、某些激素和代谢产物等。肾素-血管紧张素-醛固酮系统是调节钠钾平衡、血容量和血压的重要因素。血管内皮细胞生成的收缩物质,如内皮素、血管收缩因子等具有收缩血管作用;内皮细胞生成的扩张血管物质,如前列环素、一氧化氮等具有扩张血管作用。

二、心血管疾病的分类

1. 按病因分类 分为先天性和后天性两类。先天性心血管疾病为心脏、大血管在胚胎期发育异常所致,如动脉导管未闭、房间隔缺损、室间隔缺损、法洛四联症等;后天性心血管疾病为出生后心脏、大血管受各种因素作用而致病,如冠状动脉粥样硬化性心脏病、风湿性心脏瓣膜病、肺源性心脏病、感染性心内膜炎等。

2. 按病理解剖分类 分为心内膜病(心内膜炎、心瓣膜狭窄或关闭不全等)、心肌病(心肌炎症、心肌肥厚、心肌缺血、心肌坏死等)、心包疾病(心包炎症、积液、缩窄等)、大血管疾病(动脉粥样硬化、夹层分离、血栓形成或栓塞、血管炎症等)。

3. 按病理生理分类 分为心力衰竭、心律失常、心源性休克、心脏压塞等。

三、护理评估

1. 病史

(1)诊治经过:患病的时间、诱因,主要症状及其特点(如出现的部位、性质、严重程度、持续时间、发作频率、加重或缓解因素),有无伴随症状及并发症。既往检查结果、治疗经过及效果。是否遵从医嘱治疗和非药物治疗。

(2)目前状况:目前的主要不适及病情变化,对日常活动、饮食、睡眠、大小便有无影响,体重、营养状况有无改变。

(3)相关病史:患者有无与心血管病相关的疾病,如糖尿病、甲状腺功能亢进症(简称甲亢)、贫血等;患者直系亲属中有无与遗传相关的心血管病,如肥厚型心肌病、原发性高血压、冠心病等。

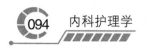
（4）心理-社会状况：患者对疾病的性质、过程、预后及防治知识的了解程度；有无焦虑、恐惧、抑郁、悲观等心理反应；是否容易出现情绪激动、精神紧张；患者的家庭成员对患者所患疾病的认识，对患者的关心和支持程度；患者有无医疗保障等。

2. 身体评估

（1）一般状态：包含生命体征、面容与表情、体位、营养状况等。

（2）皮肤黏膜：皮肤黏膜的颜色、温度和湿度，有无发绀、身体低垂部位水肿。

（3）肺部检查：注意有无干、湿啰音，啰音的部位，与体位变化的关系等。

（4）心脏血管检查：有无心前区隆起；心尖冲动的位置和范围是否正常，有无震颤和心包摩擦感；叩诊心界的大小和位置是否正常，听诊心率快慢，心律是否整齐，有无病理性杂音，有无心包摩擦音；是否有颈静脉充盈或怒张等。

（5）腹部检查：有无腹水征及肝、颈静脉回流征。

3. 实验室及其他检查

（1）血液检查：如血常规、电解质、血脂、血糖、脑钠肽、心肌坏死标志物、肝肾功能、血培养、血气分析等。

（2）心电图检查：包括普通心电图、动态心电图、运动心电图、监护心电图、食管心电图等。

（3）动态血压监测：采用特殊血压测量和记录装置，按设定的时间间隔测量并记录 24 h 的血压，以了解不同生理状态下血压的波动变化。主要观察指标有 24 h 平均血压、昼夜变化规律及血压波动情况、夜间平均血压等。

（4）心脏影像学检查

1）超声心动图：包括 M 型超声心动图、二维超声心动图、彩色多普勒血流显像、经食管超声心动图、冠状动脉内超声等。可用于了解心脏结构、心内或大血管内血流方向和速度、心脏瓣膜的形态和活动度等情况。

2）X 射线胸片：可显示心脏、大血管的外形。二尖瓣型心脏常见于二尖瓣狭窄；主动脉型心脏常见于高血压、主动脉瓣关闭不全；普遍增大型心脏常见于全心衰竭、心肌病。

3）心脏 CT：常规 CT 主要用于心包疾病和肺动脉栓塞等病变的临床诊断，冠状动脉 CT 造影是筛选和诊断冠心病的重要手段。

4）MRI 检查：对心肌病、心包疾病、主动脉瘤、主动脉夹层及大动脉炎的诊断具有较大价值。

5）放射性核素检查：目前临床上应用较多的是心肌灌注显像和正电子发射体层显像，主要用于评价心肌缺血的范围和严重程度，了解冠状动脉血流和侧支循环情况，检测存活心肌等。

（5）心导管术和血管造影：经外周血管，采用经皮穿刺技术，在 X 射线透视下，将特制的导管送入右心或左心系统或分支血管内，测量不同部位的压力、血氧饱和度，测定心功能，记录心内局部电活动或注射造影剂（又称对比剂）显示心脏和血管图像，可获得准确的诊断资料。

（黄　峥）

第二节　循环系统疾病患者常见症状、体征的评估与护理

循环系统疾病的常见症状和体征：心源性呼吸困难、心源性水肿、心悸、胸痛、心源性晕厥等。

一、心源性呼吸困难

心源性呼吸困难是指由于各种心血管疾病引起患者呼吸时主观感觉空气不足、呼吸费力,客观上出现呼吸频率、节律和深浅度异常,严重者出现口唇发绀、张口呼吸、鼻翼扇动、端坐呼吸,辅助呼吸肌参与呼吸运动。心源性呼吸困难最常见的原因是左心衰竭,亦见于右心衰竭、心包积液、心脏压塞等。

心源性呼吸困难按严重程度不同,可表现为3种。①劳力性呼吸困难,是左心衰竭最早出现的症状,系因运动使回心血量增加,左心房压力升高,加重了肺淤血。②夜间阵发性呼吸困难,患者夜间入睡后因胸闷、气急而憋醒,被迫采取坐位,呼吸深快,大多端坐休息后可自行缓解。随着肺淤血加重,患者可伴气喘加重、窒息感或惊恐不安、咳嗽、咳粉红色泡沫样痰,发绀、肺部哮鸣音及湿啰音,即急性肺水肿,又称心源性哮喘,是左心衰竭呼吸困难最严重的形式。③端坐呼吸,为严重肺淤血的表现,静息状态下患者仍觉呼吸困难,不能平卧,为减轻呼吸困难被迫采取端坐位或半卧位的状态,是一种强迫体位。其发生机制:平卧时回心血量增加且横膈上抬,呼吸更为困难。依病情轻重依次可表现为被迫采取高枕卧位、半坐卧位、端坐位,甚至需双下肢下垂。

【护理评估】

1. 健康史　评估患者呼吸困难发生与发展的特点、持续时间,呼吸困难的表现形式、严重程度及其对日常活动和生活自理能力的影响。是否有胸痛、咳嗽、咳痰、乏力等伴随症状。患者是否有精神紧张、愤怒、焦虑或挫折感甚至悲观绝望等心理反应。精神紧张、愤怒、焦虑等可致呼吸中枢兴奋,加重呼吸困难。

2. 身体状况　评估患者的面容与表情、体位、呼吸频率、节律及深度。心脏有无扩大,心率、心律、心音的改变,脉搏,血压,意识状况。有无颈静脉怒张、端坐呼吸和发绀,双肺有无湿啰音或哮鸣音等。

3. 辅助检查　评估SaO_2、血气分析,判断患者缺氧的程度及酸碱平衡状况。胸部X射线检查,判断肺淤血或肺水肿的严重程度。

【主要护理诊断/问题】

1. 气体交换障碍　与肺淤血、肺水肿和(或)伴肺部感染有关。

2. 活动无耐力　与呼吸困难所致能量消耗和机体缺氧状态有关。

【护理措施】

1. 一般护理　休息与体位:保持病室安静、整洁,以利于患者休息。适当开窗通风,保持室内空气新鲜,每次15~30 min,避免直吹患者。患者应衣着宽松,盖被轻软,以减轻憋闷感。根据患者呼吸困难的类型和程度采取适当的体位休息,以减轻心脏负荷,利于心功能恢复。劳力性呼吸困难者,应减少活动量,以不引起症状为度。对夜间阵发性呼吸困难者,应加强夜间巡视,及时协助患者坐起,如抬高床头、增加垫枕。对端坐呼吸者,应协助其取端坐位,使用床上小桌,让患者扶桌休息,用软垫支托臂、肩、骶、膝部,以防受压或滑坡,必要时双腿下垂。半卧位、端坐位可使横膈下移,增加肺活量,双腿下垂可减少回心血量,均有利于改善呼吸困难。注意患者体位的舒适与安全,必要时加用床栏防止坠床。

2. 病情观察及对症护理

(1)病情观察:密切观察并记录呼吸节律、频率及深度的变化,发绀是否减轻,听诊肺部湿啰音是否减少,监测血氧饱和度、动脉血气分析等。若病情加重或血氧饱和度降低到94%以下,应及时

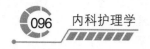

报告医生,备好气管插管及呼吸器等,配合抢救。

(2)氧疗:对于有低氧血症者,纠正缺氧对缓解呼吸困难、保护心脏功能、减少缺氧性器官功能损害有重要的意义。氧疗的指征包括:急性肺水肿,有明确缺氧表现如 $SpO_2 < 90\%$ 或 $PaO_2 < 60$ mmHg,睡眠性潮式呼吸或合并夜间低通气、睡眠呼吸暂停。氧疗方法包括鼻导管吸氧(氧流量一般为 2~4 L/min,慢性肺源性心脏病患者宜 1~2 L/min)、面罩吸氧、无创正压通气吸氧等。急性肺水肿患者氧疗参见本章第三节中"急性心力衰竭"中的"抢救配合与护理"。

(3)活动耐力

1)评估活动耐力:了解患者过去和现在的活动型态,确定既往活动的类型、强度、持续时间和耐受力,判断患者恢复以往活动型态的潜力。

2)制定活动目标和计划:与患者及家属一起确定活动量和持续时间,循序渐进地增加活动量。患者可遵循卧床休息—床边活动—病室内活动—病室外活动—上下楼梯的活动步骤。根据患者身体状况和活动时的反应,确定活动的强度、持续时间和频率。当患者活动耐力有所增加时适当给予其鼓励,增强患者信心。心力衰竭患者可根据心功能分级决定活动量,见本章第三节"慢性心力衰竭"的护理。

3)监测活动过程中患者的反应:若患者活动中出现明显心前区不适、呼吸困难、头晕、眼花、面色苍白、极度疲乏时,应停止活动,就地休息。若休息后症状仍不缓解应报告医生,并协助处理。

4)协助和指导患者生活自理:患者卧床期间加强生活护理,进行床上主动或被动的肢体活动,以保持肌张力,预防静脉血栓形成。在活动耐力可及的范围内,鼓励患者尽可能生活自理。教育家属对患者生活自理给予理解和支持,避免患者养成过分依赖的习惯。护士还应为患者的自理活动提供方便和指导:抬高床头,使患者容易坐起;利用床上小桌,让患者可以坐在床上就餐;指导患者使用病房中的辅助设备如床栏杆、椅背、走廊、厕所及浴室中的扶手等,以节省体力和保证安全;将经常使用的物品放在患者容易取放的位置;教给患者保存体力、减少氧耗的技巧,如以均衡的速度进行自理活动或其他活动,在较长活动中穿插休息,有些自理活动如刷牙、洗脸等可坐着进行。

3. 心理护理 呼吸困难患者常因影响日常生活及睡眠而心情烦躁、痛苦、焦虑。护士应与家属一起安慰鼓励患者,帮助其树立战胜疾病的信心,稳定患者情绪,以降低交感神经兴奋性,减少心肌氧耗,利于减轻呼吸困难。

4. 用药护理 遵医嘱给予患者强心、利尿、扩血管、解痉平喘等药物,观察疗效及不良反应。控制输液量和速度,防止药物加重心脏负荷,诱发急性肺水肿。24 h 内液体入量 1 500 mL 以内为宜,并将输液速度控制在每分钟 20~30 滴。

5. 健康教育 出院前根据患者病情及居家生活条件如居住的楼层、卫生设备条件及家庭支持能力等进行活动指导;指导患者在职业、家庭、社会关系等方面进行必要的角色调整。

二、心源性水肿

心源性水肿是指由于心功能不全引起体循环静脉淤血,致使液体在机体组织间隙过多积聚。心源性水肿最常见的原因为右心衰竭或全心衰竭。发病机制主要是右心衰竭致体循环静脉压增高,毛细血管静水压增高,组织液回收减少。水肿的特点是首先发生在身体下垂部位,常为对称性、可压陷性;与体位改变有关。严重者可发生全身性水肿,常可合并胸腔积液、腹腔积液。

【护理评估】

1. 健康史 详细询问患者水肿出现的时间、部位、程度、发展速度,饮食、饮水状况,每日进食量、食物类型,蛋白质及钠盐摄入量,24 h 出入水量。导致水肿的原因或诱发因素。患者目前休息状况,用药名称及用药情况。是否因水肿引起躯体不适和形象改变而心情烦躁,或因病情反复而失去信心,甚至出现悲观绝望等心理反应。

2. 身体状况　检查水肿的部位、范围、程度,是否为凹陷性水肿,水肿部位皮肤是否完整,观察生命体征、体重、胸围、腹围、颈静脉充盈程度等,有无胸腔积液、腹腔积液,有无尿量减少,体重增加。评估体位与水肿的关系,对患者日常自理能力的影响。

3. 辅助检查　血浆白蛋白和血电解质检查,评估有无低蛋白血症及电解质紊乱。

【主要护理诊断/问题】

1. 体液过多　与右心衰竭致体循环淤血、低蛋白血症有关。

2. 有皮肤完整性受损的危险　与水肿部位组织细胞营养不良,或局部长期受压有关。

【护理措施】

1. 一般护理

(1)环境与休息:保持病室安静整洁,适合患者休息,保持室内空气清新。休息有助于增加肾血流量,提高肾小球滤过率,促进水钠排出,减轻水肿。因此,轻度水肿者应限制活动;重度水肿者应卧床休息,下肢水肿时应抬高下肢,伴胸腔积液或腹腔积液者宜采取半卧位。注意患者体位的舒适与安全,必要时加用床档防止坠床。

(2)饮食护理:向患者及家属说明低钠饮食的重要性以提高其依从性,并监督执行。限制钠盐摄入,给予低钠、高蛋白、易消化、少产气饮食,少量多餐,晚餐宜少。钠摄入量<2 g/d,应用利尿剂者可适当放宽。限制含钠量高的食品如腌制食品、榨菜、酱油等。伴低蛋白血症者可静脉补充白蛋白。在应用排钾利尿剂时,应适当补充含钾丰富的食物,如深色蔬菜、瓜果、红枣、蘑菇等。

2. 病情观察及对症护理

(1)病情观察:每天在同一时间、着同一服装、用同一体重计测量体重,时间安排在患者晨起排尿后、早餐前最适宜。准确记录 24 h 液体出入量,若患者尿量<30 mL/h,应报告医生。有腹腔积液者应每天测量腹围。此外,询问患者有无畏食、恶心、腹部不适,注意颈静脉充盈程度、肝脏大小、水肿消退情况等,以判断病情进展及疗效。

(2)对症护理

1)限制水的摄入:心力衰竭进行性加重的患者,24 h 饮水量不应超过 800 mL,应根据患者习惯在白天饮用,一半量在进餐时饮用,一半量在两餐间饮用。严重水肿且利尿剂疗效不佳时,每日进液量控制在前一日尿量加 500 mL 左右。必须输液时应根据血压、心率、呼吸调整滴速,一般不超过30 滴/min,控制静脉输液量。

2)观察皮肤情况:严密观察水肿部位和范围。肛周及受压处皮肤有无变红、水疱或破溃现象。用手指按压水肿部位 5 s 后放开,观察凹陷平复的速度以判断水肿程度。

3)保护皮肤:保持床褥清洁、平整、干燥,嘱患者穿柔软、宽松的衣服。定时协助或指导患者变换体位,勿强行推、拉。应经常按摩骶、踝、足跟等部位,严重水肿者可使用气垫床,膝部及踝部等骨隆突处可垫软枕以减轻局部压力。使用便盆时动作应轻巧,防止擦伤皮肤。用热水袋保暖时水温不宜太高,防止烫伤。注意皮肤黏膜卫生,防止感染。肌内注射时应严密消毒后做深部肌内注射,拔针后用无菌棉球按压以免药液外渗。如有外渗,局部用纱布包裹,防止继发感染。保持会阴部清洁干燥,男患者会阴部水肿严重者可用托带支托阴囊部。心力衰竭患者常因呼吸困难而被迫采取半卧位或端坐位,最易发生压疮的部位是骶尾部,可用减压敷料保护局部皮肤。

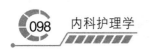

3. 心理护理　应保持良好的心态、充足的睡眠,避免抑郁、焦虑、愤怒等负性情绪。告知家人给予支持和配合,适当诱导以解除患者紧张焦虑情绪,训练其学会放松身心,学会自我心理调适。

4. 用药护理　遵医嘱应用强心、利尿剂,观察并记录疗效和不良反应,遵医嘱定期监测血电解质的变化。使用利尿剂的护理参见本章第三节中"慢性心力衰竭"的护理措施。

三、心悸

心悸是患者对自身心脏或心前区跳动不适的一种主观感觉,可由心跳有力或频率过快引起。当心率加快时,患者感到心脏跳动不适;心率缓慢时,患者则感搏动有力。引起心悸的常见病因有心律失常,如心动过速、心动过缓、期前收缩等。心悸可为生理性或病理性。生理性心悸见于正常剧烈运动、精神紧张或情绪激动、吸烟、饮酒、饮浓茶或咖啡时,应用某些药物如肾上腺素类、阿托品、氨茶碱等亦可引起心悸。病理性心悸主要见于各种器质性心血管疾病如高血压性心脏病、主动脉瓣关闭不全、二尖瓣关闭不全等,以及甲状腺功能亢进、高热、贫血。另外,自主神经功能紊乱亦可引起心悸,精神因素常为发病诱因。心悸严重程度与病情不一定呈正比,初次、突发的心律失常,心悸较明显。

【护理评估】

1. 健康史　询问患者有无心脏病和内分泌疾病、贫血等病史,有无诱发因素,如体力活动、情绪激动、服药、饮酒等。观察患者心悸发作的频率、性质、持续时间和程度,有无心前区疼痛、出冷汗、极度乏力、意识丧失等伴随症状。评估患者有无焦虑、恐惧等不良情绪。

2. 身体状况　评估患者发生心悸时脉搏、心律、呼吸、血压的变化。心悸对患者日常生活及自理能力的影响。

3. 辅助检查　心电图、动态心电图检查,了解有无心律失常及心律失常发生的特点。

【主要护理诊断/问题】

焦虑:与心悸发作时心前区不适、胸闷有关。

【护理措施】

1. 一般护理　心悸发作时患者应卧床休息,保持情绪稳定;饮食宜清淡,限烟、酒,不宜喝咖啡、浓茶等。

2. 病情观察　心悸一般无危险性,但少数严重心律失常的心悸患者可发生猝死。因此应注意监测心悸患者的心率、心律和心电图。向患者讲述心悸产生的原因、控制方法等相关知识,使患者对心悸发作有所认识并能及时告诉医护人员,便于及时观察病情。

3. 用药护理　嘱患者遵医嘱正确服用抗心律失常的药物,了解药物的疗效和不良反应。用药护理参见本章第四节"心律失常"患者的护理措施。

4. 心理护理　关心理解患者并取得患者的信任,鼓励患者充分表达自己的感受。指导患者自我放松如引导患者深呼吸、听轻音乐。利用社会支持系统,鼓励家属和朋友多与患者沟通交流,给予患者心理支持。

四、胸痛

多种循环系统疾病可导致胸痛。常见原因包括各种类型的心绞痛、急性心肌梗死、急性心包炎、急性主动脉夹层、梗阻性肥厚型心肌病、心血管神经症等。疼痛的特点见表3-2-1。

表 3-2-1 几种常见胸痛的特点

病因	特点
心绞痛	多位于胸骨后,呈阵发性压榨样痛,于体力活动或情绪激动时诱发,持续 3～5 min,休息或含服硝酸甘油多可缓解
急性心肌梗死	疼痛多无明显诱因,程度较重,持续时间较长,伴心律、血压的改变,含服硝酸甘油多不能缓解
急性心包炎	位于心前区,疼痛可因呼吸或咳嗽而加剧,呈刺痛,持续时间较长
急性主动脉夹层	胸骨后或心前区撕裂样剧痛或烧灼痛,可向背部放射
梗阻性肥厚型心肌病	与心绞痛不一样,往往活动后出现,含服硝酸甘油无效甚至加重
心血管神经症	可出现心前区针刺样疼痛,但位置不固定,与体力活动无关,伴神经衰弱症状

【护理评估】

1. 健康史　疼痛部位、性质、持续时间、严重程度,疼痛是首发还是复发,评估疼痛的诱因,患者目前休息状况,用药名称、剂量、时间、方法及其疗效。是否因疼痛影响日常生活而心情烦躁,或因病情严重而恐惧。

2. 身体评估　检查血压、心率和心律的变化。

3. 辅助检查　检查心电图、超声心动图协助判断疼痛原因。

【主要护理诊断/问题】

疼痛:胸痛　与冠状动脉供血不足导致心肌缺血、缺氧及炎症累及心包有关。

【护理措施】

1. 一般护理

(1)氧疗:患者有低氧血症时,给予鼻导管吸氧,氧流量 2～5 L/min,以增加心肌氧的供应,减少心肌缺血,缓解疼痛。

(2)休息:指导患者胸痛发作时立即停止活动,卧床休息,采用放松术如深呼吸、全身肌肉放松等,缓解疼痛。

2. 病情观察　密切观察血压、呼吸,尤其是胸痛时心率与心电图的变化。

3. 用药护理　应用硝酸酯类、吗啡、溶栓剂、复方丹参、抗血小板药物、β 受体阻滞剂、钙通道阻滞剂等缓解疼痛,监测药物疗效及反应。若疼痛不缓解及时通知医生,缓解后继续给药或非药物疗法,改善心肌供血,减少疼痛发作。

4. 心理护理　解释心前区疼痛的原因和诱因,陪伴患者,减轻患者的紧张、焦虑、恐惧感,指导患者避免诱因以缓解疼痛,减少发作。

五、心源性晕厥

心源性晕厥是由于心排血量突然减少、中断或严重低血压而引起的一过性脑缺血、缺氧所致的短暂意识丧失,常伴有肌张力丧失而不能维持一定的体位。若只有肌张力降低或丧失,但不伴有意识丧失称近乎晕厥即一过性黑矇。脑部供血暂停 3 s 以上可发生近乎晕厥;5 s 以上可发生晕厥;超过 10 s 除意识丧失外可出现抽搐,偶有大小便失禁,称阿-斯综合征(Adams-Stokes syndrome)。心

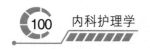
源性晕厥常见原因有严重心律失常(如病态窦房结综合征、高度房室传导阻滞、室性心动过速及心室扑动和心室颤动)和器质性心脏病(如严重主动脉瓣狭窄、急性心肌梗死、心脏压塞等)。

【护理评估】

1. **健康史** 询问患者有无心脏病史和其他病史,发作前有无诱因及先兆症状。晕厥发作的急缓、频率、持续时间及与体位的关系。有无意识丧失或大小便失禁。晕厥发作时是否产生焦虑、窘迫和恐惧心理。

2. **身体状况** 评估患者的意识状态及生命体征,有无心律失常、心脏杂音,有无发绀、呼吸困难等。

3. **辅助检查** 心电图、动态心电图及超声心动图有助于判断晕厥的原因。

【常见护理诊断/问题】

有受伤的危险:与晕厥时意识丧失导致跌倒有关。

【护理措施】

1. **一般护理** 晕厥发作频繁者或曾有跌倒病史者应卧床休息,加强生活护理。嘱患者不要单独外出,防止意外。嘱患者避免剧烈活动、情绪激动或紧张、快速改变体位等,一旦有头晕、黑矇等先兆时立即平卧,以免跌伤。

2. **配合治疗** 如心率显著缓慢的患者遵医嘱给予阿托品、异丙肾上腺素等药物,必要时给予人工心脏起搏治疗。对其他心律失常或心脏器质性病变的患者给予相应的治疗和护理,参见本章第四节"心律失常"的护理措施。

(黄 峥)

第三节　心力衰竭

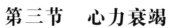

患者,刘某,女,67 岁。30 年来反复于劳累或受凉后出现胸闷、心悸、气急,休息后缓解。当地医院诊断为"风湿性心脏瓣膜病,二尖瓣狭窄伴关闭不全",长期服用地高辛、氢氯噻嗪等药物,平素常感冒。2 d 前受凉后胸闷气急加重,夜间不能平卧,双下肢水肿,咳白色泡沫痰伴心悸、尿少,双下肢水肿。查体:T 37 ℃,P 80 次/min,R 22 次/min,BP 110/70 mmHg,颈静脉怒张,双肺底可闻及湿啰音,心脏叩诊向两侧扩大,心率 110 次/min,节律绝对不齐,心尖部可闻及舒张期隆隆样杂音,肝脏触诊肋缘下 3 cm 并有压痛,肝-颈静脉回流征阳性。心电图示心房颤动。

请思考:①该患者的诊断及依据是什么?②请评估该患者的心功能。护理评估时应注意哪些要点?③该患者目前最主要的护理诊断/问题有哪些?④该患者目前最主要的护理措施是什么?

心力衰竭(heart failure,HF),简称心衰,是各种心脏结构或功能性疾病导致心室充盈和(或)射血能力受损,心排血量不能满足机体组织代谢需要,以肺循环和(或)体循环淤血,器官、组织血液灌注不足为临床表现的一组综合征,主要表现为呼吸困难、体液潴留和体力活动受限。心功能不全或心功能障碍理论上是一个更广泛的概念,有临床症状的心功能不全称为心力衰竭。心力衰竭按其发生部位可分为左心衰竭、右心衰竭和全心衰竭。按其发病缓急,可分为慢性心力衰竭和急性心力衰竭,以慢性居多。按左心室射血分数正常与否可分为射血分数降低、射血分数中间值、射血分数保留和射血分数改善的心力衰竭。

一、慢性心力衰竭

慢性心力衰竭(chronic heart failure,CHF)是大多数心血管疾病的终末期表现和主要死因,是21世纪心血管领域的两大挑战之一。人群慢性心力衰竭患病率为0.9%,其中男性0.7%、女性1.0%,且随着年龄增加显著上升。患病率北方(1.4%)高于南方(0.5%),城市(1.1%)高于农村(0.8%)。近年来,慢性心力衰竭的主要病因已从风湿性瓣膜性心脏病转变为冠心病、高血压。

【病因与发病机制】

1. 基本病因

(1)原发性心肌损害:包括缺血性心肌损害如冠心病心肌缺血和(或)心肌梗死;心肌炎和心肌病;心肌代谢障碍性疾病以糖尿病心肌病最常见,其他如甲亢性心肌病、酒精性心肌病、心肌淀粉样变性等也是常见病因。

(2)心脏负荷过重

1)压力负荷(后负荷)过重:指心脏收缩期射血阻力增加。常见原因有高血压、肺动脉高压、主动脉瓣狭窄、肺动脉瓣狭窄等。

2)容量负荷(前负荷)过重:指心脏舒张期所承受的容量负荷增加。常见于心脏瓣膜关闭不全如主动脉瓣关闭不全、二尖瓣关闭不全等引起的血液反流;先天性心血管病如室间隔缺损、动脉导管未闭等引起的血液分流。此外,伴有全身血容量增多或循环血量增多的疾病,其心脏的容量负荷也必然增加,如慢性贫血、甲状腺功能亢进症等。当容量负荷增加超过一定限度时,心脏结构和心肌收缩功能则发生改变。

2. 诱因 在有基础心脏病的患者中,80%～90%患者的心力衰竭症状由某些增加心脏负荷的因素所诱发。常见诱因如下。

(1)感染:是心力衰竭最常见的诱因,以呼吸道感染尤为多见,其次为感染性心内膜炎。

(2)心律失常:心房颤动是心力衰竭最重要的诱发因素,快速性心房颤动时心排血量降低,心肌耗氧量增加,从而诱发或加重心力衰竭。其他类型的快速性心律失常以及严重的缓慢性心律失常均可诱发心力衰竭。

(3)血容量增加:如摄入钠盐过多,输入液体过多、过快等。

(4)过度劳累或情绪激动:如体力活动、妊娠和分娩,精神过度紧张、暴怒等。

(5)其他:治疗不当如不恰当停用利尿剂;原有心脏病变加重或并发其他疾病如冠心病发生心肌梗死,风湿性心瓣膜病出现风湿活动,合并贫血、甲状腺功能亢进症等。

3. 发病机制 当基础心脏病损及心功能时,机体首先发生多种代偿机制。这些机制可使心功能在一定的时间内维持在相对正常的水平,但这些代偿机制也均有其负性的效应。当失代偿而出现心力衰竭时,病理生理变化可归纳为以下3个方面。

(1)代偿机制:当心肌收缩力受损和(或)心室超负荷血流动力学因素存在时,机体通过以下代偿机制使心功能在短期内维持相对正常水平。

1)Frank-Starling机制:即增加心脏的前负荷,使回心血量增多,心室舒张末期容积增加,从而增加心排血量。心室舒张末期容积增加,意味着心室扩张,舒张末期压力也增高,相应的心房压、静脉压也随之升高。

2)心肌肥厚:当心脏后负荷增高时,常以心肌肥厚作为主要的代偿机制,心肌肥厚心肌细胞数并不增多,以心肌纤维增多为主。心肌从整体上显得能源不足,继续发展终至心肌细胞死亡。心肌肥厚心肌收缩力增强,克服后负荷阻力,心排血量在相当长时间内维持正常,但心肌肥厚者心肌顺应性差,舒张功能降低,心室舒张末压升高。

3)神经体液的代偿机制:当心脏排血量不足,心腔压力升高时,机体全面启动神经体液机制进行代偿。①交感神经兴奋性增强:心力衰竭早期,通过颈动脉和主动脉压力感受器的调控,引起交感神经兴奋性增强,大量肾上腺素(epinephrine,E)和去甲肾上腺素(nora-drenaline,NE)释放入血中,维持心排血量;但同时周围血管收缩,心脏后负荷增加,心率加快,均使心肌耗氧量增加。除了上述血流动力学效应外,NE对心肌细胞有直接的毒性作用,可促使心肌细胞凋亡,参与心脏重塑的病理过程。此外,交感神经兴奋还可使心肌应激性增强而有促心律失常作用。②肾素–血管紧张素–醛固酮系统(renin-angiotensin-aldosterone system,RAAS)激活:由于心排血量降低,肾血流量随之减少,RAAS被激活。其有利的一面是心肌收缩力增强,周围血管收缩维持血压,调节血液的再分配,保证心、脑等重要器官的血供,同时促进醛固酮分泌,使水钠潴留,增加总体液量及心脏前负荷,起到代偿作用。但同时RAAS激活促进心脏和血管重塑,加重心肌损伤和心功能恶化。

(2)心力衰竭时各种体液因子的改变:近年来不断发现一些新的肽类细胞因子参与心力衰竭的发生和发展过程。

1)心钠肽和脑钠肽:正常情况下,当心房压力增高,房壁受牵引时,心钠肽分泌增加,其生理作用为排钠、利尿、扩血管等对抗肾上腺素、肾素–血管紧张素等的水、钠潴留效应。正常人脑钠肽分泌量随心室充盈压的高低而变化,其生理作用与ANP相似。心衰状态下,两者降解很快,且其生理效应明显减弱。血浆中两者增高的程度与心衰的严重程度呈正相关,因此作为评定心衰的进程和判断预后的指标。

2)精氨酸升压素:由垂体分泌,释放受心房牵张受体的调控,具有抗利尿和周围血管收缩的生理作用,对维持血浆渗透压起关键作用。心力衰竭时心房牵张受体的敏感性下降,其释放不受相应的抑制而血浆中水平升高,继而水的潴留增加,同时其周围血管的收缩作用又使心脏后负荷增加。

3)内皮素:是由血管内皮释放的肽类物质,具有很强的收缩血管的作用。心力衰竭时,血浆内皮素水平升高,且直接与肺动脉压力特别是肺血管阻力升高相关。此外,内皮素还可导致细胞肥大增生,参与心脏重塑过程。

(3)心肌损害和心室重塑:原发性心肌损害和心脏负荷过重使心脏功能受损,导致心室扩大或心室肥厚等各种代偿性变化。在心腔扩大、心室肥厚的过程中,心肌细胞、胞外基质、胶原纤维网等均有相应变化,也就是心室重塑过程。目前大量的研究表明,心室重塑是心力衰竭发生和发展的基本机制。心脏功能从代偿到失代偿除了因为代偿能力有一定的限度、各种代偿机制的负面影响之外,心肌细胞的能量供应相对及绝对的不足及能量的利用障碍导致心肌细胞坏死、纤维化也是一个重要的因素。心肌细胞减少使心肌整体收缩力下降;纤维化的增加又使心室的顺应性下降,重塑更趋明显,心肌收缩力不能发挥其应有的射血效应,如此形成恶性循环,终至不可逆转的终末阶段。

【临床表现】

临床上以左心衰竭最为常见,单纯右心衰竭较少见。左心衰竭后继发右心衰竭而致全心衰竭者,或由于严重广泛心肌疾病同时波及左、右心而发生全心衰竭者,临床上更为多见。

1. 左心衰竭　左心衰竭以肺淤血及心排血量降低为主要表现。

（1）症状

1）呼吸困难：是左心衰竭最主要的症状。可表现为：①劳力性呼吸困难，是左心衰竭最早出现的症状；②端坐呼吸；③夜间阵发性呼吸困难，又称为"心源性哮喘"；④急性肺水肿，是"心源性哮喘"的进一步发展，是左心衰竭呼吸困难最严重的形式。

2）咳嗽、咳痰、咯血：咳嗽、咳痰是肺泡和支气管黏膜淤血所致。开始常于夜间发生，坐位或立位时咳嗽可减轻。痰为白色浆液性泡沫状，偶见痰中带血丝。长期慢性肺淤血，导致肺循环和支气管血液循环之间形成侧支，在支气管黏膜下形成扩张的血管，一旦破裂可引起大咯血。

3）乏力、疲倦、头晕、心悸：因心排血量不足，组织、器官灌注不足及代偿性心率加快所致。

4）少尿及肾功能损害症状：严重的左心衰竭血液进行再分配时，首先是肾的血流量明显减少，患者可出现少尿。长期慢性的肾血流量减少可出现血尿素氮、肌酐升高，并可有肾功能不全的相应症状。

（2）体征

1）肺部湿啰音：是左心衰竭的主要体征。由于肺毛细血管压增高，液体可渗出到肺泡而出现湿性啰音。随着病情的由轻到重，肺部啰音可从局限于肺底部直至全肺。侧卧位时下垂一侧啰音较多。

2）心脏体征：除基础心脏病的固有体征外，慢性左心衰竭的患者一般均有心脏扩大（单纯舒张性心衰除外）及相对二尖瓣关闭不全的反流性杂音、肺动脉瓣区第二心音亢进及舒张期奔马律。

2. 右心衰竭　右心衰竭以体循环淤血表现为主。

（1）症状

1）消化道症状：胃肠道及肝淤血引起食欲减退、恶心、呕吐、腹胀等是右心衰竭最常见的症状。肝脏淤血可出现右上腹疼痛。

2）劳力性呼吸困难：单纯性右心衰竭和继发于左心衰竭的右心衰竭都有明显的呼吸困难。

（2）体征

1）水肿：体静脉压力增高使皮肤等软组织出现水肿。水肿是右心衰竭的典型体征，水肿首先发生在身体下垂的部位，常呈压陷性、对称性。右心衰竭严重者，可呈全身性水肿。

2）颈静脉征：颈静脉搏动增强、充盈、怒张是右心衰竭时的主要体征，肝–颈静脉回流征阳性则更具有特征性。

3）肝大：肝因淤血肿大常伴压痛，持续慢性右心衰竭可致心源性肝硬化。

4）心脏体征：除基础心脏病的相应体征之外，右心衰竭时可因右心室显著扩大而出现三尖瓣关闭不全的反流性杂音。

3. 全心衰竭　同时具有左、右心衰竭的临床表现。右心衰竭继发于左心衰竭而出现的全心衰竭，因右心排血量减少，阵发性呼吸困难等肺淤血症状反而减轻。

4. 心力衰竭的分期与分级

（1）心力衰竭分期：由美国心脏病学会及美国心脏协会（ACC、AHA）于2001年提出，是以心衰相关的危险因素、心脏的器质性及功能性改变、心衰的症状等为依据将心衰分为两个阶段和4个等级（表3-3-1）。此评估方法是以客观检查发现为主要依据，揭示心力衰竭发生和发展的基本过程，有利于指导临床工作，尽早地、更具针对性地进行防治性干预，减少心力衰竭的发生，控制其发展和渐趋难治。

表 3-3-1　心力衰竭分期

分期	依据及特点
A 期(前心衰阶段)	无心脏结构或功能异常,也无心衰症状体征,但有发生心衰的高危因素如高血压、冠心病、代谢综合征等
B 期(前临床心衰阶段)	已发展成结构性心脏病,如左心室肥厚、无症状性心脏瓣膜病,但从无心衰症状和体征
C 期(临床心衰阶段)	已有结构性心脏病,且目前或既往有心衰症状和体征
D 期(难治性终末期心衰阶段)	有进行性结构性心脏病,虽经积极的内科治疗,休息时仍有症状,因心衰反复住院,需要特殊干预

(2)心力衰竭分级:心力衰竭的严重程度通常采用美国纽约心脏学会(New York Heart Association,NYHA)提出的心功能分级标准分为 4 级(表 3-3-2)。这种分级方案的优点是简单易行,但其缺点是仅凭患者的主观感受和(或)医生的主观评价,患者个体差异很大。

表 3-3-2　心功能分级

心功能分期	依据及特点
Ⅰ 级	患者日常活动不受限制,一般活动不引起乏力、呼吸困难等心衰症状
Ⅱ 级	患者体力活动轻度受限,休息时无症状,一般活动可出现心衰症状
Ⅲ 级	患者体力活动明显受限,低于平时一般活动即出现心衰症状
Ⅳ 级	患者不能从事任何体力活动,休息时也可出现心衰症状,活动后加重

(3)6 min 步行试验法:安全方便、简单易行,通过测定慢性心衰患者的运动耐力来评价心衰的严重程度和疗效。要求患者在平直走廊里尽可能快地行走,测定 6 min 的步行距离,若 6 min 步行距离<150 m,表明为重度心衰;150～425 m 为中度心衰;426～550 m 为轻度心衰。

【实验室及其他检查】

1.血液检查　脑利尿钠肽(BNP)和氨基末端 B 型利钠肽前体(NT-pro BNP)是心衰诊断、临床事件风险评估、患者管理的重要指标。未经治疗的患者若 BNP 水平正常可基本排除心衰诊断,已接受治疗者 BNP 水平高则提示预后差。其他包括血常规、肝肾功能、电解质、血糖、血脂等亦很重要。由于体液总容量增加,心力衰竭患者可发生稀释性低钠血症。利尿剂治疗可造成低钾血症和低镁血症。

2.X 射线检查　心影大小及外形对心脏病病因诊断有重要价值,肺淤血程度直接反映心功能状态,心脏扩大程度及动态改变间接反映心功能状态。

3.超声心动图　是心衰诊断中最有价值的检查方法。比 X 射线更准确地提供各心腔大小变化及心瓣膜结构及功能情况。以收缩末及舒张末的容量差计算左心室射血分数(LVEF 值),可反映心脏收缩功能,正常 LVEF > 50%,LVEF ≤40% 提示收缩功能障碍;超声多普勒可显示心动周期中舒张早期与舒张晚期(心房收缩)心室充盈速度最大值之比(E/A),反映心室主动的舒张功能,是临床上最实用的判断舒张功能的方法。正常人 E/A 值不应小于 1.2,舒张功能不全时 E/A 值降低。

4.放射性核素检查　放射性核素心血池显影有助于判断心室腔大小,以收缩末期和舒张末期的心室影像的差别计算 EF 值,同时还可计算左心室最大充盈速率以反映心脏舒张功能。行心肌灌注显像可评价存活/缺血心肌。

5. 心-肺运动试验 在运动状态下测定患者对运动的耐受量,仅适用于慢性稳定性心衰患者。可测定最大耗氧量,即运动量虽继续增加,耗氧量已达峰值不再增加时的值,表明此时心排血量已不能按需要继续增加。心功能正常时此值应>20 mL/(min·kg)。无氧阈值即患者呼气中 CO_2 的增长超过了氧耗量的增长,标志着无氧代谢的出现,此值越低说明心功能越差。

6. MRI 检查 三维成像技术受心肌几何形状影响小,能精确计算收缩末、舒张末容积、心搏出量和射血分数。还可比较左右室的心搏出量,测定二尖瓣和主动脉瓣的反流量,判断疾病严重程度。

7. 有创性血流动力学检查 对急性重症心衰患者在床边采用漂浮导管检查,经静脉插管直至肺小动脉,测定各部位的压力及血液含氧量,计算心脏指数(cardiac index, CI)及肺动脉楔压(pulmonary arteriole wedge pressure, PAWP),直接反映左心功能。

【诊断要点】

心力衰竭的诊断是综合病因、病史、症状、体征及客观检查而作出的。首先应有明确的器质性心脏病的诊断。心衰的症状和体征是诊断心衰的重要依据,如左心衰竭的肺淤血引起不同程度的呼吸困难、肺部啰音,右心衰竭的体循环淤血引起的颈静脉怒张、肝大、水肿等是诊断心衰的重要依据。

【治疗要点】

心衰的治疗目的:防止和延缓心衰的发生;缓解临床心衰患者的症状;改善其长期预后和降低死亡率。

1. 病因治疗

(1)基本病因的治疗:对可能导致心脏功能受损的常见疾病如高血压、冠心病、糖尿病、代谢综合征等,在尚未造成心脏器质性改变前即应早期进行有效的治疗,如药物降压、介入手术改善冠心病心肌缺血、慢性心瓣膜病换瓣等。

(2)控制和消除诱因:针对常见心衰诱因如感染、心律失常、贫血、甲状腺功能亢进和电解质紊乱的治疗。

2. 药物治疗

(1)利尿剂:利尿剂是心衰治疗中最常用的药物,通过排钠、排水减轻心脏的容量负荷,能显著缓解淤血症状和水肿。对慢性心衰患者,原则上利尿剂应长期维持。水肿消失后,应以最小剂量无限期使用。但是不能将利尿剂做单一治疗,一般口服给药,重度心衰患者可用呋塞米(速尿)静脉注射或静脉滴注。常用利尿剂如下。

1)噻嗪类利尿剂:以氢氯噻嗪(双氢克尿噻)为代表,为中效利尿剂,轻度心衰可首选此药。

2)袢利尿剂:以呋塞米(速尿)为代表,为高效能利尿剂,易引起水电解质紊乱等不良反应。

3)保钾利尿剂:包括螺内酯(安体舒通)和氨苯蝶啶,特点为促进水钠排泄的同时阻止钾的排泄。

4)新型利尿剂托伐普坦:是血管升压素 V 受体拮抗剂,具有排水不利钠的作用,伴顽固性水肿或低钠血症者疗效更显著。

(2)肾素-血管紧张素-醛固酮系统抑制剂

1)血管紧张素转换酶抑制药(angiotensin converting enzyme inhibitor, ACEI):是目前治疗慢性心

衰的首选药。ACEI 除发挥扩血管作用改善心衰时的血流动力学、减轻淤血症状外,更重要的是降低心衰患者代偿性神经-体液的不利影响,限制心肌、小血管的重塑,以达到维护心肌的功能、推迟充血性心力衰竭的进展、降低远期死亡率的目的。ACEI 目前种类很多,如卡托普利 12.5 ~ 25.0 mg,每日 2 次,起效快;贝那普利(5 ~ 10 mg)、培哚普利(2 ~ 4 mg)、咪达普利、赖诺普利等为长效制剂,每日用 1 次,可提高患者的依从性。

2)血管紧张素 Ⅱ 受体阻滞剂(angiotensin receptor blocker,ARB):ARB 阻断 RAS 的效应与 ACEI 相同,对 ACEI 引起的干咳不能耐受者可改用 ARB。常用药物有坎地沙坦、氯沙坦、缬沙坦等。

3)醛固酮受体拮抗剂:近年来大样本临床研究证明小剂量螺内酯可阻断醛固酮效应,对抑制心血管的重构、改善慢性心力衰竭的远期预后有很好的作用,是应用较广的醛固酮受体拮抗剂。对中重度心衰患者可加用小剂量醛固酮受体拮抗剂,但必须注意监测血钾。

(3)β 受体阻滞剂:可对抗代偿机制中交感神经激活,明显提高运动耐量,降低死亡率,改善心衰预后。目前临床上主张所有有心功能不全且病情稳定的患者除非有禁忌或不能耐受,均应使用 β 受体阻滞剂。常用药如美托洛尔 12.5 mg/d、比索洛尔 1.25 mg/d、卡维地洛 6.25 mg/d 等。

(4)正性肌力药

1)洋地黄制剂:通过抑制心肌细胞膜上钠钾 ATP 酶活性,使细胞内 Ca^{2+} 浓度增高而增强心肌收缩力,同时也减慢房室结传导,降低心率和心肌耗氧量。特别适用于伴有心房扑动、心房颤动和快速心室率的心力衰竭的治疗。常用的洋地黄制剂有毛花苷丙(西地兰)、毒毛花苷 K 和地高辛。①地高辛:口服片剂,适用于中度心力衰竭维持治疗,0.25 mg/次,每日 1 次。对 70 岁以上或肾功能不良的患者宜减量。②毛花苷丙:静脉注射用制剂,为快速作用类药物。注射后 10 min 起效,适用于急性心力衰竭或慢性心力衰竭加重时,特别适用于心衰伴快速性心房颤动者。③毒毛花苷 K:也为快速作用类,静脉注射后 5 min 起作用,主要用于急性心力衰竭的治疗。

2)非洋地黄类正性肌力药。①肾上腺素能受体激动药:包括多巴胺和多巴酚丁胺,较小剂量可增强心肌收缩力。适用于心力衰竭急性恶化时的短期治疗,在心力衰竭长期治疗中的作用尚有争议。但正在应用 β 受体阻滞剂的患者不推荐使用多巴胺和多巴酚丁胺。②磷酸二酯酶抑制剂:包括氨力农和米力农,这些药物仅限于急重症心衰患者的短期治疗。研究证明长期应用可增高重症 CHF 患者死亡率。③左西孟旦:是一种钙增敏剂,其正性肌力作用独立于 β 肾上腺素能刺激,可用于正接受 β 受体阻滞剂治疗的患者。该药在缓解症状和改善预后等方面有效,且使 BNP 水平明显下降。

(5)伊伐布雷定:是心脏窦房结起搏电流(If)的一种选择性特异性抑制剂,降低窦房结发放冲动的频率,从而减慢心率。适用于窦性心律的患者,药物治疗已达最大耐受剂量或不能耐受 β 受体阻滞剂,心率仍≥70 次/min,并持续有症状者。

(6)扩血管药物:慢性心衰的治疗并不推荐血管扩张药物的应用,仅在伴有心绞痛或高血压的患者可考虑联合治疗,对存在心脏流出道或瓣膜狭窄的患者禁用。

(7)其他:人重组脑钠肽(奈西立肽)具有排钠利尿、抑制交感神经系统、扩张血管等作用,适用于急性失代偿性心衰。AVP 受体拮抗剂(托伐普坦)通过结合 V 受体减少水的重吸收,因不增加排钠,可用于伴有低钠血症的心力衰竭。

3.非药物治疗

(1)心脏再同步化治疗:对于慢性心衰伴心室失同步化收缩的患者,通过植入三心腔起搏装置,改善房室、室间和(或)室内收缩同步性,增加心排血量,可改善心衰症状,提高运动耐量和生活质量,减少住院率并明显降低死亡率。QRS 波呈 CLBBB 图形、QRS 间期>130 ms。对于有高度房室传导阻滞和心室起搏指征的射血分数较低的心力衰竭病人,无论分级如何,均推荐使用 CRT,包括房颤病人。

(2)左室辅助装置:适用于严重心脏事件后或准备行心脏移植术患者的短期过度治疗和急性心衰的辅助性治疗。

(3)心脏移植:是治疗顽固性心力衰竭的最终治疗方法,但因其供体来源及排斥反应而难以全面开展。

(4)细胞替代治疗:目前仍处于临床试验阶段,干细胞移植在修复受损心肌、改善心功能方面表现出有益的趋势,但仍存在移植细胞来源、致心律失常、疗效不稳定等诸多问题,尚需进一步解决。

4. 舒张性心力衰竭的治疗　舒张性心功能不全由于心室舒张不良使左心室舒张末压(LVEDP)升高而致肺淤血,多见于高血压和冠心病,最典型的舒张功能不全见于肥厚型心肌病变。其主要治疗措施如下。

(1)β受体拮抗剂:改善心肌顺应性。

(2)钙通道阻滞剂:降低心肌细胞内钙浓度,改善心肌主动舒张功能,主要用于肥厚型心肌病。

(3)ACEI:有效控制高血压,从长远来看改善心肌及小血管重构,有利于改善舒张功能,最适用于高血压心脏病及冠心病。

(4)其他:尽量维持窦性心律,保持房室顺序传导,保证心室舒张期充分的容量。对肺淤血症状较明显者,可适量应用静脉扩张剂(硝酸酯制剂)或利尿剂降低前负荷,但不宜过度,因过分的减少前负荷可使心排血量下降。在无收缩功能障碍的情况下,禁用正性肌力药物。

5. 难治性心力衰竭的治疗　难治性心力衰竭是指经各种治疗心衰不见好转甚至还有进展者,但并非指心脏情况已至终末期不可逆转者。对这类患者应努力寻找潜在的原因,并设法纠正,如风湿活动、感染性心内膜炎、贫血、甲状腺功能亢进、电解质紊乱、洋地黄类过量、反复发生的小面积的肺栓塞等,或患者是否有与心脏无关的其他疾病如肿瘤等。同时调整心衰用药,强效利尿剂和血管扩张剂及正性肌力药物联合应用等。对高度顽固水肿也可使用血液滤过或超滤,对适应证掌握恰当,超滤速度及有关参数调节适当时,常可及时明显改善症状。

【护理评估】

1. 病史

(1)患病与诊治经过:有无冠心病、高血压、心肌病等基础心脏疾病病史;有无呼吸道感染、心律失常、过度劳累等诱发因素。询问病程经过,如首次发病的时间;呼吸困难的特点和严重程度;有无咳嗽、咳痰或痰中带血;有无乏力、头晕、失眠等。以上症状常是左心衰竭患者的主诉。还应了解患者是否有食欲减退、恶心、呕吐、腹胀、体重增加及身体低垂部位水肿等右心衰竭表现。了解相关检查结果、用药情况及效果。

(2)目前病情与一般情况:询问患者此次发病情况,病情是否有加重趋势。询问患者食欲、饮水量、摄盐量;睡眠状况;尿量是否减少,有无便秘;日常生活是否能自理,活动受限的程度。

(3)心理-社会状况:心力衰竭往往是心血管病发展至晚期的表现。长期的疾病折磨和心衰反复出现,体力活动受到限制,甚至不能从事任何体力活动,生活上需他人照顾,常使患者陷于焦虑、抑郁、孤独、绝望甚全对死亡的恐惧之中。家属和亲人可因长期照顾患者而产生沉重的身心负担或忽视患者的心理感受。

2. 身体评估

(1)一般状态:①生命体征,如呼吸状况、脉搏频率、节律、有无血压降低。②意识与精神状况。③体位:是否采取半卧位或端坐位。

（2）心肺：①两肺有无湿啰音或哮鸣音，啰音的部位和范围。②心脏是否扩大，心尖冲动的位置和范围，心率是否加快，有无心尖部舒张期奔马律、病理性杂音等。

（3）其他：有无皮肤黏膜发绀；有无颈静脉怒张、肝-颈静脉回流征阳性；肝脏大小、质地；水肿的部位及程度，有无压疮，有无胸腔积液征、腹水征。

3. 实验室及其他检查　重点了解胸部 X 射线检查、超声心动图、BNP 等，以判断有无心力衰竭及严重程度。查看血常规、电解质、肝肾功能、血气分析结果。

【主要护理诊断/问题】

1. 气体交换障碍　与左心衰致肺淤血有关。

2. 体液过多　与右心衰竭致体循环淤血、水钠潴留、低蛋白血症有关。

3. 活动无耐力　与心排血量下降有关。

4. 潜在并发症　洋地黄中毒。

【护理措施】

1. 气体交换障碍

（1）休息与体位：见本章第二节中心源性呼吸困难。

（2）氧疗：见本章第二节中心源性呼吸困难。

（3）控制液体入量：患者 24 h 液体入量控制在 1 500 mL 内为宜。

（4）用药护理

1）血管紧张素转换酶抑制药（ACEI）：主要不良反应包括干咳、直立性低血压和头晕、一过性肾损害（蛋白尿）、皮炎、间质性肺炎、高钾血症、血管神经性水肿等。药物的使用宜从小剂量开始，在用药期间需监测血压，避免体位的突然改变，监测血钾水平和肾功能。若患者出现不能耐受的血管神经性水肿应停止用药。当心衰患者因 ACEI 的干咳不能耐受时可改用血管紧张素受体阻滞药（ARB）。

2）硝酸酯制剂：可致头痛、面红、心动过速、血压下降等，尤其是硝酸甘油静脉滴注时，应严格掌握滴速。

3）β 受体阻滞剂：不良反应包括液体潴留（可表现为体重增加）、心动过缓、低血压、心功能恶化等。在用药期间应监测心率和血压，当心率低于 50 次/min 或出现低血压时，应暂停给药并及时报告医生。

（5）心理护理：见本章第二节"常见症状体征的评估与护理"中心源性呼吸困难护理措施。

（6）病情监测：密切观察呼吸困难有无改善，发绀是否减轻，听诊肺部湿啰音是否减少，监测 SaO_2、血气分析结果是否正常等。若病情加重或 SaO_2 降低到 94% 以下，应立即报告医生。

2. 体液过多

（1）体位：下肢水肿者如无明显呼吸困难，可抬高下肢，以利于静脉回流，增加回心血量，提高肾小球滤过率，促进水钠排出。有明显呼吸困难者给予高枕卧位或半卧位。端坐呼吸者可使用床上小桌，让患者伏桌休息，必要时双腿下垂。伴胸腔积液或腹水者宜采取半卧位。注意患者体位的舒适与安全，必要时加床栏防止坠床。

（2）饮食护理：给予低盐清淡易消化饮食，少量多餐，伴低蛋白血症者可静脉补充白蛋白。限制钠盐摄入，每天食盐摄入量以 5 g 以下为宜。限制含钠量高的食品如腌肉、熏鱼、香肠、罐头、海产品、苏打饼干等。烹饪时可用糖、代糖、醋等调味品增加食欲。但应注意在应用强效排钠利尿剂时，过分严格限盐可导致低钠血症。限制液体入量，饮食中或补液量以"量出为入"的原则，控制输液速度和液体总入量;避免输注氯化钠溶液。

(3)应用利尿剂的护理:遵医嘱正确使用利尿剂,注意药物不良反应的观察和预防。电解质紊乱是长期使用利尿剂最容易出现的不良反应。①排钾类利尿剂(袢利尿剂和噻嗪类)最主要的不良反应是低钾血症,患者常表现为乏力、腹胀、肠鸣音减弱、心电图 U 波增高等。②保钾类利尿剂(氨苯蝶啶和螺内酯)主要的不良反应是高钾血症,患者常表现为肢体感觉麻木、肌肉酸痛、恶心、呕吐、腹痛、烦躁不安或神志不清、心电图 T 波"帐篷样"改变等,故应监测血钾浓度。血钾异常可诱发心律失常,低钾还可诱发洋地黄中毒。服用排钾利尿剂时多补充含钾丰富的食物如鲜橙汁、柑橘、香蕉、枣、杏、无花果、马铃薯、深色蔬菜等,必要时遵医嘱补充钾盐。口服补钾宜在饭后与果汁同饮,以减轻胃肠道不适;外周静脉补钾时每 500 mL 液体中 KCl 含量不宜超过 1.5 g。噻嗪类的其他不良反应有胃部不适、呕吐、腹泻、高血糖、高尿酸血症等。氨苯蝶啶的不良反应有胃肠道反应、嗜睡、乏力、皮疹;长期用药可致高钾;伴肾功减退时,少尿或无尿者慎用。螺内酯的不良反应有嗜睡、运动失调、男性乳房发育、面部多毛等,肾功能不全及高钾血症者禁用。静脉注射呋塞米宜慢,以每分钟不超过 20 mg 为宜。服用利尿剂通常应在早晨,以避免夜间频繁排尿影响休息。

(4)病情监测:每日晨起排尿后、早餐前选同一时间、着同类服装、用同一体重计测量体重。准确记录血压、24 h 液体出入量、体重,有腹水者每天测量腹围。监测血电解质水平。

(5)保护皮肤:保持床褥清洁、柔软、平整、干燥,严重水肿者可使用气垫床。定时协助或指导患者变换体位,膝部、踝部及足跟处可垫软枕以减轻局部压力。使用便盆应动作轻巧,勿强行推、拉,防止擦伤皮肤。嘱患者穿柔软、宽松的衣服。必要时使用减压敷料保护局部皮肤,防止压疮。保持会阴部清洁干燥。

3.活动无耐力

(1)制订活动计划:告知患者运动训练的治疗作用,鼓励患者循序渐进进行康复训练(心衰症状急性加重期或怀疑心肌炎的患者除外),与患者及家属一起确定活动量和持续时间。可根据心功能分级安排活动量。心功能Ⅰ级:不限制一般体力活动,适当参加体育锻炼,但应避免剧烈活动。心功能Ⅱ级:适当限制体力活动,增加午睡时间,不影响轻体力劳动或家务劳动。心功能Ⅲ级:严格限制一般体力活动,以卧床休息为主,应鼓励患者日常生活自理或在协助下自理。心功能Ⅳ级:绝对卧床休息,由他人照料日常生活。患者长期卧床期间应进行被动或主动运动,以促进血液循环,防止静脉血栓形成或肺栓塞。6 min 步行试验也可作为制定个体运动量的重要依据。

(2)监测活动过程中反应:参见本章第二节中"心源性呼吸困难"的护理措施。此外,ACC/AHA指出,运动治疗中需要进行心电监护的指征有:LVEF<30%;安静或运动时出现室性心律失常;运动时收缩压降低;心源性猝死、心肌梗死、心源性休克的幸存者等。

4.潜在并发症

(1)预防洋地黄中毒

1)明确影响洋地黄中毒的因素:①洋地黄用量个体差异很大,老年人、心肌缺血缺氧、重度心力衰竭、低钾低镁血症、肾功能减退等情况对洋地黄较敏感,使用时应严密观察患者用药后的反应。②与奎尼丁、胺碘酮、维拉帕米、阿司匹林等药物合用,可增加中毒机会,在给药前应询问有无上述药物及洋地黄用药史。

2)用药时应注意:①严格按时按医嘱给药,给药前数脉搏,当脉搏<60 次/min 或节律不规则时应暂停服药并告诉医师。②如果一次漏服口服药,下一次不能补服;用毛花苷丙或毒毛花苷 K 时务必稀释后静脉注射,在 10～15 min 缓慢静脉注射完,同时监测心率、心律及心电图变化,记录给药时间。③必要时监测血清地高辛浓度。

（2）观察洋地黄中毒表现：洋地黄中毒最重要的反应是各类心律失常，最常见为室性期前收缩，多表现为二联律或三联律。其他如房性期前收缩、心房颤动及房室传导阻滞。快速房性心律失常又伴有房室传导阻滞是洋地黄中毒的特征性表现，可引起心电图ST-T改变。胃肠道反应如食欲减退、恶心、呕吐，以及中枢神经系统的症状，如头痛、倦怠、视力模糊、黄视、绿视等在用维持量法给药时已相对少见。

（3）洋地黄中毒的处理：①立即停用洋地黄。②低血钾者可口服或静脉补钾，停用排钾利尿剂。③纠正心律失常：快速性心律失常可用利多卡因或苯妥英钠。电复律因易致心室颤动，一般禁用。有传导阻滞及缓慢性心律失常者可用阿托品0.5~1.0 mg皮下、静脉注射或安置临时心脏起搏器。

【健康指导】

1. **疾病预防指导**　向患者解释心力衰竭疾病过程和对生活的影响。特别应注意告诉患者心衰的诱因以及避免和预防诱因的措施，在心衰高危阶段的A期应强调积极干预各种高危因素，包括控制血压、血糖、血脂异常，积极治疗原发病。避免加重心力衰竭的行为，如吸烟、饮酒。避免各种诱发因素，如感染（尤其是呼吸道感染）、过度疲劳、情绪激动、输液过快过多等。育龄妇女应在医师指导下决定是否可以妊娠与自然分娩。

2. **疾病知识指导**　饮食宜低盐、清淡、易消化、富营养，每餐不宜过饱。肥胖者应控制体重，消瘦者应增强营养支持。运动锻炼可以减少神经激素系统的激活和延缓心室重塑的进程，对减缓心力衰竭患者自然病程有利，是一种能改善患者临床状态的辅助治疗手段。所有稳定性慢性心力衰竭且能够参加运动计划者，都应当考虑康复锻炼。运动前应进行医学与运动评估，根据心肺运动试验制定个体化运动处方。运动方式以有氧运动为主，抗阻运动可作为有氧运动的有效补充。运动过程中应做好监测，随时调整运动量。

3. **用药指导及病情监测**　坚持遵医嘱服药，告知患者及家属药物的名称、剂量、用法、作用与不良反应，强调服药依从性的重要性。掌握自我调整基本治疗药物的方法：每天测量体重，若3 d内体重增加2 kg以上，应考虑已有水钠潴留（隐性水肿），需要利尿或加大利尿剂剂量；根据心率和血压调整β受体阻滞剂、ACEI或ARB的剂量。患者一般1~2个月随访1次，病情加重时（如疲乏加重、水肿再现或加重、静息心率增加>15~20次/min、活动后气急加重等）及时就诊。

4. **照顾者指导**　教育家属给予患者积极的支持，帮助其树立战胜疾病的信心，保持情绪稳定，积极配合治疗。必要时教会主要照顾者掌握心肺复苏技术。

二、急性心力衰竭

急性心力衰竭（acute heart failure，AHF）是指心力衰竭急性发作和（或）加重的一种临床综合征，可表现为急性新发或慢性心衰急性失代偿。临床上以急性左心衰较为常见，多表现为急性肺水肿或心源性休克，是本节重点讨论内容。

【病因与发病机制】

1. **病因**　心脏解剖或功能的突发异常，使心排血量急剧降低和（或）肺静脉压突然升高均可发生急性左心衰。常见病因如急性广泛前壁心肌梗死、乳头肌梗死断裂、室间隔破裂穿孔；感染性心内膜炎引起的瓣膜穿孔、腱索断裂所致急性反流；其他如高血压心脏病血压急剧升高、原有心脏病基础上快速性心律失常或严重缓慢性心律失常，输液过多过快等。

2. **发病机制**　主要是心肌收缩力突然严重减弱，或左心室瓣膜急性反流，心排血量急剧减少，左心室舒张末压（left ventricular end diastolic pressure，LVEDP）迅速升高，肺静脉回流不畅，肺静脉压快速升高,肺毛细血管压随之升高使血管内液体渗入肺间质和肺泡内形成急性肺水肿。肺水肿早期可因交感神经激活,血压可升高,但随着病情持续进展,血压将逐步下降。

【临床表现】

1.症状　突发严重呼吸困难,呼吸频率可达 30~40 次/min,端坐呼吸,面色苍白、发绀、极度烦躁、大汗淋漓,同时频繁咳嗽,咳粉红色泡沫样痰。极重者可因脑缺氧而神志模糊。发病一开始可有一过性高血压,病情加重不缓解,血压可持续下降甚至休克。如果不及时治疗,患者会迅速发生休克而死亡。

2.体征　肺部听诊两肺布满哮鸣音和湿啰音,心尖部第一心音减弱,频率快,奔马律,肺动脉瓣听诊区第二心音亢进。

知识拓展

急性心衰的临床严重程度分级见表3-3-3。

表3-3-3　急性心衰的临床严重程度分级

分级	皮肤	肺部啰音
I	温暖	无
II	温暖	有
III	寒冷	无或有
IV	寒冷	有

【实验室检查及其他检查】

胸部 X 射线检查可见肺淤血征,可判断心功能受损部位与程度;血气分析、血流动力学检查,可帮助判断病情进展和疗效。

【诊断要点】

根据典型症状与体征,如突发严重呼吸困难、咳粉红色泡沫样痰,两肺满布湿啰音和哮鸣音等,一般不难做出诊断。

【抢救配合与护理】

1.体位　立即协助患者取坐位,双腿下垂,以减少静脉回流,减轻心脏负荷。患者常烦躁不安,需注意安全,谨防跌倒受伤。

2.吸氧　开放气道,立即高流量(6~8 L/min)鼻导管给氧,氧气湿化瓶内加入50%乙醇,以降低肺泡内泡沫的表面张力,使泡沫破裂,改善通气功能。对病情特别严重者应采用面罩呼吸机持续加压(CPAP)或双水平气道正压(BiPAP)给氧,增加肺泡内压,以上措施无法提高氧供时,使用气管插管。

3.迅速建立静脉通路　遵医嘱正确用药,观察疗效与副作用。

(1)镇静:吗啡是镇静药,也是一种血管扩张剂。可以缓解心衰患者焦虑烦躁不安,也扩张肺部和全身血管,减轻心脏负荷。一般 5 mg 静脉注射,可重复使用。可能发生的不良反应有呼吸抑制、低血压、恶心、呕吐。禁用于伴有慢性阻塞性肺疾病、低血压、意识不清的患者。

（2）快速利尿：强效利尿剂减轻心脏前负荷，给予呋塞米 20～40 mg 静脉注射，于 2 min 内注射完，4 h 后可重复 1 次。此外，本药还能扩张静脉，有利于缓解肺水肿。

（3）扩血管：严格遵医嘱用药并定时监测血压，尽量用输液泵控制滴速，根据血压调节剂量，维持收缩压在 90～100 mmHg。常用的血管扩张剂如下。

1）硝酸甘油：扩张小静脉。一般从 10 μg/min 开始，每 10 min 调整 1 次，每次增加 5～10 μg。

2）硝普钠：为动、静脉血管扩张剂。硝普钠静脉注射后 2～5 min 起效，起始剂量 0.3 μg/(kg·min)，静脉滴注。硝普钠含有氰化物，大剂量长期使用会发生硫氰酸中毒，连续用药不宜超过 24 h。硝普钠见光易变质分解，应避光静脉滴注。因稀释后的硝普钠溶液不稳定，故应现用现配。

3）重组人脑钠肽(rhBNP)：为重组的人 BNP，具有扩血管、利尿、抑制 RAAS 和交感活性的作用，已通过临床验证，有望用于治疗 AHF。

（4）正性肌力药物

1）洋地黄制剂：尤其适用于快速心房颤动或已知有心脏增大伴左心室收缩功能不全的患者。可用毛花苷丙稀释后静注，首剂量 0.4～0.8 mg，2 h 后可酌情再给 0.2～0.4 mg。

2）非洋地黄类：多巴胺、多巴酚丁胺、米力农、左西孟旦等，适用于低心排血量综合征，可缓解组织低灌注所致的症状，保证重要脏器血液供应。

（5）解痉：氨茶碱可有效解除支气管痉挛，并有一定的正性肌力、利尿、扩血管作用，缓慢静脉注射给药。

4.非药物治疗　主动脉内球囊反搏术(IABP)可用于冠心病急性左心衰竭患者，可有效改善心肌灌注，降低心肌耗氧量和增加心排血量。其他包括血液净化治疗、心室机械辅助装置等。

5.出入量管理　每天摄入液体量一般宜在 1 500 mL 以内，不超过 2 000 mL。保持每天出入量负平衡约 500 mL，严重肺水肿者水负平衡为 1 000～2 000 mL/d，甚至可达 3 000～5 000 mL/d，以减少水钠潴留，缓解症状。如肺淤血、水肿明显消退，应减少水负平衡量，逐步过渡到出入量大体平衡。在负平衡下应注意防止低血容量、低血钾和低血钠等。

6.病情监测　严密监测血压、呼吸、血氧饱和度、心率、心电图、血电解质、血气分析等，对安置漂浮导管者监测血流动力学指标的变化，准确记录 24 h 出入水量。观察意识、精神状态、呼吸频率和深度的变化、皮肤颜色及温度等变化。

7.心理护理　恐惧或焦虑可导致交感神经系统兴奋性增高，使呼吸困难加重。医护人员在抢救患者时必须保持镇静、操作熟练、忙而不乱，使患者产生信任感与安全感。与患者及家属保持密切接触，提供情感支持。

8.基础护理　做好基础护理和日常生活护理，避免压疮。

9.其他　可采用四肢轮流三肢结扎法，以减少回心血量，改善心功能，缓解呼吸困难。适用于现场急救。

【健康指导】

向患者及家属介绍急性心力衰竭的病因，指导其针对基本病因和诱因进行治疗，在静脉输液前主动向医护人员说明病情，及时控制输液量及速度。

（黄　峥）

第四节 心律失常

案例分析

许某,男,30岁,发作性心悸4个月。4个月前因饮酒后发作心悸,无胸痛、胸闷气短、头痛、头晕等。此后每次发作持续约20 min,可自行缓解,无突发突止。发病后,一般情况可。BP 132/87 mmHg,神志清、精神可,双肺呼吸音清,心率80次/min,律齐,无杂音。心电图检查:窦性心律,偶发室性期前收缩。

请思考:①室性期前收缩心电图特点为什么? ②该患者目前最主要的护理诊断/问题有哪些?

心律失常按其发病机制可分为冲动形成异常和冲动传导异常两大类。

1.冲动形成异常 包括两种。①窦性心律失常:窦性心动过速、窦性心动过缓、窦性心律不齐、窦性停搏。②异位心律:被动性异位心律,逸搏(房性、房室交界区性、室性)、逸搏心律(房性、房室交界区性、室性)。主动性异位心律,期前收缩(房性、房室交界区性、室性)、阵发性心动过速(房性、房室交界区性、室性)、心房扑动、心房颤动、心室扑动、心室颤动。

冲动形成异常的发病机制如下。①异常自律性:自主神经系统兴奋性改变或心脏传导系统的内在病变,均可导致原有正常自律性的心肌细胞不适当冲动的发放。此外,原来无自律性的心肌细胞(如心房、心室肌细胞)亦可在病理状态下出现异常自律性,如心肌缺血、药物、电解质紊乱、儿茶酚胺增多等。②触发活动:指心房、心室与房氏束、浦肯野纤维在动作电位后产生除极活动,被称为后除极。若后除极的振幅增高并抵达阈值,便可引起反复激动,持续的反复激动导致快速性心律失常。多见于心肌缺血-再灌注、局部儿茶酚胺浓度增高、低血钾、高血钙及洋地黄中毒时。

2.冲动传导异常 包括三种。①生理性:干扰和房室分离。②病理性:窦房传导阻滞、房内传导阻滞、房室传导阻滞、束支或分支阻滞(左、右束支及左束支分支传导阻滞)或室内阻滞。③房室间传导途径异常:预激综合征。

按照心律失常发生时心率的快慢,还可将心律失常分为快速性心律失常和缓慢性心律失常两大类。前者包括期前收缩、心动过速、扑动和颤动等;后者包括窦性心动过缓、房室传导阻滞等。

冲动传导异常:折返是快速性心律失常最常见的发病机制。产生折返需要以下基本条件:①心脏两个或多个部位的传导性与不应期各不相同,相互连结形成一个闭合环;②其中一条通道发生单向传导阻滞;③另一条通道传导缓慢,使原先发生阻滞的通道有足够时间恢复兴奋性;④原先阻滞的通道恢复激动,从而完成1次折返激动。冲动在环内反复循环,产生持续而快速的心律失常(图3-4-1)。

一、窦性心律失常

冲动起源于窦房结的心律称为窦房结性心律,简称窦性心律。正常窦性心律心电图特点:①P波规律出现,且P波形态符合窦性P波规律,窦性P波在Ⅰ、Ⅱ、aVF、$V_4 \sim V_6$导联直立,aVR导联倒置;②P波后必有QRS波群,PR间期0.12~0.20 s;③成人频率为60~100次/min。儿童心率比较快,新生儿通常为110~140次/min。窦性心律的频率因年龄、性别、体力活动等不同有显著的差异。

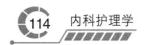
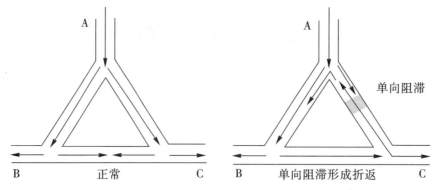

图 3-4-1　典型折返激动示意

（一）窦性心动过速

成人窦性心律的频率超过 100 次/min,称为窦性心动过速(图 3-4-2)。窦性心动过速通常逐渐开始与终止,其频率大多在 100~150 次/min,偶有高达 200 次/min。刺激迷走神经可使其频率逐渐减慢。健康人可在吸烟、饮茶、饮咖啡、饮酒、体力活动或情绪激动等情况下发生窦性心动过速;某些病理状态,如发热、甲状腺功能亢进、贫血、心肌缺血、心力衰竭、休克及应用肾上腺素、阿托品等药物亦常引起窦性心动过速。

窦性心动过速的治疗应针对病因和去除诱发因素,如治疗心力衰竭、控制甲状腺功能亢进等。必要时 β 受体阻滞剂如美托洛尔、非二氢吡啶类钙通道阻滞剂如地尔硫草可用于减慢心率。

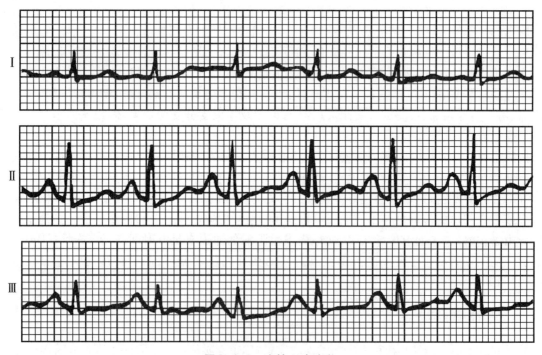

图 3-4-2　窦性心动过速

(二)窦性心动过缓

成人窦性心律的频率低于60次/min,称为窦性心动过缓。心电图特征:①窦性P波;②P波频率<60次/min,多在40~60次/min;③PR间期>0.12 s(图3-4-3)。

老年人及运动员心率可以相对较缓,此外,颅内压增高、窦房结功能障碍、甲状腺功能减退、服用某些药物等也可引起窦性心动过缓。

无症状的窦性心动过缓通常无须治疗。如因心率过慢而出现心排血量不足的症状,可应用阿托品、麻黄碱或异丙肾上腺素等药物,但长期应用往往效果不确切,易发生严重不良反应,故应考虑心脏起搏治疗。

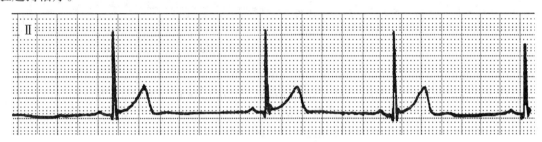

图3-4-3 窦性心动过缓

(三)窦性停搏

窦性停搏,又称窦性静止,是指窦房结在一个不同长短的时间内不能产生冲动,出现心脏搏动的暂时停顿。迷走神经张力增高或颈动脉窦过敏均可发生窦性停搏。此外,急性心肌梗死、窦房结变性与纤维、脑血管病变等,应用洋地黄、乙酰胆碱等药物亦可引起窦性停搏。心电图表现为比正常PP间期显著长的时间内无P波发生或P波与QRS波群均不出现,长的PP间期与基本的窦性PP间期无倍数关系。

长时间的窦性停搏后,低位的潜在起搏点如房室交界区或心室可发出单个逸搏或出现逸搏性心律控制心室。一旦窦性停搏时间过长而无逸搏,患者常可发生头晕、黑矇、晕厥,严重者可发生阿-斯综合征以至死亡。窦性停搏的治疗可参照病态窦房结综合征。

(四)病态窦房结综合征

病态窦房结综合征(sick sinus syndrome,SSS),简称病窦综合征,是由窦房结病变导致功能障碍,从而产生多种心律失常的综合表现。

1. 病因 众多病变过程,如淀粉样变性、甲状腺功能减退、纤维化与脂肪浸润、硬化与退行性变等均可损害窦房结。窦房结周围神经和心房肌的病变、窦房结动脉供血减少、迷走神经张力增高、某些抗心律失常药物抑制窦房结功能,亦可导致其功能障碍。

2. 临床表现 患者可出现与心动过缓有关的心、脑等脏器供血不足的症状,如发作性头晕、黑矇、乏力等,严重者可发生晕厥。如有心动过速发作,则可出现心悸、心绞痛等症状。

3. 心电图特征 包括:①持续而显著的窦性心动过缓(50次/min以下),非药物引起,且不易用阿托品等药物纠正;②窦性停搏或窦房阻滞;③显著窦性心动过缓与房性快速心律失常(房性心动过速、心房扑动、心房颤动)交替发作,又称为慢-快综合征;④若病变同时累及房室交界区,可出现房室传导障碍,或发生窦性停搏时长时间不出现交界性逸搏,提示双结病变(图3-4-4)。

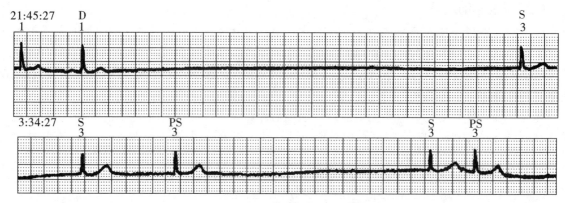

图 3-4-4　病态窦房结综合征

4. 治疗要点　无症状者不必治疗,仅定期随诊观察;有症状者应接受起搏器治疗。心动过缓-心动过速综合征患者发作心动过速时,单独应用抗心律失常药物治疗,可能加重心动过缓。应用起搏治疗后,患者仍有心动过速发作,可同时应用各种抗心律失常药物。

二、房性心律失常

(一)房性期前收缩

房性期前收缩是指起源于窦房结以外心房的任何部位的一种主动性异位心律。正常成人进行24 h心电监测,约60%有房性期前收缩,是临床上常见的心律失常。

1. 病因　各种器质性心脏病患者均可发生房性期前收缩,并可能是快速性房性心律失常的先兆。

2. 临床表现　患者一般无明显症状,频发房性期前收缩者可感胸闷、心悸,甚至使原有心绞痛和心力衰竭加重。

3. 心电图特征　①提前出现的P'波,其形态与窦性P波不同,PR间期大于0.12 s。②期前收缩后多见不完全性代偿间歇。③提前出现的P'波后下传的QRS波群形态通常正常,少数阻滞的或未下传的房性期前收缩后则无QRS波群发生;或虽然房性期前收缩下传,但由于束支不应期不一致,一侧束支已脱离不应期,而另一侧束支仍处于不应期,则出现宽大畸形的QRS波群(称室内差异性传导)(图3-4-5)。

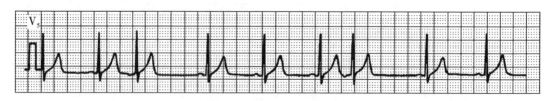

图 3-4-5　房性期前收缩

4. 治疗要点　房性期前收缩通常无须治疗。吸烟、饮酒与咖啡均可诱发房性期前收缩,应劝导患者戒除或减量。当有明显症状或因房性期前收缩触发室上性心动过速时,应给予药物如β受体阻滞剂、普罗帕酮(心律平)等治疗。

（二）房性心动过速

1. 自律性房性心动过速

（1）病因:大多数伴有房室传导阻滞的阵发性房性心动过速因自律性增高引起,常见于心肌梗死、慢性阻塞性肺疾病、大量饮酒、代谢障碍,洋地黄中毒特别是在低血钾时易发生这种心律失常。个别见于无器质性心脏病的儿童或青少年。

（2）临床表现:患者可有胸闷、心悸,发作呈短暂、间歇或持续性。当房室传导比率发生变动时,听诊心律失常。

（3）心电图特征:①心房率通常为150～200次/min;②P波形态与窦性者不同;③常出现二度Ⅰ型或Ⅱ型房室传导阻滞,呈现2∶1房室传导者常见,但心动过速不受影响;④P波之间等电位线仍存在;⑤刺激迷走神经不能终止心动过速,仅加重房室传导阻滞;⑥发作开始时心率逐渐加速(图3-4-6)。

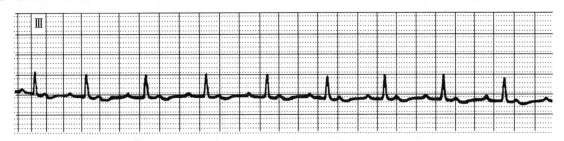

图3-4-6　自律性房性心动过速

（4）治疗要点:房性心动过速合并房室传导阻滞时,心室率通常不太快,无须紧急处理。若心室率在140次/min以上、由洋地黄中毒所致,或伴严重心力衰竭、休克征象时,应紧急治疗。

1）洋地黄引起者:立即停用洋地黄,如血清钾不高,首选氯化钾口服或静脉滴注,同时进行心电图监测,以避免出现高血钾(T波高尖);已有高血钾者,可选用利多卡因、β受体阻滞剂。

2）非洋地黄引起者:应积极针对原发病因进行治疗;洋地黄、β受体阻滞剂、钙通道阻滞剂可用于减慢心室率;未能恢复窦性心律者可加用ⅠA、ⅠC或Ⅲ类抗心律失常药;少数持续发作而药物治疗无效时,考虑射频消融治疗。

2. 折返性房性心动过速　本型较少见,折返常发生于手术瘢痕或解剖缺陷的邻近部位。心电图显示P波与窦性者形态不同,PR间期通常延长。

3. 紊乱性房性心动过速　亦称多源性房性心动过速。

（1）病因:常发生于慢性阻塞性肺疾病或充血性心力衰竭的老年人,亦见于洋地黄中毒及低钾血症者。

（2）心电图特征:①通常有3种或3种以上形态各异的P波,PR间期各不相同;②心房率100～130次/min;③大多数P波能下传心室,但部分P波因过早发生而受阻,心室律不规则,最终可发展为心房颤动(图3-4-7)。

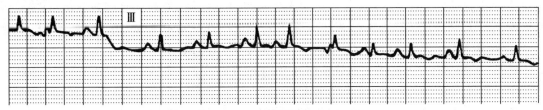

图3-4-7　紊乱性房性心动过速

（三）心房扑动

心房扑动简称房扑。

1. **病因** 多发生于心脏病患者,包括风湿性心脏病、冠心病、高血压心脏病、心肌病等。肺栓塞、慢性心力衰竭、房室瓣狭窄与反流导致心房增大者,亦可出现房扑。房扑也可见于无器质性心脏病者。

2. **临床表现** 房扑具有不稳定的倾向,可恢复窦性心律或进展为心房颤动,但亦可持续数月或数年。房扑的临床表现取决于心室率的快慢及原发疾病的严重程度。房扑伴心室率不快时,患者可无症状;房扑伴极快的心室率,可诱发心绞痛或心力衰竭。体格检查可见快速的颈静脉扑动。

3. **心电图特征** ①心房活动呈现规律的锯齿状扑动波,称 F 波。扑动波之间的等电位线消失,在 Ⅱ、Ⅲ、aVF 或 V_1 导联最明显。心房率通常为 250～300 次/min(图 3-4-8)。②心室律规则或不规则,取决于房室传导是否恒定,不规则的心室律系由于传导比率发生变化所致。③QRS 波群形态正常,伴有室内差异传导或原有束支传导阻滞者 QRS 波群可增宽、形态异常。

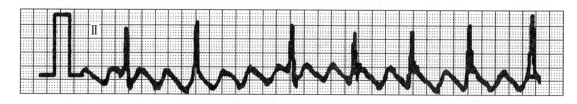

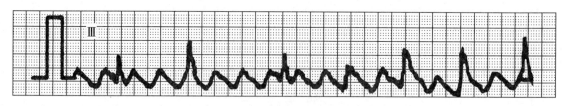

图 3-4-8 心房扑动

4. **治疗要点** 应针对原发病进行治疗。最有效的终止房扑方法为同步直流电复律。若房扑引起血流动力学不稳定,应选择直流电复律或快速心房起搏终止;血流动力学稳定者可选用药物治疗,包括钙通道阻滞剂(如维拉帕米或地尔硫䓬)、β 受体阻滞剂(如艾司洛尔)、洋地黄减慢心室率。Ⅰ A、Ⅰ C、Ⅲ类抗心律失常药物有助于转复心律并提高复律后维持窦性心律的可能性。房扑的药物疗效有限,射频消融术可根治房扑,对于症状明显或引起血流动力学不稳定者可选用。持续性房扑、反复发作性房扑及心房颤动与房扑相互转换者应给予抗凝治疗。

（四）心房颤动

心房颤动简称房颤,是一种常见的心律失常,是指规则有序的心房电活动丧失,代之以快速无序的颤动波,是严重的心房电活动紊乱。心房无序的颤动即失去了有效的收缩与舒张,心房泵血功能恶化或丧失,加之房室结对快速心房激动的递减传导,引起心室极不规则的反应。因此,心律失常、心功能受损和心房附壁血栓形成是房颤患者的主要病理生理特点。

1. **病因** 房颤常发生于原有心血管疾病者,如风湿性心脏病、冠心病、高血压心脏病、甲状腺功能亢进性心脏病、缩窄性心包炎、心肌病、感染性心内膜炎及慢性肺源性心脏病等。老年房颤患者中部分是心动过缓-心动过速综合征的心动过速期表现。正常人在情绪激动、运动或急性酒精中毒时可发生房颤。房颤发生在无心脏病变的中青年,称孤立性房颤。

2.分类　根据房颤发作持续时间的长短可将房颤分为不同的类型。一般将房颤分为首诊房颤、阵发性房颤、持续性房颤、长期持续性房颤及永久性房颤(表3-4-1)。

表3-4-1　房颤的分类

名称	临床特点
首诊房颤	首次确诊,指首次发作或首次发现
阵发性房颤	持续时间一般小于48 h,可以自行终止,最长持续时间不超过7 d
持续性房颤	持续时间超过7 d,或不足7 d但需紧急药物或直流电复律的房颤
长期持续性房颤	房颤时间持续超过1年并拟采取节律转复治疗者
永久性房颤	房颤时间持续超过1年,患者已习惯房颤状态,不准备转复者

3.临床表现　房颤的发作呈阵发性或持续性。房颤症状的轻重受心室率快慢的影响。心室率不快时可无症状,但多数患者有心悸、胸闷,心室率超过150 次/min 时可诱发心绞痛或心力衰竭。房颤并发体循环栓塞的危险性甚大,栓子来自左心房,多在左心耳部。二尖瓣狭窄或二尖瓣脱垂合并房颤时脑栓塞的发生率更高。心脏听诊第一心音强弱不等,心律极不规则,当心室率快时可有脉搏短绌,原因是许多心室搏动过弱致主动脉瓣未及时开启,或因动脉血压太低,未能传导至外周动脉。

4.心电图特征　①正常 P 波消失,代以大小不等、形状各异的颤动波(f 波),频率为 350 ~ 600 次/min;②心室律绝对不齐;③QRS 波形态多正常,当心室率过快,伴室内差异传导时 QRS 波群增宽变形(图3-4-9)。

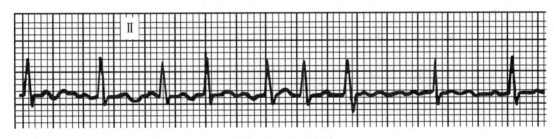

图3-4-9　心房颤动

5.治疗要点

(1)积极寻找和治疗基础心脏病,控制诱发因素。

(2)控制心室率治疗:可选用 β 受体阻滞剂或钙通道阻滞剂、洋地黄等。目前尚无心室率控制评估的标准,但一般认为心室率控制的目标为静息时心率维持在 60 ~ 80 次/min,轻微活动后应控制在 100 次/min 以内。

(3)转复和维持窦性心律治疗。①药物复律:对于发作频繁或症状明显的阵发性房颤患者,或持续性房颤不能自动转复为窦性心律者,可选用胺碘酮、普罗帕酮、索他洛尔等进行复律。2010 年欧洲心脏病学会(ESC)房颤新指南首次肯定了决奈达隆在控制心室率和维持窦性心律方面的疗效,比胺碘酮更安全,但禁用于 NYHA 心功能Ⅲ、Ⅳ级的心衰或近 4 周内有失代偿心衰的患者。②同步直流电复律:房颤持续发作伴血流动力学障碍者宜首选电复律。电复律治疗前先予以抗心律失常药物治疗,并使其达到有效治疗的血药浓度,可提高电复律的成功率和减少复律后房颤复发,又称

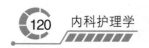
药物增强直流电复律。③经过合理药物治疗仍有明显症状者可选择射频消融术,方法有起搏器植入及外科手术等。

(4)抗凝治疗:并发体循环栓塞是慢性房颤极重要的并发症,也是导致患者致残甚至致死的主要原因,尤其是既往有血栓、栓塞或一过性脑缺血发作史、糖尿病、慢性心衰(EF≤40%)、老年(>75岁)、冠心病、高血压、左房扩大(<50 mm)等高危患者,应重视和坚持有效的抗凝治疗。目前认为华法林是房颤时预防脑卒中和外周血管栓塞的一线用药,阿司匹林仅适用于无危险因素的患者。由于华法林的治疗剂量个体差异大,治疗窗口窄且影响因素较多,用药期间必须注意疗效监测和出血风险评估,以调整药物剂量,使凝血酶原时间国际标准化比值(INR)维持在2.0~3.0。HAS-BLED评分系统见表3-4-2。HAS-BLED评分≥3分,意味着出血风险较大,抗凝时需非常谨慎。

表3-4-2　HAS-BLED评分系统(2010年ESC房颤防治指南)

首字母	临床特点	评分
H	高血压	1
A	肾功能或肝功能异常(每项1分)	1或2
S	卒中	1
B	出血	1
L	不稳定的INR值	1
E	高龄(年龄>65岁)	1
D	吸毒或饮酒史(每项1分)	1或2
总计		9

三、房室交界区性心律失常

(一)房室交界区性期前收缩

房室交界区性期前收缩,简称交界性期前收缩。冲动起源于房室交界区,可前向和逆向传导,分别产生提前发生的QRS波群与逆行P波。逆行P波可位于QRS波群之前(PR间期<0.12 s)、之中或之后(RP间期<0.20 s)。QRS波群形态正常,当发生室内差异性传导时,QRS波群形态可有变化(图3-4-10)。

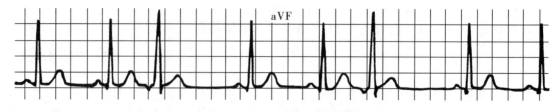

图3-4-10　房室交界区性期前收缩

(二)与房室交界区相关的折返性心动过速

与房室交界区相关的折返性心动过速或称阵发性室上性心动过速(paroxysmal supraventricular

tachycardia,PSVT)简称室上速。大部分室上速由折返机制引起,房室结内折返性心动过速是最常见的室上速类型,本节重点叙述。

1.病因　患者通常无器质性心脏病表现,不同性别与年龄均可发生。

2.临床表现　心动过速突然发作与终止,持续时间长短不一。发作时患者常有心悸、胸闷、焦虑不安、头晕,少见有晕厥、心绞痛、心力衰竭与休克者。症状轻重取决于发作时心室率快慢、持续时间及原发病严重程度。心室率过快者,心排血量与脑血流量锐减或心动过速猝然终止,窦房结未能及时恢复自律性可致心搏停顿,均可发生晕厥。听诊心律绝对规则,心尖部第一心音强度恒定。

3.心电图特征　①心率150~250次/min,节律规则;②QRS波群形态及时限正常,但发生室内差异性传导或原有束支传导阻滞时,QRS波群形态异常;③P波为逆行性(Ⅱ、Ⅲ、aVF导联倒置),常埋藏于QRS波群内或位于其终末部分,与QRS波群保持恒定关系;④起始突然,通常由一个房性期前收缩触发(图3-4-11)。

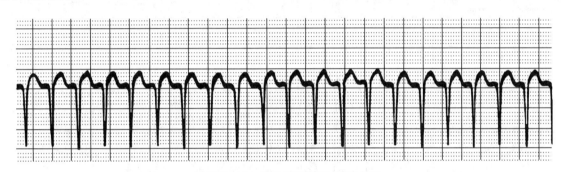

图3-4-11　阵发性室上性心动过速

4.治疗要点

(1)急性发作期:尝试刺激迷走神经。如刺激咽后壁诱导恶心;瓦尔萨尔瓦(Valsalva)动作(深吸气后屏气,再用力做呼气动作);按摩颈动脉窦(患者取仰卧位,先右侧,每次5~10 s,切勿双侧同时按摩);按压眼球(高度近视及青光眼禁用);将面部浸入冰水等。

1)药物应用:①首选腺苷,6~12 mg快速静脉注射,无效时改为静脉注射维拉帕米(首次5 mg,无效时隔10 min再静脉注射5 mg)或地尔硫草;②伴有心衰者可用毛花苷丙静脉注射;③对伴有低血压者,可用升压药如盐酸去氧肾上腺素、甲氧明、间羟胺等,通过反射性兴奋迷走神经终止心动过速,但老年人、急性心肌梗死者等禁用;④其他,可选用普罗帕酮、艾司洛尔等药物。

2)其他:食管心房调搏术常能有效终止发作;以上治疗无效或当患者出现严重心绞痛、低血压、心力衰竭时应施行同步直流电复律。

(2)预防复发:洋地黄、长效钙通道阻滞剂、β受体阻滞剂或普罗帕酮可供选用。导管射频消融技术已十分成熟,具有安全、迅速、有效且能根治心动过速的优点,应优先考虑应用。

(三)预激综合征

预激综合征又称WPW综合征(Wolf-Parkinson-White综合征),是指心电图呈预激表现(即心房冲动提前激动心室的一部分或全部),临床上有心动过速发作。发生预激的解剖学基础是在房室间除有正常的传导组织以外,还存在一些由普通心肌组成的肌束。连接心房与心室之间者称房室旁路或肯特束(Kent束)。另外,尚有三种较少见的旁路即房氏束(又称希氏束)、结室纤维束和分支室纤维。

1.病因　据大规模人群统计,预激综合征的发生率平均为0.15%。预激综合征患者大多无其他心脏异常征象。先天性心血管病如三尖瓣下移畸形、二尖瓣脱垂与心肌病等可并发预激综合征。

2. 临床表现 预激综合征本身不引起症状。具有预激心电图表现者,心动过速的发生率为1.8%,并随年龄增长而增加。其中大约80%心动过速发作为房室折返性心动过速,15%~30%为心房颤动,5%为心房扑动。频率过快的心动过速可恶化为心室颤动或导致充血性心力衰竭、低血压。

3. 心电图特征 房室旁路典型预激表现:①窦性心搏的 PR 间期短于 0.12 s;②某些导联的 QRS 波超过 0.12 s,QRS 波起始部分粗钝,终末部分正常;③出现继发性 ST-T 改变,与 QRS 波群主波方向相反(图 3-4-12)。

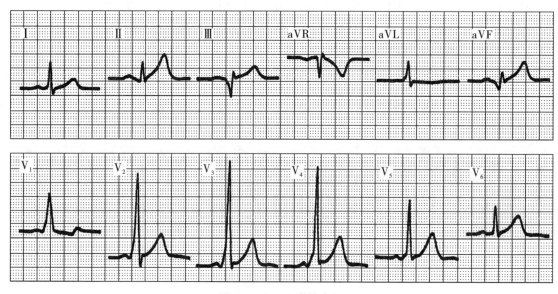

图 3-4-12 预激综合征

4. 治疗要点 对于无心动过速发作或偶有发作但症状轻微的预激综合征患者的治疗目前仍存在争议。通过危险分层决定是否接受导管消融治疗可能是合适的。危险分层的手段主要包括无创心电学检查、药物激发、运动试验及有创的经食管或经心腔内电生理检查。如心动过速发作频繁伴有明显症状,应给予治疗。治疗方法包括药物和导管消融术。

预激综合征患者发作正向房室折返性心动过速,可参照房室结内折返性心动过速处理。如迷走神经刺激无效,首选药物为腺苷或维拉帕米静脉注射,也可选普罗帕酮。洋地黄缩短旁路不应期使心室率加快,因此不应单独用于曾经发作心房颤动或扑动的患者。

预激综合征患者发作心房扑动与颤动时伴有晕厥或低血压,应立即电复律。治疗药物宜选择延长房室旁路不应期的药物,如普鲁卡因胺或普罗帕酮。应当注意,静脉注射利多卡因与维拉帕米会加速预激综合征合并心房颤动患者的心室率。如房颤的心室率已很快,静脉注射维拉帕米甚至会诱发心室颤动。

经导管消融旁路作为根治预激综合征室上性心动过速发作应列为首选,其适应证:①心动过速发作频繁者;②心房颤动或扑动经旁路快速前向传导,心室率极快,旁路的前向传导不应期短于250 ms 者;③药物治疗未能显著减慢心动过速时的心室率者。当尚无条件行消融治疗时,为了有效预防心动过速的复发,可选用 β 受体阻滞剂或维拉帕米。普罗帕酮或胺碘酮也可预防心动过速复发。

四、室性心律失常

(一)室性期前收缩

室性期前收缩是一种最常见的异位心律失常,是指希氏束分叉以下部位过早发生,提前使心肌除极的心搏。

1. 病因　正常人与各种心脏病患者均可发生室性期前收缩,正常人发生室性期前收缩的机会随年龄的增长而增加。心肌炎、缺血、缺氧、麻醉和手术等均可使心肌受到机械、电、化学性刺激而发生室性期前收缩。药物中毒,电解质紊乱,过量烟、酒、咖啡等亦能诱发室性期前收缩。常见于冠心病、心肌病、心肌炎、风湿性心脏病与二尖瓣脱垂者。

2. 临床表现　患者常无与室性期前收缩直接相关的症状,患者是否有症状或症状的轻重程度与期前收缩的频发程度不直接相关。患者可感到心悸,类似电梯快速升降的失重感或代偿间歇后有力的心脏搏动。听诊时,室性期前收缩仅能听到第一心音,其后出现较长的停歇,第二心音强度减弱,桡动脉搏动减弱或消失。

3. 心电图特征　①提前发生的 QRS 波群,宽大畸形,时限通常大于 0.12 s,ST 段与 T 波的方向与 QRS 主波方向相反。②室性期前收缩与其前面的窦性搏动之间期(称为配对间期)恒定。③室性期前收缩后可见一完全性代偿间歇,因室性期前收缩很少能逆传心房,提前激动窦房结,窦房结冲动发放节律不受干扰。若室性期前收缩恰巧插入两个窦性搏动之间,不产生室性期前收缩后停顿,称为间位性室性期前收缩。④室性期前收缩的类型:室性期前收缩可孤立或规律出现。室性期前收缩二联律指每个窦性心律搏动后跟随一个室性期前收缩,呈现频繁进行的正常和非正常交替波动。室性期前收缩三联律指每两个窦性心律搏动后出现一个室性期前收缩,二者按照固定的规律交替出现。连续发生两个室性期前收缩称为成对室性期前收缩。单源性期前收缩是指期前收缩来自同一异位起搏点或有固定的折返径路,形态、联律间期相同。多源性期前收缩是指在同一导联中出现 2 种或 2 种以上形态及联律间期互不相同的异位搏动。如联律间期固定,而形态各异,则称为多形性期前收缩。室性期前收缩的 R 波落在前一个 QRS-T 波群的 T 波上称为 R-on-T 现象(图 3-4-13)。

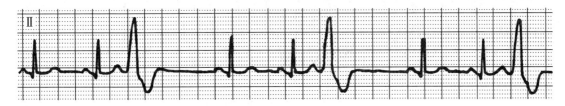

图 3-4-13　室性期前收缩

4. 治疗要点

(1)无器质性心脏病:室性期前收缩不会增加其发生心脏性死亡的危险性。如无明显症状,不必使用药物治疗,如症状明显,应以消除症状为目的。应做耐心解释,说明良性预后,避免诱因,药物宜选用 β 受体阻滞剂、美西律、普罗帕酮、莫雷西嗪等。二尖瓣脱垂患者发生室性期前收缩,仍遵循上述原则,可首先给予 β 受体阻滞剂。

(2)急性心肌缺血:对于急性心肌梗死并发室性期前收缩的患者,近年研究认为原发性心室颤动与室性期前收缩的发生并无必然联系,故目前不主张预防性应用利多卡因等抗心律失常药物。对合并窦性心动过速与室性期前收缩者,早期应用 β 受体阻滞剂可能减少心室颤动的危险。急性肺水肿或严重心力衰竭并发室性期前收缩,治疗应针对改善血流动力学障碍,同时注意有无洋地黄中毒或电解质紊乱。

(3)慢性心脏病变:心肌梗死后或心肌病患者常伴室性期前收缩,应避免使用Ⅰ类抗心律失常药物,因其本身有致心律失常作用。虽能有效减少室性期前收缩,但总死亡率和猝死的风险反而增加。β受体阻滞剂对室性期前收缩的疗效不显著,但能降低心肌梗死后猝死发生率、再梗死率和总死亡率。

(二)室性心动过速

室性心动过速简称室速,指起源于希氏束分支以下的特殊传导系统或者心室肌连续3个或3个以上的异位心搏。及时正确地判断和治疗室速具有非常重要的临床意义。

1.病因 室速常发生于各种器质性心脏病患者,最常见为冠心病,其次是心肌病、心力衰竭、二尖瓣脱垂、心瓣膜病等。其他病因包括代谢障碍、电解质紊乱、长QT间期综合征等。室速偶可发生于无器质性心脏病者,称为特发性室速。

2.临床表现 室速的临床症状视发作时心室率、持续时间、基础心脏病变和心功能状况不同而异。非持续性室速(发作时间短于30 s,能自行终止)的患者通常无症状。持续性室速(发作时间超过30 s,药物或电复律始能终止)常伴有明显血流动力学障碍与心肌缺血。临床表现包括低血压、少尿、气促、心绞痛、晕厥等。部分多形性室速、尖端扭转型室速发作后很快蜕变为心室颤动,导致心源性晕厥、心搏骤停和猝死。

3.心电图特征 ①3个或以上的室性期前收缩连续出现;②心室率常为100～250次/min;③节律规则或略不规则;④心房独立活动与QRS波无固定关系,形成室房分离;⑤心室夺获与室性融合波:是确立室速的诊断依据。心室夺获是指室速发作时少数室上性冲动下传心室,表现为窄QRS波群,其前有P波,PR间期大于0.12 s;室性融合波的QRS波群形态介于窦性与异位心室搏动之间,其意义为部分夺获心室(图3-4-14)。

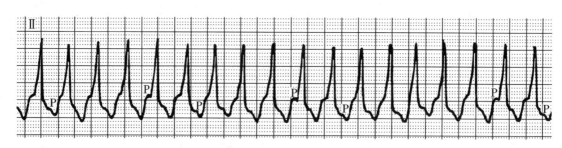

图3-4-14 室性心动过速

4.治疗要点 目前除了β受体阻滞剂、胺碘酮之外,尚未能证实其他抗心律失常药物能降低心脏性猝死的发生率。对于室速的治疗,一般遵循的原则是:有器质性心脏病或有明确诱因者应首先给予针对性治疗;无器质性心脏病者发生非持续性室速,如无症状或血流动力学影响,处理的原则与室性期前收缩相同;持续性室速发作,无论有无器质性心脏病,均应给予治疗。

(1)终止室速发作:无显著血流动力学障碍的室速,可选用利多卡因、β受体阻滞剂或胺碘酮静脉注射,但经中心静脉用药会引起低血压,因此用药时要严密监测生命体征。若患者已发生低血压、休克、心绞痛、充血性心力衰竭或脑血流灌注不足等症状,应迅速施行电复律。复律成功后可静脉应用胺碘酮、利多卡因等,以防止室速短时间内复发。洋地黄中毒引起的室速不宜用电复律,应给予药物治疗。对尖端扭转型室速,应努力寻找和去除导致QT间期延长的病变和停用有关药物,治疗可使用镁盐、异丙肾上腺素,亦可使用临时心房或心室起搏,ⅠA 或Ⅲ类抗心律失常药物(如普鲁卡因胺、胺碘酮、索他洛尔)可使 QT 间期更加延长,属禁用。针对室速持续发作者,可经静脉插入电极导管至右室,应用超速起搏终止心动过速。

(2)预防复发:应努力寻找及治疗诱发与维持室速的各种可逆性病变,如缺血、低血压、低血钾等。在药物预防效果大致相同的情况下,应选择其潜在毒副反应较少的抗心律失常药物。维拉帕米对大多数室速的预防无效,但可应用于"维拉帕米敏感性"室速患者。单一药物治疗无效时,可选用作用机制不同的药物联合应用,各自药量均可减少。抗心律失常药物亦可与埋藏式心室起搏装置合用,治疗复发性室速。植入式心脏复律除颤器、外科手术亦已成功应用于选择性病例。对于无器质性心脏病的特发性单源性室速,导管射频消融根除发作疗效甚佳。冠状动脉旁路移植手术对某些冠心病合并室速的患者可能有效。

(三)尖端扭转型室性心动过速

尖端扭转型室性心动过速(torsade de pointes,TDP)是多形性室速的一种特殊类型,因发作时 QRS 波群的振幅与波峰呈周期性改变,宛如围绕等电位线连续扭转而得名,频率为 200 ~ 250 次/min。当室性期前收缩发生在舒张晚期、落在前面 T 波的终末部时(R-on-T 现象)可诱发室速。此外,在长-短周期序列之后亦易引发尖端扭转型室速(图 3-4-15)。尖端扭转型室速亦可进展为心室颤动和猝死。本型室速的病因可为先天性、电解质紊乱(如低钾血症、低镁血症)、抗心律失常药物(如ⅠA 类或Ⅲ类)、吩噻嗪和三环类抗抑郁药、颅内病变、心动过缓(特别是三度房室传导阻滞)等。尖端扭转型室速患者,应努力寻找和去除导致 QT 间期延长的获得性病因,停用明确或可能诱发尖端扭转型室速的药物。治疗上首先给予静脉注射镁盐。ⅠA 类或Ⅲ类药物可使 QT 间期更加延长,故不宜应用。先天性长 QT 间期综合征治疗应选用 β 受体阻滞剂。药物治疗无效者,可考虑左颈胸交感神经切断术,或进行植入型心律转复除颤器(ICD)治疗。

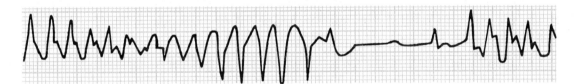

图 3-4-15 尖端扭转型室速

(四)心室扑动与心室颤动

心室扑动与心室颤动,简称室扑与室颤,为致命性心律失常。

1. 病因 常见于缺血性心脏病。此外,抗心律失常药物尤其是引起 QT 间期延长与尖端扭转的药物、严重缺氧、缺血、预激综合征合并房颤与极快的心室率、电击伤等亦可引起。

2. 临床表现 包括意识丧失、抽搐、呼吸停止甚至死亡,脉搏触不到,血压测不到,听诊心音消失。

3. 心电图特征 心室扑动呈正弦波图形,波幅大而规则,频率为 150 ~ 300 次/min,(通常在 200 次/min 以上)(图 3-4-16)。心室颤动的波形、振幅及频率均极不规则,QRS 波群和 T 波消失,代之以形态、振幅、频率极不规则的颤动波,频率为 250 ~ 500 次/min(图 3-4-17)。

4. 治疗要点 参见本章第五节"心搏骤停与心脏性猝死"中相关内容。

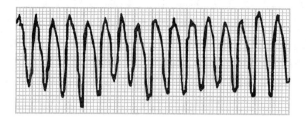

图 3-4-16　心室扑动

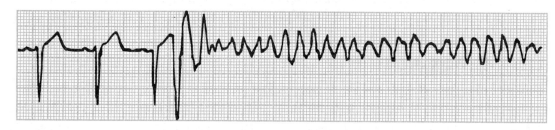

图 3-4-17　心室颤动

五、房室传导阻滞

冲动在心脏传导系统的任何部位传导时均可发生减慢或阻滞。若发生在窦房结与心房之间,称窦房传导阻滞;发生在心房与心室之间,称房室传导阻滞;位于心房内,称房内传导阻滞;位于心室内,称室内传导阻滞。

按照传导阻滞的严重程度,通常将心脏传导阻滞分为三度。一度传导阻滞的传导时间延长,全部冲动仍能传导。二度传导阻滞分为两型,即Ⅰ型和Ⅱ型。Ⅰ型阻滞表现为传导时间进行性延长,直至一次冲动不能传导;Ⅱ型阻滞表现为间歇出现的传导阻滞。三度又称完全性传导阻滞,此时全部冲动不能被传导。

房室传导阻滞又称房室阻滞,是指房室交界区脱离了生理不应期后,心房冲动传导延迟或不能传导至心室。房室阻滞可发生在房室结、希氏束及束支等不同部位。

1.病因　正常人或运动员可出现Ⅰ型房室阻滞,与迷走神经张力增高有关,常发生在夜间。病理情况下,如急性心肌梗死、冠状动脉痉挛、病毒性心肌炎、心肌病、急性风湿热、先天性心血管病、原发性高血压、心脏手术、电解质紊乱、药物中毒等。

2.临床表现

(1)一度房室传导阻滞:患者通常无症状,因第一心音延长,听诊第一心音强度减弱。

(2)二度房室传导阻滞:患者可有心悸与心搏脱漏,也可无症状。二度Ⅰ型房室传导阻滞最常见,患者第一心音强度逐渐减弱并有心搏脱漏;二度Ⅱ型房室传导阻滞患者亦有间歇性心搏脱漏,但第一心音强度恒定。

(3)三度房室传导阻滞:是一种严重的心律失常,临床症状取决于心室率的快慢与伴随病变,症状包括疲乏、头晕、晕厥、心绞痛、心衰等。若心室率过慢导致脑缺血,患者可出现暂时性意识丧失,甚至抽搐,即阿-斯综合征,严重者可猝死。听诊第一心音强度经常变化,间或听到响亮清晰的第一心音(大炮音)。

3.心电图特征

(1)一度房室传导阻滞:每个心房冲动都能传导至心室,但 PR 间期超过 0.20 s(图3-4-18)。

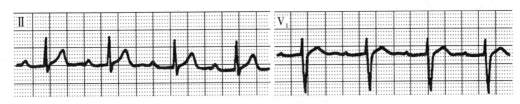

图 3-4-18 一度房室传导阻滞

（2）二度房室传导阻滞

1）Ⅰ型：①PR 间期进行性延长，相邻 RR 间期进行性缩短，直至一个 P 波受阻不能下传至心室。②包含受阻 P 波在内的 RR 间期小于正常窦性 PP 间期的 2 倍，最常见的房室传导比例为 3∶2 或 5∶4（图 3-4-19）。该型多数情况下，阻滞位于房室结，QRS 波群正常，很少发展为三度房室传导阻滞。

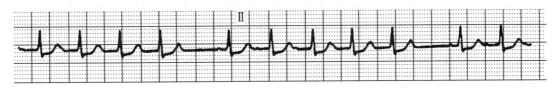

图 3-4-19 二度Ⅰ型房室传导阻滞

2）Ⅱ型：心房冲动传导突然阻滞，但 PR 间期恒定不变，下传搏动的 PR 间期大多正常（图 3-4-20）。当 QRS 波群增宽，形态异常时，阻滞位于希氏束-浦肯野系统；若 QRS 波群正常，阻滞可能位于房室结内。本型易转变为三度房室传导阻滞。

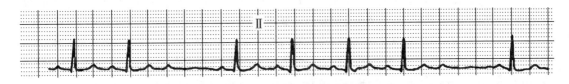

图 3-4-20 二度Ⅱ型房室传导阻滞

（3）三度房室传导阻滞：①心房与心室活动各自独立、互不相关；②心房率快于心室率，心房冲动来自窦房结或异位心房节律；③心室起搏点通常在阻滞部位稍下方。如位于希氏束及其附近，心室率 40～60 次/min，QRS 波群正常，心律亦较稳定；如位于室内传导系统的远端，心室率可在 40 次/min 以下，QRS 波群增宽，心室律亦常不稳定。

4. 治疗要点　应针对不同病因进行治疗。一度或二度Ⅰ型房室阻滞心室率不太慢者无须特殊治疗。阿托品、异丙肾上腺素仅适用于无心脏起搏条件的应急情况。二度Ⅱ型或三度房室阻滞如心室率慢，伴有明显症状或血流动力学障碍，甚至阿-斯综合征发作者，应及早给予临时性或永久性心脏起搏治疗。

六、心律失常的护理

【主要护理诊断/问题】

1. 活动无耐力　与心律失常导致心悸或心排血量减少有关。

2.潜在并发症　猝死。

3.有受伤的危险　与心律失常引起的头晕、晕厥有关。

【护理措施】

1.活动无耐力

（1）体位与休息：嘱患者当心律失常发作导致胸闷、心悸、头晕等不适时采取高枕卧位、半卧位或其他舒适体位，尽量避免左侧卧位，因左侧卧位时患者常能感觉到心脏的搏动而使不适感加重。做好心理护理，保持情绪稳定，必要时遵医嘱给予镇静剂，保证患者充分的休息与睡眠。

（2）给氧：伴呼吸困难、发绀等缺氧表现时，给予 2~4 L/min 氧气吸入。

（3）制订活动计划：评估患者心律失常的类型及临床表现，与患者及家属共同制订活动计划。对无器质性心脏病的良性心律失常患者，鼓励其正常工作和生活，建立健康的生活方式，保持心情舒畅，避免过度劳累。窦性停搏、二度Ⅱ型或三度房室传导阻滞、持续性室速等严重心律失常患者或快速心室率引起血压下降者，应卧床休息，以减少心肌耗氧量。卧床期间加强生活护理。

（4）用药护理：严格遵医嘱按时按量给予抗心律失常药物。静脉注射时速度宜慢（腺苷除外），一般 5~15 min 内注完。静脉滴注药物时尽量用输液泵调节速度。胺碘酮静脉用药易引起静脉炎，应选择大血管，配制药物浓度不要过高，严密观察穿刺局部情况，谨防药物外渗。观察患者意识和生命体征，必要时监测心电图，注意用药前、用药过程中及用药后的心率、心律、PR 间期、QT 间期等变化，以判断疗效和有无不良反应。常用抗心律失常药物的不良反应见表 3-4-3。

表 3-4-3　常用抗心律失常药物的不良反应

药物	不良反应
奎尼丁	心脏方面：窦性停搏、房室传导阻滞、QT 间期延长与尖端扭转型室速、晕厥、低血压。其他：畏食、恶心、呕吐、腹痛、腹泻；视听觉障碍、意识模糊；皮疹、发热、血小板减少、溶血性贫血
普鲁卡因胺	心脏方面：中毒浓度抑制心肌收缩力，低血压、传导阻滞、QT 间期延长与多形性室性心动过速。其他：胃肠道反应较奎尼丁少见，中枢神经系统反应较利多卡因少见；发热、粒细胞减少症；药物性狼疮
利多卡因	心脏方面：少数引起窦房结抑制、室内传导阻滞。其他：眩晕、感觉异常、意识模糊、谵妄、昏迷
普罗帕酮	心脏方面：窦房结抑制、房室传导阻滞、加重心力衰竭。其他：眩晕、口内金属味、视力模糊；胃肠道不适；加重支气管痉挛
β 受体阻滞剂	心脏方面：低血压、心动过缓、心力衰竭。其他：乏力；加重哮喘与慢性阻塞性肺疾病；间歇性跛行、雷诺现象、精神抑郁；糖尿病患者可能引起低血糖
胺碘酮	心脏方面：心动过缓，致心律失常很少发生，偶有尖端扭转型室速。其他：最严重的心外毒性为肺纤维化；转氨酶升高，偶致肝硬化；甲状腺功能亢进或减退；光过敏、角膜色素沉着；胃肠道反应
维拉帕米	心脏方面：已应用 β 受体阻滞剂或有血流动力学障碍者易引起低血压、心动过缓、房室传导阻滞、心搏停顿。其他：偶有肝毒性，使地高辛血浓度增高
腺苷	心脏方面：可有短暂窦性停搏、室性期前收缩或非持续性室性心动过速。其他：面部潮红、呼吸困难、胸部压迫感，通常持续短于 1 min

2.潜在并发症

（1）评估危险因素：评估引起心律失常的原因，如有无冠心病、心力衰竭、心肌病、心肌炎、药物中毒等，有无电解质紊乱（如低钾血症）和低氧血症、酸碱平衡失调等。遵医嘱配合治疗，协助纠正诱因。

（2）心电监护：对严重心律失常者，应持续心电监护，严密监测心率、心律、心电图、生命体征、血氧饱和度变化。发现频发（每分钟在 5 次以上）、多源性、成对的或呈 R-on-T 现象的室性期前收缩，室速，预激伴发房颤，窦性停搏，二度Ⅱ型或三度房室传导阻滞等，立即报告医生。安放监护电极前注意清洁皮肤，用乙醇棉球去除油脂，电极放置部位应避开胸骨右缘及心前区，以免影响做心电图和紧急电复律；1～2 d 更换电极片 1 次或电极片松动时随时更换，观察有无皮肤变红、瘙痒等过敏反应。

（3）配合抢救：对于高危患者，应留置静脉导管，备好抗心律失常药物及其他抢救药品、除颤器、临时起搏器等。一旦发生猝死立即配合抢救，详见本章第五节"心搏骤停与心脏性猝死"的处理及本章第十四节中"心脏起搏治疗""心脏电复律"相关内容。

3. 有受伤的危险

（1）评估危险因素：向患者及知情者询问患者晕厥发作前有无诱因及先兆症状，了解晕厥发作时的体位、晕厥持续时间、伴随症状等。必要时心电监护，动态观察心律失常的类型。

（2）休息与活动：心律失常频繁发作，伴有头晕、晕厥或曾有跌倒病史者应卧床休息，协助其生活护理。嘱患者避免单独外出，防止意外。

（3）避免诱因：嘱患者避免剧烈活动、情绪激动或紧张、快速改变体位等，一旦有头晕、黑矇等先兆时立即平卧，以免跌伤。

（4）遵医嘱给予治疗：如心率显著缓慢的患者可予阿托品、异丙肾上腺素等药物或配合人工心脏起搏治疗；对其他心律失常患者可遵医嘱给予抗心律失常药物。

【健康指导】

1. 疾病知识指导　向患者及家属讲解心律失常的常见病因、诱因及防治知识。说明继续按医嘱服抗心律失常药物的重要性，不可自行减量、停药或擅自改用其他药物。向患者讲解药物可能出现的不良反应，如有异常及时就诊。

2. 避免诱因　嘱患者注意劳逸结合、生活规律，保证充足的休息与睡眠；保持乐观、稳定的情绪；戒烟酒，避免摄入刺激性食物如咖啡、浓茶等，避免饱餐。避免劳累、感染，防止诱发心力衰竭。

3. 饮食　嘱患者多食纤维素丰富的食物，保持大便通畅，心动过缓患者避免排便时过度屏气，以免兴奋迷走神经而加重心动过缓。

4. 居家护理　教会患者自测脉搏的方法以利于自我监测病情；对反复发生严重心律失常，危及生命者，教会家属心肺复苏术等急救技能及相关急救知识。

（黄　峥）

第五节　心搏骤停与心脏性猝死

案例分析

患者，李某，男，49 岁，从事教育工作。以"突发胸痛 1 h，心搏骤停，电除颤术后 20 min"为主诉入院。1 h 前突发胸痛，伴大汗，无头痛、头晕等，持续不缓解。同事拨打"120"急救，"120"到达现场后行心电图提示急性前壁 ST 段抬高型心肌梗死，立即予以维持静脉通路、药物应用、心电监护等治疗。20 min 前,于转运途中,患者突发意识丧失,心电监护提示心室颤动,立即予以电除颤,后心电监护提示窦性心动过速。转运至医院后,急诊行冠状动脉造影。既往高血压病史,平日血压多在(150~170)/(100~110)mmHg,间断服用降压药。长期吸烟,20 支/d。平素作息不规律。身高 1.65 m,体重 80 kg。其父于 10 年前因冠心病死亡。入院时查体:BP 90/60 mmHg,左心室增大,P 110 次/min,律齐。肺、腹(-)。

请思考:①该患者发生心搏骤停的相关因素有哪些?②如何判断患者发生心搏骤停?③该患者心搏骤停的抢救措施有哪些?

心搏骤停(sudden cardiac arrest,SCA)指心脏射血功能突然终止。心搏骤停发生后,由于脑血流突然中断,10 s 左右患者即可出现意识丧失。如能及时救治,患者可以存活,否则将发生生物学死亡,罕见自发逆转者。心搏骤停常为心脏性猝死的直接原因。

心脏性猝死(sudden cardiac death,SCD)指急性症状发作后 1 h 内发生的以意识骤然丧失为特征,由心脏原因引起的生物学死亡。心搏骤停与心脏性猝死的区别在于前者通过紧急治疗有逆转的可能性,而后者是生物学功能不可逆转的停止。

【病因与发病机制】

绝大多数心脏性猝死发生在有器质性心脏病的患者,其中以冠心病最常见,尤其是心肌梗死。心肌梗死后左室射血分数降低是心脏性猝死的主要预测因素;频发性与复杂性室性期前收缩亦可预示心肌梗死存活者发生猝死的危险。各种心肌病引起的心脏性猝死占 5%~15%,是冠心病易患年龄前(<35 岁)心脏性猝死的主要原因。

心脏性猝死主要为致命性快速心律失常所致,如心室扑动、心室颤动和室性心动过速;其次为严重缓慢心律失常和心室停顿,较少见的是无脉性电活动。非心律失常性心脏性猝死所占比例较少,常由心脏破裂、心脏流入和流出道的急性阻塞、急性心脏压塞等所致。

【临床表现】

心脏性猝死的临床经过可分为前驱期、终末事件期、心搏骤停、生物学死亡 4 个时期。不同患者各期表现有明显差异。

1.前驱期 在猝死前数天至数月,有些患者可出现胸痛、气促、疲乏、心悸等非特异性症状,亦可无前驱表现。

2.终末事件期 指心血管状态出现急剧变化到心搏骤停发生前的一段时间,自瞬间至持续 1 h 不等。典型表现有严重胸痛、急性呼吸困难、突发心悸或晕厥等。

3.心搏骤停 意识丧失为该期的特征。临床表现为:①意识突然丧失或伴有短阵抽搐;②呼吸断续,喘息,随后呼吸停止;③皮肤苍白或明显发绀,瞳孔散大,大小便失禁;④颈、股动脉搏动消失;⑤心音消失。

4.生物学死亡 从心搏骤停至发生生物学死亡时间的长短取决于原发病的性质及心搏骤停至复苏开始的时间。心搏骤停发生后,大部分患者将在 4~6 min 开始发生不可逆脑损害,随后经数分钟过渡到生物学死亡。

【心搏骤停的处理】

心搏骤停的生存率低。抢救成功的关键是快速识别和启动急救系统,尽早进行心肺复苏(cardiopulmonary resuscitation,CPR)和复律治疗。心肺复苏又分为初级心肺复苏和高级心肺复苏。可按以下顺序进行。

1. 识别心搏骤停　发现无反应或突然倒地的患者时,首先判断患者对刺激的反应,如轻拍患者肩部并呼叫"你怎么了?"快速检查是否没有呼吸或不能正常呼吸(停止、过缓或喘息)并同时判断有无脉搏(5～10 s完成)。确定心搏骤停后,应立即开始初级心肺复苏。

2. 呼救　高声呼救,请求他人帮助。在不延缓实施心肺复苏的同时,应设法呼叫急救电话,有条件时寻找并使用自动体外除颤仪。

3. 初级心肺复苏　即基础生命支持(basic life support,BLS),主要措施包括胸外按压、开放气道、人工呼吸、除颤,前三者被简称为CAB三部曲。首先应保持正确的体位,患者仰卧在坚固的平面上,提倡同步分工合作的复苏方法。

(1)胸外按压(compressions,C):是建立人工循环的主要方法。成人在开放气道前先进行胸外按压。胸外按压通过增加胸膜腔内压和直接按压心脏产生一定的血流,配合人工呼吸可为心脏和脑等重要器官提供一定的含氧血液,为进一步复苏创造条件。胸外按压的正确部位是胸骨中下1/3交界处。用一只手的掌根部放在胸骨的下半部,另一手掌重叠放在这只手背上,手掌根部横轴与胸骨长轴确保方向一致。为保证每次按压后使胸廓充分回弹,施救者在按压间歇,手可以放在患者胸上,但是不能有任何力量。按压时肘关节伸直,依靠肩部和背部的力量垂直向下按压,成人使胸骨下压至少5 cm,但应避免超过6 cm,随后突然松弛,按压和放松的时间大致相等(图3-5-1)。按压频率在100～120次/min。胸外按压过程中应尽量减少中断,直至自主循环恢复或复苏终止。即使中断,尽量不超过10 s,除非特殊操作,如建立人工气道、除颤时。胸外按压的并发症主要有肋骨骨折、心包积血或心脏压塞、气胸、血胸、肺挫伤等,应遵循正确的操作方法,尽量避免其发生。

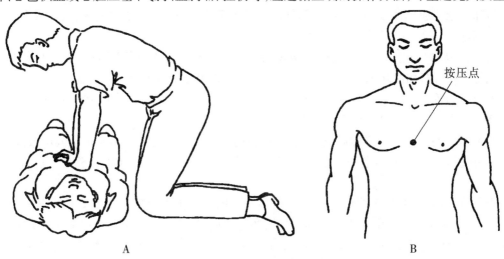

图3-5-1　胸外按压

(2)开放气道(airway,A):保持呼吸道通畅是成功复苏的重要一步。迅速清除患者口中异物和呕吐物,必要时使用吸引器,取下活动性义齿。若无颈部创伤,采用仰头抬颏法开放气道,即术者将一手置于患者前额加压使患者头后仰,另一手的示指、中指抬起下颏,使下颏尖、耳垂的连线与地面呈垂直,以畅通气道。

(3)人工呼吸(breathing,B):开放气道后,先将耳朵贴近患者的口鼻附近,感觉和倾听有无呼吸,如确定呼吸停止,在确保气道通畅的同时,立即开始人工通气,气管内插管是建立人工通气的最好方法。当时间或条件不允许时,常采用口对口呼吸。术者一手的拇指、示指捏住患者鼻孔,吸一口气,用口唇把患者的口全部罩住,然后缓慢吹气,给予足够的潮气量产生可见的胸廓抬起,每次吹气应持续 1 s 以上(图 3-5-2)。每 30 次胸外按压连续给予 2 次通气,通气频率为 10 ~ 12 次/min。但口对口呼吸是临时性抢救措施,应争取尽快气管内插管,以人工气囊挤压或人工呼吸机进行辅助呼吸与给氧,纠正低氧血症。

(4)除颤:心室颤动是心搏骤停最常见的初始心律。不管是院外因心室颤动心搏骤停的患者还是监护中的心室颤动患者,迅速除颤是首先的治疗方法。对于心室颤动患者,在倒下的 5 min 内立即施行 CPR 和除颤,存活率最高。自动体外除颤仪(automated external defbrilltor, AED)除颤可作为基础生命支持的一部分,应先进行。当不能立即取得 AED 时,应立即进行 CPR,并同时让人获取 AED 进行除颤。取 AED,检查心律,心室颤动者,除颤

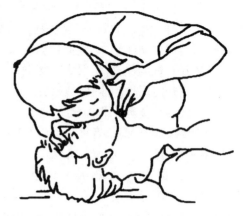

图 3-5-2 口对口呼吸

1 次后,立即继续 5 个周期的 CPR(约 2 min)后分析心律,如有指征则再一次除颤。

4. **高级心肺复苏** 即高级心血管生命支持(advanced cardiovascular lie support, ACLS),是以基础生命支持为基础,应用辅助设备、特殊技术等建立更有效的通气和血液循环。其主要措施有气管插管、给氧、除颤、复律、起搏和药物治疗。在复苏过程中必须持续监测心电图、血压、血氧饱和度等,必要时进行有创血流动力学监测,如动脉血气分析、动脉压、肺动脉压等。

(1)气管插管与给氧:患者自主呼吸没有恢复,应尽早行气管插管,以纠正低氧血症。院外患者常用简易球囊维持通气,医院内患者常用呼吸机,开始可给予 100% 浓度的氧气,然后根据血气分析结果进行调整。

(2)除颤、复律与起搏:一旦心电监护显示为心室颤动或扑动,应立即除颤。成人推荐单相波除颤电击能量 360 J,双相波除颤可选择 150 ~ 200 J,若无效可立即进行第 2 次和第 3 次除颤。此时应尽量改善通气和矫正血液生化指标的异常,以利于重建稳定的心律。对有症状的心动过缓患者,尤其是当高度房室传导阻滞发生在房室束以下时,则应施行起搏治疗。

(3)药物治疗:尽早开通静脉通道,给予急救药物。外周静脉通常选用肘正中静脉或颈外静脉。中心静脉可选用颈内静脉、锁骨下静脉和股静脉。抢救时口头医嘱要向医生复述一遍确认无误后再执行。

1)血管升压药:肾上腺素是 CPR 的首选药物。可用于电击无效的心室颤动及无脉心室性心动过速、心脏停搏或无脉性电生理活动。其常规用法是 1 mg 静脉推注,每 3 ~ 5 min 重复 1 次,每次经周围静脉给药后应使用 20 mL 生理盐水冲管,以保证其能够到达心脏发挥作用。血管升压素也可以作为一线药物,但不推荐与肾上腺素联合使用。严重低血压可以给予去甲肾上腺素、多巴胺、多巴酚丁胺。

2)抗心律失常药:①胺碘酮,给予 2 次除颤加 CPR 及肾上腺素之后仍然是心室颤动/无脉室性心动过速,应考虑给予胺碘酮。用法:胺碘酮首次 150 mg 缓慢静脉注射(10 min),可重复给药总量达 500 mg,随后先按 1 mg/min 静脉滴注,然后 0.5 mg/min 持续静脉滴注,每天总量可达 2 g,根据需要可维持数天。②利多卡因,没有胺碘酮时也可考虑用利多卡因。用法:利多卡因 1.0 ~ 1.5 mg/kg,3 ~ 5 min 静脉注射。若无效可每 5 ~ 10 min 给予 0.5 ~ 0.75 mg/kg 重复 1 次,总剂量达 3 mg/kg。③硫酸镁,适用于低镁血症、电击无效的室颤,低镁血症的室性心动过速,尖端扭转型室性心动过速,地高辛中毒。用法:硫酸镁 1 ~ 2 g,5% 葡萄糖 10 mL 稀释,静脉滴注,10 ~ 15 min 后可重复。④阿托品,适用于缓慢性心律失常、心室停搏、无脉性电活动。用法:阿托品 1 ~ 2 mg 静脉注射,

每 3 ~ 5 min 重复使用,最大总量(不超过)3 mg。缓慢心律失常,有条件者尽早施行起搏治疗。

3)纠正代谢中毒药:5% 碳酸氢钠,适用于心搏骤停或复苏时间较长者,或早已存在代谢性酸中毒、高钾血症者。用法:起始量 1 mmol/kg,在持续 CPR 过程中每 15 min 给予 1/2 量,并根据血气分析结果调整剂量,避免发生碱中毒。复苏过程中产生的代谢性酸中毒通过改善通气常可得到改善,不应过分积极补充碳酸氢盐纠正。

5. 体外心肺复苏　体外心肺复苏(extracorporeal cardiopulmonary resuscitation,ECPR)是指在潜在的、可逆病因能够去除的前提下,对已使用传统心肺复苏不能恢复自主心律或反复心搏骤停不能维持自主心律的患者快速实施静动脉体外膜肺氧合(venoarterial extracorporeal membrane oxygenation,vaECMO)、提供暂时的循环及氧合支持的技术。与 CPR 相比,ECPR 治疗的心搏骤停患者恢复自主循环可达到 95%,出院患者生存率及神经功能恢复率明显提高。

【复苏后处理】

心肺复苏后的处理原则和措施包括维持有效的循环和呼吸功能,特别是脑灌注,预防再次心搏骤停,维持水、电解质和酸碱平衡,防治脑缺氧和脑水肿、急性肾损伤和继发感染等。同时做好心理护理,减轻患者恐惧,更好地配合治疗。

急性冠脉综合征是成人心搏骤停的常见病因之一,早期急诊冠状动脉造影和开通梗死血管可显著降低病死率及改善预后。心搏骤停后常出现血流动力学不稳定,导致低血压、低心排出量。其原因可能是容量不足、血管调节功能异常和心功能不全。常需要进行有创血流动力学监测,遵医嘱使用血管活性药物,维持目标血压,同时监测心率和心律。

脑复苏是心肺复苏最后成功的关键。其主要措施如下。①降温:低温治疗是保护神经系统和心脏功能的最重要治疗策略,复苏后昏迷患者应将体温降低至 32 ~ 36 ℃,并至少维持 24 h。②脱水:应用渗透性利尿剂配合降温处理,以减轻脑组织水肿和降低颅内压,有助于大脑功能恢复。③防治抽搐:通过应用冬眠药物控制缺氧性脑损害引起的四肢抽搐以及降温过程的寒战反应。④高压氧治疗:通过增加血氧含量及弥散,提高脑组织氧分压,改善脑缺氧,降低颅内压。⑤促进早期脑血流灌注:抗凝以疏通微循环,用钙通道阻滞剂解除脑血管痉挛。

(黄　峥)

第六节　心脏瓣膜病

案例分析

患者,王某,女,51 岁,活动后胸闷气短 1 年,再发 1 个月,加重 2 d。1 年前出现活动后胸闷气短,步行至二楼即有症状,伴有心悸,口服利尿剂症状可改善。未规范治疗,近 1 个月来上述症状较前发作频繁,胸闷程度加重,偶伴心悸,乏力,活动耐量降低,2 d 前感冒后心悸、胸闷气短加重,夜间半卧位休息,食欲减退,咳白色泡沫痰。入院查体:T 37.2 ℃,P 105 次/min,R 20 次/min,BP 136/85 mmHg,氧饱和度 92%。专科查体:气管纵隔居中,胸廓对称无畸形,双肺叩诊清粗,听诊双肺底可闻及细湿啰音。心前区无异常隆起,心尖冲动无弥散,未扪及震颤,心界扩大,心音有力,律不齐,听诊心尖区可闻及收缩期吹风样杂音,双下肢轻微水肿。

辅助检查:X 射线检查,双肺纹理增重,右侧胸腔积液,心影增大;心电图示心房颤动;超声心动图示二尖瓣脱垂并关闭不全(重度),左心增大,左房为著,肺动脉压增高(轻度),心包积液(少量),EF 值 50%;冠脉 CTA 左前降支近段局限性斑块形成,管腔轻度狭窄,余血管未见明显异常。

请思考:①该患者目前考虑患了什么疾病? ②护理诊断是什么及并发症预防措施是什么? ③应该配合医生治疗采取哪些护理措施? ④该疾病专科宣教有哪些?

心脏瓣膜病是由于炎症、缺血性坏死、退行性改变、黏液样变性、先天性畸形、创伤等引起的单个或多个瓣膜(包括瓣环、瓣叶、腱索、乳头肌等)的功能或结构异常,导致瓣口狭窄和(或)关闭不全的一类心脏病。正常情况下,心脏瓣膜开放使血液向前流动,心脏瓣膜关闭则可防止血液反流,从而保证心脏内血流的单向流动。当瓣膜狭窄时,心腔压力负荷增加;瓣膜关闭不全时,心腔容量负荷增加。心脏瓣膜病是临床上常见的心脏病之一。

风湿性心脏瓣膜病简称风心病,是风湿热引起的风湿性心脏炎症过程所致的心脏瓣膜损害,主要累及 40 岁以下人群,女性多于男性。我国风心病的患病率虽已有所下降,但仍然是最常见的心脏瓣膜病。随着生活方式的改变和人口老龄化进程的加速,老年退行性瓣膜病在我国逐年增加,而老年退行性瓣膜病以主动脉瓣膜病变最为常见,其次是二尖瓣病变。

一、二尖瓣狭窄

二尖瓣狭窄(mitral stenosis,MS)的主要病因是风湿热,多见于急性风湿热后。部分患者无急性风湿热病史,但多有反复链球菌感染所致的上呼吸道感染史。急性风湿热后形成二尖瓣狭窄估计至少需要 2 年,通常需 5 年以上的时间。多数患者的无症状期为 10 年以上,故风湿性二尖瓣狭窄一般在 40~50 岁发病,以女性患者居多,约占 2/3。二尖瓣狭窄的少见病因包括先天性发育异常、瓣环钙化,导致瓣环钙化的原因包括老年性退行性改变及结缔组织病(如类风湿关节炎、系统性红斑狼疮、硬皮病等)。

【病因与发病机制】

二尖瓣狭窄的病理解剖改变可表现为瓣膜交界处粘连、瓣叶游离缘粘连、腱索粘连融合等。上述病变导致二尖瓣开放受限,瓣口面积减少,狭窄的瓣膜呈“漏斗”状,瓣口常呈“鱼口”状。瓣叶钙化沉积有时可延展累及瓣环,使瓣环显著增厚。慢性二尖瓣狭窄可导致左心房扩大及左心房壁钙化。二尖瓣狭窄的血流动力学异常系由于舒张期血流流入左心室受阻。

【临床表现】

1.症状 一般二尖瓣中度狭窄(瓣口面积<1.5 cm^2)时有临床症状。正常成人二尖瓣口面积为 4~6 cm^2。

(1)呼吸困难:是最常见的早期症状,与不同程度的肺淤血有关。常因劳累、精神紧张、性活动、感染、妊娠或心房颤动等诱发或加重。多先有劳力性呼吸困难,随狭窄而加重,出现夜间阵发性呼吸困难和端坐呼吸。

(2)咯血:可表现为血性痰或血丝痰。突然咯大量鲜血,常见于严重二尖瓣狭窄,可为首发症状。伴有突发剧烈胸痛者要注意肺梗死。

(3)咳嗽:常见,尤其在冬季明显。表现在卧床时干咳,可能与支气管黏膜淤血、水肿易引起支气管炎,或左心房增大压迫左主支气管有关。

(4)其他症状:左心房显著扩大、左肺动脉扩张压迫左喉返神经引起声音嘶哑,压迫食管可引起吞咽困难。右心室衰竭时可出现食欲减退、腹胀、恶心等消化道淤血症状,部分患者有胸痛表现。

2.体征　重度二尖瓣狭窄者常呈二尖瓣面容,口唇及双颧发绀。心前区隆起,心尖部可触及舒张期震颤,典型体征是心尖部可闻及局限性、低调、隆隆样的舒张中晚期杂音。

3.并发症

(1)心房颤动为相对早期的常见并发症。起始可为阵发性,之后可转为持续性或永久性心房颤动。一旦并发快速房颤,患者常可突然出现极度呼吸困难,甚至进而诱发急性肺水肿。

(2)心力衰竭是晚期常见并发症。与继发性肺动脉高压有关,主要表现为右心衰竭的体循环淤血的症状及体征。

(3)急性肺水肿为重度二尖瓣狭窄的严重并发症,救治不及时可能致死。

(4)血栓栓塞20%以上的患者可发生体循环栓塞,以脑栓塞最多见,其余依次为外周动脉和内脏(脾、肾、肠系膜)动脉栓塞。栓子主要来源于左心耳或左心房。心房颤动、左心房增大、栓塞史或心排血量明显降低为其危险因素。

(5)肺部感染较常见,可诱发或加重心力衰竭。

(6)感染性心内膜炎较少见。

【实验室及其他检查】

1.心电图　左心房增大,可出现二尖瓣型 P 波:P 波宽度>0.12 s,伴切迹。QRS 波群示电轴右偏和右心室肥厚。

2.X 射线检查　轻度二尖瓣狭窄时,X 射线表现可正常。中、重度狭窄而致左心房显著增大时,心影呈"梨形"(二尖瓣型心脏)。

3.超声心动图　为明确和量化诊断二尖瓣狭窄的可靠方法。

【诊断要点】

结合病史寻找病因,根据临床表现及心尖区有舒张期隆隆样杂音伴 X 射线或心电图示左心房增大,一般可诊断二尖瓣狭窄,超声心动图检查可确诊。

【治疗要点】

1.一般治疗　有风湿活动者,应给予抗风湿治疗。无症状者,避免剧烈体力活动,每6～12个月门诊随访。

2.并发症的治疗

(1)心房颤动:治疗目的为控制心室率,争取恢复和保持窦性心律,预防血栓栓塞。

(2)心力衰竭:限制钠盐摄入,应用利尿剂等。

(3)急性肺水肿:处理原则与急性左心衰竭所致的肺水肿相似。

(4)预防栓塞:有栓塞史或超声检查示左心房附壁血栓者,如无抗凝禁忌证,应长期服用抗凝药物。

3.介入和手术治疗　为治疗本病的有效方法。当二尖瓣口有效面积<1.5 cm^2,伴有症状,尤其症状进行性加重时,应用介入或手术方法扩大瓣口面积,减轻狭窄。如果肺动脉高压明显,即使症状轻,也应及早进行干预,包括经皮球囊二尖瓣成形术、二尖瓣分离术、人工瓣膜置换术等。

二、二尖瓣关闭不全

二尖瓣关闭不全常与二尖瓣狭窄同时存在,亦可单独存在。二尖瓣包括4个成分:瓣叶、瓣环、腱索和乳头肌,其中任何一个发生结构异常或功能失调,均可导致二尖瓣关闭不全,当左心室收缩

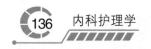

时,血液反向流入左心房。

【病因与发病机制】

　　风湿性炎症引起瓣叶僵硬、变性、瓣缘卷缩、连接处融合及腱索融合缩短,使心室收缩时两瓣叶不能紧密闭合。二尖瓣反流时,左房顺应性增加,左房扩大。同时扩大的左房和左心室在较长时间内适应容量负荷增加,使左房压和左心室舒张末压不致明显上升,故肺淤血暂不出现。持续严重的过度负荷,终致左心室心肌功能衰竭,左心室舒张末压和左房压明显上升,肺淤血出现,最终导致肺动脉高压和右心衰竭。

【临床表现】

　　1.症状　轻度二尖瓣关闭不全者可终身无症状,严重反流时有心排血量减少。首先出现的突出症状是疲乏无力,肺淤血的症状如呼吸困难出现较晚。

　　2.体征　心尖冲动呈高动力型,向左下移位。心尖区可闻及全收缩期高调"吹风样"杂音,向左腋下和左肩胛下区传导。

　　3.并发症　与二尖瓣狭窄相似,相对而言,感染性心内膜炎较多见,而体循环栓塞较少见。

【实验室及其他检查】

　　1.X 射线检查　慢性重度反流常见左心房、左心室增大;左心衰竭时可见肺淤血和间质性肺水肿征。

　　2.心电图　慢性重度二尖瓣关闭不全主要为左心房肥厚心电图表现,部分有左心室肥厚和非特异性 ST-T 改变,少数有右心室肥厚征,心房颤动常见。

　　3.超声心动图　对于 M 型和二维超声心动图不能确定的二尖瓣关闭不全,脉冲多普勒超声和彩色多普勒血流显像可在二尖瓣左心房侧探及明显收缩期反流束,诊断二尖瓣关闭不全的敏感性约100%,且可半定量反流程度。二维超声可显示二尖瓣结构的形态特征,有助于明确病因。

【诊断要点】

　　主要诊断依据为心尖区典型收缩期杂音伴 X 射线或心电图示左心房、左心室增大,超声心动图检查有确诊价值。

【治疗要点】

　　1.内科治疗　预防风湿活动和感染性心内膜炎,针对并发症治疗。

　　2.外科手术治疗　瓣膜修补和人工瓣膜置换术。但传统的外科手术风险高,术后并发症发生率高,不适合高危和老年患者。随着现代医疗技术的发展,目前研究出一系列经导管介入治疗二尖瓣关闭不全的装置并逐渐应用于临床:经导管介入二尖瓣"缘对缘"修复术、经导管介入二尖瓣瓣环成形术、经导管介入二尖瓣人工腱索植入术、心室-瓣环重构术、经导管介入二尖瓣置换术。

三、主动脉瓣狭窄

　　主动脉瓣狭窄是指主动脉瓣病变引起主动脉瓣开放受限、狭窄,导致左室到主动脉内的血流受阻。常见原因包括先天性、风湿性和老年退行性病变。随着人口老龄化(钙化性)主动脉瓣狭窄在我国逐渐增多。风湿性主动脉瓣狭窄大多伴有关闭不全或二尖瓣病变。

【病理解剖及病理生理】

　　风湿性炎症导致瓣膜交界处粘连融合,瓣叶纤维化、僵硬、钙化和挛缩畸形,引起狭窄。正常成人主动脉瓣口面积为 $3.0 \sim 4.0\ cm^2$。当瓣口面积减少一半时,收缩期仍无明显跨瓣压差;当瓣口面积 $\leq 1.0\ cm^2$ 时,左室收缩压明显升高,跨瓣压差显著。主动脉瓣狭窄使左室射血阻力增加,左室向心性肥厚,室壁顺应性降低,引起左室舒张末压进行性升高,因而使左房后负荷增加,左房代偿性肥厚。最终因心肌缺血和纤维化等导致左心衰竭,左心功能损害,可导致头晕、黑矇和晕厥等脑缺血的表现。

【临床表现】

1. 症状 出现较晚,呼吸困难、心绞痛和晕厥为典型主动脉狭窄的三联症。

(1)呼吸困难:劳力性呼吸困难见于 95% 的有症状者,常为首发症状;进而可发生夜间阵发性呼吸困难、端坐呼吸和急性肺水肿。

(2)心绞痛:见于 60% 的有症状者,是重度主动脉瓣狭窄患者最早出现也是最常见的症状。常由运动诱发,休息后缓解,主要由心肌缺血所致。

(3)晕厥:见于 1/3 的有症状者,多发生于直立、运动中或运动后即刻,少数在休息时发生,由于脑缺血引起。

2. 体征 心尖冲动相对局限,持续有力,呈抬举样。主动脉瓣第一听诊区可闻及喷射状全收缩期杂音,向颈动脉传导,常伴震颤。

3. 并发症 心房颤动、房室传导阻滞、室性心律失常、晕厥、心脏性猝死等。

【实验室及其他检查】

1. X 射线检查 心影正常或左心室轻度增大,左心房可能轻度增大,升主动脉根部常见狭窄后扩张。

2. 心电图 重度狭窄者有左心室肥厚伴继发性 ST–T 改变,可有心律失常。

3. 超声心动图 为明确诊断和判定狭窄程度的重要方法。二维超声心动图对探测主动脉瓣异常十分敏感,有助于显示瓣膜结构。多普勒超声可测出主动脉瓣瓣口面积及跨瓣压差,从而评估其狭窄程度。

【诊断要点】

根据主动脉瓣区典型收缩期杂音伴震颤,较易诊断,确诊有赖于超声心动图。

【治疗要点】

1. 内科治疗 预防感染性心内膜炎和风湿热复发;纠正心律失常;对症治疗心绞痛及心力衰竭。

2. 介入和外科治疗 人工瓣膜置换是治疗成人主动脉瓣狭窄的主要手术方法。近年来经导管主动脉瓣置换术的微创介入治疗在一些不适合外科高危患者中的应用与发展也逐渐得到肯定,还有部分患者适应经皮主动脉球囊扩张术。

四、主动脉瓣关闭不全

主动脉瓣关闭不全是主动脉瓣本身病变及(或)主动脉根部或升主动脉病变所导致的。由于风湿性炎性病变使瓣叶纤维化、增厚、缩短、变形,影响舒张期瓣叶边缘对合,可造成关闭不全。主动脉瓣反流引起左心室舒张末容量增加,使每搏容量增加和主动脉收缩压增加,而有效每搏血容量降低。左心室扩张,不至于因容量负荷过度而明显增加左心室舒张末压。左心室心肌重量增加使心肌氧耗增多,主动脉舒张压降低使冠状动脉血流减少,两者引起心肌缺血、缺氧,促使左心室心肌收缩功能降低,直至发生左心衰竭。

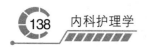

【临床表现】

1. 症状　早期可无症状,最先症状表现为与每搏输出量增加有关的心悸、心前区不适、头部动脉强烈搏动感。晚期可出现左心衰竭的表现。常有体位性头晕,心绞痛较主动脉瓣狭窄少见,晕厥罕见。

2. 体征　心尖冲动向左下移位,呈抬举样心尖冲动。胸骨左缘第3、4肋间可闻及高调叹气样舒张期杂音,坐位前倾和深呼气时易听到。重度反流者,常在心尖区听到舒张中晚期隆隆样杂音(Austin-Flint杂音)周围血管征常见,包括随心脏搏动的点头征、颈动脉和桡动脉扪及水冲脉、毛细血管搏动征、股动脉枪击音等,用听诊器压迫股动脉可听到双期杂音。

3. 并发症　感染性心内膜炎、室性心律失常、心力衰竭常见,心脏性猝死少见。

【实验室及其他检查】

1. X射线检查　左心室增大,升主动脉继发性扩张明显,外观呈"主动脉型"心脏,即靴形心。

2. 心电图　左心室肥厚劳损伴电轴左偏及继发性非特异性ST-T改变。

3. 超声心动图　M型超声示二尖瓣前叶或室间隔纤细扑动;二维超声可显示瓣膜和主动脉根部的形态改变;脉冲多普勒和彩色多普勒血流显像在主动脉瓣的心室侧可探及全舒张期反流束,为最敏感的确定主动脉瓣反流的方法,并可通过计算反流血量与搏出血量的比例,判断其严重程度。

【诊断要点】

根据胸骨左缘第3、4肋间典型舒张期杂音伴周围血管征可诊断为主动脉瓣关闭不全。超声心动图可助诊断。

【治疗要点】

1. 内科治疗　预防感染性心内膜炎、风湿活动,左心室功能有减低的患者应限制体力活动,左心室扩大但收缩功能正常的患者,应用ACEI等扩张血管药物,可延迟或减少主动脉瓣手术的需要。无症状且左心室功能正常患者不需要内科治疗,但应该进行及时的随访。

2. 外科治疗　人工瓣膜置换术或主动脉瓣修复术为严重主动脉瓣关闭不全的主要治疗方法。

五、心脏瓣膜病患者的护理

【护理评估】

1. 健康史　测量患者生命体征,监测体温;目前服药种类及剂量;评估患者有无心血管危险因素;既往心脏病史,心脏瓣膜病病史、家族史、过敏史。

2. 身体状况　评估患者意识状态,皮肤、面色、甲床等有无发绀。有无呼吸困难、咳嗽、咯血、腹胀、食欲减退、活动受累、晕厥等表现、有无水肿、感染;有无管路,是否通畅、患者排泄形态、睡眠型态是否改变。评估患者日常活动能力,判断患者发生压疮、跌倒、坠床的危险程度。

3. 心理-社会状况　评估患者焦虑、抑郁和其他精神症状,推荐使用的量表包括老年评估量表、医院焦虑抑郁量表。

4. 辅助检查　评估瓣膜的受损程度;有无栓塞的危险因素;阅读超声心动图报告,注意有无心房、心室扩大及附壁血栓;心电图有无异常,尤其是有无心房颤动;是否因心力衰竭而活动减少长期卧床。

【主要护理诊断/问题】

1. 体温过高　与风湿活动、并发感染有关。

2. 潜在并发症　心力衰竭、栓塞。

3.有感染的危险　与机体抵抗力下降有关。

4.焦虑　与担心疾病预后、工作、生活与前途有关。

【护理措施】

1.监测体温,控制感染

(1)病情观察:测量体温,每4 h 1次,注意热型,以协助诊断。观察有无风湿活动的表现,如皮肤环形红斑、皮下结节、关节红肿及疼痛不适等。体温超过38.5 ℃时给予物理降温或遵医嘱给予药物降温,30 min后测量体温并记录降温效果。

(2)饮食与休息:给予高热量、高蛋白、富含维生素的清淡易消化饮食,以促进机体恢复。卧床休息,限制活动量,以减少机体消耗。协助生活护理,出汗多的患者应勤换衣裤、被褥,防止受凉。待病情好转,实验室检查正常后再逐渐增加活动量。

(3)用药护理:遵医嘱给予药物治疗。使用前,询问患者青霉素过敏史,常规青霉素皮试;注射后注意观察过敏反应和注射局部的疼痛、压痛反应。阿司匹林可导致胃肠道反应、牙龈出血、血尿、柏油样便等不良反应,应饭后服药并观察有无出血。

2.减轻心脏负担

(1)休息与活动:①根据患者对活动的耐受情况,合理安排活动与休息,避免过度疲倦。②在活动前、活动后适当给予氧气吸入。③保证每日充足睡眠。④限制探视。⑤监测体重的变化,警惕水肿的发生。⑥风湿活动期及有心力衰竭的患者,应卧床休息。

(2)氧气吸入:当患者有呼吸困难时,给予吸氧改善呼吸困难,预防组织缺氧;患者心绞痛发作时,也应予氧气吸入,改善心肌供氧状况。

(3)保持情绪稳定,避免因情绪激动而加重心脏负荷。

(4)预防便秘,鼓励患者多吃水果、蔬菜及高纤维食品,避免大便用力。

3.控制病情、预防恶化

(1)增强体质,注意冷暖,避免上呼吸道感染。

(2)发生上呼吸道感染时,立即应用抗生素。

(3)在做拔牙、内镜检查及手术前后预防性应用抗生素。

(4)反复扁桃体发炎者在风湿活动控制后2~4个月可行扁桃体摘除术。

4.用药护理

(1)长期应用洋地黄制剂,如出现恶心、呕吐、黄绿视、心律失常应报告医生,并教会患者自我观察。

(2)使用利尿剂患者注意补钾,多食橘子、香蕉、韭菜等。

(3)长期应用抗凝药物,如阿司匹林、华法林等,应注意有无出血倾向,如牙龈出血、柏油样便、皮下瘀斑等。

5.饮食指导

(1)鼓励患者多进食高蛋白、高热量、富含维生素的易消化食物,增强抵抗力。

(2)以少食多餐为原则,避免过饱加重心脏负担。

(3)心力衰竭患者限制钠盐的摄入,水肿患者每天食盐少于2 g。

6.潜在并发症相关护理

(1)心力衰竭

1)避免诱因:积极预防和控制感染,纠正心律失常,避免劳累和情绪激动,以免诱发心力衰竭。

2)心力衰竭的观察与护理:监测生命体征,评估患者有无呼吸困难、乏力、食欲减退、尿少等症

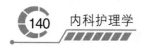

状,检查有无肺部湿啰音、肝大、下肢水肿等体征。一旦发生则按心力衰竭进行护理。

（2）栓塞

1）评估栓塞的危险因素:阅读超声心动图报告,注意有无心房、心室扩大及附壁血栓,心电图有无异常(尤其是房颤)。是否因心衰而活动减少、长期卧床。

2）休息与活动:左房内有巨大附壁血栓者应绝对卧床休息,防止血栓脱落。病情允许时鼓励并协助患者翻身、活动下肢、温水泡脚及下床活动,防止下肢深静脉血栓形成。

3）遵医嘱用药:如抗心律失常、抗血小板聚集的药物,预防附壁血栓形成和栓塞。

4）栓塞的观察及处理:密切观察有无栓塞征象,一旦发生,立即报告医师,给予溶栓、抗凝治疗等处理。

【健康指导】

1. **疾病知识指导** 告诉患者及其家属本病的病因和病程进展特点,并定期门诊复查。有手术适应证者告知患者尽早择期手术,以免失去最佳手术时机。为避免病情加重,一旦发生感染应尽快就诊;在拔牙、内镜检查、导尿术、分娩、人工流产等手术操作前应告诉医生自己有瓣膜病史,便于预防性使用相关药物。

2. **用药指导** 告诉患者遵医嘱坚持用药的重要性,指导用药方法。

3. **生活指导** 改善居住环境中潮湿、阴暗等不良条件,保持室内空气流通、温暖、干燥、阳光充足。日常生活中适当锻炼,加强营养,提高机体抵抗力,预防风湿活动。注意防寒保暖,避免与上呼吸道感染患者接触,预防感染。避免重体力劳动、剧烈运动或情绪激动而加重病情。

4. **心理指导** 鼓励患者树立信心,做好长期与疾病作斗争以控制病情进展的思想准备。

三尖瓣、肺动脉瓣及多瓣膜疾病

（黄 峥）

第七节 冠状动脉粥样硬化性心脏病

案例分析

患者,女,59 岁。晨起跑步途中突然出现胸骨后疼痛,伴大汗。持续 2 h 不缓解而急诊来院。既往健康。查体:T 37 ℃,P 45 次/min,R 16 次/min,BP 90/60 mmHg。大汗淋漓,面色苍白,表情痛苦,烦躁不安。口唇轻度发绀,胸廓对称,双肺呼吸音清晰。辅助检查:血常规,白细胞 $10.0×10^9$/L,中性粒细胞 67%,淋巴细胞 23%;心电图示 P 波与 QRS 波群无关系,P 波频率 90 次/min,QRS 波群频率 40 次/min,在 V_1、V_2、V_3 导联可见病理性 Q 波,ST 段呈弓背向上抬高,T 波正负双向。住院第 2 天:T 38 ℃,P 45 次/min,R 20 次/min,BP 80/50 mmHg。

请问:①该患者诊断为什么疾病?②患者目前可能出现了什么紧急情况?③护士应该如何配合医生对患者进行治疗和护理?

冠状动脉粥样硬化性心脏病指冠状动脉发生粥样硬化性改变,使血管腔狭窄、阻塞和(或)因冠状动脉功能性改变(痉挛)导致心肌缺血缺氧或坏死而引起的心脏病,统称冠状动脉性心脏病(coronary heart disease,CHD),简称冠心病,亦称缺血性心脏病。

动脉粥样硬化是由于在动脉内膜集聚的脂质外观呈黄色粥样而得名。粥样斑块是一种黏稠物质,由来自血液中的脂肪、胆固醇、钙等物质组成。是以动脉管壁增厚变硬、失去弹性和血管腔缩小为共同特点的一种最常见、最重要的血管病变。动脉粥样硬化的特点是受累动脉的病变从内膜开始,先后有多种病变合并存在,包括局部脂质和复合糖类积聚、纤维组织增生和钙质沉着形成斑块,并有动脉中层的逐渐退变,继发性病变尚有斑块内出血、斑块破裂和局部血栓形成。冠心病是动脉粥样硬化导致器官病变的最常见类型,也是严重危害人类健康的常见病。随着我国社会经济的发展,冠心病患者的绝对数逐年增加,发病年龄有明显的年轻化趋势。

一、病因和临床分型

(一)病因

本病病因尚未完全明确,目前的研究表明,本病是多种因素作用于不同环节所致的冠状动脉粥样硬化,这些因素亦称为危险因素。其主要危险因素如下。

1.年龄、性别　该病多发于中老年人群,但近年来发病年龄有年轻化趋势。男性多于女性,以脑力劳动者居多。与男性相比,女性发病率较低,这与雌激素有抗动脉粥样硬化的作用有关,故女性在绝经期后发病率明显增加。

2.血脂异常　脂质代谢异常是动脉粥样硬化最重要的危险因素。血脂异常主要包括总胆固醇(TC)、甘油三酯(TG)、低密度脂蛋白(LDL)或极低密度脂蛋白(VLDL)增高;高密度脂蛋白尤其是它的亚组分Ⅱ($HDL_Ⅱ$)减低;载脂蛋白A(ApoA)降低,载脂蛋白B(ApoB)增高;脂蛋白(a)[Lp(a)]增高。在临床实践中,以TC及LDL增高最受关注。

3.高血压　高血压是冠心病的主要危险因素,60%~70%的冠状动脉粥样硬化患者有高血压。高血压患者患本病的概率较血压正常者高3~4倍,无论收缩压和(或)舒张压增高均会增加冠心病的发生风险。

4.吸烟　冠心病的发生风险与每天吸烟量及烟龄长短有关。吸烟可造成动脉壁氧含量不足,促进动脉粥样硬化的形成。烟草中的尼古丁还可直接作用于冠状动脉和心肌,导致动脉痉挛和心肌损伤。吸烟者与不吸烟者比较,本病的发病率和病死率均增高2~6倍,被动吸烟也是冠心病的危险因素之一。

5.糖尿病和糖耐量异常　与无糖尿病的人群相比,糖尿病患者心血管疾病风险增加2~5倍,且动脉粥样硬化进展迅速,未来10年发生心肌梗死的风险高达20%。Framingham研究显示男性糖尿病患者冠心病发病率较非糖尿病患者高2倍,女性糖尿病患者冠心病发生风险则增加4倍。糖耐量减低也常见于本病患者。近年来研究认为,胰岛素抵抗和动脉粥样硬化的发生有密切关系,2型糖尿病患者常有胰岛素抵抗和高胰岛素血症伴发冠心病。

6.其他危险因素　包括:①肥胖和超重;②缺少体力活动;③不良饮食习惯;④遗传因素;⑤心理社会因素;等等。

近年来发现的危险因素还包括:①血中同型半胱氨酸增高;②胰岛素抵抗增强;③血中纤维蛋白原及一些凝血因子增高;④病毒、衣原体感染等。

(二)临床分型

根据病理解剖和病理生理变化,本病有不同的临床分型。1979年WHO曾将之分为隐匿型或无症状性冠心病、心绞痛、心肌梗死、缺血性心肌病、猝死5型。近年趋于根据发病特点和治疗原则将本病分为两大类:①慢性冠状动脉疾病(chronic coronary artery disease,CAD)或称慢性心肌缺血综合征（chronic ischemic syndrome，CIS）；②急性冠脉综合征（acute coronary syndrome，ACS）两大类。前者包括稳定型心绞痛、缺血性心肌病和隐匿性冠心病等；后者是由于冠状动脉粥样硬化斑块破裂、血栓形成或血管持续痉挛而引起急性或亚急性心肌缺血和（或）坏死的临床综合征，是内科系列临床急症之一，主要包括不稳定型心绞痛、非 ST 段抬高型心肌梗死（non-ST-segment elevation myocardial infarction，NSTEMI）和 ST 段抬高型心肌梗死（ST-segment elevation myocardial infarction，STEMI），也有将冠心病猝死包括在内。本节重点介绍稳定型心绞痛、不稳定型心绞痛和心肌梗死。

二、稳定型心绞痛

稳定型心绞痛亦称劳力性心绞痛，是在冠状动脉狭窄的基础上，由于心肌负荷的增加而引起心肌急剧的、暂时的缺血与缺氧的临床综合征。其特点为阵发性的前胸压榨性疼痛或憋闷感觉，常发生于劳力负荷增加时。本病的临床重要特征是在数周至数月内，疼痛发作的程度、频率、性质和诱因无明显变化。

【病因与发病机制】

本病的基本病因是冠状动脉粥样硬化。正常情况下，冠状循环血流量具有很大的储备力量，其血流量可随身体的生理情况有显著的变化。机体在剧烈体力活动、情绪激动等对氧的需求增加时，冠状动脉适当扩张，血流量增加（可增加 6～7 倍），达到供求平衡。当冠状动脉粥样硬化致冠状动脉狭窄或部分分支闭塞时，其扩张性减弱，血流量减少，与心肌的氧耗平衡时，可维持心脏工作需要，休息无症状。一旦心脏负荷突然增加，如劳累、激动、心力衰竭、饱餐、寒冷等情况下使心脏负荷增加，心肌耗氧量增加，血供不能满足心肌需要时，即可引起心绞痛。产生疼痛感觉的直接因素，可能是在缺血缺氧的情况下，心肌内积聚过多的代谢产物，如乳酸、丙酮酸、磷酸等酸性物质，或类似激肽的多肽类物质，刺激心脏内自主神经的传入纤维末梢，经 1～5 胸交感神经节和相应的脊髓段，传至大脑，产生疼痛感觉。这种痛觉反映在与自主神经进入水平相同脊髓段的脊神经所分布的区域，即胸骨后及两臂的前内侧与小指，尤其是在左侧，产生相应部位放射痛。

【临床表现】

1. 症状　以发作性胸痛为主要临床表现，典型疼痛的特点如下。

（1）部位：主要在胸骨体中、上段之后，可波及胸前区，也可横贯前胸，界限不清，常放射至左肩、左臂内侧达环指和小指，或至颈、咽或下颌部。

（2）性质：常为压迫样、憋闷感或紧缩样感，也可有烧灼感，但与针刺或刀割样锐性痛不同，偶伴濒死感。有些患者仅觉胸闷而非胸痛。发作时，患者往往不自觉地停止原来的活动，直至症状缓解。

（3）诱因：体力劳动、情绪激动、饱餐、寒冷、吸烟、心动过速、休克等。其疼痛的发生往往是在劳力或情绪激动的当时，而不是在其之后。

（4）持续时间：疼痛出现后常逐渐加重，持续 3～5 min，一般不超过半小时，一般休息或舌下含服硝酸甘油可缓解。

2. 体征　平时无明显体征。在心绞痛发作时，患者可出现面色苍白、出冷汗、心率增快、血压升高，心尖部听诊有时出现第四或第三心音奔马律；可有暂时性心尖部收缩期杂音，是乳头肌缺血以致功能失调引起二尖瓣关闭不全所致。

【实验室及其他检查】

1. 实验室检查　血糖和血脂检查可以了解冠心病危险因素；胸痛明显的患者需要查血清心肌

损伤标志物,包括心肌肌钙蛋白、肌酸激酶(CK)和肌酸激酶同工酶(CK-MB)。检查血常规有无贫血,必要时检查甲状腺功能。

2.心电图　是发现心肌缺血、诊断心绞痛最常用的检查方法。其主要包括静息心电图、运动负荷试验和24 h动态心电图。约有半数患者静息心电图为正常,可有陈旧性心肌梗死的改变或非特异性ST段和T波异常。心绞痛发作时,多数患者出现暂时性心内膜下心肌缺血引起的ST段压低(≥0.1 mV),T波低平、平坦甚至倒置;在平时有T波持续倒置的患者,发作时可变为直立。运动心电图及24 h动态心电图可显著提高上述心肌缺血性改变的检出率。

3.多层螺旋CT　冠状动脉成像(CTA)通过冠状动脉二维或三维重建,有助于冠状动脉管壁钙化情况和管腔狭窄程度的判断。未发现钙化及狭窄病变者可基本上排除冠心病;但对管腔狭窄严重程度的判断有一定的局限性,尤其是当有管壁钙化存在时。

4.放射性核素检查　主要包括核素心肌显像和负荷试验、放射性核素心腔造影和正电子发射断层心肌显像(PET-CT)。前者利用放射性铊心肌显像所示灌注缺损提示心肌供血不足或血供消失,对心肌缺血诊断较有价值;后者的心肌灌注-代谢显像分析,是目前估计心肌存活性最可靠的方法。

5.冠状动脉造影　为有创性检查,是目前冠心病临床诊断的金指标。可显示冠状动脉各主干及分支狭窄性病变的部位并估计其严重程度,对明确诊断、指导治疗和预后判断意义重大。

6.其他检查　二维超声心动图可探测到缺血区心室壁的运动异常,双源CT对诊断也具有重要价值。

【诊断要点】

根据冠心病的各种危险因素、典型的发作性胸痛和心肌缺血的检查证据,除外其他原因引起的心绞痛,一般即可建立诊断。根据加拿大心血管病学会(CCS)分级,可将心绞痛严重程度分为4级(表3-7-1)。

表3-7-1　心绞痛严重程度分级

分级	分级标准
Ⅰ级	一般体力活动(如步行和登楼)不受限,仅在强、快或持续用力时发生心绞痛
Ⅱ级	一般体力活动轻度受限。快步、饭后、寒冷或刮风中行走、精神应激或醒后数小时内发作心绞痛。一般情况下平地步行200 m以上或登楼一层以上受限
Ⅲ级	一般体力活动明显受限,一般情况下平地步行200 m或登楼一层引起心绞痛
Ⅳ级	一切体力活动都引起不适,静息可发生心绞痛

【治疗要点】

稳定型心绞痛的治疗原则是避免各种诱发因素和纠正各种危险因素,改善冠状动脉血供和降低心肌耗氧,减轻症状和(或)缺血发作;积极治疗动脉粥样硬化,预防心肌梗死和猝死,提高生活质量。

1.发作时的治疗

(1)休息:发作时应立即休息,一般患者停止活动后症状即可消除。

(2)药物治疗:宜选用作用较快的硝酸酯制剂,这类药物除可扩张冠状动脉,增加冠状动脉血流量外,还可扩张外周血管,减轻心脏负荷和减少心肌耗氧量,从而缓解心绞痛。常用药物:①硝酸甘油,0.5 mg舌下含服,1～2 min显效,约30 min后作用消失;每隔5 min可重复1次,但一般连续服用不超过 3 次;还可采用喷雾剂,每次 0.4 mg,15 min 内不超过 1.2 mg。其主要的不良反应包括头痛、面色潮红、心率反射性加快和低血压等。首次服用时应注意发生直立性低血压。②硝酸异山梨酯,5~10 mg 舌下含化,2~5 min 见效,作用维持 2~3 h。

2. 缓解期的治疗 缓解期一般不需卧床休息。应尽量避免各种明确的诱因。药物治疗以减轻症状、改善缺血及预后的药物为主。非药物治疗包括生活方式的调整、血管重建治疗、增强型体外反搏等。

(1)药物治疗

1)改善心肌缺血及减轻症状的药物主要有以下几种。

β 受体阻滞剂:主要作用是改善缺血、减轻症状。能抑制心脏 β 肾上腺素能受体,从而减慢心率、减弱心肌收缩力、降低血压,以减少心肌耗氧量,可以减少心绞痛发作和增加运动耐量。长期应用还能降低心绞痛患者死亡和心肌梗死的风险。推荐使用无内在拟交感活性的 β_1 受体阻滞剂,如美托洛尔、比索洛尔等,只要无禁忌证(严重心动过缓和高度房室传导阻滞,窦房结功能紊乱,支气管痉挛或支气管哮喘),应作为稳定型心绞痛的初始治疗药物。

硝酸酯制剂:为非内皮依赖性血管扩张药,能减少心肌需氧和改善心肌灌注,从而降低心绞痛发作的频率和减轻症状。由于此类药物可反射性引起交感神经活性加强而使心率加快、心肌耗氧量增加。因此,临床上常与 β 受体阻滞剂或非二氢吡啶类钙通道阻滞剂等负性心率药物联合使用,其抗心绞痛作用优于单独用药。常用药物有硝酸异山梨酯、5-单硝酸异山梨酯、硝酸甘油。在服药期间,每天用药应注意留有充足的无药间期,以减少耐药性的发生。

钙通道阻滞剂:抑制钙离子内流和心肌细胞兴奋-收缩耦联中钙离子的利用,降低心肌收缩力;并通过扩张冠状动脉,解除冠状动脉痉挛,改善心内膜下心肌的供血;扩张周围血管、减轻心脏负荷,从而缓解心绞痛;还可以降低血黏度,抗血小板聚集,改善心肌的微循环。常用药物有维拉帕米、硝苯地平缓释制剂、地尔硫草等。

其他:曲美他嗪,通过调节心肌能源底物,抑制脂肪酸氧化,优化心肌能量代谢,能改善心肌缺血及左心功能,缓解心绞痛。可与 β 受体阻滞剂等抗心肌缺血药物联用。中医中药治疗目前以"活血化瘀""芳香温通""祛痰通络法"为常用。此外,针刺或穴位按摩治疗也可能有一定疗效。

2)预防心肌梗死和改善预后的药物主要有以下几种。

阿司匹林:通过抑制血小板环氧化酶和血栓烷 A_2(TXA$_2$)的合成达到抗血小板聚集的作用。稳定型心绞痛患者服用阿司匹林可降低心肌梗死、脑卒中或心血管性死亡的风险。因而,所有患者若没有用药禁忌证都应该服用。阿司匹林的最佳剂量范围为 75~150 mg/d。其主要不良反应为胃肠道出血或对阿司匹林过敏,不能耐受的患者可以服用氯吡格雷作为替代治疗。

氯吡格雷:是通过选择性的不可逆的抑制血小板二磷酸腺苷(adenosine diphosphate,ADP)受体而阻断 ADP 依赖激活的血小板糖蛋白 II_b/III_a 复合物,有效地减少 ADP 介导的血小板激活和聚集。其主要用于支架植入以后及阿司匹林有禁忌证的患者。

调血脂药物:常选用他汀类药物如洛伐他汀、辛伐他汀,他汀类药物能有效降低 TC 和低密度脂蛋白胆固醇(LDL-C),延缓斑块进展,使斑块稳定。所有的冠心病患者,无论其血脂水平如何,都应该服用他汀类药物,并根据目标 LDL-C 水平调整剂量。

血管紧张素转换酶抑制药(ACEI)或血管紧张素受体阻滞药(ARB):在稳定型心绞痛患者中,合并糖尿病、心力衰竭或左心室收缩功能不全的高危患者应该使用 ACEI,常用药物有卡托普利、依那普利、福辛普利等。若患者发生刺激性干咳等情况不能耐受 ACEI,可服用 ARB,常用药物有氯沙坦、缬沙坦等。

（2）非药物治疗

1）生活方式的调整：指导患者规律作息，戒烟限酒。研究指出合理的运动锻炼有利于提高运动耐量，减轻症状。建议稳定型心绞痛患者每天有氧运动 30 min，每周运动不少于 5 d。

2）血管重建治疗：稳定型心绞痛患者可择期进行血管重建治疗。常用方法包括：①经皮冠状动脉介入治疗（percutaneous coronary intervention，PCI）（详见本章第十五节中"冠状动脉介入性诊断及治疗"）；②冠状动脉旁路移植术（coronary artery bypass graft，CABG）：通过选取患者自身的大隐静脉作为旁路移植材料，一端吻合在主动脉，另一端吻合在有病变的冠状动脉段的远端；或游离内乳动脉与病变冠状动脉远端吻合，引主动脉的血流以改善病变冠状动脉所供血心肌的血流供应。

PCI 或 CABG 的选择需要根据冠状动脉病变的情况、患者对开胸手术的耐受程度和患者的意愿等综合因素而定。但是，对全身情况能够耐受开胸手术的患者，左主干合并 2 支以上冠状动脉病变，或多支血管病变合并糖尿病的患者，首选 CABG。

3）增强型体外反搏（enhanced external counterpulsation，EECP）：EECP 装置是具有我国自主知识产权的下半身气囊序贯加压式体外反搏器。EECP 治疗能降低患者心绞痛发作频率，改善运动负荷试验中的心肌缺血情况，能使 75% ~ 80% 的患者症状获得改善。对于药物治疗难以奏效又不适宜血管重建术的难治性慢性稳定型心绞痛可试用。一般每天 1 h，12 d 为 1 个疗程。

【护理评估】

1. 主要病史　详细了解患者胸痛的起始情况和时间，有无明显诱因及其特点（如疼痛出现的部位、性质、严重程度、持续时间、发作频率、加重或缓解因素），有无伴随症状，是否呈进行性加重，有无并发症。

2. 其他病史　有无心血管病相关危险因素如高血压、糖尿病、高脂血症等，有无高血压、冠心病等基础心脏疾病病史和家族史。了解相关检查结果。

3. 药物史　近期服药情况如药物种类、剂量和用法及效果。

4. 心理-社会状况　评估患者是否因心绞痛、活动受限、担心心脏介入手术风险及效果而产生焦虑、抑郁、恐惧或其他精神症状。评估患者性格特征，是否易出现情绪激动、精神紧张。研究证实，A 型性格是冠心病、原发性高血压的危险因素之一。此外，情绪激动和精神紧张也是引起心绞痛发作、心衰加重、血压升高的常见诱因之一。同时应评估患者的睡眠质量，提升情绪和睡眠管理能力。

【主要护理诊断/问题】

1. 疼痛：胸痛　与心肌缺血、缺氧有关。
2. 活动无耐力　与心肌氧的供需失调有关。

【护理措施】

1. 疼痛

（1）休息与活动：当患者心绞痛发作时应立即停止正在进行的活动，在保证环境安全的前提下，就地休息。

（2）心理护理：安慰患者，解除其紧张不安情绪，以减少心肌耗氧量。

（3）给氧：保证患者血氧饱和度在 95% 以上，无缺氧症状时不推荐常规用氧。

（4）疼痛观察：评估患者疼痛的部位、性质、程度、持续时间，观察患者有无面色苍白、大汗、恶心、呕吐等伴随症状。疼痛发作时测量血压、监测心率，做心电图及分析结果，为判断病情提供依据。

（5）用药护理：①心绞痛发作时给予舌下含服硝酸甘油，用药后注意观察患者胸痛变化情况，如服药后 3 ~ 5 min 仍不缓解可重复使用。对于心绞痛发作频繁者，可遵医嘱给予硝酸甘油静滴，但应控制滴速,并告知患者及家属不可擅自调节滴速,以防低血压发生。部分患者用药后出现面部潮红、头部胀痛、头晕、心动过速、心悸等不适,应告知患者是药物所产生的血管扩张作用导致,以解除患者紧张、恐惧的心理。②应用他汀类药物时,应严密监测转氨酶及肌酸激酶等生化指标,及时发现药物可能引起的肝脏损害和心肌病。采用强化降脂治疗时,应注意监测药物的安全性。

(6)PCI护理:参见本章第十四节中"冠状动脉介入性诊断及治疗"的护理措施。

(7)减少或避免诱因:疼痛缓解后,医生在询问病史基础上分析引起心绞痛发作的诱因。告知患者保持排便通畅,切忌用力排便,以免诱发心绞痛。调节饮食,禁烟酒。保持心境平和,改变焦躁易怒、争强好胜的性格等。

2.活动无耐力

(1)评估活动受限程度:评估患者由于心绞痛发作而带来的活动受限程度。

(2)制订活动计划:心绞痛发作时应立即停止活动,缓解期的患者一般不需要卧床休息。根据患者的活动能力制订合理的活动计划,鼓励患者参加适当的体力劳动和体育锻炼,最大活动量以不发生心绞痛症状为度,避免竞赛活动和屏气用力动作,避免精神过度紧张的工作和长时间工作。适当运动有利于侧支循环的建立,提高患者的活动耐力。对于规律性发作的劳力性心绞痛,可进行预防用药,如于外出、就餐、排便等活动前含服硝酸甘油。

(3)观察与处理活动中不良反应:监测患者活动过程中有无胸痛、呼吸困难、脉搏增快等反应,出现异常情况应立即停止活动,并给予含服硝酸甘油、吸氧等处置。

【健康指导】

1.疾病知识指导 ①合理膳食:宜摄入低热量、低脂、低胆固醇、低盐饮食,多食蔬菜、水果和粗纤维食物如芹菜、糙米等,避免暴饮暴食,注意少量多餐。②戒烟限酒。③适量运动:运动方式应以有氧运动为主,注意运动的强度和时间因病情和个体差异而不同,必要时需要在监测下进行。④心理平衡:调整心态,减轻精神压力,逐渐改变急躁易怒性格,保持心理平衡。可采取放松技术或与他人交流的方式缓解压力。

2.避免诱发因素 告知患者及家属过度劳累、情绪激动、饱餐、用力排便、寒冷刺激等都是心绞痛发作的诱因,应注意尽量避免。

3.病情监测指导 教会患者及家属心绞痛发作时的缓解方法,胸痛发作时应立即停止活动或舌下含服硝酸甘油。如服用硝酸甘油不缓解,或心绞痛发作比以往频繁、程度加重、疼痛时间延长,应立即到医院就诊,警惕心肌梗死的发生。不典型心绞痛发作时可能表现为牙痛、上腹痛等,为防止误诊,可先按心绞痛发作处理并及时就医。告知患者应定期复查心电图、血压、血糖、血脂、肝功能等。

4.用药指导 指导患者出院后遵医嘱服药,不要擅自增减药量,自我监测药物的不良反应。外出时随身携带硝酸甘油以备急需。硝酸甘油见光易分解,应放在棕色瓶内存放于干燥处,以免潮解失效。药瓶开封后每6个月更换1次,以确保疗效。

5.定期复查 告知患者应定期复查心电图、血糖、血脂等。

三、不稳定型心绞痛

不稳定型心绞痛(unstable angina pectoris,UAP)是除稳定型心绞痛以外的缺血性胸痛的统称。常表现为静息状态下发生心绞痛或原有稳定型心绞痛的恶化、加重。

【病因与发病机制】

不稳定型心绞痛的基本病因亦为冠状动脉粥样硬化,与稳定型心绞痛的差别主要在于冠状动脉内不稳定的粥样斑块继发的病理改变,如斑块表面突然破裂、血栓形成使局部的心肌血流量明显下降,导致缺血性心绞痛,虽然也可因劳力负荷诱发,但劳力负荷终止后胸痛并不能缓解。决定斑块破裂的主要因素在于斑块的组成和脆性,而不是狭窄的程度。

少数 UAP 患者心绞痛发作有明确的诱发因素,称为继发性 UAP。①心肌耗氧增加:感染、甲状腺功能亢进、心律失常。②冠状动脉血流减少:低血压。③血液携氧能力下降:贫血、低氧血症。

【临床表现】

1. 症状　不稳定型心绞痛的胸痛部位、性质与稳定型心绞痛相似,但具有以下特点之一:①原有稳定型心绞痛在 1 个月内疼痛发作的频率增加、程度加重、时限延长、诱因发生改变,硝酸酯类药物缓解作用减弱;②2 个月之内新发生的较轻负荷所诱发的心绞痛;③休息状态下、夜间发作心绞痛或较轻微活动即可诱发,发作时表现有 ST 段抬高的变异型心绞痛。

2. 体征　体检时能听到一过性第三心音或第四心音,以及由于二尖瓣反流引起的一过性收缩期杂音,不具有特异性,但是详细的体格检查可发现潜在的加重心肌缺血的危险因素,并成为判断预后非常重要的依据。

【实验室及其他检查】

1. 心电图　心电图不仅可以帮助诊断,而且根据其异常的严重程度和范围可以提供预后信息。症状发作时的心电图和之前的心电图对比,可提高心电图异常的诊断价值。大多数患者胸痛发作时有一过性 ST 段压低或抬高、T 波低平或倒置。

2. 冠状动脉造影　冠状动脉造影能提供详细的血管相关信息,帮助指导治疗并评价预后。在造影正常或无阻塞性病变的不稳定型心绞痛患者中,有可能是误诊或胸痛为冠状动脉痉挛、冠状动脉内血栓自发性溶解、微循环灌注障碍所致。

3. 其他检查　超声心动图和放射性核素等检查的结果与稳定型心绞痛相似,但阳性发现率会更高。

【诊断要点】

综合临床表现、心电图(以新发或一过性 ST 段压低≥0.1 mV,或 T 波倒置≥0.2 mV 为特点)以及心肌坏死标志物心肌蛋白 T(cTnT)、心肌蛋白(cTnI)、CK-MB 测定,并排除稳定型心绞痛,可建立诊断。由于 UAP 患者的严重程度不同,其处理和预后也有很大的差别,临床诊断分低危组、中危组和高危组(表 3-7-2)。

表 3-7-2　不稳定型心绞痛危险度分组诊断

组别	诊断依据	
	临床表现	心电图特征
低危组	新发的或是原有劳力性心绞痛恶化加重,持续时间<20 min,达 CCS Ⅲ级或Ⅳ级	发作时 ST 段下移 1 mm,胸痛间期心电图正常或无变化
中危组	就诊前 1 个月内(但 48 h 内未发)发作 1 次或数次,静息心绞痛及梗死后心绞痛,持续时间<20 min	T 波倒置>0.2 mV,或有病理性 Q 波
高危组	就诊前 48 h 内反复发作,静息心绞痛,持续时间>20 min	伴一过性 ST 段改变(>0.05 mV),新出现束支传导阻滞或持续性室速

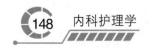

【治疗要点】

不稳定型心绞痛病情发展常难以预料,应使患者处于监控之下,疼痛发作频繁或持续不缓解及高危组的患者应立即住院,做到即刻缓解心肌缺血和预防心肌梗死等急性事件的发生。

1. **一般处理**　遵医嘱给予心电监护,严密观察血压、脉搏、呼吸、心率、心律变化,有呼吸困难、发绀者应给氧,维持血氧饱和度达到95%以上。如有必要重复检测心肌坏死标志物。

2. **缓解疼痛**　不稳定型心绞痛患者单次含化或喷雾吸入硝酸酯制剂往往不能缓解症状。一般建议每隔5 min 1次,共用3次,再用硝酸甘油持续静脉滴注或微量泵输注。以10 μg/min 开始,每3~5 min 增加10 μg/min,直至症状缓解或出现血压下降。无低血压等禁忌证者,应及早开始用β受体阻滞剂。少数情况下,如伴血压明显升高,心率增快者可静脉滴注艾司洛尔250 μg/(kg·min),停药后20 min 内作用消失。也可用非二氢吡啶类钙通道阻滞剂,如地尔硫草1~5 μg/(kg·min)持续静脉滴注,常可控制发作。必要时可给予镇静药吗啡。

3. **抗凝**　应用阿司匹林、氯吡格雷和肝素或低分子肝素以防止血栓形成,阻止病情进展为心肌梗死。

4. **冠状动脉血管重建治疗**　参考稳定型心绞痛血管重建治疗的 PCI 和 CABG。对于个别病情极严重者,保守治疗效果不佳,心绞痛发作时 ST 段压低>0.1 mV,持续时间>20 min,或血肌钙蛋白升高者,在有条件的医院可行急诊 PCI。

5. **其他**　UAP 经治疗病情稳定,出院后应继续强调抗凝和调脂治疗,特别是应用他汀类药物,以促使斑块稳定。缓解期的随访及长期治疗方案与稳定型心绞痛相同。

【护理评估】

同"稳定型心绞痛"。

【主要护理诊断/问题】

1. 疼痛:胸痛　与心肌缺血、缺氧有关。
2. 潜在并发症　心肌梗死。

【护理措施】

1. **疼痛:胸痛**　具体护理措施参考本节"稳定型心绞痛"患者胸痛的护理。不稳定型心绞痛患者应卧床休息,遵医嘱给予止痛药物治疗,观察止痛效果和药物不良反应,在抗凝(栓)治疗过程中严密观察有无出血等药物不良反应。

2. **潜在并发症**　严密心电监护,根据疼痛持续的时间、有无诱因、心电图改变、心肌标志物变化动态判断病情危险程度。对于高危患者,需备好抢救器材与药品或做好急诊血管重建的准备,警惕病情演变为急性心肌梗死。

【健康指导】

同稳定型心绞痛。

四、急性心肌梗死

急性心肌梗死(acute myocardial infarction, AMI)是指急性心肌缺血性坏死,为在冠状动脉病变的基础上,发生冠状动脉血供急剧减少或中断,使相应心肌严重而持久地急性缺血达20~30 min 以上,引起相应心肌缺血性坏死的一种冠心病,是心源性休克最常见的原因。临床表现有持久的胸骨后剧烈疼痛、发热、白细胞计数和血清心肌坏死标志物增高及心电图进行性改变;可发生心律失常、休克或心力衰竭,属急性冠脉综合征(ACS)的严重类型。

【病因与发病机制】

本病的基本病因是冠状动脉粥样硬化(偶为冠状动脉栓塞、炎症、先天性畸形、痉挛引起),造成一支或多支血管管腔狭窄和心肌供血不足,而侧支循环尚未充分建立。AMI 的原因多数是不稳定冠脉粥样硬化斑块破溃,继而出血或管腔内血栓形成,使血管腔完全闭塞,少数情况是粥样斑块内或其下发生出血或血管持续痉挛,也可以使冠状动脉完全闭塞。促使粥样斑块破溃出血及血栓形成的诱因有:①晨起 6 时至 12 时交感神经活性增加,机体应激反应增强,心肌收缩力、心率、血压增高,冠状动脉张力增高。②饱餐特别是进食多量高脂饮食后,血脂增高,血黏度增高。③重体力活动、情绪过分激动、寒冷刺激、血压剧升或用力排便时,左心室负荷明显加重,心肌需氧量猛增。④休克、脱水、出血、外科手术或严重心律失常致心排血量骤降,冠状动脉灌流量锐减。

【临床表现】

临床表现与梗死的部位、大小、侧支循环情况密切相关。

1. 先兆 50%~81% 的患者在发病前数天有乏力、胸部不适、活动时心悸、气急、烦躁、心绞痛等前驱症状,以新发生心绞痛或原有心绞痛加重最为突出。心绞痛发作较以往频繁、性质较剧烈、持续时间长,硝酸甘油疗效差,诱发因素不明显。心电图示 ST 段一过性明显抬高或压低,T 波倒置或增高,即不稳定型心绞痛情况。及时发现、处理 AMI 先兆,可使部分患者避免发生 AMI。

2. 症状

(1)疼痛:为最早出现的最突出的症状,多发生于清晨。典型症状为胸骨后或心前区压榨性疼痛,伴气短、出汗、乏力及濒死感。多伴有大汗、烦躁不安、恐惧及濒死感,持续时间可达数小时或数天,休息和服用硝酸甘油不缓解。部分患者疼痛可向上腹部放射而被误诊为急腹症或因疼痛向下颌、颈部、背部放射而误诊为其他疾病。少数患者无疼痛,一开始即表现为休克或急性心力衰竭。

(2)全身症状:一般在疼痛发生后 24~48 h 出现,表现为发热、心动过速、白细胞增高和红细胞沉降率增快等,由坏死物质吸收所引起。体温可升高至 38 ℃,很少超过 39 ℃,持续约 1 周。

(3)胃肠道症状:疼痛剧烈时常伴恶心、呕吐、上腹胀痛,与迷走神经受坏死心肌刺激和心排血量降低组织灌注不足等有关。肠胀气亦不少见,重者可发生呃逆。

(4)心律失常:见于 75%~95% 的患者,多发生在起病 1~2 d,24 h 内最多见。各种心律失常中以室性心律失常最多,尤其是室性期前收缩,如室性期前收缩频发(每分钟 5 次以上),成对出现或呈非持续性室性心动过速,多源性或落在前一心搏的易损期时(R-on-T),常为心室颤动的先兆。心室颤动是 AMI 早期,特别是患者入院前的主要死因。下壁 AMI 易发生房室传导阻滞及窦性心动过缓;前壁 AMI 易发生室性心律失常,如发生房室传导阻滞表明梗死范围广泛,情况严重。

(5)低血压和休克:疼痛发作期间血压下降常见,但未必是休克,如疼痛缓解而收缩压仍低于 80 mmHg,且患者表现为烦躁不安、面色苍白、皮肤湿冷、脉细而快、大汗淋漓、少尿、神志迟钝,甚至晕厥者则为休克表现。一般多发生在起病后数小时至 1 周内,约 20% 的患者会出现,主要为心源性休克,为心肌广泛坏死、心排血量急剧下降所致。

(6)心力衰竭:发生率为 32%~48%,主要为急性左心衰竭,可在起病最初几天内发生,或在疼痛、休克好转阶段出现,为 AMI 后心脏舒缩力显著减弱或不协调所致。表现为呼吸困难、咳嗽、发绀、烦躁等症状,重者可发生肺水肿,随后可发生颈静脉怒张、肝大、水肿等右心衰竭表现。右心室 AMI 者可一开始就出现右心衰竭表现,伴血压下降。

3. 体征 心脏浊音界可正常或轻至中度增大;心率多增快,也可减慢;心尖部第一心音减弱,可闻第四心音(心房性)或第三心音(心室性)奔马律;可有各种心律失常;10%～20%患者在起病第2～3天出现心包摩擦音,为反应性纤维性心包炎所致;亦有部分患者在心前区可闻及收缩期杂音或喀喇音,为二尖瓣乳头肌功能失调或断裂所致;除 AMI 早期血压可增高外,几乎所有患者都有血压下降。

4. 并发症

(1)乳头肌功能失调或断裂:二尖瓣乳头肌因缺血、坏死等使收缩功能发生障碍,造成二尖瓣脱垂及关闭不全。总发生率可高达50%。轻者可以恢复;重者见于下壁 AMI,乳头肌整体断裂,左心功能衰竭,迅速发生急性肺水肿,在数天内死亡。

(2)心脏破裂:少见,常在起病1周内出现,多为心室游离壁破裂,造成心包积液引起急性心脏压塞而猝死。偶有室间隔破裂,可引起心力衰竭和休克而在数日内死亡。

(3)栓塞:发生率为1%～6%,见于起病后1～2周,如为左心室附壁血栓脱落所致,则引起脑、肾、脾或四肢等动脉栓塞。由下肢静脉血栓脱落所致,则产生肺动脉栓塞,大块肺栓塞可导致猝死。

(4)心室壁瘤:简称室壁瘤,主要见于左心室,发生率为5%～20%。较大的室壁瘤体检时可见左侧心界扩大,超声心动图可见心室局部有反常搏动,心电图示 ST 段持续抬高。室壁瘤可导致心力衰竭、栓塞和室性心律失常。

(5)心肌梗死后综合征:发生率为10%。于 AMI 后数周至数月内出现,可反复发生,表现为心包炎、胸膜炎或肺炎,有发热、胸痛等症状,可能为机体对坏死组织的过敏反应。

【实验室及其他检查】

1. 心电图

(1)特征性改变:STEMI 心电图表现特点如下。①面向坏死区周围心肌损伤的导联上出现 ST 段抬高呈弓背向上形,面向透壁心肌坏死区的导联上出现宽而深的 Q 波(病理性 Q 波),面向损伤区周围心肌缺血区的导联上出现 T 波倒置;②在背向心肌坏死区的导联则出现相反的改变,即 R 波增高、ST 段压低和 T 波直立并增高。

(2)动态性改变:STEMI 的心电图演变过程如下。①在起病数小时内可无异常或出现异常高大两支不对称的 T 波,为超急性期改变。②数小时后,ST 段明显抬高,弓背向上,与直立的 T 波连接,形成单相曲线;数小时至2 d 内出现病理性 Q 波,同时 R 波减低,为急性期改变。Q 波在3～4 d 稳定不变,此后70%～80%永久存在。③如果早期不进行治疗干预,抬高的 ST 段可在数天至2周内逐渐回到基线水平,T 波逐渐平坦或倒置,为亚急性期改变。④数周至数月后,T 波呈 V 形倒置,两支对称,为慢性期改变。T 波倒置可永久存在,也可在数月至数年内逐渐恢复。

(3)定位诊断:STEMI 的定位和范围可根据出现特征性改变的导联数来判断:V_1、V_2、V_3 导联示前间壁 MI,V_3～V_5 导联示局限前壁 MI,V_1～V_5 导联示广泛前壁 MI,Ⅱ、Ⅲ、aVF 导联示下壁 MI,Ⅰ、aVL 导联示高侧壁 MI,V_7～V_8 导联示正后壁 MI,Ⅱ、Ⅲ、aVF 导联伴右胸导联(尤其是 V4R)ST 段抬高,可作为下壁 MI 并发右室梗死的参考指标。

2. 超声心动图 二维和 M 型超声心动图有助于了解心室壁的运动和左心室功能,诊断室壁瘤和乳头肌功能失调等。

3. 放射性核素检查 可显示 AMI 的部位与范围,观察左心室壁的运动和左心室射血分数,有助于判定心室的功能、诊断梗死后造成的室壁运动失调和室壁瘤。

4. 实验室检查

(1)起病24～48 h 后白细胞计数增高至$(10～20)\times10^9/L$,中性粒细胞增多,嗜酸性粒细胞减少或消失,红细胞沉降率增快,C 反应蛋白增高均可持续1～3周。

(2)血清心肌坏死标志物:对心肌坏死标志物的测定应综合评价,建议于入院即刻、2~4 h、6~9 h、12~24 h测定血清心肌坏死标志物。①心肌肌钙蛋白 I(cTnI)或 T(cTnT),该心肌结构蛋白血清含量的增高是诊断心肌坏死最特异和敏感的首选指标,在起病2~4 h后升高,cTnI于10~24 h达高峰,7~10 d降至正常;cTnT于24~48 h达高峰,10~14 d降至正常。②肌酸激酶同工酶(CK-MB),对判断心肌坏死的临床特异性较高,在起病后4 h内增高,16~24 h达高峰,3~4 d恢复正常。由于首次 STEMI后肌钙蛋白将持续升高一段时间(7~14 d),CK-MB适于早期(<4 h)AMI诊断和再发 MI诊断。[连续测定 CK-MB还可判定溶栓治疗后梗死相关动脉开通,此时 CK-MB峰值前移(14 h以内)]。③肌红蛋白,有助于早期诊断,但特异性较差,于起病后2 h内即升高,12 h内达高峰;24~48 h内恢复正常。

曾沿用多年的 AMI心肌酶测定,包括肌酸激酶(CK)、天门冬氨酸氨基转移酶(AST)、乳酸脱氢酶(LDH),其特异度及敏感度均远不如上述心肌坏死标志物,但仍有参考价值。三者在 AMI发病后6~10 h开始升高,按序分别于12 h、24 h及2~3 d内达高峰,又分别于3~4 d、3~6 d及1~2周回降至正常。

【诊断要点】

AMI的诊断标准,必须至少具备下列3条标准中的2条:①缺血性胸痛的临床病史;②心电图的动态演变;③血清心肌坏死标志物浓度的动态改变。

对老年患者,突然发生严重心律失常、休克、心力衰竭而原因未明,或突然发生较重而持久的胸闷或胸痛者,都应考虑本病的可能,并先按 AMI来处理。

【治疗要点】

对 STEMI患者,强调早发现、早入院治疗,加强入院前的就地处理,并尽量缩短患者就诊、检查、处置、转运等延误的时间。治疗原则是尽早恢复心肌的血液再灌注(到达医院后30 min内开始溶栓或90 min内完成经皮冠状动脉介入治疗),以挽救濒死的心肌,防止梗死面积扩大或缩小心肌缺血范围,保护和维持心脏功能,及时处理严重心律失常、泵衰竭和各种并发症,防止猝死,使患者不但能度过稳定期,且康复后还能保持尽可能多的有功能的心肌。

1.一般治疗

(1)休息:患者未行再灌注治疗前,应绝对卧床休息,保持环境安静。防止不良刺激,减轻紧张、恐惧心理。

(2)给氧:患者血氧饱和度降低,血氧饱和度在95%以上,无缺氧症状时不推荐常规用氧。

(3)监测:急性期应住在冠心病监护病房(coronary care unit,CCU),进行心电、血压、呼吸、脉搏、血氧饱和度监测3~5 d,备好除颤仪。

(4)阿司匹林:抗血小板聚集,为溶栓治疗前常规用药。无禁忌证者立即口服水溶性阿司匹林或嚼服肠溶性阿司匹林。一般首次剂量达到150~300 mg,每天1次;3 d后,剂量为75~150 mg,每天1次长期维持。

2.**解除疼痛** 选择以下药物尽快解除疼痛:①吗啡2~4 mg静脉注射,必要时5~10 min可重复使用,从而减轻患者交感神经过度兴奋和濒死感。用药期间,注意防止呼吸功能抑制和血压降低等不良反应。②硝酸甘油0.3 mg或硝酸异山梨酯5~10 mg舌下含服或静脉滴注,注意心率增快和血压降低。再灌注心肌疗法能有效解除疼痛。

3.**再灌注心肌** 血管开通时间越早,挽救的心肌越多。积极的治疗措施是起病3~6 h(最多12 h)内使闭塞的冠状动脉再通,心肌得到再灌注,濒临坏死的心肌可能得以存活或使坏死范围缩小,对梗死后心肌重塑有利,改善预后。近年来,循证医学证据均支持及时再灌注治疗的重要性。将患者从非 PCI 医院转运到 PCI 医院的时间延迟不超过 120 min,理想时间是在 90 min 内。

(1)急诊 PCI:有条件的医院对具备适应证的患者应尽快实施直接 PCI,多可获得更好的治疗效果。介入治疗的目的是使狭窄或堵塞的冠状动脉重新恢复正常的血液流通。

(2)溶栓疗法:无条件施行介入治疗或延误再灌注时机者,若无禁忌证,应立即(接诊后 30 min 内)予以溶栓治疗。发病 3 h 内,心肌梗死溶栓治疗血流完全灌注率高,获益最大。年龄≥75 岁者应首选 PCI,选择溶栓治疗时应慎重,并酌情减少溶栓药物剂量。

1)适应证:①2 个或 2 个以上相邻导联 ST 段抬高(胸导联≥0.2 mV,肢导联≥0.1 mV),或病史提示 AMI 伴左束支传导阻滞,起病时间<12 h,患者年龄<75 岁;②ST 段显著抬高的 AMI 患者年龄>75 岁,经慎重权衡利弊仍可考虑;③STEMI 发病时间已达 12 ~ 24 h,如有进行性缺血性胸痛,广泛 ST 段抬高的患者可考虑。

2)禁忌证:①出血性脑卒中病史,6 个月内发生过缺血性脑卒中或脑血管事件。②近期(2 ~ 4 周)活动性内脏出血(月经除外)、外科大手术、创伤史,包括脑外伤、创伤性心肺复苏或较长时间(>10 min)的心肺复苏,在不能压迫部位的大血管穿刺。③未控制的重度高血压(>180/110 mmHg)或有慢性重度高血压病史。④疑有主动脉夹层、中枢神经系统损伤、颅内肿瘤或畸形。⑤出血性疾病或有出血倾向者,严重肝肾功能损害及恶性肿瘤等。

3)溶栓药物:常用药物有非特异性和特异性纤溶酶原激活剂。它们能激活血栓中纤维蛋白溶酶原,使其转变为纤维蛋白溶酶而溶解冠状动脉内的血栓。①非特异性纤溶酶原激活剂:链激酶和尿激酶。用法:链激酶 150 万 U 静脉滴注,30 ~ 60 min 滴完。尿激酶 150 万 ~ 200 万 U,30 min 内静脉滴注。②特异性纤溶酶原激活剂:最常用的为人黑色素瘤细胞培养液中提取的重组组织型纤溶酶原激活剂(rt-PA)阿替普酶,对全身纤溶活性影响较小,无抗原性;其半衰期短,需要同时联合使用肝素,防止再闭塞。其他特异性纤溶酶原激活剂还有采用基因工程改良的组织型纤溶酶原激活剂(t-PA)衍生物如瑞替普酶、兰替普酶和替奈普酶,其溶栓治疗的选择性更高,半衰期延长,血浆清除慢,药物剂量和不良反应均减少,适合静脉注射,更适合院前使用,需与肝素联合使用 48 h。

(3)紧急主动脉-冠状动脉旁路移植:介入治疗失败或溶栓治疗无效有手术指征者,宜争取 8 h 内施行主动脉-冠状动脉旁路移植术。

4.消除心律失常　心律失常必须及时消除,以免演变为严重心律失常甚至猝死。

(1)发现室性期前收缩或室性心动过速,立即用利多卡因 50 ~ 100 mg 静脉注射,每 5 ~ 10 min 重复 1 次,至期前收缩消失或总量达 300 mg,继以 1 ~ 3 mg/min 的速度静脉滴注维持,如室性心律失常反复发作者可用胺碘酮。出现与 QT 间期延长有关的尖端扭转型室速时,静脉缓慢推注 1 ~ 2 g 的镁剂(>5 min)。

(2)发生心室颤动或持续多形性室性心动过速时,尽快采用电除颤或同步直流电复律;单形性室性心动过速药物疗效不满意时应及早同步直流电复律。

(3)缓慢性心律失常,可用阿托品 0.5 ~ 1.0 mg 肌内注射或静脉注射。

(4)二度或三度房室传导阻滞,伴有血流动力学障碍者,宜用临时心脏起搏器。

(5)室上性快速心律失常药物治疗不能控制时,可考虑同步直流电复律。

5.控制休克　AMI 时可有心源性休克,也伴有血容量不足、外周血管舒缩障碍等因素存在。因此,应在血流动力学监测下,采用升压药、血管扩张药、补充血容量和纠正酸中毒等抗休克处理。为降低心源性休克的病死率,有条件的医院考虑主动脉内球囊反搏术辅助循环,然后做选择性动脉造影,立即行 PCI 或主动脉冠状动脉旁路移植术。

6.治疗心力衰竭 主要是治疗急性左心衰竭,以应用吗啡和利尿药为主,也可选用血管扩张药减轻左心室的前、后负荷。AMI发生后24 h内不宜用洋地黄制剂,有右心室梗死的患者应慎用利尿药。

7.其他治疗

(1)抗凝疗法:多于溶栓治疗前后,对防止梗死面积扩大及再梗死有积极疗效。有出血倾向,活动性溃疡病,新近手术创面未愈合,血压过高及严重肝、肾功能不全者禁用抗凝治疗。先用肝素或低分子肝素,继而口服阿司匹林或氯吡格雷。肝素用法:①用rt-PA前先用肝素60 U/kg(最大量4 000 U)静注,继以12 U/(kg·h)(最大1 000 U/h)持续静滴,至少应用48 h,后改为皮下注射7 500 U,每12 h 1次,连用3~5 d。②用尿激酶或链激酶时,一般在溶栓结束后12 h,皮下注射肝素7 500 U,每12 h 1次,共3~5 d。

(2)β受体阻滞剂、钙通道阻滞剂和血管紧张素转换酶抑制药:在起病的早期即应用美托洛尔、阿替洛尔或普萘洛尔等β受体阻滞剂,尤其是前壁心肌梗死伴有交感神经功能亢进者,可防止梗死范围的扩大,改善预后。钙通道阻滞剂中的地尔硫䓬亦有类似效果。血管紧张素转换酶抑制药中的卡托普利、依那普利等有助于改善恢复期心肌的重构,降低心力衰竭的发生率,对降低死亡率有肯定疗效。

(3)极化液疗法:氯化钾1.5 g、普通胰岛素10 U加入10%葡萄糖溶液500 mL中静脉滴注,每天1次,7~14 d为一疗程。可促进心肌摄取和代谢葡萄糖,促使钾离子进入细胞,恢复心肌细胞膜极化状态,利于心肌收缩,减少心律失常。

【护理评估】

AMI是最常见的心血管急症,护士应在最快时间内协助描记心电图,进行心电、血压监测,给氧,建立静脉通道,抽血送检等。在此基础上,分步完成护理评估,不能延误抢救时间。

1.病史

(1)本次发病特点与目前病情:评估患者此次发病有无明显的诱因,胸痛发作的特征,尤其是起病的时间、疼痛剧烈程度、是否进行性加重,有无恶心、呕吐、乏力、头晕、呼吸困难等伴随症状,是否有心律失常、休克、心力衰竭的表现。

(2)患病及治疗经过:评估患者有无心绞痛发作史,患者患病的起始时间,患病后的诊治过程,是否遵从医嘱治疗,目前用药及有关的检查等。

(3)评估危险因素:包括患者的年龄、性别、职业;有无家族史;了解患者有无肥胖、血脂异常、高血压、糖尿病等危险因素;有无摄入高脂饮食、吸烟等不良生活习惯,是否有充足的睡眠,有无锻炼身体的习惯;了解工作与生活压力情况及性格特征等。

(4)心理-社会状况:AMI时胸痛程度异常剧烈,患者可有濒死感,或行紧急溶栓、介入治疗,由此产生恐惧心理。由于AMI使患者活动耐力和自理能力下降,生活上需要人照顾;患者入院后住CCU,需面对一系列检查和治疗,加上对预后的担心、对工作与生活的顾虑等,患者易产生焦虑情绪。家庭也可能面临对疾病知识缺乏、经济压力等而应对无效。

2.身体评估

(1)一般状态:观察患者的精神意识状态,尤其注意有无面色苍白、表情痛苦、大汗或神志模糊、反应迟钝甚至晕厥等表现。

(2)生命体征:观察体温、脉搏、呼吸、血压有无异常及其程度。

(3)心脏听诊:注意心率、心律、心音的变化,有无奔马律、心脏杂音及肺部啰音等。

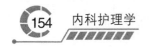

【主要护理诊断/问题】

1. 疼痛:胸痛　与心肌缺血坏死有关。

2. 活动无耐力　与心肌氧的供需失调有关。

3. 有便秘的危险　与进食少、活动少、不习惯床上排便有关。

4. 潜在并发症　心律失常、休克、急性左心衰竭、猝死。

5. 恐惧　与起病急、病情危重、环境陌生等因素有关。

【护理措施】

1. 疼痛

(1)休息:发病12 h内应绝对卧床休息,保证病室环境安静整洁,减少噪声,并告知患者和家属,卧床休息及有效睡眠可以降低心肌耗氧量和交感神经兴奋性,有利于缓解疼痛,以取得合作。

(2)饮食:起病后4~12 h内给予流质饮食,以减轻胃扩张。随后过渡到低脂、低胆固醇清淡饮食,提倡少量多餐。

(3)给氧:鼻导管给氧,以增加心肌氧的供应,减轻缺血和疼痛。

(4)止痛治疗的护理:遵医嘱给予吗啡止痛,注意有无呼吸抑制等不良反应。给予硝酸酯类药物时应随时监测血压的变化,维持收缩压在100 mmHg以上。

(5)溶栓治疗的配合与护理

1)协助评估患者是否有溶栓禁忌证。

2)溶栓前先检查血常规、出凝血时间和血型。

3)迅速建立静脉通路,遵医嘱应用溶栓药物,注意观察有无不良反应:①过敏反应表现为寒战、发热、皮疹等;②低血压(收缩压低于90 mmHg);③出血,包括皮肤黏膜出血、血尿、便血、咯血、颅内出血等,一旦出血,应紧急处理。

4)溶栓疗效观察:可根据下列指标间接判断溶栓是否成功。①胸痛2 h内基本消失;②心电图ST段于2 h内回降>50%;③2 h内出现再灌注性心律失常,如窦性心动过缓、加速性室性自主心律、房室传导阻滞或束支传导阻滞突然改变或消失;④cTnI或cTnT峰值提前至发病后12 h内,血清CK-MB峰值提前出现(14 h以内)。上述4项中,②和④最重要。也可根据冠状动脉造影直接判断溶栓是否成功。

2. 活动无耐力

(1)评估进行康复训练的适应证:住院期间开始康复的指征如下。①过去的8 h内没有新的或再发胸痛;②肌钙水平无进一步升高;③没有出现新的心衰失代偿征兆(静息呼吸困难伴湿啰音);④过去8 h内没有新的明显的心律失常或心电图动态改变;⑤静息心率50~100次/min;⑥静息血压(90~150)mmHg/(60~100)mmHg;⑦血氧饱和度>95%。

(2)解释合理运动的重要性:目前主张早期运动,实现早期康复。急性期卧床休息可减轻心脏负荷,减少心肌耗氧量,缩小梗死范围,有利于心功能的恢复。病情稳定后应逐渐增加活动量,可促进侧支循环的形成,提高活动耐力。适宜的运动能降低血中胆固醇浓度和血小板聚集率,减缓动脉硬化和血栓形成,避免再发AMI,也能辅助调整AMI后患者的情绪,改善睡眠和饮食,增强其康复信心,提高生活质量,延长存活时间。

(3)制订个体化运动处方:推荐住院期间4步早期运动和日常运动指导计划。A级:上午取仰卧位,双腿分别做直腿抬高运动,抬腿高度为30°,双臂向头侧抬高深吸气,放下慢呼气,5组/次;下午取床旁坐位或站立5 min。B级:上午床旁站立5 min;下午床旁行走5 min。C级:床旁行走

10 min/次,2 次/d。D 级:病室内活动,10 min/次,2 次/d。

(4)活动中监测:住院患者运动康复和日常活动指导必须在心电、血压监护下进行。避免或停止运动的指征:运动时心率增加>20 次/min;舒张压≥110 mmHg;与静息时比较收缩压升高>40 mmHg 以上,或收缩压下降>10 mmHg;明显的室性或房性心动过速;二度或三度房室传导阻滞;心电图有 ST 段动态改变;存在不能耐受的症状,如胸痛、心悸、气短、头晕等。

3.有便秘的危险

(1)评估排便情况:如排便的次数、性状及排便难易程度,平时有无习惯性便秘,是否服用通便药物。

(2)指导患者采取通便措施:合理饮食,及时增加富含纤维素的食物如水果、蔬菜的摄入。一般在患者无腹泻的情况下常规应用轻泻药,以防止便秘时用力排便导致病情加重。床边使用坐便器比床上使用便盆较为舒适,可允许患者床边使用坐便器,排便时应提供隐蔽条件,如屏风遮挡。一旦出现排便困难,应立即告知医护人员,可使用开塞露或低压盐水灌肠。

4.潜在并发症

(1)严密心电监测:及时发现心率及心律的变化,在 AMI 溶栓治疗后 24 h 内易发生再灌注性心律失常,特别是在溶栓治疗即刻至溶栓后 2 h 内应设专人床旁心电监测。发现频发室性期前收缩,成对出现或呈非持续性室速,多源性或 R-on-T 现象的室性期前收缩及严重的房室传导阻滞时,应立即通知医生,遵医嘱使用利多卡因等药物,警惕心室颤动或心搏骤停、心脏性猝死的发生。监测电解质和酸碱平衡状况,因电解质紊乱或酸碱平衡失调时更容易并发心律失常。

(2)严密监测血压:动态观察患者有无血压下降,是否伴有烦躁不安、面色苍白、皮肤湿冷、脉细而快、大汗淋漓、少尿、神志迟钝,甚至晕厥。一旦发现患者有血压下降趋势应及时汇报医生,遵医嘱给予升压、补液等处理。

(3)心衰的观察与护理:AMI 患者在起病最初几天,甚至在梗死演变期可发生心力衰竭,特别是急性左心衰竭。应严密观察患者有无呼吸困难、咳嗽、咳痰、少尿、颈静脉怒张、低血压、心率加快等,听诊肺部有无湿啰音。避免情绪激动、饱餐、用力排便等可加重心脏负担的因素。必要时做好有创血流动力学监测,一旦发生心力衰竭,则按心力衰竭进行护理。

(4)准备好急救药物和抢救设备如除颤器、起搏器等,随时做好抢救准备。

5.恐惧

(1)简要解释病情及治疗方案:医护人员简要解释 AMI 的疾病特点与治疗配合要点,说明不良情绪会增加心肌耗氧量而不利于病情的控制。

(2)环境介绍:向患者说明 CCU 的良好诊疗条件和先进技术,告知患者其病情的任何变化都在医护人员的严密监护之下,患者可以安心休息,有不舒适及时告诉医护人员即可。

(3)心理护理:允许患者表达内心感受,给予目光交流、肢体接触、语言安慰等心理支持手段,鼓励患者战胜疾病的信心。

(4)减少干扰:尽量调低监护仪的报警声的音量,医护人员应轻声细语,以免影响患者休息,增加患者的心理负担。烦躁不安者可肌内注射地西泮使患者镇静。

【健康指导】

1.疾病知识指导 告知 AMI 患者需树立终身治疗的观念,从药物、心理、运动、营养、睡眠五大方面做好危险因素的控制,这将有利于延缓疾病进展,改善预后。

2.心理指导 AMI 后患者焦虑情绪多来自对今后工作能力和生活质量的担心,指导患者保持乐观、平和的心情,正确对待自己的病情。告诉家属对患者要积极配合和支持,并创造一个良好的身心休养环境,生活中避免对其施加压力,当患者出现紧张、焦虑或烦躁等不良情绪时,应予以理解并设法进行疏导,必要时争取患者工作单位领导和同事的支持。

3.康复指导 康复运动前应进行医学评估与运动评估,确定康复运动的指征。心肺运动试验是测定运动耐力的重要标准,与患者一起制订个体化运动处方,指导患者出院后的运动康复训练。个人卫生活动、家务劳动、娱乐活动等也对患者有益。患者康复分为住院期间康复、门诊康复和家庭持续康复几个阶段。①运动原则:有序、有度、有恒。②运动形式:以行走、慢跑、简化太极拳、游泳等有氧运动为主,可联合静力训练和负重等抗阻运动。③运动强度:根据个体心肺功能,循序渐进,一般选择60%~70% VO_2max 靶心率(即最大心率的70%~85%)范围控制运动强度。其他确定运动强度的方法包括心率储备法、自我感知劳累程度分级法(Borg 评分)等。④持续时间:初始是6~10 min/次,含各 1 min 左右的热身活动和整理活动;随着患者对运动的适应和心功能的改善,可逐渐延长每次运动持续时间至30~60 min。⑤运动频率:有氧运动每周 3~5 d,最好每天运动,抗阻运动、柔韧性运动每周 2~3 d,至少间隔 1 d。无并发症的患者,AMI 后 6~8 周可恢复性生活。性生活应适度,若性生活后出现心率、呼吸增快持续 20~30 min,感到胸痛、心悸持续 15 min 或疲惫等情况,应节制性生活。经 2~4 个月的体力活动锻炼后,酌情恢复部分或从事轻松的工作,以后部分患者可恢复全天工作,但对重体力劳动、驾驶员、高空作业及其他精神紧张或工作量过大的工种应予以更换。

4.用药指导 AMI 后患者因用药多、用药久、药品贵等,往往用药依从性低。健康教育时应强调药物治疗的必要性,指导患者按医嘱服药,列举不遵医行为导致严重后果的病例,让患者认识到遵医嘱用药的重要性。告知患者药物的用法、作用和不良反应,并教会患者定时测脉搏、血压,发放个人用药手册,定期电话随访,使患者"知、信、行"统一,做到不断自我校正,提高用药依从性。若胸痛发作频繁、程度较重、时间较长,服用硝酸酯制剂疗效较差时,提示急性心血管事件,应及时就医。

5.照顾者指导 AMI 是心脏性猝死的高危因素,应教会家属心肺复苏的基本技术以备急用。应积极做到全面综合的二级预防,即冠心病二级预防 ABCDE 原则(表3-7-3),预防再次梗死和其他心血管事件。

表3-7-3 冠心病二级预防 ABCDE 原则

代号	释义
A	aspirin(阿司匹林或联合使用氯吡格雷,噻氯吡啶)抗血小板聚集 anti-anginal therapy 抗心绞痛治疗,如硝酸酯类制剂
B	β受体阻滞剂 blood pressure control 控制血压
C	cholesterol lowing 控制血脂水平 cigarette quitting 戒烟
D	diet control 控制饮食 diabetes treatment 治疗糖尿病
E	exercise 鼓励有计划的、适当的运动锻炼 education 患者及其家属教育,普及有关冠心病的知识

(底瑞青)

第八节　原发性高血压

案例分析

　　患者,李某,男,50 岁,从事编辑工作。高血压病史 10 年,平日血压多在(150~170)/(100~110) mmHg,间断服用降压药。因经常头痛、头晕、失眠,血压控制不理想而来院就诊。患者平素喜吃咸食,经常工作至深夜。身高 1.7 m,体重 88 kg。其父于 5 年前因高血压脑出血死亡。查体:BP 180/110 mmHg,P 88 次/min,左心室增大,律齐。肺、腹(-)。实验室检查:尿蛋白(+)。

　　请思考:①该患者发生高血压的相关因素有哪些? ②目前患者因高血压病受累的靶器官是什么? ③该患者目前最主要的护理诊断/问题有哪些? ④为防止并发症出现,如何进行病情观察?

　　高血压是以动脉压升高为主要临床表现的心血管综合征,可损伤重要脏器,如心、脑、肾的结构和功能,最终导致器官功能衰竭。其可分为原发性高血压和继发性高血压。原发性高血压病因复杂,继发性高血压是由某些确定疾病或病因引起的血压升高,占高血压患者的 5%~10%。高血压在老年人群较为常见,尤以单纯收缩期高血压为多,目前高血压逐渐趋于年轻化,儿童和中青年高血压的患病率呈持续上升趋势。下面主要介绍原发性高血压。

【病因与发病机制】

　　原发性高血压是在一定的背景下由多种环境因素的交互作用,使正常血压调节机制失代偿所致。因此,高血压是多因素、多环节、多阶段和个体差异性较大的疾病。

　　1. 病因

　　(1)遗传因素:原发性高血压有明显的家族聚集性,双亲均有高血压的正常血压子女,以后发生高血压的概率高达 46%,约 60% 高血压患者有高血压家族史。高血压的遗传可能存在主要基因显性遗传和多基因关联遗传两种方式。在遗传表型上,不仅血压升高发生率体现遗传性,而且在血压升高程度、并发症发生及其他有关因素(如肥胖)方面,也有遗传性。

　　(2)环境因素

　　1)饮食:流行病学和临床观察均显示食盐摄入量与高血压的发生和血压水平呈正相关。但改变钠盐摄入并不能影响所有患者的血压水平,摄盐过多导致血压升高主要见于对盐敏感的人群中。另外,有人认为饮食中低钾、高蛋白质摄入、饮食中饱和脂肪酸或饱和脂肪酸与不饱和脂肪酸的比值较高也可能属于升压因素。饮酒也与血压水平线性相关。我国人群叶酸普遍缺乏,导致血浆同型半胱氨酸水平增高,其与高血压发病呈正相关。

　　2)精神应激:脑力劳动者高血压患病率超过体力劳动者,从事精神紧张度高的职业和长期噪声环境中的工作者患高血压较多。

　　3)吸烟:吸烟可使交感神经末梢释放去甲肾上腺素增加,使血压增高,同时,吸烟所引发的氧化应激可通过损害一氧化氮介导的血管扩张引发血压增高。

(3)其他因素:体重增加是血压升高的重要危险因素,腹型肥胖者容易发生高血压。50%的睡眠呼吸暂停综合征患者患有高血压,且血压升高程度与疾病病程和严重程度有关。此外,口服避孕药、麻黄碱、肾上腺皮质激素等也可使血压增高。

2.发病机制

(1)神经机制:各种原因使大脑皮质下神经中枢功能发生变化,神经递质浓度与活性异常,最终可使交感神经系统活性亢进,血浆儿茶酚胺浓度升高,外周血管阻力增高而导致血压上升。

(2)肾脏机制:各种原因引起肾性水钠潴留,机体为避免心排血量增高使组织过度灌注,全身阻力小动脉收缩增强,导致外周血管阻力增高。也可能通过排钠激素分泌释放增加使外周血管阻力增高。

(3)激素机制:肾素-血管紧张素-醛固酮系统(RAAS)激活:肾小球入球小动脉的球旁细胞分泌的肾素,可作用于肝合成的血管紧张素原而生成血管紧张素Ⅰ(AⅠ),经血管紧张素转换酶(ACE)的作用转变而成的血管紧张素Ⅱ(AⅡ),AⅡ是RAAS的主要效应物质其作用于血管紧张素Ⅱ受体,使小动脉平滑肌收缩,并可刺激肾上腺皮质球状带分泌醛固酮,通过交感神经末梢突触前膜的正反馈使去甲肾上腺素分泌增加。以上机制均可使血压升高,参与高血压发病并维持。

(4)血管机制:大动脉、小动脉结构和功能的变化在高血压发病中发挥着重要作用。血管内皮细胞通过生成、激活和释放各种血管活性物质,调节心血管功能;年龄增长及各种心血管危险因素导致血管内皮细胞功能异常,影响动脉弹性;阻力小动脉结构和功能改变,影响外周压力反射点的位置或反射波强度,对脉压增大起重要作用。

(5)胰岛素抵抗:是指必须以高于正常的血胰岛素释放水平来维持正常的糖耐量,表示机体组织对胰岛素处理葡萄糖的能力减退。约50%原发性高血压患者存在胰岛素抵抗,尤其在肥胖、甘油三酯增高、高血压及糖耐量减退同时并存的四联症患者中最为明显。

【病理与生理】

1.血流动力学血压　主要决定于心排出量和体循环周围血管阻力,平均动脉血压(MBP)=心排血量(CO)×总外周血管阻力(PR)。随年龄增加常表现不同血流动力学特征。

(1)年轻人:主要表现为心排血量增加和主动脉硬化,体现了交感神经的过度激活,常发生于男性。

(2)中年人(30~50岁):主要特点为外周血管阻力增加而心排血量并不增加,表现为舒张压增高,伴或不伴收缩压增高,单纯的舒张压增高常见于男性,伴随体重增加。

(3)老年人:最常见的类型为单纯收缩期高血压,也可见于妇女,是舒张性心力衰竭的主要危险因素之一。流行病学调查结果显示随年龄增长,人群收缩压在增高,而55岁以后舒张压增长逐渐下降,表现为脉压的增大。脉压的增大提示中心动脉的硬化及周围动脉回波速度增快导致收缩压增加。

2.心脏和血管　是高血压病理生理作用的主要靶器官,早期无明显病理改变。长期高血压引起全身小动脉病变,表现为小动脉中层平滑肌细胞增殖和纤维化,管壁增厚和管腔狭窄,导致重要靶器官如心、脑、肾组织缺血。长期高血压及伴随的危险因素可促进动脉粥样硬化的形成及发展。目前认为血管内皮功能障碍是高血压最早期和最重要的血管损害。

(1)心脏:高血压的心脏改变主要是左心室肥厚或扩大。压力负荷增高,儿茶酚胺与血管紧张素等生长因子都可刺激心肌细胞肥大和间质纤维化。高血压发生心脏肥厚或扩大,称为高血压心脏病,最终可导致心力衰竭。长期高血压常合并冠状动脉粥样硬化和微血管病变。

（2）脑：长期高血压使脑血管发生缺血与变性，容易形成微动脉瘤，从而发生脑出血。高血压促使脑动脉粥样硬化，可并发脑血栓形成。脑小动脉闭塞性病变，主要发生在大脑中动脉的垂直穿透支，引起腔隙性脑梗死。

（3）肾脏：长期持续高血压使肾小球内囊压力升高，肾小球纤维化、萎缩，肾动脉硬化，因肾实质缺血和肾单位不断减少，最终导致肾衰竭。恶性高血压时，入球小动脉及小叶间动脉发生增殖性内膜炎及纤维素样坏死，可在短期内出现肾衰竭。

（4）视网膜：视网膜小动脉早期发生痉挛，随着病程进展出现硬化改变。血压急骤升高可引起视网膜渗出和出血。

【临床表现】

1.症状　大多数患者早期症状不明显，最常见的症状有头晕、头痛、心悸、后颈部或颞部搏动感，少数患者可能会出现失眠、健忘、注意力不集中、耳鸣等症状，经常是在体检或就医检查过程中发现血压升高。

2.体征　一般较少，应重点检查周围血管搏动、血管杂音、心脏杂音等项目。心脏听诊可闻及主动脉瓣区第二心音亢进、主动脉瓣区收缩期杂音或收缩早期喀喇音。

3.高血压急症和亚急症　高血压急症指原发性或继发性高血压患者，在某些诱因作用下，血压突然和显著升高（一般超过180/120 mmHg），同时伴有进行性心、脑、肾重要靶器官功能不全的表现。高血压急症包括高血压脑病、颅内出血（脑出血和蛛网膜下腔出血）、脑梗死、急性心力衰竭、急性冠脉综合征、主动脉夹层动脉瘤、子痫、急性肾小球肾炎等。少数患者舒张压持续≥130 mmHg，伴有头痛，视力模糊，眼底出血、渗出和视神经乳头水肿，肾脏损害突出，持续蛋白尿、血尿及管型尿，称为恶性高血压。应注意血压水平的高低与急性靶器官损害的程度并非呈正比，但如血压不及时控制在合理范围内会对脏器功能产生严重影响，甚至危及生命。

高血压亚急症指血压显著升高但不伴靶器官损害。患者可以有血压明显升高造成的症状，如头痛、胸闷、鼻出血和烦躁不安等。高血压亚急症与高血压急症的唯一区别标准是有无新近发生的急性进行性严重靶器官损害。

4.并发症　①脑血管病：包括脑出血、脑血栓形成、腔隙性脑梗死和短暂性脑缺血发作。②心力衰竭和冠心病。③慢性肾衰竭。④主动脉夹层。

【实验室及其他检查】

1.基本项目　血液生化（钠、钾、空腹血糖、总胆固醇、甘油三酯、高密度脂蛋白胆固醇、低密度脂蛋白胆固醇和尿酸、肌酐）；全血细胞计数、血红蛋白和血细胞比容；尿液分析（蛋白、糖和尿沉渣镜检）；心电图。

2.推荐项目　24 h动态血压监测、超声心动图、颈动脉超声、餐后2 h血糖、血同型半胱氨酸、尿白蛋白定量、尿蛋白定量、眼底、胸部X射线检查、脉搏波传导速度及踝臂血压指数等。动态血压监测可诊断白大衣高血压，发现隐蔽性高血压，检查是否存在顽固性高血压，评估血压升高程度、短时变异和昼夜节律及治疗效果等。

3.选择项目　对怀疑继发性高血压患者，根据需要可以选择以下检查项目：血浆肾素活性或肾素浓度、血和尿醛固酮、血和尿皮质醇、血游离甲氧基肾上腺素及甲氧基去甲肾上腺素、血或尿儿茶酚胺、肾动脉超声和造影、肾和肾上腺超声、CT或MRI及睡眠呼吸监测等。对有合并症的高血压患者，进行相应的心、脑、肾功能检查。

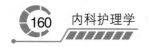

【诊断要点】

1. 高血压的定义及分级　高血压被定义为在未使用降压药的情况下,非同日 3 次测量,收缩压≥140 mmHg 和(或)舒张压≥90 mmHg;既往有高血压史,现正在服降压药,虽血压<140/90 mmHg,仍可诊断为高血压。根据血压升高水平,进一步将高血压分为 1~3 级,具体见表 3-8-1。

表 3-8-1　血压水平定义和分级(中国高血压防治指南,2018)

分类	收缩压/mmHg		舒张压/mmHg
正常血压	<120	和	<80
正常高值	120~139	和(或)	80~89
高血压	≥140	和(或)	≥90
1 级高血压(轻度)	140~159	和(或)	90~99
2 级高血压(中度)	160~179	和(或)	100~109
3 级高血压(重度)	≥180	和(或)	≥110
单纯收缩期高血压	≥140	和	<90

注:以上标准适用于≥18 岁成人,当收缩压和舒张压分属于不同分级时,以较高的级别作为标准。

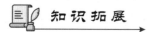知识拓展

高血压分级标准见表 3-8-2。

表 3-8-2　高血压分级标准(NICE《成人原发性高血压管理指南》,2019)

分级	血压水平
1 级高血压	诊室血压介于 140/90 mmHg 和 150/99 mmHg,或者 ABPM 日间平均值或 HBPM 平均值介于 135/85 mmHg 和 149/94 mmHg
2 级高血压	诊室血压介于 160/100 mmHg 和 180/120 mmHg,或者 ABPM 日间平均值或 HBPM 平均值介于 150/95 mmHg
3 级高血压	诊室收缩压≥180 mmHg 或诊室收缩压≥120 mmHg

注:1 mmHg=0.133 kPa;ABPM=动态血压监测,HBPM=家庭血压监测。

2. 心血管风险分层　高血压患者的诊断和治疗不能只根据血压水平,必须对患者进行心血管风险评估并分层(表 3-8-3),即根据血压升高水平、其他心血管危险因素、靶器官损害和伴随临床疾患将高血压患者分为低危、中危、高危和很高危 4 个层次(表 3-8-4)。

表 3-8-3　影响高血压患者心血管分层的因素

心血管危险因素	靶器官损害	伴随临床疾患
（1）高血压（1～3级） （2）年龄>55岁（男），>65岁（女） （3）吸烟 （4）糖耐量受损和（或）空腹血糖受损 （5）血脂异常：总胆固醇≥5.7 mmol/L（220 mg/dL）或低密度脂蛋白胆固醇>3.3 mmol/L（130 mg/dL）或高密度脂蛋白胆固醇1.0 mmol/L（40 mg/dL） （6）早发心血管疾病家族史（一级亲属发病男性年龄<55岁，女性<65岁） （7）腹型肥胖（腰围：男性≥90 cm，女性≥85 cm）或肥胖（BMI≥28 kg/m²） （8）血同型半胱氨酸≥10 μmol/L	（1）左心室肥厚 （2）颈动脉超声：颈动脉内膜中层厚度≥0.9 mm或动脉粥样硬化斑块 （3）颈－股动脉脉搏波传导速度≥12 m/s （4）踝/臂血压指数<0.9 （5）肾小球滤过率降低［GFR<60 mL/（min·1.73 m）］或血清肌酐轻度升高：男性115～133 pmol/L（1.3～1.5 mg/dL），女性107～124 μmol/L（1.2～1.4 mg/dL） （6）尿微量白蛋白：30～300 mg/24 h或白蛋白/肌酐≥30 mg/g（3.5 mg/mmol）	（1）脑血管病（脑出血、缺血性脑卒中、短暂性脑缺血发作） （2）心脏病（心肌梗死、心绞痛、冠状动脉血运重建、慢性心力衰竭） （3）肾脏病［糖尿病肾病、肾功能受损、肌酐（男性≥133 mol/L，女性≥124 μmol/L）、蛋白尿≥300 mg/24 h］ （4）外周血管疾病 （5）视网膜病变（出血、渗出或视神经乳头水肿） （6）糖尿病

表 3-8-4　高血压患者心血管风险水平分层标准

其他危险因素和病史	血压分级		
	1级高血压	2级高血压	3级高血压
无	低危	中危	高危
1～2个其他危险因素	中危	中危	很高危
≥3个其他危险因素，或靶器官损害	高危	高危	很高危
临床并发症或合并糖尿病	很高危	很高危	很高危

3.鉴别诊断　一旦诊断为原发性高血压，应与继发性高血压鉴别。继发性高血压能够找到引起血压升高的确定疾病或病因，如慢性肾脏病、睡眠呼吸暂停综合征、原发性醛固酮增多症、肾动脉狭窄、嗜铬细胞瘤、皮质醇增多症、大动脉疾病和药物引起的高血压等。

【治疗要点】

高血压治疗三原则：达标、平稳、综合管理。治疗高血压的主要目的是降低心脑血管并发症的发生和死亡风险。具体治疗原则如下。

1.非药物治疗

（1）减轻体重：将BMI尽可能控制在24 kg/m²以下，体重降低对改善胰岛素抵抗、糖尿病、血脂异常和左心室肥厚均有益。内脏型肥胖与高血压的关系较为密切，随着内脏脂肪指数的增加，高血压患病风险增加。此外，内脏型肥胖与代谢综合征密切相关，可导致糖、脂代谢异常。

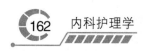

（2）减少钠盐摄入：膳食中约80%钠盐来自烹调用盐和各种腌制品，所以应减少烹调用盐，每人每日食盐量以不超过5 g为宜。

（3）补充钾盐：每日吃新鲜蔬菜和水果。

（4）减少脂肪摄入：减少食用油摄入，少吃或不吃肥肉和动物内脏。

（5）控制饮酒：过量饮酒包括危险饮酒（纯酒精摄入量男性41～60 g，女性21～40 g）和有害饮酒（纯酒精摄入量男性60 g以上，女性40 g以上）。我国饮酒人数众多，18岁以上居民饮酒者中有害饮酒率为9.3%。限制饮酒与血压下降显著相关。目前有关少量饮酒有利于心血管健康的证据尚不足，相关研究表明，即使对少量饮酒的人而言，减少酒精摄入量也能够改善心血管健康，减少心血管疾病的发病风险。

（6）增加运动：运动有利于减轻体重和改善胰岛素抵抗，提高心血管调节适应能力，稳定血压水平。

（7）减轻精神压力，保持良好心态。

（8）必要时补充叶酸制剂。

2. 药物治疗

（1）降压药应用原则

1）起始剂量：一般患者采用常规剂量；老年人及高龄老年人初始治疗时常应采用较小的有效治疗剂量。根据需要，可考虑逐渐增加至足剂量。

2）长效降压药：优先使用长效降压药物，以有效控制24 h血压，更有效预防心脑血管并发症发生。如使用中、短效制剂，则需每天2～3次给药，以达到平稳控制血压。

3）联合治疗：对血压≥160/100 mmHg、高于目标血压20/10 mmHg的高危患者，或单药治疗未达标的高血压患者应进行联合降压治疗，包括自由联合或单片复方制剂对血压≥140/90 mmHg的患者，也可起始小剂量联合治疗。联合治疗应采用不同降压机制的药物。比较合理的两种降压药联合治疗方案是利尿剂与受体阻滞剂；利尿剂与ACEI或ARB；二氢吡啶类钙通道阻滞剂与β受体阻滞剂；钙通道阻滞剂与ACEI或ARB。3种降压药合理的联合治疗方案除有禁忌证外必须包含利尿剂。降压药和治疗方案选择应该个体化，在血压平稳控制1～2年，可以根据需要逐渐减少降压药品种与剂量。由于高血压治疗的长期性，患者的治疗依从性十分重要。

4）个体化治疗：根据患者合并症的不同和药物疗效及耐受性，以及患者个人意愿或长期承受能力，选择适合患者个体的降压药物。

5）药物经济学：高血压是终生治疗，需要考虑成本/效益。

（2）降压药物种类

1）利尿剂：减少血容量，降低心排血量而降压。常用药物有噻嗪类（氢氯噻嗪）、襻利尿剂（呋塞米）、氯噻酮、保钾利尿剂（螺内酯、氨苯蝶啶）、吲达帕胺（寿安泰）等。利尿剂可致水、电解质紊乱。

2）β受体阻滞剂：减慢心率降低心排血量，抑制肾素释放，降低外周阻力而达降压目的。常用药物有普萘洛尔、美托洛尔、阿替洛尔等。β受体阻滞剂可致心动过缓，心肌收缩力减弱，诱发支气管哮喘。

3）钙通道阻滞剂：阻止钙离子进入心肌细胞，从而降低心肌收缩力，扩张外周血管而降压。常用药物有硝苯地平、硝苯地平控释剂、尼卡地平、尼群地平等。钙通道阻滞剂可引起面红、头痛、头晕、皮肤瘙痒。目前多用长效或缓释型钙通道阻滞剂，如非洛地平、缓释硝苯地平等，急性冠脉综合征患者一般不推荐使用短效硝苯地平。

4)血管紧张素转换酶抑制药(ACEI):抑制血管紧张素Ⅱ的生成,降低血压。常用药物有卡托普利、依那普利等。如卡托普利 12.5 mg,每日 2~3 次;其他如依那普利、苯那普利等。

5)血管紧张素Ⅱ受体阻滞药:如氯沙坦、缬沙坦、厄贝沙坦等。

(3)高血压急症的治疗

1)及时降压:选择适宜有效的降压药物静脉滴注给药,同时应不断测量血压或无创性血压监测。

2)控制性降压:注意短时间内血压急骤下降,有可能使重要器官的血流灌注明显减少,应采取逐步控制性降压。一般情况下,初始阶段(数分钟到 1 h 内)将血压控制的目标为平均动脉压的降低幅度不超过治疗前水平的 25%;在随后的 2~6 h 将血压降至较安全的水平,一般为 160/100 mmHg 左右;如果可耐受,临床情况稳定,在随后的 24~48 h 逐步降至正常水平。

【护理评估】

1.健康史　测量基础血压值及血压波动范围,评估患者高血压分级;评估患者此次发病的经过,有无头晕、搏动性头痛、耳鸣等症状;有无靶器官损害的表现;目前服药种类及剂量;评估患者有无心血管危险因素;既往高血压病史、家族史、过敏史。

2.身体状况　评估患者意识状态,有无注意力不集中,倦怠等表现;心率、双侧肢体血压变化;腹围、腰围、BMI、膳食结构、有无水肿;有无留置针及留置针是否通畅、有无静脉炎、药物渗出等;患者排泄形态、睡眠型态是否改变。

3.心理-社会状况　定期评估患者焦虑、抑郁和其他精神症状,推荐使用的量表包括医院焦虑抑郁量表、汉密尔顿抑郁量表、贝克焦虑量表,但最佳筛查或诊断方法尚无共识。

4.其他　评估患者日常活动能力,判断患者发生压疮、跌倒、坠床危险程度。

【主要护理诊断/问题】

1.疼痛:头痛　与血压升高有关。

2.有受伤的危险　与头晕、视力模糊、意识改变或发生直立性低血压有关。

3.潜在并发症　高血压急症。

4.焦虑　与血压控制不满意、已发生并发症有关。

5.知识缺乏　缺乏疾病预防和高血压用药知识。

【护理措施】

1.疼痛

(1)减少引起或加重头痛的因素:为患者提供安静、温暖、舒适的环境,尽量减少探视。护士操作应相对集中,动作轻巧,防止过多干扰患者。头痛时嘱患者卧床休息,抬高床头,改变体位时动作要慢。避免劳累、情绪激动、精神紧张、环境嘈杂等不良因素。向患者解释头痛主要与高血压有关,血压恢复正常且平稳后头痛症状可减轻或消失。指导患者使用放松技术,如心理训练、音乐治疗、缓慢呼吸等。

(2)用药护理:遵医嘱应用降压药物治疗,密切监测血压变化以判断疗效,并注意观察药物的不良反应。如利尿剂可引起低钾血症和影响血脂、血糖、血尿酸代谢;β受体阻滞剂可导致心动过缓、乏力、四肢发冷;部分钙通道阻滞剂可引起心率增快、面部潮红、头痛、下肢水肿等;血管紧张素转换

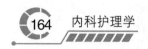

酶抑制药主要是可引起刺激性干咳和血管性水肿。

2.有受伤的危险

(1)避免受伤:定时测量患者血压并做好记录。患者有头晕、眼花、耳鸣、视力模糊等症状时,应嘱患者卧床休息,如厕或外出时有人陪伴。伴恶心、呕吐的患者,应将痰盂放在患者伸手可及处,呼叫器也应放在患者手边,防止取物时跌倒。避免迅速改变体位,活动场所应设有相关安全设施,必要时加用床栏。

(2)直立性低血压的预防及处理:直立性低血压是血压过低的一种特殊情况,是指在体位变化时,如从卧位、坐位或蹲位突然站立(直立位)时,发生的血压突然过度下降(收缩压/舒张压下降>20/10 mmHg以上,或下降大于原来血压的30%以上),同时伴有头晕或晕厥等脑供血不足的症状。①首先向患者讲解直立性低血压的表现,即出现直立性低血压时可有乏力、头晕、心悸、出汗、恶心,呕吐等不适症状;特别是在联合用药、服首剂药物或加量时应特别注意。②一旦发生直立性低血压,应平卧,且下肢取抬高位,以促进下肢静脉回流。③指导患者预防直立性低血压的方法:避免长时间站立,尤其在服药后最初几小时;改变姿势,特别是从卧位、坐位起立时动作宜缓慢;选择在平静休息时服药,且服药后应休息一段时间再进行活动;避免用过热的水洗澡或洗蒸汽浴;不宜大量饮酒。

3.潜在并发症

(1)避免诱因:向患者讲明高血压急症的诱因,应避免情绪激动、劳累、寒冷刺激和随意增减药量。

(2)病情监测:定期监测血压,一旦发现血压急剧升高、剧烈头痛、呕吐、大汗、视力模糊、面色及神志改变、肢体运动障碍等症状,立即通知医生。

(3)急症护理:患者应绝对卧床休息,避免一切不良刺激和不必要的活动,协助生活护理,安抚患者情绪,给予持续低浓度吸氧。进行心电、血压、呼吸监护。迅速建立静脉通路,遵医嘱尽早应用降压药物进行控制性降压。应用硝普钠和硝酸甘油时,应注意避光,并持续监测血压,严格遵医嘱控制滴速;密切观察药物的不良反应。对昏迷或抽搐的患者,保持呼吸道通畅,防止咬伤、窒息或坠床,必要时应用镇静药。

【健康指导】

1.疾病知识指导 让患者了解自己的病情,包括高血压、危险因素及同时存在的临床情况,了解控制血压的重要性和终身治疗的必要性。

2.病情监测指导 教会患者和家属正确的测量血压方法:①在测血压前30 min不要吸烟,避免饮用浓茶、可乐、咖啡等刺激性饮料;②患者应在安静状态下休息5 min再测血压,应连续测2次血压取平均值;③做到"四定",即定时间(用药前测血压、用药后30 min复测1次)、定部位、定体位、定血压计测量血压;④血压不稳定者早晨和晚上测量血压,血压控制稳定后,可每周测量1次血压。

3.心理指导 指导患者调整心态,学会自我心理调节,避免情绪激动,以免诱发血压增高。家属应对患者充分理解、宽容和安慰。

4.饮食与运动指导 指导患者改善生活行为,高血压患者其生活方式改善既是治疗内容,也是护理干预的重要内容之一。

5.用药指导

（1）强调长期药物治疗的重要性,用降压药物使血压降至理想水平后,应继续服用维持量,以保持血压相对稳定,对无症状者更应强调。

（2）告知有关降压药物的名称、剂量、用法、作用及不良反应,并提供书面材料。嘱患者必须遵医嘱按时按量服药,如果根据自觉症状来增减药物、忘记服药或在下次吃药时补服上次忘记的药量,均易导致血压波动。

（3）不能擅自突然停药,经治疗血压得到满意控制后,可以逐渐减少剂量。但如果突然停药,可导致血压突然升高。冠心病患者突然停用 β 受体阻滞剂可诱发心绞痛、心肌梗死等。

6.随访　根据患者的总危险分层及血压水平决定复诊时间。危险分层属低危或中危者,可安排患者每 1～3 个月随诊 1 次。若为高危者,则应至少每 1 个月随诊 1 次。

（底瑞青　丁春戈）

第九节　心肌病

案例分析

患者,男,37 岁,因“胸闷气促 7 年余,加重伴咳嗽 4 d”入院。患者于 7 年前出现胸闷气促,活动后气促明显,不能平卧,在外院治疗后出院,但仍有心悸气促发作。患者 4 d 前出现咳嗽少痰,伴气促加重。查体:T 36 ℃,P 62 次/min,R 20 次/min,BP 110/70 mmHg。神志清,精神差,睡眠差,大便尚正常,小便量 600～700 mL/d,体重无明显增减,全身浅表淋巴结未触及肿大,两肺呼吸音粗,未闻及干、湿啰音,律不齐,心音低钝,各瓣膜区未闻及杂音,双下肢轻度水肿。辅助检查:心脏彩超示室间隔厚度 9 mm,左室后壁厚度 8 mm;室性早搏并见短阵性室性心动过速 ST-T 改变。

请思考:①该患者最可能的医疗诊断是什么? ②目前该患者主要的护理诊断/问题有哪些? ③针对这些诊断,相应的护理措施有哪些?

心肌病是一组高度异质性临床综合征,涉及心肌组织、心脏结构改变、心功能不全和心律失常的临床表现。近年来,随着对各类心肌病遗传机制的认识不断深入,Arbustini 等心血管专家借鉴肿瘤 TNM 分期,于 2013 年提出了一套全新的心肌病表型——遗传型 MOGE(S)分类标准(表 3-9-1),并得到了世界心脏联盟(WHF,1999 年成立,其前身为 ISFC)的支持。其核心思想是从 5 个特性来描述心肌病:M 指结构及功能特性,O 指受累的器官,G 指遗传模式,E 指明确的病因(包括已探明的遗传学缺陷或其他潜在疾病),可选的 S 指心功能和活动耐量分级(包括 ACC/AHA 分期及 NYHA 心功能分级)。该分类法涵盖了心肌病的临床表现及遗传学特性,据此对心肌病进行命名,可操作性强,并且加强了遗传机制在心肌病诊断中的地位,对描述遗传性心肌病家系中的所有个体有其优越性。本节重点阐述扩张型心肌病、肥厚型心肌病及心肌炎。

表 3-9-1　MOGE(S)心肌病分类标准(WHF,2013 年)

M(形态功能表型)	O(受累器官系统)	E(病因注释)	S 分期/min 级
D 扩张型 H 肥厚性 R 限制型 A ARVC NC LVNC 重叠表型:H+R、D+A、NC+H, H+D、D+N 或更复杂的组合, 如(H+R+NC) E 早期 NS 非特异表型 NA 信息未明 O 不受影响 M_D, M_H, M_R, M_A, N_{NC}, M_O, M_{H+R}, M_{D+A}	H 心脏 M 肌肉、骨骼 N 神经系统 C 皮肤 E 眼睛 A 听力 K 肾脏 G 胃肠道 S 骨骼肌 O 器官/系统未受累, 如家系中的健康携 带者 O_H, O_M, O_K, O_C	G 遗传病因,备注基因及相关突变 NC 非携带者,备注其检测阴性基因 ONC 确定非携带者 DN 全新突变 C 已检测所有基因(突变数>1 时) Neg 已知致病基因检测阴性 NA 尚无可行基因检测方式 N 未发现遗传基因缺陷 O 未发现基因检测 A-TTR 遗传性淀粉样变性 HFE 血色沉着病 非遗传性病因 M 心肌炎 V 病毒感染,备注心肌中检测得的 病毒 AI 自身免疫/自身免疫介导疾病 (AI-S 疑诊,AI-P 确诊) A 淀粉样变,备注类型(A-K,A-L, A-SAA) I 感染性(非病毒),备注病原体 T 中毒性,后加毒物/药物 E_0 嗜酸性粒细胞增多性心脏病 $E_{G-MYH7(R403E)}$, E_{V-HCMV}, $E_{M-sarcoidosis}$	ACC/AHA 分期 (A、B、C、D) NYHA(分级 Ⅰ、 Ⅱ、Ⅲ、Ⅳ) S_{A-I}, S_{C-II}

一、扩张型心肌病

扩张型心肌病(dilated cardiomyopathy,DCM)主要特征是单侧或双侧心腔扩大,心肌收缩力下降,可导致心力衰竭。本病男性多于女性,常伴有心律失常,死亡率较高。

【病因与发病机制】

病因与发病机制尚不清楚,可为遗传易感性与外部或环境因素交互作用的结果。DCM 25%~50%有基因突变和家族遗传背景。目前已有 30 个染色体被定位到了与该病相关。对继发性 DCM,持续病毒感染是其重要原因,最常见的病原有柯萨奇病毒、流感病毒、腺病毒、巨细胞病毒、人类免疫缺陷病毒等。持续病毒感染对心肌组织有直接损害,自身免疫包括细胞、自身抗体或细胞因子介导的心肌损伤等,可导致和诱发扩张型心肌病。酒精摄入过量是我国 DCM 常见病因之一。此外,围生期、抗癌药物、硒缺乏、系统性红斑狼疮、嗜铬细胞瘤、淀粉样变性等因素亦可引起 DCM。

【临床表现】

1.症状　发病缓慢,早期无明显症状。扩张型心肌病主要表现为活动时出现呼吸困难,随病情加重出现夜间阵发性呼吸困难、端坐呼吸等左心衰竭症状,伴随下肢水肿、肝大等右心衰竭症状。

部分患者可因附壁血栓脱落而出现相关器官受累,如脑、肾、肺等部位栓塞或猝死。

2.**体征** 主要体征为心脏向两侧扩大,大多可闻及收缩期杂音和第三或第四心音奔马律。常合并各种类型心律失常,反复发作,不易纠正。可见肺循环和体循环淤血体征。

【实验室及其他检查】

1.**X 射线检查** 心影明显增大(呈普大心),心胸比>50%,常有肺淤血。

2.**心电图检查** 主要表现有心室肥大改变,以及多种心律失常如心房颤动、传导阻滞等。其他有 ST-T 改变,低电压,R 波减低,少数可见病理性 Q 波,多是心肌广泛纤维化的结果,但需与心肌梗死相鉴别。

3.**超声心动图** 诊断 DCM 最常用。心脏四腔均增大,以左心室扩大为主,左心室流出道增宽,室间隔、左心室后壁变薄,运动减弱,提示心肌收缩力下降。二尖瓣本身无变化,但前叶舒张期活动振幅降低,瓣口开放极小,呈钻石样双峰图形。

4.**心导管检查和心血管造影** 可见左心室舒张末期压、左心房压和肺毛细血管楔压增高,每搏输出量、心脏指数减低。心室造影可见左心室扩大,弥漫性室壁运动减弱,心室射血分数低下。冠状动脉造影多无异常,有助于与冠状动脉性心脏病的鉴别。

5.**心脏放射性核素扫描** 核素血池扫描可见舒张末期和收缩末期左心室容积大,每搏输出量降低;核素心肌显影表现为灶性散在性放射性减低。

6.**心内膜心肌活检** 可见心肌细胞肥大、变性、心肌间质纤维化等,虽对诊断缺乏特异性,但可用于病变程度及预后评价的参考。

【诊断要点】

有心脏增大、心力衰竭和心律失常的临床表现,且超声心动图证实有心腔扩大、心脏搏动减弱与心脏收缩功能降低,应考虑本病的可能,但必须排除其他各种病因明确的器质性心脏病后方可确立诊断。

【治疗要点】

治疗原则是防治基础病因介导的心肌损害,控制心力衰竭和心律失常,预防栓塞和猝死,提高患者生活质量。

1.**病因治疗** 对不明病因的 DCM,应积极寻找和排除任何引起心肌病的可能病因,并给予积极治疗。如控制感染、严格限酒或戒酒、改变不良的生活方式等。免疫学治疗、骨髓干细胞移植、基因治疗等是目前正在探索的新疗法,可望防治 DCM。

2.**控制心力衰竭** 积极开展心力衰竭药物干预,使用 β 受体阻滞剂、ACEI 等,减少心肌损伤和延缓病情,β 受体阻滞剂宜从小剂量开始,根据病情调整用量。疾病晚期,心力衰竭患者更易发生洋地黄中毒,应慎用洋地黄。有适应证者可植入 CRT-D(CRT-D 植入型心脏再同步治疗心律转复除颤器,简称心脏再同步除颤器)。扩张型心肌病患者对洋地黄类药物耐受性差,更易发生洋地黄中毒,故应慎用。

3.**预防栓塞** 血栓栓塞是 DCM 常见并发症,对心脏明显增大、心房颤动或深静脉血栓形成等有发生栓塞风险且无禁忌证者,可采用早期积极抗凝,口服阿司匹林,预防附壁血栓形成。已有附壁血栓形成和(或)发生栓塞的患者,须长期口服华法林行抗凝治疗。

4.**预防猝死** 针对性选择抗心律失常药物,如胺碘酮,控制诱发室性心律失常的可逆因素,纠正低钾低镁。改善神经激素功能紊乱,选用 ACEI 和 β 受体阻滞剂。改善心肌代谢,可用辅酶 Q10,每天 3 次。严重心律失常,药物不能控制者,可植入 CRT-D,防止猝死。

5. 中医中药治疗　生脉饮、真武汤等中药可改善 DCM 的心功能。黄芪有抗病毒、调节免疫作用,对改善症状和预后有一定作用。

6. 手术治疗　对长期严重心力衰竭、内科治疗无效者,可考虑心脏移植。

二、肥厚型心肌病

肥厚型心肌病(hypertrophic cardiomyopathy,HCM)是以心肌非对称性肥厚、心室腔变小为特征,以左心室血液充盈受阻,舒张期顺应性下降为基本特征的心肌病。根据左心室流出道有无梗阻,又可分为梗阻性和非梗阻性肥厚型心肌病。HCM 是青少年和运动员猝死的主要原因之一,2/3 的 HCM 患者具有家族遗传史。

《2020 年 AHA／ACC 肥厚型心肌病诊断及治疗指南》对 HCM 的临床定义为:HCM 是一类由于肌小节蛋白编码基因(或肌小节蛋白相关基因)变异,或遗传病因不明的以左室心肌肥厚为特征的心脏疾病,需排除有明确证据证实其他心脏、系统性或代谢性疾病导致左室肥厚的情况。

【病因与发病机制】

绝大部分 HCM 呈常染色体显性遗传,大约60%的成年 HCM 患者可检测到明确的致病基因突变,40%~60%为编码肌小节结构蛋白的基因突变(已发现 27 个致病基因与 HCM 相关),少部分是由其他遗传性或非遗传性疾病引起,包括先天性代谢性疾病,神经肌肉疾病,线粒体疾病,畸形综合征,系统性淀粉样变等,这类疾病临床罕见或少见。还有人认为儿茶酚胺代谢异常、高血压、高强度运动等均可作为本病发病的促进因子。

【临床表现】

起病缓慢,多在 30 岁以前发病,儿童或青少年期确诊者症状更多,部分患者可无自觉症状,因猝死或在体检中才被发现。

1. 症状

(1)呼吸困难:最常见症状。多数患者有心悸、胸痛、劳力性呼吸困难,多为左心室舒张功能障碍所致的肺淤血引起。

(2)心前区疼痛:与心绞痛类似,多出现于劳累后,与肥厚的心肌需氧量增加而冠状动脉供血相对不足有关。

(3)乏力、头昏、晕厥:伴有左心室流出道梗阻的患者可在起立或运动时出现眩晕,甚至神志丧失等。

(4)心力衰竭:晚期出现。

(5)心源性猝死:该病是青少年和运动员猝死等的主要原因。

2. 体征　有心脏轻度增大,心尖冲动向左下移位。可听到第四心音,心尖部常听到收缩期杂音;左室流出道有梗阻的患者可在胸骨左缘第 3~4 肋间听到较粗糙的喷射性收缩期杂音;胸骨左缘第 3~4 肋间所闻及流出道狭窄所致的收缩期杂音,与主动脉瓣膜器质性狭窄所产生的杂音不同。任何能影响心肌收缩力,改变左心室容量及射血速度的因素,均可明显改变杂音响度,如使用 β 受体阻滞剂使心肌收缩力下降或取下蹲位使左心室容量增加,均可使杂音减轻;相反,如含服硝酸甘油片左心室容量减少或体力运动增加心肌收缩力,均可使杂音增强。

【实验室及其他检查】

1. 胸部 X 射线检查　心影增大多不明显,如有心衰则心影明显增大。

2.心电图 最常见的表现为左心室肥大,ST-T 改变,常有以 V_3、V_4 为中心的巨大倒置 T 波,病理性 Q 波。此外,室内传导阻滞和期前收缩也常见。

3.超声心动图 对本病的诊断有重要意义。可显示室间隔的非对称性肥厚,舒张期室间隔的厚度达 15 mm,与左心室后壁之比≥1.3,间隔运动减低,左心室舒张功能障碍。有梗阻的病例可见室间隔流出道部分向左心室内突出,二尖瓣前叶在收缩期向前方运动,主动脉瓣在收缩期呈半开放状态。

4.心导管检查和心血管造影 显示左心室舒张末期压升高。心室造影显示左心室腔变形,呈香蕉状、舌状、纺锤状(心尖部肥厚时)。冠状动脉造影多无异常。

5.心内膜心肌活检 显示心肌细胞畸形肥大,排列紊乱,有助于诊断。

【诊断要点】

对临床或心电图表现与冠心病类似的患者,如年轻患者,冠心病诊断不足,又不能用其他心脏病来解释,则应考虑本病的可能。结合心电图、超声心动图及心导管检查可做出诊断。如有阳性家族史(猝死、心脏增大等)更有助于诊断。在临床诊断基础上,进一步进行基因表型确定和基因筛查,明确遗传学异常,评估猝死高危因素。

【治疗要点】

治疗原则为松弛肥厚的心肌,防止心动过速,维持正常窦性心律,缓解左心室流出道狭窄,积极治疗心律失常,尤其是室性心律失常。

1.药物治疗 应用 β 受体阻滞剂及钙通道阻滞剂治疗。减轻心室松弛,增加心室舒张期充盈时间。为避免加重左心室流出道梗阻,避免使用洋地黄类增强心肌收缩力制剂。

2.非药物治疗 给予患者生活指导,提醒患者避免激烈运动、持重或屏气呼吸等,以减少猝死发生的可能。对重症梗阻性患者可做介入或手术治疗(植入双腔型起搏器、消融或切除肥厚室间隔心肌等)。

三、心肌炎

心肌炎是心肌炎症性疾病,以心肌细胞坏死和间质炎症细胞浸润为主要表现。心肌炎好发于年轻患者,但任何年龄均可发病。病毒性心肌炎最为常见,暴发性心肌炎最为严重。本节重点介绍病毒性心肌炎。

【病因与发病机制】

根据病因不同,心肌炎可分为感染性和非感染性。感染性心肌炎可由病毒、细菌、真菌、原虫、寄生虫、螺旋体和立克次体等感染引起,非感染性心肌炎可由免疫/自身免疫介导或药物及有毒物质所致。引起感染最常见病毒除了柯萨奇病毒以外,脊髓灰质炎病毒、埃可(ECHO)病毒等也很常见,HIV、肝炎、流感、风疹、单纯疱疹病毒等也同样能引起心肌炎。

病毒性心肌炎发病机制:①病毒直接造成心肌损害;②病毒与机体等免疫反应共同作用造成心肌受损。

【临床表现】

心肌炎以平时身体健康、无基础器质性疾病的青壮年多见,急性感染、过度劳累等容易诱发。心肌炎的临床表现多样,包括急性冠脉综合征样表现、新发或恶化的心力衰竭、慢性心力衰竭及一些危及生命的情况包括恶性心律失常、猝死、心源性休克和左心室功能严重受损等。

1. 症状　多数患者发病前1~3周有病毒感染症状,如发热、乏力、恶心、呕吐等。随之而来的是心悸、胸闷、胸痛,可在1~3 d加重。严重者可出现呼吸困难及下肢水肿。暴发性患者可直接出现晕厥或猝死。

2. 体征　心律失常最常见,以早搏为主,其次是房室传导阻滞,心律失常是猝死原因之一。听诊可闻及第三、四心音或奔马律,也有部分患者可在心尖部闻及收缩期吹风样杂音。

【实验室及其他检查】

1. 心电图检查　可发现心律失常,ST段轻度移位,T波倒置。

2. X射线检查　大部分心影正常,部分患者心影扩大。心包积液者可见心影烧瓶样改变。

3. 血液检查　肌钙蛋白、肌酸激酶同工酶(CK-MB)升高,红细胞沉降率增快,C反应蛋白等非特异性炎症指标升高表现。

4. 超声心电图　左心室增大,收缩功能减低,室壁运动减弱。

【诊断要点】

(1)有感染史和相对应的临床症状且感染后有新出现的心电图改变和心肌标志物增高的,可以考虑此诊断。心内膜心肌活检确诊。

(2)如患者同时伴随有阿-斯综合征发作、充血性心力衰竭伴或不伴心肌梗死样心电图改变、心源性休克、急性肾功能衰竭、持续性室性心动过速伴低血压或心肌心包炎等一项或多项表现,可诊断为重症病毒性心肌炎。

(3)当突然发病且迅速出现严重的血流动力学障碍(晕厥、猝死)、实验室检测显示心肌严重受损、超声心动图可见弥漫性室壁运动减弱时,即可临床诊断为暴发性心肌炎。

【治疗要点】

病毒性心肌炎暂无特异性治疗,核心原则是控制心律失常和心衰。暴发性心肌炎病情危急,主张"以生命支持为依托的综合救治方案"进行救治,尽早采取积极的综合治疗方法。

1. 卧床休息　避免运动,避免情绪刺激和波动。暴发性心肌炎患者应严格卧床,密切监测血压、心率、心电图变化及心肌标志物等指标。在心肌炎急性期限制体力活动最少6个月。

2. 对症治疗　磷酸肌酸、辅酶Q10等可改善患者心肌能量代谢;血管紧张素转换酶抑制药、醛固酮受体拮抗剂等可改善心衰。血流动力学不稳定者积极运用如主动脉内球囊反搏(IABP)、体外膜肺氧合(ECMO)、呼吸机辅助呼吸、临时起搏器植入等进行生命支持,必要时可行心脏移植。

3. 免疫治疗　阿昔洛韦、更昔洛韦等治疗疱疹病毒感染;干扰素治疗腺病毒等。

四、心肌病患者的护理

【主要护理诊断/问题】

1. 疼痛:胸痛　与劳力负荷下肥厚的心肌需氧增加和供血供氧下降有关。

2. 活动无耐力　与心肌炎导致心肌受损、心力衰竭有关。

3. 潜在并发症　心律失常、心力衰竭。

【护理措施】

1. 疼痛胸痛

(1)评估疼痛情况:评估疼痛部位、性质、程度、持续时间、诱因和缓解方式,注意血压、心率、心律及心电图变化。

（2）发作时护理：立即停止活动，卧床休息；安抚患者，缓解其紧张情绪；遵医嘱使用β受体阻滞剂或钙通道阻滞剂，注意是否有心动过缓等不良反应；不宜用硝酸酯类药物；给氧，氧流量 3 ~ 4 L/min。

（3）避免诱因：指导患者避免激烈运动、突然屏气或站立、持重、情绪激动、饱餐、寒冷刺激，戒烟酒，防止诱发心绞痛。如果疼痛加重或伴有冷汗、恶心、呕吐时及时告诉医护人员。

2. 活动无耐力

（1）休息与活动：急性期严格卧床休息，限制体力活动至少 6 个月，可减轻心脏负荷，改善心功能，减少心肌耗氧量。待病情逐步好转后，可少量逐渐增加活动量。避免打扰，并确保充足休息时间。

（2）病情监测：协助患者及家属制订活动计划，密切监测活动过程中患者心率、血压变化，若出现心悸、胸闷、胸痛等症状应立即停止并告知医生。

3. 潜在并发症

（1）病情监测：密切监测患者生命体征，观察有无心衰症状和体征，严格控制输液量与速度，避免发生急性肺水肿。

（2）急症护理：扩张型心肌病患者对洋地黄耐受性差，使用时尤应警惕发生中毒。备好急救仪器及药物，一旦发生心律失常或心力衰竭，立即配合医生进行抢救。

【健康指导】

1. 疾病知识指导　HCM 症状轻者可参加轻体力劳动，但要避免劳累。保持室内空气流畅、阳光充足，防寒保暖、预防上呼吸道感染。有晕厥病史或猝死家族史者应避免独自外出活动，以免发作时无人在场而发生意外。

2. 饮食指导　给予高蛋白、富含维生素、富含纤维素的清淡饮食，促进心肌代谢，增强机体抵抗力。心力衰竭时应低盐饮食，限制含钠量高的食物。

3. 用药指导　遵医嘱按时按量服用抗心力衰竭及抗心律失常的药物或β受体阻滞剂或钙通道阻滞剂等，以提高存活时间。向患者及家属说明药物的名称、剂量和用法，并教会患者及家属观察药物疗效及不良反应。

4. 休息与活动指导　DCM 可按心功能分级进行适量活动锻炼。HCM 患者应避免情绪激动、持重物或屏气用力、激烈运动如球类比赛等，减少晕厥和猝死的危险。限制体力劳动至少 6 个月。1 年内避免剧烈运动和妊娠。可适量活动锻炼，以增强身体抵抗力，以不感到累为宜。

5. 心理指导　引导患者调整心态，学会自我调节，避免情绪激动，以避免诱因。家属应与患者多沟通交流，给予充分理解、宽容和安慰。

6. 病情监测指导　教会患者及家属如何正确自测脉率、血压，出现心悸、胸闷、呼吸困难等症状时及时就医。嘱患者定期门诊随访复查，症状加重时立即就诊，防止病情进展、恶化。

（冯　莉）

第十节 感染性心内膜炎

案例分析

患者,男,43 岁,因"反复发热 2 个月,头痛呕吐"入院。患者 2 个月前在外院行"动脉导管未闭封堵术",无肢体活动障碍,无意识障碍。入院查体:T 38 ℃,P 80 次/min,R 20 次/min,BP 90/50 mmHg。神志清,平卧位,双肺无啰音。律齐,心尖区可闻及收缩期吹风样杂音。腹软,无压痛及反跳痛,双下肢无浮肿。心脏彩超:动脉导管未闭封堵术后,封堵器位置固定,二尖瓣前瓣及主动脉瓣上高回声结节,可疑赘生物,二尖瓣及主动脉瓣中-重度反流。肺部 CT:左下肺条片状病灶,左侧胸膜增厚。肾功能、电解质、心肌酶未见明显异常。

请思考:①该患者最可能的医疗诊断是什么？②目前该患者主要的护理诊断/问题有哪些？③针对这些诊断/问题,相应的护理措施有哪些？

感染性心内膜炎(infective endocarditis,IE)为心脏内膜表面的微生物感染,可伴赘生物形成。赘生物多为形状不一、大小不等的血小板和纤维素团块,其中多为微生物及少量炎症细胞,瓣膜为最常受累部位。感染性心内膜炎根据病程分为急性感染性心内膜炎(acute infective endocarditis,AIE)和亚急性感染性心内膜炎(subacute infective endocarditis,SIE);根据获得途径可分为社区获得性感染性心内膜炎、医疗相关性感染性心内膜炎(院内感染和非院内感染)和经静脉毒品滥用者感染性心内膜炎;根据瓣膜材质可将感染性心内膜炎分为自体瓣膜心内膜炎和人工瓣膜心内膜炎。本节主要阐述自体瓣膜心内膜炎。

【病因与发病机制】

IE 的常见病原体包括金黄色葡萄球菌、链球菌属和肠球菌属。急性病原体主要是金黄色葡萄球菌,亚急性病原体以草绿色链球菌和肠球菌多见。它们均有黏附损伤瓣膜、改变局部凝血活性、局部增殖能力,并具备多种表面抗原决定簇,对宿主损伤瓣膜表达的基质蛋白具有黏附作用。黏附后的病原微生物对宿主防御可能产生耐受现象。IE 发病主要与以下因素有关:①瓣膜内皮细胞受损,正常瓣膜内皮细胞抵抗循环中的细菌黏附,防止感染形成。血液湍流、导管损伤、炎症及瓣膜退行性变等可引起瓣膜内皮损伤,使内皮下基质蛋白暴露、组织因子释放、纤维蛋白及血小板沉积,从而有利于细菌黏附和感染;②短暂菌血症,各种感染或细菌寄居的皮肤黏膜的创伤导致暂时性菌血症,循环中的细菌定居在无菌性赘生物上即可发生心内膜炎。

【临床表现】

1.疾病分类及表现 感染性心内膜炎根据病程、有无全身中毒症状和其他临床表现分为急性和亚急性,但两者有相当大的重叠性。

(1)急性感染性心内膜炎:多发生于正常心脏。常起病突然,伴高热和寒战,全身毒血症症状明显,常是全身严重感染的一部分,病程多急骤凶险,易掩盖急性感染性心内膜炎的临床症状。

（2）亚急性感染性心内膜炎：多数起病缓慢，伴有全身不适、疲倦、低热及体重减轻等非特异性症状。少数以并发症形式起病，如栓塞、不能解释的卒中、心瓣膜病的进行性加重、顽固性心力衰竭、肾小球肾炎和手术后出现心瓣膜杂音等。

（3）病史：部分患者发病前有龋齿、扁桃体炎、静脉插管、介入治疗或心内手术史等。

2. 常见症状

（1）发热：是心内膜炎最常见的症状。几乎所有的患者均出现不同程度的发热、热型不规则、热程较长，个别患者无发热。此外，患者有疲乏、盗汗、食欲减退、体重减轻、关节痛、皮肤苍白等表现，病情进展较慢。

（2）心脏体征：80%～85%的患者可闻及心脏杂音，可由基础心脏病和（或）心内膜炎导致瓣膜损害所致。原有的心脏杂音可因心脏瓣膜的赘生物而发生改变，出现粗糙响亮、呈海鸥鸣样或音乐样的杂音。原无心脏杂音者可出现音乐样杂音，约一半患者由于心瓣膜病变、中毒性心肌炎等导致充血性心力衰竭，出现心音低钝、奔马律等。

（3）周围循环症状如下。①奥斯勒（Osler）结节：指（趾）屈面可出现隆起紫红色小结节，略有触痛。②瘀点：皮肤可出现散在小瘀点，以锁骨以上皮肤、口腔黏膜和睑结膜多见。③指（趾）甲下线状出血。④罗特（Roth）斑：为视网膜的卵圆形出血斑，中心呈白色。⑤詹韦（Janeway）损害：为手掌和足底处直径1～4 mm的无痛性出血红斑。

（4）栓塞：根据栓塞部位的不同可出现不同的临床表现，可发生于机体任何部位。一般发生于病程后期，但约1/3的患者为首发症状。常见于脑、心脏、脾、肺、肾、肠系膜和四肢。内脏栓塞可致脾大、腹痛、血尿、便血，有时患者可见显著脾大；肺栓塞可有胸痛、咳嗽、咯血和肺部啰音；脑动脉栓塞则有头痛、呕吐、偏瘫、失语、抽搐甚至昏迷等。病程久者可见杵状指（趾），但无发绀。

（5）非特异性症状：①贫血，较为常见。②脾大。

【实验室及其他检查】

1. 血培养　血培养阳性是确诊感染性心内膜炎的重要依据，凡原因未明的发热、体温持续在1周以上，且原有心脏病者，均应积极反复多次进行血培养，以提高阳性率。若血培养阳性，尚应做药敏试验，近期未接受过抗生素治疗的患者阳性率可高达95%以上，2周内用过抗生素或采血、培养技术不当，常降低血培养的阳性率。

2. 尿液分析　可见镜下血尿和轻度蛋白尿，肉眼血尿提示肾梗死。红细胞管型和大量蛋白尿提示弥漫性肾小球肾炎。

3. 免疫学检查　部分患者可有高丙种球蛋白血症，C反应蛋白及循环中免疫复合物阳性。病程超过6周以上的亚急性患者可检出类风湿因子。

4. 影像学检查

（1）超声心动图：对于IE的早期诊断、明确心脏基础病变及心内并发症、判断预后及指导治疗意义重大，为本病临床诊治最基本的检查方法。发现赘生物及瓣周并发症等可确诊。临床上以经胸超声心动图（TTE）为首选，必要时可行经食管超声心动图（TEE）检查，以提高病变的检出率及准确性。

（2）经食管三维超声心动图（three-dimensional trans-esophageal echocardiography, 3D TEE）：更容易检测和显示赘生物，易于发现IE的并发症及其与周围组织间的结构关系。

（3）正电子发射型计算机断层显像（positron emission computed tomography, PET）：易于发现任何IE的临床症状外周血管栓塞。

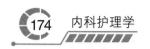

（4）其他：心电图，可见各种心律失常，非特异性 ST-T 段改变，典型急性心肌梗死改变等；X 射线片，可了解心脏外形、肺部表现等。

【诊断要点】

血培养阳性及超声心动图发现赘生物及瓣周并发症对本病诊断有重要价值。根据临床表现、实验室及超声心动图检查制定了 IE 的杜克（Duke）诊断标准，凡符合 2 项主要诊断标准，或 1 项主要诊断标准加 3 项次要诊断标准，或 5 项次要诊断标准可确诊。

主要诊断标准：①2 次血培养阳性，且病原菌完全一致，并为典型的感染性心内膜炎致病菌；②超声心动图发现赘生物、脓肿或人工瓣膜裂开。

次要诊断标准：①基础心脏病或静脉滥用药物史。②发热，体温≥38 ℃。③血管征象：栓塞、细菌性动脉瘤、颅内出血、结膜瘀点及 Janeway 损害。④免疫反应：肾小球肾炎、Osler 结节、Roth 斑、类风湿因子阳性。⑤血培养阳性，但不符合主要诊断标准。⑥超声心动图：发现符合感染性心内膜炎，但不符合主要诊断标准。

【治疗要点】

1. **抗微生物药物治疗**　连续 3～5 次采集血培养标本后应早期、大剂量、长疗程用药，一般需要达到体外有效杀菌浓度的 4 倍以上，以静脉给药方式为主，且疗程至少 6～8 周，以保持高而稳定的血药浓度。当未查明病原微生物时，急性者应选用针对金黄色葡萄球菌、链球菌、革兰氏阴性杆菌均有效的广谱抗生素，亚急性者则选用针对大多数链球菌的抗生素。可根据临床征象、体检及经验推测最可能的病原菌，选用广谱抗生素。已培养出病原微生物者，应根据具体药敏试验结果选择用药。

2. **药物选择**　首选药物为青霉素，IE 的大多数致病菌对其敏感。可通过联合用药来提高抗菌能力，如氨苄西林、万古霉素、庆大霉素或阿米卡星等，真菌感染者应选两性霉素 B。

3. **手术治疗**　有几种情况需考虑手术治疗：①瓣膜穿孔、破裂、腱索离断，发生难治性急性心力衰竭；②人工瓣膜置换术后感染，内科治疗不能控制；③并发细菌性动脉瘤破裂或四肢大动脉栓塞；④先天性心脏病发生感染性心内膜炎，经系统治疗仍不能控制时，手术应在加强支持疗法和抗生素联合控制下尽早进行。

IE 患者进行早期手术的主要适应证包括心衰、不可控感染及栓塞预防，中、重度心衰患者的手术获益最为明显。早期手术按其实施时间可分为急诊（24 h 内）、紧急（数天内）和择期手术（抗生素治疗 1～2 周后），推荐患者入院后且完成抗菌治疗之前进行早期手术。

【主要护理诊断/问题】

1. **体温过高**　与感染有关。
2. **潜在并发症**　心力衰竭、栓塞、细菌性动脉瘤等。

【护理措施】

1. **体温过高**

（1）观察体温及皮肤变化：动态监测患者体温变化，每 4～6 h 测量 1 次体温，准确绘制体温曲线，帮助判断病情进展及治疗效果。评估患者有无皮肤瘀点、指（趾）甲下线状出血、Osler 结节和 Janeway 损害等及消退情况。

（2）正确采集血标本：提前告知患者及家属为提高血培养结果准确率，需多次采血，且采血量较多，在必要时甚至需暂停抗生素，以取得其理解和配合。对于亚急性且未经过治疗的患者，应在第1天每间隔1 h采血1次,共3次。若次日未见细菌生长,重复采血3次后,开始进行抗生素治疗。已用过抗生素者,停药2~7 d后根据体温变化情况进行采血。急性患者应在入院后立即安排采血,在入院3 h内每隔1 h采血1次,共取3次血标本后,遵医嘱进行相关治疗。本病的菌血症为持续性,无须特意在体温升高时采血。每次采血须10~20 mL,并同时采集需氧菌和厌氧菌培养,至少培养3周。

(3)饮食护理:提供清淡、富含蛋白、富含维生素、高热量、易消化的半流质或软食,保证因发热引起的身体消耗得到满足。鼓励患者每日多饮水,口腔护理清洁到位。患者若出现心力衰竭征象,则按心力衰竭患者饮食进行指导。

(4)发热护理:高热患者卧床休息,病室温度、湿度适宜。可采用冰袋或温水擦浴等物理降温措施,并记录降温后的体温变化。出汗较多时可在衣服与皮肤之间垫柔软毛巾,便于潮湿后及时更换,增加舒适度,避免患者因频繁更衣而导致受凉。

(5)抗生素应用的护理:遵医嘱进行对应抗生素治疗,观察药物疗效、可能产生的不良反应,并及时报告医生。抗生素是治疗本病的关键,告知患者保持耐心,病原菌隐藏在赘生物内和内皮下,需坚持长疗程大剂量的抗生素治疗才能杀灭。严格按时间用药,以确保始终维持在有效血药浓度。可使用静脉留置针,保护静脉,同时减少因多次穿刺为患者带来的痛苦。

2. 潜在并发症

(1)心力衰竭为最常见的并发症,应严格无菌操作,遵医嘱使用抗生素,监测患者24 h出入量。其余同本章第三节"心力衰竭"的护理措施。

(2)患者心脏超声报告若见巨大赘生物,应立即绝对卧床休息,以防赘生物发生脱落。注意观察患者有无栓塞征象,重点观察瞳孔、神志、肢体活动及皮肤温度等。当患者突然诉说出现胸痛、气急、发绀和咯血等症状,要考虑肺栓塞的可能;诉腰痛、血尿等考虑肾栓塞的可能;当患者出现神志和精神改变、失语、吞咽困难、肢体感觉或运动功能障碍、瞳孔大小不对称,甚至抽搐或昏迷征象时,应警惕脑血管栓塞的可能;当发生肢体突发剧烈疼痛,局部皮温下降,动脉搏动减弱或消失时要考虑可能出现外周动脉栓塞;突发剧烈腹痛,应警惕肠系膜动脉栓塞。一旦发现患者有可疑征象,应及时报告医生,并协助其进行处理。

【健康指导】

1. 疾病知识指导 尽量用非专业语言帮助患者和家属理解本病的病因、发病机制与致病菌侵入途径。嘱患者平时注意增减衣物,保暖防寒,避开公共场所等人流密集场所,避免感冒,合理安排休息,加强营养,增强机体抵抗力。如果皮肤感染了粉刺、疖、痈等病变,请勿挤压,以减少病原体入侵的机会。良好的口腔卫生习惯和定期的牙科检查是预防IE最有效的措施。

2. 用药指导 告知患者坚持进行足剂量、足疗程的抗凝治疗。患者应在施行口腔手术如拔牙、扁桃体摘除术,上呼吸道手术或操作,泌尿、生殖、消化道侵入性诊治或其他外科手术治疗前提前告知自己有心内膜炎病史,以预防性使用抗生素,防止IE的发生。

(冯 莉)

第十一节　心包疾病

案例分析

患者,男,33岁。因"胸闷、腹胀10天余"入院。患者10天余前无明显诱因出现胸闷、腹胀不适,无胸痛,无心悸,无畏寒发热,略有咳嗽,无明显咳痰,无头痛、头昏,未重视诊治,病情渐加重,出现腹痛、恶心,后入院治疗。查体:BP 134/66 mmHg,T 36.5 ℃,P 70 次/min,神志清,精神可,颈软,颈静脉无怒张,肺部听诊呼吸粗,未闻及明显啰音,律齐,心界扩大,腹软,无压痛,肝脾肋下未及,双下肢轻度水肿,四肢肌力5级,病理征未引出。辅助检查:B超示心包大量积液,淤血性肝病,右肝血管瘤考虑,胸腹腔积液,浅表性胃炎图像。

请思考:①该患者最可能的医疗诊断是什么? ②目前该患者主要的护理诊断/问题有哪些? ③针对这些诊断/问题,相应的护理措施有哪些?

心包疾病是由原发感染性心包炎症,由感染、肿瘤、代谢性疾病、自身免疫性疾病、尿毒症等所致的心包病理性改变。心包疾病按病因可分为感染性、非感染性、过敏性和免疫性4种。按病情进展,可分为3种。①急性(<6周):纤维素性,渗出性。②亚急性(6周~6个月):渗出性-缩窄性、缩窄性心包炎。③慢性(>6个月):缩窄性、粘连性、渗出性。临床上以急性心包炎和慢性缩窄性心包炎为最常见。

一、急性心包炎

急性心包炎为心包脏层和壁层的急性炎症,可由细菌、病毒、肿瘤、自身免疫、物理、化学等因素引起。心包炎常是某种疾病表现的一部分或为其并发症,故常被原发疾病所掩盖,但也可以单独存在。

【病因与发病机制】

1. 病因　过去常见病因为风湿热、结核及细菌感染。近年来,病毒感染、肿瘤、尿毒症性及心肌梗死性心包炎发病率明显增多。心包炎常见的病因有以下8种。①感染性:病毒、细菌、真菌、寄生虫、立克次体。②肿瘤:原发性及继发性肿瘤。③自身免疫:风湿热及其他胶原组织疾病,如系统性红斑狼疮、结节性多动脉炎、类风湿关节炎。心脏损伤后,如心包切开后综合征等。④内分泌、代谢障碍:尿毒症、黏液性水肿、胆固醇性心包炎。⑤物理因素:外伤、放射性治疗。⑥化学因素:肼苯哒嗪、普鲁卡因胺等。⑦邻近器官疾病。⑧病因不明急性非特异性心包炎。

2. 发病机制　正常时心包腔内有50 mL左右的浆液,平均压力接近于零或低于大气压,吸气时呈轻度负压,呼气时近于正压。在急性期,心包壁层和脏层上有纤维蛋白、白细胞及少许内皮细胞的渗出,为纤维蛋白性心包炎。此时尚无明显液体积聚,不致引起心包内压力升高,故不影响血流动力学。随后如液体增加,则转变为渗出性心包炎,常为浆液纤维蛋白性,液体量为100 mL~3 L。多为黄而清的液体,偶可混浊不清、化脓性或呈血性。当渗出液迅速增多时,心包无法伸展以适应其容量的变化,使心包内压力急骤上升,即可引起心脏受压,导致心室舒张期充盈受阻,并使周围静脉压升高,最终使心排血量降低,血压下降,构成急性心脏压塞的临床表现。

【临床表现】

1. 症状

(1)疼痛:心前区疼痛为主要症状,性质尖锐,或在全身性疾病的病程中偶然发现胸前或胸骨后钝痛或尖锐痛,向颈部、斜方肌区(特别是左侧)或肩部放射,疼痛程度轻重不等。通常与胸部运动和体位相关。本病所致的心前区疼痛与心肌梗死疼痛类似,冠状动脉缺血疼痛则不随胸部活动或卧位而加重,两者可鉴别。

(2)发热:急性心包炎是在各种致病因素作用下,使心包出现炎症反应。

2. 体征　心包摩擦音是纤维蛋白性心包炎的典型体征,因炎症而变得粗糙的壁层与脏层在心脏活动时相互摩擦而发生,呈抓刮样粗糙音,与心音的发生无相关性,往往盖过心音又较心音更接近耳边;典型的摩擦音多位于心前区,以胸骨左缘第 3、4 肋间最为明显;坐位时身体前倾、深吸气或将听诊器胸件加压可更容易听到。最重要的体征为三相或二相(收缩期和舒张期)心包摩擦音。但心包摩擦音常间歇出现并时间短暂,有时仅出现于收缩期,较少见的仅在舒张期闻及,当积液增多将两层心包分开时,摩擦音即消失,心包积液量大时可使心音低沉,心浊音界增大。

【实验室及其他检查】

1. 实验室检查　取决于原发病,感染性者常有外周白细胞计数增加、红细胞沉降率增快等;自身免疫病可有免疫指标阳性;尿毒症患者可见肌酐明显升高等。

2. 心电图　是急性心包炎最重要的实验室检查,90% 以上的患者心电图都有异常。心电图改变常出现在胸痛后数小时或者数日内,典型表现为 4 期:①广泛的 ST 段呈弓背向下抬高(aVR 与 V_1 除外);②一至数天后 ST 段回到基线,T 波减低、变平;③多导联 T 波倒置并达到最大深度,可持续数周、数月或长期存在;④T 波恢复直立,一般在 3 个月内。

3. X 射线检查　对纤维蛋白性心包炎诊断价值不大;对渗出性心包炎有一定的价值。心影向两侧增大,心膈角变成锐角,肺部无明显充血现象,能有力证明心包积液。

4. 超声心动图　对诊断心包积液简单易行,迅速可靠。检查是否存在心包积液,有助于确诊急性心包炎。可估计心包积液的量,提示有无心脏压塞,是否合并其他心脏病,如心肌梗死、心力衰竭。在超声引导下的心包穿刺能增加成功率,保证安全性。

5. 心包穿刺　可证实心包积液的存在,并对抽取的液体做生物学(细菌、真菌等)、生化、细胞分类的检查,包括寻找肿瘤细胞等;抽取一定量的积液也可解除心脏压塞症状;同时,必要时可经穿刺在心包腔内注入抗菌药物或化疗药物等。心包穿刺的主要指征是心脏压塞和未能明确病因的渗出性心包炎。

6. 其他　心包镜及心包活检有助于明确病因;磁共振成像能清晰地显示心包积液的体积和分布情况,并可分辨积液的性质。

【诊断要点】

有典型临床表现者,合并相关心电图、超声心动图,X 射线检查可作出诊断。

【治疗要点】

治疗原则:治疗原发病,改善症状,解除循环障碍。

1. 病因治疗　①结核性心包炎给予抗结核治疗。②风湿性者应加强抗风湿治疗。③非特异性心包炎,一般对症治疗,症状较重者可考虑给予皮质激素治疗。④化脓性心包炎除选用敏感抗菌药物治疗外,在治疗过程中应反复抽吸脓液,或通过套管针向心包腔内安置细塑料导管引流,必要时

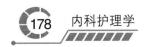

还可向心包腔内注入抗菌药物。如疗效不佳,仍应尽早施行心包腔切开引流术,及时控制感染,防止发展为缩窄性心包炎。⑤尿毒症性心包炎则应加强透析疗法或腹膜透析改善尿毒症,同时可服用吲哚美辛 25~50 mg,每日 2~3 次。⑥放射损伤性心包炎可给予泼尼松 10 mg 口服,每日 3~4 次,停药前应逐渐减量,防止复发。

2.解除心脏压塞　大量渗液或有心脏压塞症状者,可施行心包穿刺术抽液减压。

3.切开引流及切除术　心包切开引流及心包切除术等。

二、心包积液及心脏压塞

心包积液是由于某些因素导致心包出现炎性病变及渗液,随着心包腔内积液逐渐增加会导致心脏压塞。心脏压塞临床特征:低血压、心音低弱、颈静脉怒张,称为贝克三体征。

【病因与发病机制】

心包积液的主要致病因素是肿瘤、特发性心包炎、肾衰竭。当心包积液不断增多导致心脏受压时,心室舒张期充盈受阻,周围静脉压升高,心排血量降低,血压下降,就会产生急性心脏压塞。严重体循环淤血可产生漏出性心包积液,穿刺伤、心室破裂等会造成血性心包积液。

【临床表现】

其临床表现取决于积液对心脏的压塞程度,轻者仍能维持正常的血流动力学,重者则出现循环障碍或衰竭。

1.症状　呼吸困难是心包积液时最突出的症状,可能与支气管、肺受压及肺淤血有关。随着心包积液迅速积聚,可出现呼吸困难、端坐呼吸、面色苍白,可有发绀、心动过速、体循环的静脉压增高,严重者可有心脏压塞。也可因压迫气管、喉返神经、食管而产生干咳、声音嘶哑及吞咽困难。此外也可有发冷、发热、乏力或上腹部闷胀、烦躁等。

2.体征　心脏叩诊浊音界向两侧增大,均为绝对浊音区;心尖冲动弱,位于心浊音界左缘的内侧或不能扪及;心音低而遥远。左肩胛骨下,可出现浊音及支气管呼吸音,可在有大量积液时检出。少数病例中,在胸骨左缘第 3、4 肋间可闻及心包叩击音。大量积液可使收缩压降低,而舒张压变化不大,故脉压变小。按积液时心脏压塞程度,脉搏可正常、减弱或出现奇脉。大量积液可累及静脉回流,出现颈静脉怒张、肝大、皮下水肿及腹水等。

3.心脏压塞　随着心包积液迅速积聚,心室舒张压及心房和静脉压增加,每搏输出量、心排出量和体循环动脉压下降,患者出现心动过速、呼吸困难、端坐呼吸,体肺循环的静脉压增高,严重的心包压塞患者几乎总有奇脉,即吸气时收缩压明显降低,收缩压降低超过 10 mmHg 通常有显著意义。快速心包积液可引起急性心脏压塞,出现明显心动过速、血压下降、脉压变小和静脉压明显上升,如心排血量显著下降,可产生急性循环衰竭、休克等。如积液积聚较慢,可出现亚急性或慢性心脏压塞,表现为体循环静脉淤血、颈静脉怒张、静脉压升高、奇脉等。

【实验室及其他检查】

1.X 射线检查　心影向两侧增大,心膈角变成锐角,肺部无明显充血现象,能有力证明心包积液。超过 1 000 mL 时心影呈"烧瓶"状,并随体位而异。

2.心电图　心包渗液出现心脏压塞时,可出现 P、QRS、T 波全部电交替的特征性心电图表现。部分患者心电图可出现心律失常,以窦性心动过速常见。

3.超声心动图　可诊断心包积液及观察心包积液量的变化,可见液性暗区,可以引导心包穿刺。舒张末期右心房塌陷和舒张期右室游离壁塌陷是心脏压塞的最敏感而特异性的征象。

4.心包穿刺及活检 可以做渗液涂片,辅助病原学诊断,也可以抽液减压、心包腔内注射药物,达到诊治目的。

【诊断要点】

有典型症状体征,如查体发现颈静脉怒张、奇脉、心浊音界扩大、心音遥远等,结合超声心动图见心包积液可确诊。根据心包穿刺和活检可进一步明确病因。

【治疗要点】

心包穿刺引流是最有效缓解心脏压塞的手段。伴休克患者需要及时扩容治疗,增加右心房及左心室舒张末期压力。血流动力学不稳定急性心脏压塞患者,应紧急行心包穿刺或外壳心包开窗引流术;血流动力学稳定患者,明确病因再治疗原发病。

三、缩窄性心包炎

缩窄性心包炎是指心脏被致密、厚实的纤维化或钙化心包所包围,使心室舒张期充盈受限而产生一系列循环障碍的疾病。

【病因与发病机制】

缩窄性心包炎的病因在我国仍以结核性为最常见,其次为急性非特异性心包炎、化脓性或创伤性心包炎;放射性心包炎和心脏直视手术后引起者逐渐增多。少数与心包肿瘤等有关,也有部分患者其病因不明。

【临床表现】

心包缩窄形成的时间长短不一,通常将急性心包炎发生后1年内演变为心包缩窄者称为急性缩窄,1年以上者称为慢性缩窄。

1.常见症状 为每搏输出量降低的征象,如劳力性呼吸困难、疲乏、食欲减退、上腹胀满、下肢水肿或疼痛。

2.体征 主要表现为静脉瘀血,即颈静脉怒张、肝大、腹水、下肢水肿、心率增快,可见库斯莫尔征(Kussmaul征)。心脏体征有:收缩期心尖回缩,舒张早期心尖冲动,触诊有舒张期搏动撞击感,叩诊心浊音界正常或扩大,心音减低,无杂音,可出现奇脉和心包叩击音。心律一般为窦性,有时可有心房颤动。脉搏细弱无力,动脉收缩压降低,脉压变小。患者腹水常较皮下水肿出现得早且明显得多,这与一般心力衰竭中所见相反。产生这种现象的机制尚未肯定,可能与心包的局部缩窄累及肝静脉的回流及与静脉压长期持续升高有关。

【实验室及其他检查】

1.X射线检查 可示心影偏小、正常或轻度增大,左右心缘变直,主动脉弓小或难以辨认;上腔静脉常扩张,有时可见心包钙化。

2.心电图 有QRS波群低电压、T波低平或倒置。

3.超声心动图 对缩窄性心包炎的诊断价值远较对心包积液低,可见心包增厚、心脏变形、室壁活动减弱、室间隔矛盾运动等,但均非特异而恒定的征象。

4.心脏CT和磁共振成像(MRI) 心脏CT和MRI对慢性缩窄性心包炎的诊断价值优于超声心动图。二者均可用于评价心包受累的范围和程度、心包厚度和心包钙化等;CT检测心包钙化的敏感性更高,MRI可识别少量心包渗出、粘连及心包炎症。

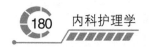

5. 右心导管检查　特征性表现是肺毛细血管压力、肺动脉舒张压力、右心室舒张末期压力、右心房压力均升高且都在同一高水平;右心房压力曲线呈 M 或 W 波形,右心室收缩压轻度升高,呈舒张早期下陷及高原形曲线。

【诊断要点】

典型缩窄性心包炎根据临床表现及实验室检查诊断并不困难。临床上常需与肝硬化、充血性心力衰竭及结核性腹膜炎相鉴别。限制型心肌病的临床表现和血流动力学改变与本病很相似,两者鉴别可能十分困难,必要时需通过心内膜心肌活检来诊断。

【治疗要点】

早期施行心包切除术以避免发展为心源性恶病质、严重肝功能不全、心肌萎缩等。通常在心包感染被控制、结核活动已静止时即应手术,并在术后继续用药 1 年。已知或疑为结核性缩窄性心包炎,术前应抗结核治疗 1 ~ 4 周,如诊断肯定,在心包切除术后应继续服药 6 ~ 12 个月。有学者认为术前应用洋地黄可减少心律失常和心衰发生率,降低死亡率。对不能手术治疗者,主要是利尿和支持治疗,必要时抽除胸、腹腔积液。

四、心包疾病患者的护理

【主要护理诊断/问题】

1. 气体交换受损　与肺淤血、肺或支气管受压有关。

2. 疼痛:胸痛　与心包炎症有关。

3. 体温过高　与心包炎症有关。

【护理措施】

1. 气体交换受损

(1)一般护理:保持呼吸道通畅,给予吸氧(氧流量 3 ~ 5 L/min)、心电监护,持续监测血压、心率、血氧饱和度的变化。根据病情协助患者取合适体位,如前倾坐位或半坐卧位。保持环境安静,限制探视。注意病房的温度和湿度,避免患者发生呼吸道感染。患者应该衣着宽松,以免妨碍胸廓运动。饮食予以高蛋白、高热量、富含维生素、适量粗纤维并适合患者口味的食物。不能进食者,给予静脉补充氨基酸或脂肪乳剂,以保证能量的需要。

(2)密切观察病情:观察患者生命体征的变化,观察呼吸困难程度;心前区疼痛的性质、程度及有无放射痛,并随呼吸或咳嗽而加重;呼吸频率、呼吸节律的改变、有无逐渐加重。尤其要关注血压的变化,每 15 ~ 30 min 测血压 1 次,并做好记录,因为血压下降是急性心脏压塞的重要临床表现。同时要注意有无面色苍白、大汗淋漓、烦躁不安、尿量减少等休克的先兆症状,如发现异常及时报告医生并积极处理,防止病情进一步恶化。

(3)心包穿刺术的护理

1)术前护理:备齐物品,向患者说明心包穿刺的方法和重要性,解除思想顾虑,必要时应用少量镇静剂;了解患者是否有咳嗽,介绍术中的配合方法,如避免深呼吸和咳嗽等,必要时给予可待因镇咳治疗;提供屏风或隐蔽的空间保护患者隐私;术前开放静脉通路,准备阿托品等急救药物以备急需;进行心电图、血压监测;术前超声检查明确积液量和穿刺部位,并标记最佳穿刺点。

2)术中配合:嘱患者勿剧烈咳嗽或深呼吸,穿刺过程中如有不适立即告知医护人员;严格无菌操作,抽液过程中随时夹闭胶管,防止空气进入心包腔;抽液缓慢,每次抽液量不超过 300 mL,以防急性右室扩张,一般第 1 次抽液量不宜超过 100 mL;若抽出新鲜血,立即停止抽吸,密切观察有无心脏压塞症状;记录抽液量、性质,按要求及时送检。密切观察患者的反应,如面色、呼吸、血压、脉搏、心电图等变化,如有异常,及时协助医生处理。

3)术后护理:术毕拔除穿刺针后,穿刺部位覆盖无菌纱布,用胶布固定;穿刺后 2 h 内继续心电、血压监测,嘱卧床患者休息,密切观察生命体征的变化;做好心包引流管的护理,每天心包引流液量<25 mL 时可拔除导管。

(4)心理护理:患者容易焦虑、恐惧,护士应积极与患者交谈接触,劝慰,给予生活上的帮助;同时讲解疾病相关知识及注意事项,介绍类似病例的抢救经过及康复情况,稳定患者情绪,使其配合治疗。同时遵医嘱应用止痛剂缓解疼痛,减轻患者的紧张和恐惧心理。

2.疼痛

(1)疼痛评估:如患者疼痛的部位、性质及其变化情况,能否闻及心包摩擦音。

(2)休息与卧位:嘱患者卧床休息,勿用力咳嗽、深呼吸或突然改变体位,以免引起疼痛加重。

(3)用药护理:遵医嘱给予解热镇痛药,注意观察患者有无胃肠道反应、出血等不良反应。若疼痛加重,可应用吗啡类药物。应用糖皮质激素、抗菌、抗结核、抗肿瘤等药物治疗时做好相应观察与护理。

3.体温过高

(1)及时做好降温处理。

(2)做好基础护理,及时更换患者衣裤。

(3)定时测量体温并做好记录。

【健康指导】

1.**疾病知识指导**　嘱患者注意休息,加强营养,增强机体抵抗力。进食高热量、高蛋白、富含维生素的易消化饮食,限制钠盐摄入。注意防寒保暖,防止呼吸道感染。

2.**用药指导**　告诉患者坚持足够疗程药物治疗(如抗结核治疗)的重要性,不可擅自停药,防止复发;注意药物不良反应;定期随访检查肝、肾功能。

3.**治疗指导**　对缩窄性心包炎患者讲明行心包切除术的重要性,解除其思想顾虑,使其尽早接受手术治疗。术后患者仍应坚持休息半年左右,加强营养,以利于心功能的恢复。

(冯　莉)

第十二节　主动脉和周围血管病

案例分析

患者,男,64 岁,因"突发头及胸腹痛 2 h"入院。患者于 2 h 前无明显诱因出现头痛,至当地医院治疗(具体不详),头及胸腹痛加剧,伴全身大汗,急诊送入住院,腹部 CT 检查考虑"主动脉夹层",收住我科。既往有高血压病史 5 年,平素间断口服降压药,收缩压最高达 200 mmHg 以上。查体:T 35.8 ℃,P 97 次/min,R 28 次/min,颈软,气管居中,双肺呼吸音清,未闻及干、湿啰音。心音低钝,未闻及心音。肥胖。腹隆、软,下腹部压痛(+),无反跳痛,肝脾肋下未及,四肢活动自如,神经系

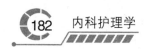

统阴性。辅助检查:心电图提示窦性心律,完全性右束支传导阻滞,ST-T 段改变。头、胸部、上腹部 CT 示升主动脉夹层及心包腔积血,余未见异常。

请思考:①该患者主要医疗诊断是什么? ②该患者目前主要的护理诊断/问题有哪些? ③如何针对患者的护理诊断/问题,采取护理措施?

近年来高血压等心血管疾病危险因素的不断上升,急慢性动脉疾病发生率显著增加。各种疾病造成主动脉壁正常结构破坏,尤其是主动脉壁中层弹性纤维层变性和破坏,使局部主动脉在血流压力的作用下异常扩张和膨大,形成主动脉瘤。这类疾病发病隐匿,临床表现复杂,易误诊,预后凶险,死亡率较高。

一、主动脉夹层

主动脉夹层(aortic dissection,AD)又称主动脉夹层动脉瘤,是一种严重的心血管急症,是由主动脉管壁内膜撕裂后出现破口,血液由此进入动脉壁中层,形成夹层血肿,并逐渐延伸剥离主动脉的内膜和中膜引起的。

【病因与发病机制】

由于年龄增长等各种原因,主动脉血管壁可出现顺应性下降,也就是血管弹性变差。此时血管内的血流对管壁造成的压力也会增大,从而进一步损伤血管壁,使主动脉血管内壁出现破口。血液从破口流入血管壁,最终形成主动脉夹层。发病主要与这几个因素有关。

1.遗传性疾病 遗传疾病如马方综合征、特纳(Turner)综合征、血管型埃勒斯-当洛斯(Ehler-Danlos)综合征、勒斯-迪茨(Loeys-Dietz)综合征是年轻的主动脉夹层患者常见的病因。

2.先天性心血管畸形 先天性主动脉缩窄和主动脉瓣畸形者易发生主动脉夹层。

3.主动脉壁中层退行性变 主动脉壁中层弹力纤维和胶原纤维退行性变或动脉硬化导致主动脉中层发生主动脉夹层。

4.高血压 血压增高使主动脉腔内压力过大,主动脉中层结构受破坏,引起中层结构的裂开,发生夹层。

5.妊娠 主动脉夹层还易发生在妊娠期(孕程的后 1/3),其原因不明,可能与妊娠时内分泌变化使主动脉的结构发生改变而易于裂开。

6.损伤 医源性损伤如心血管介入诊断和治疗,心脏手术有可能损伤主动脉壁的中层,产生夹层。

7.主动脉局部感染 中膜中血栓导致的炎症反应可能引起血管平滑肌的坏死或凋亡及弹力纤维的变形,这可能是中膜破裂的潜在因素。

8.血管炎 血管炎也是主动脉夹层的诱因,如巨细胞动脉炎、特发性主动脉炎、白塞综合征、梅毒。

【分型】

临床应用最广泛的主动脉夹层分型为 DeBaKey 分型及 Stanford 分型(图 3-12-1)。

1.DeBakey 分型

(1)Ⅰ型:原发破口位于升主动脉或主动脉弓,夹层累及大部分或全部胸升主动脉、主动脉弓、胸降主动脉、腹主动脉。

(2)Ⅱ型:原发破口位于升主动脉,夹层累及升主动脉,少数可累及主动脉弓。

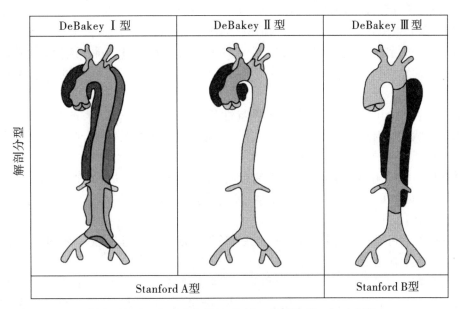

图 3-12-1 主动脉夹层 DeBaKey 分型及 Stanford 分型

（3）Ⅲ型：原发破口位于左锁骨下动脉的远端，夹层局限于胸降主动脉者为Ⅲa型，同时累及腹主动脉者为Ⅲb型。

2.Stanford 分型 夹层累及升主动脉者为 Stanford A 型，仅累及胸降主动脉及其远端者为 Stanford B 型。

【临床表现】

1.疼痛 是主动脉夹层最常见的初始症状。大部分患者以急性发作的剧烈胸痛起病。疼痛呈刀割样、针刺样或撕裂样，通常持续而难以忍受。剧烈疼痛时可出现面色苍白、出汗、四肢皮肤湿冷和灌注不良等类似休克的症状，但真正发生休克的患者并不多。若疼痛出现迁移，则提示夹层进展。若出现下肢疼痛，则提示下肢动脉可能受累。

2.累及症状 急性主动脉夹层压迫和阻塞主动脉的分支表现。

（1）累及主动脉瓣，出现主动脉瓣关闭不全的症状，可导致急性左心衰竭。

（2）累及冠状动脉，出现心绞痛和心肌梗死。

（3）累及头臂动脉，出现脑供血不足甚至昏迷。

（4）累及肋间动脉，出现截瘫。

（5）累及肠系膜动脉导致急腹痛等症状。

3.主动脉瘤破裂 极其危险的急症，血压增高可引起主动脉瘤破裂，表现为急性胸痛、失血性休克、昏迷、晕厥，甚至死亡。

【辅助检查】

1.超声心动图 经胸超声心动图检查（transthoracic echocardiography，TTE）可发现患者主动脉根部扩张，夹层处主动脉壁假腔形成，并排查其是否合并主动脉瓣关闭不全和心脏压塞等并发症。

2.经食管超声心动图 经食管超声心动图（transesophageal echocardiography，TEE）对主动脉夹层诊断的敏感度和特异度相对较高（均>95%），可有效发现位于升主动脉末端、主动脉弓及降主动脉的夹层病变，显示内膜破口的位置和真假腔的血流情况。

3. 计算机断层扫描　计算机断层扫描(computed tomography,CT)最大的优点在于扫描可以迅速完成,适用于许多危重患者。计算机断层扫描血管造影(computed tomographic angiography,CTA),是一种利用 CT 技术进行的血管造影检查,已广泛应用于主动脉夹层的诊断。该检查可清晰显示游离的内膜片段和主动脉夹层的真假两腔征,具有极高的敏感度和特异度(均>95%),但对碘剂过敏者禁忌该检查。

4. 心电图　患者心电图检查多表现为非特异性 ST-T 改变,近 1/3 患者的心电图完全正常。主动脉夹层累及冠状动脉时(约 7%),亦可出现心肌缺血甚至心肌梗死图形,应注意与急性冠脉综合征(特别是急性 ST 段抬高型心肌梗死)相鉴别。

5. 磁共振成像　适用于不能做 CT 检查的患者,比如碘过敏、肾功能损害、妊娠、甲状腺功能亢进症及其他原因,MRI 可作为首选替代手段。可准确提供主动脉夹层形态结构变化、破口位置等,但时间较长,主要用于病情稳定者。

6. X 射线胸片　可显示主动脉增宽、主动脉外轮廓不规则甚至扭曲、主动脉内膜钙化影移位等,有小部分主动脉夹层患者胸片显示正常。

7. 主动脉造影　包括选择性动脉造影和数字减影血管造影术,诊断准确率>95%。可显示内膜撕裂的部位、范围、出口、入口以及主动脉分支及主动脉瓣受累情况。尽管主动脉造影仍然是诊断主动脉夹层的"金标准",但目前多只在腔内修复术中应用,而不作为术前常规诊断手段。

【治疗原则】

Stanford B 型(远端主动脉夹层)首选内科治疗,Stanford A 型(近端主动脉夹层)首选手术治疗。确诊后在强化内科治疗,即控制高血压和减轻心肌收缩力基础上,进行手术治疗。当患者主动脉根部受累、有动脉瘤破裂征象、出现重要脏器供血障碍时,应急诊手术。主动脉弓部、根部重建是目前我国常用的手术方法。常用的术式包括本托尔手术(Bentall 手术)、Wheat 手术、升主动脉移植术和次全主动脉弓移植术等。在主动脉内植入带膜支架的介入治疗因创伤小、成功率高、恢复快,已成为降主动脉夹层的优选方案。

【主要护理诊断/问题】

1. 疼痛　与主动脉夹层发生、发展有关。
2. 焦虑与恐惧　与病情凶险及对疾病预后的不确定性有关。
3. 潜在并发症　感染、出血、动脉瘤破裂等。

【护理措施】

1. 疼痛
(1)评估疼痛的位置、性质、持续时间、诱因等。
(2)集中护理操作,减少环境等不良刺激。
(3)指导患者放松,保持大便通畅,避免用力过度。
(4)遵医嘱给予吗啡等镇痛药缓解疼痛。
2. 焦虑与恐惧
(1)给予患者安静、安全及舒适的环境。
(2)积极主动为患者解决困难,做好解释工作,避免患者情绪波动。
(3)做好家属思想工作,取得家属合作。家属积极为患者提供情感支持。
(4)必要时遵医嘱应用镇静剂。

3.潜在并发症

(1)卧床休息:保持环境安静,绝对卧床休息,严格控制活动量,保证充足睡眠。

(2)病情观察:严密监测患者生命体征和重要脏器的功能;观察患者主动脉夹层是否累及重要脏器导致供血障碍;观察患者神志改变,肢体运动情况,有无腹痛、腹胀,监测尿量。如有主动脉夹层破裂的先兆,立即通知医师,并做好抢救准备。

(3)营养支持:嘱患者摄入高蛋白、富含纤维素、丰富维生素、易消化的软食,纠正贫血、低蛋白血症,防止便秘发生。

(4)预防感染:严格无菌操作,彻底治疗潜在感染灶,术前预防性应用抗生素。

(5)术后护理

1)病情观察:①观察患者生命体征,监测有创动脉压,及时了解血压变化。②密切观察呼吸频率、节律、幅度和双肺呼吸音。③观察主动脉主要分支供血情况,四肢动脉搏动情况,四肢皮肤温度、色泽,监测四肢血压。若与患者之前血压差距很大,通知医师查找原因。④定期监测患者血清电解质和血气分析,根据血气分析结果调节呼吸机参数。

2)维持血压稳定:患者术前常有高血压病史,紧张、手术低温术后疼痛等因素可引起术后血压升高,导致吻合口渗血和缝线撕脱,因此术后需要积极控制血压。需要:①遵医嘱合理使用利尿药和血管扩张药等降压药,严格控制输液速度和量。②适量应用镇静、镇痛药物,防止因紧张、疼痛引起血压升高。

3)引流管的护理:术后随时观察引流液的性状及量,每30 min或1 h记录1次;间断挤压引流管,若引流出的血性液体持续2 h超过4 mL/(kg·h),考虑有活动性出血,及时报告医师,并做好再次开胸止血的准备。术后遵医嘱使用止血敏、维生素K等药物,以减少渗血。

二、闭塞性周围动脉粥样硬化

闭塞性周围动脉粥样硬化是全身性动脉硬化在下肢的表现,主要累及腹主动脉下端、髂动脉、股动脉、腘动脉。由于动脉粥样硬化性斑块,动脉中层变性和继发血栓形成而逐渐导致动脉管腔狭窄或闭塞,使下肢发生缺血性改变,肢体组织营养障碍。

【病因与发病机制】

病因尚未明确,可与多种因素有关。①外在因素:与吸烟、居住于寒冷潮湿地区、慢性损伤及感染有关。②内在因素:与精神紧张、营养不均衡、家族遗传、自身免疫功能紊乱、性激素等多种因素有关。其中,主动、被动吸烟史是本病发生和发展的重要环节。

【临床表现】

本病起病隐匿,进展缓慢,多次发作后症状逐渐明显和加重。病程分为3期。

1.局部缺血期　可出现患肢麻木、发凉及间歇性跛行。此外,此期还可表现为反复发作的游走性血栓性静脉炎,即浅表静脉发红、发热,呈条索状,且有压痛。

2.营养障碍期　可出现静息痛,皮温下降,肢端苍白、潮红或发绀,且可伴有营养障碍表现,如皮肤干燥、脱屑、脱毛及肌萎缩等。患肢动脉搏动消失,但尚未出现肢端溃疡或坏疽。

3.组织坏死期　可出现脚趾发黑、溃疡、坏死。

【辅助检查】

1.多普勒超声检查　能评价缺血程度,动静脉是否狭窄或闭塞,还可利用多普勒血流射频显示血流的流速、方向和阻力等。

2.计算机断层扫描血管造影　计算机断层扫描血管造影(computed tomographic angiography,CTA)可得到动脉的立体图像,显示患肢血管的病变节段及狭窄程度。因其无创、显影清晰,成为首选检查方法。

3.数字减影血管造影　数字减影血管造影(DSA)主要表现为肢体远端动脉的节段性受累,有时可伴有近端动脉的节段性病变。病变的血管狭窄或闭塞,而受累血管之间血管壁可光滑平整。此外,DSA检查还可显示闭塞血管周围有无侧支循环,能与动脉栓塞鉴别。

【治疗原则】

治疗的重点在于防止病变发展,改善和促进下肢血液循环。

1.非手术治疗

(1)一般疗法:积极预防高危发病因素。严格戒烟是关键。其他包括防止患肢受伤;注意保暖、防潮;适当使用镇静、镇痛药;适度锻炼。

(2)药物治疗:应用扩张血管、抑制血小板聚集的药物,改善血液循环,还可予以中医中药辅助治疗。

(3)高压氧疗法:以此改善组织的缺氧状况,减轻患肢疼痛,促进溃疡愈合。

(4)创面处理:干性坏疽应局部消毒包扎,湿性坏疽容易感染,给予及时换药的同时应用抗生素预防或控制感染。

2.手术治疗　目的是增加肢体血液供应和重建动脉血流通道,改善缺血引起的后果。

【主要护理诊断/问题】

1.疼痛　与患肢缺血、组织坏死有关。

2.有皮肤完整性受损的危险　与肢端坏疽、脱落有关。

3.潜在并发症　出血、感染、血管栓塞、移植血管闭塞等。

【护理措施】

1.疼痛

(1)评估疼痛的位置、性质、持续时间、诱因等。

(2)避免寒冷等不良刺激。

(3)采用各种非药物手段缓解疼痛,必要时遵医嘱给予镇痛药。

2.有皮肤完整性受损的危险

(1)动态评估患处皮肤情况并做好记录。

(2)护理操作轻柔,减轻刺激。

(3)着宽松柔软衣裤、鞋袜,避免影响局部血供。

(4)遵医嘱使用乳膏保湿。

3.潜在并发症

(1)静脉手术后患肢抬高30°,制动1周;动脉手术后患肢平放,制动2周;自体血管移植术后愈合较好者,卧床制动时间可适当缩短。

(2)患者卧床期间应适当作足背屈伸运动,以促进局部血液循环。

(3)加强病情观察,注意预防和处理感染、出血、动脉栓塞、血管痉挛或继发血栓等并发症。

三、静脉血栓栓塞

静脉血栓栓塞(venous thromboembolism,VTE)是包括深静脉血栓形成(deep venous thrombosis,

DVT)和肺血栓栓塞症(pulmonary thromboembolism,PTE)在内的一组血栓栓塞性疾病。任何可以导致静脉血流淤滞、血管内皮损伤和血液高凝状态的因素均为 VTE 的危险因素,是医院内住院患者常见并发症和非预期死亡的重要原因之一。

【病因】

血流缓慢、血液高凝状态和静脉内膜老化是静脉血栓症的 3 个重要因素。

1. 血流缓慢 常见于手术、肢体制动、长期卧床或久坐者。

2. 血液高凝状态 主要见于肿瘤、产后、长期服用避孕药、创伤、术后等患者。

3. 静脉内膜老化 表现为内膜粗糙,静脉瓣萎缩,容易在瓣膜下方静脉窦处发生血小板黏附,形成血栓。静脉起搏导管和电极也可造成静脉内膜损伤。

【临床症状】

1. 浅静脉血栓症 多为血栓性静脉炎,多见于四肢,常累及大隐静脉、小隐静脉、头静脉、贵要静脉及其分支。症状为局部疼痛发红、发热、肿胀,体温升高。皮下组织较薄的部位可触到索条状血栓。因血栓部位炎症显著,所以常与管壁紧密附着,很少发生肺栓塞。如果静脉炎进一步发展,波及深静脉则可因栓子脱落造成肺栓塞症。

2. 上肢深静脉血栓形成 前臂和手部肿胀,胀痛,上肢下垂时症状加重。

3. 上、下腔静脉血栓形成

(1)上腔静脉血栓:上肢静脉回流障碍表现,面颈部肿胀,球结膜充血水肿,眼睑肿胀,胸背以上浅静脉广泛扩张,胸壁扩张静脉血流方向向下。

(2)下腔静脉血栓:常为下肢深静脉血栓向上蔓延所致,下肢深静脉回流障碍,躯干浅静脉扩张,血流方向向头端;可有心悸,甚至轻微活动即可引起心悸、气短等心功能不全的症状;由于肾静脉回流障碍,可引起肾功能不全的表现,包括尿量减少、全身水肿等。

4. 下肢深静脉血栓形成 下肢深静脉血栓最常见,可发生在下肢深静脉的任何部位。根据血栓形成的解剖部位分为 3 型。

(1)小腿肌肉静脉丛血栓形成(周围型):为手术后深静脉血栓形成的好发部位。通常可感觉小腿部疼痛或胀感,腓肠肌有压痛,足踝部轻度肿胀。若在膝关节伸直位,将足急剧背屈,使腓肠肌与比目鱼肌伸长,可以激发血栓引起炎症性疼痛,而出现腓肠肌部疼痛,称为霍曼氏征(Homans 征)阳性。

(2)髂股静脉血栓形成(中央型):左侧多见,起病骤急。局部疼痛,压痛。腹股沟韧带以下患肢肿胀明显;浅静脉肿胀,尤腹股沟部和下腹壁明显;在股三间区,可扪及股静脉充满血栓所形成的条索状物;伴有发热,但一般不超过 38.5 ℃;可扩展侵犯至下腔静脉。

(3)全下肢深静脉血栓形成(混合型):临床上最常见,临床表现可为前两者表现的相加。

【辅助检查】

1. 血液检查 血液中纤维蛋白复合物溶解时产生的降解产物 D-二聚体浓度上升。

2. 放射性同位素检查 应用放射性标记的人体纤维蛋白原,能被正在形成的血栓所摄取,每克血栓中含量要比等量血液高 5 倍以上,因而形成放射性浓稀现象,在患病肢体进行扫描,即能判断有无血栓形成。该法操作简便,无创伤,正确率高,可以发现较小静脉隐匿型血栓。

3. 多普勒超声检查 将探头置于较大静脉的体表,可闻及或描记静脉血流音,如该部无血流音,可说明静脉栓塞。应用新型显像仪,还可直接观察静脉直径及腔内情况,可了解栓塞的大小及其所在部位。

4.静脉造影 最准确的检查方法,能使静脉直接显像,有效地判断有无血栓,确定血栓的大小、位置、形态及侧支循环情况。后期行逆行造影,还可了解静脉瓣膜功能情况。

【治疗原则】

1.非手术治疗 老年人的静脉血栓症原则上以保守治疗为主。浅静脉血栓性静脉炎可给予非激素类抗炎剂、镇静剂、热敷、超声波和紫外线等治疗,不必限制活动,亦不必做抗凝治疗。深静脉血栓症,尤其是急性髂、股静脉和小腿深静脉血栓形成易并发肺栓塞,并且在病发后 2 d 内危险性最大。所以,一旦确诊应立即卧床 72 h 以上,行抗凝和溶栓治疗。抗凝和溶栓治疗用于无禁忌证者,70 岁以上老人慎用。

2.手术治疗 静脉导管取栓术适用于病期在 48 h 以内的中央型下肢深静脉血栓和混合型下肢深静脉血栓。中央型可以考虑行腔内置管溶栓、球囊扩张、支架植入术,必要时安装下腔静脉滤器减少肺动脉栓塞可能。混合型出现股青肿者应切开静脉壁直接取栓,术后辅以抗凝、祛聚治疗。

【主要护理诊断/问题】

1.疼痛 与患肢缺血、缺氧有关。

2.潜在并发症 出血、感染、肺栓塞、血栓形成后综合征。

【护理措施】

1.疼痛 具体护理措施同闭塞性周围动脉粥样硬化。

2.潜在并发症

(1)非手术治疗护理/术前护理

1)病情观察:密切观察患肢疼痛的部位、持续时间、性质、程度,皮温、皮肤颜色、动脉搏动及肢体感觉等,并每日进行测量、记录、比较。

2)体位与活动:①卧床休息 1~2 周,禁止热敷、按摩,避免活动幅度过大,避免用力排便,以免血栓脱落;②休息时患肢高于心脏平面 20~30 cm,改善静脉回流,减轻水肿和疼痛;③下床活动时,穿医用弹力袜或用弹力绷带,使用时间因栓塞部位而异,周围型血栓形成使用 1~2 周,中央型血栓形成,可用 3~6 个月。

3)饮食护理:宜进食低脂、富含纤维食物,多饮水,保持大便通畅,避免因用力排便引起腹内压增高而影响下肢静脉回流。

4)用药护理:遵医嘱应用抗凝、溶栓、祛聚等药物,用药期间避免跌倒磕碰,用软毛牙刷刷牙。

(2)术后护理

1)病情观察:观察患者生命体征;切口敷料有无渗血、渗液;皮温、皮肤颜色、动脉搏动、肢体感觉等,以判断术后血管通畅程度、肿胀消退情况等。

2)体位:休息时抬高患肢至高于心脏平面 20~30 cm,膝关节微屈,适当进行足背屈伸运动,逐渐增加活动量,以促进下肢深静脉再通和侧支循环建立。避免屈膝、屈髋或穿过紧衣物影响静脉回流。

(冯 莉)

第十三节　心血管神经症

案例分析

　　患者,女,28 岁,因"发作性心悸、胸闷半年余,加重 10 天余"入院。患者半年前劳累后出现心悸、胸闷、气短、乏力,遂就诊于某院急诊科,给予"丹参滴丸"口服药物治疗,不适症状可缓解。半年来偶有上述不适症状反复出现,未系统诊治。10 天余前患者劳累后再次出现心悸、胸闷,自觉发作频率较前增多,无恶心、呕吐,无头痛、头晕,无腹痛等不适,持续 3 ~ 5 min 可自行缓解。查体:T 35.5 ℃,P 70 次/min,R 19 次/min,BP 119/86 mmHg。心前区无隆起及凹陷,心界无扩大,节律规整,各瓣膜听诊区无闻及病理性杂音。辅助检查:心肌酶 2.1 ng/mL;肌红蛋白 85 ng/mL。

　　请思考:①该患者最可能的医疗诊断是什么? ②目前该患者主要的护理诊断/问题有哪些? ③针对这些诊断/问题,相应的护理措施有哪些?

　　心血管神经症(cardiovascular neurosis,CN)即心脏神经症,是神经症的一种特殊类型,是指由于精神心理问题或神经功能失调,出现以心血管疾病的有关症状为主要表现的临床综合征。传统意义上的心脏神经症,特点是无器质性心血管病。但近年来发现,也有部分患者为器质性心脏病合并精神心理问题,两者可互为因果,相互影响。

【病因】

　　发病和精神心理因素关系密切,任何影响到患者精神、情绪、心理的因素都可能导致发病。其余也包括遗传因素(遗传性格内向、精神敏感等),环境因素(工作过于繁忙、生活压力大),失业、离异、丧亲等精神刺激。

【临床表现】

　　1.心悸　心悸是最常见的症状,患者可自觉心跳加快、心前区搏动和不适,紧张、运动或情绪激动时更加明显。该症状主要为患者的主观感觉,客观检查常无任何发现。但有时可见心尖冲动较强有力,或有窦性心动过速。

　　2.呼吸困难　胸闷、呼吸不畅,常感到空气不足,要打开窗户或要求吸氧,室内人多拥挤或通风较差的地方容易发作。

　　3.心前区痛　自以为是心绞痛,但其性质和部位与典型心绞痛不同。疼痛性质常描述为针刺样、牵扯样或刀割样;疼痛部位不固定,多局限在心尖区及左乳房下很小范围,亦可在胸骨下或右胸前或胸背等处;疼痛发作与劳力活动无关,多数发生在静息状态时;持续时间长短不等,一般较长,有时在工作紧张或情绪激动后可持续数天;含服硝酸甘油常不能缓解疼痛。

　　4.自主神经功能紊乱　可涉及多系统,出现各种症状,包括失眠、多梦、焦虑、食欲减退、头晕、耳鸣、多汗、手足发冷、双手震颤、尿频、大便次数增多或便秘等。

【辅助检查】

　　1.血液检查　血常规,肝、肾功能,血糖、血脂,心肌酶等指标均正常。甲状腺功能无异常。

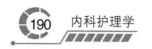

2. 超声心动图　用于评估心脏结构和功能,明确心脏是否有器质性病变。

3. 冠状动脉影像检查　评估心脏血管情况,明确是否存在心脏缺血和冠心病。

4. 心电图　正常或窦性心动过速。

【治疗原则】

治疗原则以心理治疗为主、药物治疗为辅,树立战胜疾病的信心十分重要。

【护理措施】

1. 心理护理　和患者建立良好的关系,鼓励患者倾诉交流,嘱家属多与患者沟通,了解患者的心理需要,尽量满足其合理要求。

2. 生活指导　合理安排生活,适度进行文娱、旅游和体育活动,如户外散步、郊游、打太极拳等,但锻炼要循序渐进,活动量不宜过大。休息时保证环境安静舒适。

3. 用药护理指导　患者按时按量遵医嘱服用阿普唑仑、氟哌噻吨美利曲辛等药物,切忌随意加减药量,定期门诊复查,遵医嘱逐步减量。

(冯　莉)

第十四节　循环系统常用诊疗技术及护理

一、心脏起搏治疗

心脏起搏是用人造的脉冲电流刺激心脏,以带动心脏的疗法,是缓慢性心律失常治疗学的重要进展之一。心脏起搏器简称起搏器,是一种医用电子仪器,由脉冲发生器、电极及导线、电源三部分组成。它通过发放一定形式的电脉冲刺激心脏,使之激动和收缩,即模拟正常心脏的冲动形成和传导,以治疗由于某些心律失常所致的心脏功能障碍。

(一)起搏器的类型及应用方式

1. 起搏器的类型

(1)心室按需(VVI)型起搏器:电极置于心室。这是最基本的起搏方式,优点是简单、方便、经济、可靠。适用于:一般性的心室率缓慢,无器质性心脏病,心功能良好者;于间歇性发生的心室率缓慢及长 R-R 间隔。但此型起搏器只能保证心室起搏节律,而不能保持房室顺序收缩,因而是非生理性的。

(2)心房按需(AAI)型起搏器:电极置于心房。起搏器按规定的周长和频率发放脉冲起搏心房,并下传激动心室,且能保持房室顺序收缩,适用于房室传导功能正常的病窦综合征,属生理性起搏。不适用于:有房室传导障碍,包括有潜在发生可能者;慢性心房颤动患者。

(3)双腔(DDD)型起搏器:心房和心室均放置电极。双腔起搏器中心房和心室起搏、感知功能最完整者,如自身心率慢于起搏器低限频率,导致心室传导功能障碍,则起搏感知 P 波触发心室起搏。如心房的自身频率过缓,但房室传导功能是好的,则起搏器起搏心房,并下传心室。适用于房室传导阻滞伴或不伴窦房结功能障碍。不适用于慢性心房颤动、心房扑动。

(4)频率自适应(R)型起搏器:起搏器可通过感知体动、血 pH 判断机体对心排血量的需要而自动调节起搏频率,以提高机体运动耐量,适用于需要从事中至重度体力活动者。可根据具体情况选用 VVIR、AAIR、DDDR 方式。但心率加快后心悸等症状加重,或诱发心衰、心绞痛症状加重者,不宜应用频率自适应起搏器。

2. 心脏起搏器应用方式

(1)植入式心脏起搏:起搏器一般埋植在患者胸部(偶尔植入其他部位)的皮下组织内。

(2)临时心脏起搏:采用体外携带式起搏器。

目前在临床中已开始使用体内植入型心律转复除颤器(implantable cardioverter defibrillator,ICD)和心脏再同步治疗起搏器(CRT),以及可提供除颤治疗及心脏再同步治疗的起搏器 CRTD(CRT+ICD)。ICD 具备除颤、复律、抗心动过速起搏及抗心动过缓起搏等功能。CRT 目前主要用于纠正由于双室收缩不同步引发的心力衰竭。

(二)适应证

1. 植入式心脏起搏

(1)完全性或高度房室传导阻滞;双侧分支和三分支传导阻滞。伴有心室率过缓或长间歇的心房颤动或心房扑动。

(2)束支-分支水平阻滞,间歇发生二度 I 型房室传导阻滞伴有症状者,在观察过程中阻滞程度进展、H-V 间期>100 ms 者,虽无症状,也是植入起搏器的适应证。

(3)病态窦房结综合征或房室传导阻滞,心室率经常<50 次/min,有明确的临床症状,或间歇发生心室率<40 次/min,或有长达 3 s 的 R-R 间隔,虽无症状,也应植入起搏器。

(4)由于颈动脉窦高敏反应综合征引起的心率减慢,心率或 R-R 间隔达到上述标准,伴有明确症状者,起搏器治疗有效;但血管迷走性晕厥者,不建议积极植入起搏器。

(5)有窦房结功能障碍和(或)房室传导阻滞的患者,必须采用具有减慢心率的药物治疗时,为了保证适当的心室率,应植入起搏器。

近年来,随着起搏器技术的进步和循证医学证据的出现,起搏器治疗的应用探索从单纯治疗缓慢性心律失常扩展到多种疾病的治疗,如预防心房颤动,预防和治疗长 QT 间期综合征的恶性室性心律失常。此外,起搏器还用于辅助治疗梗阻性肥厚型心肌病、扩张型心肌病、顽固性心力衰竭和神经介导性晕厥。总之,关于植入适应证的指南也在不断地更新,系统、全面地了解这些变化,有助于指导临床实践。

2. 临时心脏起搏

(1)阿-斯综合征发作、一过性高度或完全房室传导阻滞且逸搏心律过缓。

(2)可逆性因素所致的缓慢性心律失常,如急性心肌梗死、急性心肌炎、高钾血症等所致的心动过缓。

(3)因已植入的永久起搏器失灵、电池耗竭等原因需要更换永久起搏器,又存在起搏器依赖的患者。

(4)心脏手术后,留置临时起搏导线可帮助复苏,改善心脏的血流动力学障碍。控制心动过速、处理手术所致房室传导阻滞。

(5)具有心律失常潜在危险的患者,在施行外科手术时作为保护性措施。

(6)电生理检查,或对疑有窦房结功能障碍的患者,需要进行药物治疗或行电复律者。

(三)禁忌证

植入式心脏起搏禁忌证:尚未控制的全身感染;起搏器切口部位的皮肤破溃、局部化脓或有比较严重的毛囊炎;严重的肝、肾功能不全及心功能不全;电解质紊乱及酸碱平衡失调尚未被纠正;出血性疾病及有出血倾向者。

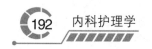

临时起搏器一般用于抢救,故无绝对禁忌证。但若不在抢救时使用,则禁忌证主要是尚未控制的感染。

(四)方法

1. **植入式心脏起搏** ①单腔起搏:将电极导线从头静脉、锁骨下静脉或颈内静脉跨越三尖瓣送入右心室内嵌入肌小梁中,脉冲发生器多埋藏在胸壁胸大肌表面,而非皮下组织中。②双腔起搏:一般将心房起搏电极导线顶端置于右心房,心室起搏电极置于右心室。③三腔起搏时如行双房起搏则左房电极放置在冠状窦内,如行心脏再同步治疗(双心室),左室电极经过冠状窦放置在左室侧壁冠状静脉处。

2. **临时心脏起搏** 采用电极导线经外周静脉(常用股静脉或锁骨下静脉)送至右心室,电极接触到心内膜,起搏器置于体外。放置时间不能太久,一般不能超过1个月,以免发生感染。

(五)护理措施

1. **术前护理**

(1)心理护理:根据患者的年龄、文化程度、心理素质等,采用适当的形式向患者及家属介绍手术的必要性和安全性,手术的过程、方法和注意事项,以解除其思想顾虑和紧张的精神,取得最佳手术配合。必要时手术前应用镇静剂,保证充足的睡眠。

(2)完善辅助检查:指导患者完成必要的实验室检查,如血尿常规、血型、凝血时间、胸片、心电图、动态心电图等。

(3)术前准备:①皮肤准备,通常经股静脉临时起搏,备皮范围是会阴部及双侧腹股沟;植入式起搏备皮范围是左上胸部,包括颈部和腋下,备皮后注意局部皮肤清洁。②术前应用抗凝血药者需停用至凝血酶原时间恢复在正常范围内。如不能停用药物者,术前应准备止血药,以备术中使用。

(4)术前宣教:指导患者掌握术中配合技巧及术后的注意事项。术前如有咳嗽,应通知医生,必要时给予镇咳药;术中如有咳嗽,指导患者可做深呼吸或及时告诉手术人员;训练患者平卧位床上排尿,以免术后由于卧床体位而出现排尿困难。

2. **术中配合**

(1)监测生命体征:严密监测心率、心律、呼吸及血压的变化,发现异常立即通知医生。

(2)关注患者的感受:了解患者术中疼痛情况及其他不适主诉,并做好安慰解释工作,帮助患者顺利配合手术。

3. **术后护理**

(1)休息与活动:术后24 h内绝对卧床,取平卧位或斜坡卧位,禁止翻身,术后第2天可适当术侧卧位。术后1周内术侧肢体制动。在术后恢复期进行肢体功能锻炼时要遵循循序渐进的原则,避免患侧肢体做剧烈重复的甩手动作、大幅度地外展、上抬及患侧肩部负重、从高处往下跳。如果出现肩部肌肉抽动,可能是导线脱离,应立即到医院检查。术后将患者平移至床上,嘱患者保持平卧位或略向左侧卧位1~3 d,如患者平卧极度不适,可抬高床头30°~60°。术侧肢体不宜过度活动,勿用力咳嗽,以防电极脱位,如出现咳嗽症状,尽早应用镇咳药。安置临时起搏器患者需绝对卧床,术侧肢体避免屈曲或活动过度。卧床期间做好生活护理。术后第1次活动应动作缓慢,防止跌倒。

(2)监测:术后描记12导联心电图,并加强观察心律变化,心电监护24 h,监测起搏和感知功能。观察有无腹壁肌肉抽动、心脏穿孔等表现;监测脉搏、心率、心律、心电图变化及患者自觉症状,及时发现有无电极导线移位或起搏器起搏感知障碍。若有,立即报告医生并协助其处理。出院前常规拍摄胸片。

（3）穿刺部位护理与观察：穿刺部位以沙袋加压压迫6 h，且每间隔2 h解除压迫5 min。术后早期应保持局部敷料清洁干燥，如有敷料碰湿或脱落要及时更换。一般术后7 d拆线，临时起搏器应每天换药1次。观察起搏器囊袋有无出血或血肿，观察伤口有无渗血、红、肿，患者有无局部疼痛、皮肤变暗发紫、波动感等，及时发现出血、感染等并发症。监测患者体温变化，常规应用抗生素，预防感染。在拆线后仍要保持局部皮肤清洁，不穿过紧的内衣。若术后出现局部红、肿、疼痛甚至皮肤溃烂，此时不宜在家中自行处理。若同时伴有发热等全身症状，则要考虑感染的可能，应及时到医院进行检查治疗。

4. 健康教育

（1）起搏器知识指导：告知患者起搏器的设置频率及使用年限。指导其妥善保管好起搏器卡（有起搏器型号、有关参数、安装日期、品牌等），外出时随身携带，便于出现意外时为诊治提供信息。告知患者应避免强磁场和高电压的场所（如核磁、激光、变电站等），但家庭生活用电一般不影响起搏器工作。嘱患者一旦接触某种环境或电器后出现胸闷、头晕等不适，应立即离开现场或不再使用该种电器。随着技术的不断更新，目前移动电话对起搏器的干扰作用很小，推荐平时将移动电话放置在远离起搏器至少15 cm的口袋内，拨打或接听电话时采用对侧。

（2）病情自我监测指导：教会患者每天自测脉搏2次，监测脉搏时要保证每天在同一种身体状态下，如每天清晨醒来时或静坐15 min后。出现脉率比设置频率低10%或再次出现安装起搏器前的症状应及时就医。不要随意抚弄起搏器植入部位。自行检查该部位有无红、肿、热、痛等炎症反应或出血现象，出现不适立即就医。

（3）活动指导：避免剧烈运动，装有起搏器的一侧上肢应避免做用力过度或幅度过大的动作（如打网球、举重物等），以免影响起搏器功能或使电极脱落。

（4）定期随访：安置起搏器的早期往往起搏阈值不稳定，需要及时调整。因此需要定期到医院检查，一般术后1个月内每2周1次，3个月内每月1次。出院后半年内每1~3个月随访1次以测试起搏器功能，情况稳定后每半年随访1次，接近起搏器使用年限时，应缩短随访间隔时间，在电池耗尽之前及时更换起搏器。

起搏器命名代码

二、心脏电复律

心脏电复律是在短时间内向心脏通以高压强电流，使心肌瞬间同时除极，消除异位性快速心律失常，使之转复为窦性心律的方法。最早用于消除心室颤动，故亦称为心脏电除颤。心脏复律术分体外经胸式和植入式，前者已广泛用于临床，后者在国外安置例数也逐年增加。

（一）电复律与电除颤的种类

1. 交流和直流电除颤　20世纪60年代早期曾应用交流电进行电除颤，但交流电放电时电流量大，放电时间长达20 ms，不易避开心室易损期，易引起心肌损伤和严重心律失常，尤其体内交流电除颤可直接导致心功能恶化，很快便废弃不用。近40多年来世界各国均采用直流电复律。直流电容器充电后可在非常短的时间（2.5~4.0 ms）释放很高的电能，可以设置与R波同步放电，反复电击对心肌损伤较轻，适于进行电转复和电除颤。

2. 体外与体内电复律和电除颤　根据复律（除颤）电极板所放置位置不同可以分为体内与体外电复律（电除颤）。体内电复律和电除颤常用于心脏手术或急症开胸抢救的患者。一个电极板置于右室面，另一个电极板置于心尖部。电流能量通常为20~30 J，一般不超过70 J。非手术情况下，大多采用经胸壁复律（除颤），亦即体外电复律（电除颤）；通常将APEX（阴极电板）放在左前胸或心尖部,STERNUM(阳极电板)放在右胸或后背,从而保证电流可以正好通过心脏,达到理想的除颤效果。若一次电击无效,先继续按压心脏并准备行再次电除颤,必要时提高电能。

3.同步电复律与非同步电除颤　根据治疗过程中是否采用同步触发可以将电复律(电除颤)区分为同步与非同步电复律(电除颤)。

(1)直流电同步电复律:同步电复律是指利用同步触发装置,用体表心电图 R 波来控制电流脉冲的发放,使电流仅在心动周期的绝对不应期中发放(脉冲电流落在 R 波的下降支上,而避免落在 T 波顶峰前 30 ms 以内的易损期),避免诱发心室颤动,临床上用于除心室颤动以外的其他快速型心律失常的转复。电复律前一定要核查仪器上的"同步"功能处于开启状态。

(2)直流电非同步电除颤:不用同步触发装置可在任何时间内放电,用于转复心室颤动或心室扑动,称为非同步电复律。临床上通常仅用于心室颤动或心室扑动的复律治疗;还有就是无法识别 R 波的快速室性心动过速。由于无法同步直流电电复律,只能非同步电击(相当于除颤)。

4.经食管内低能量电复律　近年来,国内外学者尝试经食管低能量同步直流电复律心房颤动,取得成功。这种直流电同步电复律技术同常规体外电复律相比,由于避开了阻抗较大的胸壁和心外阻抗,故所需电能较小(20～60 J)。患者不需要麻醉即可耐受,同时皮肤烧伤亦可避免。但仍需对食管电极导管的设计和安置进行不断改进,以使其将来有望成为一种有前途的处理快速性心律失常的新方法。

5.植入型心律转复除颤器　近年来,经静脉置放心内膜除颤电极已取代了早期开胸置放心外膜除颤电极。植入型心律转复除颤器(implantable cardioverter defibrillator,ICD)的体积也明显减小,已可埋藏于胸大肌和胸小肌之间,甚至像起搏器一样可埋藏于皮下囊袋之中。可同时具备抗心动过缓起搏、抗心动过速起搏、低能电转复和高能电除颤等功能。

(二)适应证

(1)心室颤动和心室扑动是电复律的绝对指征。

(2)心房颤动病史较短(一般不超过 1 年)和扑动伴血流动力学障碍者。

(3)药物及其他方法治疗无效或有严重血流动力学障碍的阵发性室上性心动过速、室性心动过速、预激综合征伴快速心律失常者。

(4)异位性心动过速而性质不明(如室上性心动过速伴差异性传导或室性心动过速不能明确鉴别时)而导致用药困难且伴有明显血流动力学障碍者。

(三)禁忌证

(1)房颤病史长者。心脏明显扩大,或有巨大左心房者及心房内有新鲜血栓形成或近 3 个月有栓塞史。

(2)伴高度或完全性房室传导阻滞的心房颤动或心房扑动。

(3)伴病态窦房结综合征的心动过缓-心动过速综合征。

(4)有洋地黄中毒、低钾血症时,风湿病活动期暂不宜电复律。

(5)扭转型室性心动过速或多型性室速伴有低血钾者,Q-T 间期延长者应慎用电复律。

(6)自律性增高的房性心动过速、非阵发性交界性心动过速、加速性室性自主心律一般不主张用电复律治疗。

以上所列适应证及禁忌证都是相对的,应从每个患者的具体临床情况全面评估获益与风险,不能生搬硬套。

（四）能量选择

电复律和电除颤的能量通常用焦耳来表示，即能量（焦耳）= 功率（瓦）×时间（秒）。电能高低的选择主要根据心律失常的类型和病情（表 3-14-1）。

表 3-14-1　经胸壁体外电复律常用能量选择

心律失常	能量/J
心房颤动	100 ~ 200
心房扑动	50 ~ 100
室上性心动过速	100 ~ 150
室性心动过速	100 ~ 200
心室颤动	200 ~ 360

（五）体外电复律与电除颤的操作方法

（1）做好术前准备，备好各种抢救器械和药品。

（2）患者平卧于木板床上，开放静脉通道，充分暴露胸壁。

（3）术前常规做心电图，完成心电记录后把导联线从心电图机上解除，以免电击损坏心电图机。在发生心搏骤停后也可"盲目除颤"，而不必一定为了明确心搏骤停类型而延误除颤治疗。

（4）连接除颤器导线，接通电源，检查同步性能，根据实际情况选择同步或非同步。需要同步时通常选择 R 波较高导联进行示波观察。

（5）按要求进行静脉麻醉。紧急电除颤则无须静脉麻醉。

（6）电极板涂上导电膏或包上浸有生理盐水的纱布垫，紧急时甚至可用清水，但绝对禁用酒精，否则可引起皮肤灼伤。

（7）按要求放置电极板，应尽量避开胸骨。用力按紧并给予一定的压力，以保证有较低的阻抗，有利于除颤成功。电极板位置放置方式：①前侧位（前尖位或标准位，为合适的默认位置），一个电极板放置在右胸前壁锁骨下（胸骨右缘第 2 肋间），靠近但不与胸骨重叠；另一个电极板放在心尖（左乳头左侧，其中心位于腋中线上），两个电极板之间至少相距 10 cm。②前-左肩位，一个电极板放在右前壁锁骨下，另一个电极板放在背部左肩胛下。③前-右肩胛位（尖后位），一个电极板放在心尖部，另一个电极板放在患者背后右肩胛角，注意避开脊柱。④前后位，一个电极板放在左肩胛下区，另一个电极板放在胸骨左缘第 4 肋间水平。

（8）选择电能剂量，按下"充电"按钮，将机器充电到相应的能量。所有人员不得接触患者、病床及与患者相连接的仪器设备，以免触电。

（9）按下"放电"按钮，当观察到电极板放电后再放开按钮、松开电极板。

（10）电击后立即听诊心脏并观察患者心电图，观察复律或除颤是否成功并决定是否需要再次电复律或电除颤。

（11）电击后即进行常规导联心电图，并进行心电、血压、呼吸和意识的监测，一般需持续 1 d。

（12）心室颤动时，不做术前准备，无须麻醉，尽快实施非同步电击除颤。

（六）并发症

心脏电复律会诱发各种心律失常，急性肺水肿，低血压，体循环栓塞和肺动脉栓塞，血清心肌酶

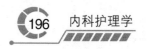

增高,皮肤烧伤。

(七)护理措施

1. 复律前护理

(1)向择期复律的患者介绍电复律的目的和必要性、大致过程、可能出现的不适和并发症,以取得其合作。

(2)遵医嘱做术前有关实验室检查(包括心电图和血液化验等)。

(3)遵医嘱停用洋地黄类药物 24 ~ 48 h,给予改善心功能、纠正低血钾和酸中毒的药物。有心房颤动的患者复律前应进行抗凝治疗,并测定凝血酶原时间和活动度。

(4)复律前 1 ~ 2 d 口服奎尼丁,预防转复后复发,服药前做心电图,观察 QRS 波时限及 QT 间期变化。

(5)复律前 6 h 内应禁食、禁水,避免复律过程中发生恶心和呕吐,排空膀胱。

(6)遵医嘱做 12 导联心电图及心电连续监测,建立静脉通道,末梢氧分压达 90% 以上。

(7)物品准备:除颤器、生理盐水、导电糊、纱布垫、地西泮、心电和血压监护仪及心肺复苏所需的抢救设备和药品。

2. 复律中配合

(1)患者平卧于绝缘的硬板床上,松开衣领,有义齿者取下义齿,开放静脉通路,给予氧气吸入,术前做全导联心电图。

(2)心电连续监测,建立静脉通道,最好选择上肢血管,因下肢静脉离心脏较远不利于抢救用药。

(3)建立护理记录,测量血压。

(4)再次检查麻醉机、除颤器的性能及急救车。

(5)清洁电击处的皮肤,连接好心电导联线,贴放心电监测电极片时注意避开除颤部位。

(6)连接电源,打开除颤器开关,选择一个 R 波高耸的导联进行示波观察。选择"同步"或"非同步"按钮。

(7)遵医嘱用地西泮 0.3 ~ 0.5 mg/kg 缓慢静脉注射,至患者睫毛反射开始消失的深度。麻醉过程中严密观察呼吸。

(8)患者进入理想的麻醉状态后,充分暴露患者前胸,连接除颤器心电监测导联,记录心电图。将两电极板上均匀涂满导电糊或包以生理盐水浸湿的纱布,分别置于胸骨右缘第 2 ~ 3 肋间和心尖部,两电极板之间距离不应小于 10 cm,与皮肤紧密接触,并有一定的压力。按充电钮充电到所需功率,准备放电时,嘱任何人避免接触患者及病床,以及同患者相连接的仪器,以免发生触电。两电极板同时放电,此时患者身体和四肢会抽动一下,通过心电示波器观察患者的心律是否转为窦性。

(9)根据情况决定是否需要再次电复律。

3. 复律后护理

(1)休息与饮食:患者应卧床休息 24 h,清醒后,再卧床休息 1 ~ 2 d。清醒 2 h 内避免进食水,防止恶心、呕吐。活动量以不引起心悸、胸闷为度,清醒 2 h 后给予高热量、富含维生素、易消化饮食,保持排便通畅,避免情绪激动、吸烟、过度劳累、进食刺激性食物等。

(2)电复律后应立即进行持续心电监护 24 h,并严密观察患者的神志、瞳孔、心率、心律、血压、呼吸变化;观察皮肤及肢体活动情况,及时发现患者有无栓塞征象。

(3)电复律术后是否有并发症,如皮肤烧伤、心肌损伤、循环栓塞、肺水肿及各种形式的心律失常等,并协助医生给予处理。

（4）遵医嘱继续服用奎尼丁、洋地黄或其他抗心律失常药物以维持窦性心律。

（5）严格按医嘱服药，定期复查；有心悸、胸闷、呼吸困难应立即就诊，条件允许的情况下，反复发作的室性心动过速、心房颤动，应尽早安装除颤起搏器或经皮导管射频消融治疗。指导患者规律服药，告知服药的注意事项，避免诱发因素，保持心情舒畅，适当增加活动。心脏病有复发的可能性，告知患者要有心理准备。对于心房颤动患者，即使复律前未使用抗凝药物治疗，但是复律后仍需要抗凝4周，因为心房功能的恢复可能延迟至窦性心律恢复后3周。

三、射频消融术

射频消融术（radiofrequency ablation，RFA）是治疗心律失常的一种导管治疗技术。射频电能是一种低电压高频（30 kHz～1.5 MHz）电能。射频消融仪通过导管头端的电极释放射频电能，在导管头端与局部心肌内膜之间，电能转化为热能，达到一定温度（46～90 ℃）后，使特定的局部心肌细胞脱水、变性、坏死（损伤直径7～8 mm，深度3～5 mm），自律性和传导性能均发生改变，从而使心律失常得以根治。射频消融术目前已经成为根治阵发性心动过速最有效的方法。

（一）适应证

1. 预激综合征合并阵发性心房颤动和快速心室率。

2. 房室折返性心动过速、房室结折返性心动过速、房速和无器质性心脏病证据的室性心动过速（特发性室速）呈反复发作性，或合并有心动过速心肌病，或者血流动力学不稳定者。

3. 顽固性心房扑动，近年来特发性心房颤动也逐渐成为适应证。

4. 室性期前收缩（早搏）：主要用于临床症状明显的单源性的频发室性期前收缩；常常由于心室"兴奋灶"引起；标测到异位兴奋灶消融，室性期前收缩即可消失。

5. 发作频繁和（或）症状重、药物预防发作效果差的心肌梗死后室性心动过速。

6. 不适当窦性心动过速合并心动过速心肌病。

（二）禁忌证

1. 感染性疾病，如感染性心内膜炎、败血症、肺部感染等。

2. 严重心律失常及严重的高血压未加控制者。

3. 电解质紊乱，洋地黄中毒。

4. 有明显出血倾向者，现有出血疾病者或正在进行抗凝治疗者。

5. 近期有心肌梗死、肺或外周动脉栓塞者。

6. 严重肝、肾功能不全。

（三）操作方法

1. 必须先明确心律失常的诊断。

2. 首先经过穿刺颈内静脉或锁骨下静脉和双侧股静脉送入心导管电极行电生理检查，以明确诊断和所需消融的病灶所在的部位，确定准确的消融靶点。首先，在进一步明确心律失常的基础上行心内电生理检查。

3. 然后选用特制的大头消融导管到达病灶部位，短时间内发射射频电流，电流功率一般为20～30 W，持续或间断放电10～60 s。射频电流接触心肌组织后产生局部的相对高温，从而使局部心肌组织干燥坏死，坏死的心肌组织不再起到传导电信号作用，因而心律失常得以根治。

4. 重复电生理检查，以检测是否已达到消融成功标准，如旁路逆传是否已不存在，原有心律失常用各种方法不再能诱发等。

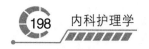

(四)并发症

导管射频消融可能出现的并发症为误伤希氏束,造成二度或三度房室传导阻滞;心脏穿孔致心脏压塞等,但发生率极低。

(五)护理措施

1. 术前护理

(1)向患者及家属介绍手术的方法和意义、手术的必要性和安全性,以解除其思想顾虑和精神紧张,必要时手术前夜口服地西泮 5 mg,保证充足的睡眠。

(2)术前进行必要的实验室检查(血尿常规、血型、出凝血时间、血电解质、肝肾功能)、胸片、超声心动图等。

(3)根据需要行双侧腹股沟及会阴部或上肢、锁骨下静脉穿刺术区备皮及清洁皮肤。

(4)根据需要行造影剂碘过敏试验。

(5)穿刺股动脉者应检查两侧足背动脉搏动情况并标记,以便于术中、术后对照观察。

(6)训练患者床上排便。

(7)指导患者衣着舒适,术前排空膀胱。

(8)术前无须禁食,术前一餐饮食以六成饱为宜,可进食米饭、面条等,不宜喝牛奶、吃海鲜和油腻食物,以免术后卧床出现腹胀或腹泻。

(9)于术前停用抗心律失常药物 5 个半衰期以上或 2 周。

(10)常规 12 导联心电图检查,必要时进行食管调搏、Holter 等检查。

2. 术中配合

(1)严密监护患者血压、呼吸、心率、心律等变化,密切观察有无心脏压塞、心脏穿孔、房室传导阻滞或其他严重心律失常等并发症,并积极协助医生进行处理。

(2)做好患者的解释工作,如药物、发放射频电能引起的不适症状,或由于术中靶点选择困难导致手术时间长等,以缓解患者的紧张与不适,帮助患者顺利配合手术。

3. 术后护理

(1)将患者平移至床上并制动,做 12 导联心电图,持续心电监测至少 24 h。

(2)沙袋压迫穿刺部位,动脉穿刺部位 12 h,静脉穿刺部位 4~6 h。

(3)密切观察穿刺部位有无出血及血肿。

(4)动态观察患者的生命体征变化情况,如有无血压下降、大汗、四肢冰冷等症状。

(5)观察术后并发症,如房室传导阻滞、血栓与栓塞、气胸、心脏压塞等症状。

(6)卧床 24 h,注意液体的补充及食用易消化的食物。

(7)常规应用抗凝治疗。

四、左心耳封堵术

左心耳封堵术(left atrial appendage closure,LAAC)指使用特制的封堵设备,封堵左心耳,从而达到预防心房颤动血栓栓塞的目的,是近年来发展起来的一种创伤较小、操作简单、耗时较少的治疗方法。

心房颤动是老年人及心脏病患者最常见的持续性心律失常,与缺血性卒中的发生关系密切;既往研究发现,心房颤动合并卒中的主要原因是左心耳血栓的形成和脱落,在非瓣膜性心房颤动卒中患者中,高达 90% 的栓子来源于左心耳。因此,封堵左心耳,防止左心耳血栓的形成与脱落,是预防心房颤动患者缺血性卒中发生的一种有效的治疗方式,特别是为华法林治疗禁忌的患者提供了一种可选的治疗手段。

(一)适应证

1. 非瓣膜性心房颤动患者,心房颤动发生时间>3 个月,或长期持续性心房颤动及永久性心房颤动。

2. 年龄>18 岁。

3. CHA_2DS_2-VASc 评分≥2 分,HAS-BLED 评分≥3 分,且可长期服用氯吡格雷和阿司匹林者。

4. 有华法林应用禁忌证、无法或不愿长期服用华法林者。

5. 有脑出血史或缺血性卒中史者。

6. 经食管超声心动图(TEE)多角度(0°、45°、90°、135°)检测,左心耳开口最大直径在 17 ~ 30 mm,左心耳有效深度≥开口直径。

7. 经食管超声心动图检测未发现可疑或明确左心耳血栓。

(二)禁忌证

1. 左心耳内径>65 mm、经 TEE 发现心内血栓/左心耳浓密自发显影、严重二尖瓣病变及心包积液>3 mm 者。

2. 预计生存期<1 年的患者;低卒中风险(CHA_2DS_2-VASc 评分 0 或 1 分)或低出血风险(HAS-BLED 评分<3 者)。

3. 需要华法林抗凝治疗的除心房颤动外其他疾病者。

4. 存在卵圆孔未闭合并房间隔瘤和右向左分流,升主动脉/主动脉弓处存在复杂可移动、破裂、厚度>4 mm 的动脉粥样硬化斑块者。

5. 有胸膜黏连(包括曾经做过心脏手术、心外膜炎及胸部放疗)者,不建议应用 LARIAT 装置封堵左心耳。

6. 需要接受择期心外科手术者。

7. 目前虽无直接证据证实心功能低下为经皮左心耳封堵的不利因素,但对于左心室射血分数<35% 或纽约心功能分级Ⅳ级且暂未纠正者,不建议左心耳封堵。

(三)方法

穿刺股静脉置管,在经食管超声心动图的引导下穿刺房间隔(靠后、靠下穿刺房间隔),检测左心房压力(平均压应≥10 mmHg);留置超硬导丝于左上肺静脉,撤出房间隔穿刺鞘,并沿导丝将封堵器输送鞘送至左心房;回撤导丝,将猪尾导管经输送鞘送入左心房并调整至左心耳内,然后经导管进行左心耳造影(右前斜位 30°、足位 20°),测量左心耳开口直径、封堵器着陆区域直径和左心耳深度,结合 TEE 和 CT 检查测量结果选择合适的封堵器;沿猪尾导管将输送鞘送至左心耳内合适部位(对不同封堵器,送入的深度不同)后固定输送鞘,回撤猪尾导管;装载、检测封堵器并排气,然后经输送鞘送入和释放,经透视、造影、TEE 及使用"PASS"原则检测释放位置(包括封堵器与冠状动脉左回旋支的位置关系)、稳定性(牵拉试验)、压缩比(应在 8% ~ 20%)、封堵器周围残余分流(直径应<5 mm)等情况后,最终分离封堵器与连接杆(逆时针旋转连接杆 3 ~ 5 圈)。

(四)护理措施

1. 术前护理

(1)指导患者完成必要的实验室检查(血常规、尿常规、肝肾功能、血糖、血脂、电解质、凝血功能、血型、D-二聚体、肌钙蛋白 I、传染病筛查)

（2）心电图、经胸超声心动图（TTE）、X射线胸片及动态心电图等。

（3）对于既往有卒中史的，应行基线状态下的头部CT或MRI检查，以排除急性脑血管病变。

（4）心脏增强CT扫描：明确左心耳解剖特征，测量锚定区直径，有助于选择左心耳封堵器的型号。同时可排除左心房及左心耳血栓。

（5）经食管超声心动图检查：术前进行多角度二维TEE或三维TEE对左心耳解剖结构进行评估，重点包括：①左心耳形态、深度、口径大小、颈部形状、"着陆区"（landing zone，心耳内植入封堵器的部位）面积。②左心耳是否存在分叶、分叶数目、形态及部位等。③评估左心耳与肺静脉之间的位置关系。④明确左心房及左心耳内有无血栓形成及自发性显影征象。如左心耳解剖结构复杂，术前还需进行心脏CT或MRI等检查，以明确左心耳的具体解剖结构特征。对于不能耐受TEE检查者，应在术前行心脏增强CT检查，明确左心房及左心耳内有无血栓。

（6）肺功能检查：进一步了解肺功能状况，便于术中麻醉管理。

2. 术中配合

（1）应妥善安置患者体位，既要让患者感到安全舒适又要便于手术顺利进行，尤其要考虑术中体位是否满足透视的需要。此外，手术体位的合理安置也有利于预防术中皮肤压力性损伤的发生。

（2）术中需密切观察患者生命体征的变化，及时发现患者术中异常心电波形的出现，并及时提醒医生酌情调整手术进程。同时应关注术中静脉通道是否通畅，严防输液管路脱落等护理问题的出现。

（3）护士需与手术医生及麻醉医师密切配合，实时关注手术进展，及时准确供应手术所需器械、耗材等。加强与医生的沟通交流，准确获取手术进展信息，提高配合密切度。

3. 术后护理

（1）严密监测生命体征的变化：封堵术后继续抗凝药物的应用极易引发脑血管意外，导致血压过高，介入术后12 h内每0.5~1.0 h测量1次血压，12~24 h每2 h测量1次，之后逐渐延长测量时间。

（2）抗凝治疗的观察护理：为了预防封堵器血栓形成，在应用抗凝药物期间，责任护士认真向患者介绍继续抗凝药物治疗的目的、重要性和注意事项，以取得配合。

（3）心包压塞的观察护理：立即心电监护，严密观察患者的意识、面色、生命体征及尿量等；同时重视主观感受。一旦患者出现心前区疼痛或胸痛、胸闷气急、烦躁多汗、面色苍白、血压进行性下降、脉压减小、心率先慢后快等症状，立即行床边超声心动图检查，及早发现心包积液乃至急性心包压塞，及时采取心包穿刺引流术。

五、心脏瓣膜病介入性治疗

（一）经皮球囊二尖瓣成形术

经皮球囊二尖瓣成形术（percutaneous balloon mitral valvuloplasty，PBMV）是缓解单纯二尖瓣狭窄的首选方法，可获得与外科二尖瓣闭式分离术相似的效果。其具有创伤小、相对安全、疗效佳、恢复快、可重复应用等特点，同时对于拒绝和不能耐受外科手术的患者，也是一种有效的治疗方法。

1. 适应证

（1）中至重度二尖瓣狭窄，瓣叶较柔软，无明显钙化，且无左心房血栓或无中重度二尖瓣关闭不全，心功能Ⅱ~Ⅲ级者。

（2）外科分离术后再狭窄。

2. 禁忌证

（1）二尖瓣狭窄伴有中度至重度的二尖瓣反流及主动脉瓣病变。

（2）左心房血栓或近期（半年内）有体循环栓塞史。

（3）严重的瓣下结构病变，二尖瓣有明显钙化为相对禁忌证。

（4）风湿活动。

3. 方法　经皮将球囊导管从股静脉送入右心房，通过房间隔穿刺送入左心房并到达二尖瓣口，稀释造影剂向球囊内快速加压充盈，膨胀的球囊将粘连狭窄的二尖瓣交界部分离。

4. 护理措施

（1）术前护理

1）向患者及家属介绍手术的方法和意义、手术的必要性和安全性，以解除其思想顾虑和精神紧张，必要时手术前日晚遵医嘱给予口服镇静药，保证充足的睡眠。

2）指导患者完成必要的实验室检查（血常规、尿常规、血型、凝血时间、电解质、肝肾功能）、胸部X射线、超声心动图等。

3）根据需要行双侧腹股沟及会阴部或上肢、锁骨下静脉穿刺区备皮及清洁皮肤。

4）需穿刺股动脉者检查两侧足背动脉搏动情况并标记，以便于术中、术后对照观察。

5）指导需穿刺股动脉者术前进行床上排尿。

6）指导患者衣着舒适，术前排空膀胱。

7）术前无须禁食，术前一餐饮食以六成饱为宜，可进食米饭、面条等，不宜喝牛奶、吃海鲜和油腻食物，以免术后卧床出现腹胀或腹泻。

8）术前应进行经食管超声探查有无左心房血栓，有血栓者或慢性心房颤动的患者应在术前充分应用华法林抗凝。

（2）术中配合

1）严密监测生命体征、心律、心率变化，准确记录压力数据，出现异常及时通知医生并配合处理。

2）因患者采取局部麻醉，在整个检查过程中神志始终是清醒的，因此，尽量多陪伴在患者身边，多与患者交谈，分散其注意力，以缓解对陌生环境和仪器设备的紧张焦虑感等。同时告知患者出现任何不适应及时告知医护人员。

3）维持静脉通路通畅，准确及时给药。

4）准确递送所需各种器械，完成术中记录。

5）备齐抢救药品、物品和器械，以供急需。

6）应注意扩张前测量右心房压力，扩张前后测量并记录左心房压力。

（3）术后护理

1）卧床休息，做好生活护理。

2）静脉穿刺者肢体制动 4～6 h；动脉穿刺者压迫止血 15～20 min 后进行加压包扎，以 1 kg 沙袋加压伤口 6～8 h，肢体制动 12～24 h。观察动、静脉穿刺点有无出血与血肿，如有异常立即通知医生。检查足背动脉搏动情况，比较两侧肢端的颜色、温度、感觉与运动功能情况。

3）监测患者的一般状态及生命体征。

4）术后第 2 天复查超声心动图评价扩张效果。

5）伴心房颤动者继续服用地高辛控制心室率及华法林等抗凝血药。

6）观察术后并发症，如二尖瓣反流、心脏压塞、体循环动脉血栓与栓塞等。

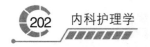
（二）经皮球囊肺动脉瓣成形术

经皮球囊肺动脉瓣成形术（percutaneous balloon pulmonary valvuloplasty，PBPV）是治疗单纯肺动脉瓣狭窄的首选治疗方法，具有无须开胸、创伤小且相对安全等优点。

1. 适应证

（1）以单纯肺动脉瓣狭窄伴有狭窄后扩张者效果最佳。

（2）狭窄程度以跨瓣压差≥50 mmHg为介入指征，目前趋向将指征降为≥40 mmHg。

（3）肺动脉瓣狭窄，手术治疗后出现再狭窄者亦可行PBPV。

（4）复杂的先天性心脏病手术前的缓解治疗，或不能接受手术者的姑息性治疗，如肺动脉瓣狭窄合并房间隔缺损等。

【禁忌证】

（1）肺动脉瓣下狭窄即右室流出道漏斗部狭窄者。

（2）肺动脉瓣上狭窄瓣膜发育不良，无肺动脉狭窄后扩张者。

【方法】

经皮穿刺股静脉，插入右心导管测得肺动脉瓣狭窄压力阶差，将球囊扩张导管送入，直至球囊中部恰好跨在肺动脉瓣处，向球囊中注入稀释的造影剂，充盈、加压，直至球囊被狭窄瓣口压迫形成的"腰状征"消失，表示扩张成功。

【护理措施】

（1）术前护理：同经皮球囊二尖瓣成形术1）～7），还应注意以下几点。①超声心动图检查，测肺动脉瓣收缩压力阶差。②如为小儿需施行全身麻醉者，需按全身麻醉护理常规向家属交代禁食、禁饮等注意事项，并遵医嘱适当补液及完成术前给药。

（2）术中配合：同经皮球囊二尖瓣成形术1）～5），还应注意以下几点。①严密监测并准确记录扩张前后的右心室压、肺动脉至右心室压力阶差。②全身麻醉患儿应注意观察呼吸、意识、心率、心律、血压、血氧饱和度等变化，出现异常及时通知医生。

（3）术后护理：同经皮球囊二尖瓣成形术1）～3），还应注意以下几点。①观察术后并发症，如心脏压塞、心律失常、出血、右心室流出道损伤、右心室流出道穿孔等。②全身麻醉患儿按全身麻醉术后护理常规进行护理。③术后24 h内复查超声心动图，评价扩张效果。

（三）经导管主动脉瓣置入术

经导管主动脉瓣置入术（transcatheter aortic valve implantation，TAVI）是指将组装好的主动脉瓣经导管置入到主动脉根部，替代原有主动脉瓣，在功能上完成主动脉瓣的置换。TAVI在我国自2010年实施首例以来，已逐步在国内推广应用。

1. 适应证

（1）绝对适应证

1）老年重度主动脉瓣钙化性狭窄超声心动图示跨主动脉瓣血流速度≥4.0 m/s，或跨主动脉瓣压力差≥40 mmHg（1 mmHg＝0.133 kPa），或主动脉瓣口面积<1.0 cm²，或有效主动脉瓣口面积指数<0.6 cm²/m²。同时对于低压差低流速，需根据左室EF值进一步评估（多巴酚丁胺试验），明确狭窄程度。

2）患者有主动脉瓣狭窄相关症状，如心悸、胸痛、晕厥、活动耐量下降、EF值<50%，纽约心脏协会（New York Heart Association，NYHA）心功能分级Ⅱ级以上。

3）外科手术中危及以上（STS 评分>4 分）。

4）解剖上适合 TAVI。不同瓣膜系统对 TAVI 的解剖有不同要求，包括瓣膜钙化程度、主动脉瓣环内径、主动脉窦内径及高度、冠状动脉开口高度、入路血管内径等。

5）三叶式主动脉瓣。

6）纠正 AS 后的预期寿命超过 1 年。同时符合以上所有条件者为 TAVI 的绝对适应证。外科术后人工生物瓣毁损也作为 TAVI 的绝对适应证。

（2）相对适应证：二叶式主动脉瓣重度狭窄；外科高危的无钙化风湿性主动脉瓣狭窄及单纯主动脉瓣重度反流。

2. 禁忌证　左心室内血栓；左心室流出道梗阻；30 d 内心肌梗死；左心室射血分数<20%；严重右心室功能不全；主动脉根部解剖形态不适合 TAVR；其他严重合并症，即使纠正 AS，预期寿命仍不足 1 年。

3. 方法

（1）手术准备：温度适宜，患者准备完善，除颤电极较常规部位稍靠外，准备电刀、麻醉机、超声仪。

（2）建立手术通道：主侧股动脉切开分离，直头导丝跨瓣后，送入塑形的 Lunderquist 导丝，次侧股动静脉穿刺，分别送入猪尾导管及临时起搏电极。（主入路 16～22 F 动脉鞘植入后，补充肝素，进行 ACT 测量；测试临时起搏器功能良好；测试高压造影装置连接完好，设置参数；双压力归零）。测量术前主动脉瓣跨瓣压差及根部造影。

（3）球囊扩张：沿塑形的 Lunderquist 导丝送入合适的 Numed 或 Balt 球囊至主动脉瓣环水平，球囊扩张时采用：起搏（140～180 次/min）—扩张—造影。

（4）置入瓣膜：将装载好的瓣膜系统沿动脉鞘小心送至主动脉根部水平，行主动脉根部造影，调整人工瓣膜系统至最佳高度及轴向后，缓慢释放瓣膜，根据瓣膜锚定情况边释放边调整。快速起搏下，完成释放。释放过程及释放至瓣膜工作区打开，复查根部造影，待释放完成后，小心撤回输送系统，再次行根部造影，超声检查显示结果满意，再次测量跨瓣压差。

（5）结束：手术拔除鞘管，沿途造影，主动脉路径未见夹层、血肿等，缝合伤口。

4. 护理措施

（1）术前护理：同经皮穿刺球囊二尖瓣成形术 1）～5），还应注意以下几点。①指导患者衣着舒适，术前置入尿管。②术前进低钠、高蛋白、易消化饮食；术前禁食 10 h，禁饮 8 h。③术前指导患者进行呼吸、屏气、咳嗽训练以便于术中顺利配合手术。

（2）护士准备：①检查术前各项检查是否完善、有无异常，如血常规、肝肾功能、电解质、凝血常规、传染病筛查、血型、心电图、超声心动图、胸部 X 射线片等；②核查是否签署《麻醉知情同意书》、《输血治疗知情同意书》及相关《手术知情同意书》；③核对患者是否禁食，嘱取下饰品、手表等贵重物品，核对患者是否有义齿，若有，摘除义齿、助听器、眼镜及其他金属物件；④检查患者全身皮肤有无破损、红肿、瘀斑、水疱等；⑤手术床上铺大单横竖各一块（横放的一块置于患者背部，以固定双臂），臀下垫一次性治疗巾（避免污染），注意患者身下大单及治疗巾务必保持平整，防止发生术中压力性损伤；⑥连接心电监护与血氧饱和度；⑦药品准备肝素钠、盐酸利多卡因、硝酸甘油等术中药品及多巴胺、阿托品、去甲肾上腺素等抢救用药；⑧通知麻醉科准备给予患者全身麻醉（气管插管麻醉或喉罩插管麻醉）。

（3）术中配合：①协助医生按手术常规消毒、铺单。②建立手麻记录单。③协助术者穿无菌手术衣、连接双道压力监测。④检查高压造影装置，造影时询问术者设置参数。⑤协助术者抽取利多卡因、肝素钠备穿刺血管时使用。⑥根据术者要求打开耗材。⑦配合术者连接临时起搏器并测试参数。⑧询问术者肝素化剂量并记录,提醒 ACT 测量。⑨根据术者要求打开球囊及其输送鞘。⑩术者准备行球囊扩张时,按术者医嘱配合快速起搏。撤球囊后,起搏器立即调回原设定值,如需二次扩张,重复上述步骤即可。⑪术者选定瓣膜支架后,打开瓣膜支架,冲洗 3 遍,每遍轻微晃动300 次,瓣膜在冰水中塑形后与输送装置组装。⑫术者送瓣膜支架到位后释放支架,撤走输送装置,造影,按要求描记压力,超声检查瓣膜反流情况,结束手术。

(4)术后护理:①卧床休息,做好生活护理;②监测患者的一般状态及生命体征;③术后 24 h 内复查超声心动图,评价扩张效果;④观察术后并发症。术后并发症主要包括以下几种。

1)传导阻滞:TAVI 可引起传导阻滞,可能与瓣膜支架系统对周围组织产生局部压迫导致水肿、缺血、一过性炎症等相关症状有关,左束支传导阻滞(LBBB)最常见,90% 一周内发生,其中球扩式瓣膜术后新发 LBBB 发生率约 17% 。术后房室传导阻滞通常是一过性的,可观察一周是否需行永久起搏器置入,传导阻滞需植入永久起搏器的发生率约为 8.3% ,但不同类型瓣膜存在差异:CoreValve 自膨胀瓣膜为 20% ~ 40% ,Edwards 瓣膜 <10% 。避免将瓣膜支架置入太深(>6 mm),避免选择直径过大的瓣膜,对已存在右束支传导阻滞的患者选用 Edwards 瓣膜,选择适当的、内径较小的扩张球囊等措施,可减少该并发症的发生。

2)主动脉瓣反流:TAVI 手术保留自体瓣膜,术后有发生主动脉瓣反流情况。反流分为瓣中漏及瓣周漏(perivalvular leakage,PVL),轻度 PVL 很常见,且往往无须治疗,通常血流动力学稳定,后期 PVL 可自行改善。中重度 PVL 需及时补救,经皮的瓣中瓣技术是有效、可行的。

3)脑卒中:TAVI 术后 30 d 脑卒中发生率为 2.1% ,25% ~ 50% 脑卒中发生于术后 24 h,TAVI 相关的脑卒中可能是输送系统经过主动脉时导致主动脉粥样斑块脱落引起,也可能是球囊扩张使得主动脉瓣上钙化物质脱落造成。术中应避免反复操作,减少操作次数,这样可能减少卒中的发生。TAVI 术中使用脑保护装置来减少脑血管意外发生事件,已应用于临床。目前临床上为了减少血栓形成、降低脑卒中发生率,TAVI 术后 3 个月内应进行双联抗血小板治疗。

4)局部血管并发症:随着 18 F 及 14 F 输送系统的应用,局部血管并发症的发生率明显降低,约为 4.3% ,出血发生率为 4.1% 。应避免选择内径过小、过于扭曲的入路血管,避免粗暴操作,可减少血管并发症的发生。一旦出现血管并发症,可采用外周血管球囊、外周覆膜支架,必要时进行血管外科手术处理。

5)冠状动脉阻塞及心肌梗死:冠状动脉阻塞及心肌梗死是 TAVI 最严重的并发症之一,是术后罕见的致命性并发症,发生率约 1% ,一旦发生死亡率可达 40% 。TAVI 冠状动脉阻塞的主要机制是钙化的自体瓣膜上翻堵住冠状动脉开口,也可能是脱落的钙化斑块、血栓导致。此外,瓣膜支架放置过高,可使得裙边挡住冠状动脉开口,也可引起冠状动脉阻塞及心肌梗死。术前应评估瓦氏窦宽度、高度以及冠状动脉开口高度(应 >10 mm),对于解剖结构不合适的患者应避免行 TAVI。术中应避免将瓣膜放置过高,并行主动脉造影,确认冠状动脉开口不受阻挡。

6)其他并发症:①心包积液发生率为 15% ~ 20% ,心脏压塞发生率为 2% 左右。为了减少该并发症的发生,应将加硬导丝头端塑形成圆圈状,进输送鞘管时应固定好加硬导丝。直头导丝进入左心室时,应避免用力过猛,引起主动脉窦部或者左心室穿孔。②主动脉夹层、撕裂是 TAVI 的致命并发症。准确地测量主动脉瓣瓣环大小、勿使用过大的扩张球囊,可减少这一并发症的发生。③瓣膜的脱落及移位目前已少见。避免选择过小的瓣膜可防止该并发症的发生。④急性肾功能损害也是TAVI 常见的并发症,且与患者预后相关。

六、主动脉内球囊反搏术

主动脉内球囊反搏(intra-aortic balloon Pump, IABP)装置由球囊导管和驱动控制系统两部分组成。目前使用的是双腔球囊导管,除与球囊相连的管腔外,还有一个中心腔,可通过压力传感器监测主动脉内的压力。驱动控制系统由电源、驱动系统、监测系统、调节系统和触发系统等组成。触发模式包括心电触发、压力触发、起搏信号触发和内触发。工作原理:主动脉内球囊通过与心动周期同步充放气,达到辅助循环的作用。在舒张早期主动脉瓣关闭后立即充盈球囊,大部分血流逆行向上,升高主动脉根部压力,增加冠状动脉的血流灌注,使心肌的供血量增加;小部分血流被挤向下肢及肾脏,轻度增加外周灌注。在等容收缩期主动脉瓣开放前快速排空球囊,产生"空穴"效应,降低心脏后负荷、左心室舒张末期容积和室壁张力,减少心脏做功及心肌氧耗,增加心排血量。

1. 适应证　难治性心力衰竭;心源性休克;顽固的不稳定型心绞痛;将要发生的心肌梗死;急性心肌梗死相关的机械并发症(如急性二尖瓣反流、乳头肌功能不全、室间隔穿孔等);心肌缺血相关的顽固性心律失常;高危的外科手术或冠状动脉造影/冠状动脉成形术的支持;感染中毒性休克;协助脱离体外循环机;手术中搏动性血流的形成。

2. 禁忌证　严重的主动脉瓣关闭不全;腹动脉或主动脉有动脉瘤;主动脉或外周血管疾病或严重钙化;对于过度肥胖或腹股沟有瘢痕的患者,禁止在未使用导管鞘的情况下置入 IABP 导管;凝血功能异常。

3. 方法　在无菌操作下,经股动脉穿刺送入 IABP 球囊导管至降主动脉起始下方 1~2 cm 处,确定位置后缝合固定 IABP 球囊导管,经三通接头将导管体外端连接反搏仪,调整各种参数后开始反搏。

4. 护理措施

(1)术前护理:①根据病情向患者及家属做好沟通,争取尽早实施 IABP 术;②检查双侧足背动脉、股动脉搏动情况并作标记,听诊股动脉区有无血管杂音;③完善血常规及血型、尿常规、出凝血时间等相关检查,必要时备血;④股动脉穿刺术区备皮;⑤术前常规遵医嘱给予抗血小板聚集药物与地西泮等镇静药物;⑥备齐术中用物、抢救物品、器械和药品;⑦给予留置导尿,建立静脉通路,以备术中急用。

(2)术中配合:基本同心导管检查术外,还应注意以下几点。①记录 IABP 前患者生命体征、心率、心律、心排血量、心脏指数等相关指标,以利于术后评价效果。②术中严密监护患者的意识、血压、心率、心律、呼吸等变化,一旦出现紧急情况,积极配合医生进行抢救。

(3)术后护理

1)患者卧床休息,肢体制动,观察下肢颜色、温度及足背动脉搏动情况,插管侧大腿弯曲不应超过30°,床头抬高也不应超过30°,以防球囊导管打折或移位,以防球囊破裂后形成脑气疝。协助其做好生活护理和基础护理。对意识不清患者还应注意做好安全护理。

2)每小时使用肝素盐水冲洗测压管道,以免血栓形成;每小时检查穿刺局部及足背情况。

3)持续监测并记录患者生命体征、意识状态、尿量、心排出量、心脏指数、心电图变化(主要是反搏波形变化情况)、搏动压力情况等,观察循环辅助的效果,如出现异常及时通知医生。

4)仔细观察及发现反搏有效的征兆。反搏满意的临床表现为患者神志清醒、尿量增加、中心静脉压和左心房压在正常范围内、升压药物剂量大幅度减少甚至完全撤除,反搏时可见主动脉收缩波降低而舒张波明显上升是反搏辅助有效的最有力根据。

5)遵医嘱进行血、尿等实验室检查,及时报告医生检查结果。

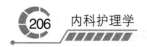

6)血流动力学稳定后,根据病情逐渐减少主动脉球囊反搏比率,最后停止反搏,进行观察。每次变换频率间隔应在1 h左右,停止反搏后带管观察的时间不可超过30 min,以免发生IABP球囊导管血栓形成。

（4）并发症观察与处理

1)下肢缺血:可出现双下肢疼痛、麻木、苍白或水肿等缺血或坏死的表现。较轻者应使用无鞘的IABP球囊导管或插入IABP球囊导管后撤出血管鞘管;严重者应立即撤出IABP球囊导管。

2)主动脉破裂:表现为突然发生的持续性撕裂样胸痛、血压和脉搏不稳定甚至休克等不同表现。一旦发生,应立即终止主动脉内球囊反搏,撤出IABP球囊导管。

3)感染:表现为局部发热、红、肿、化脓,严重者出现败血症。

4)出血、血肿:股动脉插管处出血较常见,可压迫止血后加压包扎。

5)气囊破裂而发生气栓塞:气囊破裂时,导管内出现血液,反搏波形消失,应立即停止反搏,更换气囊导管。

七、冠状动脉介入性诊断及治疗

冠状动脉介入性诊断及治疗技术包括冠状动脉造影术和经皮冠状动脉介入治疗技术。冠状动脉造影术可以提供冠状动脉病变的部位、性质、程度、范围、侧支循环状况等的准确资料,有助于选择最佳治疗方案和判断预后,是临床诊断冠心病的"金标准"。评定冠状动脉狭窄程度一般用TIMI(thrombolysis in myocardial infarction)试验所提出的分级标准,见表3-14-2。经皮冠状动脉介入治疗(percutaneous coronary intervention,PCI)是用心导管技术疏通狭窄甚至闭塞的冠状动脉管腔,从而改善心肌血流灌注的方法,包括经皮冠状动脉腔内成形术(percutaneous transluminal coronary angioplasty,PTCA)、经皮冠状动脉内支架植入术(percutaneous intracoronary stent implantation)、冠状动脉内旋切术、旋磨术和激光成形术。

表3-14-2　TIMI分级

分级	判断标准
0级	无血流灌注,闭塞血管远端无血流
Ⅰ级	造影剂部分通过,冠状动脉狭窄远端不能完全充盈
Ⅱ级	冠状动脉狭窄远端可完全充盈,但显影慢,造影剂消除也慢
Ⅲ级	冠状动脉远端造影剂完全且迅速充盈和消除,同正常冠状动脉血流

（一）适应证

1. 冠状动脉造影术

（1）药物治疗效果不好,估计要做血运重建的心绞痛患者。

（2）不稳定型心绞痛,如新发生的心绞痛、梗死后心绞痛,变异型心绞痛;急性心肌梗死患者等。

（3）冠心病的诊断不明确,需要做冠状动脉造影明确诊断,如不典型的胸痛,无创检查的结果模棱两可。

（4）难以解释的心力衰竭或室性心律失常。

（5）拟进行其他较大手术而疑诊冠心病的患者,包括心电图异常（Q波、ST-T改变）、不典型心绞痛和年龄>65 岁的患者;拟行心脏手术的患者,如年龄>50 岁应常规行冠状动脉造影。

2. 经皮冠状动脉介入治疗

(1)稳定型心绞痛:左主干病变直径狭窄>50%;前降支近段狭窄≥70%;伴左心室功能减低的 2 支或 3 支病变。

(2)不稳定型心绞痛、非 ST 段抬高型急性冠脉综合征。

(3)介入治疗后心绞痛复发,血管再狭窄的患者。

(4)急性 ST 段抬高型心肌梗死

1)直接 PCI:①发病 12 h 以内急性 ST 段抬高型心肌梗死;②发病 12 h 内不能药物溶栓的急性 ST 段抬高型心肌梗死;③合并心源性休克、急性严重心力衰竭,无论是否时间延迟;④发病 12 ~ 24 h,临床和(或)心电图仍存在缺血,或有心功能障碍或血流动力学不稳定或严重心律失常;⑤对于发病>12 h、无症状、血流动力学和心电稳定的患者不推荐直接 PCI。对于血流动力学稳定的患者,不推荐直接 PCI 干预非梗死相关动脉。

2)补救性 PCI:溶栓治疗后仍有明显胸痛,抬高的 ST 段无明显降低,冠状动脉造影显示 TIMI 0 ~ Ⅱ级血流者。

3)溶栓治疗再通者的 PCI:溶栓治疗成功的患者,如无缺血复发表现,7 ~ 10 d 根据冠状动脉造影结果,对适宜的残留狭窄病变行 PCI 治疗。

4)冠状动脉旁路移植术后复发心绞痛的患者。

(二)禁忌证

以下禁忌证是相对的,若因冠状动脉血管原因而危及患者生命急需行 PCI 时,则无须考虑禁忌证,但应做好充分的术前准备。

(1)无心肌缺血或心肌梗死症状和证据者。

(2)冠状动脉轻度狭窄(<50%)或仅有痉挛者。

(3)近期有严重出血病史,凝血功能障碍,不能耐受抗血小板和抗凝双重治疗者。

(4)造影剂过敏、严重心肺功能不全不能耐受手术、晚期肿瘤、消耗性恶病质、严重肝肾衰竭者。

(三)方法

以下重点介绍冠状动脉造影、经皮冠状动脉腔内成形术及冠状动脉内支架植入术。

1. 冠状动脉造影　是用特形的心导管经桡动脉、股动脉或肱动脉送到主动脉根部(目前最常选用经桡动脉途径),分别插入左、右冠状动脉口,注入造影剂使冠状动脉及其主要分支显影。

2. 经皮冠状动脉腔内成形术　是在冠状动脉造影确定狭窄病变部位后,将带球囊的导管送入冠状动脉到达狭窄节段,扩张球囊使狭窄管腔扩大,是冠状动脉介入治疗最基本的手段。

3. 冠状动脉内支架植入术　将不锈钢或合金材料制成的支架植入病变的冠状动脉内,支撑其管壁,以保持管腔内血流畅通。支架植入术是在 PTCA 基础上发展而来的,目的是防止和减少 PTCA 后急性冠状动脉闭塞和后期再狭窄,以保证血流通畅。

(四)护理措施

1. 术前护理

(1)术前指导:进行呼吸、屏气、咳嗽训练以便于术中顺利配合手术。

(2)术前口服抗血小板聚集药物:①择期 PCI 者术前口服阿司匹林和氯吡格雷;②对于行急诊 PCI 或术前 6 h 内给药者,遵医嘱服用负荷剂量的阿司匹林和氯吡格雷。

(3)对于已经服用华法林的患者,术前应停用 3 d,并使 INR<1.5。

（4）血管径路的皮肤准备：股动脉穿刺者应双侧腹股沟备皮，经桡动脉穿刺者如汗毛较重者也需要备皮，备皮时应防止损伤局部皮肤。

（5）拟行桡动脉穿刺者，术前行艾伦试验（Allen 试验）：即同时按压桡、尺动脉，嘱患者连续伸屈五指至掌面苍白时松开尺侧，如 10 s 内掌面颜色恢复正常，提示尺动脉功能好，可行桡动脉介入治疗。避免在术侧上肢留置静脉套管针。标记双侧足背动脉以备穿刺股动脉时监测。

（6）术前饮食：对于择期手术患者，手术前一天勿食油腻性或刺激性饮食，应指导患者饮食易消化、清淡饮食为宜。尽管 PCI 术不需要全身麻醉，患者术中清醒，但仍建议术前禁食、禁水 4~6 h（可以服用药物）。

（7）建立静脉通路：术前 1 h 在病房给予 0.9% 生理盐水静脉滴注。

2. 术中配合

（1）告知患者如术中有心悸、胸闷等不适，应立即报告医生。球囊扩张时，患者可有胸闷、心绞痛发作的症状，做好安慰解释工作，并给予相应处置。

（2）重点监测导管定位时、造影时、球囊扩张时及有可能出现再灌注心律失常时心电及血压的变化，发现异常，及时报告医生并采取有效措施。

3. 术后护理

（1）妥善安置患者至病床，查看静脉输液、伤口、末梢循环状况等，查看交接记录单，了解患者术中情况，如病变血管情况、植入支架的个数、病变是否全部得到处理、术中有无异常、抗凝血药用量等。

（2）对于复杂病变或基础疾病严重的患者行心电、血压监护至少 24 h。严密观察有无心律失常、心肌缺血、心肌梗死等急性期并发症。对血压不稳定者应每 15~30 min 测量 1 次，直至血压稳定后改为每小时测量 1 次。

（3）即刻做 12 导联心电图并与术前对比，有症状时再复查。

（4）不同穿刺部位的观察与护理

1）经桡动脉穿刺者术后可立即拔除鞘管，对穿刺点局部压迫 4~6 h 后，可去除加压弹力绷带。目前国内开始使用专门的桡动脉压迫装置进行止血，有气囊充气式的，也有螺旋式的。使用此种止血方法时，保持腕部制动即可，痛苦相对较小。但是，桡动脉压迫装置具体的压迫时间、压迫力量、减压时间间隔、每次减压程度等各地医院尚未统一。一般术后使用压迫器压迫 2~4 h 后开始减压，气囊充气式压迫器每 2 h 缓慢抽气 1~2 mL，螺旋式压迫器每 2 h 旋转按钮放松一圈，注意边减压边观察，若发现渗血，及时适当还原压力，直至止血。必要时报告手术医生，给予重新压迫。

2）经股动脉穿刺进行冠状动脉造影术后，可即刻拔除鞘管；接受 PCI 治疗的患者因在术中追加肝素，需在拔除鞘管之前常规监测活化部分凝血激酶时间（APTT），APTT 降低到正常值的 1.5~2.0 倍，可拔除鞘管。常规压迫穿刺点 15~20 min，若穿刺点无活动性出血，可进行制动并加压包扎，1 kg 沙袋压迫 6~8 h，穿刺侧肢体限制屈曲活动 24 h 后拆除弹力绷带自由活动。

（5）指导患者合理饮食，少食多餐，避免过饱；保持大便通畅；卧床期间加强生活护理，满足患者的生活需要。

（6）术后并发症的观察与护理

1）急性冠状动脉闭塞：多表现为血压下降、心率减慢或心率增快、心室颤动、心室停搏而死亡。应立即报告手术医生，尽快恢复冠状动脉血流。

2）穿刺血管并发症包括桡动脉穿刺和股动脉穿刺两种。

桡动脉穿刺主要并发症有 3 种。①桡动脉闭塞：术中充分抗凝、术后及时减压能有效预防桡动脉闭塞和 PCI 术后手部缺血。②前臂血肿：术后穿刺局部压迫时应注意确定压迫血管穿刺点，观察术侧手臂有无肿胀不适，一旦发生血肿，应标记血肿范围，再次确认有效压迫，防止血肿扩大。③骨筋膜室综合征：为严重的并发症，较少发生。当前臂血肿快速进展引起骨筋膜室压力增高至一定程度时，可导致桡、尺动脉受压，进而引发手部缺血、坏死。出现此种情况时，应尽快行外科手术治疗。

股动脉穿刺主要并发症有 4 种。①穿刺处出血或血肿：经股动脉穿刺者，采取正确压迫止血方法（压迫动脉不压迫静脉）后，嘱患者术侧下肢保持伸直位，咳嗽及用力排便时压紧穿刺点，观察术区有无出血、渗血或血肿；必要时予以重新包扎并适当延长肢体制动时间。②腹膜后出血或血肿：常表现为低血压、贫血貌、血细胞比容降低>5%，腹股沟区疼痛、腹痛、腰痛、穿刺侧腹股沟区张力高和压痛等，一旦诊断应立即进行输血等处理，否则可因失血性休克而死。③假性动脉瘤和动-静脉瘘：多在鞘管拔除后 1～3 d 形成。前者表现为穿刺局部出现搏动性肿块和收缩期杂音，后者表现为局部连续性杂音，一旦确诊应立即局部加压包扎，如不能愈合可行外科修补术。④穿刺动脉血栓形成或栓塞：可引起动脉闭塞产生肢体缺血，术后应注意观察双下肢足背动脉搏动情况，皮肤颜色、温度、感觉改变，下床活动后肢体有无疼痛或跛行等，发现异常及时通知医生；静脉血栓形成或栓塞可引起致命性肺栓塞，术后应注意观察患者有无突然咳嗽、呼吸困难、咯血或胸痛，需积极配合给予抗凝或溶栓治疗。若术后动脉止血压迫和包扎过紧，可使动、静脉血流严重受阻而形成血栓。

3）尿潴留：多由经股动脉穿刺后患者不习惯床上排尿而引起。护理措施：①术前训练患者床上排尿。②做好心理疏导，解除患者床上排尿时的紧张心理。③诱导排尿：听流水声、吹口哨、温水冲洗会阴部等。④以上措施均无效时可行导尿术。

4）低血压：多为拔除鞘管时伤口局部加压后引发血管迷走反射所致。备好利多卡因，协助医生在拔除鞘管前局部麻醉，减轻患者疼痛感。备齐阿托品、多巴胺等抢救药品，连接心电、血压监护仪，除颤仪床旁备用，密切观察患者心率、心律、呼吸、血压变化，及早发现病情变化。迷走反射性低血压常表现为血压下降伴心率减慢、恶心、呕吐、出冷汗，严重时心搏骤停。一旦发生应立即报告医生，并积极配合处理。此外，静脉滴注硝酸甘油时用微量泵控制速度，并监测血压。

5）造影剂不良反应：少数患者注入造影剂后出现皮疹、畏寒甚至寒战，经使用地塞米松后可缓解。亦可发生急性肾损伤，严重过敏反应罕见。术后经静脉或口服补液，可起到清除造影剂、保护肾功能和补充容量的双重作用。术前应评估患者有无肾功能受损的高危因素存在，如高龄、本来就有肾功能下降等，目前推荐在术前 3～12 h 开始静脉使用生理盐水进行水化，观察尿量应达到 75～125 mL/h。伴有慢性心衰者水化过程中需警惕诱发急性肺水肿。

6）心肌梗死：由病变处急性血栓形成所致。故术后要注意观察患者有无胸闷、胸痛症状，并注意有无心肌缺血的心电图表现和心电图的动态变化情况。

（7）植入支架的患者遵医嘱口服抗血小板聚集的药物，如氯吡格雷和阿司匹林；依据病情需要给予抗凝治疗，如低分子肝素皮下注射、替罗非班静脉泵入，以预防血栓形成和栓塞而致血管闭塞和急性心肌梗死等并发症。定期监测血小板、出凝血时间的变化。严密观察有无出血倾向，如伤口渗血、牙龈出血、鼻出血、血尿、血便、呕血等。

（8）指导患者出院后根据医嘱继续服用药物，以巩固冠状动脉介入治疗的疗效，应定期门诊随访。

八、先天性心血管病介入性治疗

有些先天性心血管病（如先天性心脏病）适合于介入治疗，达到类似外科手术治疗的效果而减轻对患者的创伤。

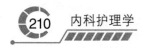

(一)适应证

1. 房间隔缺损   房间隔缺损(atrial septaldefect, ASD)封闭术手术适应证:①继发孔型 ASD,直径 ≥5 mm 伴右心容量负荷增加,≤36 mm 的左向右分流 ASD;②缺损边缘至冠状静脉窦,上、下腔静脉 及肺静脉的距离≥5 mm,至房室瓣≥7 mm;③房间隔的直径>所选用封堵伞左房侧的直径;④不合 并必须进行外科手术的其他心脏畸形。

2. 室间隔缺损   心室间隔缺损(ventricular septal defect, VSD)封闭术手术适应证:①有血流动力 学异常的单纯性 VSD,直径>3 mm,<14 mm;②VSD 上缘距主动脉右冠瓣≥2 mm,无主动脉右冠瓣 脱入 VSD 及主动脉瓣反流;③超声在大血管短轴五腔心切面 9~12 点位置;④肌部 VSD>3 mm; ⑤外科手术后残余分流。

3. 动脉导管未闭   动脉导管未闭(patent ductus arteriosus, PDA)封堵术。绝大多数动脉导管未 闭均可经介入封堵。

(二)禁忌证

(1)原发孔型 ASD、静脉窦型 ASD。

(2)巨大 VSD、VSD 缺损解剖位置不良,封堵器放置后可能影响主动脉瓣或房室瓣功能。

(3)感染性心内膜炎、封堵器安置处有血栓、左心房或左心耳内血栓、严重肺动脉高压导致右向 左分流。

(4)出血性疾病、未治愈的消化性溃疡、感染性疾病未治愈者。

(5)合并心肺功能不全、肝肾衰竭者。

(6)合并需外科手术的其他心血管畸形。

(三)方法

成人或较大的儿童可在局部麻醉下进行,婴幼儿和不能配合的儿童需采用全身麻醉。

1. ASD 封堵术   常规穿刺股静脉,行右心导管检查,选择球囊导管测量 ASD 大小,在 X 射线和 超声引导下通过输送鞘管送入封堵器至左心房,打开左心房侧伞,回撤至房间隔左房侧。固定输送 杆,打开右房侧伞,封堵器呈"工"字形固定在缺损处。

2. VSD 封堵术   经股动、静脉穿刺建立股静脉—右心房—右心室—VSD—主动脉—股动脉轨 道,经输送系统将封堵器送达输送长鞘末端,将左盘释放,回撤输送长鞘,使左盘与室间隔相贴。确 定位置良好后,封堵器腰部嵌入缺损处,后撤长鞘,释放右盘。

3. PDA 封堵术   常规穿刺股动、静脉行心导管检查。选择合适的封堵器(如蘑菇伞、弹簧圈), 从传送鞘管中送入封堵器至动脉导管内,显示封堵器位置良好后释放封堵器。

(四)护理措施

1. 术前护理

(1)心理护理:向患者及家属介绍手术的方法和意义、手术的必要性和安全性,以解除其思想顾 虑和精神紧张,必要时手术前 1 晚口服地西泮 5 mg,保证充足的睡眠。

(2)完善辅助检查:术前进行必要的实验室检查(血尿常规、血型、凝血时间、血电解质、肝肾功 能等)、胸片、超声心动图等,完善青霉素皮试及造影剂碘过敏试验。

(3)术前准备:根据需要行双侧腹股沟及会阴部或上肢、锁骨下静脉穿刺术区备皮及清洁皮肤; 穿刺股动脉者应检查两侧足背动脉搏动情况并标记,以便于术中、术后对照观察;训练患者床上 排便。

(4)术前宣教:指导患者衣着舒适,术前排空膀胱;术前无须禁食,术前一餐饮食以六成饱为宜,可进食米饭、面条等,不宜喝牛奶、吃海鲜和油腻食物,以免术后卧床出现腹胀或腹泻。

2. 术中配合

(1)监测生命体征:严密监测生命体征、心律、心率变化,准确记录压力数据,出现异常及时通知医生并配合其进行处理。

(2)关注患者的感受:因患者采取局部麻醉,在整个检查过程中神志始终是清醒的,应多与患者交谈,分散其注意力,以缓解其对陌生环境和仪器设备的紧张焦虑感等。同时告知患者出现任何不适及时告知医护人员。

(3)术中配合:维持静脉通路通畅,准确及时给药;封堵器前测量血气分析,封堵器前后测量并记录好压力图形;完成术中记录;备齐抢救药品、物品和器械,以供急需。

3. 术后护理

(1)卧床休息,做好生活护理。

(2)静脉穿刺者肢体制动4~6 h,以1 kg沙袋加压伤口4~6 h;动脉穿刺者压迫止血15~20 min再进行加压包扎,以1 kg沙袋加压伤口6~8 h,肢体制动24 h。观察动、静脉穿刺点有无出血与血肿,如有异常立即通知医生。检查足背动脉搏动情况,比较两侧肢端的颜色、温度、感觉与运动功能情况。

(3)监测患者的一般状态及生命体征。观察术后并发症,如心律失常、空气栓塞、出血、感染、热原反应、心脏压塞、心脏穿孔等。还应观察并发症,如残余分流、溶血、血栓与栓塞、出血、封堵器脱落、房室传导阻滞或束支传导阻滞、感染性心内膜炎等。

(4)检查血常规、尿常规、出凝血时间,以观察有无溶血;术后第2天行胸部X射线检查、超声心动图检查观察封堵器的位置和残余分流情况。

(5)抗凝、抗栓治疗:ASD和较大VSD患者术后遵医嘱应用肝素或低分子肝素3~5 d抗凝治疗,口服阿司匹林3~5 mg/(kg·d)6个月的抗栓治疗。

(6)复查:术后1、3、6个月至1年或根据医嘱进行复查。

(杜文婷)

本章小结

本章主要讲解了循环系统常见疾病的病因和发病机制、临床表现、护理评估、护理诊断/问题、护理措施、健康指导及常用急救技术,临床护理人员应根据疾病的临床表现结合实验室检查,对患者进行全面的评估,进而提出准确的护理措施,提供优质的健康教育。

自测题

参考答案

第四章　消化系统疾病患者的护理

1. **知识目标**　①掌握消化系统疾病的临床表现、护理评估、护理诊断/问题、护理措施及健康指导内容,常用诊疗技术的术前及术后护理措施。②熟悉消化系统疾病的实验室检查及其他辅助检查、诊断要点及治疗要点,常用诊疗技术的适应证、禁忌证。③了解消化系统疾病的病因及发病机制、病理生理,常用诊疗技术的操作方法。
2. **能力目标**　具备对消化系统疾病的病情观察、护理评估及处置的能力,为患者的健康提供系统化整体护理和预防保健服务的能力。
3. **素质目标**　①树立科学的世界观、人生观,具有以人为本、以人的健康为中心的护理理念。②具有良好的诚信、正直、敬业、奉献精神和高度的社会责任感、使命感。③科学精神与人文精神交融,身体与心理全面发展。

第一节　消化系统的结构、功能与疾病及护理评估

　　消化系统由消化管、消化腺及腹膜、肠系膜、网膜等脏器组成。消化管包括口腔、咽、食管、胃、小肠和大肠等部分,消化腺包括唾液腺、肝、胰、胃腺、肠腺等。消化系统的主要生理功能是摄取和消化食物、吸收营养和排泄废物。此外,消化系统还具有免疫功能。

一、消化系统的结构、功能与疾病

(一)胃肠道

　　消化道主要包括口咽、食管、胃、小肠和直肠、结肠等。消化过程从口腔开始。食物在口腔内停留的时间为 15 ~ 20 s。在这里,食物被咀嚼、磨碎并与唾液混合,形成食团。口腔中的唾液具有较弱的化学性消化作用,可参与溶解和消化食团,而后食团经咽和食管送入胃内。

　　1. **食管**　食管是连接咽和胃的通道,全长 25 cm,主要功能是把食物输送到胃内。食管在与咽交接处、与左主支气管交叉处和穿越膈肌处 3 处狭窄,是异物滞留嵌顿和肿瘤的好发部位,在实施食管插管时应注意。

　　2. **胃**　胃是消化道中膨大的部分,分为贲门部、胃底、胃体和幽门部四部分。上端与食管相接处为贲门,下端与十二指肠相接处为幽门。胃壁由黏膜层、黏膜下层、肌层和浆膜层组成。胃的外

分泌腺主要有贲门腺、泌酸腺和幽门腺,其中泌酸腺分布在胃底和胃体部,主要由3种细胞组成。

(1)壁细胞:分泌盐酸和内因子。壁细胞表面分布着组胺 H_2 受体、胃泌素受体、乙酰胆碱受体,当组胺、胃泌素、乙酰胆碱与其相应受体结合后,就会激活壁细胞内的"H^+-K^+-ATP 酶"(又称质子泵),生成盐酸,由壁细胞内排入胃腔。内因子与食物中的维生素 B_{12} 结合,使维生素 B_{12} 被回肠末端吸收。慢性萎缩性胃炎时内因子缺乏,可发生巨幼细胞贫血。

(2)主细胞:分泌胃蛋白酶原。胃蛋白酶原被盐酸或已活化的胃蛋白酶激活后,参与蛋白质的消化。

(3)黏液细胞:分泌碱性黏液,可中和胃酸和保护胃黏膜。

胃液 pH 在 0.9~1.5,成年人每天分泌胃液量为 1.5~2.5 L。胃的主要功能为暂时贮存食物,通过胃蠕动将食物与胃液充分混合,以利形成食糜,并促使胃内容物进入十二指肠。一餐含有糖类、蛋白质和脂肪的混合性食物从胃排空需 4~6 h。

3.小肠　小肠包括十二指肠、空肠和回肠,是食物消化和吸收重要的部位。十二指肠始于幽门,下端至十二指肠空肠曲与空肠相连,全长约 25 cm,呈"C"形弯曲并包绕胰头。十二指肠分为球部、降部、横部、升部共 4 段。小肠内有十二指肠腺和肠腺两种腺体。十二指肠腺分泌含有黏蛋白的碱性液体,其主要作用是保护十二指肠上皮不被胃酸侵蚀。肠腺分泌液为小肠液的主要部分。小肠液呈弱碱性,成年人每天分泌量为 1~3 L。大量的小肠液可稀释消化产物,使其渗透压下降,有利于吸收。小肠的主要功能是消化和吸收。小肠内消化是整个消化过程的主要阶段。小肠具有巨大的吸收面积,食物在其中停留时间长(3~8 h),且食物已被消化到适于吸收的小分子物质,这些都为小肠内的吸收创造了有利条件。胰液、胆汁和小肠液的化学性消化及小肠运动的机械性消化使食物成分得以消化分解,营养物质在小肠内被吸收入机体。

4.大肠　包括盲肠及阑尾、结肠、直肠,全长约 1.5 m。回肠末端与盲肠交界处的环行肌显著增厚,形成回盲括约肌。回盲括约肌的主要功能在于使回肠内容物间歇进入结肠,延长其在小肠内停留的时间,有利于充分的消化和吸收。此外,回盲括约肌还具有活瓣样作用,可阻止大肠内容物向回肠倒流。大肠腺的分泌液富含黏液和碳酸氢盐,呈碱性,其主要作用在于其中的黏液蛋白能保护肠黏膜和润滑粪便。食物的消化过程在小肠已基本完成,不能被消化的食物残渣则进入大肠。大肠的主要功能是吸收水分和盐类,并为消化后的食物残渣提供暂时的贮存场所。食物残渣在大肠内的停留时间一般在 10 h 以上,经过大肠内细菌酶的发酵和腐败作用,形成粪便,最后排至体外。

(二)肝胆

肝是人体最大的消化腺,也是代谢最活跃的器官,由门静脉和肝动脉双重供血,血流量约为1 500 mL/min,占心排血量的1/4。肝的生理功能与它的血液循环特点密切相关。其中75%的血供来自门静脉,收集来自腹腔内脏的血流,血中含有从胃肠道吸收的营养物质和有害物质,它们将在肝内进行物质代谢或被解毒;25%血液来自肝动脉,血流中含氧丰富,是肝耗氧的主要来源。

肝的主要功能有 3 个。①物质代谢:食物中各种营养成分被消化、吸收后,糖、蛋白质、脂质、维生素等的合成代谢。②解毒作用:肝是人体内主要的解毒器官,外来的或体内代谢产生的有毒物质及化学药物均要经过肝分解去毒后随胆汁或尿液排出体外,许多激素在肝灭活。③生成胆汁:胆汁可促进脂肪在小肠内的消化和吸收。

胆道系统开始于肝细胞间的毛细胆管,毛细胆管集合成小叶间胆管,然后汇合成左右肝管自肝门出肝。左右肝管出肝后汇合成肝总管,并与胆囊管汇合成胆总管,开口于十二指肠乳头。上述管道与胆囊构成了收集、贮存、运输和排泄胆汁的系统。胆囊还有浓缩胆汁和调节胆流的作用。奥狄

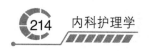

括约肌(Oddi 括约肌)位于胆管、胰管末端和十二指肠乳头之间。其功能是调节胆囊充盈,控制胆汁、胰液流入十二指肠,阻止十二指肠液反流,维持胆胰系统的正常压力等。

(三)胰

胰腺是人体第二大消化腺,是由外分泌腺和内分泌腺组成的混合腺体。胰腺为腹膜后器官,腺体狭长,分头、体、尾三部。胰的输出管为胰管,自胰尾至胰头纵贯胰的全长,穿出胰头后与胆总管合并或分别开口于十二指肠乳头。胰腺具有外分泌和内分泌两种功能。胰的外分泌结构为腺泡细胞和小的导管管壁细胞,分泌胰液。胰液中碳酸氢盐的含量很高,其主要作用是中和进入十二指肠的胃酸,以使肠黏膜免受酸的侵蚀,也给小肠内多种消化酶活动提供了最适宜的环境(pH 为 7~8)。胰液中的消化酶主要有胰淀粉酶、胰脂肪酶、胰蛋白酶和糜蛋白酶,分别为水解淀粉、脂肪和蛋白质这三种主要食物成分的消化酶。胰的内分泌结构为散在于胰腺组织中的胰岛。胰岛中重要的细胞及其功能有两种。①A 细胞:分泌胰高血糖素,其主要作用是促进糖原分解和葡萄糖异生,使血糖升高。②B 细胞:分泌胰岛素,其作用是使全身各种组织加速摄取、贮存和利用葡萄糖,促进糖原合成,抑制葡萄糖异生,使血糖降低。

(四)胃肠的神经内分泌调节

1. 胃肠的神经调节　胃肠道的运动、消化腺的分泌功能都受到自主神经系统-肠神经系统的支配,而下丘脑是自主神经系统的皮质下中枢,是中枢神经系统和低位神经系统之间的重要中间环节,故中枢神经系统直接或间接调节着胃肠功能,使精神因素与消化功能之间密切联系。

2. 胃肠激素　胃肠道从食管到直肠,以及胰腺分布着大量内分泌细胞。胃肠道内分泌细胞和肠神经系统的神经细胞分泌的各种具有生物活性的化学物质统称为胃肠激素。研究表明,一些肽类激素,既存在于胃肠道,也存在于中枢神经系统内,这些双重分布的肽类激素统称为脑-肠肽。已知的有促胃液素、生长抑素等20余种,提示神经系统和消化系统之间的内在联系。这些激素的主要作用是调节消化器官的运动和分泌功能,例如胃体和胃窦部的 D 细胞释放生长抑素,胃窦部的 G 细胞分泌促胃液素,在调节胃酸、胃蛋白酶原的分泌和胃的运动中起重要作用。

(五)胃肠道免疫结构与功能

胃肠道的免疫细胞包括肠道集合淋巴结、上皮内淋巴细胞、黏膜固有层淋巴细胞,构成肠道相关淋巴组织(gut-associated lymphoid tissue,GALT)。胃肠道黏膜表面的生理结构和黏膜内的免疫细胞构成黏膜屏障,是肠道免疫系统的第一道防线。其在黏膜表面接触病原微生物和有害物质时,起着抵御病原体侵入肠壁和维持人体正常防御功能的作用。肠系膜淋巴结和肝为肠道免疫的第二道防线,对付经肠壁进入淋巴管和血管的抗原。

二、护理评估

(一)病史

1. 患病过程及治疗经过

(1)患病过程:起病情况和时间、急缓,有无诱因,主要症状及特点等。

(2)检查治疗过程:既往检查和治疗过程及效果,有无遵医嘱,详细询问用药名称、剂量、用法等,有无特殊的饮食医嘱及患者是否遵从,例如肝硬化腹水患者须限制钠、水的摄入量。

(3)目前病情及一般状况:目前的主要不适及病情变化。询问一般状况时要注意询问体重、营养状态、饮食习惯、排便习惯改变与否等。

(4)过敏史:详细询问药物、食物过敏史。

2. 既往史和家族史　患者既往的健康状况和曾患疾病、手术外伤、预防接种史,尤其注意询问与现在所患疾病有密切关系的情况,还应询问家族成员有无类似疾病,有无遗传史。

3. 心理-社会状况

(1)疾病知识:患者对疾病的性质、过程、预后及防治知识的了解程度。

(2)心理状况:了解患者的性格、精神状态,疾病对日常生活、工作的影响。对于有长期慢性消化道症状、消化道肿瘤等患者应评估疾病带来的痛苦和精神压力,了解患者心理状态,以便有针对性地给予心理疏导和支持。

(3)社会支持系统:了解患者的家庭成员组成及家庭经济、文化、教育背景,对疾病知识的认识情况;了解医疗费用的来源和支付方式,以及慢性病患者出院后的就医条件等。

4. 生活史

(1)个人史:年龄、性别、出生地和生活地、职业与工作条件、经济情况,有无疫水接触史和疫源地逗留史及家族史等。这些因素与某些消化系统疾病的发病关系密切,例如血吸虫病性肝纤维化的患者有疫水接触史。

(2)生活方式:日常生活是否有规律,包括学习或工作、活动、休息与睡眠;生活或工作负担及承受能力,有无过度紧张、焦虑等负性情绪;睡眠的质量;有无定时排便的习惯及条件。

(3)饮食方式:平日饮食习惯及食欲,每天餐次。进食时间是否规律,有无在正餐以外进食的习惯;食物品种组成及数量,有无特殊的食物喜好或禁忌;有无食物过敏。要求患者列举通常每天的食谱和摄食量,以了解患者摄入营养是否符合机体需要量;要求患者描述有利于健康的饮食应如何构成,以及营养与健康的关系,以了解其对饮食营养的知识。有无烟酒嗜好,吸烟年数及每天支数;饮酒年数及饮酒量。

(二)身体评估

1. 一般状态评估　了解患者生命体征的改变,如消化道大出血者周围循环衰竭的表现;了解患者意识状态,如肝性脑病患者的意识改变和行为失常等;了解患者营养状态,如体重、皮下脂肪厚度等。

2. 皮肤黏膜评估　了解患者有无黄疸、出血点、色素沉着、蜘蛛痣、肝掌等肝胆疾病表现;了解患者有无水肿或脱水情况等。

3. 腹部评估　了解患者腹围、腹部形态,有无蛙状腹,腹壁静脉有无曲张;了解患者有无液波震颤、压痛、反跳痛、腹肌紧张;了解患者肝、脾、胆囊等触诊特点,有无移动性浊音,肠鸣音有无变化等。

(三)实验室及其他检查

1. 实验室检查

(1)粪便检查:包括肉眼观察、显微镜检和化学性隐血试验等。粪便标本采集要求采集新鲜粪便,对于不同的常规检查、细菌检查、寄生虫检查和隐血试验,标本采集要求不同。

(2)胃液分析:分析胃液的外观、量、气味和酸度,来了解疾病时胃液的变化和胃酸的水平,如十二指肠溃疡胃酸高于正常等。

(3)血液、尿液检查:血液检查可反映有无恶性贫血,有无脾功能亢进导致的血细胞异常等;血清酶学检测可了解肝功能;血清肝炎病毒标志物检测可了解病毒感染情况;血、尿淀粉酶,脂肪酶检测有助于明确急性胰腺炎的诊断。

（4）腹水检查:有腹水患者的腹水常规可了解腹水性质,帮助判断腹水来源,腹水培养以了解有无腹膜炎等。

2. 内镜检查　内镜可直接观察消化管腔和腹腔内的各种变化,还可以取活体组织进行病理检查。根据检查部位,可分为胃镜、十二指肠镜、胆管镜、小肠镜、结肠镜和腹腔镜等。

3. 影像学检查

（1）超声检查:是首选的非创伤性检查。腹部 B 超有助于发现消化系统脏器肿瘤、脓肿、结石等病变,以及腹腔肿块和腹水等。

（2）X 射线检查:腹部平片用于观察食管、胃、肝脾等脏器的轮廓,钙化的结石或组织,肠腔内气体、液体以及腹腔内游离气体;胃肠钡剂造影检查用于疑有食管、胃、小肠、结肠疾病的患者;钡剂灌肠主要适用于结肠检查;胆囊及胆道造影可显示结石、肿瘤、胆囊浓缩和排空功能障碍及其他胆囊、胆道病变;数字减影血管造影检查,如门静脉、下腔静脉造影有助于门静脉高压的诊断;选择性腹主动脉造影有助于肝、胰腺肿瘤的诊断并可进行介入治疗,该检查对明确消化道出血的原因也有重要价值。

（3）计算机断层扫描术（computer tomography, CT）和磁共振成像（magnetic resonance imaging, MRI）对肝、胆、胰的囊肿、脓肿、肿瘤、结石等占位性病变及脂肪肝、肝硬化、胰腺炎等弥漫性病变等,均有重要的诊断价值。

（4）正电子发射体层显像（positron emission tomography, PET）可根据示踪剂的摄取水平将生理过程形象化和数量化,反映组织器官生理功能变化,应用于机体发生形态学改变之前的早期诊断,与 CT、MRI 互补可提高消化系统肿瘤诊断的准确性。

（5）放射性核素检查:^{99m}Tc-PMT 肝肿瘤阳性显像有助于原发性肝癌的诊断。静脉注射^{99m}Tc 标记红细胞可用于不明原因上消化道出血的诊断。

4. 活体组织检查　临床上消化系统活体组织进行病理检查具有确诊价值。其主要是通过内镜直接取材、超声或 CT 引导经皮穿刺取材及外科手术取材等方法。

5. 脱落细胞检查　内镜直视下冲洗或擦刷消化管腔黏膜,收集脱落细胞做病理检查或收集腹水查找癌细胞。

6. 胃肠动力学检查　如食管、胃、胆道、直肠等的压力测定,食管下端和胃内 pH 测定、24 h 持续监测,胃排空测定等可诊断胃肠道动力障碍性疾病。

（杨　瑾）

第二节　消化系统疾病患者常见症状、体征的评估与护理

一、恶心与呕吐

恶心是一种欲吐的感觉,伴上腹不适感,常为呕吐先兆,也可单独发生。呕吐是指胃内容物或部分肠内容物通过食管逆流入口腔的反射性动作。呕吐可排出进入胃内的有毒物质,对机体有益。但频繁呕吐又可引起水、电解质紊乱及营养障碍,对机体不利,可分为中枢性和周围性呕吐。中枢性呕吐常见于:颅内压增高,如脑炎、脑出血等;前庭神经功能障碍;其他如妊娠反应及某些药物也可引起。周围性呕吐常见于消化系统疾病:胃源性呕吐,如胃炎、胃癌、幽门梗阻等;反射性呕吐,如

腹腔脏器急性炎症、穿孔、梗阻等。

【护理评估】

1. 病史　询问患者恶心与呕吐发生的时间、次数、原因和诱因、与进食的关系、伴随症状,呕吐物的量、性质、颜色和气味,患者的精神状态,呕吐是否与精神因素有关。

2. 身体评估

(1)全身状况:注意观察患者的生命体征、神志、尿量、有无皮肤弹性差、口唇干燥、眼球凹陷等脱水表现。

(2)腹部评估:有无腹部压痛、反跳痛、腹肌紧张、肠鸣音。

3. 实验室及其他检查　必要时做呕吐物毒物分析或细菌培养等检查,呕吐量大者注意监测有无水电解质紊乱、酸碱平衡失调。

【主要护理诊断/问题】

1. 有体液不足的危险　与频繁呕吐导致失水有关。

2. 活动无耐力　与呕吐导致水、电解质紊乱有关。

3. 焦虑　与频繁呕吐、不能进食有关。

【护理措施】

1. 有体液不足的危险

(1)失水征象:监测患者生命体征、准确测量和记录每天的出入量、尿比重、体重。观察患者有无失水征象,依失水程度不同,患者可出现软弱无力、口渴、皮肤黏膜干燥和弹性减低,尿量减少、尿比重增高,并可有烦躁、神志不清以至昏迷等表现。动态观察实验室检查结果,例如血清电解质、酸碱平衡状态。

(2)呕吐的观察与处理:观察患者呕吐的特点,记录呕吐的次数,呕吐物的性质和量、颜色、气味。

(3)积极补充水分和电解质:给予口服补液时,应少量多次饮用,以免引起恶心、呕吐。

2. 活动无耐力

(1)生活护理:协助患者进行日常生活活动。患者呕吐时应帮助其坐起或侧卧,头偏向一侧,以免误吸。

(2)安全的护理:指导患者坐起时动作缓慢,以免发生直立性低血压。

3. 焦虑

(1)耐心解答患者及家属提出的问题,消除其紧张情绪,特别是呕吐与精神因素有关的患者,紧张、焦虑还会影响食欲和消化能力,而对于治疗的信心及情绪稳定则有利于缓解症状。

(2)必要时使用镇静药。

二、腹痛

临床上一般将腹痛按起病急缓、病程长短分为急性腹痛与慢性腹痛。急性腹痛多由腹腔脏器的急性炎症、扭转或破裂,空腔脏器梗阻或扩张,腹腔内血管阻塞等引起;慢性腹痛的原因常为腹腔脏器的慢性炎症、腹腔脏器包膜的张力增加、消化性溃疡、胃肠功能紊乱、肿瘤压迫及浸润等。此外,某些全身性疾病、泌尿生殖系统疾病、腹外脏器疾病如急性心肌梗死和下叶肺炎等亦可引起腹痛。腹痛可表现为隐痛、钝痛、灼痛、胀痛、刀割样痛、钻痛或绞痛等,可为持续性或阵发性疼痛,其部位、性质和程度常与疾病有关。

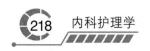

【护理评估】

1.病史　腹痛发生的原因或诱因,起病急骤或缓慢、持续时间,腹痛的部位、性质和程度;腹痛与进食、活动、体位等因素的关系;腹痛发生时的伴随症状,有无缓解疼痛的方法;有无精神紧张、焦虑不安等心理反应。

2.身体评估

(1)全身状况:生命体征、神志、神态、体位、营养状况,以及有关疾病的相应体征。

(2)腹部检查:见本章中恶心、呕吐的护理评估。

3.实验室及其他检查　根据不同病种进行相应的实验室检查,必要时需做 X 射线检查、消化道内镜检查等。

【主要护理诊断/问题】

1.疼痛:腹痛　与腹腔脏器炎症、平滑肌痉挛、缺血、溃疡及腹膜受刺激有关。

2.焦虑　与突发剧痛、紧急手术、担心预后有关。

【护理措施】

1.疼痛

(1)腹痛的监测:观察并记录患者腹痛的部位、性质及程度,发作的时间、频率,持续时间,以及相关疾病的其他临床表现。观察非药物性和(或)药物止痛治疗的效果。

(2)非药物性缓解疼痛的方法:是对疼痛,特别是慢性疼痛的主要处理方法,能减轻患者的焦虑、紧张,提高其疼痛阈值和对疼痛的控制感,如行为疗法、局部热疗法、针灸等。

(3)用药护理:镇痛药物种类甚多,应根据病情、疼痛性质和程度选择性给药。急性剧烈腹痛诊断未明时,不可随意使用镇痛药,以免掩盖症状,延误病情。

(4)生活护理:急性剧烈腹痛患者应卧床休息,要加强巡视,随时了解和满足患者所需,做好生活护理。烦躁不安者应采取防护措施,防止坠床等意外发生。

2.焦虑　护士对患者和家属应进行细致全面的心理评估,取得家属的配合,有针对性地对患者进行心理疏导,以减轻其紧张恐惧心理,稳定其情绪,还有利于增强患者对疼痛的耐受性。

三、腹泻

正常人的排便习惯多为每天 1 次,有的人每天 2 ~ 3 次或每 2 ~ 3 d 1 次,只要粪便的性状正常,均属正常范围。腹泻指排便次数多于平日习惯的频率,粪质稀薄。腹泻多由肠道疾病引起,其他原因有药物、全身性疾病、过敏和心理因素等。发生机制为肠蠕动亢进、肠分泌增多或吸收障碍。小肠病变引起的腹泻粪便呈糊状或水样,可含有未完全消化的食物成分,大量腹泻易导致脱水和电解质丢失,部分慢性腹泻患者可发生营养不良。

【护理评估】

1.病史　询问患者腹泻发生的急缓、诱因、病程长短,排便次数,粪便的量、性、气味,是否伴发热、腹痛、恶心、呕吐、里急后重,有无口渴、乏力等失水表现,有无精神紧张、焦虑不安等心理因素。

2.身体评估　对急性腹泻患者,应观察其生命体征、神志、尿量、皮肤弹性等。

3.实验室及其他检查　监测患者电解质及酸碱平衡,行大便常规和病原学检查等。

【主要护理诊断/问题】

1.腹泻　与肠道疾病、饮食不当有关。

2.有体液不足的危险　与严重腹泻导致失水有关。

【护理措施】

1. 腹泻

(1)病情观察:包括观察排便情况、伴随症状等。

(2)饮食护理:饮食以少渣、易消化食物为主,避免生冷、多纤维、味道浓烈的刺激性食物。急性腹泻应根据病情和医嘱,给予禁食、流质、半流质或软食。

(3)休息与活动:急性起病、全身症状明显的患者应卧床休息,注意腹部保暖。可用热水袋热敷腹部,以减弱肠道运动,减少排便次数,并有利于腹痛等症状的减轻。

(4)用药护理:腹泻的治疗以病因治疗为主。应用止泻药时应注意观察患者排便情况,腹泻得到控制应及时停药。

(5)肛周皮肤护理:排便后应用温水清洗肛周。保持清洁干燥,涂无菌凡士林或抗生素软膏以保护肛周皮肤,促进损伤处愈合。

(6)心理护理:应注意患者心理状况的评估和护理,鼓励患者配合检查和治疗,稳定患者情绪。

2. 有体液不足的危险

(1)动态观察液体平衡状态:急性严重腹泻时丢失大量水分和电解质,可引起脱水及电解质紊乱,严重时导致休克。故应严密监测患者生命体征、有无脱水表现;有无低钾血症的表现;监测血生化指标的变化。

(2)补充水分和电解质:及时遵医嘱给予液体、电解质、营养物质,以满足患者的生理需要量,补充额外丢失量,恢复和维持血容量。

四、其他常见消化系统疾病

1. 吞咽困难 吞咽困难指固体或液体食物从口腔运送至胃的过程中受阻而产生咽部、胸骨后的梗阻感或停滞感。按吞咽困难的部位可分为口咽性吞咽困难和食管性吞咽困难两类。多见于咽、食管及食管周围疾病。

2. 嗳气 嗳气指消化道内气体(主要来自食管和胃)从口腔溢出,气体经咽喉时发出特殊声响,有时伴有特殊气味。俗称"打饱嗝"。多提示胃内气体较多。频繁嗳气可与精神因素、进食过急过快、饮用含碳酸类饮料或酒类有关,也可见于胃食管反流病、食管裂孔疝、慢性胃炎、消化性溃疡、功能性消化不良、胆道疾病等。

3. 反酸 反酸指酸性胃内容物反流至口咽部,口腔感觉到酸性物质。常伴有烧灼感、胸骨后疼痛、吞咽痛、吞咽困难及间歇性声嘶、慢性咳嗽等呼吸道症状,不伴有恶心、干呕。多由食管括约肌功能不全或食管蠕动功能异常、胃酸分泌过多引起,多见于胃食管反流病和消化性溃疡。

4. 灼热感或烧心感 灼热感或烧心感是一种胸骨后或剑突下的烧灼感,由胸骨下段向上延伸,常伴有反酸,主要由于炎症或化学刺激作用于食管黏膜而引起。常见于胃食管反流病和消化性溃疡,也可发生于急性心肌梗死和心绞痛。

5. 畏食或食欲减退 畏食或食欲减退指惧怕进食或缺乏进食的欲望。多见于消化系统疾病如消化系统肿瘤、慢性胃炎、肝炎等,也见于全身性或其他系统疾病如严重感染、肺结核、尿毒症垂体功能减退等。严重食欲减退称为厌食,可导致营养不良。

6. 腹胀 腹胀是一种腹部胀满、膨隆的不适感觉,可由胃肠道积气、积食或积粪、腹水、气腹、腹腔内肿物、胃肠功能紊乱、胃肠道梗阻等引起,亦可由低钾血症所致。当胃肠道积气量超过气体被吸收和排出的量时,可出现腹胀感。腹水超过 1 000 mL 时,亦出现腹胀不适。

7. 便秘　便秘指排便频率减少,1 周内排便次数少于 2 次,排便困难,大便干结。引起便秘的常见因素有:进食量过少或食物缺乏纤维素、水分,不足以刺激肠道的正常蠕动;结肠平滑肌张力减低和蠕动减弱;各种原因的肠梗阻;排便反射减弱或消失,腹肌、膈肌及盆肌张力减低;结肠痉挛缺乏驱动性蠕动等。便秘常见于全身性疾病、身体虚弱、不良排便习惯、功能性便秘等情况,以及结肠、直肠、肛门疾病。

8. 黄疸　黄疸是由于血清中胆红素升高,致使皮肤、黏膜和巩膜发黄的体征。正常胆红素最高为 17.1 μmol/L,胆红素在 34.2 μmol/L 以下时,黄疸不易觉察,称为隐性黄疸;超过 34.2 μmol/L 时临床出现黄疸。黄疸常分为肝细胞性黄疸、胆汁淤积性黄疸和溶血性黄疸。肝细胞性黄疸和胆汁淤积性黄疸主要见于消化系统疾病,如肝炎、肝硬化、胆道阻塞;溶血性黄疸见于各种原因引起的溶血,如溶血性疾病、不同血型输血导致的溶血等。

9. 呕血与黑便　呕血与黑便见于上消化道疾病(如食管、胃、十二指肠、胆和胰腺疾病)或全身性疾病导致的上消化道出血,常见病因为消化性溃疡、急性糜烂出血性胃炎、食管-胃底静脉曲张破裂和胃癌。上消化道出血者均有黑便,但不一定有呕血。出血部位在幽门以上者常有呕血和黑便,在幽门以下者可仅表现为黑便。但出血量少而速度慢的幽门以上病变亦可仅见黑便,而出血量大、速度快的幽门以下病变可因血液反流入胃,引起恶心、呕吐而出现呕血。

（杨　瑾）

第三节　胃食管反流病

案例分析

患者,王某,男,42 岁。因"反酸、烧心 10 年,夜间憋醒 1 年"收入院。患者 10 余年前,无明显诱因出现反酸、烧心,偶有口干、嗳气,在当地医院行胃镜示慢性胃炎,口服胃药治疗有效,之后症状反复发作,间断服用"多潘立酮、法莫替丁、奥美拉唑"等,可控制症状。1 年前患者夜间突然被憋醒,到医院呼吸睡眠科就诊,被诊断为"呼吸睡眠暂停综合征",医生建议购买呼吸机治疗,但因经济条件有限未购买。现患者感觉症状加重就诊入院,内镜检查示食管黏膜水肿、潮红,进行食管测压示"食管下括约肌压力偏低,食管裂孔疝可能"。24 h 食管 pH 监测示食管病理性酸反流重度。最后确诊为胃食管反流病。

请思考:①该患者在生活中应注意哪些问题? ②患者可选用哪些药物缓解症状?

胃食管反流病(gastroesophageal reflux disease,GERD)是指胃十二指肠内容物反流入食管引起烧心等症状,以及引起咽喉、气道等食管临近的组织损害。根据有无食管黏膜的糜烂、溃疡,可将胃食管反流病分为反流性食管炎(reflux esophagitis,RE)和非糜烂性反流病(nonerosive reflux disease,NERD)。

【病因及发病机制】

1. 食管抗反流防御机制减弱　①抗反流屏障功能减弱;②食管对胃反流物的廓清能力障碍;③食管黏膜屏障作用下降。

2.反流物对食管黏膜的攻击作用　在食管抗反流防御机制减弱的基础上,反流物刺激和损害食管黏膜,其中胃酸与胃蛋白酶是反流物中损害食管黏膜的主要成分。近年对胃食管反流病监测证明存在胆汁反流,其中的非结合胆盐和胰酶是主要的攻击因子,参与损害食管黏膜。

【病理与生理】

RE 患者,胃镜下可见糜烂及溃疡。组织病理学改变可见:复层鳞状上皮细胞层增生;固有层内中性粒细胞浸润;食管下段鳞状上皮被化生的柱状上皮替代,称为巴雷特(Barrett)食管。部分NERD 患者食管鳞状上皮细胞间隙增宽,此病理变化可部分解释其临床症状。

【临床表现】

1.食管症状

(1)典型症状:烧心和反流是本病最常见、最典型症状。常在餐后1 h出现,卧位、弯腰或腹压增高时可加重,部分患者烧心和反流症状可在夜间入睡时发生。

(2)非典型症状:主要有胸痛、吞咽困难。胸骨后疼痛可放射至背后、胸部、肩部、颈部、耳后。吞咽困难呈间歇性发作,进食固体或液体食物均可发生。有严重食管炎或并发食管溃疡者,可伴吞咽疼痛。

2.食管外症状　由反流物刺激或损伤食管以外的组织或器官引起,严重者可发生吸入性肺炎,甚至出现肺间质纤维化。一些患者诉咽部不适,有异物感、棉团感,但无真正吞咽困难,称为癔球症。

3.并发症　主要有上消化道出血、食管狭窄、Barrett 食管等。

【实验室及其他检查】

1.胃镜检查　是诊断反流性食管炎最准确的方法,可见食道中下段黏膜充血、水肿、糜烂及小溃疡。胃镜下无反流性食管炎不能排除胃食管反流病。

2.24 h 食管 pH 监测　是诊断胃食管反流病的重要检查方法,可提供食管内胃酸反流的证据。

3.食管钡剂 X 射线检查等　对诊断反流性食管炎敏感度不高。

4.食管测压　可测定食管下括约肌(LES)的压力、显示频繁的一过性 LES 松弛和评价食管体部的功能。当 GERD 内科治疗效果不好时,可作为辅助性诊断方法。

【诊断要点】

患者有典型的烧心和反酸症状可作出 GERD 的初步临床诊断。胃镜检查如发现有 RE 并能排除其他原因引起的食管病变,本病诊断可成立。对有典型症状而内镜检查阴性者,监测 24 h 食管pH,如证实有食管过度酸反流,诊断成立。临床上对疑诊为本病而内镜检查阴性患者常用质子泵抑制剂(PPI)做试验性治疗(如奥美拉唑每次 20 mg,每天 2 次,连用 7～14 d),如有明显效果,本病诊断一般可成立。

【治疗要点】

控制症状,治愈食管炎,减少复发,防治并发症,提高生活质量。其包括一般治疗、药物治疗、维持治疗、抗反流手术治疗、并发症治疗。

1.一般治疗　改变生活方式与饮食习惯;避免应用降低 LES 压的药物及引起胃排空延迟的药物。

2.药物治疗

(1)促胃动力药:如多潘立酮、莫沙必利、依托必利等。这类药物可促进胃动力及改善 LES 功能。

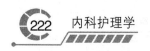

(2)抑酸药:①质子泵抑制剂,如奥美拉唑、兰索拉唑、泮托拉唑等。这类药物抑酸作用强,疗效优于组胺 H_2 受体拮抗剂。②H_2 受体拮抗药(H_2RA),如雷尼替丁、法莫替丁等,适用于轻、中症患者。③抗酸药,如氢氧化铝、铝碳酸镁及其复方制剂,仅用于症状轻、间歇发作的患者作为临时缓解症状用。

3. **维持治疗**　GERD 具有慢性复发倾向,为减少症状复发,防止食管炎复发引起的并发症,可给予维持治疗。

4. **抗反流手术治疗**　对于那些需要长期使用大剂量 PPI 维持治疗的患者,可以根据患者的意愿来决定抗反流手术。对确诊由反流引起的严重呼吸道疾病的患者,PPI 疗效欠佳者,可考虑抗反流手术。

【护理评估】

1. **健康史**　询问患者饮食习惯、用药史及有无应激因素等,了解疾病的诱因。

2. **身体状况**　评估患者有无烧心、反流、胸痛、吞咽困难等症状。评估患者疼痛的部位、性质、程度、持续时间及伴随症状。

3. **心理-社会状况**　评估患者的心理状态和对疾病的认知程度。

4. **辅助检查**　胃镜检查结果如何。

【主要护理诊断/问题】

1. **活动无耐力**　与反流、烧心引起的不适,营养摄入不足有关。

2. **营养失调**　与食欲减退,进食减少有关。

3. **疼痛:胸痛**　与疾病本身有关,与胃酸反流刺激食管黏膜有关。

4. **焦虑**　与病情反复发作,担心预后有关。

5. **知识缺乏**　缺乏对反流性食管炎病的病因及防治方面的知识。

6. **潜在并发症**　上消化道出血、食管狭窄、Barrett 食管等。

【护理措施】

1. **休息与活动**　指导患者白天进餐后不要立即卧床休息,可适当活动后再休息,避免睡前 2 h 进食,睡前将床头抬高 15 ~ 20 cm,肥胖者应减肥,保持大便通畅,戒烟、禁酒。鼓励患者咀嚼口香糖,增加唾液分泌以中和反流物。避免重体力劳动和高强度体育锻炼。

2. **饮食护理**　避免进食高脂肪饮食及巧克力、咖啡、浓茶等刺激胃酸分泌的食物,避免过烫、过冷、过甜、辛辣刺激性食物,应以高蛋白、低脂肪、无刺激、易消化饮食为宜,少量多餐、避免过饱。

3. **疼痛护理**

(1)严密观察疼痛的性质、部位、持续时间,进行评估。

(2)指导患者去除和避免诱发因素,指导其深呼吸,以腹式呼吸为主,以减轻胸部压力刺激,取舒适的体位;或教会患者用放松及转移注意力的方法缓解疼痛。

(3)遵医嘱给予保护胃黏膜药、抗酸药、促胃动力药。

4. **心理护理**　向患者及家属讲解疾病相关知识,了解患者及家属的顾虑,耐心地与患者进行有效沟通,帮助其树立战胜疾病的信心。

【健康指导】

1. **生活指导**　指导患者改变其不良生活方式,控制体重,降低腹压,避免便秘及穿塑身衣,应穿宽松衣服。生活有规律,避免精神过度紧张,保持良好的心态,注意劳逸结合。

2. **饮食指导**　帮助患者纠正不良的饮食习惯,勿暴饮暴食,避免高脂肪饮食及巧克力、咖啡、浓茶等刺激胃酸分泌的食物,戒烟禁酒,并建立合理的饮食结构。

3.用药指导　教会患者正确的服药方法,学会观察药物疗效及不良反应,避免服用加重食管反流的药物,应用制酸药者应逐渐减少剂量至停药。嘱其遵医嘱坚持用药,勿用或慎用对胃黏膜有损害的药物,如阿司匹林、泼尼松等。

4.疾病知识指导　定期复查,并指导患者了解反流性食管炎及其并发症的相关知识和识别方法,如果出现胃灼热痛、吞咽不适等症状加重时,应及时就诊,定期门诊随访。

（杨　瑾）

第四节　食管癌

案例分析

患者,余某,男,66岁。胸骨后疼痛10个月、吞咽困难半年。10个月前无明显诱因出现胸骨后隐痛不适,进食时明显,无放射痛,未就诊。患者半年前出现进食馒头时吞咽困难,2个月前进食米粥吞咽困难,最近出现进食后呕吐,胸骨后疼痛加重,无反酸、烧心、口苦,自服莫沙必利无缓解。自症状出现后患者食欲减退,睡眠及大小便正常,体重下降8 kg。患者吸烟,每天20支左右,不饮酒。喜食热烫食物。查体:左侧锁骨上可触及淋巴结,质地较硬。睑结膜苍白。双下肢轻度凹陷性水肿。

请思考:①该患者患了什么疾病? ②该疾病的发病因素有哪些? ③如何对该疾病进行健康指导?

食管癌是以进行性吞咽困难为典型症状的原发于食管上皮的恶性肿瘤,临床上以鳞状上皮癌多见。我国是世界上食管癌的高发区之一。

【病因及发病机制】

亚硝胺类化合物和真菌毒素侵入;饮食刺激与食管慢性刺激;饮食结构缺乏动物蛋白和维生素;遗传因素。

【病理与生理】

食管癌的病变部位以中段居多,下段次之,上段最少。部分胃贲门癌延伸至食管下段,常与食管下段癌在临床上不易区分,故又称食管贲门癌。

1.早期食管癌　在胃镜下可见充血型、糜烂型、斑块型和乳头型。

2.中晚期食管癌　可分为髓质型、蕈伞型、溃疡型、缩窄型和未定型。

食管癌的扩散主要是以壁内扩散的直接扩散方式。转移主要是以淋巴转移的方式,晚期可血性转移至肝、肺、骨、肾、肾上腺、脑等处。

【临床表现】

1.症状　早期表现多不典型,易被忽略。其主要症状为胸骨后不适,烧灼感,针刺样或牵拉样痛,进食停滞或哽噎感,中晚期表现为进行性吞咽困难,食物反流,咽下疼痛。进行性吞咽困难是大

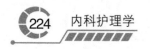

多数患者就诊时的主要症状。

2.体征　早期不明显,晚期表现为消瘦、贫血、营养不良等恶病质体征。

【实验室及其他检查】

1.内镜检查与活体组织检查　是发现与诊断食管癌的首选方法。

2.食管钡剂造影　管腔不规则狭窄,充盈缺损等征象。

3.胸部 CT　可清晰显示食管与邻近纵隔器官的关系。但难以发现早期食管癌。

【诊断要点】

出现下列表现之一者即可确立食管癌的临床诊断。

1.吞咽食物时有哽噎感、异物感、胸骨后疼痛或出现明显的吞咽困难,食管造影发现食管黏膜局限性增粗、局部管壁僵硬、充盈缺损或龛影等表现或胸部 CT 检查发现食管管壁呈环形增厚或不规则增厚。

2.内镜检查及病理活检可明确食管癌病理类型,超声内镜等影像学检查手段可评估肿瘤浸润范围,有助于判断预后及选择治疗方案。

【治疗要点】

早期发现和诊断是关键,可行手术、放疗、化疗、内镜下介入治疗和综合治疗等方法。早期食管癌可在胃镜下切除,可以达到根治的效果。

【护理评估】

1.一般情况　患者的年龄、性别、职业、婚姻状况、健康史、心理、自理能力等。

2.身体状况

(1)进食情况:吞咽困难、可进食物性状、咽下疼痛、呕吐等情况。

(2)全身情况:生命体征、神志、精神状态、有无衰弱、消瘦、恶病质、水与电解质平衡紊乱等表现。

(3)评估疾病临床类型、严重程度及病变范围。

【主要护理诊断/问题】

1.疼痛　与癌细胞浸润有关。

2.营养失调:低于机体需要量　与食管癌造成吞咽困难有关。

3.悲伤　与患者知道疾病的预后有关。

【护理措施】

1.疼痛　需用镇痛药者,必须遵医嘱执行相应剂量,遵循由弱到强。先非麻醉药为主,疼痛不能控制时再依次加弱麻醉药及强麻醉镇痛药,采用复合用药方式达到镇痛效果。患者可取健侧卧位或半卧位,减轻腹壁紧张以减轻疼痛,也可采用各种放松技巧如听音乐、深呼吸等。提高患者对疼痛的耐受力。护士需认真观察疼痛的性质、部位、持续时间,进行评估。

2.营养失调　提供清洁、舒适、空气新鲜的进食环境;疾病早期鼓励患者进食,给予高蛋白、高热量、富含维生素的流质或半流质食物,避免刺激性食物;增加食物品种、花样,提高烹饪技巧,刺激患者食欲;对食管梗阻严重者,必要时给予静脉补充营养物质、胃造瘘灌食或完全胃肠外营养。

3.悲伤　积极与患者沟通,鼓励患者保持乐观、积极向上的心态,树立信心,同时与家属耐心沟通,及时掌握患者心理,采取安全防范措施,避免自杀等意外发生。

【健康指导】

1.疾病知识 指导对癌前症状者定期检查,以便早期诊断及治疗。

2.饮食指导 对健康人群开展卫生宣教,提倡进食富含维生素 C 的新鲜水果、蔬菜,多食鱼、肉、豆制品、乳制品,避免高盐腌制食物,不吃霉变食物,勿进食过烫食物。

3.生活指导 指导其生活规律,睡眠充足,适量活动,增强抵抗力,注意个人卫生,做好口腔、皮肤黏膜的护理,防止继发感染,保持乐观、坚强的心理。

4.用药指导 指导患者合理使用镇痛药,鼓励其积极应对疼痛;定期复诊,以便及时监测病情变化,调整治疗及护理方案;教会家属如何识别并发症并及时就诊。

(杨 瑾)

第五节 胃 炎

案例分析一

患者,张某,男,68 岁。5 年前患"冠心病、高血压",间断服用阿司匹林肠溶片,近 2 个月出现上腹部饱胀,食欲减退。2 d 前出现上腹部隐痛,排黑色糊状便,2~3 次/d,于 1 d 前晚上进食辛辣刺激性食物后出现腹痛,呕吐少量鲜红色血液(量不详)来入院。查体:心、肺听诊无异常,腹平坦,柔软,无包块,剑突下压痛、无反跳痛,肝、脾肋缘下未触及。今日患者饮水后突然出现上腹部疼痛,烦躁不安,大汗淋漓,面色苍白,血压下降。

请思考:①该患者患了什么疾病? ②目前可能出现了什么紧急情况? ③护士应该如何配合医生进行抢救?

案例分析二

患者,李某,女,50 岁。2 个月前进食辛辣刺激性食物后出现腹痛,以剑突下为主,可耐受,饭后加重,伴腹泻,大便不成形,约 2 次/d,同时伴恶心、烧心、反酸入院。查体:心、肺听诊无异常,腹平坦,柔软,无包块,剑突下压痛、无反跳痛,肝、脾肋缘下未触及。

请思考:①该患者患了什么疾病? ②该疾病的主要病因是什么? ③护士应该对患者实施哪些护理措施? 如何实施? ④如何对患者进行健康教育?

胃炎是指任何病因引起的胃黏膜炎症反应,常伴有上皮损伤和细胞再生,可出现消化不良、中上腹疼痛、上消化道出血甚至癌变等,是最常见的消化系统疾病之一。根据病理生理和临床表现,胃炎可分为急性胃炎、慢性胃炎和特殊类型胃炎。

一、急性胃炎

急性胃炎是由多种病因引起的急性胃黏膜炎症。内镜检查可见胃黏膜充血、水肿、糜烂和出血

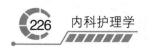

等一过性病变,病理学为胃黏膜有大量中性粒细胞浸润。急性糜烂出血性胃炎是临床最常见的急性胃炎。

【病因及发病机制】

1. 药物 常引起胃黏膜炎症的药物是非甾体抗炎药(NSAID)、某些抗肿瘤药、铁剂或氯化钾口服液等。

2. 应激 如严重创伤、手术、多器官衰竭、败血症、精神紧张等。

3. 酒精 具有亲脂性和溶脂能力,高浓度酒精可直接破坏黏膜屏障。

4. 其他 创伤和物理因素、十二指肠胃反流及胃黏膜血液循环障碍、微生物感染或细菌毒素等。

【临床表现】

多数患者症状不明显,或症状被原发病掩盖。部分患者表现为上腹不适、腹胀、食欲减退、恶心或呕吐。由致病微生物及其毒素引起者,常于进食数小时至 24 h 内发病,多伴腹泻、发热和稀水样便,称急性胃肠炎。重症患者可有呕血、黑便,大量出血可引起晕厥、休克,伴贫血。查体可有上腹部不同程度的压痛。

【实验室及其他检查】

1. 粪便检查 粪便隐血试验阳性。如并发腹泻,大便中可见有脓细胞和红细胞。

2. 胃镜检查 因病变(特别是 NSAID 或酒精引起者)可在短期内消失,胃镜检查一般应在大出血后 24～48 h 进行,镜下可见胃黏膜多发性糜烂、出血灶、浅表溃疡及黏膜水肿,表面附有黏液和炎性渗出物。

【诊断要点】

近期服用 NSAID 等药物、严重疾病状态或大量饮酒者,如出现呕血和(或)黑便应考虑本病,确诊有赖于胃镜检查。

【治疗要点】

针对病因和原发疾病采取防治措施,除去可能的致病因素。处于急性应激状态者在积极治疗原发病的同时,应使用抑制胃酸分泌或具有黏膜保护作用的药物。发生上消化道大出血时需迅速补充血容量,预防和治疗失血性休克,纠正水电解质失衡,给予止血治疗。

【护理评估】

1. 健康史 询问患者的饮食习惯、用药史及有无应激因素等,了解与本疾病有关的诱因。

2. 身体状况

(1)观察患者上腹部不适的部位,疼痛的性质、程度,有无上消化道出血等。

(2)评估患者有无嗳气、反酸、食欲减退、上腹饱胀、隐痛、恶心、呕吐等胃肠道症状。

(3)评估患者有无黑便或呕血,并评估呕吐物和排泄物的量及性状。密切观察各种药物作用和不良反应。

3. 心理-社会状况 评估患者对疾病的认知程度及心理状态,有无焦虑、抑郁等情绪。

【主要护理诊断/问题】

1. 知识缺乏 缺乏有关本病的病因及防治知识。

2. 潜在并发症 上消化道出血。

3. 焦虑 与消化道出血及病情反复有关。

4. 营养失调:低于机体需要量 与消化不良、少量持续出血有关。

【护理措施】

1. 知识缺乏

（1）告知患者其应注意休息,减少活动,急性出血时应卧床休息。

（2）指导患者正确使用阿司匹林、吲哚美辛等对胃黏膜有刺激的药物,必要时应用抑制胃酸分泌药物、胃黏膜保护药。

（3）指导患者观察药物的作用、不良反应、服用时的注意事项,合理安排所用药物的前后顺序。

2. 营养失调

（1）进食应定时、有规律,不可暴饮暴食,避免辛辣刺激食物。

（2）一般进少渣、温热、半流质饮食。

（3）少量出血时可给牛奶、米汤等流食以中和胃酸,利于黏膜的修复。急性大出血或呕吐频繁时应禁食,可静脉补充营养。

3. 焦虑　过度紧张、焦虑可使肠神经功能紊乱,患者应保持放松的心情,避免情绪紧张。

4. 潜在并发症　参见本章第十八节中"上消化道出血"的护理措施。

【健康指导】

1. 疾病知识指导　讲解疾病相关知识及预防方法。

2. 用药指导　出院后规律用药。

3. 饮食指导　忌腌、熏、刺激性食物,避免过度紧张和劳累,戒烟忌酒,保持乐观情绪。

4. 用药指导　遵医嘱正确服药,学会观察用药疗效和不良反应。

二、慢性胃炎

慢性胃炎是指各种病因引起的胃黏膜呈非糜烂的炎性改变,如黏膜色泽不均、颗粒状增殖及黏膜皱襞异常等;组织学以显著炎症细胞浸润、上皮增殖异常、胃腺萎缩及瘢痕形成等为特点。

【病因及发病机制】

幽门螺杆菌(Hp)感染是最主要的病因,另外还有十二指肠胃反流、自身免疫因素、年龄因素及胃黏膜营养因子缺乏。

【病理与生理】

胃镜下,慢性非萎缩性胃炎的黏膜呈红黄相间,或黏膜皱襞肿胀增粗;萎缩性胃炎的黏膜色泽变淡,皱襞变细而平坦,黏液减少,黏膜变薄,有时可透见黏膜血管纹。其主要的组织病理有炎症、化生、萎缩、异型增生。其中异型增生又称不典型增生、上皮内癌变,是胃癌的癌前病变。根据异型程度分为轻、中、重3度,轻度可逆转为正常表现。在慢性炎症向胃癌的进程中,化生、萎缩和异型增生被视为胃癌前状态。

【临床表现】

慢性胃炎病程迁延,进展缓慢,缺乏特异性症状。70%～80%的患者无任何症状,部分有上腹痛或不适、食欲减退、饱胀、嗳气、反酸、恶心和呕吐等非特异性的消化不良的表现,症状常与进食或食物种类有关。少数可有少量上消化道出血。自身免疫性胃炎患者可出现明显畏食、贫血和体重减轻。体征多不明显,有时可有上腹轻压痛。

【实验室及其他检查】

1. 胃镜及胃黏膜活体组织检查　是最可靠的诊断方法。

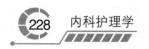

2. 幽门螺杆菌检测 可通过侵入性或非侵入性方法(^{13}C 呼气试验或 ^{14}C 呼气试验)检测。

3. 血清学检查 自身免疫性胃炎时,抗壁细胞抗体和抗内因子抗体可呈阳性,血清促胃液素水平明显升高。多灶萎缩性胃炎时,血清促胃液素水平正常或偏低。

4. 胃液分析 自身免疫性胃炎时,胃酸缺乏;多灶萎缩性胃炎时,胃酸分泌正常或偏低。

【诊断要点】

确诊必须依靠胃镜检查及胃黏膜活体组织病理学检查。幽门螺杆菌检测有助于病因诊断。怀疑自身免疫性胃炎应检测相关自身抗体及血清胃泌素。

【治疗要点】

1. 根除幽门螺杆菌 采用四联疗法,通常使用 1 种 PPI+1 种铋剂+2 种抗生素。

2. 对症处理。

3. 自身免疫性胃炎的治疗 尚无特异治疗,有恶性贫血可注射维生素 B_{12}。

4. 癌前状态的处理 口服选择性环氧合酶-2(COX-2)抑制剂塞来昔布对胃黏膜重度炎症、肠化、萎缩及异型增生的逆转有一定益处;也可适量补充复合维生素和含硒食物等。对药物不能逆转的局灶中、重度不典型增生(高级别上皮内瘤变),在确定没有淋巴结转移时,可在胃镜下行黏膜下剥离术,定期随访。

【护理评估】

1. 健康史

(1)评估既往疾病史、既往手术史、用药史、饮食习惯、烟酒嗜好、营养状况、最近劳累程度等。

(2)评估发病的原因、心理状况、家庭支持情况及家族史。

(3)评估常见胃炎的病因:幽门螺杆菌感染、使用非甾体抗炎药、胃酸、胃蛋白酶自身消化、遗传因素、胃及十二指肠运动异常、应激紧张、烟酒嗜好等。

2. 身体状况

(1)评估有无上腹痛或不适、食欲减退、饱胀、嗳气、反酸、恶心和呕吐等非特异性的消化不良的表现,症状发生是否与进食或食物种类选择有关。有无黑便或呕血等消化道出血征象。是否出现明显畏食、贫血和体重减轻。

(2)鉴别胃炎疼痛与溃疡疼痛,询问疼痛的性质、程度及部位。

【主要护理诊断/问题】

1. 疼痛:腹痛 与胃黏膜炎性病变有关。

2. 营养失调:低于机体需要量 与畏食、消化吸收不良等有关。

3. 焦虑 与病情反复,病程迁延有关。

4. 知识缺乏 缺乏对慢性胃炎病因和预防知识的了解。

【护理措施】

1. 疼痛指导 患者急性发作时应卧床休息,并可用转移注意力,做深呼吸等方法来减轻焦虑,缓解疼痛。病情缓解时,进行适当的锻炼,以增强机体抗病力。用热水袋热敷胃部,以解除胃痉挛,减轻腹痛,但对老年和感觉迟钝患者要严密观察,防止烫伤。

2. 知识缺乏 遵医嘱给予患者清除幽门螺杆菌感染治疗时,注意观察药物的疗效及不良反应。

3. 营养失调 少食多餐,进食高热量、高蛋白、富含维生素、易消化的饮食。避免摄入过咸、过甜、过辣的刺激性食物。与患者共同制订饮食计划,指导患者及家属改进烹饪技巧,增加食物的色、香、味,刺激患者食欲。胃酸低者食物应完全煮熟后食用,以利于消化吸收,并可给刺激胃酸分泌的食物,如肉汤、鸡汤等;高胃酸者应避免进酸性、多脂肪食物。观察并记录患者每天进餐次数、量、品种,以了解其摄入的营养素能否满足机体需要。定期测量体重,监测有关营养指标的变化,如血红蛋白浓度、血清蛋白等。

4.焦虑　分散患者注意力以减轻其紧张情绪和疼痛,多向患者讲解疾病相关知识,鼓励其消除紧张心理,保持愉快心情,树立战胜疾病的信心。

【健康指导】

1.疾病知识指导　避免诱发因素,生活要有规律,合理安排工作和休息时间,注意劳逸结合,积极配合治疗。

2.饮食指导　食物应多样化,避免偏食,注意补充多种营养物质;不吃霉变食物;少吃熏制、腌制、富含硝酸盐和亚硝酸盐的食物,多吃新鲜食物;避免进食过于粗糙、浓烈、辛辣食物及大量长期饮酒、吸烟。

3.用药指导　根据患者的病因、具体情况进行指导,如避免使用对胃黏膜有刺激的药物,必须使用时应同时服用抑制胃酸分泌的药物或胃黏膜保护药;介绍药物的不良反应,如有异常及时复诊,定期门诊复查。

（杨　瑾）

第六节　功能性胃肠病

案例分析

王某,男,40岁。1年前无明显诱因出现腹胀不适症状,自行口服乳酸菌素片后症状可缓解,后间断出现腹胀不适,偶伴上腹疼痛症状,曾有呕吐病史,呕吐物为胃内容物,症状至今频繁发作。近3个月上述症状加重,已严重影响日常生活,夜眠差,纳差,体重较前消瘦约5 kg,胃肠镜检查未见明显异常。既往无吸烟史及酗酒史。查体:肠鸣音减弱,约2次/min,上腹压痛弱阳性,全腹未触及包块。

请思考:①该患者患了什么疾病? ②存在哪些护理诊断/问题? ③如何对该患者进行饮食指导?

功能性胃肠病是指表现为腹胀、腹痛、腹泻及便秘等消化系统症状,但缺乏器质性疾病的一组疾病。该病患者常伴有失眠、焦虑、抑郁、头昏、头痛等其他功能性症状,严重影响患者的生活质量。

一、功能性消化不良

功能性消化不良(functional dyspepsia,FD)是指过去6个月中至少3个月具有上腹痛、腹胀、早饱、嗳气、食欲减退、恶心、呕吐等不适症状,经检查排除引起这些症状的器质性疾病的一组临床综合征,症状可持续或反复发作。

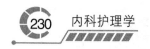

【病因及发病机制】

病因和发病机制至今尚未清楚,一般认为胃肠动力障碍、内脏感觉过敏、胃底对食物的容受性舒张功能下降是 FD 的主要病理生理学基础。另外,精神因素和应激因素一直被认为与 FD 的发病有密切的关系。

【临床表现】

FD 的主要症状包括餐后饱胀、早饱感、上腹胀痛、上腹灼热感、嗳气、食欲减退、恶心等。起病多缓慢,呈持续性或反复发作,许多患者有饮食、精神等诱发因素。上腹痛为常见症状,常与进食有关,表现为餐后痛,亦可无规律性,部分患者表现为上腹灼烧感。餐后饱胀和早饱常与进食密切相关。不少患者同时伴有失眠、焦虑、抑郁、头痛、注意力不集中等精神症状。

【实验室及其他检查】

1. 三大常规和肝、肾功能均正常,血糖及甲状腺功能正常。

2. 胃镜、B 超、X 射线钡剂检查。

3. 胃排空试验,近 50% 的患者出现胃排空延缓。

【诊断要点】

1. 有上腹痛、上腹灼热感、餐后饱胀和早饱症状之一种或多种,呈持续或反复发作的慢性过程(罗马 IV 标准规定病程超过 6 个月,近 3 个月症状持续)。

2. 上述症状排便后不能缓解(排除症状由肠易激综合征所致)。

3. 排除可解释症状的器质性疾病。

【治疗要点】

建立良好的生活习惯,避免烟、酒及服用非甾体抗炎药。注意根据患者不同特点进行心理治疗。失眠、焦虑者可适当予以镇静、抗抑郁药物应用。对症给予抑制胃酸分泌药、促胃动力药,进行根除幽门螺杆菌治疗等。另外还可以结合中医治疗。

【护理评估】

1. 健康史 询问患者的饮食习惯、用药史及有无应激因素等,了解与本疾病有关的诱因。

2. 身体状况

(1)观察患者上腹部不适的部位,疼痛的性质、程度。

(2)评估患者有无嗳气、反酸、食欲减退、上腹饱胀、隐痛、恶心、呕吐等症状。

3. 心理–社会状况 评估患者对疾病的认知程度及心理状态,有无焦虑、抑郁等情绪。

【主要护理诊断/问题】

1. 焦虑 与病情反复发作,病程迁延有关。

2. 营养失调:低于机体需要量 与腹胀、早饱、食欲减退有关。

3. 知识缺乏 缺乏有关功能性消化不良的病因及预防知识。

【护理措施】

1. 焦虑 功能性消化不良是一种心身疾病,多以精神因素为起因。应评估患者的身心状况,及时发现其存在的心理问题,做好心理疏导,详细讲解疾病的性质,让患者认识到心理调节的重要性;改善患者的认知水平及应对能力,培养兴趣爱好,转移注意力,使其保持乐观的生活态度,协助患者树立战胜疾病的信心。

2.营养失调 建立良好的生活习惯,戒烟忌酒。强调饮食规律的重要性,定时定量,进食时勿做其他事情,睡前不要进食,利于胃肠道的吸收及排空。进食时保持心情愉快。饮食适量,不宜极渴时饮水,一次饮水量也不宜过多。不能因畏凉食而吃热烫食物。避免高脂油炸食物,忌坚硬食物及刺激性食物,注意饮食卫生。进食适量新鲜蔬菜、水果,保持低盐饮食。少吃易产气的食物及寒、酸性食物。

3.知识缺乏 指导患者参加适当的锻炼,如打太极拳、散步或练习气功等,以促进胃肠蠕动及消化腺的分泌。鼓励患者参加社会文娱活动,培养其在生活中的乐观态度。尽量不服用易引发消化不良的药物。对于焦虑、失眠的患者可适当给予镇静剂,从小剂量开始使用,严密观察使用镇静剂后的不良反应。

【健康指导】

1.疾病知识指导 进行相关知识讲解。
2.饮食指导 指导其戒烟酒,合理饮食。
3.生活指导 建立良好的生活习惯。
4.心理指导 保持积极乐观情绪,如有病情加重或复发,及时就诊。

二、肠易激综合征

肠易激综合征(irritable bowel syndrome,IBS)指的是一组包括腹痛、腹胀、排便习惯改变和大便性状异常、黏液便等表现的临床综合征,持续存在或反复发作,经检查排除可以引起这些症状的器质性疾病。

【病因及发病机制】

尚不清楚,目前认为是多种因素和多种发病机制共同作用的结果,包括胃肠动力学异常、内脏感觉异常、肠道感染治愈后、胃肠道激素、精神心理障碍等。

【临床表现】

1.腹痛 以左下腹和下腹部多见。多于排便或排气后缓解。
2.腹泻 一般每日3~5次,少数严重发作期可达十数次。大便多呈稀糊状,部分患者腹泻与便秘交替发生。
3.便秘 早期多间断发作,后期持续性发作,甚至依赖泻药。患者排便困难,粪便干结、量少。
4.其他消化道症状 多伴腹胀,可有排便不尽感、排便窘迫感。
5.全身症状 相当部分患者可有失眠、焦虑、抑郁、头昏、头痛等精神症状。

【实验室及其他检查】

1.血常规及血浆蛋白检查多属正常。
2.大便常规检查多为正常或仅有少量黏液。
3.结肠镜检查无确切炎症或其他器质性损害,操作中插镜时呈激惹现象,具有提示意义。
4.结肠腔内压力测定、肌电图检查可提示压力波及肌电波异常变化,检测直肠敏感性变化和结肠运动相关变化,是客观评估IBS患者疗效的好方法。
5.消化道钡剂检查可见小肠转运快,钡剂灌肠发现深而不规则的结肠袋,提示运动收缩紊乱。

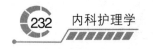

【诊断要点】

通常采用罗马Ⅳ诊断标准。

1.病程 6 个月以上且近 3 个月来反复发作的腹痛,并伴有下列特点中至少 2 项:①腹痛和排便有关;②症状发生伴随排便次数改变;③症状发生伴随粪便性质改变。

2.以下症状不是诊断必备,但属于常见症状,这些症状越多,越支持 IBS 诊断:①排便频率异常(每天>3 次,或每周<3 次);②排便性状异常(块状、硬便或稀水样便);③粪便排出过程异常(费力、急迫感、排便不尽感);④黏液便;⑤胃肠胀气或腹部膨胀感。

3.缺乏可解释症状的形态学改变和生化异常。

【治疗要点】

建立良好的生活习惯。饮食上避免诱发症状的食物,富含纤维食物有助改善便秘。止泻、止痛等对症的药物治疗,对失眠、焦虑者可适当给予镇静剂和心理行为治疗。

【护理评估】

1.健康史　询问患者的饮食习惯、用药史及有无应激因素等,了解与本疾病有关的诱因。

2.身体状况

(1)观察腹部不适、腹痛的部位,疼痛的性质、程度。

(2)评估患者排便的频率、粪便性状及排便与腹痛不适、腹痛的关系。

(2)评估患者有无胃肠胀气、腹部膨胀感等症状。

3.心理-社会状况　评估患者对疾病的认知程度及心理状态,有无失眠、焦虑、抑郁、头昏、头痛等精神症状。

【主要护理诊断/问题】

1.便秘　与饮食中纤维素过少、精神紧张有关。

2.腹泻　与食物不耐受有关。

3.焦虑　与病情迁延不愈有关。

【护理措施】

1.生活指导　给患者提供安静、舒适的休息环境,患者疼痛时可取侧卧位或平卧位,双下肢屈曲,可避免腹壁紧张。

2.饮食指导　给予易消化、富含热量、高蛋白质、低渣软食,有利于肠道吸收。避免进食生冷的食物。腹泻者以少渣易消化的食物为宜;便秘者除多饮水外,应养成定时排便习惯并增加含纤维素多的食物。

3.药物指导　药物治疗以对症处理为主,遵医嘱根据腹痛、腹胀和排便情况调节每日的药物用量,便秘者尽量避免使用各种泻药。对于使用镇静药物的患者,指导其从小剂量开始使用,严密观察使用后的副作用。

4.疾病知识指导　观察腹痛的性质、部位、持续时间及排便习惯、粪便的性状,并保持肛周皮肤清洁干燥。

【健康指导】

护理人员应耐心向患者做好宣传和解释工作,指导其解除紧张情绪、消除心理负担、增强信心,并且告知患者要生活规律,加强锻炼,增强体质,戒烟戒酒。定期复查。

三、功能性便秘

功能性便秘（functional constipation，FC）是一种排除肠道、全身器质性病因的功能性疾病，是由于生活规律改变、情绪抑郁、饮食、排便习惯不良等因素所致的原发性、持续性便秘，是临床较为常见的慢性便秘类型，又称习惯性便秘或单纯性便秘。

【病因及发病机制】

1. 遗传因素　患者自幼有便秘倾向，又称素质性便秘。
2. 年龄因素　多数为老年人。
3. 生活和饮食习惯　缺乏足够日常活动量的患者，饮食过于精细少渣。
4. 心理因素　精神抑郁或过分激动使神经调节功能紊乱，出现胃肠功能减弱。

【临床表现】

功能性便秘的症状主要表现为排硬便或干球便、排便次数减少、排便困难，严重时甚至需要手法辅助排便等。

【实验室及其他检查】

1. 内镜及灌肠检查　对排除结直肠器质性病变有较大价值。
2. 排便造影检查　可了解患者是否存在相关的解剖学异常，对发现结肠出口型功能性便秘有较大帮助，亦可为控便与排便功能的检测及便秘的治疗提供可靠依据。

【诊断要点】

功能性便秘的诊断参照罗马Ⅳ标准，需要排除肠道及全身器质性因素、药物及其他原因导致的便秘并符合以下标准。

1. 必须符合下列 2 个或 2 个以上的症状：①至少 25% 的时间排便感到费力；②至少 25% 的时间排便为干球便或硬便（参照布里斯托粪便量表 1、2 型）；③至少 25% 的时间排便有不尽感；④至少 25% 的时间排便有肛门直肠梗阻或阻塞感；⑤至少 25% 的时间排便需要手法辅助（如用手指协助排便、盆底支持）；⑥每周自发性排便少于 3 次。
2. 不使用泻药时很少出现稀便。
3. 不符合 IBS-C 的诊断标准。

诊断之前症状出现至少 6 个月，且近 3 个月症状符合以上诊断标准。

【治疗要点】

1. 基础治疗　①调整生活方式：合理膳食、多饮水、运动、建立良好的排便习惯。②认知治疗：功能性便秘的危险因素包括高龄、女性、经济状况、文化程度、生活方式、饮食习惯和精神、心理因素等。加强患者的自身认知，对功能性便秘的治疗有重要帮助。
2. 药物治疗　便秘经过 4~8 周的基础治疗无效，可酌情选用相应药物治疗。轻、中度便秘患者，可选用容积性或渗透性泻药，必要时联合使用；重度便秘患者经容积性和渗透性药物治疗无效时，可联合选用促动力药或促分泌药。

【护理评估】

1. 健康史　评估患者有无胃肠道疾病或胃肠道手术史，有无代谢病、内分泌疾病、慢性铅中毒等，有无使用可致便秘的药物或长期服用导泻药，是否存在精神紧张、环境改变、不良饮食习惯、饮水或活动量过少等诱发因素。

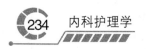

2.身体状况

(1)评估患者每日或每周排便的次数、排便量、粪便性状、排便是否费力及程度等。

(2)评估患者有无肛门疼痛、肛裂或痔疮,有无头晕、食欲减退、乏力等全身症状。

3.心理-社会状况 评估患者有无紧张、焦虑等情绪。

【主要护理诊断/问题】

1.便秘 与饮食中纤维素过少、运动量过少、精神紧张有关。

2.知识缺乏 缺乏有关预防便秘及促进排便的知识。

3.焦虑 与长期排便困难有关。

【护理措施】

1.建立规律的排便习惯 指导其养成定时排便的习惯,即无论有无便意,每天均应定时排便,排便时注意力集中。便秘者应避免久坐无效排便,以免导致脱肛、痔疮等。教会患者记录大便的次数、性状及颜色的方法和重要性。适当的体育锻炼有利于缓解功能性便秘。

2.饮食护理 摄入充足的水分(1 500~2 000 mL/d);摄取足够的膳食纤维;培养其良好的饮食习惯:定时进餐,冷热适当,减少高盐食物的摄入,避免进食辛辣、煎炸、甜食、零食、浓茶等,勿暴饮暴食。适当增加花生油、芝麻油等摄入可以润滑肠道。苹果和柿子含有较多鞣酸可导致便秘,不宜多食。

3.心理护理 帮助患者克服自卑心态;加强心理健康宣教,建立积极应对策略;缓解负性情绪,重建康复信心。

4.用药护理 详细介绍药物的正确用法和不良反应,纠正患者错误的用药观念。指导或协助患者正确使用简易通便法,如使用开塞露、甘油栓等,并向患者解释用药的观察要点和注意事项。

5.并发症的观察 如心脑血管意外、直立性低血压、排尿困难和尿潴留、各种类型腹壁疝、记忆力和思维能力下降、头痛、头晕、食欲减退、失眠等。

【健康指导】

增加膳食纤维和多饮水,养成定时排便习惯,增加体能运动,避免滥用泻药等。

(杨 瑾)

第七节 消化性溃疡

案例分析

　　患者,李某,男,39 岁。7 年前患者无明显诱因出现上腹部疼痛,间断反复发作,以剑突下及上腹部为重,疼痛无放射,进食后加重,伴反酸、烧心。1 个月前上腹部疼痛再次发作并加重,呈持续性隐痛,阵发性加剧,尤以进食生冷坚硬食物后明显,伴嗳气、反酸。3 d 前突然出现黑便,呈柏油样,伴头晕、心悸、乏力,因"间断上腹痛 7 年,加重 1 个月余伴黑便 3 d"入院。查体:腹平软,上腹轻压痛,无肌紧张和反跳痛,未扪及异常包块,墨菲征阴性,肠鸣音正常。

　　请思考:①该患者患了什么疾病?②患者目前可能出现了什么并发症?③消化性溃疡主要的并发症有哪些?④日常生活中如何预防消化道溃疡?

消化性溃疡指胃酸及胃蛋白酶对消化道黏膜自身消化所致的炎性溃疡,可发生于食管、胃、十二指肠、胃空肠吻合口附近以及含有胃黏膜的梅克尔憩室(Meckel 憩室),其中以胃溃疡(GU)和十二指肠溃疡(DU)最为常见。

【病因与发病机制】

1. 幽门螺杆菌感染 幽门螺杆菌感染是消化性溃疡的主要病因。

2. 药物 某些药物可引起胃、十二指肠黏膜损害,其中以非甾体抗炎药最为明显。

3. 胃酸和胃蛋白酶 胃酸的存在是溃疡发生的决定因素,其最终形成是由于胃酸/胃蛋白酶对黏膜自身消化所致。

4. 其他因素 如遗传、吸烟、胃、十二指肠运动异常、应激和心理因素。

【病理与生理】

典型的胃溃疡多见于胃角附近及胃窦小弯侧,活动期消化性溃疡一般为单个,也可多个,呈圆形或卵圆形。多数活动性溃疡直径<10 mm,边缘较规整,周围黏膜常有充血水肿,表面覆以渗出物形成的白苔或黄苔,底部由肉芽组织构成。溃疡深者可累及胃、十二指肠壁肌层或浆膜层,累及血管时可引起大出血,侵及浆膜层时易引起穿孔。十二指肠溃疡多发生在球部,以紧邻幽门的前壁或后壁多见,可因反复发生溃疡而变形,瘢痕收缩而形成狭窄或假性憩室等。

【临床表现】

1. 症状

(1)慢性过程:病史可达数年或 10 余年。

(2)周期性发作:以十二指肠溃疡较为突出。

(3)节律性上腹痛:疼痛性质可为隐痛、钝痛、胀痛、灼痛甚至剧痛,或呈饥饿样不适感。胃溃疡疼痛的部位多为剑突下正中或偏左,十二指肠溃疡常在上腹偏右。疼痛与进食有关,十二指肠溃疡呈饥饿痛,即疼痛—进餐—缓解,约半数于午夜出现疼痛,称"午夜痛"。胃溃疡的疼痛多在餐后 1 h 内出现,至下次餐前逐渐缓解,直至下次进餐后再出现,即进餐—疼痛—缓解。

(4)其他:可有反酸、嗳气、食欲减退等胃肠道症状;也可有多汗、失眠、脉缓等自主神经功能失调的表现。

2. 体征 缺乏特异性,多数有上腹部局限性压痛,程度不重,缓解后无明显体征。

3. 特殊类型的消化性溃疡

(1)复合性溃疡:指胃与十二指肠均有活动性溃疡,多见于男性,幽门狭窄、梗阻发生率较高。

(2)幽门管溃疡:餐后很快发生疼痛,易出现幽门梗阻、穿孔和出血等并发症。

(3)球后溃疡:指发生在十二指肠降段、水平段的溃疡。多位于十二指肠降段的初始部及乳头附近,溃疡多在后内侧壁。

(4)巨大溃疡:指直径>2 cm 的溃疡,常见于有 NSAID 服用史及老年患者。

(5)老年人溃疡及儿童期溃疡:老年人溃疡临床表现多不典型,常无症状或症状不明显,疼痛多无规律,较易出现体重减轻和贫血。

(6)难治性溃疡:经正规抗溃疡治疗而溃疡仍未愈合。

4. 并发症 出血、穿孔、幽门梗阻、癌变。

【实验室及其他检查】

1. 胃镜及胃黏膜活体组织检查 是确诊消化性溃疡首选检查方法。

2. X 射线钡餐检查 适用于对胃镜检查有禁忌或不愿接受胃镜检查者。溃疡的 X 射线直接征

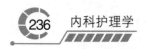

象是龛影,对溃疡诊断有确诊价值。

3.幽门螺杆菌检测　是消化性溃疡的常规检测项目,其结果可作为选择根除幽门螺杆菌治疗方案的依据。

4.粪便隐血试验　阳性提示溃疡有活动,如胃溃疡患者持续阳性,应怀疑癌变的可能。

【诊断要点】

病史是诊断消化性溃疡的初步依据,根据慢性病程、周期性发作、节律性上腹部疼痛等特点,可作出初步诊断;腹痛发生与进餐时间的关系是鉴别胃与十二指肠溃疡的重要临床依据;胃镜可以确诊,不能接受胃镜检查者,X射线钡剂造影发现龛影,可以诊断溃疡。

【治疗要点】

治疗的目的在于缓解症状、促进愈合、防止并发症和避免复发。

1.抑制胃酸分泌　目前临床上常用的抑制胃酸分泌的药物有 H_2 受体拮抗剂(H_2RA)和质子泵抑制剂(PPI)两大类。

2.根除幽门螺杆菌　消化性溃疡不论活动与否,都是根除 Hp 的主要指征之一。目前推荐1种PPI+1种铋剂+2种抗生素的治疗方案。对有并发症和经常复发的消化性溃疡患者,应追踪抗 Hp 的疗效,一般应在治疗至少4周后复查 Hp。

3.保护胃黏膜　常用的药物有枸橼酸铋钾、果胶铋、铝碳酸镁等。

4.外科手术　对于大量出血经内科治疗无效、急性穿孔,瘢痕性幽门梗阻、胃溃疡疑有癌变及正规治疗无效的顽固性溃疡可选择手术治疗。

【护理评估】

1.评估患者的生命体征、营养状况、心理情况、生活饮食习惯等一般情况。

2.评估患者的疼痛性质,包括部位、等级。

3.评估患者的一般检查。

4.主要辅助检查的阳性结果

(1)血常规:有无红细胞计数、血红蛋白减少。

(2)粪便隐血试验:是否为阳性。

(3)幽门螺杆菌检测:是否为阳性。

(4)胃液分析:基础胃酸排泌量(BAO)和最大胃酸排泌量(MAO)是增高、减少还是正常。

(5)X射线钡剂造影:有无典型的溃疡龛影及其部位。

(6)胃镜及黏膜活检:溃疡的部位、大小及性质如何,有无活动性出血。

【主要护理诊断/问题】

1.疼痛:腹痛　与胃酸刺激溃疡面,引起化学性炎症反应有关。

2.营养失调:低于机体需要量　与疼痛致摄入量减少及消化吸收障碍有关。

【护理措施】

1.休息与活动　轻症者适当休息,避免过度劳累。急性发作期应卧床休息。

2.饮食护理

(1)进餐方式:指导患者有规律地定时进食,以维持正常消化活动的节律。在溃疡活动期,以少食多餐为宜,每天进餐4~5次,避免餐间零食和睡前进食,使胃酸分泌有规律。进餐时注意细嚼慢咽,避免急食,饮食不宜过饱。

（2）食物选择：选择营养丰富、易消化的食物。除并发出血或症状较重外，一般无须规定特殊食谱。症状较重的患者以面食为主。由于蛋白质类食物具有中和胃酸作用，可适量摄取脱脂牛奶，易安排在两餐之间饮用。

（3）营养监测：监督患者采取合理的饮食方式和结构，定期测量体重、监测血清蛋白和血红蛋白等营养指标。

3. 疼痛护理

（1）帮助患者认识和去除病因：向患者解释疼痛的原因和机制，指导其减少或去除加重和诱发疼痛的因素。

（2）指导缓解疼痛：注意观察及详细了解患者疼痛的规律和特点，并按其疼痛特点指导其缓解疼痛的方法。如十二指肠溃疡表现为空腹痛或夜间痛，指导患者在疼痛前或疼痛时进食碱性食物（如苏打饼干等），或服用制酸剂。也可采用局部热敷或针灸止痛等。

4. 用药护理 根据医嘱给予相应药物治疗，并注意观察药效及不良反应。

（1）抗酸药：服用片剂时应嚼服或碾碎后服，服用乳剂前应充分摇匀。抗酸药应避免与奶制品、酸性的食物及饮料同时服用。服用镁制剂则易引起腹泻。氢氧化铝凝胶能阻碍磷的吸收，引起磷缺乏症，临床表现为食欲减退、软弱无力等，甚至可引起骨质疏松。

（2）H_2受体拮抗剂：应在餐中或餐后即刻服用，也可在睡前服用。若需同时服用抗酸药，则两药间隔时间应在 1 h 以上。若静脉给药，应注意控制给药速度，速度过快可引起低血压和心律失常。

（3）质子泵抑制剂：奥美拉唑可引起头晕，尤其是用药初期，故应嘱患者用药期间避免开车或做其他必须高度集中注意力的工作。兰索拉唑的主要不良反应包括荨麻疹、口苦、头痛、肝功能异常等，轻度不良反应不影响继续用药，较为严重时应及时停药。

5. 并发症的护理

（1）消化道出血：参见本章第十八节中"上消化道出血"的护理措施。

（2）穿孔：密切观察临床表现，及时发现外科手术指征。立即予以禁食、胃肠减压、建立静脉通路输液、备血等术前准备。

（3）幽门梗阻：轻者可进食流质饮食，重者需禁食、胃肠减压、补液，准确记录出入液量，监测电解质结果。经胃肠减压、纠正水电解质紊乱、抗溃疡治疗无缓解者应做好手术准备。

6. 心理护理 消化性溃疡患者因溃疡反复发作经常会有各种消极的心理变化，护理人员应经常与患者沟通，增强其对治疗的信心，克服紧张、焦虑的心理。

【健康指导】

1. 指导患者适当休息，不宜过于劳累，保持乐观情绪，减轻精神压力。

2. 指导患者规律进食，饮食品种多样化，根据自己的消化功能及体重决定进食量，戒除烟酒，避免摄入刺激性食物。

3. 指导患者学会预防和避免溃疡复发的危险因素，如幽门螺杆菌感染、生活不规律、服用非甾体抗炎药、吸烟、长期处于紧张、焦虑的心理状态等。

（杨　瑾）

第八节 胃 癌

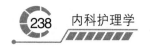

患者,李某,女,52 岁。因"上腹部不适伴疼痛 2 个月余"入院,有黑便史,上腹部压痛。胃镜活检病理诊断:胃体低分化腺癌,遂收住院。

请思考:①该患者发生胃癌的病因有哪些? ②胃癌的临床表现及分类有哪些? ③该患者目前最主要的护理诊断/问题有哪些?

胃癌是指源于胃黏膜上皮细胞的恶性肿瘤,绝大多数是腺癌。胃癌占胃部恶性肿瘤的 95% 以上。每年新诊断的癌症病例数中,胃癌位居第 2 位;在癌症病死率中,胃癌则为第 3 位。2/3 胃癌病例分布在发展中国家,地理分布上,以日本、中国及其他东亚国家高发。近年来我国胃癌发病率有所下降,但死亡率下降并不明显,男性和女性胃癌发病率仍居全部恶性肿瘤的第 2 位和第 5 位;病死率分别居第 3 位和第 2 位;55 ~ 70 岁为高发年龄段。

【病因与发病机制】

胃癌病因和发病机制尚未阐明,目前认为下列因素与胃癌的发生有关。

1. 环境与饮食因素 长期食用霉变食品、咸菜、烟熏和腌制鱼肉及高盐食品,可增加胃癌发生的危险性。

2. 感染因素 幽门螺杆菌(Hp)感染与胃癌发病密切相关。胃癌患者的癌细胞中,约 10% 有 Hp 感染。

3. 遗传因素 胃癌发病有家族倾向,患者家属胃癌发病率高于一般人 2 ~ 4 倍。较多学者认为某些遗传因素使易感者在同样的环境条件下更易致癌。

4. 癌前变化 分为癌前疾病(即癌前状态)和癌前病变。

【病理】

胃癌可发生于胃的任何部位,半数以上发生于胃窦部,大弯、小弯及前后壁均可受累,其次在贲门部,胃体部及累及全胃者相对较少。根据癌肿侵犯胃壁的程度,可分为早期胃癌和进展期胃癌。早期胃癌是指癌组织浸润深度不超过黏膜下层,不论其有无局部淋巴结转移。进展期胃癌深度超过黏膜下层,已侵入肌层者为中期,侵及浆膜者称晚期胃癌。

组织学上,90% ~ 95% 的胃癌是腺癌,极少数是腺鳞癌、鳞癌、类癌等。按组织结构不同,腺癌包括管状腺癌、乳头状腺癌、黏液腺癌、印戒细胞癌等数种,根据其分化程度可分为高分化、中分化、低分化 3 种。根据组织起源可分为肠型和弥散型。

胃癌有 4 种扩散方式:①直接蔓延。②淋巴结转移。③血行转移:最常受累的脏器是肝和肺,其次是胰腺、骨、肾上腺、脑、皮肤等。晚期患者 60% 以上可发生血行转移。④腹腔内种植:癌细胞侵出浆膜层脱落入腹腔,种植于肠壁和盆腔。

【临床表现】

1. 症状

(1)早期胃癌:早期胃癌70%以上无症状,病情发展到一定程度才出现自觉症状,如有上腹不适、反酸、嗳气、早饱等非特异性消化不良症状。

(2)进展期胃癌:上腹痛为最早出现的症状,可急可缓,餐后加重。继之有隐痛不适,偶呈节律性溃疡样疼痛,但这种疼痛不能被进食或服用制酸剂缓解。食欲减退和消瘦多见,往往进行性加重,晚期呈恶病质状态。癌肿侵及胰腺或横结肠系膜时可呈持续性剧痛,向腰背部放射。极少数癌性溃疡穿孔时可出现腹膜刺激征。1/3的胃癌患者经常有少量出血,10%~15%的患者表现为呕血,可伴有贫血。胃癌位于贲门附近可引起吞咽困难,位于幽门附近可引起幽门梗阻。癌肿扩散转移引起的症状,如腹水、黄疸及肝、肺、脑、卵巢、骨髓等转移引起相应症状。

2. 体征 早期胃癌可无任何体征,进展期1/3患者可扪及上腹部肿块,有压痛,质坚而不规则。其他体征如肝大、黄疸、腹水、左锁骨上淋巴结肿大、直肠前隐窝肿块常提示远处转移。并发库肯伯格瘤(Krukenberg瘤),阴道指检可扪及两侧卵巢肿大。此外,某些胃癌患者可出现副肿瘤综合征(paraneoplastic syndrome),包括反复发作的浅表性血栓性静脉炎低钙束臂征(Trousseau征)、黑棘皮病和皮肌炎等,可有相应的体征,有时可在胃癌被察觉前出现。

3. 并发症 可并发胃出血、贲门或幽门梗阻、穿孔等。

【实验室及其他检查】

1. 血常规检查。

2. 粪便隐血试验。

3. 胃镜检查。

4. X射线钡餐检查。

【诊断要点】

确诊主要依赖胃镜和活体组织检查及X射线钡剂检查。早期诊断是根治胃癌的前提,凡有下列情况者,应高度警惕,并及时进行胃肠钡剂X射线检查、胃镜和活体组织病理检查,以明确诊断:①慢性萎缩性胃炎伴肠化或异型增生者;②良性溃疡经正规治疗2个月无效;③胃切除术后10年以上者。

【治疗要点】

1. 手术治疗 手术切除是胃癌的主要治疗手段,也是目前能治愈胃癌的唯一方法。

2. 化学治疗 应用于抗肿瘤药物辅助手术治疗,从而提高手术效果。

3. 内镜下治疗 早期胃癌特别是黏膜内癌,可行内镜黏膜切除术(EMR)或内镜黏膜下剥离术(ESD)。

【护理评估】

1. 一般情况 患者的年龄、性别、职业、婚姻状况、健康史、既往史、心理、自理能力等。

2. 身体状况

(1)疼痛情况:疼痛位置、性质、时间等情况。

(2)全身情况:生命体征、神志、精神状态,有无衰弱、消瘦、焦虑、恐惧等表现。

(3)评估疾病的临床类型、严重程度及病变范围。

3. 心理-社会状况 评估患者及家属对疾病的认识程度,评估患者有无焦虑或恐惧等心理。

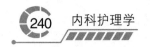

【主要护理诊断/问题】

1.疼痛:腹痛　与癌细胞浸润有关。

2.营养失调:低于机体需要量　与胃癌造成吞咽困难、消化吸收障碍有关。

3.活动无耐力　与疼痛及患者机体消耗有关。

4.焦虑　与患者知道疾病的预后有关。

【护理措施】

1.疼痛

(1)观察疼痛特点:注意评估疼痛的性质、部位,是否伴有严重的恶心和呕吐、吞咽困难、呕血及黑便等症状。

(2)止痛治疗的护理

1)药物止痛:遵医嘱给予相应的镇痛药,给药时应遵循WHO推荐的三阶梯疗法,即选用镇痛药必须从弱到强,先以非麻醉药为主,当其不能控制疼痛时依次加用弱麻醉性及强麻醉性镇痛药,并配以辅助用药,采取复合用药的方式达到镇痛效果。

2)患者自控镇痛(patient controlled analgesia,PCA):该方法是用计算机化的注射泵,经静脉、皮下或椎管内连续性输注镇痛药,患者可自行间歇性给药。

(3)心理护理:护理人员应与患者建立良好的护患关系,运用倾听、解释、安慰等技巧与患者沟通,表示关心与体贴,并及时取得家属的配合,以避免自杀等意外的发生。协助患者取得家庭和社会的支持。

2.营养失调

(1)饮食护理:对能进食者鼓励其进食易消化、营养丰富的流质或半流质饮食。提供清洁的进食环境,并注意增加食物的色、香、味,增进患者的食欲。

(2)静脉营养支持:对贲门癌有吞咽困难者,中、晚期患者应按医嘱静脉输注富含营养物质,以维持机体代谢需要。幽门梗阻时,可行胃肠减压,同时遵医嘱静脉补充液体。

(3)营养监测:定期测量体重,监测血清蛋白和血红蛋白等营养指标。

3.活动无耐力

(1)生活护理:应协助患者取适当的体位,以减轻疼痛感并有利于休息,从而减少疲劳感和体力消耗。

(2)安全的护理:指导患者坐起时动作缓慢,以免发生直立性低血压。

4.焦虑

(1)心理疏导:耐心解答患者及家属提出的问题,消除其紧张情绪。必要时使用镇静剂。

(2)应用放松技术:常用深呼吸法,以及交谈、听音乐等方法转移患者的注意力,减少呕吐的发生。

【健康指导】

1.疾病预防指导　对健康人群开展卫生宣教。对胃癌高危人群如中度或重度胃黏膜萎缩、中度或重度肠化、不典型增生或有胃癌家族史者应遵医嘱给予根除幽门螺杆菌治疗。对癌前状态者,应定期检查,以便早期诊断及治疗。

2.生活指导　指导患者生活规律,保证充足的睡眠,适量活动,增强机体抵抗力。

3.用药指导　指导患者合理使用镇痛药,并发挥自身积极的应对能力,以提高控制疼痛的效果。

(杨　瑾)

第九节　肠结核和结核性腹膜炎

案例分析

　　患者,靳某,男,48岁。5年前无明显诱因出现大便不成形,每天3～4次,伴里急后重,无黏液、脓血,偶有右下腹疼痛,便后可缓解。近1个月出现午后及夜间低热,伴盗汗,乏力,热峰38.0 ℃,体重下降10 kg。因"大便性状改变5年,发热1个月"入院。

　　查体:腹平坦,无腹壁静脉曲张,无胃肠型,无蠕动波,腹式呼吸存在。腹部无压痛、反跳痛。腹部柔软、无包块。肝脏肋缘下未触及,脾脏肋缘下未触及,墨菲征阴性,移动性浊音阴性,无液波震颤,肠鸣音正常。

　　请思考:①该患者患了什么疾病? ②肠结核可能合并哪些并发症? ③肠结核需要和哪些疾病鉴别? ④肠结核如何治疗?

　　肠结核和结核性腹膜炎均由结核分枝杆菌感染所致。前者是由于结核分枝杆菌侵犯肠道引起的慢性特异性感染,后者则是由结核分枝杆菌侵犯腹膜引起的慢性弥漫性腹膜感染。一般见于青壮年,女性略多于男性。

【病因与发病机制】

　　90%以上的肠结核主要由人型结核分枝杆菌引起,易发生在回盲部。此外,肠结核也可由粟粒型结核血行播散引起或由腹腔内结核灶如女性生殖器结核直接蔓延引起。

　　结核性腹膜炎多继发于肺结核或体内其他部位结核病,主要感染途径以腹腔内的结核病灶直接蔓延为主,少数可为淋巴血行播散引起的粟粒型结核性腹膜炎。

【病理与生理】

　　肠结核主要位于回盲部,也可累及结直肠。人体对不同数量和毒力结核菌的免疫力和过敏反应程度可导致不同的病理特点。

　　1. 溃疡型肠结核　肠壁的集合淋巴组织和孤立淋巴滤泡首先受累,充血、水肿,进一步发展为干酪样坏死,并形成边缘不规则、深浅不一的溃疡。

　　2. 增殖型肠结核　病变多局限在回盲部,黏膜下层及浆膜层可有大量结核肉芽肿和纤维组织增生,使局部肠壁增厚、僵硬。

　　3. 混合型肠结核　兼有上述两种病变。

　　结核性腹膜炎病理特点可分为渗出型、粘连型、干酪型3种,以前两种为多见,且可混合存在。

【临床表现】

　　1. 症状

　　(1)全身症状:结核毒血症常见,主要是低热与中等热,呈弛张热或稽留热,可有盗汗。后期有营养不良,表现为消瘦、水肿、贫血、维生素缺乏等。

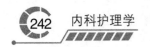

(2)腹痛:多位于脐周或右下腹,间歇性发作。

(3)腹泻和便秘:腹泻是溃疡型肠结核的主要表现之一。增殖型肠结核多以便秘为主要表现。

(4)肠结核会有原因不明的肠梗阻症状。

2.体征　呈慢性病容、消瘦、苍白。

(1)腹水:结核性腹膜炎会出现少量至中量的腹水。

(2)腹部包块:结核性腹膜炎常位于脐周,而肠结核常位于右下腹。

(3)腹部压痛与反跳痛。

(4)腹壁柔韧感:是结核性腹膜炎的临床特征,似揉面感。

【实验室及其他检查】

1.血液检查　轻度至中度贫血,病变活动时红细胞沉降率增快。

2.结核菌素试验　呈强阳性有助于结核感染的诊断。

3.腹水检查　结核性腹膜炎时可有草绿色渗出液,静置后又自然凝固成块,腺苷脱氨酶活性增高。

4.其他检查　如超声、CT、磁共振、腹部 X 射线平片、X 射线钡剂造影。

5.腹腔镜检查　适用于腹腔积液较多、诊断有困难者。禁用于有广泛腹膜粘连者。

【诊断要点】

本病主要诊断依据是:①中青年患者,有结核病史;②临床表现有腹痛、腹泻、右下腹压痛、腹部肿块、原因不明的肠梗阻,伴有发热、盗汗等结核毒血症状;③X 射线钡剂检查有肠结核征象;④结肠镜检查发现主要位于回盲部的肠黏膜炎症、溃疡、炎症息肉或肠腔狭窄,如活检组织中找到干酪性肉芽肿具确诊意义,找到抗酸染色阳性杆菌有助诊断;⑤结核菌素试验或 T-SPOT 试验呈强阳性。典型病例可作出临床诊断,予抗结核治疗 2 周以上有效可确诊;不典型病例在排除禁忌证时,可行腹腔镜检查并作活检。

【治疗要点】

治疗关键是及早给予规律、全程抗结核药物治疗。目的是消除症状、改善全身状况、促进病灶愈合及防治并发症。必要时行手术治疗。

1.抗结核化学药物治疗　是本病治疗的关键。

2.对症治疗　腹痛可用阿托品或其他抗胆碱能药物;严重腹泻或摄入不足者,应注意纠正水、电解质与酸碱平衡紊乱;对不完全性肠梗阻患者,需进行胃肠减压;对大量腹水者,可适当放腹水以减轻症状。

3.手术治疗　对经内科治疗未见好转的肠梗阻、肠穿孔及肠瘘均可行手术治疗。

【护理评估】

1.健康史　详细询问患者患病的相关因素。

2.身体状况

(1)一般状况:评估患者生命体征及意识状态;尤其是体温、呼吸型态。

(2)营养状况:有无消瘦及营养不良。

(3)皮肤和黏膜:有无脱水、发绀、杵状指等。

(4)体位:是否存在强迫体位。

(5)肺部体征:有无呼吸频率、节律及深度异常,呼吸运动是否对称,有无呼吸音改变及干、湿啰音等。

3.心理-社会状况 有无焦虑、抑郁等不良情绪反应;疾病有无对患者生活、睡眠产生影响。

【主要护理诊断/问题】

1.疼痛:腹痛 与肠结核、腹膜炎及伴有盆腔结核或肠梗阻有关。

2.体温过高 与结核毒血症有关。

3.腹泻 与肠内炎性变化、肠道功能紊乱和肠吸收不良有关。

4.潜在并发症 肠梗阻、肠穿孔、肠瘘、腹腔脓肿。

【护理措施】

1.饮食护理 宜进食易消化、富含维生素、高蛋白、高热量的食物,腹泻患者应限制纤维素、乳制品及高脂食物的摄入;便秘患者则应适量增加纤维素的摄取,如芹菜或韭菜等;有腹水者限制钠盐的摄入。

2.休息与体位 卧床休息为主。有腹水者取平卧位或半坐卧位。

3.皮肤护理 腹泻患者每次便后用柔软的卫生纸擦拭肛周,并用温水清洗,以软毛巾蘸干。对于长期卧床休息的患者,勤翻身或应用电动气垫床预防压疮的发生。

4.心理护理 向患者讲解疾病的相关知识,耐心倾听患者的主诉,安慰、鼓励患者,增强其战胜疾病的信心。

5.专科护理

(1)病情观察

1)密切观察患者腹痛的部位、性质、持续时间、缓解方式、腹部体征等变化,协助患者采取舒适卧位。

2)注意观察腹泻、便秘情况及生命体征的变化,尤其是体温的变化。

(2)腹腔穿刺放腹水的护理

1)向患者讲解目的、方法,说明注意事项,消除其紧张心理,以取得配合。

2)测量体重、腹围、生命体征,排空膀胱。

3)术中及术后监测生命体征,观察有无不适。

4)术毕腹带加压包扎,记录抽出腹水的量、性质、颜色,标本及时送检。

(3)用药护理

1)用药原则:早期、联合、适量、规律用药和全程治疗。

2)观察抗结核药物的毒副作用,定期检查患者的听力及肝、肾功能。

【健康指导】

1.用药指导 指导患者遵医嘱用药,不可擅自停药。教会患者识别抗结核药物的毒副作用。

2.心理指导 指导患者注意休息,保持良好的心态。

3.疾病知识指导 向患者及家属讲解疾病的保健知识,防止病原体的传播。加强有关结核病的卫生宣教。

4.定期复查。

(杨 瑾)

第十节 炎症性肠病

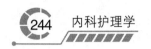

　　患者,王某,女,29岁,2个月前出现黏液脓血便,血多脓少,大便不畅,淋漓不尽,每日5~6次,伴左下腹隐痛,呈游走性刺痛,可耐受,便后痛减,肛门坠胀不适。为求进一步治疗,逐来院就诊。患者平素喜食快餐品,实验室检查:大便潜血(+)。

　　请思考:①该患者发生炎症性肠病的相关因素有哪些? ②该患者目前最主要的护理诊断/问题有哪些? ③该患者在生活中应注意哪些问题? ④如何对患者进行健康宣教?

　　炎症性肠病(inflammatory bowel disease,IBD)是一类多病因引起、异常免疫介导的肠道慢性炎症,有终生复发倾向。其主要包括溃疡性结肠炎(ulcerative colitis,UC)和克罗恩病(Crohn disease,CD),以慢性、反复发作性的腹痛、腹泻为特征。

一、溃疡性结肠炎

　　溃疡性结肠炎(UC)的病变主要局限于结肠黏膜和黏膜下层,多发生于直肠和乙状结肠,亦可累及全结肠。其主要表现为腹泻、黏液脓血便和腹痛。病情轻重不等,呈反复发作的慢性病程,本病的男女发病率无明显差异,发病高峰年龄段为20~50岁。近年来,我国UC发病率呈逐渐上升趋势,以轻中度患者占多数。

【病因与发病机制】

　　UC的发生可能与免疫、遗传、微生物及环境等多种因素有关。

　　1.免疫因素　IBD患者常伴有结节性红斑、类风湿性脊柱炎、硬化性胆管炎等自身免疫性疾病,免疫因素在IBD的发生与发展中可发挥着重要作用。

　　2.遗传因素　IBD具有家族聚集性,且CD的家族聚集性较UC更为明显。

　　3.感染因素　感染因素在UC的发病过程中可发挥一定的作用,UC多发生于肠道感染后;在UC的治疗过程中应用抗生素后可获得较为理想的治疗效果;粪便分流或旁路手术有助于改善UC患者的症状,对防止病情反复及复发亦具有较大价值。

　　4.精神因素　部分UC患者常在出现精神应激状态后发病或复发,提示精神因素或可影响UC的发生及发展。其作用机制可能与人类高级精神活动对机体免疫和神经–内分泌系统的调节作用有关。应激、忧虑等精神因素可造成高级神经活动的调节功能紊乱,从而导致机体出现免疫、内分泌等异常。

　　5.饮食因素　食物中的硫及硫酸盐、动物脂肪、胆固醇、糖分等物质可能与IBD的发生存在一定的相关性。

【病理与生理】

　　UC患者的消化道炎症反应局限于结肠和直肠,多表现为直肠炎或直肠乙状结肠炎。若炎症反应累及大部分结肠则称为全结肠炎;30%~40%的患者病变发生于左侧,由直肠炎症扩展至结肠左曲引起。UC 的结肠病变通常局限于黏膜及黏膜下层,较少引发结肠穿孔、瘘管等并发症,少数重症患者由于病变累及结肠全层,可出现中毒性巨结肠。少数患者可发生结肠癌变。

【临床表现】

起病多数缓慢,少数急性起病,偶见急性暴发起病。慢性病程,发作期与缓解期交替,少数症状持续并逐渐加重。

1.症状

(1)消化系统表现:主要表现为反复发作的腹泻、黏液脓血便与腹痛。

1)腹泻和黏液脓血便:持续或反复发作的腹泻是本病最主要的症状,黏液脓血便是本病活动期的重要表现。排便次数及便血程度可反映病情轻重,病变限于直肠或累及乙状结肠的患者,除有便秘、便血外,偶尔便秘,由病变引起直肠排空功能障碍所致。

2)腹痛:轻者或缓解期患者多无腹痛或仅有腹部不适,活动期有轻或中度腹痛,多为左下腹或下腹的阵痛,亦可涉及全腹。有"疼痛—便意—便后缓解"的规律,常有里急后重。若并发中毒性巨结肠或炎症波及腹膜,则有持续性剧烈腹痛。

3)其他症状:可有腹胀、食欲减退、恶心、呕吐等。

(2)全身表现:见于中、重型活动期,常有低度至中度发热,高热多提示有并发症或见于急性暴发型。重症或病情持续者活动可出现乏力、消瘦、贫血、低蛋白血症、水和电解质平衡紊乱等表现。

2.体征 患者呈慢性病容,精神状态差,重者呈消瘦、贫血貌。轻、中型患者仅有左下腹轻压痛,有时可触及痉挛的降结肠和乙状结肠。重型和暴发型患者常有明显压痛和鼓肠。

【实验室及其他检查】

1.血液检查 可有不同程度的贫血,白细胞计数在活动期可增高,红细胞沉降率加快和 C 反应蛋白增高是病情活动期的标志,严重者血清蛋白下降。

2.粪便检查 常为黏液脓血便,镜检见红细胞和脓细胞,急性发作期可见巨噬细胞。

3.自身抗体检测 血中外周型抗中性粒细胞胞浆抗体和抗酿酒酵母抗体分别为 UC 和 CD 的相对特异性抗体,同时检测这两种抗体有助于 UC 和 CD 的诊断和鉴别诊断。

4.结肠镜检查 是本病诊断的最重要检查之一,应做全结肠及回肠末段检查,确定病变范围,并取组织检查。

【诊断要点】

临床表现具有持续或反复发作的腹泻和黏液脓血便、腹痛、里急后重,伴有(或不伴有)不同程度的全身症状,若结合结肠镜检查有本病特征性改变,可诊断本病。若诊断存疑,应在一定时间内(一般是 6 个月)后进行内镜及病理组织学复查。

【治疗要点】

治疗原则:控制急性发作,缓解患者的临床症状,促进黏膜愈合,减少复发,防治并发症,加强对患者的长期管理。

1.氨基水杨酸制剂 首选柳氮磺吡啶(SASP),适用于轻型、中型或重型经糖皮质激素治疗已有缓解者。对 SASP 不能耐受者可口服 5-氨基水杨酸(5-ASA)控制剂,如美沙拉嗪、奥沙拉嗪、巴柳氮等。

2.糖皮质激素 适用于对氨基水杨酸制剂疗效不佳的轻、中度患者,特别是重度患者及急性暴发型患者。病变局限在直肠-乙状结肠者,也可用激素加生理盐水保留灌肠,以减少全身不良反应。

3.选择性白细胞吸附疗法 对于轻中度 UC,特别在合并机会性感染时可考虑选用。

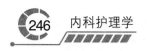

4. 沙利度胺治疗　中度 UC 的治疗方案中可用沙利度胺治疗,适用于难治性 UC 治疗。

5. 免疫抑制剂　对激素治疗效果不佳或对激素依赖型,患者可试加用硫唑嘌呤或巯嘌呤。

6. 手术治疗　内科治疗无效,有严重并发症(并发大出血、肠穿孔、中毒性巨结肠、结肠癌)者,应及时采取手术治疗。

【护理评估】

1. 症状

(1)腹痛:发生的部位、性质、时间。

(2)腹泻:颜色、性质、量、次数和有无黏液、脓血等。

(3)血便:有无血便,便血的量,有无血压下降、精神紧张、面色苍白等消化道出血的表现。

(4)伴随症状:食欲减退、恶心及呕吐、口腔黏膜溃疡等。

2. 身体状况

(1)生命体征:尤其是体温、血压,有无感染的表现。

(2)营养状态:有无贫血、消瘦及营养不良。

(3)体位及活动:是否存在强迫体位,活动是否无耐力。

(4)出入量:有无脱水,水、电解质紊乱等。

(5)腹部体征:有无腹肌紧张、反跳痛及肠鸣音减弱,有无肠梗阻、肠穿孔的表现。

3. 心理-社会状况

(1)有无焦虑、抑郁等不良情绪反应。

(2)疾病有无对患者生活、睡眠产生影响。

【主要护理诊断/问题】

1. 疼痛　与肠黏膜的炎症有关。

2. 腹泻　与肠黏膜的炎症有关。

3. 营养失调:低于机体需要量　与腹泻和吸收不良有关。

4. 体液不足　与腹泻有关。

5. 皮肤完整性受损　与大便刺激皮肤、瘘口、肛裂有关。

6. 潜在并发症　肠出血、穿孔、癌变。

【护理措施】

1. 疼痛

(1)观察腹痛的部位、性质变化,了解病情变化及进展情况,如腹痛性质突然发生变化,要警惕肠穿孔、大出血等并发症的发生。

(2)用药护理

1)向患者及家属说明药物的作用、用法、不良反应等,指导其正确用药。服用柳氮磺吡啶(SASP)期间必须定期复查血常规,一旦出现不良反应,应改用其他药物。应用糖皮质激素者,要注意激素不良反应,不可随意停药,防止反跳现象。应用硫唑嘌呤或巯嘌呤时患者可出现骨髓抑制的表现,应注意监测白细胞计数。

2)灌肠宜在晚上睡前进行,先嘱患者排净大便,行低压保留灌肠,灌毕嘱患者适当抬高臀部,以延长药物在肠道停留的时间,便于药物充分吸收。

3)使用抗胆碱能药物时应注意观察腹泻、腹部压痛及肠鸣音的变化,如出现肠型、肠鸣音消失、腹痛加剧等,要考虑中毒性巨结肠的发生,应及时通知医生处理。

2. 腹泻

（1）观察排便次数、排便的量、性状，并做记录。腹泻严重者观察其生命体征变化、准确记录大便次数与性质，血便量多时应估计出血量并及时留取化验标本，遵医嘱给予止血药物。注意皮肤黏膜有无脱水表现。

（2）皮肤护理：腹泻频繁及长期营养不良者，要特别注意臀部及肛周皮肤护理，保持肛周皮肤干燥，每次大便后用软纸擦净肛周皮肤，并用温水洗净，避免使用碱性洗衣液；局部涂油保护。

3. 营养失调

（1）急性活动期：患者应无渣流质饮食，病情缓解后以高糖、高蛋白、低脂、低渣饮食为原则。适当补充叶酸、维生素和微量元素。禁生冷、粗硬、辛辣刺激性食物，忌纤维素多的蔬菜，慎用牛奶和乳制品。病情严重者应禁食，遵医嘱静脉补充营养、水电解质。观察患者进食情况，定期测量患者体重，监测血红蛋白和血清蛋白，了解营养状况的变化。

（2）环境安静、舒适。轻者适量运动，劳逸结合，重者应卧床休息，以减少胃肠蠕动及体力消耗。

【健康指导】

1. 疾病知识指导　向患者及家属介绍本病的相关知识，使其认识到本病一般呈慢性迁延过程，病程长，症状易反复，从而使其主动进行长期自我管理，以提高生活质量。

2. 生活指导　生活规律，劳逸结合，保持心情舒畅，避免受凉。

3. 饮食指导　讲究饮食卫生，避免服用奶制品，预防肠道感染性疾病。

4. 用药指导　告知患者及家属遵医嘱坚持服药的重要性，教会患者识别药物的不良反应，反复病情活动者，应有终身服药的心理准备。

5. 心理指导　本病病程长，病情易反复，患者易产生焦虑或抑郁情绪，丧失治疗的信心。护士应鼓励、宽慰患者，使患者保持平静、乐观心态，积极应对疾病。

6. 定期复查　如出现腹泻、腹痛加剧、便血等异常情况，应及时到医院就诊。

二、克罗恩病

克罗恩病（Crohn disease，CD）是一种原因不明的胃肠道慢性肉芽肿性炎症性疾病，多发生在青壮年，可侵及口腔至肛门的各段消化道，主要累及末端回肠和邻近结肠，呈节段性或跳跃式分布。临床以腹痛、腹泻、体重下降、腹部包块、瘘管形成、肠梗阻为主要特征，且有发热、营养障碍和肠外表现等。病程多迁延，常有反复，不易根治。

【病因与发病机制】

目前认为 CD 的主要发病机制为遗传易感个体在肠内微生物刺激下发生的持续性炎症反应。

1. 遗传因素　与 UC 相比，遗传因素在 CD 发病过程中的作用更为显著，病发呈明显种族差异和家族聚集性。一般报道 10%～30% 有阳性家族史。单卵双胞胎共患 IBD 的甚至高达 50%。

2. 肠黏膜因素　正常情况下，肠道内微生物及其代谢产物与肠黏膜间存在复杂的相互作用并处于动态平衡。若该平衡被打破，则可引发胃肠道疾病。

3. 免疫因素　CD 被认为是一种免疫缺陷相关疾病，其肠黏膜免疫能力多存在障碍。

4. 肠道微生物　通常情况下，肠道内微生物与肠道内环境的稳定密切相关。在肠道无菌条件下，免疫缺陷的 IBD 动物模型不出现肠道炎症。若恢复其正常的肠道内菌群，则可发生炎症反应，表明肠道菌群为引发 IBD 的必要条件之一。

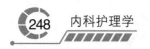

【病理与生理】

克罗恩病是贯穿肠壁各层的增殖性病变,并侵犯肠系膜和局部淋巴结。病变局限于小肠(主要为末端回肠)和结肠者各占30%,二者同时累及者占40%。病理变化分为急性炎症期、溃疡形成期、狭窄期和瘘管形成期(穿孔期)。病变呈节段分布,与正常肠段相互间隔,界限清晰,呈跳跃的特征。急性期以肠壁水肿炎症为主;慢性期肠壁增厚、僵硬,受累肠管外形呈管状,其上端肠管扩张。

【临床表现】

1. 腹痛　阵发性痉挛性腹痛是本病最常见的症状,随着病程进展可表现为持续性钝痛。回肠病变常出现右下腹痛,进食后可加重。

2. 腹泻　较常见且无脓血或黏液。40%~50%的患者可有血便,出血部位主要为回肠和结肠。

3. 腹部肿块　多位于右下腹和脐周,易与腹腔结核和肿瘤等混淆。由肠粘连,肠壁增厚、肠系膜淋巴结肿大,内瘘或局部脓肿形成所引起。

4. 瘘管形成　是克罗恩病的特征性表现之一,分内瘘、外瘘。内瘘指病变肠段与其他肠段、膀胱、输尿管、阴道或尿道等处形成交通;外瘘是指病变肠管与体表皮肤相通。合并肠瘘的患者常有腹腔脓肿,出现发热、腹痛和腹部包块。

5. 全身表现　较多且明显。发热常见,常间歇出现,与肠道炎症活动及继发感染有关。其他有食欲减退、乏力、消瘦、贫血、低蛋白血症等营养障碍表现。

6. 肠外表现　以口腔黏膜溃疡、关节炎、皮肤结节性红斑及眼病多见。

【实验室及其他检查】

1. 肠镜检查　是明确诊断、排除其他疾病,以及监测治疗效果和了解复发最重要的手段,结肠镜应达末段回肠。CD典型的内镜特征是消化道节段性病变和纵行溃疡,也可为局限性或者孤立性溃疡性病变,可见狭窄或者穿透性病变,病变早期可表现为阿弗他溃疡,病变反复发作时,残留肠道黏膜可呈鹅卵石样改变,愈合期病变肠道可有炎性息肉和溃疡瘢痕。

2. 黏膜活检　内镜取黏膜活体组织包括炎症区域与非炎症区域,以确定炎症是否呈阶段性分布。

3. CT和小肠CT造影检查　也有助于帮助诊断,排除其他疾病,并明确病变程度、范围,是否有淋巴结肿大和腹腔脓肿等并发症。典型的改变是内外窦道形成,肠壁增厚、肠腔狭窄,形成"木梳征"和周围脂肪液化等。

4. 粪常规　部分患者的粪便中可见红细胞及白细胞,大便隐血试验多为阳性。病情活动时,粪便 α_1-抗胰蛋白酶水平可出现升高;此外,检测粪便钙卫蛋白及乳铁蛋白水平亦有助于CD的诊断和鉴别诊断。

【诊断要点】

有典型临床表现者为疑诊CD患者,若符合结肠镜或影像学检查中一项,可拟诊CD。若有非干酪样肉芽肿、裂隙状溃疡和瘘管及肛门部病变特征性改变之一,可以确诊。当病变单纯累及结肠时,注意与溃疡性结肠炎鉴别。

【治疗要点】

本病目前尚无根治疗法。治疗目的在于控制病情,缓解症状,减少复发,防治并发症。

1. 支持疗法　加强营养、纠正代谢紊乱、改善贫血和低白蛋白血症。补充多种维生素、叶酸及铁、钙等矿物质。必要时可输血、血浆、白蛋白、复方氨基酸,甚至要素饮食或静脉内全营养;对重症患者可予营养支持治疗,首选肠内营养,不足时辅以肠外营养。

2.对症治疗　解痉、止痛、止泻和控制继发感染等也有助于症状缓解。应用阿托品等抗胆碱能药物,应警惕诱发中毒性巨结肠可能。

3.药物控制　包括氨基水杨酸制剂、糖皮质激素、免疫抑制剂、抗生素、甲氨蝶呤及生物制剂等。可参考"溃疡性结肠炎"。

4.外科手术　当克罗恩病药物治疗无效,出现完全性肠梗阻、急性穿孔、腹腔脓肿、瘘管形成或不能控制的大量出血时均可考虑手术治疗。

【护理评估】

1.健康史　有无家族病史,既往疾病史及目前的治疗情况,饮食形态,排泄形态。

2.症状

(1)腹痛:疼痛的性质及部位等。

(2)腹泻:病程长短、粪便的性状及量等。

(3)伴随症状:有无发热、瘘管形成、腹块、肠梗阻及肠外表现。

3.身体状况

(1)生命体征及意识状态:尤其是血压及心率等。

(2)营养状态:有无消瘦、水肿、贫血及营养不良。

(3)皮肤、黏膜:有无苍白、溃疡、水肿、瘘管等。

(4)腹部体征:肠鸣音是否正常及有无腹部包块等。

4.心理-社会状况

(1)有无焦虑、抑郁等不良情绪反应。

(2)疾病有无对患者生活、睡眠产生影响。

【主要护理诊断/问题】

1.疼痛:腹痛　与肠道炎症、肠管狭窄有关。

2.腹泻　与炎症渗出和肠黏膜吸收障碍有关。

3.营养失调:低于机体需要量　与长期腹泻、吸收障碍有关。

4.焦虑　与疾病迁延不愈有关。

5.潜在并发症　肠梗阻、肠出血。

【护理措施】

1.疼痛

(1)观察腹痛性质及腹部体征变化。腹痛、腹胀明显者可给予腹部热敷,或遵医嘱给予解痉止痛药,如阿托品、东莨菪碱等。

(2)休息与活动:急性发作期或病情严重时患者均需卧床休息,减轻其精神和体力负担;轻症或缓解期患者应鼓励参加一般的轻松工作,适当休息;生活规律、避免劳累、注意劳逸结合;吸烟者必须戒烟。

2.腹泻

(1)严密观察患者腹泻的次数、性质,有无肉眼脓血和黏液便,是否伴里急后重,如频繁腹泻并伴有大量便血时应及时遵医嘱给予对症处理。定期做好粪便检查。

(2)用药护理:告知患者及家属坚持用药的重要性,说明药物的具体服用方法及不良反应;嘱患者坚持治疗勿随意换药、减量或停药。

3.营养失调 指导患者食用质软、易消化、少纤维又富有营养的食物,避免食用刺激性食物或牛奶、乳制品。对急性发作期和暴发性患者进行无渣流质和半流质饮食,禁食冷饮、水果及含纤维素多的蔬菜。病情严重者禁食,可用全胃肠外营养治疗。

【健康指导】

1.生活指导 合理休息与活动,注意劳逸结合,避免情绪激动。

2.饮食指导 合理饮食,摄入足够的营养素,维持良好的营养状况。避免坚硬和粗糙的食物。

3.疾病知识指导 对于有造瘘的患者要教会其和家属自我护理的方法。

4.用药指导 嘱患者坚持治疗,教会患者识别药物的不良反应,勿随意更换药物或停药。

5.心理指导 情绪波动是本病起因或加重的诱因,鼓励患者树立战胜疾病的信心,做好自我保健,缓解焦虑,稳定情绪。

(刘 姝)

第十一节 脂肪性肝病

案例分析

患者,王某,男,36岁,从事地质局探测工作。吸烟15年余,现平均10根/d;饮酒10年余,既往平均500 g/d。9 d前患者饮酒后出现右胁不适、乏力,为求进一步治疗,遂来院就诊。查体:腹部膨隆,剑突下有压痛,肝上界在右锁骨中线平第5肋,肝于肋下约6 cm可触及,脾肋下3 cm触及。彩超示肝实质弥漫性回声改变,脂肪肝。实验室检查:天冬氨酸氨基转移酶46.0 U/L,谷氨酰转移酶189.4 U/L。

请思考:①该患者患了什么疾病? ②该患者目前最主要的护理诊断/问题有哪些? ③该患者在生活中应注意哪些问题? ④如何对患者进行健康宣教?

脂肪性肝病(fatty liver disease,FLD)是以肝细胞脂肪过度贮积和脂肪变性为特征的临床病理综合征。根据有无长期过量饮酒分为酒精性脂肪性肝病和非酒精性脂肪性肝病。

一、酒精性肝病

酒精性肝病(alcoholic liver disease,ALD)是由于长期大量饮酒所致的肝病,主要包括酒精性肝炎、酒精性脂肪肝、酒精性肝纤维化和酒精性肝硬化,可发展至肝癌。近年来我国的ALD发病率呈上升趋势;其中40~49岁人群的患病率高达到10%以上。

【病因与发病机制】

饮酒后酒精主要在小肠上段吸收,其中90%以上在肝内代谢。酒精及其代谢产物对肝的直接毒性作用、氧化应激反应、肠源性内毒素血症等多种因素均可能参与了ALD的发生与发展。

1.病因

(1)饮酒量及时间:短期内大量饮酒可发生酒精性肝炎,平均每天摄入酒精量男性>40 g/d、女性>20 g/d 或饮酒时间>5 年可发展为慢性酒精性肝病。

（2）遗传易感因素:被认为与酒精性肝病的发生密切相关,但具体的遗传标记尚未确定。

（3）性别:相同的酒精摄入量女性比男性易患酒精性肝病,与女性体内乙醇脱氢酶含量较低有关。

（4）其他肝病:如乙型或丙型肝炎病毒感染可增加酒精性肝病发生的危险性,并可加重酒精性肝损害。

（5）肥胖:是酒精性肝病的独立危险因素。

（6）继发性营养不良:长期饮酒者对胆碱、维生素 A、维生素 E、叶酸及硒等微量元素的需求量增加,又由于长期饮酒者多不能保持正常饮食结构,常有其他营养物质的缺乏。

2.发病机制　多种因素均可参与酒精性肝病的发生与发展,酒精及其代谢产物对肝的损伤作用包括直接毒性、氧化应激反应、肠源性内毒素血症、库普弗细胞(Kupffer 细胞)活化、促炎因子释放、铁沉积等。

【病理与生理】

酒精性肝病的特征性病理表现为大泡性或大泡性为主伴小泡性的混合性肝细胞脂肪变性,主要病理类型如下。

1.酒精性脂肪肝　脂肪变性为肝细胞病变最早、最常见的表现,主要分布于小叶中央区,病情进展时可呈弥漫分布,肝细胞无炎症、坏死,小叶结构完整。

2.酒精性肝炎　特点为肝细胞被破坏、肝小叶嗜中性粒细胞浸润和纤维化,肝细胞的病理改变包括坏死和气球样变性。变性的肝细胞内常可见马洛里(Mallory)小体,为酒精性肝损伤的特征性改变。

3.酒精性肝硬化　纤维化广泛而弥漫,肝组织内形成大量假小叶,引发小结节性肝硬化。

【临床表现】

临床表现一般与饮酒的量和嗜酒的时间长短有关。

1.酒精性肝炎　临床表现与组织学损害程度相关。常发生在近期(数小时至数周)大量饮酒后,出现全身不适、食欲减退、恶心、呕吐、乏力、肝区疼痛等症状;可有低热、黄疸、肝大并有触痛。

2.酒精性脂肪肝　常无症状或症状轻微,可有乏力、食欲减退、右上腹隐痛或不适,肝脏有不同程度的肿大。

3.酒精性肝硬化　临床表现与其他原因引起的肝硬化相似,可伴有慢性酒精中毒的表现,如精神神经症状等。

【实验室及其他检查】

1.实验室检查　酒精性脂肪肝可有血清天冬氨基转氨酶(AST)、丙氨酸转氨酶(ALT)轻度升高;酒精性肝炎 AST 升高比 ALT 升高明显,但两者的值很少大于 500 IU/L。

2.影像学检查　B 超和 CT 是诊断酒精性肝病的常用手段,B 超可作为首选方法。

3.病理学检查　肝穿刺活体组织检查是确定酒精性肝病及分期分级的可靠方法,是判断其严重程度和预后的重要依据,但很难与其他病因引起的肝损害鉴别。

【诊断要点】

饮酒史是诊断酒精性肝病的必备依据,应详细询问患者饮酒的种类、每日摄入量、持续饮酒时间和饮酒方式等。我国现有的酒精性肝病的诊断标准为:长期饮酒>5 年,折合酒精量男性≥40 g/d,女性≥20 g/d;或 2 周内有大量饮酒史,折合酒精含量>80 g/d。酒精量换算公式为:酒精

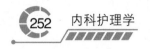

量(g)= 饮酒量(ml)×酒精含量(%)×0.8。

酒精性肝病的诊断思路如下。①是否存在肝病。②肝病是否与饮酒有关。③是否合并其他肝病。④如确定为酒精性肝病,则其临床病理属于哪一阶段;可根据饮酒史、临床表现及有关实验室及其他检查进行分析,必要时进行肝穿刺活体组织检查。

【治疗要点】

1. 戒酒　戒酒是治疗酒精性肝病患者最重要的措施,戒酒能显著改善各个阶段患者的组织学改变和生存率,并可减轻门静脉压力及减缓其向肝硬化发展的进程。

2. 营养支持　长期嗜酒者,酒精取代了食物所提供的热量,故蛋白质和维生素摄入不足而引起营养不良。所以酒精性肝病患者需要良好的营养支持,在戒酒的基础上应给予其高热量、高蛋白、低脂饮食,并补充多种维生素。

3. 药物治疗　多烯磷脂酰胆碱可稳定肝窦内皮细胞膜和肝细胞膜,降低脂质过氧化,减轻肝细胞脂肪变性及其伴随的炎症和纤维化;美他多辛可加快乙醇代谢;N-乙酰半胱氨酸能补充细胞内谷胱甘肽,具有抗氧化作用。酒精戒断症状严重者,除对症处理外,可考虑应用纳洛酮、苯二氮䓬类镇静剂,医护人员和家人要给予其鼓励和关心,帮助患者戒酒。

4. 肝移植　严重酒精性肝硬化患者可考虑肝移植,但要求患者肝移植前戒酒3～6个月,并且其他脏器无严重的酒精性损害。

【护理评估】

1. 健康史　评估患者饮酒的种类、每天摄入量、持续时间和饮酒方式等。

2. 身体状况　根据饮酒史、临床表现及有关实验室及其他检查的结果,评估患者是否患有酒精性肝病及其临床病理阶段,是否合并其他肝病等。

3. 心理-社会状况

(1)有无焦虑、情绪不安、暴躁等不良情绪反应。

(2)疾病有无对患者生活、睡眠产生影响。

【主要护理诊断/问题】

1. 健康管理无效　与长期大量饮酒有关。

2. 知识缺乏　缺乏戒酒及饮食营养等知识。

【护理措施】

1. 健康管理无效

(1)积极引导患者戒酒,要坚持逐渐减量的原则,每天饮酒量以减少前一天的1/3为宜,在1～2周完全戒断,以免发生酒精戒断综合征。有重度酒瘾的患者戒酒,应寻求患者家属的支持和帮助。

(2)酒精依赖者,多以酒代饭,进食较少,导致营养不良,维生素缺乏。应以低脂、清淡、富有营养、易消化为饮食原则,少食多餐,忌生冷、辛辣刺激性食物。注意营养均衡,多食用瘦肉、鱼肉、牛奶及富含维生素的蔬菜和水果等。

(3)营养监测:观察患者进食情况,定期测量患者的体重,了解其营养状况的变化。

2. 知识缺乏　戒酒过程中护士需要确认患者嗜酒及酒精依赖的程度,告知其问题所在及其特点,并提供改变其行为的建议。戒酒过程中,由于血液中酒精浓度迅速下降,患者可能出现情绪不安、暴躁、易怒、出汗、恶心等反应,护士要适时对患者进行心理护理,鼓励患者在戒酒中保持积极、乐观的心态。

【健康指导】

宣传科学饮酒的知识,认识大量饮酒对身体健康的危害性,协助患者建立戒酒的信心,培养其健康的生活习惯,积极戒酒和配合治疗。

二、非酒精性脂肪性肝病

非酒精性脂肪性肝病(non-alcoholic fatty liver disease,NAFLD)是指除外酒精和其他明确的肝损害因素所致的,以肝脏脂肪变性为主要特征的临床病理综合征,包括单纯性脂肪性肝病及由其演变的脂肪性肝炎和肝硬化。

【病因与发病机制】

NAFLD 最常见的易感因素包括肥胖、2 型糖尿病及高脂血症。该病的发病机制:一般认为它是一种遗传-环境-代谢应激相关性疾病。目前广泛接受的理论是"二次打击"学说:第一次打击是指由多种因素导致肝细胞内脂质过量沉积;第二次打击是脂质过量沉积的肝细胞发生氧化应激及脂质过氧化反应,最终导致炎症坏死和纤维化的产生。

【病理与生理】

NAFLD 的主要病理特征为大泡性或大泡性为主的肝细胞脂肪变性,亦可出现脂肪变性、气球样变性(Mallory)小体、炎症及纤维化等病理改变。根据病理改变的严重程度,可将 NAFLD 分为 3 类。

1. 单纯性脂肪性肝病　肝小叶内>30%的肝细胞发生脂肪变性,以大泡性脂肪变性为主,不伴有肝细胞变性坏死、炎症及纤维化,可分为轻、中、重 3 型。

2. 脂肪性肝炎　腺泡 3 区出现肝细胞气球样及窦周(细胞周)纤维化,腺泡点灶状坏死,门管区及门管周围区有炎症浸润,出现局灶性或广泛性的桥接纤维化。

3. 脂肪性肝硬化　肝小叶结构完全被破坏,形成小结节性肝硬化,肝细胞内脂肪变性可减轻甚至完全消失。

【临床表现】

起病隐匿,发病缓慢,常无症状。部分患者可有乏力、右上腹轻度不适、肝区隐痛或上腹胀痛等非特异症状。严重脂肪性肝炎可出现食欲减退、恶心、呕吐、黄疸等症状,黄疸常发生在 NASH 晚期,提示病情恶化。30%~100% 的患者存在肥胖,无痛性肝大为 NAFLD 患者的常见体征,常呈轻至中度肿大,表面光滑,质地正常或稍硬,偶可触及增大的脾;部分患者可有肝掌、蜘蛛痣、腹壁静脉曲张等慢性肝病的体征。肝脏发展至肝硬化失代偿期的临床表现与其他原因所致肝硬化相似。

【实验室及其他检查】

1. 实验室检查　单纯性脂肪性肝病时,肝功能基本正常,γ-谷氨酰转移酶水平轻度升高;脂肪性肝炎时,多见血清转氨酶和 γ-谷氨酰转移酶水平升高,通常以 ALT 升高为主。

2. 影像学检查　B 超和 CT 是诊断 NAFLD 的常用手段,质子磁共振波谱是无创定量肝脏脂肪的最优方法。

3. 病理学检查　肝穿刺活体组织检查是确诊 NAFLD 的主要方法。

【诊断要点】

凡具备下列第 1~5 项和第 6 或第 7 项中任何一项者即可诊断为 NAFLD。

1. 有易患因素如肥胖、2 型糖尿病、高脂血症等。

2. 无饮酒史或饮酒折合乙醇量男性每周<140 g,女性每周<70 g。

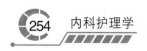

3. 除外病毒性肝炎、药物性肝病、全胃肠外营养、肝豆状核变性和自身免疫性肝病等可导致脂肪肝的特定疾病。

4. 除原发疾病的临床表现外,可有乏力、肝区隐痛、肝脾大等症状及体征。

5. 血清转氨酶或 γ-谷氨酰转移酶升高。

6. 符合脂肪性肝病的影像学诊断标准。

7. 肝组织学改变符合脂肪性肝病的病理学诊断标准。

【治疗要点】

1. 病因治疗　治疗糖尿病、高脂血症,对多数单纯性脂肪性肝病和脂肪性肝炎有效。

2. 生活方式干预　饮食控制和运动是大多数 NAFLD 患者的主要治疗措施。控制体重是治疗 NAFLD 患者的首要任务。一般来说,正常从事轻度工作量成年人所需总热量为理想体重×(20 ～ 25);中度工作量者为理想体重×30;重度工作量者为理想体重×35。NAFLD 患者应积极锻炼,适当进行中等量的有氧运动,每周 4 次以上,累计锻炼时间至少 150 min。

3. 药物治疗　单纯性脂肪性肝病一般无须药物治疗,通过改变生活方式即可控制病情。合并高脂血症的患者可采用降血脂治疗,如贝特类、他汀类等药物;维生素 E 具抗氧化作用,可减轻脂质过氧化;肠道益生菌可减少内毒素的产生和能量的过度吸收。

4. 其他治疗　对改变生活方式和药物治疗无反应者,可通过减重手术进行治疗。对脂肪性肝炎伴有严重代谢综合征患者,也可行粪菌移植。

【护理评估】

1. 健康史

(1)详细询问患者患病的相关因素,如有无肥胖、2 型糖尿病及高脂血症病史。

(2)有无吸烟、饮酒、饮食失调、缺乏运动等不良生活习惯。

2. 身体状况　根据患者体重、腰围、血压、肝功能、血脂、血糖,临床表现及有关实验室和其他检查的结果,评估患者是否患有非酒精性脂肪性肝病。

3. 心理-社会状况　有无焦虑、抑郁等不良情绪反应;疾病有无对患者生活、睡眠产生影响。

【主要护理诊断/问题】

1. 超重/肥胖　与饮食不当、缺乏运动有关。

2. 焦虑　与病情进展、饮食受限有关。

【护理措施】

1. 超重/肥胖

(1)减肥的过程中应使体重平稳下降,定期测量体重、腰围、血压、肝功能、血脂和血糖,每年做肝、脾和胆囊的 B 超检查。

(2)饮食护理:在满足基础营养需求的基础上,减少热量的摄入,维持营养平衡,维持正常血脂、血糖水平,降低体重至标准水平。建议低糖低脂的平衡膳食,减少含蔗糖饮料及饱和脂肪和反式脂肪的摄入,增加膳食纤维含量。建议多吃蔬菜、瓜果、玉米、燕麦、洋葱、大豆及其制品等。

(3)运动护理:适当增加运动可改善心血管健康,并且减轻外周脂肪和胰岛素对抗。根据减重目标计算每天体力活动量和时间。对于需要消耗的能量,多考虑采用增加体力活动量和控制饮食相结合的方法,其中 50% 由增加体力活动的能量消耗来解决,其他 50% 由减少饮食总能量和减少脂肪的摄入量来实现。运动不宜在饭后立即进行,应避开凌晨和深夜运动,以免扰乱身体生物钟节奏;合并有糖尿病的患者应饭后 1 h 进行锻炼。

2. **焦虑**　指导患者保持良好的心理状态,注意情绪的调节和稳定;指导患者了解本病治疗的长期性,增强治疗信心,提高治疗的依从性。

【健康指导】

1. **疾病知识指导**　指导患者了解 NAFLD 的病因,建立健康的生活方式,改变各种不良的生活习惯和行为习惯。

2. **饮食指导**　指导患者建立合理的饮食结构及习惯,改正不良的饮食习惯,戒除烟酒,避免三餐不规律或者三餐饥饱不均匀,避免过量摄食,以免引发体内脂肪过度蓄积。

3. **运动指导**　指导患者制定以自身耐力为基础、循序渐进及持之以恒的个体化运动方案,采用中、低强度的有氧运动,如慢跑、游泳、快速步行等。避免久坐少动,建议根据患者兴趣并以能够坚持为原则选择体育锻炼方式,以增加骨骼肌质量和预防肌少症。

（刘　姝）

第十二节　自身免疫性肝病

> **案例分析**
>
> 患者,马某,女,42 岁,务农,已绝经 2 年。7 d 前无明显诱因出现身目黄染、纳差、纳食后呕吐,厌食油腻性食物,为求进一步治疗,遂来院就诊。CT 示:右侧叶间胸膜小结节,炎性可能。实验室检查:谷丙转氨酶 110 U/L,谷草转氨酶 196 U/L,凝血酶原时间 20.3 s,抗线粒体抗体 M2 型 24.77 RU/mL,抗肝/肾微粒体抗体Ⅰ型<2 RU/mL,抗可溶性肝抗原/肝胰抗原抗体<2 RU/mL,抗肝细胞溶质抗原Ⅰ型抗体 13.18 RU/mL,抗核膜糖蛋白抗体 2.29 RU/mL,可溶性酸性磷酸化核蛋白 2.21 RU/mL,抗平滑肌抗体 0.67 COI,荧光法−抗核抗体 1∶320 核均质型。
>
> 请思考:①该患者患了什么疾病? ②该患者目前最主要的护理诊断/问题有哪些? ③该患者在生活中应注意哪些问题? ④如何对患者进行健康宣教?

自身免疫性肝病(autoimmune liver disease,AILD)是一组以肝脏病理损害和肝功能异常为主要表现的自身免疫性疾病,主要包括自身免疫性肝炎、原发性胆汁性肝硬化、原发性硬化性胆管炎及其重叠综合征。

一、自身免疫性肝炎

自身免疫性肝炎(autoimmune hepatitis,AIH)是一种由异常自身免疫反应介导的慢性进展性肝病,以高丙种球蛋白血症、血清自身抗体阳性及组织学表现为界面性肝炎为特征性表现。未经治疗的 AIH 可逐渐进展为肝硬化,最终导致肝功能失代偿。

【病因与发病机制】

自身免疫反应介导的肝细胞损伤为 AIH 的重要发病机制,其发病过程可能涉及遗传易感性、外部环境、自身抗原、免疫紊乱等多种因素间的相互作用。AIH 发病过程的本质为具有遗传易感性的

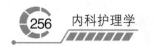

个体在诱发因素的作用下,自身免疫耐受机制受损,导致机体无法耐受自身抗原并产生特异性自身抗体,进而发生自身免疫反应,造成肝组织损伤。

【病理与生理】

AIH 典型的病理表现为界面性肝炎,即汇管区与肝实质交界处出现炎症细胞浸润,免疫组化显示浸润的炎症细胞主要为 CD4$^+$ T 辅助细胞,亦包括 B 淋巴细胞、单核细胞、巨噬细胞、自然杀伤细胞(NK 细胞)等,镜下亦可发现肝细胞肿胀和坏死、肝小叶炎症、桥接坏死等病变,肉芽肿较少见;进展期病例可出现桥接纤维化和肝硬化。

【临床表现】

AIH 的临床表现多样,大多数隐袭起病,临床症状及体征不典型。约 1/3 患者在诊断时无症状,只是在因其他问题检查时发现肝功能异常而确诊。约 30% 的患者首诊时即已出现肝硬化症状。少数患者表现为急性、亚急性、甚至急性重型肝炎。

1.**症状**　乏力和关节痛是最早的首发症状,其他常见症状包括食欲减退、腹部不适或疼痛、多肌痛、皮疹等。

2.**体征**　肝大是最常见的体征,其他体征包括黄疸、脾大等。

【实验室及其他检查】

1.**生化检查**　最常见为血清转氨酶升高;高胆红素血症亦常见;碱性磷酸酶(ALP)升高常见;高丙种球蛋白血症为多克隆性,以免疫球蛋白 G(IgG)升高为主。

2.**免疫指标检查**　AIH 患者血清中可检测到多种自身抗体,包括抗核抗体(ANA)、抗平滑肌抗体(SMA 抗体)。

3.**病理学表现**　AIH 的病理学表现以界面性肝炎为主要特征,但并非特异性表现。严重者可出现桥接坏死、肝细胞玫瑰花结节样改变、结节状再生等组织学改变。随着疾病的进展,肝细胞持续坏死,肝脏出现进行性纤维化,最终发展为肝硬化。

【诊断要点】

AIH 的诊断标准包括以下 5 个方面。

1.**肝组织学**　中度或重度界面性肝炎,伴或不伴小叶性肝炎或中央区-汇管区桥接坏死,不伴明显胆管病变或明确的肉芽肿或其他提示不同病因的病变。

2.**肝功能检查**　以肝细胞损伤为主,血清转氨酶水平不同程度升高,胆汁淤积性指标如血清碱性磷酸酶、血清总胆红素水平升高不明显。

3.**血清免疫球蛋白**　总血清球蛋白或 γ-球蛋白或 IgG 浓度超过正常上限的 1.5 倍。

4.**血清抗体**　ANA、SMA 抗体或抗肝肾微粒体-1 抗体(LKM-1)滴度为 1∶80 以上。

5.**排除其他致病因素**　如病毒感染、药物、酒精性和非酒精性肝病,血清 α-抗胰蛋白酶、铁蛋白、血清铜和铜蓝蛋白浓度正常。

【治疗要点】

应通过积极治疗使患者的血清 AST 和 IgG 维持于正常水平,减轻肝组织损伤,为使患者的病情获得完全缓解并防止肝病进一步发展,大部分患者均需行永久性维持治疗。

1.**治疗指征**　AIH 的治疗目的是缓解临床症状、改善生化指标和组织学炎症,维持持续缓解状态。

2.**治疗方案**　泼尼松(龙)单独或联合应用硫唑嘌呤治疗 AIH 能明显缓解症状、改善生化指标异常及组织学异常,并提高生存率。

3.**肝移植** 对于常规治疗失败而出现肝功能失代偿的患者,可考虑肝移植手术。

【护理评估】

1.**健康史** 评估患者的肝功能状况;是否伴有其他疾病,如系统性红斑狼疮(SLE)、干燥综合征(SS)、溃疡性结肠炎(UC)等。

2.**症状**

(1)有无乏力、关节痛症状。

(2)营养状态:有无消瘦、骨质疏松及营养不良。

(3)皮肤、黏膜:有无黄疸、瘙痒、皮疹。

(4)腹部体征:有无脾大、腹部不适或疼痛。

3.**心理-社会状况**

(1)有无焦虑、抑郁等不良情绪反应。

(2)不良情绪有无外化为躯体症状,是否存在人际关系敏感。

【主要护理诊断/问题】

1.**营养失调:低于机体需要量** 与慢性病程、腹部临床表现有关。

2.**疼痛** 与胆管梗阻有关。

3.**焦虑** 与担心疾病预后有关。

4.**知识缺乏** 缺乏 AIH 治疗、护理及预防方面的知识。

【护理措施】

1.**营养失调** 为患者制定科学、合理的饮食食谱,嘱其多摄入富含维生素、蛋白质等的食物,如鸡肉、牛奶、鸡蛋、豆制品、新鲜蔬果等。

2.**疼痛**

(1)注意观察疼痛的程度、性质、持续时间及诱发因素。

(2)用药护理:该病症需要进行长期的药物治疗,在用药期间易出现血压升高、水钠潴留、血糖升高、烦躁失眠、精神兴奋、继发感染等不良反应。因此,需十分注意规律用药,按时服药,用药期间应注意观察糖皮质激素的不良反应,严格记录出入量,确保出入量平衡。

(3)休息和运动:主要是指导和叮嘱患者多卧床休息,确保睡眠充足,避免过度操劳,养成有规律的生活起居习惯,为避免过多躺卧引起不良情绪或消化不良,建议进行适量运动,如慢跑、散步、做操等,定期进行随访。

3.**焦虑** 自身免疫性肝炎是一个长期的治疗过程。在此过程中,病情易反复,患者易出现烦躁不安、焦虑、紧张等心理问题。因此,护理人员应重视调节患者的心理,耐心向患者讲解疾病的相关知识,使其对疾病有一个正确的认识。

4.**知识缺乏**

(1)诊断明确者:主要观察治疗后临床症状、体征的改善程度,监测肝功能、免疫功能各项指标的变化情况;使用免疫抑制药期间应严格监测外周血常规、肝肾功能等指标的变化,注意观察各种治疗药物的不良反应。

(2)诊断不明确者:应告知患者或其亲属有关本病的特点及常用的诊断方法,建议患者行免疫功能等检查以确诊,常规检查难以明确的应动态观察病情变化,并监测肝功能、免疫功能等指标,必要时行肝穿刺活体组织检查以明确诊断。

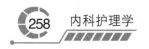

【健康指导】

1.疾病知识指导　指导患者了解 AIH 的病因,建立健康的生活方式,改变各种不良的生活习惯和行为习惯。

2.饮食指导　指导患者摄入富含维生素、易消化的食物,多喝水以促进新陈代谢。

3.用药指导　按医生处方用药,不得擅自停药或加药,以免加重肝功能损害,护士应向患者详细介绍激素用药的健康指导。

4.心理指导　指导患者保持良好的心理状态,注意情绪的调节和稳定;指导患者了解本病治疗的长期性,增强治疗信心,提高治疗的依从性。

二、原发性胆汁性肝硬化

原发性胆汁性肝硬化(primary biliary cirrhosis,PBC)是一种原因不明的、慢性肝内胆汁淤积性疾病,病理学上表现为肝内小胆管进行性破坏、门管区和门管周围炎症和纤维化,最终可导致肝硬化。

【病因与发病机制】

1.PBC 有家族聚集性,同一家庭内成员(如姐妹、母女)可相继发病,先证者一级亲属的发病率明显高于普通人群,而且不发病者也常伴有类似的免疫学异常。

2.常合并其他自身免疫性疾病,如干燥综合征、硬皮病等。

3.和其他自身免疫性疾病一样,PBC 和人类白细胞抗原(HLA)有一定关联性(主要是 HLA-DR8)。

4.90% 以上的患者血循环中存在抗线粒体抗体(AMA),约 60% 存在抗平滑肌抗体,多数患者血清免疫球蛋白 M(IgM)升高。

【病理与生理】

其病理特点为进行性、非化脓性、破坏性肝内小胆管炎,最终可发展至肝硬化。

1.大体改变　肝大,呈深绿色,边缘钝,硬度增加,表面光滑或略有不平。脾高度肿胀,并有显著纤维性变,脾窦扩张和脾髓内皮细胞增生。胆囊易并发结石,肝外胆管和肝内大胆管均无明显改变,肾脏肿胀,所有内脏皆为胆色素所染。

2.组织学改变　PBC 的诊断性病理特征是非化脓性损伤性胆管炎或肉芽肿性胆管炎。

【临床表现】

PBC 患者临床表现多样,常见症状包括发热、皮肤瘙痒、黄疸、腹部不适、腹痛、消瘦等,其中间歇性皮肤瘙痒、黄疸伴右上腹痛及发热是最典型的表现,与微结石或胆泥排出过程引起的一过性胆管梗阻有关。部分患者诊断时无症状,仅在体检时因发现血清 ALP 升高而诊断,或因 IBD 进行肝功能筛查时诊断。PBC 患者无特异性体征,黄疸和肝、脾大是最常见的体征。

【实验室及其他检查】

1.肝功能试验　血清胆红素水平中度升高,以直接胆红素升高为主,血清胆固醇增加,碱性磷酸酶(ALP)与 γ-谷氨酰转移酶(GGT)增加。凝血酶原时间延长。

2.免疫学检查　血清免疫球蛋白增加。

【诊断要点】

1.表现　患者以中年女性为主,其主要临床表现为乏力、皮肤瘙痒、黄疸、骨质疏松和脂溶性维生素缺乏,可伴有多种自身免疫性疾病,但也有很多患者无明显临床症状。

2. 生物化学检查　ALP、γ-GT 明显升高最常见;ALT、AST 可轻度升高。

3. 免疫学检查　免疫球蛋白升高以 IgM 为主,AMA 阳性是最具诊断价值的实验室检查,其中以第 2 型(AMA-M2)最具特异性。

4. 影像学检查　对所有胆汁淤积患者均应进行肝胆系统的超声检查;超声提示胆管系统正常且 AMA 阳性的患者,可诊断 PBC。

5. 肝活体组织病理学检查　AMA 阴性者,需进行肝活体组织病理学检查才能确定诊断。

【治疗要点】

本病主要给予对症和支持治疗。饮食以低脂肪、高热量、高蛋白为主,熊去氧胆酸可减少内源性胆汁酸的肝毒性,保护肝细胞膜,增加内源性胆汁酸的分泌,并兼有免疫调节作用。

【护理评估】

1. 健康史　评估患者的肝功能;是否伴有其他疾病,如干燥综合征、系统性红斑狼疮、溃疡性结肠炎等。

2. 身体状况

(1)一般状况:评估患者有无乏力、关节痛症状。

(2)营养状况:有无消瘦、骨质疏松及营养不良。

(3)皮肤和黏膜:有无黄疸、瘙痒、皮疹。

(4)腹部体征:有无肝大、腹部不适或疼痛。

3. 心理-社会状况

(1)有无焦虑、抑郁等不良情绪反应。

(2)不良情绪有无外化为躯体症状,是否存在人际关系敏感。

【主要护理诊断/问题】

1. 营养失调:低于机体需要量　与慢性病程有关。

2. 皮肤完整性受损的风险　与胆管梗阻有关。

3. 焦虑　与担心疾病预后有关。

4. 知识缺乏　缺乏 PBC 治疗、护理及预防方面的知识。

【护理措施】

1. 营养失调　给予高热量、高蛋白、易消化的食物,少食多餐,保证营养及能量的供给。

2. 皮肤完整性受损的风险

(1)长时间应用强的松治疗,可抑制机体免疫系统,使患者抵抗力急剧下降。因此,除根据医嘱应用抗生素外,在护理过程中应严格遵守无菌操作原则,预防医源性感染。

(2)加强口腔护理、翻身、皮肤护理,保持病室空气流通,限制探视人员。

3. 焦虑　该病好发于女性,属于慢性病,治愈率低,患者情绪常表现为焦虑、悲观和失望的心理状态,护士应指导家庭关心与支持,减少外界不良刺激,消除顾虑,主动配合治疗和护理。

4. 知识缺乏

(1)长时间应用强的松,可诱发机体胃酸、胃蛋白酶的分泌增加,降低胃肠黏膜的抵抗力,诱发或加剧胃及十二指肠溃疡,甚至造成消化道出血及穿孔。密切观察患者腹痛、呕血、黑便等症状变化,及时记录引流液量、颜色、性状,并监测大便潜血试验结果。

(2)用药前需要向患者做好解释工作,介绍用药目的、方法、必要性及毒副作用,并定期协助医师做好患者的血生化、尿常规等检查,监测血糖和血压,根据测定结果给予降血压、降血糖、补充电解质等处理。

【健康指导】

1. 疾病知识指导　指导患者自我监测病情,如血压、血糖等的变化,学会识别病情变化的征象,若症状加重立即就诊。

2. 饮食指导　指导患者饮食均衡,食物中的蛋白质、碳水化合物、脂肪、维生素、矿物质等要保持相应的比例;尽量少吃辛辣刺激食品,多吃新鲜蔬菜、水果等。

3. 用药指导　告知患者长期激素治疗的重要性和必要性,不得擅自减量和停药,要在医生的指导下服药,定期复查。

(刘　姝)

第十三节　药物性肝病

案例分析

　　患者,陈某,女,58岁,现已退休。3 d前出现右肋不适、乏力、食欲减退等症,为求进一步治疗,遂来院就诊。患者因皮肤瘙痒,自行服用抗过敏药物(具体不详),持续2个月;实验室检查:谷丙转氨酶127 U/L,谷草转氨酶77.4 U/L,碱性磷酸酶534.6 U/L,谷氨酰转移酶680.9 U/L;实验室和影像学检查排除嗜肝病毒、非嗜肝病毒、自身免疫性肝病、酒精肝、脂肪肝。

　　请思考:①该患者患了什么疾病? ②该患者目前最主要的护理诊断/问题有哪些? ③该患者在生活中应注意哪些问题? ④如何对该患者进行健康宣教?

　　药物性肝病(drug incluced liver disease,DILD)是由一种或多种使用的药物引起的直接或间接的肝脏损害,主要表现为肝细胞坏死、炎症反应、胆汁淤积、脂肪沉积或纤维化等。

【病因与发病机制】

1. 病因　肝为药物代谢的主要脏器,易受到药物作用的损伤,目前已发现有药物具有潜在肝毒性,部分中草药、药物赋形剂及保健药等亦可导致肝脏损伤。

(1)有肝损伤作用的药物:抗肿瘤药、抗菌药物、抗寄生虫药、解热镇痛药、神经精神系统药物及麻醉药、抗风湿及痛风药、激素类药物及内分泌系统疾病用药等。

(2)药物的剂量、疗程、用药方式和联合用药:通常情况下,药物剂量越大、使用时间越长,对肝组织造成的损伤越严重。此外,用药方式对药物性肝损伤亦有一定的影响,每日小剂量给药的危险性大于每周一次大剂量给药,联合应用某些药物时,可因药物间相互作用而增大其肝毒性。

(3)影响药物肝毒性的因素

1)营养状况和饮食习惯:长期饮酒可大量消耗体内谷胱甘肽并使其合成不足,亦可导致肝细胞内细胞色素 P450 酶功能降低,不能有效清除体内的反应性代谢产物,使肝脏受药物影响发生损伤的风险增大。

2)年龄:随着年龄增长,肝细胞内微粒体酶活性逐渐降低,肝、肾功能不断减退,致使部分老年人对某些药物的代谢能力下降,较易发生药物性肝病。

3)性别:临床上,女性较男性更易发生药物性肝病,可能与男性肝细胞内的细胞色素 P450 酶含量较女性多有关。特异性变态反应引起的药物性肝损伤亦多见于女性。此外,妊娠期妇女的肝负担较重,若使用药物不当则易引发肝脂肪变性。

4)基础疾病:若患者伴有基础疾病,则其药物代谢能力易受到影响,如胆道梗阻可抑制细胞色素 P450 酶系统;肝脏基础疾病可造成肝脏对药物的代谢能力降低;肾功能损伤可增强四环素、别嘌醇等药物的肝毒性;此外,风湿热及类风湿关节炎、甲状腺功能亢进症等疾病的患者在应用阿司匹林、四氯化碳等药物时更易发生肝损伤。

5)遗传因素:遗传性特异体质或基因变异等遗传因素可使特定人群的肝组织更易受到某些药物作用的损伤。

2.发病机制　药物对肝组织的损伤作用可引起肝内和肝外的病理生理改变,肝内损害主要包括以下几种。①肝细胞裂解,药物可破坏肝细胞内外环境钙离子平衡及稳定性,引发细胞膜起泡、破裂和细胞溶解等病变。②转运蛋白破坏,在胆汁淤积性肝病中,药物可破坏位于肝细胞膜和胆小管上的转运蛋白,引起胆管阻塞、胆汁淤积。③细胞溶解性 T 细胞被激活及肝细胞凋亡,药物可与含细胞色素 P450 酶共价结合,形成抗原或半抗原,酶–药物复合物可移动至细胞表面的小囊泡中,激活 T 细胞和细胞因子,诱发多种免疫反应,导致肝损伤;免疫反应产生的肿瘤坏死因子($TNF-\alpha$)与受体结合可激活细胞内半胱氨酸蛋白酶系统的瀑布式连锁反应,导致细胞凋亡。④线粒体破坏,某些药物可抑制线粒体内 β 氧化过程和氧化呼吸链功能,影响游离脂肪酸的正常代谢,导致 ATP 生成减少、乳酸和氧自由基增多,引发氧化应激反应。⑤胆管损伤,从胆管排泄的药物及其毒性代谢产物可直接损伤胆管上皮细胞。

【病理与生理】

药物几乎可引发所有类型的肝损伤,药物性肝病的组织病理学特征缺乏特异性,与非药物性肝损害相似。其主要类型如下。

1.急性肝细胞损伤　表现为肝实质肝细胞损害,病理改变包括气球样变性、细胞凋亡、嗜酸性粒细胞浸润,轻症者肝细胞呈点状或灶状坏死,可累及整个腺泡;重症者为肝细胞带状或大块性坏死,病变范围广泛。

2.慢性肝细胞损伤　药物可引起慢性肝炎、肝脂肪变性、肝纤维化及肝硬化;慢性肝炎表现为肝小叶周围碎片样坏死,小叶内为灶状坏死,可伴有纤维化;药物性肝脂肪变性常表现为大泡或小泡(微泡)脂肪变性,或混合性脂肪变性;严重药物性肝病的肝损伤较为广泛,可出现肝纤维化、结节性再生和肝硬化等。

3.胆汁淤积　病理表现为肝细胞质内有胆汁颗粒积聚,伴毛细胆管扩张及胆栓形成。

4.肉芽肿性肝炎　多出现非钙化性上皮样肉芽肿,主要位于门脉周围和门管区。

5.血管病变　某些药物可引起肝静脉闭塞、肝血管内血栓形成、肝血管炎等血管性病变,造成肝脏血液循环障碍及淤血、肿大。

6.肝肿瘤　药物可引起肝组织局限性结节状增生、肝细胞性腺瘤、恶性肝脏血管肉瘤、肝细胞癌等增生性病变。

【临床表现】

药物性肝病 90% 表现为急性肝损害。

1.急性肝细胞性损伤　主要表现为乏力、不适,恶心和黄疸,黄疸可能是最早的肝损伤表现,类

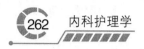

似病毒性肝炎。

2. 胆汁淤积性损伤　单纯性胆汁淤积黄疸、瘙痒;炎症性胆汁淤积与急性胆道阻塞类似,表现为上腹痛、发热、寒战。

3. 混合性肝细胞性胆汁淤积损伤　药物诱导混合型黄疸,在药物撤除之后,部分胆汁淤积性损伤可持续 1 年之久,并且偶可发生胆管消失综合征。

4. 亚临床肝损伤　血清酶水平升高。

5. 亚急性药物性肝损伤　严重的进行性肝损害,伴深度黄疸和肝硬化表现。

6. 其他表现　过敏反应如发热、皮疹等,也可类似于自身免疫性肝炎。

【实验室及其他检查】

1. 肝功能试验　血清胆红素不同程度升高、血清转氨酶升高、重者凝血酶原时间延长。

2. 外周血常规　部分患者外周血嗜酸性粒细胞增多。

3. 病毒性肝炎　血清学标志阴性。

4. 巨噬细胞移动抑制试验或淋巴细胞转化试验　过敏型患者部分出现阳性。

5. 肝穿刺　活体组织检查。

【诊断要点】

1. 本病无特异性的诊断方法,可根据患者服药史、临床表现、肝生化检查、肝活检及停药后反应综合判断。

2. 可参考以下标准

(1)用药后 1~4 周出现肝损害(睾酮类、肾上腺皮质激素等除外)。

(2)初发症状包括发热、皮疹、瘙痒等过敏征象。

(3)末梢血嗜酸性粒细胞比例超过 6% 。

(4)有肝细胞损害或肝内淤胆的病理改变和临床表现。

(5)药物淋巴细胞转化试验或巨噬细胞移动抑制试验阳性。

(6)病毒性肝炎血清标志物均为阴性。

(7)有药源性肝损害史,再次应用相同的药物可诱发(有危害,不可用)。

凡具备上述第(1)条及(2)~(7)条中任意两条者,即可考虑诊断为药物性肝病。

3. 在确立药物性肝病的诊断前,需排除其他可导致肝损伤的病因。

【治疗要点】

药物性肝病的基本治疗原则如下。①及时停用可能具有肝毒性的药物,尽量避免再次使用同类药物。②根据药物性肝病的临床类型合理选用药物治疗。③病情较重的患者必要时可考虑行紧急肝移植。

【护理评估】

1. 健康史　仔细询问患者用药史、药物过敏史等情况。

2. 身体状况

(1)一般状况:评估患者有无恶心、腹胀等症状。

(2)营养状况:有无消瘦、营养不良。

(3)皮肤和黏膜:有无黄疸、瘙痒、皮疹。

3. 心理-社会状况

(1)有无焦虑、抑郁等不良情绪反应。

（2）疾病有无对患者生活、睡眠产生影响。

【主要护理诊断/问题】

1. 黄疸 与胆管梗阻有关。

2. 体液过多 与肝功能异常水钠潴留有关。

3. 活动无耐力 与机体消耗、虚弱、疲劳有关。

4. 营养失调：低于机体需要量 与慢性病程有关。

5. 焦虑 与担心疾病预后有关。

6. 知识缺乏 缺乏 PBC 治疗、护理及预防方面的知识。

【护理措施】

1. 黄疸 观察药物性肝病患者的皮肤巩膜黄染程度,如黄疸、乏力加重、食欲减退、恶心、呕吐、腹胀和皮肤黏膜出血等症状,应立即给予遵医嘱用药。

2. 体液过多 观察腹水和下肢水肿的消长,准确记录出入量,测量腹围、体重,并教会患者正确的测量和记录方法。

3. 活动无耐力 充足的休息和睡眠可以减轻肝脏负担,促进肝细胞恢复。同时要保持病房内整洁、安静,营造舒适、轻松的环境。

4. 营养失调 合理营养是恢复肝功能的基本措施,指导患者进食高热量、高蛋白、富含维生素、易消化的食物,以增强机体抵抗力,促进疾病康复。

【健康指导】

对肝、肾病患者,新生儿和营养障碍者,药物的使用和剂量应慎重考虑;对以往有药物过敏史或过敏体质的患者,用药时应特别注意;出现肝功能异常或黄疸,应立即终止药物治疗;对有药物性肝损害病史的患者,应避免再度给予相同或化学结构相类似的药物。

（刘 姝）

第十四节 肝硬化

案例分析

患者,徐某,男,58 岁,教师。10 年前出现右肋不适,体检时发现丙肝抗体阳性,一直持续保肝抗病毒治疗,2 d 前右肋不适症状加重伴乏力、食欲减退,为求进一步治疗,遂来院就诊。患者无家族遗传病史,10 年前手术中有输血史,平素易怒急躁,常熬夜加班。实验室检查:肝功能示谷丙转氨酶 58 U/L,谷草转氨酶 82 U/L,谷氨酰转移酶 72 U/L,碱性磷酸酶 99 U/L。彩超及 CT 示肝硬化并脾大。

请思考:①该患者发生丙肝肝硬化的相关因素有哪些?②该患者目前最主要的护理诊断/问题有哪些?③该患者在生活中应注意哪些问题?④应该如何对患者进行健康宣教?

肝硬化为由一种或多种原因引起的,以肝组织弥漫性纤维化、假小叶和再生结节为组织学特征的进行性慢性肝病。

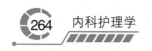

【病因与发病机制】

1. **病因**　肝硬化的病因较多,我国的肝硬化病例主要由病毒性肝炎引起,欧美国家以酒精性肝硬化多见。

(1)病毒性肝炎:病毒性肝炎为国内人群发生肝硬化最主要的病因,乙型、丙型和丁型肝炎病毒感染均可引发肝硬化,其中以乙肝病毒感染最为常见。

(2)酒精:长期大量饮酒可导致肝细胞损害、脂肪沉积及肝脏纤维化,引起酒精性肝炎,继而可发展为肝硬化。

(3)胆汁淤积:持续肝内淤胆或肝外胆管阻塞时,高浓度的胆酸和胆红素可损伤肝细胞,引起原发性肝硬化或继发性胆汁性肝硬化。

(4)循环障碍:慢性充血性心力衰竭、缩窄性心包炎、肝静脉阻塞综合征、肝小静脉闭塞病等可造成肝长期淤血缺氧、肝细胞变性及纤维化,最终发展为淤血性肝硬化。

(5)药物或化学毒物:长期接触四氯化碳、磷、砷等化学物质或服用双醋酚汀、甲氨蝶呤、甲基多巴、异烟肼等药物可导致中毒性或药物性肝炎,造成肝细胞坏死或纤维化,继而演变为肝硬化。

(6)免疫疾病:自身免疫性肝炎及累及肝的多种风湿免疫性疾病可引发肝硬化。

(7)遗传和代谢性疾病:遗传性疾病或先天性酶缺陷可导致某些代谢产物沉积于肝,引起肝细胞坏死和结缔组织增生,并逐渐发展为肝硬化,如肝豆状核变性、血色病、半乳糖血症和 α_1 -抗胰蛋白酶缺乏症等。

(8)营养障碍:长期营养摄入不足或不均衡、慢性疾病导致消化吸收不良、肥胖或糖尿病等致非酒精性脂肪性肝病,若继续进展可演变为肝硬化。

(9)原因不明:部分患者发生肝硬化的原因无法用目前认知的病因解释,称为原因不明性肝硬化,亦称隐源性肝硬化。在尚未排除上述各种病因前,不宜轻易确立原因不明性肝硬化的诊断,以免影响肝硬化的对因治疗。

2. **发病机制**　肝细胞在各种病理作用下可发生变性或坏死。若损伤因素持续存在,再生肝细胞难以恢复正常的肝脏组织结构,则易形成无规则结节。肝组织受到损伤后即可启动肝纤维化进程,多由氧化应激、缺氧、肝细胞坏死、凋亡、炎症细胞浸润和细胞外基质(ECM)改变等因素刺激引起,造成 ECM 成分沉积和降解失衡,大量 ECM 蛋白在肝组织内积聚形成纤维性结构,最终进展为肝硬化。

【病理与生理】

肝硬化发展的基本病理特征为肝细胞坏死、再生、肝纤维化、肝内血管增殖、循环紊乱等。肝硬化早期,肝脏大体形态肿大;晚期时肝脏明显缩小,质地变硬,外观呈棕黄色或灰褐色,表面有弥漫性大小不等的结节和塌陷区,切面见肝正常结构被圆形或近圆形的岛屿状结节替代,结节周围有灰白色结缔组织间隔包绕。镜下可见正常肝小叶结构被假小叶替代,假小叶由再生肝细胞结节和(或)残存肝小叶构成,内含 2~3 个中央静脉或 1 个偏于边缘部的中央静脉,假小叶内肝细胞有不同程度变性或坏死。肝脏汇管区常因结缔组织增生而增宽,可有程度不等的炎症细胞浸润,并可见小胆管样结构(假胆管)形成。此外,肝内血管增殖、扭曲、受压,血管阻力增大;肝内门静脉、肝静脉和肝动脉之间出现交通吻合支,微小动脉门脉瘘等肝内血液循环异常,血液循环紊乱不仅是形成门静脉高压的病理基础,亦为加重肝细胞营养障碍、促进肝硬化发展的重要原因。

【临床表现】

肝硬化起病隐匿,病程进展缓慢,可隐伏 3~5 年或更长时间。临床上将肝硬化分为代偿期和失代偿期。

1. 代偿期　大部分患者无症状或症状较轻,可有腹部不适、乏力、食欲减退、消化不良、腹泻等表现,常于劳累、精神紧张时或伴随其他疾病出现,休息及使用助消化的药物可缓解上述症状。肝硬化实验室检查结果正常或轻度异常。

2. 失代偿期　主要为肝功能减退和门静脉高压所致的全身多系统症状和体征。

(1)肝功能减退

1)消化吸收不良:食欲减退、恶心、厌食、腹胀,餐后加重,荤食后易腹泻,常与门静脉高压时胃肠道淤血水肿、消化吸收障碍和消化道菌群失调等有关。

2)营养不良:患者一般情况较差,消瘦、乏力,精神不振,甚至因衰弱而卧床不起,皮肤干枯或水肿。

3)黄疸:皮肤、巩膜黄染,尿色深,与肝细胞进行性或广泛坏死有关;肝功能衰竭时,黄疸持续加重,多属肝细胞性黄疸。

4)出血和贫血:肝功能减退常影响凝血酶原及其他凝血因子的合成,脾功能亢进可导致血小板减少,故肝硬化患者常出现牙龈、鼻腔出血,皮肤和黏膜可见紫斑或出血点,亦可有呕血、黑粪等消化道出血表现。

5)内分泌失调:性激素代谢紊乱多表现为雌激素增多及雄激素减少,男性患者常有性欲减退、毛发脱落及乳房发育等表现,女性可有月经失调、闭经、不育等症状。蜘蛛痣及肝掌的出现均与雌激素增多有关。

(2)门静脉高压:多属肝内型,常引起食管-胃底静脉曲张出血、腹水、脾大、脾功能亢进、肝肾综合征、肝肺综合征等,为肝硬化患者的主要死因之一。

1)腹水:是肝功能减退和门静脉高压的共同结果,是肝硬化失代偿期最突出的临床表现。腹水出现时常有腹胀,大量腹水使腹部膨隆如蛙腹,甚至促进脐疝等形成。大量腹水使横膈抬高并且运动受限,出现呼吸困难和心悸。腹水形成机制如下:①门静脉高压,腹腔内脏血管床静水压增高,组织液回吸收减少而漏入腹腔,是腹水形成的决定性因素。②有效循环血容量不足,肾血流量减少,使肾素-血管紧张素系统激活,肾小球滤过率降低,从而排钠和排尿减少。③低清蛋白血症,清蛋白低于 30 g/L 时,血浆胶体渗透压降低,毛细血管内液体漏入腹腔或组织间隙。④肝脏对醛固酮和抗利尿激素灭活作用减弱,导致继发性醛固酮增多和抗利尿激素增多。前者作用于远端肾小管,使钠重吸收增加;后者作用于集合,使水的吸收增加,水、钠潴留,使尿量减少。⑤肝淋巴液超过了循环引流的能力,使肝窦内压升高,肝淋巴液生成增多,自肝包膜表面漏入腹腔,形成腹水。

2)门-腔侧支循环开放:持续门静脉高压,机体代偿性脾功能亢进,出现肝内、外分流。肝内分流是纤维隔中的门静脉与肝静脉之间形成的交通支,使门静脉血绕过肝小叶,通过交通支进入肝静脉;肝外分流主要与肝外门静脉的血管新生有关,也可使平时闭合的门-腔静脉系统间的交通支重新开放,其与腔静脉系统间形成侧支循环,使部分门静脉血流由此进入腔静脉,回流入心脏。①食管-胃底静脉曲张(esophageal-gastro varices,EGV):门静脉系统的胃冠状静脉在食管下段和胃底处,与腔静脉系统的食管静脉、奇静脉吻合扩张,形成食管-胃底静脉曲张。其破裂出血是肝硬化门静脉高压最常见的并发症,因曲张静脉管壁薄弱、缺乏弹性收缩,难以止血,病死率高。②腹壁静脉曲张:出生后闭合的脐静脉与脐旁静脉在门静脉压力过高时重新开放,经腹壁静脉分别进入上、下腔静脉,位于脐周的腹壁浅表静脉可因此曲张,其血流方向呈放射状流向脐上及脐下。③痔静脉扩张:门静脉系统肠系膜下静脉的直肠上静脉在直肠下段与腔静脉系统髂内静脉的直肠中、下静脉吻合扩张,形成痔静脉曲张。部分患者因痔疮出血而发现肝硬化。④腹膜后吻合支曲张:腹膜后门静脉与下腔静脉之间有许多细小分支,称为 Retzius 静脉。门静脉高压时,Retzius 静脉增多和曲张,以缓解门静脉高压。⑤脾肾分流:门静脉的属支脾静脉、胃静脉等可与左肾静脉沟通,形成脾肾分流。

3)脾功能亢进及脾大:脾大是肝硬化门静脉高压较早出现的体征。脾静脉回流阻力增加及门静脉压力逆传到脾,使脾被动淤血性肿大,脾组织和脾内纤维组织增生;此外,肠道抗原物质经门-体侧支循环进入体循环,被脾摄取,抗原刺激脾单核巨噬细胞增生,形成脾功能亢进、脾大。

3.并发症

(1)上消化道出血:为最常见并发症。表现为突发的大量呕血或柏油样便,严重者可导致出血性休克,参见本章第十八节中"上消化道出血"的相关内容。

(2)感染:由于肝硬化患者免疫功能低下、侧支循环开放等,易并发呼吸道、胃肠道、泌尿道等感染。部分有腹水的患者并发自发性细菌性腹膜炎(spontaneous bacterial peritonitis,SBP)。SBP 是指在无邻近组织炎症的情况下发生的腹腔细菌性感染,是因患者单核吞噬细胞的吞噬作用减弱,肠道内细菌得以异常繁殖并经由肠壁进入腹膜腔,以及带菌的淋巴液漏入腹腔引起感染所致,是肝硬化常见的一种严重并发症。病原菌多为来自肠道的革兰氏阴性杆菌,腹水细菌培养有助确诊。主要临床表现是发热、腹痛、腹水短期内迅速增加、腹膜刺激征。

(3)肝性脑病:是最严重的并发症,最常见的死亡原因。参见本章第十六节"肝性脑病"的相关内容。

(4)电解质和酸碱平衡紊乱

1)低钠血症:长期低钠饮食、利尿或大量放腹水致钠丢失、抗利尿激素增多使水潴留超过钠潴留而发生稀释性低钠。

2)低钾、低氯血症:进食不足、呕吐、腹泻、长服期用利尿剂或高渗葡萄糖液、继发性醛固酮增多等,可使血钾和血氯降低,低钾、低氯血症可致代谢性碱中毒,诱发肝性脑病。

3)酸碱平衡紊乱:可发生各种酸碱平衡紊乱,最常见的是呼吸性碱中毒和代谢性碱中毒。

(5)原发性肝癌:肝硬化患者均应加强早期预防、早期诊断、早期治疗,这是降低肝癌发生率和病死率的关键。参见本章第十五节"原发性肝癌"的相关内容。

(6)肝肾综合征:是发生在严重肝病基础上的肾衰竭,肾脏本身无器质性损害,又称功能性肾衰竭。

(7)肝肺综合征:是肺内血管扩张引起的氧合异常及一系列病理生理变化和临床表现,其病因主要为晚期肝病、门静脉高压或先天性门体静脉分流。典型症状包括劳力性呼吸困难或静息时呼吸困难。

【实验室及其他检查】

1.实验室检查

(1)血常规:代偿期多正常,失代偿期常有不同程度的贫血。脾功能亢进时白细胞和血小板计数亦减少,伴发感染时白细胞计数可升高,但因患者常合并脾功能亢进,白细胞计数需与自身既往白细胞水平比较。

(2)尿常规:尿常规检查代偿期正常,失代偿期可有蛋白尿、血尿和管型尿。有黄疸时尿中可出现胆红素,尿胆原增加。

(3)粪常规:消化道出血量较大时可出现黑便;隐匿性出血者粪隐血试验阳性。

(4)肝功能:代偿期肝功能大多正常或仅有轻度酶学异常,失代偿期普遍异常。转氨酶轻、中度增高,肝细胞受损时 ALT 升高较显著,肝细胞严重坏死时 AST 升高更明显。失代偿期可见血清总胆固醇特别是胆固醇脂下降;血清蛋白降低、球蛋白增高,A/G 比例倒置;凝血酶原时间有不同程度延长,且不能被维生素 K 所纠正。

(5)免疫功能:自身免疫性肝炎引起肝硬化者可出现抗核抗体、抗平滑肌抗体、抗线粒体抗体等非特异性自身抗体阳性;病毒性肝炎致肝硬化者,乙型、丙型和丁型肝炎病毒标记可呈阳性反应;甲胎蛋白(AFP)明显升高常提示合并原发性肝细胞癌,肝细胞严重坏死时,则 AFP 随转氨酶同步变化。

(6)腹水:无感染的肝硬化腹水,通常为漏出液。合并自发性腹膜炎,腹水可呈典型渗出液或介于渗、漏出液之间。腹水细菌培养及药敏试验可作为抗生素选择时的参考。血性腹水应考虑合并肝癌、门静脉血栓形成及结核性腹膜炎等。

2. 影像学检查

(1)X 射线:食管静脉曲张时行食管吞钡 X 射线检查可见虫蚀样或蚯蚓状充盈缺损,纵行黏膜皱襞增宽,食管-胃底静脉曲张时胃肠钡餐可见菊花瓣样充盈缺损。

(2)腹部超声:B 超可提示肝硬化,可初步筛查肝硬化合并肝癌者。B 超常示肝脏表面不光滑、肝叶比例失调、肝实质回声不均匀等,提示肝硬化改变。

(3)CT 和 MRI:CT 对肝硬化的诊断价值与 B 超相似,对肝硬化合并肝癌者的诊断价值高于 B 超。CT 诊断有疑问者,可配合 MRI 检查,综合分析。

3. 内镜检查　可观察静脉曲张及其分布和程度,并据此评估出血风险。食管-胃底静脉曲张是诊断门静脉高压最可靠的指标。

4. 肝穿刺活体组织检查　适用于代偿期肝硬化的早期诊断、肝硬化结节与小肝癌的鉴别。

5. 门静脉压力测定　经颈静脉插管可测定肝静脉楔入压与游离压,二者之差为肝静脉压力梯度(HVPG),对反映门静脉压力有较大价值。HVPG 正常值多<5 mmHg,若>10 mmHg 则提示门静脉高压症。

【诊断要点】

结合病史、临床表现和辅助检查,可作出临床诊断。失代偿期肝硬化诊断依据如下。

1. 有病毒性肝炎、长期酗酒等致肝硬化病史。

2. 有肝功能减退与门静脉高压症的临床表现。

3. 肝功能检查示血清蛋白下降、胆红素增高、凝血酶原时间延长等,提示肝功能失代偿。

4. B 超或 CT 提示肝硬化或内镜检查发现食管-胃底静脉曲张。肝活体组织检查见假小叶形成是诊断本病的金标准。

【治疗要点】

本病无特效治疗方法。治疗原则:对于代偿期患者,主要是延缓肝功能失代偿、预防肝细胞肝癌;对于失代偿期患者,则以改善肝功能、治疗并发症、延缓或减少肝功能衰退为目标。

1. 去除或减轻病因

(1)抗病毒治疗:复制活跃的乙型肝炎病毒(HBV)是肝硬化进展最重要的危险因素之一,对于 HBV 肝硬化失代偿,应给予抗 HBV 治疗。丙型肝炎病毒(HCV)患者采用聚乙二醇干扰素 α 联合利巴韦林或普通干扰素联合利巴韦林等方案,但失代偿期内肝肝硬化不宜使用干扰素。

(2)针对其他病因进行治疗。

2. 腹水

(1)限制钠、水的摄入:盐的摄入(4～6 g/d),液体摄入量<1 000 mL/d。如有低钠血症,则应限制在 500 mL/d 以内。

（2）利尿：常联合使用保钾及排钾利尿剂，即螺内酯联合呋塞米。利尿效果不满意时，应酌情静脉输注白蛋白。利尿速度不宜过快，以免诱发肝性脑病、肝肾综合征等。

（3）经颈静脉肝内门体静脉分流术（TIPS）：是一种以血管介入的方法在肝内的门静脉分支与肝静脉分支间建立分流通道。多数 TIPS 术后患者无须限盐、限水和长期使用利尿剂，可减少对肝移植的需求。

（4）排放腹水加输注白蛋白：一般每次放腹水 1 000 mL，输注白蛋白 8 g。

3. 并发症　关于上消化道出血、肝性脑病及原发性肝癌的治疗参见本章中"上消化道出血""肝性脑病""原发性肝癌"的相关内容。

（1）感染：对肝硬化并发的感染，一旦疑诊，应立即行经验性抗感染治疗，应遵循广谱、足量、肝肾毒性小的原则，首选第三代头孢菌素。一旦培养出致病菌，则应根据药敏试验选择抗生素。

（2）肝肾综合征：TIPS 有助于减少缓进型转为急进型。

（3）肝肺综合征：轻型、早期患者可给予吸氧和高压氧舱。肝移植可逆转肺血管扩张，使氧分压、氧饱和度及肺血管阻力均明显改善。

【护理评估】

1. 健康史

（1）有无肝炎或输血史。

（2）有无长期使用肝损伤药物或饮酒，其用量和持续时间。

（3）有无充血性心力衰竭、胆道疾病史。

（4）有无长期化学毒物接触史。

2. 身体状况

（1）营养状态：有无消瘦和营养不良。

（2）消化道症状：有无食欲减退、腹胀、厌食、恶心、呕吐，对脂肪、蛋白质耐受差而引起腹泻等。

（3）皮肤和黏膜：有无黄染、出血点、蜘蛛痣、肝掌、脐疝和腹壁静脉曲张。

（4）肝脾：触诊其大小、质地、表面情况、有无压痛。

（5）腹水：有无腹部膨隆、行走困难、端坐呼吸，叩诊移动性浊音。

（6）内分泌紊乱症状：男性有无性欲减退、睾丸萎缩、毛发脱落及乳房发育；女性有无月经不调、闭经、不孕等。

3. 心理-社会状况

（1）有无焦虑、抑郁等不良情绪反应。

（2）有无对患者生活、睡眠产生影响。

4. 并发症

（1）上消化道出血：有无呕血、黑便。

（2）肝性脑病：有无意识错乱、睡眠障碍、行为失常；昏睡和精神错乱；意志完全丧失，不能唤醒。

（3）有无感染、水电解质紊乱。

【主要护理诊断/问题】

1. 体液过多　与肝功能减退、门静脉高压引起水钠潴留有关。

2. 营养失调：低于机体需要量　与肝功能减退、门静脉高压引起食欲减退、消化和吸收障碍有关。

3. 焦虑　与担心疾病预后有关。

4.潜在并发症　上消化道出血、肝性脑病等。

【护理措施】

1.体液过多

（1）观察腹水和下肢水肿的消长,准确记录出入量,测量腹围、体重,并教会患者正确的测量和记录方法。

（2）取平卧位,以增加肝、肾血流灌注,改善肝细胞营养;抬高下肢,以减轻水肿。大量腹水者取半卧位,减少对胸腔压迫,减轻呼吸困难。

（3）限制水钠摄入,食盐控制在 1.2 ~ 2.0 g/d,每天入水量在 1 000 mL 内。当血钠>125 mmol 时,每天需限制水 500 mL 以内。

（4）遵医嘱使用利尿剂,其间应严密监测有无水、电解质及酸碱平衡失调。

（5）保持大便通畅,避免腹内压力骤增,如打喷嚏、剧烈咳嗽、用力排便等。指导患者适当运动或者顺时针环形按摩腹部,每日 2 ~ 3 次,促进肠蠕动。

2.营养失调　给予高热量、高蛋白质、富含维生素、易消化饮食,严禁饮酒,适当摄入脂肪,避免食入粗糙或刺激性食物。对于剧烈恶心、呕吐的患者及进食甚少或不能进食者,可遵医嘱给予静脉补充足够的营养,加高渗葡萄糖液、复方氨基酸、白蛋白或新鲜血液。腹水者根据腹水的不同程度给予低盐或无盐饮食。

3.焦虑　向患者及家属介绍疾病有关知识,介绍本病的发生、发展及诱因,使其对疾病发展结果有充分认识,强调肝硬化为慢性病程,疾病反复是诱因造成的,正确对待现实情况,帮助患者分析并发症的诱因,增强患者防御能力,减轻焦虑。

【健康指导】

1.疾病知识指导　护士应帮助患者和家属掌握本病的有关知识和自我护理方法,并发症的预防及早期发现,分析和消除不利于个人和家庭应对疾病的各种因素,把治疗计划落实到日常生活中。

2.生活指导　肝硬化代偿期患者可参加轻体力工作,但应避免过度疲劳,失代偿期患者以卧床休息为主,活动量以不加重疲劳感和其他症状为度。

3.用药指导　按医生处方用药,不得擅自停药或加药,以免服药不当而加重肝脏负担和肝功能损害。

（刘　姝）

第十五节　原发性肝癌

案例分析

患者,张某,男,55 岁,务农。2 年前体检时发现肝脏占位,行 CT 检查示原发性肝癌,给予保肝、抗肿瘤及肝动脉插管化疗栓塞术治疗,术后好转后出院。2 d 前患者右肋疼痛加重,伴反酸、烧心、全身乏力,为求进一步治疗,遂来院就诊。患者乙型病毒性肝炎 10 年余,肝硬化 3 年余,口服恩替卡

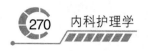

韦抗病毒治疗,有输血史。

请思考:①该患者发生原发性肝癌的相关因素有哪些? ②该患者目前最主要的护理诊断/问题有哪些? ③该患者在生活中应注意哪些问题? ④如何对该患者进行健康宣教?

原发性肝癌简称肝癌,是指发生于肝细胞或肝内胆管上皮细胞的恶性肿瘤。其临床表现为肝区疼痛、进行性肝大、食欲减退、消瘦、黄疸等,是我国常见恶性肿瘤之一。

【病因与发病机制】

1. 病因

(1)感染性因素

1)乙型肝炎病毒(HBV):HBV 感染引起肝组织慢性炎症—肝内出现纤维组织增生及肝硬化—肝细胞恶性变为最主要的肝癌发生及演变过程。

2)丙型肝炎病毒(HCV):HCV 为 RNA 病毒,不具备直接诱发基因突变的能力,但 HCV 引发的肝脏慢性炎症状态可产生大量自由基,从而造成遗传损伤。

(2)化学性因素

1)食物:长期进食霉变食物(含黄曲霉毒素 B_1)能致肝癌,或进食含亚硝胺食物及饮用藻类毒素污染的水,含有马兜铃酸的植物等都与肝癌的发生有着密切关系。

2)药物:长期使用某些药物可导致肝组织损伤进而诱发肝癌,如苯巴比妥等抗癫痫药物,甲基睾丸素、去氢甲睾酮等激素类药物。

3)有机化合物:氯乙烯在高分子化学工业中有重要作用,为常见的职业性致癌物,在机体内被活化为氧化氯乙烯后可引起基因突变。

(3)疾病状态:糖尿病、肥胖症、肝病史、遗传性血色病等疾病的患者发生肝癌的风险较大。疾病因素或可与病毒感染、烟酒等危险因素共同发挥促癌作用。

(4)生活习惯:长期大量饮酒、吸烟、经常食用油炸、腌晒、盐渍、烟熏类食物易诱发原发性肝癌。

(5)家族及遗传因素:本病存在家族聚集现象。肝癌患者家族成员的肝癌发病率明显高于普通群体,可能与家族成员的饮食和生活习惯相似有关。

2. 发病机制 可能包括原癌基因的激活、抑癌基因($p53$、pRb)的失活、生长因子或生长因子信号传导系统的异常等病理生理过程。

【病理与生理】

1. 大体病理形态分型

(1)块状型:多见,呈单个、多个或融合成块,直径 $5 \sim 10$ cm。>10 cm 者为巨块型,多呈圆形,亦可为不规则形,可见包膜;此型肿瘤中心易坏死、液化及出血。

(2)结节型:呈大小和数量不等的结节状,直径<5 cm;单个癌结节直径<3 cm 或相邻两个癌结节直径之和<3 cm 者称为小肝癌。

(3)弥漫型:较少见,癌结节较小,在肝组织内弥漫分布,不易与肝硬化鉴别。

2. 组织病理

(1)肝细胞肝癌:最为多见,约占原发性肝癌的 90%,异型性明显,呈多边形,排列成巢状或索状,有包膜者生长较缓慢。

(2)胆管细胞癌:较少见,呈立方或柱状,排列成腺样。

(3)混合型肝癌:最为少见,同时具有肝细胞癌和胆管细胞癌的形态特征。

3.侵袭与转移

（1）肝内转移：癌组织易侵犯门静脉及分支形成癌栓,脱落后在肝内形成多发性转移。

（2）肝外转移：血行转移最常转移至肺,其他常见转移部位有胸、肾上腺、肾及骨骼等;癌细胞经淋巴常转移至肝门淋巴结;种植转移较为少见。

【临床表现】

原发性肝癌起病隐匿,早期缺乏典型表现。常以肝硬化为发病基础,或以转移灶症状首发。患者就诊时多属中晚期,主要表现如下。

1.症状

（1）肝区疼痛：是肝癌最常见的症状,常局限于右上腹部,呈持续性胀痛或钝痛,系肿瘤生长迅速牵拉肝包膜所致。若病变侵及膈肌,则疼痛放射至右肩或背部;若肝表面癌结节破裂,则引起突发剧烈腹痛,甚者可致失血性休克。

（2）消化道症状：常有食欲减退、消化不良、恶心、呕吐。腹水或门静脉癌栓者可引起腹胀、腹泻等症状。

（3）全身性症状：呈进行性消瘦、发热、乏力、营养不良,晚期患者可呈恶病质等。

（4）转移灶症状：如转移至肺、骨、脑、淋巴结、胸腔等处,可产生相应部位受累症状,胸腔转移以右侧多见,部分患者以转移灶症状首发而就诊。

2.体征

（1）肝大：肝脏呈进行性增大,腹部触诊时肝脏质地坚硬,表面凹凸不平,呈结节状,边缘不规则,可有不同程度触痛。

（2）伴癌综合征：原发性肝癌患者由于癌肿本身代谢异常或癌组织对机体影响而引起内分泌或代谢异常而出现的一组临床综合征,主要表现为自发性低血糖症、红细胞增多症、高钙血症、高脂血症、类癌综合征等,称为伴癌综合征。

（3）黄疸：一般出现在肝癌晚期,多为阻塞性黄疸,系因癌肿压迫或侵及胆管,或癌肿转移至肝门淋巴结,致胆道梗阻。少数为肝细胞性黄疸,系因癌组织肝内浸润或合并慢性肝炎、肝硬化,致肝细胞损害。

（4）肝硬化征象：以肝硬化为发病基础者有肝功能失代偿期临床表现,常有脾大、腹水、上消化道出血、贫血等症状,部分患者伴肝掌及蜘蛛痣。患者腹水增加迅速且难治,一般为漏出液,血性腹水多因肝癌侵及肝包膜或破溃至腹腔引起,少数因癌肿转移至腹膜所致。

3.并发症

（1）肝性脑病：是肝癌终末期最严重的并发症,约1/3患者因此死亡。

（2）上消化道出血：约占肝癌死亡原因的15%。

（3）癌结节破裂出血：约10%肝癌患者因此死亡。肝癌组织坏死、液化可致自发破裂,或因外力而破裂。癌结节破裂若仅限于肝包膜下,可有局部疼痛。若破入腹膜可引起急性腹痛和腹膜刺激征。

（4）继发感染：患者在长期消耗及放疗、化疗引起白细胞减少的情况下,导致免疫功能低下,加之长期卧床及营养失调等因素,易继发感染,如肺炎、脓毒血症、肠道感染等。

【实验室及其他检查】

1.癌肿标志物检测

（1）甲胎蛋白（AFP）测定：血清 AFP 是当前诊断肝癌和疗效检测常用且重要的指标。血清

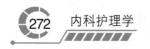

AFP>400 μg/L,排除妊娠、慢性或活动性肝病、生殖腺胚胎源性肿瘤及消化道肿瘤后,高度提示肝癌。

（2）其他肝癌标志物:血清甲胎蛋白异质体(AFP-L3)、异常凝血酶原(PIVKAⅡ或DCP)和血浆游离微小核糖核酸(microRNA)也可作为肝癌早期诊断标志物,特别适用于血清AFP阴性人群。

2.影像学检查

（1）超声检查:B型超声实时检测是目前肝癌筛查的首选方法,可显示直径为1 cm以上的肿瘤,对早期定位诊断有较大价值,有助于引导肝穿刺活体组织检查术。彩色多普勒超声可了解肝内血流状况以判断病变性质。

（2）X射线计算机断层成像(CT)和磁共振成像(MRI):动态增强CT和多模态MRI扫描是肝脏超声和血清AFP筛查异常者明确诊断的首选影像学检查方法。

【诊断要点】

肝癌患者以典型临床症状就诊者,往往处于晚期,故强调早诊早治。诊断标准如下:肝癌高风险人群发现肝内结节或者肝内无结节但AFP阳性,①至少有一种影像学检查显示>2 cm肝癌特征性占位性病变;②至少两种影像学检查显示≤2 cm肝癌典型表现;③如果无以上两种影像学表现需穿刺活检明确诊断或2~3个月后影像学检查随访满足条件①或②。满足上述3项标准中的任何1项,即可诊断为肝癌。

【治疗要点】

早期肝癌尽量采取手术切除,不能切除者应采取综合治疗模式。

1.手术治疗　是目前根治肝癌的最好方法,凡有手术指征者均应及早切除。手术适应证如下。

（1）诊断明确,估计病变局限于一叶或半肝,未侵及肝门和下腔静脉者。

（2）肝功能代偿良好,凝血酶原时间不低于正常的50%。

（3）无明显黄疸、腹水或远处转移者。

（4）心、肺、肾功能良好,能耐受手术者。

（5）术后复发,但病变局限于肝一侧者。

（6）经肝动脉栓塞化疗或肝动脉结扎、插管化疗后,病变明显缩小,评估可手术切除者。

2.局部治疗

（1）肝动脉插管化疗栓塞术(transarterial chemoembolization,TACE):目前被公认为是肝癌非手术治疗最常用的方法之一,是原发性肝癌非手术疗法中的首选方法,可明显提高患者的3年生存率。TACE是经皮穿刺股动脉,在X射线透视下将导管插至肝固有动脉或其分支,注射抗肿瘤药和栓塞剂。

（2）局部消融治疗:是借助医学影像技术的引导对肿瘤靶向定位,局部采用物理或化学的方法直接杀灭肿瘤组织的一类治疗手段。其主要包括射频消融、微波消融、无水酒精注射治疗、冰冻治疗、高强度超声聚焦消融等。

3.肝移植　肝移植是肝癌根治性治疗手段之一,尤其适用于肝功能失代偿患者,不适合手术切除及局部消融的早期肝癌患者。

4.放射治疗　放疗对肝癌效果不佳。常采用放射性[60]Co和直线加速器局部照射。早期病灶局限、肝功能较好,可耐受40 Gy(4 000 rad)以上放射剂量的患者,疗效显著。

5.化学治疗　常用药物为阿霉素、顺铂(DDP)、丝裂霉素、5-氟尿嘧啶(5-FU)等。

【护理评估】

1. 健康史

（1）一般情况：了解患者的年龄、性别及是否居住于肝癌高发区。

（2）病因和相关因素：有无病毒性肝炎、肝硬化等肝病史；有无长期进食霉变食品和亚硝胺类致癌物等；家族中有无肝癌或其他癌症患者。

（3）既往史：有无癌肿和手术史；有无其他系统伴随症状；有无过敏史等。

2. 身体评估

（1）局部：有无肝大、肝区压痛、上腹部肿块等。肿块的大小、部位、质地是否较硬，表面是否光滑；有无肝浊音界上移；有无腹水、脾大等肝硬化表现。

（2）全身：有无肝病面容、贫血、黄疸、水肿等体征；有无消瘦、乏力、食欲减退及恶病质表现；有无肝性脑病、上消化道出血及各种感染，如肺炎、败血症和压疮等。

（3）辅助检查：了解患者 AFP 水平、血清酶谱、肝炎标志物等检查结果，了解肝功能及其他重要脏器损害程度。

3. 心理-社会状况

（1）认知程度：患者及家属对疾病本身、治疗方案、疾病预后等的了解和掌握程度。

（2）心理承受能力：患者及家属对疾病所产生的恐惧、焦虑程度和心理承受能力。

（3）社会支持状况：亲属对患者的关心程度、支持力度；社会和医疗保障系统支持程度。

4. 其他　评估患者日常活动能力，判断患者发生压疮、跌倒、坠床的危险程度。

【主要护理诊断/问题】

1. 疼痛　与肿瘤增长牵拉肝包膜有关。

2. 营养失调：低于机体需要量　与摄入减少、消耗性增加有关。

3. 焦虑　与恐惧及自身健康受到威胁和疾病预后有关。

4. 潜在并发症　腹水、感染、肝性脑病、消化道出血、黄疸。

【护理措施】

1. 疼痛

（1）观察患者疼痛的部位、性质、程度、持续时间及伴随症状、有无发热、黄疸、腹水等。

（2）观察门静脉高压的各种表现，应考虑肝内血行转移和静脉癌栓阻塞所致。如出现咳嗽、咯血症状，应考虑肺转移；如出现骨骼疼痛，提示骨转移；如出现神经定位体征，提示颅内转移；如意识状态的改变等肝性脑病征象；呕血、便血等上消化道出血征象；突发剧烈腹痛、急性腹膜炎和内出血表现等癌结节破裂征象，应做好相应准备。

（3）给患者创造安静、舒适的休息环境，室内空气保持新鲜。病情较轻者应注意劳逸结合，适量活动以减轻负性情绪，以不引起疲劳、心悸、胸闷等为度。病情进展较快或严重者应绝对卧床休息，以增加肝肾血液回流量，促进肝细胞修复。

（4）用药护理：晚期肝癌患者大部分有中度至重度的疼痛，严重影响生存质量，遵医嘱按 WHO 三阶梯疗法原则给予镇痛药。护理人员除给予患者一定的心理支持外，还可鼓励患者采用其他非药物止痛方法进行止痛，如听音乐、转移注意力或给予腕踝针治疗。化疗前应向患者及家属讲解有关药物不良反应，让其有充分的心理准备。化疗时应加强巡视，避免局部药物外渗。

2. 营养失调　患者食欲减退，应安排良好的进食环境，保持口腔清洁，鼓励其进食。饮食以高蛋白、富含维生素、适当热量、易消化食物为宜，可选择肉类、鱼、蛋、乳类等优质蛋白，以及新鲜的蔬

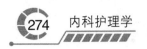

菜、水果等。腹水严重者应限制水钠摄入量。伴有肝性脑病倾向的患者,应减少动物蛋白质的摄入,以防诱发肝性脑病。

3. 焦虑与恐惧

(1)建立良好的护患关系。肝癌患者及其家属往往经历否认、愤怒、协议、忧郁、接受期5个心理反应阶段。护士在不同阶段实施不同的心理护理,有助于提高患者及家庭的应对能力。

(2)对于临终阶段的患者,应积极减轻患者的身体不适,通过舒缓疗护让其享有安全感、舒适感,维护其尊严。

4. 潜在并发症

(1)腹水:伴有腹水和黄疸的患者需卧床休息。腹胀不适者,取适当体位,使腹部放松。活动困难时应给予其帮助。腹水患者使用利尿剂应谨防水、电解质、酸碱平衡失调。

(2)感染:发热系继发感染,应按医嘱积极使用有效抗生素,若为肿瘤组织坏死而致癌性发热,则使用抗生素无效,即给予一般发热护理。

【健康指导】

1. 疾病知识指导　注意防治肝炎,不吃霉变食物。有肝炎、肝硬化病史者和肝癌高发地区人群应定期做 AFP 检测或 B 超检查,以早期发现。

2. 饮食指导　多吃高热量、优质蛋白、富含维生素和纤维素的食物。食物以清淡、易消化为宜。若有腹水、水肿,应控制水和食盐的摄入量。

3. 自我观察和定期复查　若患者出现水肿、体重减轻、出血倾向、黄疸、乏力等症状及时就诊。定期随访,指导患者坚持治疗,注意观察药物的不良反应。

(刘　姝)

第十六节　肝性脑病

案例分析

患者,张某,男,58 岁,已退休。10 年前出现右肋不适,至当地医院就诊断为乙型肝炎肝硬化,予拉米夫定片口服抗病毒治疗。1 d 前因食用肉类后患者出现计算力、定向力下降,嗜睡,为求进一步治疗,入住我院。患者有乙肝家族史,肝硬化病史 10 年,2 d 未排大便,查体扑翼样震颤阳性。实验室检查:血氨 102 μmol/L。CT 示肝硬化并脾大。

请思考:①该患者发生肝性脑病的相关因素有哪些? ②该患者目前最主要的护理诊断/问题有哪些? ③该患者在生活中应注意哪些问题? ④如何对该患者进行健康宣教?

肝性脑病(hepatic encephalopathy,HE)指肝功能严重障碍或肝门体静脉分流术后患者发生以代谢紊乱为基础的神经、精神症状为主要临床表现的综合征。轻者临床表现仅为轻微智力损害,严重者可表现为意识障碍、行为失常和昏迷。

【病因与发病机制】

1. 病因　肝功能衰竭时,门静脉与腔静脉间的侧支分流开放,来自肠道的毒性产物可经侧支血管进入体循环,透过血-脑屏障到达脑部,造成中枢神经系统功能紊乱。

(1)含氮物质摄入过多:慢性肝功能衰竭或伴有门体静脉分流的患者摄入过多含有大量蛋白质(尤其是动物蛋白)的食物后,肠道内细菌在分解蛋白质的过程中可产生大量氨及芳香族氨基酸。氨及芳香族化合物经侧支血管进入患者的体循环后则可诱发肝性脑病。

(2)产氨增多:消化道发生大出血时可导致肠道内出现大量积血。积血在肠道被吸收后,血中亮氨酸、缬氨酸含量增加,可激活支链氨基酸脱氢酶并分解血液中大量支链氨基酸,进一步破坏支链氨基酸与芳香族氨基酸的平衡,致使肠道产氨增多。

(3)感染:自发性腹膜炎、肺炎、尿路感染、菌血症等感染性疾病可促进组织代谢分解,使机体产氨增多。此外,感染性疾病多可伴发内毒素血症,进一步加重肝损伤,增加血-脑屏障的通透性。

(4)电解质及代谢紊乱:低钠血症可诱发脑水肿,进而引起神经精神症状;低血钾、大量利尿或放腹水可造成代谢性碱中毒,有利于肠道吸收含氮物质,并可使机体内 NH_4^+ 大量转变为 NH_3,直接通过血-脑屏障引发肝性脑病。

(5)氮质血症:厌食、腹泻、限制液体输入量、大量应用利尿剂或大量放腹水等因素均可导致血容量不足,诱发肾前性氮质血症,进而诱发肝性脑病。

2. 发病机制

(1)氨中毒学说:血氨升高是肝性脑病的临床特征之一。

1)氨的形成和代谢:血氨主要来自肠道。正常人胃肠道每日产氨 4 g,氨主要在结肠部位以非离子型(NH_3)弥散入黏膜内而被吸收,其吸收率比离子型(NH_4^+)高得多。游离的 NH_3 有毒性,且能透过血-脑屏障;NH_4^+ 呈盐类形式存在,相对无毒,不能透过血-脑屏障。游离的 NH_3 与 NH_4^+ 的互相转化受肠腔酸碱度的影响。当结肠中 pH>6 时,NH_3 大量弥散入血;pH<6 时 NH_4^+ 从血液转至肠腔,随粪便排出。此外,肾脏中的谷氨酰胺被谷氨酰胺酶分解而产氨,心肌及骨骼肌活动时也能产氨。

2)血氨增高的原因:血氨增高的原因主要是氨生成过多和(或)代谢清除过少。肾前性与肾性氮质血症时,血中大量尿素弥散至肠腔转变为氨进入血液;肠源性氮质血症时,外源性氨如摄入过多含氮食物或药物,内源性氨如上消化道出血后停留在肠道内的血液分解,均可在肠道内产生氨,自肠腔弥散入血。

3)氨对中枢神经系统的毒性作用:一般认为氨的毒性作用主要是干扰脑细胞的三羧酸循环,使大脑细胞的能量供应不足,以致不能维持正常功能,同时氨是具有神经毒性的化合物,可直接损害中枢神经系统。

(2)炎症反应损伤:高氨血症与炎症介质相互作用促进 HE 的发生和发展。炎症可导致血-脑屏障破坏,从而使氨等有毒物质及炎症细胞因子进入脑组织,引起脑实质改变和脑功能障碍。

(3)假性神经递质学说:神经冲动的传导是通过递质完成的。神经递质有兴奋性和抑制性两类。正常情况下,食物中的芳香族氨基酸如酪氨酸、苯丙氨酚等经肠菌脱羧酶的作用转变为酪胺和苯乙胺,二者继续在肝内单胺氧化酶作用下被清除。当肝对酪胺和苯乙胺的清除发生障碍,二者则进入脑组织,在脑内 β-羟化酶作用下形成 β-羟酪胺和苯乙醇胺。这二者的化学结构与兴奋性神经递质多巴胺和去甲肾上腺素相似,称为假神经递质。它们取代了突触中的正常递质,使神经传导发生障碍,出现意识障碍和昏迷。

(4)氨基酸代谢失衡学说:循环中芳香族氨基酸与支链氨基酸的含量处于平衡状态,且可通过血-脑屏障上同一通道进入中枢神经系统。

【临床表现】

肝性脑病临床表现常因原有肝病性质、肝功能损害轻重缓急及诱因不同而很不一致。一般可

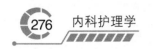

根据意识障碍程度、神经系统表现和脑电图改变,将肝性脑病由轻至重分为5期。

1.0期(潜伏期)　也称轻微型肝性脑病,没有能觉察的人格或行为变化,无神经系统病理征,脑电图正常,只在心理测试或智力测试时有轻微异常。

2.1期(前驱期)　轻度性格改变和行为失常,如欣快激动或淡漠少言、衣冠不整或随地便溺,应答尚准确,但有时吐词不清且较缓慢。不能完成简单的计算和智力构图(如搭积木等),可有扑翼样震颤,亦称肝震颤,即嘱患者两臂平伸,肘关节固定,手掌向背侧伸展。手指分开时,可见到手向外侧偏斜,掌指关节、腕关节,甚至肘与肩关节不规则的扑击样抖动。此期脑电图多数正常。此期持续数天及数周,因症状不明显易被忽视。

3.2期(昏迷前期)　以意识模糊、睡眠障碍、行为失常为主。前一期症状加重,明显的行为和性格变化,嗜睡或冷漠,轻微的定向力异常(时间、空间定向),计算能力下降,运动障碍,言语不清。此期患者有明显神经系统体征,如腱反射亢进、肌张力增高、踝阵挛及巴宾斯基征(Babinski征)阳性等。此期扑翼样震颤存在,脑电图表现特异性异常。

4.3期(昏睡期)　以昏睡和精神错乱为主。明显定向力障碍,各种神经体征持续存在或加重,患者大部分时间呈昏睡状态,但可唤醒。醒时尚能答话,但常有神志不清和幻觉。此期各种神经体征持续存在或加重,肌张力增加,四肢被动运动常有抵抗力,锥体束征呈阳性,此期扑翼样震颤通常无法引出。脑电图有明显异常。

5.4期(昏迷期)　神志完全丧失,不能唤醒。浅昏迷时,对疼痛刺激有反应,腱反射亢进,肌张力增加,扑翼样震颤因患者不合作而无法引出。深昏迷时,各种反射均消失,肌张力降低,瞳孔散大,可出现阵发性惊厥、踝阵挛和换气过度。此期脑电图明显异常。

肝性脑病临床分期及各期主要表现见表4-16-1。

表4-16-1　肝性脑病临床分期及其主要表现

主要表现	潜伏期 (心理或智力 测试异常)	前驱期 (轻度性格 改变,行为失常)	昏迷前期 (意识模糊, 睡眠障碍)	昏睡期 (昏睡, 精神错乱)	昏迷期	
					浅昏迷	深昏迷
扑翼样震颤	无	有	有	无	无	无
腱反射亢进	无	无	有	有	有	无
锥体束征阳性	无	无	有	有	无	无
脑电图改变	无	无	有	有	有	有

以上各期的分界常不清楚,前后期表现可有重叠,肝功能损害严重的肝性脑病患者常有明显黄疸、出血倾向和肝臭,易并发各种感染、肝肾综合征和脑水肿等情况,临床表现更加复杂。

【实验室及其他检查】

1.实验室检查　血氨升高对HE的诊断有较高的价值。

2.脑电图检查　脑电图可以反映大脑皮质功能,不需要患者合作。脑电图的异常主要表现为节律变慢,而该变化并非HE的特异性改变,亦可见于低钠血症、尿毒症性脑病等其他代谢性脑病。

3.影像学检查　行CT和MRI检查时,急性肝性脑病患者可发现脑水肿,慢性肝性脑病患者则可发现不同程度的脑萎缩。

【诊断要点】

肝性脑病的主要诊断依据如下。

1. 有严重肝病和(或)广泛门体静脉侧支循环建立和开放。

2. 有肝性脑病的诱因。

3. 有临床可识别的神经精神症状及体征。

4. 血氨增高。

5. 排除其他导致神经精神异常的疾病,如代谢性脑病、中毒性脑病、神经系统疾病(如颅脑出血、颅内感染及颅内占位)等情况。

【治疗要点】

HE 是终末期肝病患者的主要死因之一,早期识别、及时治疗是改善 HE 预后的关键。目前尚无特效疗法,多采用综合措施,包括积极治疗原发肝病、去除病因和诱因、减少肠内毒物生成和吸收、促进氨代谢清除等。

1. 识别及消除诱因　去除和避免诱发因素是 HE 治疗的关键环节,必须及时防治感染、上消化道出血;避免快速、大量排钾利尿和放腹水;纠正电解质和酸碱平衡紊乱;保持排便通畅,防止便秘;不用或慎用镇静、催眠、镇痛药。

2. 减少肠内氮源性毒物的生成和吸收

(1)调整饮食结构:限制动物蛋白质饮食,同时保证热能供应和各种维生素的补充。

(2)抑制细菌生长:抗生素能抑制肠内产尿素酶的细菌,促进乳酸杆菌繁殖,口服乳果糖、乳糖醇或某些不产尿素酶的有益菌等可减少氨的形成和吸收。

(3)灌肠或导泻:可用生理盐水或弱酸性溶液灌肠。忌用肥皂水灌肠,因其可使肠腔内呈碱性,使 NH_4^+ 转化为 NH_3,经肠黏膜弥散入血至脑组织,加重肝性脑病。

3. 促进体内氨的代谢　L-鸟氨酸-L-门冬氨酸是一种鸟氨酸和门冬氨酸的混合制剂,能促进肝脏鸟氨酸循环和谷氨酰胺合成,减少氨的水平。

4. 镇静药物的应用　HE 与 γ-氨基丁酸神经抑制受体和 N-甲基-D-天冬氨酸-谷氨酸兴奋性神经递质的上调有关,导致抑制性和兴奋性信号的失衡。常用的镇静药物有纳洛酮、丙泊酚及苯二氮䓬类镇静药。

5. 人工肝　用分子吸附剂再循环系统,血液灌流、血液透析等方法可清除血氨和其他有毒物质,适用于急性肝衰竭患者,为肝移植做准备。

6. 肝移植　是治疗各种终末期肝病的一种有效手段,适用于严重和顽固性肝性脑病有肝移植指征者。

【护理评估】

1. 健康史　①有无肝硬化等病史;②有无药物性肝损伤。

2. 症状　①性格改变:有无原属外向型性格者表现为抑郁,而原属内向型性格者表现为欣快多语。②行为改变:有无乱写乱画、乱洒水等。③睡眠习惯改变:有无睡眠倒错等。④肝臭的出现:有无肝臭的出现。⑤扑翼样震颤:有无扑翼样震颤。⑥视力障碍:有无视力障碍。⑦智能障碍:有无智能障碍。⑧意识障碍:有无意识障碍。

3. 身体状况　①生命体征及意识状态:有无意识障碍;②营养状态:有无消瘦及营养不良;③皮肤、黏膜:有无黄疸、皮肤瘙痒。

4. 心理-社会状况　①有无焦虑、抑郁等不良情绪反应;②疾病有无对患者生活、睡眠产生影响。

【主要护理诊断/问题】

1. 意识障碍　与血氨增高影响大脑细胞正常代谢等有关。

2. 营养失调:低于机体需要量　与食欲减退、消化吸收障碍、控制蛋白质摄入等有关。

3. 活动无耐力　与肝功能减退、营养摄入不足有关。

4. 知识缺乏　缺乏肝性脑病的预防保健知识。

【护理措施】

1. 意识障碍　密切注意肝性脑病的早期征象,如有无冷漠或欣快,理解力和近期记忆力减退,思维和认知的改变,行为异常(哭泣、叫喊、当众便溺等)及扑翼样震颤。若有,要及时与医生取得联系。观察水、电解质和酸碱平衡及血氨情况,定期复查肝肾功能、电解质、血氨的变化,有异常及时通知医生进行处理。

2. 营养失调　正确评估患者的营养状态,早期进行营养干预,可改善患者生存质量,降低并发症的发生率,延长患者生存时间。

(1)每日理想的能量摄入为 35～40 kcal/kg:鼓励患者少食多餐,每日均匀分配小餐,睡前加餐。

(2)蛋白质:急性期应禁食动物蛋白质,选择优质植物蛋白,可以给予葡萄糖保证能量供应。病情好转或清醒后,可逐渐增加动物蛋白质饮食,每日 20 g,以后每 3～5 d 增加 10 g,逐渐增至 1 g/(kg·d),短期内不能超过 40～50 g/d。

(3)糖类:肝性脑病患者能量供应以糖类为主,应给予蜂蜜、葡萄糖、果汁、面条、稀饭等。

(4)维生素:食物配制中应含有丰富的维生素,尤其是维生素 C、B 族维生素、维生素 E、维生素 K 等,但不宜用维生素 B_6。因其可使多巴在周围神经处转为多巴胺,影响多巴进入脑组织,减少中枢神经的正常传导递质。

(5)脂肪:应尽量少食用,因其可延缓胃排空。

3. 活动无耐力　专人看护,合理安排肝病患者的生活作息时间。病情轻者注意劳逸结合;病情重者以卧床休息为主,以利于肝细胞的再生,减轻肝脏负担。昏迷患者头偏向一侧,保持呼吸道通畅;意识恢复清醒者要加强巡视,及时发现异常情况。加强"三防三护","三防"指防走失、防伤人、防自残;"三护"指床挡、约束带、乒乓球手套。

4. 用药护理

(1)防止摄入大量液体或输液,因过多液体摄入可引起低血钾、稀释性低血钠、脑水肿等,可加重肝性脑病。如大量输注葡萄糖,应警惕低钾血症、心力衰竭和脑水肿。

(2)慎用安眠药和镇静剂,以避免药物掩盖病情和加重对肝的损害。当患者狂躁不安或有抽搐时,可遵医嘱用地西泮、氯苯那敏等,但用量宜小,一般只用常用量的 1/3～1/2。禁用吗啡、水合氯醛、哌替啶及速效巴比妥类药物。

(3)乳果糖产气较多,不良反应为饱胀、腹痛、恶心、呕吐及电解质紊乱等,使用时应从小剂量开始。

5. 对症护理

(1)兴奋、躁动不安:加强安全防护,取下患者的义齿、发夹,加床挡或适当约束,防止坠床。

(2)昏迷:注意保持患者呼吸道通畅和防止感染,取仰卧位,头偏向一侧,以防舌后坠,阻塞呼吸道。做好口腔、眼及二便的护理,对眼睑闭合不全,角膜外露的患者可用凡士林纱布覆盖眼部。

(3)抽搐、脑水肿:患者可戴冰帽降低颅内温度以减少能量消耗,保护脑细胞功能。应用脱水剂时要注意滴速,密切观察尿量。

（4）出血倾向：护理中要注意保护皮肤、黏膜免受损伤，遵医嘱进行止血、输血治疗。

（5）感染：如有感染症状出现，应及时报告医生并遵医嘱及时、准确地给予抗生素。

6.心理护理　随着病情进展，患者逐渐丧失自理能力。同时，长期治疗亦给家庭带来沉重的经济负担，使患者和家属出现各种心理问题。应与家属建立良好的护患关系，给予其情感上的支持，与其一起制订患者的护理计划。

【健康指导】

1.疾病知识指导　向患者及家属讲解本病的发生、发展过程及治疗、预后，使其认识到疾病的严重性和自我护理保健的重要性。教会患者家属识别肝性脑病的早期征象，如出现性格行为异常、睡眠障碍等，及时就诊。

2.心理指导　鼓励患者和家属树立战胜疾病的信心，保持乐观的情绪，配合医生积极治疗，家属应给予患者以精神支持和生活方面的照顾。

3.饮食指导　坚持合理的饮食原则，讲解限制蛋白饮食的意义及各营养素摄入量。

4.用药指导　避免使用镇静催眠药、含氮药物和对肝功能有损害的药物，以免诱发肝性脑病。指导患者按医嘱规定的药物、剂量、用法服药，了解药物的不良反应，并定期随访复诊。

（刘　姝）

第十七节　胰腺炎

案例分析

急诊以"急性胰腺炎"为诊断收入院一患者。查体：P 150 次/min，R 34 次/min。实验室检查：淀粉酶 941 U/L，脂肪酶 2 840 U/L，肌酐 107.8 μmol/L，尿酸 563.3 μmol/L，白细胞 $11.2×10^9$/L，中性粒细胞计数 $10.5×10^9$/L。彩超示胰腺体积大并周围积液，胆囊体积大，中度脂肪肝。患者平素喜食肥甘厚味，无早餐习惯，有胆囊炎病史。

请思考：①该患者发生急性胰腺炎的相关因素有哪些？②该患者目前最主要的护理诊断/问题有哪些？③该患者在生活中应注意哪些问题？④如何对该患者进行健康宣教？

一、急性胰腺炎

急性胰腺炎（acute pancreatitis，AP）是指多种病因导致胰酶在胰腺内被激活后引起胰腺组织自身消化，从而出现水肿、出血甚至坏死的化学性炎症反应。临床上以急性上腹痛，恶心，呕吐，血、尿淀粉酶增高为主要表现。

【病因与发病机制】

1.病因　急性胰腺炎病因包括胆道疾病、过量饮酒、高脂血症等。我国急性胰腺炎患者的病因主要为胆道疾病。

（1）胆道疾病：胰管多与胆总管共同开口于十二指肠壶腹部，若存在胆道结石、炎症和狭窄等因

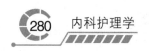

素造成壶腹梗阻,则胆汁可经共同通道反流进入胰管,导致胰管内压力升高、胰液外溢、胰蛋白酶激活,从而造成胰腺组织损伤,引发胰腺炎。

(2)过量饮酒:酒精具有促进胰液分泌的作用。在酒精的刺激下,胰液可大量分泌,易导致胰管内压力上升,继而引发胰管及胰腺组织损伤。

(3)高脂因素:存在高脂血症的患者机体内甘油三酯(TG)水平较高,TG 在胰脂酶的作用下可生成游离脂肪酸,而游离脂肪酸常可造成胰腺腺泡损伤。

(4)高钙因素:若患者存在甲状旁腺功能亢进症等,则可引起高钙血症,而高浓度钙离子可刺激胰液分泌,易导致胰腺组织损伤。此外,高钙因素亦可引发胰管结石,造成胰管梗阻。

(5)先天性胰管阻塞:某些胰腺先天性疾病可造成胰管阻塞,如胰腺分裂患者的主、副胰管在发育过程中未能融合,导致大部分胰液经狭小的副乳头引流,故而易出现引流不畅。

(6)十二指肠降段疾病:球后穿透性溃疡、十二指肠乳头周围憩室炎等疾病可直接累及胰腺,造成胰腺组织损伤,引发急性胰腺炎。

(7)手术与创伤:腹部手术、腹部外伤等因素可造成胰腺组织损伤及胰腺血供障碍;内镜逆行胰胆管造影术(ERCP)过程中若造成十二指肠乳头水肿或胰胆管内压力过高,亦可引发胰腺炎。

2.发病机制　由于各种致病因素引起胰管内压力升高,腺泡细胞内钙离子水平显著上升,溶酶体在腺泡内提前激活酶原,使大量活化的胰酶消化胰腺自身组织。

【病理与生理】

急性胰腺炎的病理改变包括炎性水肿、充血、坏死等。胰腺周围组织可出现渗出性改变和继发性脂肪坏死,主要分为急性水肿型及急性坏死型等病理类型。

1.急性水肿型胰腺炎　特点为间质性水肿和炎症反应,伴炎症细胞浸润,偶有轻度出血或局灶性坏死。

2.急性坏死型胰腺炎　特点为胰腺实质坏死和出血。胰腺腺体增大,为暗紫色,坏死灶呈散在或片状分布,镜下可见胰腺内脂肪坏死和腺泡严重破坏,有大片出血灶,腺泡及小叶结构模糊不清,液性坏死灶可逐渐被吸收,亦可继发感染形成胰腺脓肿,还可因分支胰管受累而形成胰腺假性囊肿。

【临床表现】

急性胰腺炎根据患者临床表现和病情轻重的不同,可分为轻症急性胰腺炎、中度重症急性胰腺炎和重症急性胰腺炎。

1.症状

(1)腹痛:为本病的主要表现和首发症状。多在胆石症发作不久、暴饮暴食或饮酒后 1~2 h 突然发作。腹痛常位于上腹正中,可偏左或偏右,常向腰背部呈带状放射。疼痛性质不一,可为钝痛、绞痛、胀痛或刀割样痛,疼痛剧烈而持续,可有阵发性加剧。部分患者弯腰抱膝或上身前倾体位可减轻疼痛。当发生腹膜炎时,疼痛可波及全腹。

(2)恶心、呕吐与腹胀:起病时常伴恶心、呕吐,多在进食后出现,大多频繁而持久。剧烈呕吐者可吐出食物和胆汁,呕吐后腹痛并不减轻。大部分患者有腹胀,重症者甚至出现麻痹性肠梗阻。

(3)发热:多为中度发热,一般持续 3~5 d,不超过 38 ℃。若持续 1 周以上不退或逐日升高,超过 38.5 ℃并伴白细胞升高,应考虑有胰腺脓肿或胆道炎症等继发感染。特别在胰腺或腹腔有继发感染时,常出现高热。

(4)低血压和休克:仅见于重症者。可在起病数小时突然出现,提示胰腺有大片坏死。也可逐渐出现,或在有并发症时发生。这与胰蛋白酶激活各种血管活性物质致周围血管扩张、有效循环血容量不足、并发消化道出血有关。

（5）水电解质及酸碱平衡紊乱：多有轻重程度不等的脱水,呕吐频繁者可有代谢性碱中毒。重症者常有显著脱水和代谢性酸中毒,并常伴高血糖、低钾血症、低镁血症、低钙血症（<2 mmol/L）,偶可发生糖尿病酮症酸中毒或高渗昏迷。

2.体征

（1）轻症急性胰腺炎：患者一般情况尚好,仅表现为上腹部轻度压痛,无肌紧张与反跳痛,可有不同程度的腹胀,肠鸣音减弱。

（2）中度重症急性胰腺炎：可呈现轻型或重症急性胰腺炎的体征,伴有一过性器官功能衰竭（48 h内可以恢复）。

（3）重症急性胰腺炎：患者呈急性病容,痛苦表情,伴呼吸急促、脉搏增快、血压下降,上腹压痛明显。并发急性腹膜炎时有全腹压痛、反跳痛与肌紧张。并发胰源性腹水时可有移动性浊音,腹水呈血性。部分患者于病后 1 ~ 2 d 出现一过性黄疸,系胰头炎症水肿压迫胆总管所致。如有胰腺脓肿或假性囊肿形成,上腹部可扪及肿块。重症急性胰腺炎伴有持续的器官功能衰竭,如后期合并感染则病死率极高。

3.并发症　主要见于重症胰腺炎,可有局部并发症和全身并发症。

（1）局部并发症：包括急性胰周液体积聚、急性坏死物积聚、胰腺假性囊肿、包裹性坏死和感染性胰腺坏死,可以为无菌性或感染性。

（2）全身并发症：全身炎症反应综合征（systemic inflammatory response syndrome,SIRS）是急性胰腺炎最常见的全身并发症,多发生于中度重型急性胰腺炎和重型急性胰腺炎。急性胰腺炎时符合以下临床表现 2 项及以上,可以诊断为 SIRS：①心率>90 次/min；②体温<36 ℃或>38 ℃；③白细胞<$4×10^9$/L 或>$12×10^9$/L；④呼吸频率>20 次/min 或 $PaCO_2$<32 mmHg。急性胰腺炎相关器官功能衰竭主要为呼吸、循环和肾脏衰竭,是急性胰腺炎最严重的并发症,也是急性胰腺炎致死的主要原因。

【实验室及其他检查】

1.实验室检查

（1）血常规：多有白细胞计数升高、中性粒细胞核左移等表现,合并感染者白细胞计数的变化更为明显；若患者出现体液大量丢失,则可发现血细胞比容增高和血红蛋白浓度降低。

（2）淀粉酶测定：急性胰腺炎时,血清淀粉酶和尿淀粉酶常有明显升高,为诊断急性胰腺炎最常用的指标之一。血清淀粉酶通常于发病2 h后开始升高,24 h达高峰,可持续 3 ~ 5 d 或更长时间。血清淀粉酶超过正常值3 倍可确诊本病。尿淀粉酶值受尿量影响,病情的严重性与淀粉酶升高的程度并不一致（见表4-17-1）。

表 4-17-1　急性胰腺炎发病后血、尿淀粉酶的动态变化

种类	开始上升/h	到达高峰/h	开始下降/h	持续时间/d	诊断值/U
血清淀粉酶	6 ~ 12	12 ~ 24	48 ~ 72	3 ~ 5	>500
尿液淀粉酶	12 ~ 14			7 ~ 14	>256

（3）血清脂肪酶测定：血清脂肪酶常在病后 4 ~ 8 h 开始升高,24 h 达高峰,8 ~ 14 d 恢复正常。对于早期或者后期就诊的患者,血清脂肪酶的敏感性比血清淀粉酶的敏感性更好。

（4）C 反应蛋白（CRP）：CRP 是组织损伤和炎症的非特异性标志物，是反映 SIRS 或感染的重要指标，在胰腺坏死时明显升高。发病 72 h 后的血清 CRP≥150 mg/L 提示急性胰腺炎病情严重。

（5）生化检查：可有血钙降低（<2 mmol/L），低血钙程度与临床严重程度平行。若低于 1.5 mmol/L，则预后不良。

2. 影像学检查

（1）腹部 X 射线平片：可见"哨兵祥"和"结肠切割征"，为胰腺炎的间接指征，可发现肠麻痹或麻痹性肠梗阻征象；可排除其他急腹症，如内脏穿孔等；弥漫性模糊影、腰大肌边缘不清，提示腹水。

（2）腹部 B 超：作为急性胰腺炎常规初筛检查。可见胰腺肿大、胰内及胰周回声异常，可了解胆囊和胆道情况；后期有助于胰腺脓肿或假性囊肿的诊断。

（3）CT 显像：对急性胰腺炎的诊断和鉴别诊断、评估严重程度、鉴别轻症和重症胰腺炎，以及附近器官是否受累具有重要价值。增强 CT 是诊断胰腺坏死的最佳方法。轻症可见胰腺弥漫增大增厚；重症可见胰周区消失，网膜囊和网膜脂肪变性，密度增加，胸腔、腹腔积液。

【诊断要点】

根据病史、典型临床表现和实验室检查，常可作出诊断。患者有胆道疾病、酗酒、暴饮暴食等病史，突发剧烈而持续的上腹部疼痛（可向背部放射）、休克或血清淀粉酶和（或）脂肪酶活性至少高于正常上限值 3 倍，应考虑急性胰腺炎的可能。一般具备以下 3 条中的任意 2 条，诊断即可成立：①急性、持续中上腹痛；②血清淀粉酶或脂肪酶>正常值上限 3 倍；③增强 CT 或 MRI 呈急性胰腺炎的典型影像学改变（胰腺水肿或胰周渗出积液）。

【治疗要点】

治疗原则为减轻腹痛、减少胰液分泌、防治并发症。大多数轻症急性胰腺炎患者，经 3~5 d 积极治疗可痊愈，重症急性胰腺炎患者必须采取综合性治疗措施，积极抢救。

1. 抑制或减少胰液分泌

（1）禁食及胃肠减压：禁食、持续胃肠减压或经鼻行鼻胆管引流，可减少胃酸与食物刺激胰液分泌，减轻腹痛与腹胀。

（2）抑酸治疗

1）生长抑素及其类似物的应用：生长抑素具有抑制胰液和胰酶分泌、抑制胰酶合成的作用，其类似物奥曲肽疗效亦较好。重症胰腺炎者应尽早使用。

2）H_2 受体拮抗剂或质子泵抑制剂可减少胃酸分泌，从而减少对胰腺分泌的刺激。

2. 抑制胰酶活性　仅用于重症胰腺炎早期。常用药物抑肽酶 20 万~50 万 U/d，分两次溶于葡萄糖液静脉滴注，或用加贝酯 100~300 mg 溶于葡萄糖液，以 2.5 mg/（kg·h）速度静脉滴注，病情好转后逐渐减量。

3. 解痉镇痛　疼痛剧烈者可用肌内注射哌替啶止痛，每次剂量为 50~100 mg。因吗啡可增加 Oddi 括约肌压力，阿托品可诱发或加重肠麻痹，故均不宜使用。

4. 抗生素应用　胆道疾病所致胰腺炎或重症胰腺炎患者应常规使用抗生素，以防胰腺坏死继发细菌感染。

5. 抗休克治疗　重症胰腺炎患者低血容量休克时可以输全血、血浆、白蛋白或血浆代用品，补充血容量，可在扩容基础上应用血管活性药物。

6. 纠正水电解质平衡失调　由于禁食、呕吐、胃肠减压等易造成水、电解质平衡失调，应积极补充液体及电解质。

7.营养支持　重症胰腺炎者早期一般采用全胃肠外营养,如无肠梗阻,应尽早过渡到肠内营养,以增强肠内黏膜屏障。

8.连续性血液净化　当患者出现急性肾功能不全时,可采用连续性血液净化清除体内有害的代谢产物或外源性毒物,达到净化血液的目的。

【护理评估】

1.健康史　①是否喜油腻饮食、是否有长期大量饮酒习惯。②发病前有无暴饮暴食。③既往有无胆道病史和慢性胰腺炎病史。④近期有无腮腺炎、肝炎、伤寒等疾病发生。⑤近期有无腹部外伤或手术史。⑥是否使用过诱发胰腺炎的药物。

2.症状　①腹痛:剧烈腹痛是急性胰腺炎的主要症状。②恶心、呕吐:是急性胰腺炎的常见症状。③腹胀:为腹膜炎肠麻痹所致,伴有排气、排便停止。④发热:患者多有中等程度以上的发热。⑤休克:可发生于早期或后期,是急性胰腺炎最常见的并发症。⑥腹膜炎体征:上腹部或全腹部有触痛或反跳痛,并伴有腹肌紧张、肠鸣音减弱或消失。⑦出血征象:皮肤瘀斑,腰部出现蓝-棕色斑(Gray-Tumer 征)或脐周出现蓝色改变(Cullen 征),还可出现呕血、便血等。

3.身体状况　有无并发休克和感染;有无急性肾衰竭;有无急性呼吸窘迫综合征;有无中毒性脑病;有无呼吸困难、发绀、焦虑、心律失常、尿少或无尿、定向力障碍、谵妄等。

4.心理-社会状况

(1)评估患者是否了解疾病发生的原因以及治疗方法。

(2)评估患者对疾病的反应,有无焦虑、恐惧等不良的心理状态。

(3)评估患者家属的反应,是否为患者提供精神上和物质上的支持;评估能够为患者提供支持的关键人物对患者病情、治疗方案、预后的了解程度及其反应。

(4)评估患者的社会地位、工作职务、经济状况等。

【主要护理诊断/问题】

1.疼痛:腹痛　与胰腺及其周围组织炎症、水肿或出血坏死有关。

2.体温过高　与胰腺炎症有关。

3.有体液不足的危险　与呕吐、禁食、胃肠减压或胰腺出血有关。

【护理措施】

1.疼痛

(1)观察腹痛的程度、部位、性质及解痉药物效果。若疼痛持续存在伴高热,则应考虑并发急性胰腺脓肿;如疼痛剧烈、腹肌紧张、压痛、反跳痛明显,提示并发腹膜炎,应及时通知医生。

(2)注意观察呕吐物的量及性质,行持续胃肠减压和鼻胆管引流者,观察和记录引流液的量、颜色、性状,准确记录24 h出入液量;观察患者皮肤黏膜温度、色泽和弹性变化,以判断脱水程度及有无休克表现。

(3)定期留取标本,监测血、尿淀粉酶,血糖,血电解质的变化;监测动脉血气分析。

(4)协助患者弯腰屈膝侧卧位,以减轻疼痛。鼓励患者翻身。因剧痛在床上辗转不安者要防止坠床,周围不要有危险物品。因疼痛多汗者要注意保持皮肤干燥。

2.体温过高

(1)密切观察患者体温变化:体温在38.5 ℃以上4 h监测体温1次,连测3 d,体温正常后每天4次,连测3 d。

(2)遵医嘱给予物理降温或药物降温。

(3)休息:保持室内空气新鲜,定时开窗通风。病房定时消毒。急性期绝对卧床休息,降低机体代谢率,增加脏器血流量,促进组织修复。

(4)口腔护理:保持口腔清洁,餐前餐后漱口。

3. 有体液不足的危险

(1)急性胰腺炎早期应禁食。轻症急性胰腺炎患者在可耐受的情况下可尽早开放饮食,中度重型和重症患者尽早实施肠内营养(肠内营养的途径以鼻空肠管为主)。明显腹胀者需行胃肠减压,以减少胃酸分泌,进而减少胰液分泌,减轻腹痛、腹胀。

(2)禁食期间一般不能饮水,口渴者可含漱或湿润口唇,并做好口腔护理。

(3)中度重症和重症患者通常不能经口进食,需放置胃肠道营养管输注要素营养物质,如能量不足,可辅以肠外营养。根据患者脱水程度、年龄和心肺功能,遵医嘱适当调整补液量及速度,及时补充因呕吐、发热、引流和禁食所丢失的液体,纠正酸碱失衡。胃肠减压时入液量需达到3 000 mL/d以上。

(4)肠内营养:肠内营养的时机视病情的严重程度和胃肠道功能的恢复情况来定,只要患者胃肠动力能够耐受,建议尽早实施肠内营养(入院后24~72 h)。

4. 用药护理

(1)H_2受体拮抗剂、质子泵抑制剂、抗胆碱能药物等抑酸剂具有不良反应。若患者有肠麻痹、尿潴留、严重腹胀,不宜使用抗胆碱能药,防止平滑肌松弛而加重上述症状。

(2)若患者疼痛剧烈,可遵医嘱给予哌替啶等解痉镇痛药,但哌替啶反复使用可成瘾。禁用吗啡,因吗啡可引起Oddi括约肌痉挛,加重疼痛。

(3)遵医嘱应用生长抑素类药物,调整适当的输液速度和量。14肽天然生长抑素(施他宁),用法为首剂250 μg加入10%葡萄糖溶液20 mL中缓慢静脉注射,继而3~6 mg加入10%葡萄糖液500 mL中持续静脉滴注。本药半衰期极短,仅2~3 min,故应持续静脉滴注,滴注过程中不能中断。若中断超过5 min,应重新注射首剂。生长抑素及其类似物使用时严格控制静脉推注或滴注速度,速度过快易引起恶心、呕吐。

5. 心理护理　帮助患者减轻或去除加重疼痛的因素,指导患者采用减轻疼痛的方法,如松弛疗法、皮肤刺激疗法等。向患者及家属解释禁食的重要意义,并关心和照顾其生活,以减轻其焦虑。

【健康指导】

1. 疾病知识指导　向患者及家属介绍本病的主要诱发因素和疾病的过程,教育患者积极治疗胆道疾病,注意防治胆道蛔虫病。

2. 饮食指导　指导患者进食应定时定量、少量多餐,避免暴饮暴食。患者腹痛缓解后,应从少量低脂、低糖饮食开始逐渐恢复到正常饮食,避免刺激性强、产气多、高脂肪、高蛋白食物,防止复发。患者应戒除烟酒。

二、慢性胰腺炎

慢性胰腺炎(chronic pancreatitis,CP)为多种原因引起的胰腺实质和胰管的不可逆慢性炎症病变,出现反复发作的上腹部疼痛,进行性内、外分泌功能衰退等临床表现。

【病因与发病机制】

1. 病因　慢性胰腺炎的多数致病因素既可独立引发疾病,亦可共同发挥作用,影响慢性胰腺炎的发生和发展。

（1）胆道系统疾病：胆道系统疾病为我国慢性胰腺炎的常见病因，多种胆道系统疾病及其造成的胰液流出受阻可反复引起胰腺组织的炎症反应，并在此基础上逐渐进展为慢性胰腺炎。

（2）慢性酒精中毒：在伴有其他致病因素的情况下，酒精及其代谢产物可对胰腺组织产生毒性作用，引起不断进展的胰腺组织慢性损伤和纤维化。

（3）自身免疫性胰腺炎：自身免疫异常可导致自身免疫性胰腺炎，存在干燥综合征、硬化性胆管炎等疾病的患者可并发慢性胰腺炎。

（4）急性复发性胰腺炎：部分频繁发作的酒精相关的胰腺组织急性炎症反应可逐渐进展为慢性胰腺炎。大多数遗传性胰腺炎病例的致病因素均包括急性胰腺炎的反复发作。

2. 发病机制　由不同致病因素引起的慢性胰腺炎的启动过程存在差异，但疾病的发展及组织病理改变过程较为相似，均表现为在持续的慢性炎症反应作用下，胰腺腺泡和胰岛细胞出现不可逆损伤，并逐渐被纤维组织取代，造成胰腺功能障碍。胰腺纤维化为慢性胰腺炎的特征性病理学改变，亦为疾病进展过程中的核心事件及疾病防治过程中的重要目标。

【病理与生理】

胰腺体积缩小、质硬，表面不规则，呈结节状。晚期慢性胰腺炎常出现胰腺萎缩，可有胰腺假性囊肿形成，以胰头、胰颈部多见。镜下病理改变主要为纤维化，亦可见灶状或片状脂肪坏死。胰腺组织纤维化早期局限于胰腺小叶，可不断进展，直至腺泡组织完全被纤维组织替代，纤维浸润区域可见慢性炎症细胞浸润。不同病因导致的慢性胰腺炎病理改变略有不同。酒精性慢性胰腺炎首先表现为胰管阻塞，非酒精性慢性胰腺炎病变以弥漫性损伤为主，自身免疫性慢性胰腺炎则多伴有单核细胞浸润。

【临床表现】

1. 腹痛　是最突出的症状，初为间歇性，后转为持续性腹痛，性质可为隐痛、钝痛、钻痛甚至剧痛，多位于中上腹可偏左或偏右，可放射至后背、两肋部。患者取坐位、膝屈位时疼痛可有所缓解；躺下或进食时疼痛加剧。

2. 胰腺功能不全的表现

（1）胰腺外分泌功能不足：胰消化酶减少，患者出现消化不良、腹泻、脂肪泻和粪氮质增加，表现为消瘦、无力、营养不良。

（2）胰腺内分泌功能不足：主要表现为糖尿病。其中10%～20%多数仅有轻度压痛。当并发假性囊肿时，腹部可扪及表面光整的包块。当胰头肿大压迫胆总管，可出现黄疸。少数患者可出现腹腔积液和胸腔积液、消化性溃疡和上消化道出血、多发性脂肪坏死、血栓性静脉炎或静脉血栓形成及精神症状。

【实验室及其他检查】

1. 实验室检查

（1）血、尿胰酶测定：慢性胰腺炎急性发作时，患者的血、尿淀粉酶水平可出现升高，常伴血清同工酶、胰蛋白酶、脂肪酶、弹性蛋白酶-1等水平升高；病程晚期时，由于胰腺组织发生广泛纤维化，患者的血清酶水平可下降。

（2）粪便显微镜检查：主要观察粪便中的脂肪滴和未消化的肌肉纤维，若脂肪滴>100个/高倍镜视野，则可视为异常。

（3）其他：慢性胰腺炎患者的血清糖类抗原19-9（CA19-9）水平可出现升高，但升幅通常较小。若明显升高，则应怀疑并发胰腺癌的可能；此外，通过检测患者血清IgG4、血钙、血脂、甲状旁腺素等

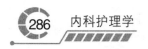

水平有助于判断慢性胰腺炎的致病因素。

2. 影像学检查 影像学检查对确立慢性胰腺炎的诊断有重要价值,亦可为手术时机的选择、手术方式的制定等提供依据。

(1)腹部超声:阳性征象包括胰腺体积增大或缩小,轮廓模糊不规则,实质回声增强、不均质、出现钙化灶,胰管扩张或粗细不匀等。胰管内可有结石,亦可发现假性囊肿或胆总管扩张等征象。

(2)超声内镜(EUS):可清晰显示胰腺实质和胰腺导管结构,有助于发现胰实质回声增强、胰管结石、假性囊肿、主胰管狭窄或不规则扩张、分支胰管扩张等异常或改变。此外,在 EUS 检查过程中亦可行胰腺组织活检并为功能性检查收集胰液,对于发现尚处于病程早期且胰管系统正常的慢性胰腺炎,EUS 的临床价值较 ERCP 更佳。

(3)ERCP 及磁共振胰胆管成像(MRCP):ERCP 为诊断慢性胰腺炎的重要依据,可判断胰管扩张、狭窄及结石等情况,有助于评估胰腺分裂及胆管系统病变,对发现早、中期病变的胰腺主胰管或分支扩张及不规则改变有较大价值。

(4)CT:可发现主胰管扩张、胰管结石、胰腺钙化、胰腺肿大、胰腺囊肿等病变;胰腺钙化为晚期慢性胰腺炎的特征性改变,CT 检查发现钙化灶的能力较强,对确立诊断及判断病程有重要价值。

【诊断要点】

1. 慢性胰腺炎的临床诊断标准:①1 种及 1 种以上影像学检查显示慢性胰腺炎特征性形态改变;②组织病理学检查显示慢性胰腺炎特征性改变;③患者有典型上腹部疼痛,或其他疾病不能解释的腹痛,伴或不伴体重减轻;④血清或尿胰酶水平异常;⑤胰腺外分泌功能异常。①或②任何一项典型表现,或者①或②疑似表现合并③、④和⑤中任何两项可确诊。

2. 应注意与其他可引起腹部症状的疾病鉴别。

【治疗要点】

1. 一般治疗 包括去除病因、饮食及营养支持。需绝对戒酒,避免暴饮暴食,少量多餐,严格限制脂肪摄入。慎用某些可能与发病有关的药物,如柳氮磺氨吡啶、雌激素、糖皮质激素、吲哚美辛、氢氯噻嗪等。

2. 胰腺外分泌功能不全的治疗 主要采用胰酶制剂替代治疗。应选择含高活性脂肪酶、不含胆盐的肠溶胰酶制剂。目前常用的有复合消化酶、胰酶。疗效不佳时可加抑酸药物。

3. 胰腺内分泌功能不全的治疗 糖尿病患者首先应控制饮食,结合胰腺外分泌功能不全的情况制定综合饮食方案,还应配合胰酶制剂加强脂肪和蛋白质的吸收。

4. 胰性疼痛的治疗

(1)一般治疗:避免不良刺激因素,如饮酒、暴饮暴食、高脂饮食等。

(2)镇痛药物:非甾体抗炎药、抗胆碱能药物解痉等镇痛治疗。尽量少用麻醉镇静药。

(3)胰酶制剂:可通过降低胰腺内压力缓解疼痛。

(4)抑酸药:如质子泵抑制剂。

(5)顽固性疼痛:可选内镜引导下的腹腔神经阻滞术或 CT 引导下的腹腔神经阻滞术。

5. 内镜下治疗

(1)胰管括约肌切开术:适用于胰管开口良性狭窄或行胰管取石、扩张治疗。

(2)胆管结石取出术:根据结石特点选用网篮取石、气囊取石、子母镜加液电碎石等。

(3)主胰管内镜引流术及支架置入术:适用于近胰腺开口处的狭窄、胰管结石取石前或取石困难、与胰管相通的假性囊肿引流。

【护理评估】

1. 健康史　①采集病史,了解既往有无胆道病史和胰腺炎病史。②是否喜油腻饮食、是否有酗酒习惯。③发病前有无暴饮暴食。④近期有无腮腺炎、肝炎、伤寒等疾病发生。⑤近期有无腹部外伤或手术史。⑥是否使用过诱发胰腺炎的药物。

2. 症状　①腹痛:慢性胰腺炎急性发作时的主要症状。②恶心、呕吐:慢性胰腺炎急性发作时的常见症状。③腹胀:为腹膜炎肠麻痹所致,伴有排气、排便停止。④发热:患者多有中等程度以上的发热。⑤腹膜炎体征:上腹部或全腹部有触痛或反跳痛,并伴有腹肌紧张、肠鸣音减弱或消失。

3. 身体状况　①生命体征及消化系统症状如腹痛、腹胀、恶心、呕吐、排气、排便等情况。②有无急性肾衰竭。③有无急性呼吸窘迫综合征。④有无中毒性脑病。⑤有无并发休克和感染、呼吸困难、发绀、焦虑、心律失常、尿少或无尿、定向力障碍、谵妄等。

4. 心理-社会状况　①评估患者是否了解疾病发生的原因及治疗方法。②评估患者对疾病的反应,有无焦虑、恐惧等不良的心理状态。③评估患者的社会地位、工作职务、经济状况等。④评估能够为患者提供支持的关键人物对患者病情、治疗方案、预后的了解程度及其反应。

5. 主要辅助检查的阳性结果　①粪便镜检是否有脂肪滴和未消化的肌纤维。②CT 检查胰腺形态变化。

【主要护理诊断/问题】

1. 疼痛:腹痛　与胰腺及其周围组织炎症、水肿或出血坏死有关。

2. 营养失调:低于机体需要量　与摄入减少、消耗性增加有关。

3. 焦虑　与疾病反复发作,担心疾病预后有关。

【护理措施】

1. 疼痛

(1)观察患者生命体征变化,观察患者腹痛的性质、持续时间及伴随症状,有无放射痛、腹胀等,经治疗后疼痛有无减轻,疼痛性质和特点有无改变。

(2)加强对其的生活护理,给予其心理支持。各种操作动作轻柔,以减轻患者的紧张、焦虑情绪。

(3)减少胰腺分泌,减轻疼痛。生长抑素等药物应用时要使用输液泵严格控制速度,告诉患者及家属药物作用及输注要求,不得随意调节。

(4)遵照医嘱给予止痛药,尽量选用小剂量、非成瘾性药物,积极配合其他治疗,避免药物依赖。

2. 营养失调　急性发作期禁食。病情缓解后可给予高糖、低脂、少渣半流质饮食。限制脂肪量,选用脂肪含量少,优质蛋白食物,如谷类及豆制品。少食多餐,烹饪方式采用蒸、煮、烩、炖等方法。病情好转后逐步恢复正常饮食,但忌高脂肪、高蛋白饮食。

【健康指导】

出院后养成良好饮食、作息习惯,戒饮酒,积极治疗和预防胆道疾病,避免疲劳,保持心情舒畅,防止复发。

(刘　姝)

第十八节 消化道出血

　　患者,周某,男,58 岁,从事园林工作。20 年前出现右肋不适,至当地医院就诊查乙肝五项示小三阳,HBV DNA 阳性,予拉米夫定片口服抗病毒治疗至今。3 h 前患者进食油炸坚硬之品后再次出现右肋不适,伴呕血,呕血量约 1 000 mL,门诊以"上消化道大出血"为诊断收入院。患者有乙肝家族史,肝硬化病史 10 年余。实验室检查:白细胞 $3.25×10^9$/L,血红蛋白 74 g/L,血小板 $48×10^9$/L,大便隐血(+++)。CT 示肝硬化并脾大,食管-胃底静脉曲张。

　　请思考:①该患者发生消化道出血的相关因素有哪些? ②该患者目前最主要的护理诊断/问题有哪些? ③该患者在生活中应注意哪些问题? ④如何对患者进行健康宣教?

　　消化道出血为消化系统常见病症,根据出血部位可将其分为上消化道出血和下消化道出血。上消化道出血指十二指肠悬韧带(Treitz 韧带)以上的食管、胃、十二指肠和胆胰等病变引起的出血;Treitz 韧带以下的消化道出血即为下消化道出血。

一、上消化道出血

　　上消化道出血(upper gastrointestinal hemorrhage,UGIB)常表现为急性大出血,是指在数小时内失血量超过 1 000 mL 或占循环血容量的 20%,主要表现为呕血和(或)黑便,因血容量急剧减少,常伴有急性周围循环衰竭。本病是临床常见急症,病情严重者,常因失血性休克而死亡。

【病因与发病机制】

　　上消化道出血原因很多,上消化道疾病和全身性疾病均可引起。临床上常见病因有消化性溃疡、食管下段和胃底静脉曲张破裂、急性糜烂出血性胃炎和胃癌。食管贲门黏膜撕裂综合征引起的出血亦不少见。归纳如下。

　　1. 上消化道疾病

　　(1)食管疾病:食管损伤、食管憩室炎、食管癌、食管贲门黏膜撕裂综合征。

　　(2)胃、十二指肠疾病:临床最常见的病因是消化性溃疡。此外,急性糜烂出血性胃炎、胃癌、胃血管异常、急性糜烂性十二指肠炎、淋巴瘤、壶腹周围癌,胃手术后病变如吻合口溃疡或残胃癌,重度钩虫病、十二指肠憩室或胃泌素瘤等,内镜诊断或治疗操作导致的损伤,也可能引起出血。

　　(3)空肠疾病:强酸强碱或其他化学试剂引起的损伤、胃空肠吻合术后的空肠病变、空肠克罗恩病等。

　　2. 各种原因所致门静脉高压引起的食管下段和胃底静脉曲张破裂　①各种病因引起的肝硬化。②门静脉阻塞:门静脉炎、门静脉血栓形成、门静脉受邻近肿块压迫。

　　3. 上消化道邻近器官或组织的疾病

　　(1)胆道出血:胆管结石、胆囊结石、胆道蛔虫病、胆管癌、胆囊癌、胆道术后损伤、肝癌、肝脓肿或肝血管瘤破入胆道等。

（2）胰腺疾病：侵及十二指肠的胰腺癌、急性胰腺炎并发脓肿破溃。

（3）主动脉瘤破入食管、胃或十二指肠，肝、脾动脉瘤破入食管、胃或十二指肠。

（4）纵隔肿瘤或脓肿破入食管。

4. 全身性疾病

（1）血液病：白血病、血小板减少性紫癜、血友病、弥散性血管内凝血及其他凝血机制障碍等。

（2）血管性疾病：过敏性紫癜、遗传性出血性毛细血管扩张、弹性假黄瘤、动脉粥样硬化等。

（3）尿毒症。

（4）结缔组织病：结节性多动脉炎、系统性红斑狼疮或其他血管炎等。

（5）急性感染：流行性出血热、钩端螺旋体病等。

（6）应激相关胃黏膜损伤：是指各种严重疾病引起的应激状态下产生的急性糜烂出血性胃炎乃至溃疡形成，可引起出血，溃疡形成时多发生大出血。

5. 药物　①非甾体抗炎药：如阿司匹林等。②抗血小板类药物：如氯吡格雷等。③激素类药物：如皮质类固醇等。④抗肿瘤及抗生素类药物。

【临床表现】

上消化道出血的临床表现取决于出血量、出血速度、出血部位和性质，并与患者年龄及出血前的全身状况有关，如是否合并心、肝、肾功能障碍，贫血及疾病严重程度。

1. 呕血与黑便　是上消化道出血的特征性表现。

（1）出血部位在幽门以上者，出血量大常有呕血。若出血量少，速度较慢，亦可无呕血。反之，出血部位在幽门以下者，若出血量大，速度快，可因血液反流入胃内，引起呕血。

（2）呕血与黑便的颜色、性质亦与出血量和速度有关：如呕血为鲜红色或有血块提示出血量大、速度快，血液在胃内停留的时间短，未经胃酸充分混合即呕出；呕血棕褐色呈咖啡渣样提示出血速度慢，系血液在胃内停留时间长，经胃酸作用形成正铁血红素（Fe^{3+}）所致。一次出血后的黑便约经 3 d 才可排净。黑便呈柏油样，黏稠而发亮，系血红蛋白中的铁与肠内硫化物作用形成硫化亚铁（Fe^{2+}）所致。

2. 失血性周围循环衰竭　急性大出血致有效循环血容量迅速减少，静脉回心血量不足，心排血量迅速降低，心、脑、肾等重要脏器血供不足而功能障碍。临床上可出现头昏、心悸、乏力、晕厥等一系列组织缺血的表现。

3. 贫血　上消化道大量出血后均有失血性贫血，但在出血早期，血红蛋白浓度、红细胞计数和血细胞比容可无明显变化，一般须经 3～4 h 后，组织液渗入血管内，使血液稀释，才出现贫血，出血后 24～72 h 血液稀释到最大限度。

4. 发热　多数患者于大量出血 24 h 内出现发热，一般不超过 38.5 ℃，持续 3～5 d 后降至正常。

5. 氮质血症　上消化道大量出血后，由于大量血液蛋白质的代谢产物在肠道内被吸收，血中尿素氮浓度暂时升高，称为肠源性氮质血症。

【实验室及其他检查】

1. 实验室检查　血常规（红细胞、血红蛋白、网织红细胞、白细胞、血小板计数）、肝肾功能、血生化以及大便隐血试验等检验，有助于估计失血量及动态观察有无活动性出血，判断治疗效果及协助病因诊断。

2. 内镜检查　是上消化道出血定位、定性诊断的首选检查方法。在出血后 24～48 h 进行，称急诊内镜检查，可以直接观察病灶情况，明确出血部位，并根据病变特征判断是否继续出血或有再出

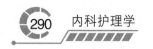

血的危险,同时可对出血灶进行内镜下紧急止血治疗。

3.X射线钡剂造影检查　对明确病因亦有价值。其主要适用于有胃镜检查禁忌证,不宜或不愿进行内镜检查者或经胃镜检查未能明确病因,需排除十二指肠降段以下的小肠段有无出血病灶者。

【诊断要点】

上消化道出血诊断的确立:有引起上消化道出血疾病的病史;有呕血、黑便甚至周围循环衰竭的表现;血液检查有红细胞计数、血红蛋白浓度、血细胞比容下降的证据,大便隐血试验呈阳性等,可作出上消化道出血的诊断。

【治疗要点】

上消化道出血是临床急症,重者危及生命,应采取积极措施进行抢救:迅速补充血容量、抗休克、止血、纠正水电解质紊乱,同时积极进行病因诊断和治疗。

1.积极补充血容量　立即查血型配血,迅速建立两条以上有效的静脉通路以补充血容量,可先输平衡液或葡萄糖盐水或代血浆。输液量可根据估计的失血量来确定,要注意避免因输液过快、过多而引起肺水肿。紧急输血指征:①收缩压<90 mmHg,或较基础收缩压降低幅度>30 mmHg;②心率加快(>120次/min);③血红蛋白低于70 g/L或血细胞比容低于25%。输血量以血红蛋白浓度达到70 g/L为宜。肝硬化患者宜输新鲜血液。

2.止血措施

(1)食管-胃底静脉曲张破裂出血:本病往往出血量大、再出血率高、病死率高,止血措施有其特殊性。

1)药物止血:包括全身用药和局部用药两部分。前者经静脉进入体内,发挥止血作用;后者经口或胃管注入消化道内,对病灶局部进行止血。全身用药主要如下。①生长抑素及其拟似物:可明显减少内脏血流量,止血效果好。②抗利尿激素及其类似物:通过收缩内脏血管,减少门脉血流量,降低门静脉及其侧支循环的压力,从而控制食管-胃底静脉曲张出血。③蛇毒血凝酶:是一种凝血酶素,具有止血功能,且不形成血栓。④氨甲环酸:通过竞争抑制纤溶酶在纤维蛋白上吸附,从而防止其激活,保护纤维蛋白不被纤溶酶所降解和溶解,最终达到止血效果。局部用药主要如下。①去甲肾上腺素:可强烈收缩出血的小动脉而止血,适用于胃、十二指肠出血。②凝血酶:经接触性止血,促使纤维蛋白原转变为纤维蛋白,加速血液凝固。

2)内镜治疗:应尽早进行急诊内镜检查和止血治疗。内镜直视下注射硬化剂或组织黏合剂至曲张的静脉,或用皮圈套扎曲张静脉,不但能达到止血目的,可有效防止早期再出血,是目前治疗食管-胃底静脉曲张破裂出血的重要方法。

3)手术治疗:食管-胃底静脉曲张破裂出血经上述内科治疗无效时,应考虑外科手术或经颈静脉肝内门体静脉分流术。急诊外科手术并发症多、病死率高,因此应尽量避免。

4)经颈静脉肝内门体静脉分流术:对大出血和内镜治疗成功率低的患者,在大出血72 h内进行。此方法对急性大出血止血率高,主要有创伤小、疗效确定、恢复快、并发症少等优点。

(2)非曲张静脉上消化道大出血:除食管-胃底静脉曲张破裂出血之外的其他病因引起的上消化道大出血,其中以消化性溃疡所致出血最为常见。止血措施主要如下。

1)药物止血:在pH<5.0时,新形成的凝血块在胃液中迅速被消化;在pH>6.0时,血浆凝血功能所诱导的止血作用才能有效发挥,故应用抑酸药,提高胃内pH,有利于血小板聚集。常用的药物有H_2受体拮抗剂或质子泵抑制剂,大出血时选用后者。

2)内镜治疗:消化性溃疡出血约80%不经特殊处理可自行止血,少部分则会持续出血或再出血。内镜治疗适用于有活动性出血或暴露血管的溃疡,常用的内镜止血治疗方法为药物局部注射、热凝止血及机械止血。

　　3)介入治疗:严重消化道大出血在少数特殊情况下,既无法进行内镜治疗,又不能耐受手术,可考虑在选择性肠系膜动脉造影找到出血灶的同时进行血管栓塞治疗,栓塞后降低组织坏死风险。

【护理评估】

1.健康史

(1)有无炎症、溃疡性疾病、肝硬化病史或输血史。

(2)有无长期使用非甾体抗炎药或饮酒,其用量和持续时间。

(3)有无肠道、胆道疾病史。

(4)有无长期化学毒物接触史。

2.身体状况

(1)营养状态:有无消瘦和营养不良。

(2)消化道症状:有无恶心、呕吐、腹胀、厌食等。

3.心理-社会状况

(1)有无焦虑、抑郁等不良情绪反应。

(2)有无对患者生活、睡眠产生影响。

【主要护理诊断/问题】

1.体液不足　与上消化道出血有关。

2.活动无耐力　与失血后周围循环衰竭有关。

3.营养失调:低于机体需要量　与急性期禁食及贫血有关。

4.恐惧　与上消化道大量出血致生命或健康受到威胁有关。

5.潜在并发症　失血性休克。

【护理措施】

1.体液不足

(1)早期识别出血先兆:如头晕、口渴、恶心;频繁呃逆、恶心欲呕、上腹不适等为呕血先兆;肠鸣音增强、腹胀、有便意等为便血先兆,早期识别上述征象,早期处理。

(2)评估出血量:成人大便隐血试验阳性提示每天出血量>5 mL;出现黑便表明出血量在50 mL/d以上;胃内积血量在250～300 mL,可引起呕血;出血量超过400～500 mL,可出现头晕、心悸、出汗、乏力等全身症状;短期内出血量超过1 000 mL,可出现失血性周围循环衰竭表现,严重者可能引起失血性休克。

(3)周围循环状况的观察:生命体征监测,对大量出血患者每5～15 min测量血压、脉搏1次;观察呕血、黑便的量及颜色;准确记录出入量;并注意出血速度及随之出现的状况,包括患者出现的主观感觉、意识状态及肝性脑病的特征,肢体温度和湿度、皮肤与甲床色泽和颈静脉充盈情况。如烦躁不安、面色苍白、皮肤湿冷、四肢冰凉、提示微循环血流灌注不足,应注意保暖。当皮肤逐渐转暖、出汗停止,则提示血流灌注好转。疑有休克时应留置导尿管,保持尿量>30 mL/h。

(4)判断出血是否停止:临床上出现下列征象,提示继续出血或再出血。①反复呕血,甚至呕出物由咖啡色转为鲜红色,黑便次数增多且粪质稀薄,色泽转为暗红色,伴肠鸣音亢进;②周围循环衰竭现象经充分补液输血后,未见明显改善,或虽暂时好转而又恶化,血压波动,中心静脉压不稳定;③红细胞计数、红细胞比容、血红蛋白浓度不断下降,网织红细胞计数持续增高;④在补液足够、尿

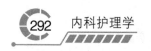

量正常的情况下,血尿素氮持续或再次增高;⑤门静脉高压患者原有脾大,出血后常暂时缩小,如未见脾恢复肿大则提示出血未止。

2.活动无耐力 给予高流量氧气吸入。患者取平卧位,头偏向一侧,保持呼吸道通畅,下肢略抬高 10°~15°。大出血急性期绝对卧床休息,协助患者取舒适卧位并定时更换体位,注意保暖,床栏保护,防止坠床;有活动性出血时,患者常因有便意而上厕所,在排便时或便后起立时出现晕厥,指导患者床上大小便。

3.营养失调 ①出血时应禁食水。②出血停止后 24~48 h 改为营养丰富、易消化、无刺激性流食,逐步过渡至半流质、软食、正常饮食。③进食时应注意细嚼慢咽、少量多餐,减轻胃肠负担。

4.用药护理 积极补充血容量,使用各种止血药,用药期间均应注意其用法并观察呕血、便血量及性质的改善情况。

(1)输血:一般先输浓缩红细胞,活动性大出血者输全血,宜输新鲜血,因库存血含氨量高,易诱发肝性脑病。输血量视患者周围循环动力学及贫血程度而定,尿量是有价值的参考指标。应注意避免因输液、输血过快、过多导致急性肺水肿。原有心脏病或老年患者有条件者可根据中心静脉压调节输血量。

(2)生长抑素及其拟似物:生长抑素用法为首剂 250 μg 缓慢静脉注射,继以 250 μg/h 持续静脉微量泵入。由于本品半衰期极短,滴注过程中不能中断,应确保用药的连续性。若中断超过 5 min,应重新静脉注射首剂。奥曲肽是由人工合成的 8 肽生长抑素拟似物,半衰期较长,常用首剂 100 μg 缓慢静脉注射,继以 25~50 μg/h 持续静脉滴注。

(3)氨甲环酸注射液:用法为 0.5 g 加 10% 葡萄糖液 250 mL,每日 1 次静脉滴注,有血栓形成倾向者慎用,与青霉素和输血有配伍禁忌。

(4)蛇毒血凝酶:上消化道出血时,立即给予蛇毒血凝酶静脉注射 1 KU 并肌内注射 1 KU。通常静脉给药 5~10 min 即起作用,持续 24 h;肌肉注射 20~30 min 发挥作用,持续 48~72 h;静脉注射与肌内注射或皮下注射联合使用,则起效快而持久。大出血者每 6 h 重复 1 次,以后每日肌内注射 1 KU 直至出血停止。

【健康指导】

1.疾病知识指导 帮助患者和家属掌握与上消化道出血有关疾病的病因、诱因、预防、治疗和护理知识,以减少再度出血的危险。患者及家属应学会早期识别出血征象及相应的应急措施,如出现头晕、心悸等不适,或呕血、黑便时,应立即就医。

2.用药指导 指导患者用药方法,讲解药物的作用及不良反应,嘱患者定时定量服药。

3.起居指导 生活起居要有规律,劳逸结合,保持乐观情绪,避免长期紧张及过度劳累。

4.饮食指导 戒烟酒。饮食规律卫生,细嚼慢咽,少量多餐。进营养丰富、易消化饮食,避免食物粗糙,生、冷、硬、刺激性、产气多的食物和饮料。

5.心理指导 嘱其家属多陪伴患者,使其产生安全感、信任感,帮助患者消除紧张恐惧心理,更好地配合治疗及护理。

二、下消化道出血

下消化道出血是指 Treitz 韧带以下的消化道出血。出血量超过 500 mL 称为重度出血。由于空肠和回肠引起出血的病变相对较少,因此下消化道出血主要来自结肠。与上消化道出血相比,下消化道出血的发病平均年龄偏大。

【病因与发病机制】

1. 炎症、溃疡性因素

(1)肠道感染性疾病:常见有细菌性痢疾、阿米巴痢疾、真菌性肠炎、假膜性肠炎等。

(2)炎症性肠病:如克罗恩病或溃疡性结肠炎。

(3)放射性肠炎:多系盆腔恶性病变接受放射治疗后,局部肠黏膜受到损伤后导致出血,常表现为反复、小量的便血。

(4)缺血性结肠炎:多见于患有动脉硬化的老年患者,系因肠系膜的血运发生障碍而使肠黏膜发生缺血、溃疡形成所致。病变以结肠多见,临床表现为在剧烈腹痛后排暗红色或鲜红色大便。

(5)白塞综合征(Bchcet's syndrone):本病病因未明,多认为是免疫性血管炎引起血管闭塞,导致肠血供障碍而引起溃疡性病变。溃疡发生在回盲部者最为多见,且易发生出血。

(6)直肠或孤立性溃疡:引起此种溃疡的原因不明,但溃疡侵蚀血管即可引起出血。

(7)结肠应激性溃疡:近年来发现服用非甾体抗炎药(NSAID)后可导致便血,甚至表现为大出血,且多见于中老年患者。

2. 血管性因素

(1)动静脉畸形与血管发育不良:下消化道肠壁血管发育不良、畸形等血管性病变引起的出血,近10年来已引起重视,已成为便血的重要病因之一。

(2)遗传性出血性毛细血管扩张症(Ronda-Osier-Weber综合征):此综合征可发生于全消化道,如发生在小肠时易发生出血。本病罕见,属家族遗传性疾病。

(3)黏膜下恒径动脉破裂出血(Dieulafoy病):病变发生在胃内者最多见,如发生在小肠或结肠时可引起便血。此病以中老年患者多见,出血多因黏膜下血管受到炎症、溃疡的刺激而发生破裂所致。

(4)直肠、结肠及小肠黏膜下静脉曲张。

【临床表现】

1. 血便 为下消化道出血的主要症状,血便的颜色与出血部位、出血量及速度、积血在肠道内停留时间等因素有关;若血色鲜红且附于粪便表面,多提示病变位于肛门、直肠、乙状结肠等部位;右半结肠出血时粪便呈暗红色,若粪便在肠道内停留时间较长,可呈柏油样,小肠出血多为柏油样便。

2. 发热 肠道炎性疾病多可引起发热,由血液系统疾病、结缔组织疾病等引起的肠出血亦多伴发热。

【实验室及其他检查】

1. 实验室检查

(1)血常规:血红蛋白有不同程度的下降,而白细胞计数在急性期可有代偿性升高。

(2)粪常规:大便可呈黑色、暗红色甚至鲜红色;如系直肠癌、溃疡性结肠炎则大便中有脓细胞。

2. 特殊检查

(1)内镜及活检:直肠镜、乙状结肠镜可以明确肛门、直肠或乙状结肠的病变,并可行黏膜活检病理检查;结肠镜可明确结肠和回肠末段出血病变的部位和性质。

(2)小肠气钡双重造影:对部分小肠疾病出血,如肠结核、克罗恩病、小肠淋巴瘤、平滑肌瘤等有一定的诊断价值,但对血管性病变则价值不大。由于小肠相互重叠,许多黏膜表面的小病灶易漏诊。

（3）X射线钡剂灌肠：灌肠检查可有助于明确出血的病因。

（4）血管造影：选择性血管造影对急性、慢性或复发性消化道出血的诊断及治疗具有重要作用。

（5）红细胞示踪：常以^{99m}Tc标记自身红细胞核素扫描，出血速度达0.1 mL/min时，静脉注入的放射性核素（^{99m}Tc）随血流在出血部位溢出，通过扫描即可显示，可动态监测24～36 h，具有初步的定位作用，但敏感度和特异度较低。

（6）胶囊胃镜：是近几年来发展起来的第4代内镜，主要用于小肠性疾病的诊断，对拟诊为小肠病变导致的消化道出血，上述方法仍不能明确诊断出血原因者可考虑使用此项检查，其优点是无须插管即可窥见整个胃肠道，缺点是价格昂贵。

（7）术中肠镜：对急性活动性大出血行剖腹探查术不能找到出血病灶者，可于手术中实施肠镜检查，往往能帮助确定出血原因。

（8）小肠镜：常用的是推进式小肠镜，但技术难度大，患者比较痛苦，目前尚不推广。

【诊断要点】

1.患者多有血便等下消化道出血的表现，隐性出血时可无肉眼血便，但大便隐血试验阳性。患者可伴腹痛、腹胀、发热、头晕、出冷汗等症状。

2.行消化道内镜、X射线钡剂造影、选择性动脉造影、放射性核素扫描等检查有助于明确出血灶及出血原因，为进一步治疗提供依据。

3.多次胃镜和结肠镜检查均未能发现出血病变者，多为小肠出血；小肠出血中，最常见的病因为血管异常，其次为肿瘤和Meckel憩室。胶囊内镜和小肠镜检查可显著提高小肠病灶检出率。

【治疗要点】

尽快明确下消化道出血的病因和出血部位，进行有针对性的治疗，控制出血，去除原发病变，防止病情反复，如内科保守治疗效果不佳时或合并有外科疾病时，应手术治疗。

1.液体复苏　建立有效的静脉输液通道补充血容量，常用液体包括0.9%氯化钠溶液、平衡液、全血或代血浆。

2.止血治疗

（1）凝血酶保留灌肠：对左半结肠以下部位出血可有较好的疗效。

（2）内镜下止血：急诊结肠镜检查若能发现出血病灶，则可试行内镜下止血。内镜下高频电凝或氩离子凝固器烧灼治疗可使黏膜下层小血管残端凝固，为处理肠血管发育不良的有效方法，适用于血管扩张出血等病灶较局限的病例；憩室出血宜采用内镜下金属钛夹止血，较接触性电凝止血安全性更高，尤其适用于右半结肠病变，具有简便易操作、止血效果佳等优势。

（3）血管活性药物：血管升压素、生长抑素静脉滴注亦有助于止血，动脉造影检查后即可动脉滴注血管升压素，对右半结肠及小肠出血的止血效果优于静脉给药。

（4）动脉栓塞治疗：若内镜下止血效果不理想，则可行选择性肠系膜上、下动脉血管介入栓塞治疗，通常使用吸收性明胶海绵颗粒或弹簧圈进行血管栓塞。栓塞治疗过程中应注意精确选择栓塞的部位，防止血运障碍引发肠坏死。

【护理评估】

1.健康史　有无肠道疾病史；有无肠道血管畸形；有无恶性肿瘤病史；有无全身系统性疾病史。

2.身体状况

（1）营养状态：有无消瘦和营养不良。

（2）消化道症状：有无恶心、呕吐、腹胀、厌食等。

3.心理-社会状况

(1)有无焦虑、抑郁等不良情绪反应。

(2)有无对患者生活、睡眠产生影响。

【主要护理诊断/问题】

1.体液不足　与下消化道出血有关。

2.活动无耐力　与失血后周围循环衰竭有关。

3.营养失调:低于机体需要量　与急性期禁食及贫血有关。

4.潜在并发症　失血性休克。

【护理措施】

1.体液不足

(1)准确记录24 h出入量。

(2)有引流管的患者,要观察引流物的量、颜色及性质,并记录。

(3)观察便血量、颜色及性质,并及时通知医生。

(4)保证静脉输液通畅,监测生命体征。

(5)若患者出现烦躁不安,出冷汗、四肢厥冷、血压下降、脉快而弱、肠鸣音活跃、有活动性出血的指征,应通知医生。遵医嘱使用止血药,严密观察用药效果,并保持静脉通路通畅。

(6)若患者出血量减少,出血颜色由鲜红色转为暗红色,生命体征趋于平稳,则提示病情好转。

2.活动无耐力　卧床休息,保持病室安静、整洁,必要时吸氧。在卧床期间注意皮肤护理。

3.营养失调　遵医嘱严格控制饮食,向患者解释控制饮食的目的及饮食对疾病的影响,出血活动期禁食。

【健康指导】

1.饮食指导　注意饮食卫生和饮食的规律;进食营养丰富、易消化的食物;避免过饥或暴饮暴食;避免粗糙、刺激性食物,或过冷、过热、产气多的食物、饮料;应戒烟、戒酒。

2.生活指导　生活起居有规律,避免重体力劳动,劳逸结合,保持乐观情绪,保证身心休息。养成便后观察粪便的习惯。避免长期精神紧张,过度劳累。

3.疾病知识指导　向其介绍有关预防下消化道出血的知识。帮助患者和家属掌握自我护理的有关知识,减少再度出血的危险。

4.用药指导　在医生指导下用药,保证用药正确。

5.心理指导　关心患者,使其对战胜疾病树立信心,进行各种操作前做好解释工作,以取得配合,使患者保持最佳心态参与疾病的治疗和护理。定期门诊随访。

（刘　姝）

第十九节　胰腺癌

案例分析

　　患者,高某,男,61岁,在造纸厂工作。患者1年前出现上腹部疼痛不适,偶有恶心、呕吐,至当地医院就诊,查CT示胰腺体尾部占位性病变,考虑胰腺癌。2周前患者上腹部腹胀、疼痛再发并加重,伴脐周隐痛,乏力,偶有恶心、呕吐,为求进一步治疗,遂来院就诊。患者无家族遗传病史,"糖尿病"病史10余年。实验室检查:AFP 17 ng/mL,CEA 6.3 ng/mL,C反应蛋白35 mg/L。

　　请思考:①该患者发生胰腺癌的相关因素有哪些? ②该患者目前最主要的护理诊断/问题有哪些? ③该患者在生活中应注意哪些问题? ④如何对该患者进行健康宣教?

　　胰腺癌指来源于胰外分泌腺的恶性肿瘤,其发病率呈逐年上升趋势。本病多见于40岁以上患者,男性的发病率较高。癌肿多位于胰腺头部,少数可为多中心性癌肿。胰腺癌恶性程度较高,发病隐匿且进展迅速。

【病因与发病机制】

　　1. 病因　胰腺癌的发生可能为基因和环境等多种因素共同作用的结果。

　　(1)吸烟:为胰腺癌的重要致病因素之一。与非吸烟者相比,吸烟者因胰腺癌死亡的风险明显较高,且与吸烟量呈正相关。

　　(2)遗传因素及基因突变:目前已发现多种遗传综合征与胰腺癌的发生有关,如家族性胰腺癌、遗传性非结节性结肠癌、林岛综合征(VHL综合征)、家族性腺瘤样息肉病、遗传性胰腺炎、家族性非典型性多发性黑色素瘤、家族性乳腺癌等。

　　(3)饮食因素:胰腺癌的发病可能与饮食因素有关,进食富含膳食纤维、维生素的水果及蔬菜等有助于预防胰腺癌,而长期摄入高热量、高饱和脂肪酸、高胆固醇、富含亚硝胺的食物者发生胰腺癌的风险较高。其中,胆固醇可在机体内转变为环氧化物从而诱发胰腺癌。高脂肪饮食可刺激胃泌素、胰泌素、胆泌素等胃肠道激素大量释放,进而促进胰腺组织细胞增生并可增大其对致癌物质的敏感性,使患者发生胰腺癌的风险上升。此外,某些亚硝胺类化合物可能具有针对胰腺组织的直接致癌能力。

　　(4)职业暴露:在从事煤矿及天然气开采、化学、金属、皮革、纺织等工业的工人中,胰腺癌的发病率较高,提示胰腺癌的发生可能与职业暴露有关。其工作中长期接触的β-萘酚胺、联苯胺、甲基胆蒽、N-亚硝基甲胺、烃化物等化学制剂或具有一定的致癌性。

　　(5)内分泌因素:糖尿病、多次流产、卵巢切除或子宫内膜增生的患者发生胰腺癌的风险较高。其中,有学者认为糖尿病可能为胰腺癌的高危致病因素,性激素水平异常亦可能与胰腺癌的发病存在一定的相关性。

　　2. 发病机制　胰腺癌的发生为多步骤、多阶段的进展过程,相关基因异常包括原癌基因的激活或过度表达(K-ras等)、抑癌基因的失活(p16、p53、DPC4等)和DNA错配修复(MMR)异常等。此外,某些生长因子及其受体、组织金属蛋白酶等因素的异常亦与胰腺癌的发病有关。

【病理与生理】

90%以上的胰腺癌为导管腺癌,主要来源于导管的立方上皮细胞,呈致密的纤维性硬癌或硬纤维癌,肿瘤硬实,浸润性较强而无明显界限,切面常呈灰白色。胰腺与十二指肠、胆总管下端、胃、横结肠、门静脉等结构及器官毗邻,故胰腺癌易侵犯上述组织,由于胆总管下段走行于胰头内,早期胰腺癌常浸润胆道,约80%的胰头癌病例可有黄疸;除直接累及胆总管下端外,癌细胞亦可通过胰内淋巴管转移至胆管周围,形成"围管浸润"现象;随着肿瘤发展,瘤体可阻塞胰管导致慢性胰腺炎,癌细胞腹膜播散或门静脉回流受阻亦可引起腹水等表现。

【临床表现】

1. 症状 早期胰腺癌多无明显症状,随着肿瘤的发展,可有不同的临床表现。而临床表现则与肿瘤的部位、大小及分期关系密切。

(1)疼痛:部位多为上腹部,其次为右季肋部,呈钝痛乃至剧痛,发生于胰体、胰尾者,常因放射至腰背部的疼痛而就诊,后期呈强迫体位。

(2)黄疸:梗阻性黄疸是胰头癌的突出表现,黄疸往往是胰头癌的首发症状,多数情况下不伴腹痛;黄疸随病情加重呈进行性加重,并伴皮肤瘙痒、皮肤抓痕或皮肤感染。

(3)消化道症状:出现食欲减退、上腹饱胀不适、恶心、呕吐、腹泻、便秘或黑便等消化道症状。

(4)消瘦、乏力:胰腺癌患者在患病初期即有消瘦、乏力、体重减轻症状,甚至发生恶病质。

2. 体征 上腹部肿块、腹腔积液征阳性、锁骨上淋巴结肿大等。

【实验室及其他检查】

1. 实验室检查 胰腺癌患者血、尿淀粉酶升高;由于胰腺癌胆道阻塞或肝转移会出现肝功能异常。

2. 影像学检查

(1)超声检查是胰腺癌首选的无创影像学检查。内镜超声检查可以提高对胰腺癌的检出率。

(2)CT检查和MRI检查:是常用的胰腺癌影像学诊断手段。CT诊断胰腺癌的阳性预测值≥90%。

(3)PET-CT扫描:对于胰腺癌术后局部复发、腹腔转移灶等更具诊断价值。

3. 经内镜逆行胰胆管造影 经皮肝穿刺胆管造影及引流对诊断有一定价值。

【诊断要点】

1. 本病早期诊断困难,以上腹部不适或腹痛、食欲减退及体重下降等为首发症状的40岁以上患者,应考虑胰腺癌的可能。

2. 体检可发现患者上腹部肿块、无痛性胆囊肿大等阳性体征;若影像学检查提示胆道梗阻、胰腺占位等征象,则可确立胰腺癌诊断。

3. 针穿刺活检结果阴性的患者,需注意与肿块型慢性胰腺炎及自身免疫性胰腺炎鉴别。

【治疗要点】

胰腺癌是消化系统中恶性程度最高的肿瘤,如不及时治疗一般生存期半年。胰腺癌的治疗方式主要包括手术治疗、放射治疗、化学治疗等。应根据患者身体状况、肿瘤部位、累及范围、肝肾功能等情况,合理制定治疗方案,尽量根治或控制肿瘤、防治并发症,积极提高患者的生活质量。

1. 手术治疗 首选治疗方法为手术切除,早期易出现远处转移及局部浸润,术后易复发转移。

2. 放射治疗 是局部晚期胰腺癌的主要治疗手段之一。以吉西他滨或氟尿嘧啶药物为基础的

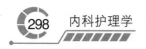

同步放化疗是晚期胰腺癌的标准治疗手段。

3.化学治疗　在综合治疗中占重要地位。胰腺癌化疗分为术前化疗和术后辅助化疗,常用化疗药物为氟尿嘧啶、吉西他滨、白蛋白紫杉醇等。

4.姑息治疗　对于晚期胰腺癌,姑息治疗是重要的,可提高患者的生活质量。

5.综合治疗　强调综合治疗观念,是以外科治疗为主,放疗、化疗为辅,结合介入治疗、靶向治疗、免疫治疗和生物治疗等新方法。

【护理评估】

1.健康史

(1)有无吸烟史及长期大量饮酒史。

(2)既往有无胆道疾病、慢性胰腺炎、糖尿病、高血压、胃切除术病史。

(3)家族有无胰腺癌或其他肿瘤患者。

2.身体状况

(1)一般情况:包括年龄、性别、婚姻、饮食习惯、生活环境等。

(2)评估患者生命体征、精神和神志状态。

(3)消化道出血者应注意观察患者瞳孔、体温、血压、心率及心律,以及呼吸节律、频率等。

(4)营养状况:有无厌食或食欲减退、体重减轻、营养不良、消瘦或恶病质。

(5)症状:有无恶心、呕吐、黑便等消化道症状。

(6)体征:有无腹胀、腹痛、黄疸、发热,有无肝大、胆囊肿大、腹部肿块、腹水等。

3.心理-社会状况

(1)评估患者对疾病的认知程度,对治疗效果的期望及未达成的愿望等。

(2)有无恐惧、焦虑、抑郁等心理变化。

(3)了解患者是否接受手术治疗、化学治疗等。

(4)评估家属、朋友,尤其是配偶对患者的关心、支持程度、家庭经济状况及医疗保险报销等。

4.辅助检查的阳性结果　有无血淀粉酶、尿淀粉酶、血清脂肪酶、白细胞计数、肝功能、腹部超声、CT检查、病理检查及化疗相关检查结果等的异常情况。

【主要护理诊断/问题】

1.疼痛:腹痛　与胰腺及其周围组织炎症、水肿或出血坏死有关。

2.营养失调:低于机体需要量　与摄入减少、消耗性增加有关。

3.焦虑、恐惧　与持续疼痛,担心疾病预后有关。

【护理措施】

1.疼痛

(1)尊重并接受患者对疼痛的反应,嘱其通过看报、听音乐、与家人交谈、深呼吸等方法分散对疼痛的注意力,以减轻疼痛。

(2)满足患者对舒适的需要,如帮助变换体位、减少压迫。

(3)剧烈疼痛时遵医嘱给予有效的镇静、镇痛药物,注意观察药物的不良反应。

2.营养失调

(1)制定合理食谱,注意脂肪和蛋白质的比例,要以糖类为主,脂肪和蛋白质的量要适宜,要食用易消化的蛋白质,如瘦肉、鸡蛋和鱼,要采用合理的烹调方法,如煮、炖、熬、蒸等,不用油煎、炸等,防止胰腺过度分泌胰液。

（2）遵医嘱输注人血白蛋白、氨基酸、血小板等，纠正低蛋白血症、贫血、凝血机制障碍等。

（3）观察进食后消化情况，根据医嘱给予助消化药物，记录出入量，观察腹腔积液变化。

（4）定期监测血糖：如有高血糖，及时调节胰岛素的用量，使血糖维持在稳定的水平。使用胰岛素过程中应严密监测血糖变化，防止低血糖。

（5）皮肤护理：黄疸时皮肤易瘙痒，应避免抓挠，以免皮肤破损，造成感染；不用肥皂等清洁剂清洗，每天用温水擦浴 1～2 次，擦浴后涂止痒药。应注意体位的调整，预防压疮的发生。

3. 焦虑、恐惧　患者一旦诊断明确，会产生对疾病及治疗的恐惧和担忧，护理人员应理解患者否认、悲哀、畏惧、愤怒的不良情绪，多与其沟通，满足其精神需要；针对性地给予心理疏导，消除影响其治疗的消极心理因素，使之积极配合治疗，鼓励患者树立信心。

【健康指导】

1. 生活指导　保持日常生活规律，定时起床、进食及活动，适当增加户外活动。

2. 心理指导　安定情绪，遇事应冷静思考，切忌急躁或暴怒。

3. 饮食指导　饮食要满足患者的口味，选择易消化、富营养、少刺激性、低脂肪的饮食，多食新鲜水果和蔬菜。避免暴饮、暴食、饮酒和进食高脂肪、辛辣刺激的食物。

4. 定期复查　B 超或 CT 可了解局部有无复发和转移病灶。同时定期检查血常规、生化和大便潜血试验。

（刘　姝）

第二十节　结直肠癌

案例分析

患者，司某，男，64 岁，务农。1 年前出现大便带血，大便次数增多，伴黏液脓血便及里急后重感，于当地医院结肠镜示结肠占位、直肠息肉；病理提示结肠腺癌；上腹部增强 CT 提示：①肝右前叶肿块，考虑转移可能。②乙状结肠肠壁增厚，考虑肿瘤性病变。共 5 次化疗，患者可耐受，同时给予保肝、抑酸护胃等治疗。1 周前患者在下腹疼痛时有发作，为求进一步治疗来院就诊。患者左下腹可触及长约 2 cm、宽 1 cm 的包块，有高血压史 4 年，糖尿病史 3 年。实验室检查：癌胚抗原 7.1 ng/mL。

请思考：①该患者发生结直肠癌的相关因素有哪些？②该患者目前最主要的护理诊断/问题有哪些？③该患者在生活中应注意哪些问题？④如何对患者进行健康宣教？

结直肠癌指结肠、直肠黏膜上皮或腺体发生的恶性病变。直肠癌较结肠癌更为多见，二者发病率之比约为 1.5∶1.0，直肠癌中 70% 为中低位直肠癌。随着生活水平的提高及饮食结构的改变，近年来我国的结肠癌发病率呈上升趋势。

【病因与发病机制】

1. 饮食因素

（1）高脂肪、高蛋白、低膳食纤维素的摄入：高脂饮食与结直肠癌的关联性主要表现为：①脂肪

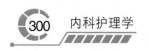

具有促进胆汁酸合成及抑制其吸收的作用,导致结直肠中胆汁酸浓度上升,而高浓度的胆汁酸可引发癌变;②长期摄入过量脂肪可损伤肠道上皮及黏膜屏障,破坏肠道屏障的完整性;③高脂饮食可影响肠道固有免疫功能,引发低度炎症反应,而肠道内慢性炎症反应与结直肠癌的关系较为密切;④食物内脂肪含量过高可造成肠道菌群失调。

(2)维生素缺乏:维生素缺乏可引发多种疾病,亦可影响肿瘤的发生及发展:①维生素 A 及其衍生物(视黄醇)可调控上皮组织分化并维持其正常结构,亦具有抑制组织癌变的作用,可有效防止结直肠癌的发生与发展。②维生素 D 可促进骨骼等组织的发育。研究显示,老年、右半肠及晚期的结直肠癌患者血清 25-(OH)-D 水平明显降低。③叶酸缺乏或可影响肠黏膜上皮细胞的 DNA 甲基化状态,造成胃肠道组织细胞核变形,进而促进结直肠癌的发生。

(3)肠道菌群失调:肠道微生物在维持机体健康等方面具有重要作用。结直肠癌患者的肠道菌群存在失调状态,其肠道内厌氧菌与需氧菌的数量平衡出现异常,厌氧菌明显减少。

(4)亚硝酸盐类化合物:该类化合物与肿瘤的发生高度相关,广泛存在于食品添加剂及经硝酸盐腌制过的肉、鱼、菜等食物中。随食物进入消化道后,硝酸盐类物质可被细菌还原为亚硝酸盐,并与胺结合生成致癌物亚硝胺,可使结直肠癌等多种消化系统恶性肿瘤的发病风险上升。

2. 疾病因素　溃疡性结肠炎、结直肠息肉及腺瘤等疾病均与结直肠癌的发生有关。腺瘤性息肉、绒毛状腺瘤、家族性多发息肉病等可能为结直肠癌的癌前病变。病变组织的细胞可出现 DNA 甲基化水平、生长因子含量等因素的改变,导致细胞生长和分化出现异常,形成具有侵袭及转移能力的恶性肿瘤,表现为"炎症-增生-癌变"的疾病进展过程。

3. 年龄及遗传因素

(1)年龄因素:结直肠癌的发病率随患者年龄增大而升高,好发于 50 ~ 70 岁人群,年龄≤40 岁患者的肿瘤恶性程度较高。

(2)遗传因素:遗传相关的结直肠癌约占全部病例的 20%,包括遗传性非息肉病性结直肠癌(HNPCC)和遗传性结肠息肉病,目前对 HNPCC 的研究较多。

【病理与生理】

1. 大体形态分型

(1)隆起型:肿瘤主体向肠腔内生长,多见于右半结肠,肿瘤呈结节状、息肉状或菜花状隆起。

(2)溃疡型:最为常见,肿瘤中央形成溃疡,溃疡底部深达或超过肌层,癌肿可向周围浸润。

(3)浸润型:常见于左半结肠癌,肿瘤沿肠壁弥漫性浸润生长,累及肠壁大部或全周使局部肠壁增厚。

(4)胶样型:主要发生于结肠,多见于青年患者,预后较差,可呈隆起、溃疡或弥漫浸润型,切面有大量黏液。

2. 组织病理

(1)腺癌:较常见,癌细胞主要为柱状细胞、黏液分泌细胞和未分化细胞,可分为乳头状腺癌、管状腺癌、黏液腺癌和印戒细胞癌。

(2)腺鳞癌:由腺癌细胞和鳞癌细胞构成,多为低度至中度分化。

(3)未分化癌:肿瘤细胞较小,核深染,细胞核大,细胞弥漫成片或成团,无腺上皮分化,预后差。

【临床表现】

1. 症状

(1)排便习惯及性状的改变:常为最早出现的症状。①隆起型结肠癌患者可出现腹泻和右下腹局限性腹痛,粪便呈稀水样、脓血样或果酱样。随着癌肿的不断增大,腹部相应部位可触及肿块。②浸润型结肠癌易导致肠梗阻,引起腹痛、腹胀、腹泻、腹泻与便秘交替等症状,粪便为脓血便或血便。③溃疡型结肠癌患者可出现腹痛、腹泻、便血或脓血便。若合并肠梗阻,则腹痛加剧,并有腹胀、恶心、呕吐等表现,全身情况急剧恶化。④直肠癌患者常有便意频繁、排便习惯改变、里急后重、排便不尽感等直肠刺激症状,癌肿侵犯肠道可引起狭窄。直肠癌患者行直肠指诊多有阳性发现;长期进行性出血、营养不良和局部溃烂、感染毒素吸收可导致全身中毒症状;病变肠道急性穿孔可造成局限或弥漫性腹膜炎。

(2)便血:为结肠癌的主要症状,亦为直肠癌患者最先出现和最常见的症状。血便颜色为暗红色、柏油便或黑褐色。

(3)腹痛、腹部肿块、肠梗阻

1)右半结肠癌:突出表现为腹部肿块、腹痛、贫血和全身症状。

2)左半结肠癌:较突出的临床表现为急、慢性肠梗阻,以后者多见。肠梗阻多发生于结肠癌晚期,由肿瘤梗阻肠腔或浸润肠壁引起肠管狭窄、肠壁水肿、肠套叠或粪便梗阻等引起,完全性或不完全性肠梗阻发生率大致相同,国内梗阻部位以乙状结肠最多见。表现为排便困难,粪少便闭伴腹痛、腹胀等。甚者可见肠型并有肠鸣音亢进等。

(4)全身表现:贫血、消瘦、乏力、低热等。

(5)并发症:急性结肠穿孔和腹膜炎突发腹部剧痛、全腹压痛和反跳痛、板状腹、发热或全身中毒症状时,应考虑穿孔可能。

2.体征

(1)腹部肿块:当肿瘤生长到一定体积时可扪及腹部肿块,约有40%的直肠癌患者在确诊时已可触及肿块。

(2)肠鸣音消失或亢进:发生癌性梗阻的患者一般预后较差,表现为排便困难、粪少便闭伴腹痛、腹胀等,甚者可见肠型并有肠鸣音消失或亢进等。

(3)腹部压痛。

【实验室及其他检查】

1.实验室检查

(1)粪便隐血试验是常用的一种结直肠癌筛查方法。阳性结果者需进一步深入检查以明确诊断,阴性结果者不能排除结直肠肿瘤可能性。

(2)肿瘤标志物:CEA、CA125、CA19-9 等传统肿瘤标志物可能对结直肠癌手术效果的判断及术后复发的监测有一定价值;$k-ras$、$p53$、腺瘤样结肠息肉易感基因(APC)、$c-myc$、错配修复基因(MMR)等基因的突变,微卫星不稳定性(MSI)及杂合性丢失(LOH),均被证实在结直肠癌患者中发生率较高且与患者预后有关。

(3)结直肠癌脱落细胞 DNA 可稳定存在于粪便内,采用 PCR 技术可检查粪便内的微量 DNA,有助于早期发现癌变细胞,灵敏度及特异度均较高。

2.内镜检查　内镜联合病理活检为诊断结直肠肿瘤的标准方法,可为肿瘤分期及外科手术治疗提供重要依据,宜行全结肠检查,注意避免遗漏多发癌灶或其他腺瘤。

3.影像学检查

(1)X 射线钡剂灌肠:宜采用气钡双重造影,可发现充盈缺损、肠腔狭窄、黏膜皱襞破坏等征象,显示肿瘤部位及浸润范围。该方法有助于了解肠道内情况,为确立诊断提供依据。

(2)超声内镜:可在内镜检查过程中直接观察消化道黏膜表面并进行实时超声扫描,有助于明

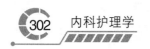

确消化道层次的组织学特征及周围邻近脏器的超声图像,对判断肿瘤大小及组织来源有较大帮助。

（3）CT 扫描:胸部、腹部及盆腔 CT 扫描有助于评估肠壁及邻近器官受累情况、判断是否存在并发症或转移,为选择合理的治疗方案提供依据。结肠充气多层螺旋 CT 可通过肠腔内注气扩张肠管,有助于提高检查的准确性。

（4）MRI:MRI 显示直肠肠壁及周围各层解剖结构的效果较好。与 CT 相比,其对直肠癌的分期及术后盆腔、会阴部复发的诊断更具优势。

【诊断要点】

1. 结肠癌　早期症状多不明显,易被忽视,有下列任何一组症状的患者均应考虑发生结肠癌的可能,并及时行进一步检查:①原因不明的贫血、乏力、消瘦、食欲减退或发热;②出现便血或黏液血便;③排便习惯改变、腹泻、便秘或腹泻与便秘交替,或有便频、排便不尽感,或呈进行性排便困难、粪便变细等;④出现沿结肠部位的腹部隐痛、不适,或间歇性腹胀,排气后症状减轻;⑤发现沿结肠部位的腹部包块。

2. 直肠癌　诊断可通过综合分析患者病史、体检结果、影像学及内镜检查资料确立,应重视患者大便带血等症状及直肠指检、直肠镜或结肠镜等检查,以期实现直肠癌的早期诊断。

【治疗要点】

应争取早期诊断结肠癌并进行早期治疗,尽量根治病变。

1. 手术治疗　结直肠癌的手术治疗原则为:①全面探查,评估腹腔及盆腔内主要脏器及组织结构的情况;②切除的肠管长度应充分,清扫区域淋巴结,宜常规清扫两站以上淋巴结;③采用锐性分离技术;④手术清扫过程应由远及近,先处理肿瘤滋养血管;⑤遵循"不接触"手术原则;⑥切除肿瘤后应更换手套并冲洗腹腔;⑦若患者无根治性治疗的可能性且无出血、梗阻、穿孔等症状,则无须行姑息性手术。

2. 结直肠癌的新辅助治疗　新辅助治疗可提高手术切除率及保肛率,延长患者无瘤生存期,适用于癌肿距肛门<12 cm 的直肠癌患者及发生肝转移的结肠癌患者。

（1）直肠癌的新辅助放化疗:直肠癌的术前治疗可采用以氟尿嘧啶类药物为基础的新辅助放化疗,$T_{1\sim2}N_0M_0$ 或有放化疗禁忌的患者宜直接手术,不推荐行新辅助治疗。此外,对于 T_3 和(或)N_4 的可切除直肠癌的患者,术前新辅助放化疗有较大价值;T_4 或晚期不可切除直肠癌的患者,必须行新辅助放化疗,治疗后需重新评估,并判断是否可采用手术治疗。

（2）结肠癌肝转移新辅助化疗:结肠癌合并肝转移和(或)肺转移、病灶可切除或潜在可切除者,可采用术前化疗或化疗联合西妥昔单抗、贝伐珠单抗等靶向药物治疗。化疗方案推荐 FOLFOX(奥沙利铂+氟尿嘧啶+醛氢叶酸),或 FOLFIRI(伊立替康+氟尿嘧啶+醛氢叶酸),或 CapeOX(卡培他滨+奥沙利铂)。

3. 免疫治疗　分为特异性主动免疫治疗、特异性被动免疫治疗和非特异性生物反应调节剂3 类。特异性主动免疫治疗利用肿瘤细胞或其特异性抗原免疫患者,使其产生或增强特异性免疫力;若给予患者人癌细胞的抗血清,则称为特异性被动免疫治疗,有助于强化机体抗癌细胞能力;非特异性免疫治疗通过增强患者的总体免疫能力以达到治疗目的。

4. 靶向治疗　结直肠癌的靶向治疗包括针对血管内皮生长因子(VEGF)的靶向治疗及针对表皮生长因子受体(EGFR)的靶向治疗。

5. 介入治疗　近年来,通过介入技术治疗结直肠癌的发展较为迅速,选择性动脉插管化疗灌注、栓塞治疗肿瘤相关的肠出血和应用支架治疗癌肿引起的肠梗阻均为较成熟的辅助治疗方法。

【护理评估】

1. 健康史

(1) 患病及治疗经过。

(2) 评估患者的年龄、性别、婚姻状况、饮食习惯,有无饮酒嗜好,了解是否有溃疡性结肠炎病史。

(3) 评估有无其他部位肿瘤:有无传染病史;有无其他伴随疾病,如糖尿病、冠状动脉粥样硬化性心脏病、高血压等。

(4) 了解家庭中有无结肠癌及其他消化系统肿瘤患者。

2. 身体状况

(1) 一般状况:评估患者生命体征、精神状态等。应注意观察患者体温、血压、心率及心律等。

(2) 营养状况:饮食是否正常,有无营养不良、消瘦或恶病质等。

(3) 症状和体征:评估排便习惯和粪便性状有无改变;是否出现腹泻、便秘、腹痛、腹胀、呕吐、停止排气排便等症状;有无贫血、消瘦、乏力、肝肿大、腹水、黄疸等全身症状。

(4) 皮肤和黏膜:有无口腔黏膜炎、溃疡,肛周皮肤是否正常,全身皮肤有无出血点、瘀斑等。放疗患者易发生放射性皮炎,皮肤有无红斑、脱屑、色素沉着、瘙痒感等。

3. 心理-社会状况

(1) 评估患者对疾病的认知程度。

(2) 患者及家属对疾病的认识和期望值,家属对患者的关心、支持程度。

(3) 对肠造口相关知识的掌握程度,排便方式的改变和造口所导致的并发症有无足够的心理承受能力。

(4) 评估生活能否自理、生存质量有无下降,人际交往是否正常。

4. 辅助检查的阳性结果　了解大便隐血试验、肿瘤标志物测定、内镜检查和影像学检查有无异常发现,重要器官功能检查结果及肿瘤转移情况等。

【主要护理诊断/问题】

1. 疼痛:腹痛　与肠黏膜的炎症有关。

2. 皮肤完整性受损　与大便刺激皮肤、瘘口有关。

3. 营养失调:低于机体需要量　与便血和吸收不良有关。

4. 焦虑、恐惧　与病程长、预后不良有关。

【护理措施】

1. 疼痛

(1) 评估疼痛的部位、程度和性质,遵医嘱给予镇痛剂,并观察药物的不良反应,及时记录疼痛患者评估单。

(2) 便血患者:注意观察血便的颜色、量、次数及有无贫血,应卧床休息,遵医嘱应用止血药物。

(3) 合并肠梗阻时:给予胃肠减压,并禁食,如需胃内注药,则注药后应夹闭并暂停减压 0.5～1.0 h。保持胃管通畅,维持有效负压。观察引流物颜色、性质和量,并记录 24 h 引流液量。遵医嘱进行补液治疗,加强营养,维持水、电解质的平衡。

2. 皮肤完整性受损

(1) 排便指导:每次排便后应用中性皂液或 0.5% 氯己定(洗必泰)溶液彻底清洗和消毒造口周围皮肤,并以凡士林纱布覆盖外翻的肠黏膜。注意进食后排便的时间,逐渐养成定时排便的习惯。

(2) 正确使用人工造口袋:患者起床活动时,协助患者佩戴造口袋。应选择袋口合适的造口袋,袋口对准造口并与皮肤贴紧,袋囊朝下,用有弹性的腰带固定造口袋。当造口袋的 1/3 容量被排泄物充满时,须及时更换。每次更换新袋前先用中性皂液或0.5%氯己定溶液清洁造口周围皮肤,再涂上氧化锌软膏,同时注意造口周围皮肤有无红肿、破溃等现象。

3. 营养失调 宜多饮水,给予高蛋白、高热量、富含维生素、清淡、易消化饮食,多食新鲜水果蔬菜及富含粗纤维的食物,禁食霉变、生硬、粗糙刺激性食物。

4. 焦虑、恐惧

(1)了解患者的心理变化,评估患者心理状态,并针对性地给予其心理护理。

(2)根据患者的性格、精神类型及对待疾病的态度,选择适当的方式将病情告知患者。

(3)告知治疗的目的及预期效果,应使家属有充分了解,告知患者的病情及预后,告知患者给药后可能发生的不良反应。

5. 化疗期间的护理

(1)静脉通路的选择:告知患者化疗药物刺激性强,为了保护血管和提高其生活质量,建议选择中心静脉导管输注化疗药物,如经外周静脉穿刺的中心静脉导管(PICC)、静脉输液(PORT)或中心静脉导管(CVC)。

(2)恶心、呕吐:指导患者进食清淡、易消化的食物,可少食多餐。化疗前30 min遵医嘱给予盐酸甲氧氯普胺注射液及托烷司琼、阿扎司琼等应用,以减轻消化道反应;出现呕吐时,及时清理呕吐物,协助患者漱口,详细记录患者呕吐量。患者呕吐反应严重不能进食时应及时补液,记录24 h出入水量,复查电解质,防止电解质紊乱。

(3)骨髓抑制:监测有无感染症状及出血倾向。严格执行无菌操作,加强个人卫生,外出时注意保暖。若白细胞计数低于4.0×10^9/L,应每天对房间进行紫外线消毒;每日开窗通风两次,每次20 min;地面门窗及桌椅每日用消毒液擦拭两次;减少探视,防止交叉感染。

【健康指导】

1. 生活指导 加强营养,锻炼身体,保持充足睡眠与良好心境,以增加机体免疫力。养成定时排便的习惯。

2. 饮食指导 合理安排饮食,多进食果蔬、富含粗纤维食物,避免高脂肪饮食,戒烟酒。

3. 定期复查 一般3~6个月复查1次,定期复查血常规。有家族史者,应定期行体格检查,积极预防和治疗癌前病变。

4. 用药指导 遵医嘱按时服药,不要私自停药和减量。

5. 心理指导 首先了解患者的心理变化,评估患者的心理状态,并针对性地给予其心理护理。

(刘　姝)

第二十一节　肝衰竭

案例分析

患者,耿某,男,49岁,务农。20 d前出现身目尿黄、腹胀、乏力呈进行性加重,查肝功能谷丙转氨酶1 526 U/L,谷草转氨酶1 176 U/L,总胆红素335.6 μmol/L,直接胆红素268.6 μmol/L,血小板

$82×10^9/L$,PT 28 s;CT示肝硬化、肝内弥漫性肝硬化(RN)结节,脾大,门静脉高压、腹水。于当地医院就诊,治疗效果不佳。为求进一步治疗,门诊以"慢加急性肝衰竭"收入我院。患者有"乙肝"家族史,有输血史,吸烟20余年,平素易怒急躁、从事重体力劳动。

请思考:①该患者发生肝衰竭的相关因素有哪些? ②该患者目前最主要的护理诊断/问题有哪些? ③该患者在生活中应注意哪些问题? ④如何对患者进行健康宣教?

肝衰竭是多种因素引起的严重肝脏损害,导致肝合成、解毒、代谢和生物转化功能严重障碍或失代偿,出现以黄疸、凝血功能障碍、肝肾综合征、肝性脑病、腹水等为主要表现的一组临床症候群,病死率极高。

【病因与发病机制】

在我国引起肝衰竭的主要病因是肝炎病毒(尤其是乙型肝炎病毒),其次是药物及肝毒性物质(如酒精、化学制剂等)。儿童肝衰竭还可见于遗传代谢性疾病。

1.肝炎病毒 甲型、乙型、丙型、丁型、戊型肝炎病毒。

2.其他病毒 巨细胞病毒(CMV)、EB病毒(EBV)、肠道病毒、疱疹病毒、黄热病毒等。

3.药物 对乙酰氨基酚、抗结核药物、抗肿瘤药物、部分中草药、抗风湿病药物、抗代谢药物等。

4.肝毒性物质 酒精、毒蕈、有毒的化学物质等。

5.细菌及寄生虫等 严重或持续感染(如脓毒症、血吸虫病等)。

6.肝脏其他疾病 肝脏肿瘤、肝脏手术、妊娠急性脂肪肝、自身免疫性肝病、肝移植术后等。

7.胆道疾病 先天性胆道闭锁、胆汁淤积性肝病等。

8.代谢异常 肝豆状核变性、遗传性糖代谢障碍等。

9.循环衰竭 缺血缺氧、休克、充血性心力衰竭等。

10.其他 创伤、热射病等。

【病理与生理】

肝衰竭发生时(慢性肝衰竭除外),肝脏组织学可观察到广泛的肝细胞坏死。坏死的部位和范围因病因和病程的不同而不同。

1.急性肝衰竭 肝细胞呈一次性坏死,可呈大块或亚大块坏死,或桥接坏死,伴存活肝细胞严重变性,肝窦网状支架塌陷或部分塌陷。

2.亚急性肝衰竭 肝组织呈新旧不等的亚大块坏死或桥接坏死;较陈旧的坏死区网状纤维塌陷,或有胶原纤维沉积。残留肝细胞有程度不等的再生,并可见细、小胆管增生和胆汁淤积。

3.慢加急性(亚急性)肝衰竭 在慢性肝病病理损害的基础上,发生新的程度不等的肝细胞坏死性病变。

4.慢性肝衰竭 主要为弥漫性肝纤维化及异常增生结节形成,可伴有分布不均的肝细胞坏死。

【临床表现】

在慢性肝病或肝硬化基础上发生的肝衰竭可有肝病面容、肝掌及皮肤血管蜘蛛痣等;由中毒引起者可有相应的中毒表现;由肝豆状核变性(Wilson病)引起者可有角膜色素(K-F)环;由肿瘤浸润引起者可有原发肿瘤的表现。

1.黄疸 在短期内迅速加深,同时伴有血清转氨酶明显升高及凝血酶原时间明显延长及活动度显著下降。在病程的早期可有低热,如低热持续不退提示有内毒素血症或持续性肝细胞坏死。

2.全身情况 如食欲极差,极度乏力、烦躁不安等,出现顽固性的呃逆、恶心、呕吐及明显的腹胀。

3. 有明显的出血倾向　可出现皮下瘀斑、瘀点,往往在注射部位更为明显,可有齿龈渗血、鼻出血,严重者有上消化道出血。

4. 腹水　迅速出现,一般病程超过 2 周者多有腹水及低白蛋白血症。

5. 体检　肝脏进行性缩小可出现肝臭。

【实验室及其他检查】

1. 实验室检查

(1)肝功能检查:当转氨酶明显升高时,ALT/AST<1,提示肝细胞严重受损。血清总胆红素≥10×正常值上限或每日上升≥17.1 μmol/L,通常提示肝衰竭可能。

(2)血氨检测:血氨浓度的正常参考值为 11~35 μmol/L。血氨是反映肝性脑病的重要指标之一。当血氨超过正常范围时,要注意肝性脑病的发生。

(3)肾功能检查:可以反映肾脏损害的程度,常以血肌酐的水平体现。正常人的血清肌酐为男54~106 μmol/L、女 44~97 μmol/L。当肌酐超过正常范围时,要注意肝肾综合征的发生。

(4)凝血功能:其中凝血酶原时间及活动度是反映肝脏损伤程度最有价值的指标,在严重肝细胞损伤中凝血因子迅速下降,引起凝血酶原时间延长及活动度下降。

(5)大便常规及潜血试验:用于判断是否存在消化道出血。正常值是大便为黄色软便、潜血试验阴性,消化道出血患者大便潜血试验为阳性。

(6)病毒肝炎检查:主要包括乙肝六项及丙肝抗体的检测。正常者是除了乙肝表面抗体外均为阴性,可以用于肝衰竭病因的明确。

2. 肝脏及腹腔 B 超　肝脏 B 超可以观察肝脏大小及有无肝硬化,并排除胆管梗阻及胆囊疾病。腹腔 B 超可以用来明确有无腹水的存在,必要时可以定位,有利于腹腔穿刺。

【诊断要点】

肝衰竭的临床诊断需要依据病史、临床表现和辅助检查等综合分析而确定。

1. 急性肝衰竭　急性起病,2 周内出现Ⅱ度及以上肝性脑病(按Ⅳ级分类法划分)并有以下表现者。

(1)极度乏力,并伴有明显厌食、腹胀、恶心、呕吐等严重消化道症状。

(2)短期内黄疸进行性加深,血清总胆红素(TBil)≥10×正常值上限(ULN)或每日上升≥17.1 μmol/L。

(3)有出血倾向,凝血酶原活动度(PTA)≤40%,或国际标准化比值(INR)≥1.5,且排除其他原因。

(4)肝脏进行性缩小。

2. 亚急性肝衰竭　起病较急,2~26 周出现以下表现者。①极度乏力,有明显的消化道症状。②黄疸迅速加深,血清 TBil≥10×正常值上限(ULN)或每日上升≥17.1 μmol/L。③伴或不伴肝性脑病。④有出血表现,PTA≤40%(或 INR≥1.5)并排除其他原因者。

3. 慢加急性(亚急性)肝衰竭　在慢性肝病基础上,由各种诱因引起以急性黄疸加深、凝血功能障碍为肝衰竭表现的综合征,可合并包括肝性脑病、腹水、电解质紊乱、感染、肝肾综合征、肝肺综合征等并发症,以及肝外器官功能衰竭。患者黄疸迅速加深,血清 TBil≥10×ULN 或每日上升≥17.1 μmol/L;有出血表现,PTA≤40%(或 INR≥1.5)。根据不同慢性肝病基础分为 3 型。A 型:在慢性非肝硬化肝病基础上发生的慢加急性肝衰竭。B 型:在代偿期肝硬化基础上发生的慢加急性肝衰竭,通常在 4 周内发生。C 型:在失代偿期肝硬化基础上发生的慢加急性肝衰竭。

4.慢性肝衰竭 在肝硬化基础上,缓慢出现肝功能进行性减退和失代偿。①血清 TBil 升高,常<10×ULN。②白蛋白(Alb)明显降低。③血小板明显下降,PTA≤40%(或 INR≥1.5),并排除其他原因者。④有顽固性腹水或门静脉高压等表现。⑤肝性脑病。

【治疗要点】

原则上强调早期诊断、早期治疗,采取相应的病因治疗和综合治疗措施,并积极防治并发症。肝衰竭诊断明确后,应动态评估病情、加强监护和治疗。

1.内科综合治疗

(1)一般支持治疗

1)卧床休息,减少体力消耗,减轻肝脏负担,病情稳定后适当加强运动。

2)加强病情监护:评估神经状态,监测血压、心率、呼吸频率、血氧饱和度,记录体重、腹围变化、24 h 尿量、排便次数和性状等;建议完善病因及病情评估相关实验室检查;进行腹部超声波、胸片、心电图等物理诊断检查,定期监测评估。

3)推荐肠内营养,包括高碳水化合物、低脂、适量蛋白饮食。进食不足者,每日静脉补给热量、液体、维生素及微量元素,推荐夜间加餐补充能量。

4)积极纠正低蛋白血症,补充白蛋白或新鲜血浆,并酌情补充凝血因子。

5)进行血气监测,注意纠正水电解质及酸碱平衡紊乱,特别要注意纠正低钠、低氯、低镁、低钾血症。

6)注意消毒隔离,加强口腔护理、肺部及肠道管理,预防院内感染发生。

(2)对症治疗

1)护肝药物治疗的应用:推荐应用抗炎护肝药物、肝细胞膜保护剂、解毒保肝药物及利胆药物。

2)微生态调节治疗:肝衰竭患者存在肠道微生态失衡,益生菌减少,肠道有害菌增加,而应用肠道微生态制剂可改善肝衰竭患者的预后。

3)免疫调节剂的应用:非病毒感染性肝衰竭,如自身免疫性肝炎及急性酒精中毒(重症酒精性肝炎)等,可考虑肾上腺皮质激素治疗。

(3)病因治疗

1)针对病因治疗或特异性治疗:①对 HBV DNA 阳性的肝衰竭患者,在知情同意的基础上可尽早酌情使用核苷类似物如拉米夫定、阿德福韦酯、恩替卡韦等,但应注意后续治疗中病毒变异和停药后病情加重的可能。②对于药物性肝衰竭,应首先停用可能导致肝损害的药物;对乙酰氨基酚中毒所致者,给予 N-乙酰半胱氨酸(NAC)治疗,最好在肝衰竭出现前即用口服活性炭加 NAC 静脉滴注。③毒蕈中毒:根据欧美的临床经验可应用水飞蓟宾或青霉素。

2)免疫调节治疗:非病毒感染性肝衰竭,如自身免疫性肝病及急性酒精中毒等其他原因所致的肝衰竭早期。若病情发展迅速且无严重感染、出血等并发症者,可酌情使用。

2.非生物型人工肝支持治疗 人工肝是治疗肝衰竭的有效方法之一,其治疗机制是基于肝细胞的强大再生能力,通过一个体外的机械、理化和生物装置,清除各种有害物质,补充必需物质,改善内环境,暂时替代衰竭肝脏的部分功能,为肝细胞再生及肝功能恢复创造条件或等待机会进行肝移植。

3.肝移植 肝移植是治疗各种原因所致的中晚期肝功能衰竭最有效的方法之一,适用于经积极内科综合治疗和(或)人工肝治疗疗效欠佳,不能通过上述方法好转或恢复者。

4.防治并发症

(1)肝性脑病:详见本章第十六节"肝性脑病"相关内容。

(2)脑水肿:①有颅内压增高者,给予高渗性脱水剂,如20%甘露醇或甘油果糖,但肝肾综合征患者慎用;②袢利尿剂,一般选用呋塞米,可与渗透性脱水剂交替使用;③人工肝支持治疗。

(3)肝肾综合征:①大剂量袢利尿剂冲击,可用呋塞米持续泵入;②限制液体入量,24 h总入量不超过尿量加500～700 mL;③肾灌注压不足者可应用白蛋白扩容或加用特利升压素(terlipressin)等药物,但急性肝衰竭患者慎用特利升压素,以免因脑血流量增加而加重脑水肿;④人工肝支持治疗。

(4)感染:①肝衰竭患者容易合并感染,常见原因是机体免疫功能低下、肠道微生态失衡、肠黏膜屏障作用降低及侵袭性操作较多等。②肝衰竭患者常见感染包括自发性腹膜炎、肺部感染和败血症等。③感染的常见病原体为大肠埃希菌等革兰氏阴性杆菌、葡萄球菌、肺炎链球菌、厌氧菌、肠球菌等细菌及假丝酵母菌等真菌。④一旦出现感染,应首先根据经验用药,选用强效抗生素或联合应用抗生素,同时可加服微生态调节剂。在应用抗生素前进行病原体分离及药敏试验,并根据药敏实验结果调整用药,同时注意防治二重感染。

(5)出血:详见本章第十八节"消化道出血"相关内容。

【护理评估】

1. 健康史

(1)有无嗜肝病毒感染史、长期大量饮酒史。

(2)既往有无胆道疾病、代谢性疾病、非酒精性脂肪性肝炎、自身免疫性肝炎等病史。

(3)职业史、接触史、用药史、饮食史,既往家族中有无类似疾病史。

2. 身体状况

(1)一般情况:包括年龄、性别、婚姻、饮食习惯、生活环境、生命体征及大小便情况等。

(2)意识状况:通过患者的语言和非语言性行为来判断其性格、行为和精神的变化,有无定向力和理解力障碍,有无幻觉及意识混乱。

(3)营养状况:有无厌食或食欲减退、体重减轻、营养不良、消瘦或恶病质。

(4)发病缓急、病程长短、诱发因素,有无发热、寒战、腹痛等表现。

(5)症状:有无恶心、呕吐等消化道症状。

(6)体征:有无腹胀、腹痛、黄疸、发热,有无肝大、胆囊肿大、腹部肿块、腹水等。

3. 心理-社会状况

(1)评估患者对疾病的认知程度,对治疗效果的期望及未达成的愿望等。

(2)有无恐惧、焦虑、抑郁等心理变化。

(3)了解患者是否接受人工肝治疗等。

(4)评估家属、朋友,尤其是配偶对患者的关心、支持程度、家庭经济状况及医疗保险报销情况等。

【主要护理诊断/问题】

1. 营养失调:低于机体需要量　与摄入减少,生成不足有关。

2. 潜在皮肤完整性受损的危险　与皮肤瘙痒有关。

3. 活动无耐力　与肝功能减退有关。

4. 有感染的危险　与抵抗力下降有关。

5. 焦虑、恐惧　与病程长,担心预后有关。

【护理措施】

1. 营养失调

（1）每日静脉补给足够的热量、氨基酸、维生素等，维持水电解质平衡。

（2）合理科学的饮食，不仅有助于提高、巩固治疗效果，亦有助于促进患者的康复。

（3）应鼓励患者经胃肠进食营养丰富、易消化、清淡、新鲜、柔软的食物，避免粗纤维食物及禁食煎炸等粗糙食物，以防引起上消化道大出血。此外，出现肝昏迷时要严格禁用动物蛋白食物，出现腹水时应根据血钠情况调整钠盐饮食。

2. 潜在皮肤完整性受损的危险

（1）要注意保持床铺平整干净，没有渣屑，注意保持皮肤清洁干燥，容易出汗的部位要用滑石粉。骨突出部位可以涂凡士林软膏，大小便后要随时更换。

（2）修剪指甲，避免抓挠皮肤，穿宽松柔软棉质衣服，遵医嘱给予止痒药。

（3）要避免局部长期受压，注意翻身，骨突部位垫气圈，要防止摩擦力和剪切力损伤皮肤。定时为患者按摩受压的部位，促进血液循环，防止压疮的发生。

3. 活动无耐力　患者需绝对卧床休息，减少体力消耗，不宜进行体育锻炼及体力劳动，以充分增加肝脏回流血液，减轻肝脏负担，改善肝脏微循环，促进肝功能恢复。

4. 有感染的危险

（1）人工肝治疗后监测血生化的改变：如电解质、血糖、血清蛋白等变化较大，定期检测血生化及凝血功能，及时发现并给予相应治疗，可避免患者出现不必要的并发症，也有助于观察疗效及病情变化。

（2）预防感染：监测体温、脉搏、血压。最好设单人房间，保持空气清新、温湿度适宜；减少陪护人员，每日用紫外线灯照射 1 h。

（3）口腔护理：用碳酸氢钠注射液漱口，每日 4～6 次，保持口腔清洁湿润，预防感染。

（4）皮肤护理：每日用温水擦浴，保持皮肤黏膜清洁、干燥。

（5）操作时遵守无菌原则，留置插管处严密观察创口的出血、敷料的干燥等情况。

5. 焦虑、恐惧　肝衰竭属于危重疾病，且容易致死，在治疗疾病的同时，要注意对患者心理的护理，给予患者治愈的信心。

【健康指导】

1. 饮食指导　肝衰竭患者要保证有足够的能量摄入，以减少体内蛋白的分解，避免肝性脑病的发生，同时也要合理、均衡地分配其他营养物质，减轻症状、促进疾病的治愈，如补充高能量饮食，补充维生素及微量元素，但该病情需要忌高蛋白饮食。

2. 生活指导　有慢性肝病基础的患者，应严格戒酒，避免过度劳累，慢性肝病患者应定期复查，以便及时发现病情变化。

3. 用药指导　有抗病毒治疗适应证时应及时进行抗病毒治疗。服用抗病毒药物期间应加强用药依从性，不得自行停药。

4. 心理指导　患者病情往往较重，嘱其保持心情舒畅，不要过分紧张、担心并发症的出现，积极的心态、愉快的心情能帮助疾病的恢复。

（刘　姝）

第二十二节　消化系统常用诊疗技术及护理

一、胃酸分泌功能测定

胃酸分泌功能测定是收集患者空腹及使用刺激剂后的胃液标本,测定胃液量、胃液酸度及胃液pH,以评价胃黏膜的分泌功能。检查项目包括基础酸排出量(basic acid output,BAO)、最大酸排出量(maximal acid output,MAO)和高峰胃酸排出量(peak acid output,PAO)。

【适应证】

1. 辅助诊断:胃泌素瘤、消化性溃疡、慢性萎缩性胃炎及胃癌。

2. 胃大部切除术和迷走神经切除术术前,估计手术预期效果,或者术后判定迷走神经切除是否完全。

3. 制酸药、抗胃泌素等药物疗效评价。

4. 判断有无真性胃酸缺乏症。

【禁忌证】

1. 食管肿瘤、食管狭窄或重度静脉曲张者。

2. 急性上消化道出血或止血后不足2周者。

3. 心肺功能不全、支气管哮喘发作者。

4. 鼻咽部有急性感染者。

【护理要点】

1. 检查前准备

(1)向患者说明检查方法、意义,减少其顾虑和不安,以取得患者的配合。

(2)抽胃液前24~48 h停用一切影响胃液分泌的药物。

(3)嘱患者检查前1 d晚餐后禁食,检查当日早晨空腹(禁食、禁饮)。

(4)准备好胃管包、试管等检查所需物品。

2. 检查过程及配合

(1)胃管插入

1)患者取坐位或者半卧位(有义齿者应取下义齿),胸前铺橡胶单、治疗巾。嘱患者放松。

2)操作者戴无菌手套,检查胃管是否通畅,测量插入长度并做好标记。将胃管涂以液体石蜡,左手垫无菌纱布持胃管,右手(可用镊子)夹胃管前端送入口腔(或一侧鼻腔)内,当插至约15 cm处时,嘱患者做吞咽动作。如果通过咽峡处有恶心感,嘱其深呼吸可减轻。随即将胃管插入食管。

3)当胃管插至50 cm(经口腔插入)或55 cm(经鼻腔插入)标记处时,胃管末端接注射器进行抽吸,以证明胃管是否在胃腔内。若未能抽取胃液,可通过改变胃管插入深度、改变患者体位后再予抽吸。如抽出胃液,将胃管用胶布固定于患者面部。

(2)胃液留取

1)将空腹胃液全部抽出,标记为"0",记录总量,取10 mL送检,以测定总酸度。

2)继续抽吸1 h胃液量,测定BAO。正常值小于5 mmol/h。

3)给予五肽促胃液素 6 μg/kg 肌内注射,然后每隔 15 min 抽尽胃液 1 次,每次各留 10 mL 送检,标记标本号数及次数。如此抽吸胃液标本 4 次。以测定刺激后的 MAO 和 PAO。注射胃酸刺激剂后,1 h 内 4 次收集胃酸分泌的总量称为最大胃酸排出量,用 MAO 表示。4 次标本中连续两次 15 min 最高的胃酸排出量相加乘以 2,即称为高峰排酸量,用 PAO 表示。

3. 检查后护理

(1)抽胃液完毕后协助患者漱口、洗脸,并嘱患者卧床休息。不适缓解后方可进食。

(2)观察患者有无恶心、呕吐、呕血、黑便等现象,如发现异常及时通知医生并协助其进行相应处理。

【结果分析】

1. 以 30~50 mmHg 负压持续抽吸 1 h 所得的胃液总量即基础胃液量,正常值为 10~100 mL。总酸度为 10~15 U,游离酸度为 0~30 U。

2. 试验后的胃液总量为 50~100 mL,总酸度为 40~60 U,游离酸度为 20~40 U。

3. 正常胃液 pH 在 1.3~1.8。BAO 为(3.9±1.98)mmol/h(一般不超过 5 mmol/h);MAO 为 3~23 mmol/h,女性稍低;PAO 为(20.60±8.37)mmol/h。

二、十二指肠引流术

十二指肠引流术是经十二指肠引流管将十二指肠液及胆汁引出体外的检查方法。该方法可协助诊断肝、胆、胰系统疾病,并可判断胆系运动功能。

【适应证】

1. 疑有胆道感染、结石、肿瘤和梗阻者。

2. 疑有肝胆寄生虫病者,如胆管蛔虫、华支睾吸虫(肝吸虫)等。

3. 疑有胰腺病变者。

【禁忌证】

1. 食管狭窄、食管肿瘤及重度食管静脉曲张者。

2. 严重高血压、心力衰竭、主动脉瘤及晚期妊娠者。

3. 胆囊炎、胰腺炎的急性期。

4. 溃疡病出血/止血<2 周者(为相对禁忌证)。

【护理要点】

1. 操作前护理

(1)向患者解释检查的目的、方法,操作中可能会产生的恶心、呕吐等不适,以取得患者合作。

(2)检查前禁饮食 12 h,检查日晨空腹。

(3)准备无菌十二指肠引流包、标本瓶、无菌手套等所需检查物品。

2. 操作中护理

(1)患者用 3% 过氧化氢溶液或朵贝液漱口,胸前铺橡胶单、治疗巾。

(2)检查十二指肠引流管是否通畅、完好,标记是否清楚。

(3)用液体石蜡润滑引流管前端,左手以无菌纱布托引流管,右手将管从患者口腔缓缓插入 50~55 cm,到达胃内。当证实引流管确在胃腔后,抽出全部胃内容物,继之注入温生理盐水 50 mL,使弯曲的引流管伸直。

（4）嘱患者放松，取右侧卧位，并用软枕垫高臀部，每隔 1~2 min 将引流管向下送入约 1 cm。经 30~60 min 后可达十二指肠内。送管速度不可过快，避免管端在胃内迂回。

（5）当引流管第二标记线（55 cm）到达门齿后，继续下送时要经常抽取少量液体，根据抽出液的性质判断胃管末端位置。如抽出液呈现淡黄色、较清澈、黏稠，经酚红试纸测试呈红色时，表示胃管末端已进入十二指肠内。若抽出液呈黄色，则引流管仍盘于胃内，可向外拔出少许后再如前法缓慢送入。如因幽门括约肌痉挛致使引流管不能通过，可予以阿托品 0.5 mg 皮下注射，或在 X 射线下观察金属管头的位置，在透视下自腹外推压金属头使其进入十二指肠。

（6）确认引流管进入十二指肠后（约 75 cm），即用胶布将引流管固定于面部，管外末端置于床面水平以下，液体自然流出，此系十二指肠液。留取十二指肠液 10 mL，并标志为"D 管"。继续引流到十二指肠液流尽为止，以免残存的胰酶分解、破坏之后采集的胆汁内容物。

（7）十二指肠液引流完毕，将 50 mL 预温的 33% 硫酸镁溶液自引流管中缓慢注入，致使胆管口括约肌松弛。用血管钳夹闭引流管外口，5~10 min 后松开血管钳，液体可自行缓慢流出。将硫酸镁溶液弃去，开始流出的金黄色液体来自胆总管，留取标本 10 mL，标记为"A 管"；继之流出来自胆囊的较黏稠的棕黄色或棕褐色液体 30~75 mL，留取标本并标记为"B 管"；最后流出来自肝内胆管的稀薄、淡黄色的胆汁，留取标本标记为"C 管"。将 3 管标本及时送检。

（8）需做细菌培养时，分别准备标有 D、A、B、C 的无菌培养瓶 4 个，以无菌操作方法留取 D、A、B、C 胆汁各 1 mL 及时送检。

（9）肿瘤患者需进行脱落细胞检查时，应冷却标本，然后送检。

（10）注入硫酸镁后无胆汁流出时，可再注入 50 mL。若仍无胆汁流出，提示胆管痉挛或梗阻。如引流管在 3 h 仍不能进入十二指肠，应停做，改期再做此检查。

3. 操作后护理

（1）拔管后，协助患者漱口、洗脸。有不适者应暂禁食，待不适缓解后再进食。

（2）观察患者有无呕血及黑便等消化道出血现象，有出血者应积极配合医生进行相应的处理。

三、幽门螺杆菌检测

幽门螺杆菌（helicobacter phlori，Hp）是一种呈螺旋形的革兰氏阴性微需氧杆菌，主要定植于胃窦部胃上皮与胃黏液层之间，一般不侵入细胞内。目前国内外诊断 Hp 感染的方法大致分为侵入性和非侵入性两种。侵入性是通过胃镜检查取胃黏膜活检进行细菌培养及快速尿素酶试验；非侵入性包括 ^{13}C 或 ^{14}C 呼气试验及血清 Hp 抗体等检测方法。

【适应证】

1. 有根除 Hp 的适应证者。

2. Hp 感染根除治疗后随访者。

3. 体检。

【相对禁忌证】

1. 应用抗菌药物、铋剂和某些有抗菌作用中药者，应在至少停药 4 周后进行检测。

2. 应用抑酸药者在至少停药 2 周后进行检测。

3. 有胃镜检查禁忌者不宜行侵入性 Hp 检测。

【操作方法】

1. 侵入性方法　该检测方法依赖胃镜活检，包括快速尿素酶试验、胃黏膜组织切片染色［如苏木精-伊红(HE)染色、吖啶橙染色、改良 Giemsa 染色、Warthin-Starry 银染、免疫组化染色、甲苯胺蓝染色等]镜检、胃黏膜直接涂片染色镜检、基因检测方法(如基因芯片检测、PCR 寡核苷酸探针杂交等)、细菌培养、免疫快呋塞米素酶试验。

(1)快速尿素酶实验:在行胃镜检查时,同时取 2 块组织进行检测(胃体和胃窦各 1 块),将黏膜小组织块放入尿素培养基液中观察其颜色变化。原理是通过尿素酶分解尿素后产生氨,改变环境 pH 值,发生显色改变而实现的。若活检组织中存在 Hp,溶液染色将由橘黄色变为红色,此为阳性反应。阴性则无颜色改变。

(2)组织学检测:在行胃镜检测 Hp 的同时,将胃黏膜病变进行诊断(苏木精-伊红染色)。不同的染色方法其检测结果存在一定的差异。免疫组化染色特异性高,但费用也相对较高;HE 染色可同时作为病理诊断;荧光原位杂交检测 Hp 感染相对具有较高敏感性,也可用作 Hp 对克拉霉素耐药的检测。

(3)血清抗体检测:检测的是 IgG 抗体,反映一段时间内 Hp 感染情况。Hp 根除后血清抗体,特别是 CagA 抗体可以维持很久(数月甚至数年),所以不能用于治疗后复查。该方法适用于流行病学调查,在胃黏膜相关淋巴组织(MALT)淋巴瘤或消化性溃疡出血等可作为现症感染的诊断手段。

(4)细菌培养:该方法复杂、耗时,需具备一定的实验条件,需专门的转送液进行标本转送培养并保持低温。培养检测特异性高,可用于药敏试验和细菌学研究。

2. 非侵入性方法　不依赖胃镜检查,包括粪便抗原检测、^{13}C 或 ^{14}C 呼气试验。

(1)粪便抗原检测:经过检验的单克隆抗体法检测具有较好的特异性和敏感性;可用作 Hp 治疗前诊断和治疗后复查;无须口服任何试剂,适用于所有类型和年龄的患者。

(2)^{13}C 呼气试验的操作步骤

1)服药前第 1 次气体。使用集气袋收集气体时,要求患者维持正常的呼吸,患者先屏住呼吸 10 s 以上,呼出前半段气体,弃去不用。将肺部末段气体吹入集气袋,直至气袋充满,立即将集气袋盖紧。集气管收集气体时,患者维持正常呼吸,呼气时吸管插入收集管底部,平稳缓慢呼气吹入收集管,持续吹气 4~5 s,不可间断。呼气同时缓慢拔出吸管,吸管离开收集管管口,立即拧紧盖子。收集好气体后,做好标记,此时收集的气体为样本气体。

2)服用尿素^{13}C 试剂:第 1 次气体收集后,立即服用尿素^{13}C 试剂。根据尿素^{13}C 试剂剂型选择服用方式。若为颗粒或散剂,患者第 1 次气体收集的操作前后,需要清洁口腔,即清水漱口;若为胶囊者,无需清洁口腔。尿素^{13}C 试剂切不可长时间放在手上或咬碎咀嚼胶囊吞服。告知患者服药后保持静坐,禁食、禁烟,静候 30 min,切不可剧烈活动。

3)服药后第 2 次气体收集:服药静候 30 min 后,同第 1 次气体收集的操作步骤,将气体吹入集气袋或收集管内,做好标记。注意不要从吸气管吸出已经呼入集气管中的气体。如果对样本采集的规范性有质疑,按照上面方法重新进行采集。第 2 次收集的气体,是服用尿素^{13}C 试剂后的呼吸样本。

4)气体样本的检测:将 2 次收集的气体交给医护人员,在配套的仪器上进行检测,仪器可自动显示检测结果。没有能够及时检测的样本需要放置于阴凉、干燥、避光的环境下保存,按照要求保存的标本,可以保存 5~7 d。

【护理要点】

1. 检查前准备

(1)向患者详细讲解检查目的及必要性、配合方法、注意事项,并做好心理护理,使其能积极配合检查。

（2）患者检查前需禁食6~8 h,检测过程中避免进行剧烈运动。

（3）检测前应停用各类抗生素至少4周,停止使用质子泵抑制剂、铋制剂等2周,停止使用具有抗菌作用的中药4周。

（4）注意切不可张口猛吹气袋,气袋收集气量不足时,应及时按要求重吹。

（5）检查等候期间不应饮水或进食。

（6）侵入性方法准备

1）详细询问病史及进行体格检查,以排除相关检查禁忌证。对于传染病四项标志阳性者,用专门胃镜进行检查。

2）若患者为胃排空延缓者,需延长禁食时间。有幽门梗阻者,应先洗胃后再进行检查。

3）对于过度紧张的患者,可遵医嘱予以静脉注射或肌内注射地西泮5~10 mg;为减少胃蠕动和胃液分泌,术前30 min可遵医嘱予以阿托品0.5 mg或山莨菪碱10 mg注射。

2.检查后护理　患者行侵入性方法检测后,待麻醉作用消失后方可进食。宜先饮少量水观察有无不适,行活检的患者当天进食温凉饮食为主。检查后勿用力咳嗽以免损伤咽喉部黏膜。若患者出现腹胀、腹痛,可以按摩以促进排气。密切观察患者有无出现消化道出血、感染、穿孔等并发症,一旦发生应及时联系医生并进行相应处理。

四、腹腔穿刺术

腹腔穿刺术是为了诊断和治疗疾病,用穿刺技术抽取腹腔液体,以明确腹水的性质、降低腹腔压力或向腹腔内注射药物,进行局部治疗的方法。

【适应证】

1.抽取腹腔积液进行各种实验室检查,以寻找病因。

2.对大量腹水患者,可适当抽放腹水,以减轻其腹腔内的压力,缓解腹胀、胸闷、气急、呼吸困难等症状。

3.腹腔内注射药物,以协助治疗疾病。

【禁忌证】

1.有肝性脑病先兆者,禁忌腹腔穿刺放腹水。

2.确诊有粘连性结核性腹膜炎、棘球蚴病、卵巢肿瘤者。

【操作方法】

1.物品准备:腹穿包、无菌手套、皮肤消毒液、棉签、注射器(5 mL和50 mL各一具)、多头绷带、胶布、手消毒剂、口罩、帽子等。

2.协助患者坐在靠椅上,或平卧、半卧、稍左侧卧位,屏风遮挡。

3.选择穿刺点,一般常选于左下腹部脐与左髂前上棘连线中外1/3交点处,也有取脐与耻骨联合中点上1 cm,偏左或右1.5 cm处,或侧卧位脐水平线与腋前线或腋中线之延长线的交点。对少量或包裹性腹水,常须B超定位下穿刺。

4.将穿刺部位常规消毒,戴无菌手套,铺消毒洞巾,自皮肤至腹膜壁层用0.5%利多卡因逐层作局部浸润麻醉。

5.术者左手固定穿刺处皮肤,右手持针经麻醉处逐步刺入腹壁,行抽取和引流腹水,并置腹水于试管中以备用,诊断性穿刺可直接用7号针头进行穿刺。大量放腹水时可用针尾连接橡皮管的8号或9号针头,在放液过程中,助手用消毒血管钳固定针头并夹持橡皮管调整放腹水速度。腹水不断流出时,应将预先绑在腹部的多头绷带逐步收紧,以防腹压骤然降低,内脏血管扩张而发生血压下降甚至休克等现象。

6.放液结束后拔出穿刺针,盖上消毒纱布,并用多头绷带将腹部包扎。如遇穿刺处持续有腹水渗漏,可用蝶形胶布或涂上火胶棉封闭。

7.术中应密切观察患者有无头晕、恶心、心悸、气短、面色苍白等,一旦出现应立即停止操作,并对症处理。放腹水速度也不应过快,以防腹压骤然降低,引起血压下降。肝硬化患者一次放腹水一般不超过 3 000 mL,过多放腹水可诱发肝性脑病和电解质紊乱,但在补充大量白蛋白的基础上,也可大量放腹水。

【护理要点】

1.术前护理

(1)向患者解释腹腔穿刺的目的、方法及操作中的注意事项及可能会产生的不适,一旦出现立即告知医生。

(2)穿刺前嘱患者排尿,以免穿刺时误伤膀胱。注意无菌操作,以防止腹腔感染。

(3)放腹水前应测量腹围、脉搏、血压和腹部体征,以观察病情变化。

2.术中护理

(1)术中密切观察患者,如有头晕、心悸、恶心、气短、脉搏增快及面色苍白等,应立即停止操作,并进行适当处理。

(2)放腹水时若流出不畅,可将穿刺针稍作移动或稍变换体位。

3.术后护理

(1)术后卧床休息 8～12 h。

(2)测量腹围,观察腹水消长情况。

(3)密切观察穿刺部位有无渗液、渗血,有无腹部压痛、反跳痛等腹膜感染征象和腹肌紧张等腹膜炎征象。

五、上消化道内镜检查术

上消化道内镜检查包括食管、胃、十二指肠的检查,又称为胃镜检查。通过此检查可直接观察食管、胃、十二指肠炎症、溃疡或肿瘤等的性质、大小、部位及范围,并可行组织学或细胞学的病理检查。

【适应证】

1.有上消化道症状,需做检查以确诊者。

2.不明原因上消化道出血者。

3.疑上消化道肿瘤者,但 X 射线钡餐检查不能确诊者。

4.需随诊的病变,如溃疡病、萎缩性胃炎、息肉病、胃手术后及药物治疗前后对比观察等。

5.需内镜下治疗者,如摘取异物、急性上消化道出血的止血、食管狭窄的扩张治疗,食管支架的置入与取出等。

【禁忌证】

1.严重心脏病。

2.严重肺部疾病。

3.各种原因所致休克、昏迷等危重状态。

4.精神不正常不能配合检查者。

5. 严重咽喉部疾病、主动脉瘤及严重的颈胸段脊柱畸形等。

6. 急性食管、胃、十二指肠穿孔,腐蚀性食管炎急性期。

【操作方法】

1. 检查前 5~10 min 给予患者口服祛泡剂,以消除胃肠黏膜表面的含泡沫黏液,使镜下视野清晰,可避免遗漏微小病变。

2. 如装有活动性义齿,嘱于检查前取出,以免检查中误吸或误咽。

3. 协助患者取左侧卧位,双腿屈曲,头垫低枕,使颈部松弛,松开领口和腰带。头下放一治疗巾,防止口水污染诊床及患者衣物,弯盘放于治疗巾上,嘱患者张口咬住牙垫。

4. 胃镜插入,由医生独立完成。插镜过程中,护士应密切观察患者的反应,保持头部不动。当胃镜插入 15 cm 到达咽喉部时,嘱患者做吞咽动作,但不可将唾液咽下以免呛咳,让唾液流入弯盘或用吸管吸出。如患者出现恶心不适,护士应适时做些解释工作,并嘱其深呼吸,肌肉放松。检查过程中应随时观察患者的面色、脉搏、呼吸等改变。由于插镜刺激迷走神经及低氧血症,患者可能发生心搏骤停、心肌梗死、心绞痛等,一旦发生应立即停止检查并积极抢救。

5. 检查结束退出内镜时尽量抽气,以防止患者腹胀,并手持纱布将镜身外黏附的黏液、血迹擦净,并更换下内镜送至清洗、消毒室。

【护理要点】

1. 术前护理

(1)向患者仔细介绍检查的目的、方法、如何配合及可能出现的不适,使其消除紧张情绪,主动配合检查。

(2)仔细询问病史和体格检查,以排除检查禁忌证。常规检测乙型肝炎、丙型肝炎、艾滋病、梅毒结果,对阳性患者用专门胃镜检查。

(3)检查前禁食 8 h,有幽门梗阻者在检查前 2~3 d 进流质饮食,检查前一晚应洗胃。曾做过 X 射线胃肠钡餐造影者,3 d 内不宜做胃镜检查。

(4)如患者过分紧张或惧怕检查,可在麻醉师帮助下行无痛胃镜检查。

(5)准备用物:胃镜检查仪器一套、无菌手套、弯盘、牙垫、纱布、甲醛固定液标本瓶、活检钳、异物钳等附件。

2. 术后护理

(1)检查完毕,因麻醉作用尚未消退,指导其不要吞咽唾液,以免呛咳。麻醉作用消失后可先饮少量水,如无呛咳可进饮食。当天饮食以流质、半流质为宜,行活检的患者检查结束 2 h 后方可进食少量温凉的流质食物。

(2)检查后少数患者出现咽痛、咽喉部异物感,指导患者不要用力咳嗽,以免损伤咽喉部黏膜。若患者出现腹痛、腹胀,可进行按摩,促进排气。检查后数天内应密切观察患者有无消化道穿孔、出血、感染等并发症,一旦发现及时协助医生进行对症处理。

(3)彻底清洗、消毒内镜及有关附件,妥善保管,避免交叉感染。

六、结肠镜检查术

结肠镜检查主要用以诊断炎症性肠病及大肠的肿瘤、出血、息肉等,并可进行内镜下的治疗,如切除息肉、钳取异物等。

【适应证】

1. 不明原因的下消化道出血。

2. 不明原因的慢性腹泻。

3. 不明原因的低位性肠梗阻。

4. 疑大肠或回肠末端肿瘤。

5. 大肠息肉、肿瘤、出血等病变需做肠镜下治疗者。

6. 结肠术后及结肠镜治疗术后需定期复查肠镜者。

7. 结肠肿瘤普查。

【禁忌证】

1. 严重心肺功能不全、高热、休克及精神病患者。

2. 急性弥漫性腹膜炎、腹腔脏器穿孔者。

3. 急性重度结肠炎,如急性重度溃疡性结肠炎、急性细菌性痢疾、急性憩室炎。

4. 肛门、直肠严重狭窄者。

5. 妊娠妇女。

6. 极度虚弱,不能支持术前肠道准备者及肠道准备不良者。

【操作方法】

1. 协助患者穿上检查裤后取左侧卧位,双腿屈曲,嘱患者尽量在检查中保持身体不要摆动。

2. 术前先做直肠指检,了解有无肿瘤、狭窄、痔疮、肛裂等。助手将镜前端涂上润滑剂(一般用硅油不可用液体石蜡)后,嘱患者张口呼吸,放松肛门括约肌,以右手示指按压镜头,使镜头滑入肛门。此后按术者口令,遵照循腔进镜原则配合进镜,少量注气、适当钩拉,缓慢插入肠镜。

3. 当肠镜在通过乙状结肠、脾曲、肝曲困难时,可在患者腹壁加压,顶住镜身使其不致打弯结襻,顺利通过弯曲部。

4. 检查过程中,护士应密切观察患者反应。如其出现腹胀不适,可嘱其做缓慢深呼吸;对于过分紧张或高度肠痉挛的患者,可遵医嘱酌情使用镇静药或解痉药。如出现面色、呼吸、脉搏改变应停止插镜,同时建立静脉通路以备抢救及术中用药。

5. 根据情况可摄像或取活体组织进行细胞学等检查。

6. 检查结束退镜时,应尽量抽气以减轻腹胀。

【护理要点】

1. 术前护理

(1)向患者详细讲解检查目的、方法、注意事项,解除其顾虑,取得配合。

(2)嘱患者检查前3 d进食无渣或少渣半流质饮食,检查前1 d进食流质饮食,检查当天空腹或饮用少量糖水。

(3)做好肠道清洁准备:肠道清洁干净与否可直接影响诊疗效果,非常重要。肠道清洁有多种方法,现多用聚乙二醇法。聚乙二醇具有很高的分子量,在肠道内既不被水解也不被吸收,可产生高渗透压,从而形成渗透性腹泻。可将聚乙二醇或复方聚乙二醇电解质散20~30 g溶于2 000~3 000 mL水中,于术前4 h口服,直至排出液清亮为止。该法清洁肠道需时短,饮水量少,对肠道刺激少,一般不易引起水、电解质失衡。

(4)观察肠道准备后的排便情况

1)若患者口服清肠药物后未排便,排除肠梗阻外,可鼓励患者下床多活动,以促进肠蠕动加快排便。

2)若患者口服清肠药物排出的大便仍有粪渣等,可追加服用清肠药物,必要时遵医嘱清洁灌肠,直至患者最后排出液清亮。

(5)如患者过分紧张或惧怕检查,可在麻醉师帮助下行无痛结肠镜检查,检查前常规做心电图检查。

(6)准备用物:结肠镜检查仪器一套、无菌手套、纱布、甲醛固定液标本瓶、活检钳、异物钳等附件。

2.术后护理

(1)检查结束后,患者稍事休息,观察 15~30 min 再离去。注意卧床休息,做好肛门清洁。如行息肉摘除、止血治疗者,应给予抗生素治疗、半流质饮食和适当休息 3~4 d。

(2)注意观察患者腹胀、腹痛及排便情况。腹胀明显者,可行内镜下排气;观察粪便颜色,必要时行粪便隐血试验,腹痛明显或排血便者应留院继续观察。如发现剧烈腹痛、腹胀、面色苍白、心率加快、血压下降、粪便次数增多呈黑色,提示并发肠出血、肠穿孔,应及时报告医生,并协助其处理。

(3)做好内镜及附件的清洗、消毒工作,妥善保管,避免交叉感染,并登记检查内镜号。

七、消化道内镜治疗术

(一)消化道息肉内镜治疗术

消化道息肉内镜治疗术是开展较早,经验也较为成熟的内镜治疗技术。随着内镜操作技术的不断改进和新技术的不断开发,其适用范围也不断扩大。与外科手术相比,内镜下治疗痛苦小,损伤小、费用低、术后恢复快,并发症及死亡率低。目前已被广泛应用,已替代外科手术成为治疗消化道息肉的首选方法。

【适应证】

1.各种大小的有蒂腺瘤和息肉。

2.直径小于 2 cm 的无蒂腺瘤和息肉。

3.多发性息肉和腺瘤,分布分散,数目较少。

【禁忌证】

1.绝对禁忌证　有内镜检查禁忌者,如高龄、凝血机制障碍患者等。

2.相对禁忌证

(1)直径大于 2 cm 的无蒂腺瘤和息肉。

(2)多发性息肉和腺瘤,局限于某部位,分布密集,数目较多者。

(3)内镜下形态已有明显恶变者。

(4)家族性腺瘤病。

【护理要点】

1.术前护理

(1)心理护理:术前患者及家属多有不同程度的疑虑和恐惧,应详细介绍手术目的、配合方法及注意事项,解除患者的思想顾虑,使其配合治疗及护理,并签署手术知情同意书。

(2)了解患者病情:询问有无出血性疾病史、麻醉史及过敏史。做好各项术前检查,如出凝血时间、生化、血常规、心电图等。如服用抗凝药,需停用 3~4 d 才进行手术。如服用抗血小板药,需停用 7~10 d 才进行手术。如凝血机制异常,需纠正后才实施手术。

（3）术晨更换患者服，取下所有金属导电物品、活动性义齿。

（4）术前麻醉访视。

（5）上消化道息肉患者术前 8 h 禁食、禁饮，高血压患者根据情况术前 3 h 可服用降压药。

（6）下消化道息肉患者术前 3 d 进少渣饮食。术前 1 d 应进无渣饮食，术前 8 h 禁食、禁饮。做好肠道准备，最后排出大便呈淡黄色或清水，无粪渣为最佳效果。

2. 术中护理

（1）患者的体位、内镜插入方法等同胃肠镜检查。

（2）一旦发现息肉，观察其发生部位、形态、大小和数目，根据情况选择内镜治疗方法。常用的有圈套器电凝切除术、双极法切除、分块切除、热活检、内镜黏膜切除术（EMR）、局部注射息肉切除及内镜黏膜下剥离术（ESD）等。

（3）摘除的息肉需做完整病理学检查，以明确其性质。

（4）术中应密切观察患者的脉搏、血压。如有异常积极给予相应的处理。

3. 术后护理

（1）术后饮食及休息指导：术后禁食、禁饮，待病情稳定后，嘱患者进食软、易消化、无刺激饮食，以后逐步过渡到普食。患者术后 24 h 内应卧床休息，年老体弱及创伤较大者，卧床休息时间应延长至 2~3 d。

1）上消化道息肉内镜治疗术后：一般先禁食、禁饮 24 h，息肉切除多、创面较大者，根据情况延长禁食时间。开始进食时，先饮温凉水后如无腹痛、腹胀再给予温凉流质饮食。以米汤、面汤、鸡蛋汤为宜，逐渐过渡到半流质饮食。

2）下消化道息肉内镜治疗术后：小于 0.5 cm 的息肉一般先禁食、禁饮 6 h，息肉切除多、创面较大者根据情况延长禁食时间。开始进食时，先饮温凉水后无腹胀、腹痛再给予温凉流质饮食。限制豆制品及乳制品的摄入 2~4 d，以减少肠道内气体。然后逐渐过渡到半流质饮食，如米粥、面条、豆腐等清淡饮食。

（2）用药护理：术后常规给予静脉补液、止血治疗。息肉较大的根据情况使用抗炎类药物。上消化道息肉切除术后还要使用抑酸药和保护胃黏膜药物。

（3）术后密切观察病情：注意有无并发症的发生，并积极给予相应处理。

1）出血：详见本章第十八节"消化道出血"相关内容。

2）穿孔：穿孔发生率低于出血，一旦发生，后果严重。多因操作不当或高龄患者营养状况差致肠壁过薄而引起。各部位穿孔可表现不同临床症状，食管穿孔可表现吞咽困难、胸痛、颈及上胸部皮下气肿，吞服水溶性造影剂行食管 X 射线检查可明确穿孔部位。十二指肠及胃穿孔出现瞬间剧烈腹痛，数小时后呈弥漫性腹膜炎的症状体征，腹部平片可见膈下游离气体。大肠穿孔如为腹腔外穿孔可无临床表现，腹腔内穿孔可有腹痛、腹胀、腹部皮下气肿等表现。腹腔内穿孔或食管穿孔均应尽早手术治疗，否则易发生败血症、感染、休克甚至死亡。腹腔外穿孔一般保守治疗即可。

3）其他并发症：灼伤、浆膜炎等。肠壁灼伤过深可导致浆膜炎，严重时出现类似穿孔，腹部平片无膈下游离气体可与穿孔进行鉴别。无须手术治疗，予对症处理，数天后可自愈。

【健康指导】

1. 饮食指导　指导患者养成良好的生活习惯，饮食应少食多餐、定时定量，选择以清淡、少刺激性、易消化为主，避免生冷、辛辣及粗纤维等刺激性食物。1 周内禁浓茶、咖啡、饮酒。

2. 心理指导　保持乐观的心理状态，保证规律的生活和充足的睡眠。

3. 疾病知识指导　息肉切除术后 2 周内避免重体力劳动，1 个月内避免做屏气动作或长时间用力下蹲。保持大便通畅,必要时遵医嘱服用轻泻药,避免大便干结摩擦使焦痂过早脱落而引起出血。

4.定期复查　根据情况定期门诊随访,复查胃、肠镜。若出现腹痛、便血等症状,及时就诊。

(二)内镜黏膜切除术

内镜黏膜切除术(endoscopic mucosal resection,EMR)是指在病灶的黏膜下层注射药物形成液体垫,使病变与其固有层分离,造成一假蒂,然后圈套电切的技术。利用该治疗方法可完整切除病变组织,还可有效降低出血和穿孔等并发症的发生率。

【适应证】

扁平隆起病变:早期胃肠癌及平坦型病变和广基型无蒂息肉;直径小于2 cm的黏膜下肿瘤。

【禁忌证】

有胃肠镜检查禁忌证;凝血功能障碍,有出血倾向;进展期食管癌、胃癌、结直肠癌。

【操作方法】

1.患者体位及插镜方法同胃镜和肠镜检查。

2.在内镜直视下,注射针于病灶边缘1~2 mm处、针尖方向指向病灶中心处以倾斜角度进针,到达病灶黏膜层下,注射1∶2 000去甲肾上腺素生理盐水。≤2 cm的病灶只需进行1~2点注射,≥2 cm的病灶需要进行多点注射,并需要反复追加。根据病灶的实际大小注射量在5~20 mL。

3.见黏膜明显隆起后,用带钩的专用圈套器圈取病变部位,接通高频电进行切除。<2 cm的病灶可与周边少量正常黏膜进行整块圈套切除,≥2 cm的病灶可以整块或多次切除,确保切除干净。

4.用五爪钳回收切除标本后进行病理检查。

5.术中密切监测患者的血压、心率、血氧饱和度、神志情况等,如有异常立即报告医生以便及时处理。

【护理要点】

1.术前护理

(1)向患者讲解治疗目的、方法和过程、效果和注意事项,减轻其紧张和焦虑的情绪。

(2)胃镜治疗者术前6~8 h禁饮食,肠镜治疗者的肠道准备见“结肠镜检查术”相关内容。

(3)进行血常规、出凝血时间、传染病检查,必要时完善患者心肺功能检查。

2.术后护理

(1)患者取平卧位至少6 h,此期间密切观察其生命体征及腹部体征,遵医嘱按时使用抗生素及止血药物。

(2)术后6 h内禁食,6 h后如无明显腹痛及出血现象可逐渐给予温凉质饮食。1周内给予半流质饮食,并逐渐过渡到普通饮食。

(3)黏膜切除术后易并发出血、穿孔、溃疡面经久不愈等,应重点观察患者有无腹痛、黑便、呕血等情况及血常规、粪便隐血检查结果的变化,出现异常及时报告医生处理。

(三)内镜黏膜下剥离术

内镜黏膜下剥离术(endoscopic submucosal dissection,ESD)是在内镜下黏膜切除术基础上发展起来的,利用几种特殊的高频电刀将病变所在部位的黏膜剥离,从而完整地切除病变,适用于治疗消化道的早期癌和癌前病变。

【适应证】

1. 食管病变

（1）Barrett 食管。

（2）早期食管癌：局限在黏膜层或无淋巴结转移的黏膜下层早期食管癌。

（3）癌前病变：直径>2 cm 的病灶。

（4）良性肿瘤：包括息肉、平滑肌瘤、食管乳头状瘤等。

2. 胃部病变

（1）早期胃癌：①肿瘤直径≤2 cm，无合并溃疡的未分化型黏膜内癌；②不论病灶大小，无合并溃疡的分化型黏膜内癌；③肿瘤直径≤3 m，合并溃疡的分化型黏膜内癌；④肿瘤直径≤3 cm，无合并溃疡的分化型黏膜下层癌。

（2）癌前病变：直径>2 cm 的病灶。

（3）良性肿瘤：包括胃息肉、胃间质瘤、异位胰腺、脂肪瘤等。

3. 大肠病变

（1）巨大平坦息肉：直径>2 cm 的病灶。

（2）黏膜下肿瘤：来源于黏膜肌层或位于黏膜下层的肿瘤。

（3）类癌：尚未累及肌层且直径<2 cm。

【禁忌证】

1. 原则上同常规胃镜和肠镜检查禁忌证。

2. 严重的心肺疾病、血液病、凝血功能障碍。

【操作方法】

1. 患者体位及插镜方法　同胃镜和肠镜检查。

2. 标记　对于边界较为清晰的扁平病变和黏膜下肿瘤，应用针形切开刀于病灶边缘直接进行电凝标记。对于边界欠清晰的病变，先进行黏膜染色确定肿瘤范围后，于病变外缘 2~5 mm 处进行标记，每个标记点间隔 2 mm。

3. 黏膜下注射　将 5 mL 靛胭脂、1 mL 肾上腺素和 100 mL 生理盐水混合配成溶液，于病灶边缘标记点外侧进行多点黏膜下注射，将病灶抬起，与肌层分离。

4. 边缘切开　应用针形切开刀沿病灶边缘标记点切开黏膜。

5. 剥离病变　应用头端屈曲的针形切开刀于病灶下方对黏膜下层进行剥离。剥离过程中多次黏膜下注射。

6. 创面处理　切除病灶后对于创面可见的小血管，应用氩离子凝固术凝固治疗。较大血管夹闭，最后创面喷洒黏膜保护剂，如硫糖铝凝胶。

【护理要点】

1. 术前护理

（1）向患者讲解治疗目的、方法和过程、效果和注意事项，减轻其紧张和焦虑的情绪。

（2）胃镜治疗者术前 6~8 h 禁饮食，肠镜治疗者的肠道准备见"结肠镜检查术"相关内容。

（3）进行血常规、出凝血时间、传染病检查，必要时完善患者心肺功能检查。

（4）术前 30 min 遵医嘱给予阿托品 0.5 mg、苯巴比妥 0.1 g 肌内注射。口服盐酸利多卡因胶浆 10 g，进行表面麻醉和润滑。

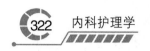

2.术后护理

(1)按照全身麻醉后护理常规,密切观察患者生命体征,遵医嘱补液,按时使用抑酸剂、黏膜保护剂等。

(2)术后卧床休息2～3 d,1周内避免剧烈运动。

(3)术后24 h内禁饮食,24 h后如无明显腹痛及出血现象可逐渐给予温凉流质饮食,1周内给予半流质饮食,并逐渐过渡到普通饮食。

(4)妥善固定,观察颜色、量、性状,保持引流通畅,并及时倾倒引流液。

(5)常见的并发症是出血和穿孔。

(6)如有不适随时就诊,定期复诊(分别术后1、3、6个月复查胃镜)。

(四)食管、胃内异物取出术

消化道异物多由于误吞所致,也有少数是出于某种原因故意吞服或被迫吞服。内镜下食管、胃内异物取出术是通过内镜及辅助器械将食管、胃内不能通过肠蠕动自行排出的异物取出,从而解除患者的不适和痛苦。

【适应证】

1.误吞异物,伴有吞咽困难、疼痛者。

2.X 射线检查,食管内有不透光的金属异物。

3.食管钡剂造影检查在食管某处停留。

【禁忌证】

1.食管异物存留数日,有脱水、发热、全身衰竭者。

2.食管异物可引起食管穿孔者。

3.怀疑异物穿透主动脉弓,可能大出血者。

【护理要点】

1.术前护理

(1)向患者讲解治疗目的、方法和过程、效果及注意事项,减轻其紧张和焦虑的情绪。

(2)术前禁食。

(3)进行血常规、出凝血时间、传染病检查,必要时完善患者心肺功能检查。

2.术后护理

(1)按照全身麻醉后护理常规,密切观察患者生命体征,根据患者不同情况给予必要的抗生素治疗。

(2)术后2～5 d勿进食硬食、热食,应食冷半流质或冷流质,以免食管伤口继续擦伤,或损伤的黏膜血管扩张引起食管出血。

(3)有消化道出血和危重患者应建立静脉输液通路,以保证安全。

八、小肠镜检查术

小肠镜指通过口腔或肛门插入,在 X 射线监视下进行操作,循腔进镜,进行全小肠的直视检查,同时可进行取活体组织标本、黏膜染色、标记病变部位、黏膜下注射、息肉切除等处理。

【适应证】

1.原因不明的消化道出血,经胃镜、肠镜检查未能发现病变者。

2. 原因不明的贫血、消瘦和发热，疑有小肠良恶性肿瘤者。

3. 疑有小肠结核、克罗恩病。

4. 不完全小肠梗阻。

5. 原因不明的腹痛、慢性腹泻，疑有小肠病变者。

6. 相关检查提示小肠存在器质性病变可能者。

7. 小肠吸收不良综合征。

【禁忌证】

1. 不适合胃、肠镜检查者。

2. 完全性小肠梗阻者。

3. 急性腹膜炎、急性胰腺炎、急性胆道感染等。

4. 腹腔广泛粘连者。

【操作方法】

小肠镜检查可经口腔进镜，也可经肛门进镜，这主要取决于病灶位置。如怀疑病灶位于空肠段，可经口腔进镜；如病灶位于回肠段，可经肛门进镜。

【护理要点】

1. 术前护理

(1) 向患者详细讲解检查目的、方法、注意事项，解除其顾虑，取得配合。

(2) 术前准备：经口腔进镜者，准备基本同胃镜；经肛门进镜者，准备同结肠镜。

(3) 建立静脉通道，以备术中用药。

(4) 经口腔进镜者取左侧卧位，松开领口及腰带，放松身躯；经肛门进镜者按结肠镜检查的体位。

(5) 术前适量应用镇静剂及解痉药，经口进镜者，行气管插管呼吸机辅助呼吸更安全。

2. 术后护理

(1) 观察患者生命体征是否平稳；患者清醒后，详细询问患者有无不适，住院者由专人护送至病房。

(2) 注意观察患者意识状态和胸腹部体征，腹胀明显者，可行内镜下排气，腹痛明显或排血便者应留院继续观察。如发现剧烈腹痛、腹胀、面色苍白、心率增快、血压下降、大便次数增多呈暗红色或黑色，提示并发肠出血、肠穿孔，应及时告知医生，并协助其处理。

(3) 检查结束后，嘱患者注意卧床休息，做好肛门清洁。术后 3 d 内进少渣饮食。如行息肉摘除、止血治疗者，应给予抗生素治疗、半流质饮食和适当休息 3 ~ 4 d，避免剧烈运动。

九、胶囊内镜检查术

胶囊内镜全称"智能胶囊消化道内镜系统"。受检者通过口服内置摄像与信号传输装置的智能胶囊，借助消化道蠕动使之在消化道内运动并拍摄图像，医生利用体外的图像记录仪和影像工作站，了解受检者的整个消化道情况，从而对其病情作出诊断。

【适应证】

1. 不明原因的消化道出血。

2. 其他检查提示的小肠影像学异常。

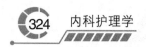

3.原因不明的腹痛、腹泻,疑有小肠器质性病变者。

4.各种炎症性肠病,不含肠梗阻者及肠狭窄者。

5.疑有小肠肿瘤、多发性息肉及克罗恩病者。

6.原因不明的缺铁性贫血。

7.肠吸收不良综合征。

【禁忌证】

1.经检查证实(或怀疑)患有消化道畸形、胃肠道梗阻、消化道穿孔、狭窄或瘘管者。

2.体内植入心脏起搏器或其他电子医学仪器者。

3.严重胃肠动力障碍者,包括未经治疗的贲门失迟缓症和胃轻瘫。

4.无手术条件者或拒绝接受任何外科手术者。

5.有严重吞咽困难者。

6.妊娠妇女。

【操作方法】

1.受检者穿戴背心记录仪,检查和调整天线单元位置,确定胶囊工作正常后,用 50 ~ 100 mL 水送服胶囊。已做过胃镜检查的受检者,可遵医嘱在吞服胶囊后立即予盐酸甲氧氯普胺 10 mg 肌内注射,有助于胶囊尽快通过幽门,争取有更充分的时间在小肠内。

2.在吞服胶囊内镜 2 h 后可进少量水(100 mL 以下),待实时监视中胶囊进入小肠后,受检者可进少量简单餐食,如面包、蛋糕等。

3.检查期间,受检者可日常活动,但避免剧烈运动、屈体、弯腰及可造成图像记录仪天线移动的活动,切勿撞击图像记录仪。避免受外力的干扰。不能接近任何强电磁波区域。受检者如出现腹痛、恶心、呕吐或低血糖等情况,应及时予以处理。

4.检查期间,每 15 min 确认 1 次记录仪上指示灯是否闪烁或进行实时监视,如指示灯闪烁变慢或停止,则立即通知医生,并记录当时的时间。同时也需记录进食、饮水及有不正常感觉的时间,检查结束一起交给医生。

【护理要点】

1.术前护理

(1)向受检者讲解胶囊内镜的构造和应用原理、检查步骤、安全可靠性、检查目的和配合方法,以消除受检者紧张、焦虑、恐惧的心理。

(2)嘱受检者检查前 2 d 勿做钡餐或钡灌肠检查,以免钡剂残留影响检查结果。检查前 8 h 禁食、禁饮,检查前 1 d 进无渣饮食。

(3)体毛较多时需备皮,检查当天着宽松的衣物,以利于穿戴背心记录仪。

2.术后护理　嘱受检者观察胶囊内镜排出情况。一般胶囊内镜在胃肠道内 8 ~ 72 h 随粪便排出体外。若受检者出现难以解释的腹痛、呕吐等肠道梗阻症状或检查后 72 h 仍不能确定胶囊内镜是否还在体内,应及时告知医师,必要时行 X 射线检查。

十、肝穿刺活体组织检查术

肝穿刺活体组织检查术简称肝活检,是由穿刺采取肝组织标本进行组织学检查或制成涂片做细胞学检查,以明确肝脏疾病诊断,或了解肝病演变过程、观察治疗效果以及判断预后。

【适应证】

1. 原因不明的肝大、肝功能异常者。

2. 原因不明的黄疸及门静脉高压者。

3. 自身免疫性肝病的诊断和分型。

【禁忌证】

1. 全身情况衰竭者。

2. 肝外阻塞性黄疸、肝功能严重障碍、大量腹水者。

3. 肝棘球蚴病、肝血管瘤者。

4. 严重贫血、有出血倾向者。

5. 精神障碍、烦躁等不能合作者。

【操作方法】

1. 患者准备

(1) 向患者解释肝穿刺的目的、方法、操作中的注意事项及可能出现的并发症和处理方法,解除患者的紧张心理,积极配合治疗,并签署知情同意书。

(2) 检查肝功能、凝血酶原时间及血小板计数。

(3) 若上述检查结果异常,术前肌内注射维生素 K_1 10 ~ 20 mg,连用 3 d 后复查。正常后可行穿刺术。

(4) 配好血型,以备必要时输血。

(5) 术前测量血压、脉搏,取仰卧位,身体右侧靠近床沿,右手置于枕后,保持固定体位。

2. 物品准备　治疗盘内有:肝穿针 1 枚,无菌包 1 个(洞巾 1 块,无菌纱布数块),碘伏 1 瓶,棉签 1 包,无菌手套 2 副,10 mL、50 mL 注射器各 1 个,培养瓶 1 个,10 mL 的 10% 甲醛溶液 1 瓶,玻片数个,腹带一副,沙袋 1 个,胶布。

3. 操作步骤

(1) 根据 B 超定位确定穿刺点,一般取右侧腋中线 8 ~ 9 肋间肝实音处穿刺。

(2) 常规消毒穿刺部位皮肤,铺无菌巾,以 2% 利多卡因由皮肤至肝被膜进行局部麻醉。

(3) 活检时选较粗的穿刺针,穿刺针外接 10 ~ 20 mL 注射器,注射器吸取 3 ~ 5 mL 的无菌生理盐水,先用穿刺锥在穿刺点皮肤上刺孔,由此孔将穿刺针从肋骨上缘与胸壁,将注射器内液推注 0.5 ~ 1.0 mL,把存留在穿刺针内的组织冲出,将注射器抽吸成负压并保持,同时嘱患者先吸气,然后于深呼气后屏气,术者将穿刺针迅速刺入肝脏不超过 6 cm 深度,立即进行抽取,吸得标本后立即拔出。

(4) 穿刺毕,拔出穿刺针,穿刺部位以无菌纱布按压 5 ~ 10 min,再以胶布固定,以多头绷带束紧 12 h,压上沙袋 4 h。

(5) 将抽取的组织或液体注入培养瓶、玻片上送验。

【护理要点】

1. 术后患者应绝对卧床休息 24 h,72 h 内避免剧烈活动,协助其做好生活护理。

2. 密切监测患者生命体征变化,术后 4 h 内每 15 ~ 30 min 测量 1 次生命体征,尤其注意血压变化。若平稳可 1 ~ 2 h 测 1 次。如患者出现脉搏细速、血压进行性下降、出冷汗、烦躁不安、面色苍白,立即通知医师紧急处理。

3. 注意观察穿刺部位,注意有无伤口渗血、血肿、疼痛。若穿刺部位疼痛明显,应仔细查找原

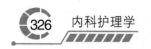

因。若为一般组织创伤性疼痛,可予以镇痛药。若为气胸、胸膜休克或胆汁性腹膜炎,应及时处理。

十一、内镜逆行胰胆管造影术

内镜逆行胰胆管造影术(endoscopic retrograde cholangiopan creatography,ERCP),是在内镜下经十二指肠乳头插管注入造影剂,从而逆行显示胰胆管的造影技术。

【适应证】

凡属胰胆疾病及疑似有胰胆疾病者皆为适应证。

1. 原因不明的梗阻性黄疸。

2. 上腹部疼痛怀疑慢性胰腺炎、胰腺癌或胆石症者。

3. 上腹部肿块怀疑胰胆系统肿瘤者。

4. 复发性胆道疾病,疑有结石、炎症或畸形者;或胆道、胆囊术后症状反复、常规检查不能确诊者。

5. 不明原因的上腹痛,疑诊有 Oddi 括约肌功能障碍者,可行 Oddi 括约肌测压。

【禁忌证】

1. 不适宜行胃镜检查者。

2. 急性胰腺炎或慢性胰腺炎急性发作者,但经超声等证实为结石嵌顿引起,且可以解除梗阻者则不为禁忌证。

3. 上消化道梗阻者,如溃疡引起的幽门梗阻者。

4. 严重的心、肺、肾、肝功能不全者。

5. 急性或严重的胆道感染,或者胆道狭窄、梗阻者,但又不具备胆道引流条件者。

【护理要点】

1. 操作前护理

(1)环境准备:关闭门窗,调节室温,必要时屏风遮挡(请无关人员回避)等。

(2)物品准备

1)药物:利多卡因胶浆、造影剂、地西泮、阿托品、丁溴东莨菪碱、0.9% 氯化钠。

2)物品准备:口垫、弯盘、电子纤维内镜,备好护理记录单。备好其他抢救物品:简易呼吸器、急救车等。

(3)向患者宣教逆行性胰胆管造影术的术前准备,禁食、禁水 8~12 h,碘过敏试验,取合适体位等。

(4)核对医嘱,携用物至患者检查床旁。辨识患者,向患者及家属解释技术执行的目的及过程,并取得同意。

2. 操作中护理

(1)建立静脉通路补液,给予解痉镇静药物,咽喉部麻醉。

(2)协助患者左侧卧位,腿部弯曲。嘱患者含上口垫,轻轻咬住,放弯盘于口旁。

(3)嘱患者以鼻深呼吸,头不能动,全身放松,内镜经过口垫进入口腔。当捅入舌根部至食管入口时,嘱患者做吞咽动作,胃镜可顺利通过咽部,而后通过胃腔、幽门,进入十二指肠降段找准乳头,插入导管,注入造影剂,转动患者体位为俯卧位,摄片后根据情况治疗。

(4)在插镜过程中密切观察患者的呼吸、面色等情况,同时不断向患者做简单解释,指导其做深呼吸,不能吞下口水,让其自然流至弯盘内。

（5）在 ERCP 的基础上可以进行十二指肠乳头括约肌切开术（EST）、内镜下鼻胆引流术（ENBD）、胆管网篮取石术等介入治疗。

3.操作后护理

（1）术后评估患者神志、腹部体征、生命体征，有无恶心、呕吐等症状。

（2）术后 2 h、6 h、次日清晨抽血检查胰腺功能，常规应用抗生素。

（3）对于有鼻胆引流管的患者，定时观察其性、状、量；妥善固定，防止脱出。

（4）向患者介绍内镜逆行胰胆管造影术的并发症。

（5）向患者介绍术后禁食及抽取血查胰腺功能的重要性。

（6）指导患者出院后应注意休息，保持良好的饮食习惯。

（刘　姝）

本章小结

　　本章主要讲解了消化系统常见疾病的病因和发病机制、病理生理、临床表现、诊断要点、护理评估、护理诊断、护理措施、健康教育、疾病预后以及消化系统疾病常用诊疗技术。临床护理人员应根据疾病的临床表现结合实验室检查，对患者进行全面的评估，进而提出准确的护理诊断/问题、实施有效的护理措施及健康教育；对于诊疗技术，要全面掌握诊疗技术的适应证与禁忌证，在实施诊疗技术前的准备工作与实施诊疗技术后的护理要点。

自测题

参考答案

第五章　泌尿系统疾病患者的护理

▓▓▓▓ 学习目标 ▓▓▓▓

1. 知识目标　①掌握本系统疾病的常见症状及护理常规;常见疾病的概念、护理评估、护理诊断/问题和护理措施、健康指导。②熟悉本系统常见疾病的病因、临床表现、诊断要点和治疗要点;常用诊疗技术的操作过程、适应证和禁忌证。⑥了解本系统常见疾病的发病机制、辅助检查。
2. 能力目标　①能正确观察并记录尿量、颜色、性质。②能掌握留取尿标本和尿细菌学培养标本的正确方法。③能正确识别肾源性水肿、尿路刺激征、肾性高血压、尿异常。④能熟练引导患者配合肾活检技术和血液净化治疗。
3. 素质目标　①具有应用泌尿系统疾病护理常规开展整体护理的素质。②具有以患者为中心,结合具体临床情景,主动思考、及时发现和解决问题的素质。

第一节　泌尿系统的结构、功能与疾病及护理评估

泌尿系统由肾脏、输尿管、膀胱、尿道及相关的血管、神经等组成。肾脏主要功能是生成尿液,以排泄代谢产物及调节水、电解质和酸碱代谢的平衡,维持机体内环境的稳定。此外,肾脏还具有内分泌功能(调节血压、红细胞生成和骨骼生长等)。在内科疾病中,泌尿系统疾病主要为肾病。中国慢性肾脏病(CKD)的患病率为10%~13%,已成为继肿瘤、心脑血管病、糖尿病之后威胁人类健康的重要疾病,是全球性重要公共卫生问题之一。目前全世界有超过5亿人患有不同程度的CKD。肾病分为原发性和继发性,后者为全身其他系统疾病累及肾脏所致,如糖尿病、高血压等。肾病致肾严重受损时,可致肾衰竭,肾衰竭患者必须进行肾脏替代治疗。急性肾损伤可通过血液透析或腹膜透析维持生命,赢得治疗时间,争取肾功能恢复;慢性肾衰竭则必须依靠维持性透析或肾移植才能存活。

一、肾脏的结构和功能

1. 肾脏的解剖和组织学结构　肾脏位于腹膜后脊柱两旁,约为第12胸椎至第3腰椎的位置,左右各一,右肾较左肾位置低半个至1个椎体。肾实质分皮质和髓质两部分。皮质位于肾实质的外层,主要由肾小体和肾小管曲部构成。髓质位于肾实质的内层,由10余个肾锥体组成,主要为髓袢和集合管,锥体的尖端终止于肾乳头。肾单位和集合管生成的尿液,经集合管在肾乳头的开口处流

入肾小盏,再进入肾大盏和肾盂,最后经输尿管进入膀胱。

肾单位是肾脏最基本的结构和功能单位。每个肾脏约有100万个肾单位。每个肾单位由肾小体及与之相连的肾小管组成;肾小体由肾小球毛细血管丛和周围包绕的肾小囊(包曼囊)两部分组成;进出毛细血管丛的分别是入球小动脉和出球小动脉。

肾小体是肾单位的重要组成部分,包括肾小球毛细血管丛和包曼囊。肾小球毛细血管丛由3种主要细胞(内皮细胞、脏层上皮细胞、系膜细胞)、基底膜和系膜组成。内皮细胞覆盖于毛细血管壁内侧,胞体布满小孔(窗孔),是肾小球滤过屏障的首层。内皮细胞带有负电荷,与肾小球基底膜、脏层上皮细胞的足突构成肾小球的滤过屏障。脏层上皮细胞有较多足状突起,又称足细胞,对于维持肾小球滤过屏障的完整性至关重要。足细胞相关蛋白构成了肾小球滤过屏障的分子筛,是保障滤过功能的重要分子屏障。这些足细胞相关蛋白的异常会损害滤过屏障的结构完整和稳定,导致蛋白尿。肾小球毛细血管间有系膜组织,包括系膜细胞和基质,起支撑肾小球毛细血管丛、调节肾小球滤过率等多种作用。

肾小管包括近曲小管、髓袢降支及升支、远曲小管及集合管;集合管汇集尿液流经肾乳头至肾盏并最终至输尿管。

肾小球旁器位于肾小球的血管极,由致密斑、球旁细胞、极周细胞、球外系膜细胞构成。球旁细胞位于入球小动脉终末部的中膜内,其内有许多分泌肾素的特殊颗粒。致密斑位于入球小动脉与出球小动脉形成的交角里,感受流经肾小管液中的钠离子浓度,并通过调节球旁颗粒细胞释放肾素,从而调节入球小动脉的血管张力,以此来调节肾小球滤过率,此过程称为管球反馈。

2. 肾脏的生理功能

(1)肾小球的滤过功能:肾脏接收的血流灌注约占全心排血量的25%。滤过功能是肾脏最重要的生理功能,也是临床最常用的评估肾功能的参数。肾小球滤过率(glomerular filtration rate,GFR)成人静息状态下男性约为120 mL/(min·1.73 m²),女性比男性约低10%。GFR与年龄有关,25～30岁时达到高峰,此后随年龄增长而逐渐降低。GFR主要取决于肾小球血流量、有效滤过压、滤过膜面积和毛细血管通透性等因素。

(2)肾小管的重吸收和分泌功能

1)重吸收功能:肾小球每日滤过生成的原尿可达180 L。当原尿流经肾小管和集合管,绝大部分物质被重吸收回血液,如99%的水、全部的葡萄糖和氨基酸、大部分的电解质以及HCO_3^-等,最后形成约1.5 L的终尿。

2)分泌和排泄功能:肾小管上皮细胞可将自身产生的或血液内的某些物质排泌到尿中,如有机酸、尿酸、NH_4^+、某些抗生素和造影剂等,以调节机体电解质、酸碱代谢的平衡和排出废物。

3)浓缩和稀释功能:通过逆流倍增、髓质渗透压梯度和抗利尿激素的作用,肾脏对水具有强大的调节功能。体内水过多时,肾脏稀释尿液,排水量增加;体内缺水时,肾小管对水的重吸收增加,排水量减少。肾脏的浓缩和稀释功能可反映远端肾小管和集合管对水平衡的调节能力。

(3)肾脏的内分泌功能:肾脏具有重要的内分泌功能,能够参与合成和分泌肾素、前列腺素、激肽类物质、1,25－二羟维生素 D_3、促红细胞生成素等。参与人体的血流动力学调节、红细胞生成、钙磷代谢及骨代谢等。

二、护理评估

在全面收集患者的主客观资料的基础上,将泌尿系统疾病患者护理评估的重点内容归纳如下。

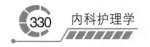

（一）病史

1. 患病及治疗经过

（1）患病经过：泌尿系统疾病一般病程较长，病因各异，起病方式可缓可急。应详细询问起病时间、起病急缓、有无明显诱因、有无相关的疾病病史和家族史、患病后的主要症状及其特点。

在询问诱因与病因时，不同类型疾病的侧重点不一。如急性肾小球肾炎应重点了解有无反复咽炎、扁桃体炎等上呼吸道感染和皮肤脓疱疮等化脓性感染史；遗传性肾炎、多囊肾等应了解家族中有无同样或类似疾病的患者；肾功能受损者除询问有无肾病病史外，还应注意询问有无高血压、糖尿病、过敏性紫癜、系统性红斑狼疮等病史及有无长期服用对肾有损害的药物。

在询问症状时，应着重了解有无肉眼血尿、尿量改变、排尿异常，有无水肿，有无腰痛、夜尿增加及尿毒症的症状。了解症状演变发展的过程及是否出现并发症。需注意的是，症状的严重程度与肾功能损害程度不一定相符。某些肾功能已严重损害的患者可以很长时间内无明显症状，而某些并不很晚期但进展快速的患者可能伴有许多严重的症状。

（2）检查及治疗经过：了解患者曾做过哪些检查及其结果。了解其治疗的经过、效果及是否遵医嘱治疗。了解目前用药情况，包括药物种类、剂量、用法，有无药物过敏史，有无长期使用对肾有损害的药物。由于泌尿系统疾病患者常需调整水、钠、钾、蛋白质等的摄入，评估时应详细了解患者有无特殊的饮食治疗要求及其依从情况。

（3）目前的主要不适及病情变化：询问目前最突出的症状及其病情变化，了解患者食欲、睡眠、体重等方面有无改变。

2. 心理-社会资料

（1）疾病知识：评估患者对所患疾病的性质、过程、预后、防治等知识是否了解及了解程度。

（2）心理状态：了解患者有无紧张、焦虑、抑郁、绝望等不良情绪。由于肾病大多时轻时重、迁延不愈，治疗上较为困难，患者常会出现各种不利于其疾病治疗的负性情绪，因此需注意观察和评估患者的心理状态，以便及时给予心理疏导及心理支持。

（3）患病对日常生活、学习或工作的影响：许多泌尿系统疾病的康复需要患者卧床休息，减少体力活动，故需详细评估患者患病后的日常活动、社会活动有无改变及其程度。

（4）社会支持：了解患者的家庭成员组成、家庭经济状况、家属对患者所患疾病的认知以及家属对患者的关心和支持程度；了解患者的工作单位所能提供的支持，有无医疗保障；评估患者出院后的就医条件，能否得到及时有效的社区保健服务。尤其慢性肾衰竭患者常需行肾移植术或长期维持性透析治疗，个人往往难以承担高额的医疗费用，故对其社会支持系统的评估非常重要。

3. 生活史　了解患者的日常生活是否规律，工作是否紧张，有无过度劳累；是否进行规律锻炼；是否注意个人卫生等。询问患者平时的饮食习惯，包括每天摄取食物的品种、量、口味及有无特殊嗜好，如喜食较咸食物等。

（二）身体评估

1. 一般状态　患者的精神、意识、营养状况、体重及有无高血压和体温升高等。

2. 皮肤黏膜　皮肤黏膜有无苍白、尿素结晶、抓痕和色素沉着，有无水肿，如有则需评估水肿特点，包括水肿的出现时间、部位、是否为凹陷性等。

3. 胸部检查　有无胸腔积液，肺底部有无湿啰音，心界是否扩大。

4. 腹部检查　有无移动性浊音，有无肾区叩击痛及输尿管点压痛。

（三）实验室及其他检查

1. 尿液检查　①一般性状检查,包括尿量、颜色、性状、气味、酸碱度及比重等;②生化检查,包括蛋白质、葡萄糖等;③尿沉渣有形成分显微镜检查,包括细胞、管型和细菌等检查。

尿常规检查可用任何时间段的新鲜尿液,但最好是清晨第1次尿。因晨尿较浓缩,有利于尿液有形成分的检出,且又可避免饮食因素的干扰。尿标本留取后宜立即送检。收集标本的容器应清洁干燥,女性患者应避开月经期,防止阴道分泌物或经血混入。尿蛋白定量试验应留取24 h尿标本,并加防腐剂。留取尿细菌学培养标本时应注意以下几点:①在应用抗菌药之前或停用抗菌药7 d之后留取尿标本;②应确保尿液在膀胱内至少停留4 h;③留取尿液时要严格无菌操作,先充分清洁外阴,消毒尿道口,再用无菌试管留取中段尿液;④尿标本必须在1 h内做细菌培养,否则需冷藏保存,且不能加防腐剂。

2. 肾功能检查

(1)肾小球滤过功能:肾小球滤过功能主要是通过检测肾小球滤过率进行评价的。目前大多根据血清肌酐来估算GFR,临床上也常用血尿素氮和血肌酐值来判断肾小球的滤过功能。但两者均在肾功能严重损害时才明显升高,不能作为早期诊断指标。血尿素氮易受肾外因素影响,如高蛋白饮食、高分解状态、上消化道大出血等,其特异性不如血肌酐。

(2)肾小管功能测定:包括近端和远端肾小管功能测定。检查近端肾小管功能常用尿β_2微球蛋白和α_1微球蛋白测定。检查远端小管功能常采用尿浓缩稀释试验和尿渗量(尿渗透压)测定。

3. 免疫学检查　许多原发性肾脏疾病与免疫炎症反应有关,故免疫学检查有助于判断疾病类型及病因。常用的检查项目包括血清补体成分测定(血清总补体、补体C3等)、血清抗链球菌溶血素"O"抗体的测定。其中血清抗链球菌溶血素"O"滴度增高对肾小球肾炎的诊断有重要意义。

4. 肾活检技术　肾活检技术有助于确定肾病的病理类型,对肾实质疾病的诊断、指导治疗及判断预后有重要意义。肾活检技术为有创检查,可发生肾周组织损伤、出血或感染等并发症。

5. 影像学检查　可了解泌尿系统器官的形态、位置、功能及有无占位性病变以协助诊断。常用的检查项目有腹部平片、静脉肾盂造影及逆行肾盂造影、肾血管造影、膀胱镜检查、B超、CT、MRI、放射性核素检查等。尿路器械操作应注意无菌操作,以免引起尿路感染。

静脉肾盂造影和逆行肾盂造影检查前应嘱患者少渣饮食,避免摄入使胃肠胀气的食物如豆类、粗纤维的蔬菜等;检查前一天晚饭后2 h开水冲服番泻叶以清洁肠道;检查当日晨禁食,造影前12 h禁饮水。另外,由于术中需用碘制剂,检查前应做碘过敏试验。检查后嘱患者多饮水,以促进残留在体内的造影剂尽快排出,减少对肾脏的毒性作用。

（王　贺）

第二节　泌尿系统疾病患者常见症状、
　　　　体征的评估与护理

一、肾源性水肿

肾源性水肿是肾小球疾病最常见的临床表现之一,多出现在组织疏松部位(如眼睑等)以及身体下垂部位(如脚踝、胫前部位),长期卧床时最易出现在骶尾部。肾源性水肿的性质是软而易移动,临床上呈现凹陷性水肿,即用手指按压局部皮肤可出现凹陷。临床上根据水肿程度可分为轻、中、重3度。

1. **肾炎性水肿** 由于肾小球滤过下降,肾小管重吸收功能相对正常造成球管失衡和肾小球滤过分数下降,引起水钠潴留导致水肿。又因患者常伴有毛细血管通透性增加,从而导致组织间隙中水分潴留,从而加重水肿。肾炎性水肿多从颜面部开始,重者可波及全身,常伴血压升高。

2. **肾病性水肿** 由于患者大量蛋白尿导致血浆蛋白较少,血浆胶体渗透压降低,也可以引起水肿。肾病性水肿一般较严重,多从下肢部位开始,常表现为全身性、体位性和凹陷性,可无高血压及循环淤血的表现。

【护理评估】

1. 评估患者意识、生命体征、皮肤完整性、自理能力、心理状态、合作程度,了解患者目前病情、治疗及用药情况。

2. 评估患者水肿发生原因及时间,水肿特点、部位、程度及消长情况。检查方法:用手指在局部按压5 s后移去,如在移去手指5 s后仍不能恢复原状,即为凹陷性水肿。

3. 评估患者排尿情况,了解患者尿量、颜色、性状等。

4. 评估患者营养状况,了解患者饮食、饮水习惯,目前饮水量、进食量、钠盐摄入情况。

5. 评估患者有无伴随症状,如头晕、乏力、胸闷、憋气、呼吸困难、心率加快、腹胀等。

6. 了解患者各种检查、检验结果,如血清白蛋白、尿常规、24 h尿蛋白定量、电解质、肾功能、凝血功能、尿浓缩功能检查、肾脏B超、肾血管彩超、肾活检等。

【主要护理诊断/问题】

1. **体液过多** 与肾小球滤过功能下降致水钠潴留、大量蛋白尿致血浆白蛋白浓度下降有关。

2. **有皮肤完整性受损的危险** 与皮肤水肿、营养不良有关。

【护理措施】

1. 体液过多

(1)休息:严重水肿者应卧床休息,轻者可适当活动,避免劳累。卧床休息时可抬高双下肢,以增加静脉回流,减轻水肿;如有阴囊水肿者可用吊带托起。

(2)饮食护理:限制水、钠的摄入,予以少盐饮食,每天以2~3 g为宜。若每天尿量达1 000 mL以上,一般无须严格限水,但不可过多饮水。若每天尿量小于500 mL或有严重水肿者需限制水的摄入,重者应量出为入,每天液体入量不应超过前一天24 h尿量加上不显性失水量(约500 mL)。低蛋白血症所致水肿者,若血尿素氮正常,可给予0.8~1.0 g/(kg·d)的优质蛋白质(优质蛋白质指富含必需氨基酸的动物蛋白如牛奶、鸡蛋、鱼肉等),但不宜给予高蛋白饮食,因为高蛋白饮食可致尿蛋白增多而加重病情。有氮质血症的水肿患者,则应限制蛋白质的摄入,一般给予0.6~0.8 g/(kg·d)的优质蛋白。慢性肾衰竭患者需根据GFR来调节蛋白质摄入量。低蛋白饮食的患者需注意补充足够的热量,以免引起负氮平衡,每天摄入的热量不应低于126 kJ/(kg·d),即30 kcal/(kg·d)。

(3)病情观察:记录患者24 h出入量,每日测量体重,监测患者生命体征及尿液变化,定期进行血液、尿液检查,注意尿蛋白、血清白蛋白及肾功能变化。观察患者水肿消长情况,观察有无胸腔积液、心包积液、腹腔积液等相关体征,注意有无急性左心衰竭和肺水肿的发生。

(4)用药护理:大量蛋白尿伴低蛋白血症者,应遵医嘱给予患者补充白蛋白及预防血栓治疗。患者静脉补充白蛋白时应注意有无过敏表现;应用抗凝剂时监测凝血功能,并观察有无出血倾向;

遵医嘱使用利尿药,观察药物的疗效及可能出现的不良反应。长期使用利尿药时,应密切监测血清电解质和酸碱平衡情况,观察有无低钾血症、低钠血症、低氯性碱中毒。低钾血症可表现为肌无力、腹胀、恶心、呕吐以及心律失常;低钠血症可出现无力、恶心、肌痛性痉挛、嗜睡和意识淡漠;低氯性碱中毒表现为呼吸浅慢,手足抽搐、肌痉挛,烦躁和谵妄。利尿过快过猛可导致有效血容量不足,出现恶心、直立性低血压、口干、心悸等症状。此外,呋塞米等强效利尿药具有耳毒性,可引起耳鸣、眩晕及听力丧失,应避免与具有相同不良反应的氨基糖苷类抗生素同时使用,如链霉素等。使用环磷酰胺等免疫抑制剂时,容易引起出血性膀胱炎、骨髓抑制、消化道症状、肝功能损害、脱发等。

(5)健康指导:①告知患者出现水肿的原因;②指导患者避免进食腌制食品、罐头食品、啤酒、调味品、豆腐干等含钠丰富的食物,并指导其使用醋和柠檬等增进食欲;③教会患者通过正确记录每天出入液量、体重等评估水肿的变化;④向患者详细介绍有关药物的名称、用法、剂量、作用和不良反应,并告诉患者要遵医嘱用药,不可擅自加量、减量和停药,尤其是糖皮质激素和环磷酰胺等免疫抑制剂。

2. 有皮肤完整性受损的危险

(1)皮肤护理:①指导患者穿宽松衣物,剪短指(趾)甲,以免抓破皮肤。②保持床单清洁,保持口腔、会阴及肛周清洁,每日温水清洁皮肤。③适当按摩皮肤,避免用力搓揉,以免损伤皮肤。④卧床患者每2 h翻身1次,预防压疮的发生;年老体弱、改变体位困难者,协助患者翻身,使用气垫床或减压贴保护皮肤。⑤水肿严重者进行穿刺或注射时,将水肿皮肤推向一侧后进行操作,拔针后延长穿刺点按压时间。⑥已有皮肤破损渗液者,用生理盐水清洁皮肤或遵医嘱用药物涂抹,并用敷料覆盖以避免感染。⑦遵医嘱积极进行利尿消肿治疗,除利尿剂外还可使用芒硝外敷。

(2)皮肤观察:观察皮肤有无红肿、破损和化脓等情况发生。

二、尿路刺激征

尿路刺激征指膀胱颈和膀胱三角区受炎症或机械刺激而引起的尿频、尿急、尿痛,伴或不伴有排尿不尽感及下腹坠痛。尿频指尿意频繁但每次尿量不多;尿急指一有尿意即尿急难忍的感觉;尿痛指排尿时伴有会阴或下腹部疼痛。尿路刺激征多见于尿路感染、结石等疾病。

【护理评估】

1. 病史　询问患者排尿情况,包括每天排尿的次数、尿量,询问有无尿急、尿痛及其严重程度;询问尿频、尿急、尿痛的起始时间;询问尿痛的部位,有无伴随症状,如发热、腰痛等;起病前有无明显诱因,有无泌尿系统畸形、前列腺增生、妇科炎症等相关疾病病史;询问患病以来的治疗经过,药物使用情况,包括曾用药物的名称、剂量、用法、疗程及其疗效,有无发生不良反应。

2. 身体评估　评估患者的营养状况,有无紧张、焦虑等不良心理反应,体温有无升高。肾区有无压痛、叩击痛,输尿管点有无压痛,尿道口有无红肿等。

3. 实验室及其他检查　通过尿液检查了解患者有无白细胞尿、血尿等,尿细菌镜检和定量培养的结果,是否为有意义的细菌尿;尿路感染是在上尿路还是下尿路;24 h尿量有无异常,有无夜尿增多和尿比密降低。通过影像学检查了解肾有无异常,尿路有无畸形或梗阻。

【主要护理诊断/问题】

排尿异常:尿频、尿急、尿痛,与尿路感染所致的膀胱激惹状态有关。

【护理措施】

1. 休息　急性发作期应注意卧床休息,因过分紧张可加重尿频,可指导患者从事一些感兴趣的

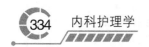

活动,如看电视或聊天、听舒缓的音乐、刷短视频等,以分散患者注意力,减轻焦虑,缓解尿路刺激征。另外,各项护理治疗应集中进行,减少对患者的反复刺激。

2. 增加水分的摄入　如无禁忌证,应尽量多饮水,勤排尿,以达到不断冲洗尿路、减少细菌在尿路停留的目的。尿路感染者每天摄水量不应少于 2 000 mL,保证每 2~3 h 排尿 1 次,每天尿量在 1 500 mL 以上。

3. 保持皮肤黏膜的清洁　指导患者做好个人卫生,教会患者正确清洁外阴的方法,同时增加会阴的清洗次数,减少肠道细菌侵入尿路而引起感染的机会。女性月经期间尤需注意会阴部的清洁。

4. 疼痛护理　指导患者进行膀胱区热敷或按摩,以缓解局部肌肉痉挛,减轻疼痛。

5. 用药护理　遵医嘱给予抗菌药物和口服碳酸氢钠,注意观察药物的疗效及不良反应。碳酸氢钠可碱化尿液,减轻尿路刺激征。

三、肾性高血压

肾病常伴有高血压,称肾性高血压。90% 的慢性肾衰竭尿毒症期患者会出现高血压,而持续存在的高血压会加速肾功能恶化。肾性高血压按病因可分为肾血管性和肾实质性两类。前者少见,为单侧或双侧肾动脉狭窄所致,其高血压程度较重,易进展为急进性高血压。后者多见,主要由急性或慢性肾小球肾炎、慢性肾盂肾炎、慢性肾衰竭等肾实质性疾病所引起。

肾性高血压按发生机制又可分为容量依赖型高血压和肾素依赖型高血压。前者的发生与水钠潴留致血容量增加有关,限制水钠摄入或增加水钠排出可降低血压,见于急、慢性肾炎和大多数肾功能不全。后者为肾素-血管紧张素-醛固酮系统兴奋所致,限制水钠摄入或使用利尿药后反而会使病情加重。可应用血管紧张素转换酶抑制药、血管紧张素Ⅱ受体阻滞药和钙通道阻滞剂降压,多见于肾血管疾病和少数慢性肾衰竭晚期患者。肾实质性高血压中,80% 以上为容量依赖型,仅 10% 左右为肾素依赖型,但两型高血压常混合存在,有时很难截然分开。

四、尿异常

1. 尿量异常　正常人每天平均尿量约为 1 500 mL,尿量的多少取决于肾小球滤过率和肾小管重吸收量。尿量异常包括少尿、无尿、多尿和夜尿增多。

(1)少尿和无尿:少尿指尿量少于 400 mL/d 或少于 17 mL/h。若每天尿量少于 100 mL 或 12 h 无尿液排出称为无尿。少尿可因肾前性(如血容量不足或肾血管痉挛等)、肾性(急性肾损伤、慢性肾衰竭等)以及肾后性(如尿路梗阻等)因素引起。

(2)多尿:多尿指每天尿量超过 2 500 mL。多尿分肾性和非肾性两类。肾性多尿见于各种原因所致的肾小管功能不全;非肾性多尿多见于糖尿病、尿崩症和溶质性利尿等。

(3)夜尿增多:夜尿增多指夜间尿量超过白天尿量或夜间尿量超过 750 mL。持续的夜尿增多,且尿比重低而固定,提示肾小管浓缩功能减退。

2. 蛋白尿　正常人尿中因蛋白质含量低,临床上尿常规蛋白定性试验不能测出。当尿蛋白超过 150 mg/d,尿蛋白定性阳性,称为蛋白尿。若尿蛋白量>3.5 g/d,则称为大量蛋白尿,尿蛋白定性试验表现为+++ ~++++。

3. 血尿　新鲜尿沉渣红细胞>3 个/HP,称为镜下血尿。尿外观呈血样、酱油样或洗肉水样,称肉眼血尿。血尿可由泌尿系统疾病引起,如肾小球肾炎、肾盂肾炎、泌尿道结石、结核、肿瘤等;也可由全身性疾病如血液病、感染性疾病等及药物不良反应引起;此外,剧烈运动后可发生功能性血尿。

临床上将血尿分为肾小球源性和非肾小球源性。肾小球源性血尿系肾小球基膜断裂所致,如患者出现血尿并伴较大量蛋白尿和(或)管型尿(特别是细胞管型),多提示为肾小球源性血尿。非肾小球源性血尿为肾小球以外部位病变所致,如尿路感染、结石及肿瘤等,尿中红细胞大小形态均一。

4. 白细胞尿、脓尿和菌尿　新鲜离心尿液白细胞>5 个/HP,称为白细胞尿或脓尿。尿中白细胞明显增多常见于泌尿系统感染,肾小球肾炎等疾病也可出现轻度白细胞尿。菌尿指中段尿涂片镜检,每个高倍视野均可见细菌,或尿细菌培养菌落计数超过 1×10^5/mL,仅见于尿路感染。

5. 管型尿　尿中管型的出现是由于蛋白质、细胞或其碎片在肾小管内凝聚所致,包括细胞管型、颗粒管型、透明管型、蜡样管型等。正常人尿中偶见透明及颗粒管型。若 12 h 尿沉渣计数管型超过 5 000 个,或镜检发现大量或其他类型管型,称为管型尿。白细胞管型是诊断活动性肾盂肾炎的重要依据;上皮细胞管型可见于急性肾小管坏死;红细胞管型常见于急性肾小球肾炎;蜡样管型见于慢性肾衰竭。

五、肾区痛

当肾盂、输尿管内张力增高或包膜受牵拉时可发生肾区痛,表现为肾区胀痛或隐痛、肾区压痛和叩击痛阳性。多见于肾脏或附近组织炎症、肾肿瘤等。

肾绞痛是一种特殊的肾区痛,主要由输尿管内结石、血块等移行所致。其特点为疼痛常突然发作,可向下腹、外阴及大腿内侧部位放射。

(王　贺)

第三节　肾炎综合征

肾小球疾病是一组病变主要累及双肾肾小球的疾病,以血尿、蛋白尿、水肿、高血压和不同程度肾功能损害为主要临床表现。根据病因可分为原发性、继发性和遗传性 3 类。原发性肾小球疾病大多原因不明;继发性肾小球疾病指继发于全身性疾病的肾小球性损害,如狼疮性肾炎、糖尿病肾病等;遗传性肾小球疾病指遗传基因变异所致的肾小球疾病,如奥尔波特综合征(Alport 综合征)等。其中,原发性肾小球疾病占绝大多数,目前仍是我国终末期肾病最主要的病因。下面主要介绍原发性肾小球疾病。

目前原发性肾小球疾病常用的分类方法包括临床分型和病理分型。原发性肾小球疾病的临床分型可根据临床表现分为肾炎综合征和肾病综合征。肾炎综合征以肾小球源性血尿为主要表现,常伴有蛋白尿,但也可为单纯血尿,可有水肿和高血压。根据起病急缓又可分为急性肾小球肾炎(即急性肾炎综合征)、慢性肾小球肾炎(即慢性肾炎综合征)和急进性肾小球肾炎(即急进性肾炎综合征)。肾病综合征以大量蛋白尿和低蛋白血症为主要表现,常伴有水肿和高脂血症。

肾小球疾病的临床分类与病理类型之间有一定的联系,但并无肯定的对应关系。同一病理类型可呈现多种临床表现,而同种临床表现又可见于不同的病理类型。肾脏活体组织检查是确定肾小球疾病病理类型和病变程度的必要手段,而正确的病理诊断又必须与临床紧密结合。

一、急性肾小球肾炎

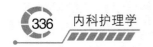

患者,男,21岁,因"水肿、少尿10 d"入院。患者1个月前淋雨受凉后出现恶心、呕吐、头痛、失眠、下肢水肿、尿量减少且夜尿增多。查体:T 37.5 ℃,P 80 次/min,R 20 次/min,BP 150/110 mmHg,面部及眼睑明显水肿。两肺呼吸音清晰,未闻及干、湿啰音。律齐。肝脾未触及。双下肢凹陷性水肿。实验室检查:尿蛋白(++++),可见红细胞、白细胞和颗粒管型。血常规:红细胞 $11.8×10^{12}$/L,血红蛋白80 g/L。血生化:血尿素氮60.8 mmol/L,血肌酐600 μmol/L。

请思考:①该患者最可能的医疗诊断是什么? ②存在哪些主要护理诊断/问题? 诊断依据是什么? ③对该患者应该如何护理?

急性肾小球肾炎(acute glomerulonephritis,AGN),简称急性肾炎,起病急,主要表现为血尿、蛋白尿、水肿和高血压,可伴有一过性肾功能不全。多见于链球菌感染后,其他细菌、病毒和寄生虫感染后亦可引起。这里主要介绍链球菌感染后急性肾小球肾炎。

【临床表现】

本病多见于儿童,男性略多。发病前通常有前驱感染,如呼吸道感染、皮肤感染等。潜伏期为1~3周,平均10 d左右。起病多较急,病情轻重不一,轻者可无明显临床症状,仅有镜下血尿及血清补体异常;典型者呈急性肾炎综合征表现,重者可发生急性肾损伤。大多预后良好,常在数月内自愈。本病典型的临床表现如下。

1. 尿异常 几乎全部患者均有肾小球源性血尿,约30%为肉眼血尿,常为起病首发症状和患者就诊的原因。绝大多数患者伴有轻至中度蛋白尿,少数患者可呈肾病综合征范围的蛋白尿。尿沉渣除红细胞外,早期尚可见白细胞和上皮细胞稍增多,并可有颗粒管型和红细胞管型等。

2. 水肿 见于80%以上患者。典型表现为晨起眼睑水肿,可伴有双下肢水肿,少数严重者可波及全身。

3. 高血压 约80%的患者可出现一过性的轻、中度高血压,主要与水钠潴留有关,积极利尿后血压可逐渐恢复正常。严重高血压不多见。

4. 肾功能异常 部分患者在起病早期可因尿量减少而出现一过性肾功能受损,表现为血肌酐轻度升高,常于1~2周后,随尿量增加而恢复至正常,仅极少数患者可出现急性肾损伤。

5. 并发症 部分患者在急性期可发生较严重的并发症。

(1)心力衰竭:其发生与严重的水钠潴留和高血压有关。老年患者发生率较高。多在起病后1~2周内发生,但也可为首发症状。

(2)高血压脑病:以儿童多见,多见于病程早期。

(3)急性肾损伤:极少见,为急性肾小球肾炎死亡的主要原因,但多数可逆。

【实验室及其他检查】

1. 尿液检查 几乎所有患者均有镜下血尿,可见多形性红细胞。尿蛋白多为+~++,少数患者可有大量蛋白尿。尿沉渣中常有白细胞管型、上皮细胞管型、红细胞管型、颗粒管型等。

2. 免疫学检查 ①抗链球菌溶血素"O"抗体(ASO)测定:ASO 滴度明显升高表明近期有链球菌

感染。在咽部感染的患者中,90% ASO 滴度可高于 200 U,多在链球菌感染后 2~3 周出现,3~5 周滴度达高峰而后逐渐下降。②血清补体测定:发病初期血清补体 C3 及总补体均明显下降,8 周内逐渐恢复正常,对诊断本病意义很大。

3.肾功能检查　可有轻度肾小球滤过率降低,血清肌酐和血尿素氮升高。

4.肾脏活体组织检查　是确诊肾炎最主要的手段,可以区别急性肾炎的病理类型。

【诊断要点】

链球菌感染后 1~3 周出现血尿、蛋白尿、水肿和高血压等肾炎综合征典型表现,伴血清补体 C3 降低,病情于发病 8 周内逐渐减轻至完全恢复者,即可诊断为急性肾小球肾炎。当临床诊断困难时,急性肾炎综合征患者需考虑进行肾活检以明确诊断、指导治疗。肾活检的指征为:①少尿 1 周以上或进行性尿量减少伴肾功能恶化者;②病程超过 2 个月而无好转趋势者;③急性肾炎综合征伴肾病综合征者。

【治疗要点】

本病治疗原则以卧床休息、对症处理为主,积极预防并发症和保护肾功能,急性肾损伤患者应予短期透析。

急性期以卧床休息为主,待肉眼血尿消失、水肿消退及血压恢复正常,方可逐步增加活动量。同时限盐、利尿消肿以降血压和预防心脑血管并发症的发生。本病急性肾炎发作时感染灶多数已得到控制,如无现症感染证据,不需要使用抗生素。反复发作慢性扁桃体炎,病情稳定后可考虑扁桃体摘除。

【主要护理诊断/问题】

1.体液过多　与肾小球滤过率下降导致水钠潴留有关。

2.有皮肤完整性受损的危险　与皮肤水肿、营养不良有关

3.活动无耐力　与疾病所致高血压、水肿等有关。

4.潜在并发症　急性左心衰竭、高血压脑病、急性肾损伤。

【护理措施】

1.体液过多

(1)饮食护理:急性期应给予足够热量、富含维生素饮食;严格限制钠的摄入,以减轻水肿和心脏负担。一般盐的摄入量应低于 3 g/d。病情好转,水肿消退、血压下降后,可由低盐饮食逐渐转为正常饮食。尿量明显减少者,还应注意控制水和钾的摄入。另外,应根据肾功能调整蛋白质的摄入量,有氮质血症者应减少蛋白质的摄入,并以优质蛋白为主。

(2)休息与活动:急性期患者应绝对卧床休息 2~3 周,以增加肾血流量和减少肾脏负担。部分患者需卧床休息 4~6 周,待肉眼血尿消失、水肿消退、血压恢复正常后,方可逐步增加活动量,避免劳累和剧烈活动。

(3)病情观察:参见本章第二节中"肾源性水肿"的护理措施。

(4)用药护理:注意观察利尿药的疗效和不良反应。具体参见本章第二节"肾源性水肿"相关内容。

2.有皮肤完整性受损的危险　参见本章第二节中"肾源性水肿"相关内容。

【健康指导】

1.疾病预防指导　介绍本病的发生与呼吸道感染或皮肤感染的关系,并讲解保暖、加强个人卫

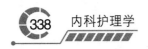

生等预防上呼吸道或皮肤感染的措施。告诉患者平时要注意加强锻炼、增强体质,如患咽炎、扁桃体炎和皮肤感染后,应及时就医。

2.疾病知识指导　向患者及家属介绍急性肾小球肾炎的病因与预后,使其了解本病为自限性疾病,预后良好,不必紧张及焦虑。患者患病期间以卧床休息为主,痊愈后可逐步增加活动量,以增强体质,但在1～2年内应避免劳累和重体力劳动。出院后如有不适及时就医,加强定期随访。对于反复发作的慢性扁桃体炎,应告诉患者和家属,待急性肾炎病情稳定后可行扁桃体摘除术,并且手术前、后2周应严格遵医嘱使用青霉素。

二、慢性肾小球肾炎

慢性肾小球肾炎(chronic glomerulonephritis,CGN),简称慢性肾炎,是一组以蛋白尿、血尿、高血压和水肿为临床表现的肾小球疾病,好发于中青年,男性多见。CGN 的病理类型及病程阶段不同,主要临床表现可各不相同,疾病表现呈多样化。临床特点为病程长,起病初期常无明显症状,后缓慢持续进行性发展,最终可至慢性肾衰竭。

【临床表现】

慢性肾炎患者的临床表现呈多样性,个体差异较大,可发生于任何年龄,以青年为主,男性多见。多数起病缓慢、隐匿。早期患者可有一个相当长的无症状尿异常期,或仅有乏力、疲倦、腰部疼痛和食欲减退。早期水肿可有可无,一般不严重,且多为眼睑和(或)下肢的轻中度水肿,晚期持续存在。蛋白尿和血尿出现较早,多为轻度蛋白尿和镜下血尿,部分患者可出现大量蛋白尿或肉眼血尿。此外,血压(特别是舒张压)持续性中等以上程度升高,甚至出现恶性高血压,严重者可有眼底出血、渗出,甚至视神经乳头水肿。如血压控制不好,肾功能恶化较快,预后较差。

随着病情的发展可逐渐出现夜尿增多,肾功能进行性减退,最后发展为慢性肾衰竭而出现相应的临床表现。慢性肾炎进程主要取决于疾病的病理类型,如系膜毛细血管性肾小球肾炎进展较快,膜性肾病进展较慢,但下列因素可促使肾功能急剧恶化:感染、劳累、妊娠、应用肾毒性药物、预防接种及高蛋白、高脂或高磷饮食。

【实验室及其他检查】

1.尿液检查　多数尿蛋白+～+++,尿蛋白定量为 1～3 g/24 h。尿沉渣镜检可见多形性红细胞及红细胞管型,也可有肉眼血尿。

2.血常规检查　早期血常规检查多正常或轻度贫血。晚期红细胞计数和血红蛋白明显下降。

3.肾功能检查　早期内生肌酐清除率、血肌酐和血尿素氮均在正常范围。晚期血肌酐和血尿素氮增高,肾小球滤过率明显下降。当内生肌酐清除率下降至正常值的50%,即出现氮质血症,内生肌酐清除率降低,血肌酐、血尿素氮升高。

4.B超检查　晚期双肾缩小,皮质变薄。

5.肾脏活体组织检查　可确定慢性肾炎的病理类型,为制定治疗方案提供依据。

【诊断要点】

患者尿检化验异常(蛋白尿、血尿)、伴或不伴水肿及高血压病史达3个月以上者,无论有无肾功能损害均应考虑此病,在除外继发性肾小球肾炎及遗传性肾小球肾炎后,临床上可诊断为慢性肾炎。

【治疗要点】

慢性肾炎的治疗应以防止或延缓肾功能进行性恶化、改善或缓解临床症状及防止心脑血管并发症为主要目的。

1. 限制食物中蛋白及磷的入量 肾功能不全患者应限制蛋白及磷的入量。采用优质低蛋白饮食[$0.6 \sim 1.0$ g/(kg·d)]或加用必需氨基酸,同时控制饮食中磷的摄入。在进食低蛋白饮食时,应适当增加碳水化合物的摄入以满足机体生理代谢所需要的热量,防止负氮平衡。在低蛋白饮食2周后可使用必需氨基酸或α-酮酸[$0.1 \sim 0.2$ g/(kg·d)]。有明显水肿和高血压时,需低盐饮食。

2. 积极控制血压和减少尿蛋白 高血压和蛋白尿是加速肾小球硬化的重要因素,为了控制病情恶化,血压最好控制在130/80 mmHg以下,尿蛋白控制在1 g/d以下。若尿蛋白>1 g/d,血压应控制在125/75 mmHg以下。主要措施有低盐饮食(钠盐<6 g/d)和使用降压药,应尽可能选择对肾脏有保护作用的降压药物。尿蛋白的治疗目标:争取减至<1 g/d。选择能延缓肾功能恶化、具有肾保护作用的降血压药物。

3. 糖皮质激素和细胞毒性药物 一般不主张积极应用,但是如果患者病理类型较轻(如轻度系膜增生性肾炎、早期膜性肾病等),肾功能正常或仅轻度受损,而且尿蛋白较多,无禁忌证者可试用,但无效者应及时逐步撤去。

4. 避免引起肾损害的各种因素 包括感染、劳累、妊娠及肾毒性药物(如含马兜铃酸的中药和氨基糖苷类抗生素、两性霉素、磺胺类等西药)均可能引起肾脏损伤,导致肾功能恶化,应予以避免。

【主要护理诊断/问题】

1. 体液过多 与肾小球滤过率下降导致水钠潴留,低蛋白血症有关。

2. 营养失调:低于机体需要量 与低蛋白饮食、长期蛋白尿致蛋白丢失过多,代谢紊乱等有关。

3. 焦虑 与疾病的反复发作及预后不良有关。

4. 潜在并发症 慢性肾衰竭。

【护理措施】

1. 体液过多 参见本章第二节中"肾源性水肿"的护理措施。

2. 营养失调

(1)静脉补充营养素:遵医嘱静脉补充必需氨基酸。

(2)饮食护理:慢性肾炎患者肾功能减退时应予以优质低蛋白饮食,$0.6 \sim 0.8$ g/(kg·d),其中50%以上应为优质蛋白。低蛋白饮食时,适当增加碳水化合物的摄入,以满足机体生理代谢所需要的热量,避免因热量供给不足加重负氮平衡。控制磷、盐(3~4 g/d)的摄入。同时注意补充多种维生素及锌元素,因锌有刺激食欲的作用。

(3)营养监测:观察并记录进食情况,包括每天摄取的食物总量、品种,评估膳食中营养成分结构是否合理、热量是否足够。定期监测体重和上臂肌围,有无体重减轻、上臂环围缩小。检测血红蛋白浓度和血清白蛋白浓度是否降低。观察口唇、指甲和皮肤色泽有无苍白。应注意体重指标不适合应用于水肿患者的营养评估。

【健康指导】

1. 疾病知识指导 向患者及其家属介绍慢性肾小球肾炎的特点,使其掌握疾病的临床表现,及时发现病情的变化。讲解影响病情进展的因素,如感染、劳累、接种、妊娠和应用肾毒性药物等,使患者了解避免这些因素可延缓病情进展,促使其建立良好的生活方式,树立控制疾病的信心。育龄期女患者应注意避孕。嘱患者加强休息,以延缓肾功能减退。

2. 用药指导与病情监测 介绍各类降压药的疗效、不良反应及使用时的注意事项。如告诉患者ACEI和ARB可导致血钾升高及高血钾的临床表现等。慢性肾炎病程长,需定期随访疾病的发

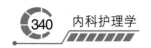

展,包括肾功能、血压、水肿等变化。

3.饮食指导 注意合理膳食,向患者解释优质低蛋白、低磷、低盐、高热量饮食的重要性,指导患者根据自己的病情选择合适的食物种类和量。

三、急进性肾小球肾炎

急进性肾小球肾炎(rapidly progressive glomerulonephritis,RPGN),即急进性肾炎,是以急性肾炎综合征、肾功能急剧恶化及多在早期发生急性肾损伤为临床特征的一组肾小球疾病。病理类型为肾小球囊腔内广泛新月体形成,故又称为新月体性肾小球肾炎。

【临床表现】

我国急进性肾小球肾炎分为Ⅰ、Ⅱ、Ⅲ型。其中以Ⅱ型为主,Ⅰ、Ⅲ型少见。Ⅰ型好发于中青年,Ⅱ型、Ⅲ型常见于中老年患者,男性略多。多数患者起病急,病情可急骤进展,发病前可有上呼吸道感染史。在急性肾炎综合征基础上,早期出现少尿或无尿,肾功能急剧下降,多在数周至半年内发展为尿毒症。患者常伴有不同程度贫血,Ⅱ型约半数伴肾病综合征,Ⅲ型常有发热、乏力、体重下降等系统性血管炎的表现。少数患者起病隐匿,以原因不明的发热、关节痛、肌痛和腹痛等为前驱表现,直到出现尿毒症症状时才就诊,多见于Ⅲ型。

【实验室及其他检查】

1.尿液检查 尿常规检查有尿蛋白阳性,尿中有红细胞和白细胞,可伴有红细胞管型。

2.肾功能检查 血肌酐、血尿素氮可进行性升高,肌酐清除率进行性下降。

3.免疫学检查 有抗肾小球基膜(GBM)抗体阳性(Ⅰ型)和抗中性粒细胞胞质抗体(ANCA)阳性(Ⅲ型)。Ⅱ型可有血液循环免疫复合物及冷球蛋白可呈阳性,并可伴血清补体 C3 降低。

4.B 超检查 半数患者双侧肾脏增大。

5.肾脏活体组织检查 有利于确诊、评估病变程度、病程阶段、治疗有效的可能性,有助于制定治疗方案和估计预后。

【诊断要点】

急性肾炎综合征伴肾功能急剧恶化均应怀疑本病,应及时进行肾活检以明确诊断。肾活检显示 50% 以上肾小球有新月体形成,在排除继发因素后可确诊。

【治疗要点】

本病的治疗关键在于及时明确诊断和免疫病理分型,尽早开始强化免疫抑制治疗,治疗措施的选择取决于疾病的病理类型和病变程度。

1.强化疗法

(1)血浆置换疗法适用于Ⅰ型和Ⅲ型急进性肾小球肾炎。对于肺出血的患者,首选血浆置换。

(2)甲泼尼龙冲击主要适用于Ⅱ、Ⅲ型急进性肾小球肾炎,对Ⅰ型急进性肾小球肾炎疗效较差。甲泼尼龙 0.5～1.0 g 静脉滴注,每日或隔日 1 次,3 次为一疗程,一般 1～3 个疗程。

上述强化疗法需配合糖皮质激素[口服泼尼松 1 mg/(kg·d),6～8 周后渐减]及细胞毒性药物[环磷酰胺口服 2～3 mg/(kg·d),或静脉滴注每个月 0.6～0.8 g,累积量一般不超过 8 g]。

2.支持对症治疗 对症治疗包括利尿、降压、抗感染和纠正水、电解质、酸碱平衡紊乱等。凡是达到透析指征者,应及时透析。对强化治疗无效的晚期患者或肾功能已无法逆转者,则依赖于长期透析治疗。肾移植应在病情稳定半年,特别是Ⅰ型患者血中抗 GBM 抗体转阴后半年进行。

【主要护理诊断/问题】

1. 体液过多　与肾小球滤过率下降、大剂量激素治疗导致水钠潴留有关。

2. 有感染的危险　与激素、细胞毒性药物的应用,血浆置换、大量蛋白尿致机体抵抗力下降有关。

3. 恐惧　与病情进展快、预后差有关。

4. 潜在并发症　急性肾损伤。

【护理措施】

1. 体液过多　参见本章第二节中"肾源性水肿"的护理措施。

2. 潜在并发症　急性肾损伤。

(1)病情观察:密切观察病情,及时识别急性肾损伤的相关表现,包括尿量是否迅速减少或出现无尿,血肌酐、血尿素氮是否快速进行性升高及血钾升高。

(2)用药护理:严格遵医嘱用药,密切观察激素、免疫抑制剂、利尿药的疗效和不良反应。糖皮质激素可导致水钠潴留、血压升高、血糖上升、精神兴奋、消化道出血、骨质疏松、继发感染、伤口不愈合以及类肾上腺皮质功能亢进症的表现,如满月脸、水牛背、多毛、向心性肥胖等。大剂量激素冲击疗法可降低机体防御力,必要时需对患者实施保护性隔离,防止继发感染。对于肾脏疾病患者,使用糖皮质激素后需特别注意观察有无水钠潴留、血压升高和继发感染等能够加重肾损害、导致病情恶化的不良反应。

【健康指导】

1. 用药指导　向患者及家属强调严格遵医嘱用药的重要性,不可擅自更改用药和停止治疗。告知激素及细胞毒性药物的作用、可能出现的不良反应和注意事项,鼓励患者配合治疗。向患者解释病情变化监测项目及病情好转后随访时间,以防病情反复、恶化。

2. 疾病预防指导　避免疾病发生相关因素,如上呼吸道感染、吸烟或接触某些有机化学溶剂、碳氢化合物。生活中应注意保暖,避免受凉、感冒,戒烟、减少接触二手烟、有机化学溶剂和碳氢化合物。

3. 疾病知识指导　向患者及家属介绍本病的疾病特点。由于本病易转为慢性病并发展为慢性肾衰竭,应告诉患者及其家属保护残存肾功能的重要性,讲解如何避免肾损害、保护肾功能,如避免感染、避免摄入大量蛋白质、避免使用肾毒性药物。患者应注意休息,避免劳累。急性期应绝对卧床休息,时间应较急性肾小球肾炎更长。

(王　贺)

第四节　肾病综合征

肾病综合征(nephrotic syndrome,NS)指由各种肾病所致的具有以下共同临床表现的一组综合征:①大量蛋白尿(>3.5 g/d);②低白蛋白血症(血清白蛋白<30 g/L);③水肿;④高脂血症。其中前两项为诊断的必备条件。

【临床表现】

原发性肾病综合征的起病缓急与病理类型有关。典型原发性肾病综合征的临床表现如下。

1. 大量蛋白尿　正常生理情况下,肾小球滤过膜具有分子屏障及电荷屏障作用,这些屏障作用受损致使原尿中蛋白含量增多。当其增多明显超过近端肾小管回吸收量时,形成大量蛋白尿(>3.5 g/d)。此外,各类增加肾小球内压力和导致高灌注、高滤过的因素均可加重尿蛋白的排出,如高血压、高蛋白饮食或大量输注血浆蛋白等。

2. 低蛋白血症　肾病综合征时大量白蛋白从尿中丢失,促进肝脏代偿性合成白蛋白增加,同时由于近端肾小管摄取滤过蛋白增多,也使肾小管分解蛋白增加。当肝脏白蛋白合成不足以克服丢失和分解时,则出现低白蛋白血症(血清白蛋白<30 g/L)。此外,肾病综合征患者因胃肠道黏膜水肿导致食欲减退、蛋白质摄入不足、吸收不良或丢失,进一步加重低蛋白血症。

3. 水肿　水肿是肾病综合征最突出的体征。其发生主要与低白蛋白血症引起血浆胶体渗透压下降,使水分从血管腔内进入组织间隙有关。由于肾灌注不足,激活肾素-血管紧张素-醛固酮系统,促进水钠潴留。严重水肿者可出现胸腔、腹腔和心包积液,是肾病综合征最突出的体征。

4. 高脂血症　肾病综合征常伴有高脂血症,其中以高胆固醇血症最为常见。甘油三酯、低密度脂蛋白(LDL)、极低密度脂蛋白(VLDL)和脂蛋白 a 也常可增加。高脂血症发生的主要原因是肝脏脂蛋白合成的增加和外周组织利用及分解减少。

5. 并发症

(1)感染:感染是肾病综合征患者常见并发症,也是本病复发和疗效不佳的主要原因。其发生与营养不良、免疫功能紊乱及应用糖皮质激素治疗有关。常见感染部位为呼吸道、泌尿道和皮肤,是本病复发和疗效不佳的主要原因。

(2)血栓和栓塞:血栓形成和栓塞是直接影响 NS 治疗效果和预后的重要因素。由于血液浓缩(有效血容量减少)及高脂血症造成血液黏稠度增加。某些蛋白质自尿中丢失,肝代偿性合成蛋白增加,引起机体凝血、抗凝和纤溶系统失衡。加之肾病综合征时血小板过度激活、应用利尿药和糖皮质激素进一步加重高凝状态。因此,肾病综合征较易发生血栓和栓塞并发症,其中以肾静脉血栓最为多见,发生率为10%~50%,其中 3/4 病例因慢性形成,临床并无症状。

(3)急性肾损伤:肾病综合征因有效循环血容量不足,肾血流量下降,可诱发肾前性氮质血症,经扩容、利尿治疗后可得恢复。少数患者可出现急性肾损伤,多见于微小病变型,发生多无明显诱因,表现为少尿甚至无尿,扩容利尿无效。

(4)其他:长期大量蛋白尿可导致严重的营养不良,儿童生长发育迟缓。长期高脂血症易引起动脉硬化、冠心病等心血管并发症。金属结合蛋白丢失可致体内微量元素(铁、锌、铜等)缺乏。内分泌激素结合蛋白不足可诱发内分泌功能紊乱。

【实验室及其他检查】

1. 尿液检查　尿蛋白一般为+++~++++,24 h 尿白蛋白定量检查超过 3.5 g。尿中可有红细胞、颗粒管型等。

2. 血液检查　血中胆固醇、甘油三酯、低密度脂蛋白及极低密度脂蛋白均可增高,血浆白蛋白低于 30 g/L,血清 IgG 可降低。

3. 肾功能检查　血清肌酐、尿素氮可正常或升高。

4. 肾脏 B 超检查　双肾正常或缩小。

5. 肾脏活体组织检查　可明确肾小球病变的病理类型,指导治疗方案及评估预后。

【诊断要点】

根据大量蛋白尿、低蛋白血症、高脂血症、水肿等临床表现,在排除继发性肾病综合征后即可确立诊断,其中尿蛋白>3.5 g/d、血清白蛋白<30 g/L 为诊断的必要条件。建议进行肾组织活检以明确病理类型。

【治疗要点】

1. 一般治疗　卧床休息至水肿消退,长期卧床会增加血栓形成的机会,应保持适度的床上及床旁活动,以防止静脉血栓的形成。肾病综合征缓解后,可逐步增加活动量。饮食宜选高热量、低脂、高维生素、低盐及富含可溶性纤维的食物。肾功能良好者可给予正常量优质蛋白饮食,肾功能减退者则给予优质低蛋白饮食。

2. 对症治疗

(1) 利尿消肿:利尿治疗的原则是不宜过快过猛,以免造成血容量不足、加重血液高黏滞倾向、诱发血栓、加重肾损害,一般以每天体重下降 0.5 ~ 1.0 kg 为宜。多数患者使用糖皮质激素和限水、限钠后可达到利尿消肿目的,经上述治疗水肿不能消退者可用利尿药。

(2) 减少尿蛋白:持续性大量蛋白尿本身可导致肾小球高滤过、加重肾小管–间质损伤、促进肾小球硬化,是影响肾小球疾病预后的重要因素。因此减少尿蛋白可以有效延缓肾功能的恶化。应用血管紧张素转换酶抑制药或血管紧张素Ⅱ受体阻滞药,除可有效控制高血压外,还可通过降低肾小球内压和直接影响肾小球基膜对大分子的通透性而达到不同程度减少尿蛋白的作用。

(3) 降脂治疗:高脂血症可加快肾小球疾病的进展,增加心、脑血管疾病的发生率,因此,高脂血症者应给予药物降脂治疗。

3. 糖皮质激素和细胞毒性药物　这是治疗肾病综合征的主要药物,原则上应根据肾活检病理结果选择治疗药物及确定疗程。

(1) 糖皮质激素:可通过抑制免疫炎症反应,抑制醛固酮和抗利尿激素分泌,影响肾小球基底膜通透性等综合作用而发挥其利尿、消除尿蛋白的疗效。激素的使用原则为起始足量、缓慢减药和长期维持。目前常用泼尼松,开始口服剂量 1 mg/(kg · d),口服 8 周,必要时可延长至12周。后每 2 周减少原用量的 10%,当减至 20 mg/d 时病情易复发,应更加缓慢减量;最后以最小有效剂量(10 mg/d)维持半年左右。激素可采用全天量顿服;维持用药期间,两天量隔天 1 次顿服,以减轻激素的不良反应。

(2) 细胞毒性药物:用于"激素依赖型"或"激素抵抗型"肾病综合征,协同激素治疗。若无激素禁忌,一般不作为首选或单独治疗用药。环磷酰胺为最常用的药物,每天 100 ~ 200 mg,分 1 ~ 2 次口服,或隔天静脉注射,总量达到 6 ~ 8 g 后停药。

(3) 钙调神经蛋白抑制剂:环孢素(cyclosporin A,CsA)属钙调神经蛋白抑制剂,能选择性抑制 T 辅助细胞及 T 细胞毒效应细胞,用于激素抵抗和细胞毒性药物无效的难治性肾病综合征。

(4) 吗替麦考酚酯:吗替麦考酚酯(mycophenolatemofetil,MMF)在体内代谢为霉酚酸,后者为次黄嘌呤单核苷酸脱氢酶抑制剂,可选择性抑制 T、B 细胞增殖和抗体形成而起效。

4. 中医中药治疗　如雷公藤每次 20 mg,每日 3 次口服,具有抑制免疫、抑制系膜细胞增生、改善滤过膜通透性的作用,可与激素及细胞毒性药物联合应用。

【主要护理诊断/问题】

1. 营养失调:低于机体需要量　与大量蛋白尿、摄入减少及吸收障碍有关。

2. 体液过多　与低蛋白血症致血浆胶体渗透压下降等有关。

3. 有感染的危险　与机体抵抗力下降、应用激素和(或)免疫抑制剂有关。

4. 有皮肤完整性受损的危险　与营养不良、水肿有关。

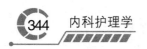

5. 焦虑　与本病的病程长、易反复发作有关。

6. 潜在并发症　血栓形成、急性肾损伤、心脑血管并发症。

【护理措施】

1. 营养失调

(1)饮食护理:一般给予正常量的优质蛋白[0.8~1.0 g/(kg·d)],但肾功能不全时,应根据肾小球滤过率调整蛋白质的摄入量。供给足够的热量,每天每公斤体重不少于126~147 kJ(30~35 kcal/kg)。注意补充各种维生素及铁、钙等。少食富含饱和脂肪酸(动物油脂)的饮食,多食富含多聚不饱和脂肪酸(如植物油、鱼油)的饮食及富含可溶性纤维的食物(如燕麦、豆类等),以控制高脂血症。给予低盐饮食(钠<3 g/d)以减轻水肿,具体护理措施参见本章第二节中"肾源性水肿"。

(2)营养监测:评估饮食结构是否合理,热量是否充足。定期测量血浆白蛋白、血红蛋白等指标,评估机体的营养状况。

2. 体液过多　参见本章第二节中"肾源性水肿"相关内容。

3. 有感染的危险

(1)预防感染

1)指导预防感染:告知患者预防感染的重要性。协助患者加强全身皮肤、口腔黏膜和会阴部护理,防止皮肤及黏膜损伤。指导患者加强营养和休息,增强机体抵抗力。寒冷季节,嘱患者注意保暖。

2)保持环境清洁:保持病房环境清洁,定时开门窗通风,定期进行空气消毒,并用消毒液拖地、擦桌椅,保持室内温度和湿度合适。尽量减少病区的探访人次,限制上呼吸道感染者探访。

(2)观察感染征象:监测患者生命体征,注意有无体温升高。观察有无咳嗽、咳痰、肺部干湿啰音、尿路刺激征、皮肤红肿等感染征象。

4. 有皮肤完整性受损的危险　参见本章第二节中"肾源性水肿"相关内容。

【健康指导】

1. 用药指导　告知患者不可擅自减量或停用激素,介绍各类药物的使用方法、目的、注意事项及可能的不良反应。指导患者学会对疾病的自我监测,监测水肿、尿蛋白和肾功能的变化。

2. 疾病知识指导　向患者及其家属讲解本病的特点、常见的并发症及预防措施,如避免受凉、注意个人卫生以预防感染等。告知患者优质蛋白、高热量、低脂、高膳食纤维和低盐饮食的重要性,指导患者根据病情选择合适的食物,并合理安排饮食。

3. 生活指导　指导患者注意休息,避免劳累,并适度活动,以免发生肢体血栓等并发症。保持乐观开朗及对疾病治疗的信心。定期门诊随访。

(王　贺)

第五节　糖尿病肾病

　　糖尿病肾病(diabetic nephropathy,DN)是一种慢性、系统性的代谢性疾病,是糖尿病最常见、最严重的慢性微血管并发症之一,是目前引起终末期肾病的主要原因。无论是1型还是2型糖尿病,30%~40%的患者将发展成为糖尿病肾病,而2型糖尿病中约5%的患者在确诊糖尿病时就已存在糖尿病肾病。

【临床表现】

糖尿病肾病主要表现为不同程度蛋白尿及肾功能的进行性减退。由于 1 型糖尿病发病起始较明确,与 2 型糖尿病相比,高血压、动脉粥样硬化等的并发症较少,目前根据 1 型糖尿病的临床过程予以分期。2 型糖尿病肾病可参考 1 型糖尿病肾病的分期。

Ⅰ期:急性肾小球高滤过期,临床无肾病表现,仅有血流动力学改变。肾脏体积增大,肾小球和肾小管肥大。病理组织学无改变。

Ⅱ期:正常白蛋白尿期,主要特征为尿白蛋白<30 mg/d。GFR 可正常或升高。肾脏病理表现为肾小球及肾小管基底膜增厚、系膜基质增生。

Ⅲ期:早期糖尿病肾病期(尿白蛋白为 30～300 mg/d),以持续微量白蛋白尿为标志。病理检查 GBM 增厚及系膜进一步增宽,可见弥漫性糖尿病肾小球硬化。

Ⅳ期:临床(显著)糖尿病肾病期,进展性显性白蛋白尿,部分可进展为肾病综合征。病理检查肾小球病变更重,如肾小球硬化、灶性肾小管萎缩及间质纤维化。

Ⅴ期:肾衰竭期。临床出现慢性肾衰竭,病理可见结节性糖尿病肾小球硬化,出现多数肾小球荒废现象。

【实验室及其他检查】

尿常规、24 h 尿蛋白及白蛋白定量、肝功能、肾功能、血脂、血糖、糖化血红蛋白(HbA$_1$c)、双肾 B 超。

【诊断要点】

糖尿病肾病的诊断主要依靠病史、临床表现及实验室检查。在排除其他肾小球疾病及泌尿系感染的慢性肾病前提下,1 型糖尿病和 2 型糖尿病患者出现持续微量白蛋白尿或者大量蛋白尿或者 eGFR 低于 60 mL/(min · 1.73 m^2),尤其伴有糖尿病视网膜病变者,可临床诊断。

【治疗要点】

糖尿病肾病起病较隐匿,一旦进入大量蛋白尿期后,进展至终末期肾病的速度显著加快,因此早期诊断、预防与延缓糖尿病肾病的发生和发展对糖尿病患者存活率,改善其生活质量具有重要意义。糖尿病肾病的治疗措施包括一般治疗、早期干预各种危险因素的治疗和终末期的肾脏替代治疗及并发症防治。

1. 一般治疗

(1)卧床休息:卧床至水肿消失、一般情况好转后,可起床活动。

(2)饮食治疗:早期应限制蛋白质摄入量。对于肾功能正常患者,给予蛋白质 0.8 g/(kg · d)。对已出现肾功能不全患者给予优质低蛋白质饮食[0.6 g/(kg · d)]。透析患者、儿童及孕妇不宜过度限制蛋白质摄入。为防止营养不良的发生,应保证给予足够的热量。

2. 对症治疗

(1)控制血糖:糖尿病肾病患者糖化血红蛋白应控制在 6.5%～8.0%。临床常用的口服降糖药物包括:①磺酰脲类;②双胍类;③噻唑烷二酮类;④α-葡萄糖苷酶抑制剂;⑤格列奈类;⑥二肽基肽酶-4 抑制剂。对于肾功能正常的患者,降糖药的使用主要根据患者的胰岛功能、血糖增高的特点以及是否存在肥胖来选择。肾功能异常时,慎重乃至避免使用磺酰脲类和双胍类药物,应选用较少经肾排泄的药物,如阿卡波糖、吡格列酮等,但磺酰脲类中的格列喹酮仍可使用。中晚期患者建议停用所有口服降糖药,使用胰岛素。

（2）利尿消肿：氢氯噻嗪 25 mg，3 次/d，口服。如果效果欠佳，可改为呋塞米 20 mg，2 次/d，口服。

（3）控制血压：合并白蛋白尿的患者血压应控制于 130/80 mmHg 以下。以血管紧张素转换酶抑制药（ACEI）和血管紧张素Ⅱ受体阻滞药（ARB）为首选药物，能有效控制血压、减少蛋白尿、延缓肾功能进展。血压控制不佳的患者，可加用钙通道阻滞剂、利尿剂、β 受体拮抗剂等。应用 ACEI/ARB 要观察患者肾功能，血清钾及血容量的变化，伴肾动脉狭窄者禁用。

（4）调脂治疗：LDL-C 作为主要目标，没有合并心血管疾病的糖尿病患者 LDL-C 值应 < 2.6 mmol/L，合并心血管疾病的糖尿病患者 LDL-C 目标值应<1.8 mmol/L。血清总胆固醇增高为主者，首选他汀类降脂药物。甘油三酯增高为主者则选用纤维酸衍生物类药物治疗。同时配合饮食治疗，少食动物脂肪，多食富含多聚不饱和脂肪酸的食物。

3. 替代治疗 当 GFR<15 mL/（min·1.73 m²）或伴有不易控制的心力衰竭、严重胃肠道症状、高血压等，应根据条件选用透析、肾移植或胰肾联合移植。

4. 中医治疗 根据病症结合的原则，糖尿病肾病归属于中医学消渴病继发的"水肿""虚劳""关格"等范畴，黄芪、绞股蓝、冬虫夏草、白芍、丹参、当归等中药在降低尿蛋白、延缓肾损害方面具有独特优势。

5. 并发症防治 对并发高血压、动脉粥样硬化、心脑血管病、其他微血管病等的患者应给予相应的药物处理，保护肾功能。尽量避免使用肾毒性药物。

【主要护理诊断/问题】

1. 营养失调：低于机体需要量 与蛋白丢失、低蛋白血症、糖代谢紊乱等因素有关。

2. 活动无耐力 与水肿、贫血、高血压等因素有关。

3. 有感染的危险 与皮肤水肿，蛋白丢失致机体养不良、透析等因素有关。

【护理措施】

1. 营养失调

（1）饮食护理：合适的饮食有利于减轻肾脏负担，控制高血糖和减轻低血糖。向患者及家属介绍饮食治疗的目的和必要性，并制定详细的饮食方案，取得其的积极配合和落实。限制蛋白饮食可减少尿蛋白，蛋白质摄入选用优质动物蛋白，尽量以鱼、鸡等白色肉代替猪、牛等红色肉。若患者合并蛋白尿，应根据蛋白丢失量适当增加蛋白质的摄入量。高盐饮食与蛋白尿加重相关，故应控制饮食中盐的摄入量，可改善蛋白尿。高钾血症的患者还需要避免摄入含钾高的食物，限制含磷丰富的食物。禁烟戒酒，保持大便通畅。

（2）运动指导：适当的有氧运动有利于控制体重，改善血糖和血脂代谢紊乱，减轻患者的心理压力，提高患者的自信心和舒适感。运动计划可根据患者身体素质制订，一般以持续性的有氧运动为主，如散步、慢跑、打太极拳等。以运动后微出汗为宜，活动量不宜过大，避免加重心、肾等器官负担。通过适当的运动可以增强患者的体质，增强抵抗力，可以减少感冒等疾病的发生。糖尿病患者运动时嘱其随身自备糖果，当出现心慌、出冷汗、头晕、四肢无力等低血糖症状时要及时食用，并及时停止运动。

2. 活动无耐力

（1）评估患者日常活动耐受状况：如有无心悸、头晕，活动后有无乏力、胸痛、血压升高等情况。制定规律健康的生活方式，保证休息，避免劳累。对病情较重、有心力衰竭等情况的患者，应绝对卧床休息，保证环境安静，并做好患者的生活护理，特别是水肿患者的皮肤护理。

（2）遵医嘱用药：做好用药前知识宣教，指导患者和家属正确用药的重要性，掌握各种药物的治疗效果及注意事项等，做好自我观察。

3. 有感染的危险　积极采取有效措施预防感染的发生。

（1）加强皮肤护理：指导患者穿着棉质宽松的衣物和宽松的鞋子，积极防范糖尿病足的发生，特别做好水肿部位皮肤保护，以及口腔和会阴部位皮肤、黏膜的清洁卫生。

（2）避免去人多的公共场所，住院期间要保证病房空气清新，减少探视。定时开窗通风，指导患者有效的呼吸和咳嗽。

【健康指导】

糖尿病肾病患者抵抗力低，长期疾病易导致患者合并心、肺、眼、皮肤等多种并发症，严重影响患者生活质量。对糖尿病肾病患者进行有效的健康指导是做好三级预防措施的基础和保证。

1. 用药指导　做好患者用药前知识指导，告知患者及家属所用降糖、降压药物的种类、作用、不良反应及注意事项等，注射胰岛素的患者必须按时进食，以免发生低血糖。注意监测血糖、血压动态变化及有无身体不适等状况。出院后按要求定期门诊复诊，加强用药后的观察，出现不良反应时及时与医生联系。

2. 疾病指导　尿微量白蛋白检测在早期疾病诊断中具有非常重要的作用。因此，对于初次诊断的糖尿病患者，应常规进行尿常规检查，即使尿常规显示尿蛋白阴性，仍需行尿素氮检测。若3个月内3次检查中2次查出尿蛋白增高，应及时治疗并定期随访。若尿素氮正常，仍需每半年至1年复查1次。同时要定期进行血糖、血压、尿常规的监测，积极做好各级预防。

3. 生活指导　指导患者遵循饮食治疗原则，并长期坚持。鼓励患者适当规律运动，以增强体质、控制体重。

（王　贺）

第六节　代谢综合征肾损害

代谢综合征（metabolic syndrome，MS）是指人体的蛋白质、脂肪、碳水化合物等物质发生代谢紊乱的病理状态，是一组复杂的代谢紊乱症候群。是由遗传基因（胰岛素、胰岛素受体及受体后胰岛素信号传递途径中物质基因突变）和环境不利因素（体力活动减少、营养过剩等）综合因素导致机体出现胰岛素抵抗（IR）而诱发。MS 是导致冠状动脉性心脏病、脑卒中、肾血管和周围血管疾病，以及2型糖尿病的危险因素。MS 与肾病的关系密切，微量白蛋白尿（microalbuminuria，MA）是肾脏受损的早期标志物之一。

【临床表现】

由于代谢综合征包含因素多，所导致肾损害的机制可能是相互联系的，肾损害的临床表现也是多种多样的。

1. 中心性肥胖导致的肾损害　体重指数（BMI）是诊断肥胖的标准，BMI≥28 kg/m² 为肥胖。肥胖可直接导致肾损害，是代谢综合征的核心组成部分，即肥胖相关性肾病（obesity related glomerulopathy，ORG）。ORG 临床起病隐匿，发病年龄较晚，常出现蛋白尿，多为中等量蛋白尿，也可出现肾病范围的蛋白尿，但一般无低蛋白血症。与原发性局灶节段性肾小球硬化（FSGS）相比，较少

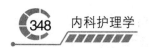

出现大量蛋白尿和肾病综合征,血浆白蛋白较高,血浆胆固醇较低,水肿发生较少。部分患者有镜下血尿,可合并高尿酸、高血压、高脂血症及胰岛素抵抗。肥胖可能通过肾脏血流动力学改变、系膜细胞增生和肥大、脂质的沉积及高瘦素血症等机制加重肾损害。

2.高脂血症和肾损害　血脂升高,血、尿 β_2-微球蛋白升高,尿白蛋白排泄率(UAER)增加。

3.胰岛素抵抗引起的肾损害　临床可表现为蛋白尿、高血压,也可以是肾病综合征。

4.高血压肾损害　高血压是肾损害的重要独立危险因素,增加肾脏疾病的发病率及肾衰竭的发生率和致死率。临床上病情进展缓慢,患者常首先出现夜尿多、尿比重低及尿渗透压低等远端肾小管浓缩功能障碍表现,尿改变为轻度蛋白尿、少量镜下血尿及管型尿,后逐渐出现肾小球功能损害。

5.尿酸相关性肾损害　引起高尿酸性肾病表现为间质性肾炎、肾小管功能受损、慢性痛风性肾病及肾脏尿酸结石。

6.慢性炎症反应所致肾损害　血中炎症标志物升高,如 C 反应蛋白(CRP)、细胞因子白细胞介素-6(IL-6)、肿瘤坏死因子-α(TNF-α)、瘦素、转化生长因子-β(TGF-β)等。

【实验室及其他检查】

尿常规、24 h 尿蛋白及白蛋白定量、肝功能、肾功能、血脂、血糖、糖化血红蛋白(HbA_1c)、双肾B超。

【诊断要点】

中心性肥胖,并有下列因素其中的 2 项:①甘油三酯升高≥1.7 mmol/L;高密度脂蛋白-胆固醇降低[男性<0.9 mmol/L,女性<1.1 mmo/L]。②血压升高,高于 130/85 mmHg。③空腹血糖升高(血糖>7 mmol/L),或过去诊断过糖尿病或糖耐量受损。以上这些因素单独或合并存在时均可引起肾损害,甚至肾衰竭,因此代谢综合征与肾病的关系更加值得关注。

【治疗要点】

由于肾脏的代偿功能强大,代谢综合征引起的肾损害可以是隐匿性的和慢性迁延性的。监测肾损害的早期指标,对 MS 各项危险因素及时进行干预,可有效减轻及延缓肾损害的发生及发展。减肥及改善胰岛素抵抗应作为 MS 防治的重点及关键措施。

1.基础治疗　改变不良生活方式及饮食结构,控制饮食、加强运动、控制体重,可改善胰岛素抵抗、降低蛋白尿,以达到预防及改善糖尿病和心血管疾病的目标。合理的饮食能显著降低肾小球的高压力、高滤过状态及减轻肾小球肥大。控制饮食能够改善内皮细胞功能,改善血浆甘油三酯、血糖、血压水平。通过改变生活方式逆转体内胰岛素抵抗状态,通过积极控制血糖、血压、调节脂代谢紊乱,改善机体代谢紊乱,同时对肾脏也具有积极的保护作用。

2.综合治疗

(1)控制体重:强调饮食和运动的重要性,必要时辅以减肥药物。通过减轻体重可以减缓高血压,减少 MA,减轻肾脏高灌注、高滤过状态。

(2)控制血压:首选血管紧张素转换酶抑制药(ACEI)及血管紧张素Ⅱ受体拮抗剂(ARB),ACEI和 ARB 类药物对肾脏有直接的保护作用,必要时联合钙通道阻滞剂、受体拮抗剂等其他降压药治疗。血压目标值为 140/90 mmHg 以下,糖尿病患者目标血压应降至 130/80 mmHg 以下。若患者尿蛋白>1 g/24 h 时,血压则需降低至 125/75 mmHg 以下。

(3)控制血脂:主要降低 TG 和 LDL-C 水平及升高 HDL-C 的水平,可选用他汀类或贝特类药物治疗,使各项血脂指标趋于正常水平。积极的降脂治疗可以改善肾小球滤过、减少蛋白尿的排出,并可抑制慢性免疫炎症反应。

（4）调节糖代谢异常：降低胰岛素抵抗是治疗代谢综合征的中心环节，目前常用药物有 ACEI/ARB、过氧化物酶体增殖物激活受体（PPARγ）激动剂、二甲双胍类降糖药等。

（5）抗炎及抗氧化应激治疗及上调 AMP 活化蛋白激酶（AMPK）和丙二酰辅酶 A（CoA）的表达也可能是有效的干预手段。

【主要护理诊断/问题】

1. 营养失调：高于机体需要量　与机体代谢紊乱有关。
2. 知识缺乏　缺乏与疾病相关生活习惯及饮食结构知识。
3. 舒适的改变　与疾病导致头晕、头痛等身体不适有关。

【护理措施】

1. 营养失调

（1）制订减肥计划：评估患者体重增加的原因、时间，每日进食次数和量、进食习惯及饮食结构等情况。合理的饮食计划既要达到减轻体重，减少蛋白尿的目的，也要保证机体每日营养需要。应向患者及家属介绍饮食治疗的目的和重要性，鼓励患者树立减肥的信心，帮助患者制订科学可行的减肥计划，包括运动、饮食计划。降低体重最适宜的目标为 1 年内降低体重的 7%～10%，持续体重减轻至体重指数（BMI）<25 kg/m^2。

（2）调整饮食结构，改变不良饮食习惯：帮助患者制定饮食方案，低盐、低胆固醇、适量优质高蛋白饮食，减少单糖摄入，增加新鲜蔬菜、水果、粗粮及高纤维素食物。根据 24 h 尿蛋白丢失情况，给予优质蛋白（牛奶、瘦肉、鸡蛋等）饮食 0.6～1.0 g/（kg.d）。当 GFR 下降时，应严格限制蛋白质的摄入，并适当配合必需氨基酸治疗。低蛋白饮食的患者要注意摄入足够的糖类，以免引起负氮平衡，同时应控制热量的摄入，以维持血糖正常或接近正常水平；同时还要注意补充钙等微量元素。要注意避免过度饮食限制，以防机体发生低血糖、头晕、眩晕、胸闷、恶心、丧失肌肉控制能力、内分泌失调等不良反应。

2. 知识缺乏

（1）评估患者现状，对患者进行个体化疾病知识指导，告知其减轻体重对肾脏保护的重要性和必要性，使患者树立减肥的信心和恒心，鼓励患者家属积极参与患者的减肥计划。

（2）对患者及家属加强营养、饮食等知识宣教，嘱其规律生活，适度运动，以逆转体内胰岛素抵抗状态。积极控制血糖、血压，调节脂代谢紊乱，改善机体代谢紊乱有利于对肾脏的保护。合理增加运动量，根据患者的年龄、身体状况及病情状况制订合理可行的运动计划。

（3）指导患者加强对疾病的自我监测，如每日体重监测、血压监测、尿量及外观观察等。定期门诊随访，进行相关血液生化指标、肾损害早期指标的监测等以减轻和延缓肾脏病变的发生及发展。

3. 舒适的改变　患者血压高或水肿明显时，应注意卧床休息，妥善给予其生活护理，加强对跌倒、压疮等不良事件的防范。加强生命体征的观察，特别是对血压、血糖、血脂水平的观察，及时评估患者不适症状、体征、持续时间等，及时遵医嘱进行处理并做好相关记录。加强用药后病情观察及记录，注意防范直立性低血压、低血糖等不良事件的发生。

【健康指导】

1. 生活指导　改变不良的生活方式，包括戒烟，改变饮食结构。适量增加运动以降低体重，改善血糖和血脂代谢紊乱，还可以减缓高血压，减少 MA，减轻肾脏高灌注、高滤过状态。增加体力活动应以实用、规律、适度为原则，推荐标准方案为每周至少 5 d，每天至少 30 min 中等强度运动（如快

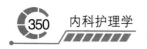
走）。每日加强对体重的监测,定期评估营养状况,根据结果及时修订及改进饮食计划,以取得患者的积极配合并自觉落实。

2.用药指导　遵医嘱用药,对使用减肥药物的患者,用药前应做好知识宣教,用药后加强观察,出现不适反应时及时请示医生进行处理。糖尿病、高血压、高脂血症患者应指导患者及家属掌握所服用降糖、降压、降脂药物的作用及不良反应、注意事项,同时加强实验室检查,注意检测血糖、血压、血脂、血尿酸、尿常规动态变化及有无身体不适等状况。出院后按要求定期门诊复诊。

（王　贺）

第七节　过敏性紫癜性肾炎

过敏性紫癜是一种以坏死性小血管炎为基本病变的免疫性疾病,多为抗中性粒细胞胞质抗体(antineutrophil cytoplasmic antibody,ANCA)阴性。临床表现以皮肤淤点或紫癜、出血性肠炎、关节炎及肾脏损害为特征。其肾脏损害称为紫癜性肾炎,好发于任何年龄,但以10岁以下儿童多见,与皮肤、胃肠道、关节受累的程度无关。过敏性紫癜性肾炎(hypersensitive purpura nephritis,HSPN)是由肾小球内含有 IgA 的免疫复合物在系膜、上皮和内皮下间隙沉积引起的肾脏损害。

【临床表现】

1.肾外表现

(1)皮疹:多见于四肢、臀部和下腹部。典型表现为略高于皮肤表面的出血性斑点,可成批出现,也可融合成片。

(2)关节症状:多见于膝、踝、肘及腕关节。可表现为关节肿胀、疼痛、压痛和功能障碍,也可表现为关节积液。关节症状一般在数月内消失,无后遗症或关节畸形。

(3)胃肠道症状:25%~90%的患者存在胃肠道受累,表现为腹部绞痛,多位于脐周、下腹或全腹,可伴恶心、呕吐、腹泻、黑便和便鲜血。

2.肾脏表现　是病情最严重的一种临床类型,为肾小球毛细血管袢受累所致,包括血尿、蛋白尿、管型尿、少尿、水肿、高血压及肾功能损害。

3.其他　少数患者还可因病变累及眼部、脑及脑膜血管,出现视神经萎缩、虹膜炎、视网膜出血或水肿等。

【实验室及其他检查】

1.尿常规　以血尿最为常见,显微镜下多呈大小不等,严重畸形红细胞。可有蛋白尿,常呈非选择性。

2.尿 FDP(纤维蛋白降解产物)　升高,多见于肾损害严重者。

3.血常规　起病初期有轻度贫血,白细胞可正常或增高。

4.血生化检查　①红细胞沉降率(ESR)增快;②白蛋白下降或球蛋白增高。

5.免疫学检查　①血清 IgA,急性期时有50%升高;②血清球蛋白,常呈阳性;③血循环免疫复合物阳性,其中含有 IgA;④血清补体正常。

【诊断要点】

过敏性紫癜肾炎确诊必须符合以下3个条件:①有过敏性紫癜的皮肤紫癜等肾外表现。②有肾脏损害的临床表现,如血尿、蛋白尿、高血压、肾功能不全等。③肾活检表现为系膜增生、IgA 在系膜区沉积。

【治疗要点】

本病有一定的自限性,特别是儿童病例。对一过性尿检异常者不需要特殊治疗,但应注意观察尿常规变化。治疗措施包括一般治疗、对症治疗和免疫抑制治疗。

1. 消除病因　积极寻找病因,去除细菌、病毒及寄生虫的感染;避免食物和药物等可能致敏的因素。

2. 对症治疗

(1)抗组胺药:氯雷他定 10 mg,1 次/d,口服。

(2)改善血管通透性药物:维生素 C 100 mg,3 次/d,口服。曲克芦丁 20 mg,3 次/d,口服。

3. 免疫抑制治疗　糖皮质激素:甲泼尼龙 40 mg,1 次/d,静脉滴注或口服。同时给予保护胃黏膜、补钙等以预防激素不良反应。

4. 中医治疗　中医药能改善患者症状、减少复发率,对于西药治疗所起的不良反应也具有一定的治疗作用。中医治疗多以清热凉血、补肾补肺、健脾益气为主。

【主要护理诊断/问题】

1. 有损伤的危险:出血　与血管壁的通透性和脆性增加有关。

2. 舒适的改变:疼痛　与局部过敏性血管炎性病变有关。

3. 体液过多　与低蛋白血症致血浆胶体渗透压下降等有关。

4. 有感染的危险　与免疫反应、长期应用激素等因素有关。

5. 潜在并发症　慢性肾小球肾炎、肾病综合征、慢性肾衰竭。

6. 知识缺乏　缺乏疾病的健康知识。

【护理措施】

1. 有损伤的危险　避免接触与本病发病有关的药物或食物。发作期患者应卧床休息,避免过早或过多的行走性活动,保护器官功能。观察有无消化道出血的表现,若有消化道出血,应避免过热饮食,必要时禁食。

2. 舒适的改变　疼痛者协助采取舒适卧位,关节肿痛者要注意局部关节制动与保暖。密切观察病情的进展与变化,注意评估疼痛的部位、性质、严重程度、持续时间及伴随症状。必要时遵医嘱应用止痛药物。

3. 有感染的危险

(1)保持环境清洁:保持病室及床单位整洁,减少亲友探视,每日进行空气消毒,以防发生交叉感染。

(2)感染预防指导:协助患者加强皮肤护理,穿宽松棉质衣服,避免使用碱性肥皂。加强营养和休息,增强体质。注意防寒保暖,预防上呼吸道感染,注意无菌操作。

(3)监测生命体征,尤其是体温、血压的变化。观察有无咳嗽、肺部干/湿啰音等感染征象,如有异常及时报告医生。

【健康指导】

1. 疾病知识教育　向患者及家属介绍疾病的性质、原因、临床表现及主要的治疗方法。解释引发疾病的有关因素并避免再次接触。观察水肿、尿量、尿色的变化及大便的性质与颜色等。注意饮食、休息、营养与运动,增强体质。除了要避免过敏性食物的摄入,还要保证机体必需的营养物质和

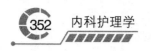
热量供给,补充丰富的维生素。宜进食清淡、少刺激、易消化的食物,少量多餐。养成良好的个人卫生习惯,预防呼吸道感染。避免接触与发病有关的药物或食物,避免疾病的复发。

2. **用药指导** 强调遵医嘱用药的必要性,嘱患者按时、按量服药,不能自行停药或减量。告知其所用药物的注意事项及不良反应,严格观察用药后的不良反应。定期监测血压、血糖、肝肾功能及尿量、尿色的变化等。

3. **自我病情监测** 教会患者对出血情况及其伴随症状和体征的自我监测,一旦病情加重或复发,及时就医。因病程治疗时间较长,家属及患者容易产生悲观、失望、焦虑情绪,应多与家属及患者沟通,消除其不良心理影响因素,减轻心理负担,保持乐观情绪,积极配合治疗。

4. **按时随访** 患者应当尽量避免接触可疑的变应源(如进食鱼、虾、花粉,接触油漆,使用某些药物),避免感染(呼吸道、肠道)。虽然大多数患者预后良好,但部分病程迁延,少数可发展至慢性肾功能不全,应当注意随访观察,并按规定的疗程服药,不能因尿检好转而停药。

(王 贺)

第八节 尿路感染

案例分析

患者,李某,女,28岁,已婚。3 d前开始畏寒发热,全身乏力,肌肉酸痛。伴尿频、尿痛,恶心、呕吐,右侧腰痛明显。查体:T 39.1 ℃,P 108 次/min。右肾区叩痛,右肋脊角有压痛,上中输尿管点压痛。辅助检查:血常规示白细胞 $10.8×10^9$/L,尿常规示白细胞(+++)。以"尿路感染"收入院。医嘱:尿细菌学检查,左氧氟沙星静脉滴注。

请思考:①目前患者主要的护理诊断/问题及医护合作性问题有哪些? ②如何做好患者的健康指导?

尿路感染(urinary tract infection,UTI)简称尿感,是指病原体在尿路中生长、繁殖而引起的感染性疾病。病原体可包括细菌、真菌、支原体、衣原体、病毒等。多见于育龄期女性、老年人、免疫力低下及尿路畸形者。本节主要叙述由细菌感染所引起的尿路感染。

尿路感染(简称尿感)的分类:根据感染发生部位可分为上尿路感染和下尿路感染。前者主要为肾盂肾炎,后者主要为膀胱炎;根据患者的基础疾病,可分为复杂性和非复杂性(单纯性)尿路感染。复杂性尿感是指伴有尿路引流不畅、结石、畸形、膀胱输尿管反流等结构或功能的异常,或在慢性肾实质性疾病基础上发生的尿路感染。非复杂性尿感主要发生在无泌尿生殖系统异常的女性,多数为膀胱炎,偶然可为急性肾盂肾炎。男性很少发生非复杂性尿感,如发生尿感,应检查是否为复杂性尿感;根据发作频次,分为初发或孤立发作尿感和反复发作性尿感。对于尿感患者,了解感染部位,是否反复发作,是否有复杂感染的危险因素,有无尿感的症状,对治疗及预后判断有重要意义。

【临床表现】

1. **膀胱炎** 占尿路感染的60%以上,分为急性单纯性膀胱炎和反复发作性膀胱炎。主要表现为尿频、尿急、尿痛(尿路刺激征)。可有耻骨上方疼痛或压痛,部分患者出现排尿困难。尿液常混浊,约30%可出现血尿。一般无全身感染症状。致病菌多为大肠埃希菌,占75%以上。

2. 肾盂肾炎

(1)急性肾盂肾炎:可发生于各年龄段,育龄女性最多见。临床表现与感染程度有关,通常起病较急。

1)全身症状:发热、寒战、头痛、全身酸痛、恶心、呕吐等,体温多在 38.0 ℃以上,多为弛张热,也可呈稽留热或间歇热。部分患者出现革兰氏阴性杆菌菌血症。

2)泌尿系统症状:尿频、尿急、尿痛、排尿困难等。部分患者泌尿系统症状不典型或缺如,而以全身症状为主或表现为血尿伴低热和腰痛。

3)腰痛:腰痛程度不一,多为钝痛或酸痛。体检时可发现肋脊角或输尿管点压痛和(或)肾区叩击痛。

(2)慢性肾盂肾炎:临床表现较为复杂,全身及泌尿系统局部表现可不典型,有时仅表现为无症状性菌尿。半数以上患者可有急性肾盂肾炎病史,后出现程度不同的低热、间歇性尿频、排尿不适、腰部酸痛及肾小管功能受损表现,如夜尿增多、低比重尿等。病情持续可发展为慢性肾衰竭。急性发作时患者症状明显,类似急性肾盂肾炎。

3. 无症状细菌尿　无症状细菌尿是指患者有真性菌尿,而无尿路感染的症状,可由症状性尿感演变而来或无急性尿路感染病史。20~40 岁女性无症状性细菌尿的发病率低于 5%,而老年女性及男性发病率为 40%~50%。致病菌多为大肠埃希菌,患者可长期无症状,尿常规可无明显异常或白细胞增加,但尿培养有真性菌尿。

4. 复杂性尿路感染　在伴有泌尿系统结构/功能异常(包括异物),或免疫力低下的患者发生的尿路感染。复杂性尿路感染显著增加治疗失败的风险,增加疾病的严重性。患者的临床表现可为多样,从轻度的泌尿系统症状,到膀胱炎、肾盂肾炎,严重者可导致菌血症、败血症。

5. 导管相关性尿路感染　导管相关性尿路感染是指留置导尿管或先前48 h 内留置导尿管者发生的感染。导管相关性尿路感染极为常见。导管上生物被膜的形成为细菌定植和繁殖提供了条件,是其重要的发病机制。全身应用抗生素、膀胱冲洗、局部应用消毒剂等均不能将其清除,最有效的减少导管相关性尿路感染的方式是避免不必要的导尿管留置,并尽早拔出导尿管。

6. 并发症　尿路感染如能及时治疗,并发症很少,但伴有糖尿病和(或)存在复杂因素的肾盂肾炎未及时治疗或治疗不当可出现肾乳头坏死和肾周围脓肿。

【实验室及其他检查】

1. 尿液检查

(1)常规检查:尿液有白细胞尿、血尿、蛋白尿。尿沉渣镜检白细胞>5 个/HP 称为白细胞尿,几乎所有尿路感染都有白细胞尿,对尿路感染诊断意义较大;部分尿感患者有镜下血尿,少数急性膀胱炎患者可出现肉眼血尿;蛋白尿多为阴性至微量。尿中发现白细胞管型提示肾盂肾炎。

(2)白细胞排泄率:准确留取 3 h 尿液,立即进行尿白细胞计数,所得白细胞数按每小时折算。正常人类白细胞计数$<2\times10^5$/h,白细胞计数$>3\times10^5$/h 为阳性,在$(2\sim3)\times10^5$/h 为可疑。

(3)细菌学检查

1)涂片细菌检查:未离心新鲜中段尿沉渣涂片,若平均每个高倍视野下可见 1 个以上细菌,提示尿路感染。本法设备简单、操作方便,检出率达 80%~90%,可初步确定是杆菌或球菌、是革兰氏阴性细菌还是革兰氏阳性细菌,对及时选择抗生素有重要参考价值。

2)细菌培养:尿细菌培养对诊断尿路感染有重要价值。可采用清洁中段尿、导尿及膀胱穿刺尿做细菌培养。细菌培养菌落数$\geq10^5$ CFU/mL(菌落形成单位/mL),为有意义菌尿。如临床上无尿感症状,则要求做两次中段尿培养,细菌菌落数均$\geq10^5$/mL,且为同一菌种,可诊断为尿路感染;在

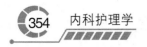

有典型膀胱炎症状的女性,中段尿培养大肠埃希菌、腐生葡萄球菌≥10^2 CFU/mL,也支持尿路感染。耻骨上膀胱穿刺尿细菌定性培养有细菌生长,即为真性菌尿。

2. 血液检查

(1)血常规:急性肾盂肾炎时血白细胞计数常升高,中性粒细胞增多,核左移。红细胞沉降率可增快。

(2)肾功能:慢性肾盂肾炎肾功能受损时可出现肾小球滤过率下降,血肌酐升高等。

3. 影像学检查 影像学检查如 B 超、X 射线腹部平片、CT、IVP、排尿期膀胱输尿管反流造影、逆行性肾盂造影等,目的是了解尿路情况,及时发现有无尿路结石、梗阻、反流、畸形等导致尿路感染反复发作的因素。尿路感染急性期不宜做静脉肾盂造影,可做 B 超检查。对于反复发作的尿路感染或急性尿路感染治疗 7~10 d 无效的女性,应行影像学检查。男性患者无论首发还是复发,在排除前列腺炎和前列腺肥大之后,均应行尿路影像学检查以排除尿路解剖和功能上的异常。

【诊断要点】

有尿路感染的症状和体征,如尿路刺激征(尿频、尿痛、尿急),耻骨上方疼痛和压痛,发热,腰部疼痛或叩击痛等,尿细菌培养菌落数均≥10^5/mL,即可诊断尿路感染。

以尿路刺激征为突出表现,少有发热、腰痛的临床表现,应考虑下尿路感染(膀胱炎)。有发热、寒战,甚至出现毒血症症状,伴明显腰痛、输尿管点和(或)肋脊点压痛、肾区叩击痛等,伴或不伴尿路刺激征的临床表现,常考虑上尿路感染(肾盂肾炎)。伴有泌尿道结构/功能异常(包括异物)或免疫功能低下的患者发生尿路感染,对治疗反应差或反复发作的尿感,应检查是否为复杂性尿路感染。患者无尿路感染的症状,两次尿细菌培养菌落数均≥10^5/mL,均为同一菌种,应考虑无症状性细菌尿。对于留置导尿管的患者出现典型的尿路感染症状、体征,且无其他原因可以解释,尿标本细菌培养菌落计数>10^3/mL 时,应考虑导管相关性尿路感染的诊断。

【治疗要点】

1. 一般治疗 急性期注意休息,多饮水、勤排尿。膀胱刺激征和血尿明显者,可口服碳酸氢钠片(1 g,每天 3 次),以碱化尿液、缓解症状、抑制细菌生长和避免血凝块形成。尿路感染反复发作者应积极寻找病因,及时去除诱发因素。

2. 抗感染治疗 用药原则:①根据尿路感染的位置,是否存在复杂尿感的因素选择抗生素的种类、剂量及疗程。②选用致病菌敏感的抗生素。无病原学结果前,一般首选对革兰氏阴性杆菌有效的抗生素,尤其是首发尿路感染。治疗 3 d 症状无改善,应按药敏试验结果调整用药。③选择在尿和肾内浓度高的抗生素。④选用肾毒性小,不良反应少的抗生素。⑤单一药物治疗失败、严重感染、混合感染、耐药菌株出现时应联合用药。

3. 疗效评定

(1)治愈:症状消失,尿菌阴性,疗程结束后 2 周、6 周复查尿菌均为阴性。

(2)治疗失败:治疗后尿菌仍阳性,或治疗后尿菌阴性,但 2 周或 6 周复查尿菌转为阳性,且为同一种菌株。

【主要护理诊断/问题】

1. 体温过高 与急性肾盂肾炎有关。

2. 排尿障碍:尿频、尿急、尿痛 与泌尿系统感染有关。

3. 潜在并发症 肾乳头坏死、肾周脓肿等。

4. 焦虑 与疾病反复发作、久治不愈等因素有关。

5. 知识缺乏 缺乏预防尿路感染的知识。

【护理措施】

1. 体温过高

(1)饮食护理:给予高蛋白、富含维生素和易消化的清淡饮食。发热明显者应给予流质或半流质饮食,指导患者尽量多摄入水分,每日摄入量应在 2 000 mL 以上,增加尿量,以冲洗膀胱、尿道,促进细菌和炎性分泌物排出,减轻尿路刺激症状。同时做好口腔护理。

(2)休息和睡眠:增加休息与睡眠,为患者提供一个安静、舒适的休息环境,加强生活护理。

(3)病情观察:密切观察患者的体温变化,尿液性状的变化,有无腰痛加剧。如出现高热持续不退或体温升高,且出现腰痛加剧等,应考虑可能出现肾周脓肿、肾乳头坏死等并发症,应及时报告医师协助处理。

(4)物理降温:高热患者可采用冰敷、酒精擦浴等措施进行物理降温。

(5)用药护理:遵医嘱给予抗菌药物,注意药物用法、剂量、疗程和注意事项,观察疗效及药物不良反应。如口服复方磺胺甲噁唑期间要注意多饮水,并同时服用碳酸氢钠,以增强疗效、减少磺胺结晶的形成。

2. 排尿障碍　参见本章第二节中"尿路刺激征"的护理措施。

【健康指导】

1. 疾病预防指导　①保持规律生活,避免劳累,坚持体育运动,增强免疫力。②每天应摄入足够水分,以保证足够的尿量和排尿次数。多饮水、勤排尿(2~3 h 排尿 1 次)是预防尿路感染最简便而有效的措施。③注意个人卫生,尤其是女性,要注意会阴部及肛周皮肤的清洁,特别是月经期、妊娠期、产褥期,指导其正确清洁外阴部的方法。④与性生活有关的反复发作者,应注意性生活后立即排尿,并口服一次常用量抗生素。⑤膀胱-输尿管反流者,需要"二次排尿",即每次排尿后数分钟再排尿一次。

2. 疾病知识指导　告知患者尿路感染的病因、疾病特点和治愈标准,使其理解多饮水、勤排尿以及注意会阴部、肛周皮肤清洁的重要性,确保其出院后仍能严格遵从。教会患者识别尿路感染的临床表现,一旦发生尽快诊治。

3. 用药指导　指导患者按时、按量、按疗程服药,不随意停药或减量,避免复发。学会观察药效和不良反应,定期门诊随访,定期监测尿常规检查和细菌培养。

(王　贺)

第九节　急性肾损伤

案例分析

患者,刘某,男,36 岁。4 年前检查时发现蛋白尿,被诊断为慢性肾小球肾炎。近 2 年时有腹胀、食欲减退,体力逐渐下降,有时双下肢抽搐和疼痛,常有头晕、眼花和视物模糊,刷牙时牙龈出血,碰撞后皮肤青紫,夜尿明显增多,腰酸腿软。查体:R 28 次/min,BP 170/100 mmHg。肾病面容,强迫端坐位,呼出气体有尿臭味,双肺闻及湿啰音,心浊音界向左侧增大,P 112 次/min,心尖区可闻及吹风

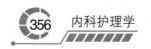

样收缩期杂音,肝右肋下 2 cm。辅助检查:血常规提示重度贫血;尿常规蛋白(++),红细胞(+);24 h 尿量 280 mL,BUN、Scr 升高;B 超示双肾体积缩小。初步诊断:急性肾损伤。

请思考:①该患者目前主要的医疗诊断是什么?②目前主要的护理诊断和诊断依据是什么?③应从哪些方面对患者进行病情观察?④如何做好患者的饮食指导?

急性肾损伤(acute kidney injury,AKI)是由各种病因引起短时间内肾功能快速减退而导致的临床综合征,表现为肾小球滤过率(GFR)下降,伴有氮质产物如肌酐、尿素氮等潴留,水、电解质和酸碱平衡紊乱,重者出现多系统并发症。AKI 以往称为急性肾衰竭,近年来临床研究证实轻度肾功能急性减退即可导致患者病死率明显增加,故目前趋向将急性肾衰竭改称为急性肾损伤(AKI),期望尽量在病程早期识别,并进行有效干预。AKI 是常见危重病症,涉及临床各科,发病率在综合性医院为 3%~10%,重症监护病房为 30%~60%,危重 AKI 患者死亡率高达 30%~80%,存活患者约 50% 遗留永久性肾功能减退,部分需终身透析,防治形势十分严峻。

【临床表现】

AKI 临床表现差异大,与病因和所处临床分期不同有关。明显的症状常出现于肾功能严重减退时,常见症状包括乏力、食欲减退、恶心、呕吐、尿量减少和尿色加深,容量过多时可出现急性左心衰竭。AKI 首次诊断常基于实验室检查异常,特别是血清肌酐(serum creatinine,Scr)绝对或相对升高,而不是基于临床症状与体征。以急性肾小管坏死(ATN)为例,肾性 AKI 的临床病程可分为起始期、进展期和维持期、恢复期。

1. **起始期** 此期患者常遭受一些已知或未知 ATN 病因的打击,如低血压、缺血、脓毒症和肾毒素等,但尚未发生明显肾实质损伤。在此阶段如能及时采取有效措施,AKI 常可逆转。但随着肾小管上皮损伤加重,GFR 逐渐下降,进入进展期。

2. **进展期和维持期** 一般持续 7~14 d,但也可短至数天或长至 4~6 周。GFR 进行性下降并维持在低水平。部分患者可出现少尿(<400 mL/d)和无尿(<100 mL/d),但也有些患者尿量在 400~500 mL/d 或以上,后者称为非少尿型 AKI,一般认为是病情较轻的表现。但不论尿量是否减少,随着肾功能减退,临床上出现一系列尿毒症表现,主要是尿毒症毒素潴留和水、电解质及酸碱平衡紊乱所致。AKI 的全身表现如下。①消化系统:食欲减退、恶心、呕吐、腹胀、呃逆、腹泻等,严重者可出现消化道出血。②呼吸系统:可出现呼吸困难、咳嗽、憋气等症状,主要是容量过多导致的急性肺水肿和感染。③循环系统:多因尿量减少、水钠潴留,出现高血压、心力衰竭和急性肺水肿表现,因毒素滞留、电解质紊乱、贫血及酸中毒引起心律失常及心肌病变。④神经系统:可出现意识障碍、躁动、谵妄、抽搐、昏迷等尿毒症脑病症状。⑤血液系统:可出现出血倾向和贫血,表现为皮肤、黏膜、牙龈出血,头晕、乏力等。⑥其他:感染是 AKI 常见且严重的并发症,常见感染部位依次为肺部、泌尿道、伤口及全身。在 AKI 同时或在疾病发展过程中可合并多脏器功能障碍综合征,死亡率极高。

3. **恢复期** GFR 逐渐升高,并恢复正常或接近正常。少尿型患者开始出现尿量增多,继而出现多尿,再逐渐恢复正常。与 GFR 相比,肾小管上皮细胞功能恢复相对延迟,常需数个月后才能恢复。部分患者最终遗留不同程度的肾脏结构和功能损伤。

【实验室及其他检查】

1. **血液检查** 可有贫血,早期程度常较轻,如肾功能长时间不恢复,则贫血程度可以较重。另外,某些引起 AKI 的基础疾病本身也可引起贫血,如大出血和严重感染等。Scr 和尿素氮进行性上升,高分解代谢患者上升速度较快,横纹肌溶解引起肌酐上升更快。血清钾浓度升高,血 pH 和碳酸氢根离子浓度降低,血钙降低,血磷升高。

2. 尿液检查　不同病因所致 AKI 的尿检异常相差甚大。肾前性 AKI 时无蛋白尿和血尿,可见少量透明管型。ATN 时可有少量蛋白尿,以小分子蛋白为主;尿沉渣检查可见肾小管上皮细胞、上皮细胞管型和颗粒管型及少许红、白细胞等;因肾小管重吸收功能减退,尿比重降低且较固定,多在 1.015 以下,尿渗透浓度<350 mOsm/kg H_2O,尿与血渗透浓度之比<1.1,尿钠含量增高,滤过钠排泄分数(FE_{Na})>1%。

3. 影像学检查　尿路超声显像检查有助于鉴别尿路梗阻及慢性肾脏病(chronic kidney disease, CKD)。如高度怀疑存在梗阻,且与急性肾功能减退有关,可作逆行性肾盂造影。CT 血管造影、MRI 或放射性核素检查对了解血管病变有帮助,明确诊断仍需行肾血管造影,但造影剂可加重肾损伤。

4. 肾活检　肾活检是 AKI 鉴别诊断的重要手段。在排除了肾前性及肾后性病因后,拟诊肾性 AKI 但不能明确病因时,均有肾活检指征。

【诊断要点】

根据原发病因,肾小球滤过功能急性进行性减退,结合相应临床表现,实验室与影像学检查,一般不难作出诊断。

按照最新国际 AKI 临床实践指南,符合以下情况之一者即可临床诊断 AKI:①48 h 内 Scr 升高≥0.3 mg/dL(≥26.5 μmol/L);②确认或推测 7 d 内 Scr 较基础值升高≥50%;③尿量减少 [<0.5 mL/(kg·h),持续≥6 h]。急性肾损伤的分期标准详见表5-9-1。

表5-9-1　急性肾损伤的分期标准

分期	血清肌酐标准	尿量标准
1 期	绝对值升高≥0.3 mg/dL(≥26.5 μmol/L) 或较基础值相对升高≥50%,但<1 倍	<0.5 mL/(kg·h)(持续≥6 h,但<12 h)
2 期	相对升高≥1 倍,但<2 倍	<0.5 mL/(kg·h)(持续≥12 h,但<24 h)
3 期	升高至≥4.0 mg/dL(≥353.6 μmol/L) 或相对升高≥2 倍 或开始时肾脏替代治疗 或<18 岁患者估算肾小球滤过率下降至 <35 mL/(min·1.73 m^2)	<0.3 mL/(kg·h)(≥24 h) 或无尿≥12 h

【治疗要点】

AKI 总体治疗原则:尽早识别并纠正可逆病因,及时采取干预措施避免肾脏受到进一步的损伤,维持水、电解质和酸碱平衡,适当营养支持,积极防治并发症,适时进行肾脏替代治疗。AKI 的发生会增加重症患者的死亡风险,以及发生慢性肾脏病和心血管疾病的风险,因此 AKI 患者在获得近期治疗缓解后,需要密切随访,注意是否发生慢性肾脏病。

1. 早期病因十预治疗　在 AKI 起始期及时干预可最大限度地减轻肾脏损伤,促进肾功能恢复。强调尽快纠正可逆性病因和肾前性因素,包括扩容、维持血流动力学稳定、改善低蛋白血症、降低后负荷以改善心排血量、停用影响肾灌注的药物、调节外周血管阻力至正常范围等。肾后性 AKI 应尽早解除尿路梗阻,如前列腺肥大应通过膀胱留置导尿,肿瘤压迫输尿管可放置输尿管支架或行经皮肾盂瘘术。

2. 营养支持治疗　优先通过胃肠道提供营养,酌情限制水分、钠盐和钾盐摄入,不能口服者需静脉营养,营养支持总量与成分应根据临床情况增减。

3. 维持体液平衡　观察每日出入液量和体重变化,每日补液量应为显性失液量加上非显性失液量减去内生水量,每日大致进液量可按前一日尿量加500 mL计算,发热患者只要体重不增加,可适当增加进液量。肾脏替代治疗时补液量可适当放宽。

4. 纠正高钾血症　高钾血症是AKI的主要死因之一。当血钾>6 mmol/L或心电图有高钾表现或有神经、肌肉症状时需紧急处理。措施包括:①停用一切含钾药物和(或)食物。②10%葡萄糖酸钙10~20 mL稀释后缓慢静脉注射(不少于5 min),以拮抗钾离子对心肌的毒性作用。③50%葡萄糖50~100 mL或10%葡萄糖250~500 mL,加胰岛素6~12 U静脉输注,葡萄糖与胰岛素比值为(4~6):1,通过葡萄糖与胰岛素合用促进糖原合成,使钾离子向细胞内转移。④伴代谢性酸中毒者补充碱剂,5% $NaHCO_3$ 250 mL静脉滴注,既可纠正酸中毒又可促进钾离子向细胞内流。⑤清除钾:离子交换树脂(口服1~2 h起效,灌肠4~6 h起效,每50 g降钾树脂使血钾下降0.5~10.0 mmol/L),利尿剂(多使用袢利尿剂,以增加尿量促进钾离子排泄),对内科治疗不能纠正的严重高钾血症(血钾>6.5 mmol/L),应及时给予急症血液透析治疗。

5. 纠正代谢性酸中毒　可选用5%碳酸氢钠125~250 mL静脉滴注。对于严重酸中毒患者,如静脉血 HCO_3^- <12 mmol/L或动脉血pH<7.15~7.20时,纠酸的同时紧急透析治疗。

6. 心力衰竭的处理　AKI心力衰竭患者对利尿剂反应较差,对洋地黄制剂疗效也差,且易发生洋地黄中毒。药物治疗多以扩血管为主,减轻心脏前负荷。通过透析超滤脱水,纠正容量过负荷缓解心衰症状最为有效。

7. 控制感染　感染是AKI常见并发症,也是主要的死亡原因之一。应尽早使用抗生素。根据细菌培养和药敏试验选用对肾脏无毒或低毒药物,并按肌酐清除率调整用药剂量。

8. 肾脏替代治疗　肾脏替代疗法是AKI治疗的重要组成部分,包括腹膜透析、间歇性血液透析和连续性肾脏替代治疗等。目的一是干预因肾功能严重减退而出现可能危及生命的严重内环境紊乱,主要是纠正严重水、电解质、酸碱失衡和氮质血症;二是支持肾脏维持机体内环境稳定,清除炎症介质、尿毒症毒素等各种致病性物质,防治可引起肾脏进一步损害的因素,减轻肾脏负荷,促进肾功能恢复。

9. 恢复期治疗　AKI恢复期早期,治疗重点仍为维持水、电解质和酸碱平衡,控制氮质血症,治疗原发病和防止各种并发症。部分ATN患者多尿期持续较长,补液量应逐渐减少,以缩短多尿期。已进行透析者应维持透析,直至血肌酐和尿素氮降至接近正常。后期肾功能恢复,尿量正常,一般无须特殊处理,应定期随访肾功能,避免肾毒性药物的使用。

【主要护理诊断/问题】

1. 体液过多　与GFR下降致水钠潴留、水摄入控制不严引起的容量过多有关。

2. 潜在并发症　电解质紊乱、酸碱平衡失调。

3. 营养失调:低于机体需要量　与患者食欲减退、恶心、呕吐、限制蛋白质摄入、透析和原发疾病等因素有关。

4. 有感染的危险　与机体抵抗力降低及透析等侵入性操作有关。

5. 恐惧　与肾功能急剧恶化、病情危重有关。

6. 潜在并发症　高血压、急性左心衰竭、心律失常、上消化道出血、DIC、多脏器衰竭。

7. 知识缺乏　缺乏疾病治疗、病情监测及饮食管理相关知识。

8. 有皮肤完整性受损的危险　与体液过多、抵抗力下降有关。

【护理措施】

1.体液过多

(1)休息与体位:应绝对卧床休息以减轻肾脏负担。下肢水肿者抬高下肢促进血液回流,对意识障碍患者加床护栏,昏迷者按昏迷患者护理常规进行护理。当尿量增加、病情好转时,可逐渐增加活动量,以患者不感觉劳累为度。

(2)维持与监测水平衡:坚持"量出为入"的原则。严格记录24 h出入液量,同时将出入量的记录方法、内容告诉患者,以便得到患者的充分配合。每天监测体重。严密观察患者有无体液过多的表现:①皮肤、黏膜水肿;②体重每天增加>0.5 kg;③无失盐基础上血清钠浓度偏低;④中心静脉压高于12 cmH$_2$O(1.17 kPa);⑤胸部X射线显示肺充血征象;⑥无感染征象基础上出现心率快、呼吸急促、血压增高、颈静脉怒张。具体参见本章第二节中"肾源性水肿"的护理措施。

2.潜在并发症 监测并及时处理水电解质紊乱、酸碱平衡失调。具体措施:①监测血清钾、钠、钙等电解质的变化,如发现异常及时通知医生处理。②密切观察有无高钾血症的征象,如脉律不齐、肌无力、感觉异常、恶心、腹泻、心电图改变(T波高尖、ST段压低、PR间期延长、房室传导阻滞、QRS波宽大畸形、心室颤动甚至心搏骤停)等。血钾高者应限制钾的摄入,少用或忌用富含钾的食物,如紫菜、菠菜、苋菜、香蕉等。③积极预防和控制感染、及时纠正代谢性酸中毒、禁止输入库存血。④密切观察有无水肿、体重增加、高血压及乏力、疲倦、意识障碍及抽搐等水钠潴留和低钠血症表现,限制钠盐摄入。⑤密切观察有无低钙血症的征象,如指(趾)、口唇麻木,肌肉痉挛,抽搐,心电图改变(Q-T间期延长、ST段延长)等。如发生低钙血症,可摄入含钙量较高的食物如牛奶,并可遵医嘱使用活性维生素D及钙剂等,急性低钙血症需静脉使用钙剂。

3.营养失调

(1)饮食护理:控制水、钠、钾的摄入量,给予充足热量、优质蛋白饮食。每天供给35 kcal/kg(147 kJ/kg热量,其中2/3由碳水化合物提供,1/3由脂类提供),以减少机体蛋白质分解;蛋白质的摄入量应限制为0.8~1.0 g/(kg·d),适量补充必需氨基酸和非必需氨基酸,高分解代谢、营养不良或接受透析的患者,蛋白质摄入量可适当放宽。优先经胃肠道提供营养支持,少量多餐,以清淡流质或半流质食物为主,不能经口进食者可用鼻饲或肠外营养。

(2)监测营养状况:定期监测血浆白蛋白,了解机体营养状况的指标是否改善。

4.有感染的危险 参见本章第十节"慢性肾衰竭"相关内容。

5.恐惧 加强与患者的沟通,在精神上给予患者真诚的安慰和支持,通过介绍治疗的进展信息,解除患者的恐惧心理,增加患者康复的信心,争取患者能积极配合治疗。

【健康指导】

1.疾病预防指导 老年人、糖尿病、原有慢性肾脏病史及危重患者,应注意避免肾毒性药物、造影剂、肾血管收缩药物的应用,及时维持血流动力学稳定以避免肾脏低灌注。高危患者如必须造影检查需予水化疗法。加强劳动防护,避免接触重金属、工业毒物等。误服或误食毒物时,应立即进行洗胃或导泻,并采用有效解毒剂。重大手术前应充分补充血容量,术中应保护肾功能。

2.疾病知识指导 恢复期患者应加强营养,增强体质,适当锻炼;合理安排活动和休息,劳逸结合,防止劳累;注意个人清洁卫生,注意保暖,防止受凉;避免妊娠、手术、外伤。教会患者测量和记录尿量的方法。教会患者识别心力衰竭、高钾血症及代谢性酸中毒的表现。指导患者定期复查尿常规、肾功能及双肾B超,了解AKI是否转变为慢性肾脏病。

(王 贺)

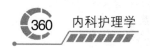

第十节　慢性肾衰竭

案例分析

　　患者,男,35 岁。近 2 年有乏力、头痛、食欲减退及夜间尿量增多现象。近 2 个月全身皮肤瘙痒并厌食、恶心。近 3 d 心悸、气急,不能平卧。患者情绪低落、悲观。查体:T 36.5 ℃,P 100 次/min,R 32 次/min,BP 160/95 mmHg,神志清楚,呼吸深大,面色苍白晦暗、面部轻度水肿,口腔有尿臭味、口腔黏膜有溃疡,皮肤有尿霜沉着。双肺底闻及湿啰音。血常规检查示血红蛋白 80 g/L;血钙 1.95 mmol/L,血磷 2.14 mmol/L;血尿素氮(BUN)16 mmol/L,血清肌酐(Scr)800 μmol/L,肾小球滤过率(GFR)1.73 m²;血 pH 7.28。尿化验检查示尿比重 1.009,尿蛋白(++),有颗粒管型。B 超示双肾缩小。初步诊断:慢性肾小球肾炎、慢性肾衰竭(尿毒症期)。

　　请思考:①该患者目前的主要护理诊断/问题及其依据是什么? ②应从哪些方面对患者进行病情观察? ③如何做好患者的心理护理?

　　慢性肾衰竭(chronic renal failure,CRF)是各种慢性肾脏病(chronic kidney disease,CKD)持续进展至后期的共同结局。它是以代谢产物潴留,水、电解质及酸碱平衡失调和全身各系统症状为表现的一种临床综合征。慢性肾脏病是各种原因引起的肾脏结构或功能异常≥3 个月,包括出现白蛋白尿、尿沉渣异常、肾小管相关病变、组织学检查异常及影像学检查异常等肾脏损伤标志,或有肾移植病史,伴或不伴肾小球滤过率(glomerular filtration rate,GFR)下降;或不明原因的 GFR 下降(< 1.73 m²)≥3 个月。

　　目前国际公认的慢性肾脏病分期依据肾脏病预后质量倡议(K/DOQI)制定的指南分为 1 ~ 5 期。该分期方法根据 GFR 将 CKD 分为 5 期。CKD 囊括了疾病的整个过程,即 CKD 1 期至 CKD 5 期。单纯 GFR 轻度下降(60 mL/min)而无肾损害表现者,不能认为存在 CKD;只有当 GFR< 60 mL/min 时,才可按 CKD 3 期对待。部分 CKD 在疾病进展过程中 GFR 可逐渐下降,进展至 CRF。CRF 代表 CKD 中 GFR 下降至失代偿期的那一部分群体,主要为 CKD 4 ~ 5 期。详见表 5-10-1。

表 5-10-1　K/DOQI 对慢性肾脏病的分期及建议

分期	特征	GFR[mL/(min·1.73 m²)]	防治目标-措施
1	GFR 正常或升高	≥90	CKD 病因诊治,缓解症状 保护肾功能,延缓 CKD 进展
2	GFR 轻度降低	60 ~ 89	评估、延缓 CKD 进展 降低 CVD(心血管病)风险
3a	GFR 轻到中度降低	45 ~ 59	延缓 CKD 进展
3b	GFR 中到重度降低	30 ~ 44	评估、治疗并发症
4	GFR 重度降低	15 ~ 29	综合治疗;肾脏替代治疗准备
5	终末期肾脏病(ESRD)	<15 或透析	适时肾脏替代治疗

【临床表现】

在慢性肾脏病和慢性肾衰竭的不同阶段,其临床表现各异。CKD 1～3 期患者可以无任何症状,或仅有乏力、腰酸、夜尿增多、食欲减退等轻度不适。进入 CKD 3b 期以后,上述症状更趋明显。到 CKD 5 期时,可出现急性左心衰竭、严重高钾血症、消化道出血、中枢神经系统障碍等,甚至有生命危险。

1. 水、电解质代谢紊乱

(1)代谢性酸中毒:在部分轻至中度慢性肾衰竭(GFR>1.73 m^2,或 Scr<350 μmol/L)患者,由于肾小管分泌氢离子障碍或肾小管 HCO_3^- 的重吸收能力下降,可引起阴离子间隙正常的高氯血症性代谢性酸中毒,即肾小管酸中毒。当 GFR 降低<1.73 m^2(或 Scr>350 μmol/L)时,代谢产物如磷酸、硫酸等酸性物质因肾排泄障碍而潴留,可发生高氯血症性(或正氯血症性)高阴离子间隙性代谢性酸中毒,即"尿毒症性酸中毒"。

(2)水、钠代谢紊乱:水、钠潴留,导致稀释性低钠血症,可表现为不同程度的皮下水肿和(或)体腔积液,常伴有血压升高,严重时导致左心衰竭和脑水肿。少数患者由于长期低钠饮食、进食差、呕吐等,可出现低钠血症、低血容量状态。

(3)钾代谢紊乱:当 GFR 降至 1.73 m^2 或更低时,肾脏排钾能力下降,易出现高钾血症;尤其当钾摄入过多、酸中毒、感染、创伤、溶血、出血、输血等情况发生时,更易出现高钾血症。某些药物容易引起高钾血症,如 ACEI/ARB、保钾利尿剂等,在肾功能不全的患者中应用此类药物时应特别注意。有时由于钾摄入不足、胃肠道丢失过多、应用排钾利尿剂等因素,也可出现低钾血症。

(4)钙、磷代谢紊乱:在慢性肾衰竭早期,血钙、血磷仍能维持在正常范围,通常不引起临床症状,随病情进展,肾脏排磷减少,出现高磷血症、低钙血症。血磷浓度由肠道对磷的吸收及肾的排泄来调节。当肾小球滤过率下降、尿磷排出减少时,血磷浓度逐渐升高。低钙血症主要与钙摄入不足、活性维生素 D 缺乏、高磷血症、代谢性酸中毒等因素有关。

(5)镁代谢紊乱:当 GFR<1.73 m^2 时,由于肾脏排镁减少,常有轻度高镁血症。患者可无任何症状,但不宜使用含镁的药物,如含镁的抗酸药、泻药等。低镁血症也偶可出现,与镁摄入不足或过多应用利尿剂有关。

2. 蛋白质、糖类、脂类和维生素代谢紊乱　慢性肾衰竭患者可出现氮质血症、白蛋白、必需氨基酸水平下降等蛋白质代谢紊乱,也可出现糖耐量减低、低血糖症和高脂血症,以及血清维生素 A 水平增高、维生素 B_6 及叶酸缺乏等维生素代谢紊乱。

3. 心血管系统表现　心血管病变是慢性肾脏病患者的常见并发症和最主要的死因。尤其进入终末期肾病阶段,心血管事件及动脉粥样硬化性心血管病的发生比普通人群升高 15～20 倍,死亡率进一步增高(占尿毒症死因的 45%～60%)。可出现高血压和左心室肥厚、心力衰竭、尿毒症性心肌病、心包病变、血管钙化和动脉粥样硬化等心血管系统表现。

4. 呼吸系统症状　体液过多或酸中毒时均可出现气短、气促,严重酸中毒可致呼吸深长(Kussmaul 呼吸)。体液过多、心功能不全可引起肺水肿或胸腔积液。由尿毒症毒素诱发的肺泡毛细血管渗透性增加、肺充血,可引起"尿毒症肺水肿",此时肺部 X 射线检查可出现"蝴蝶翼"征。

5. 胃肠道症状　消化系统症状通常是 CKD 最早的表现。主要表现有食欲减退、恶心、呕吐、口腔有尿味。消化道出血也较常见,发生率比正常人明显增高,多是由于胃黏膜糜烂或消化性溃疡所致。

6. 血液系统表现　主要为肾性贫血、出血倾向和血栓形成倾向。多数患者均有轻至中度贫血,主要由于肾组织分泌促红细胞生成素(EPO)减少所致,故称为肾性贫血;同时与缺铁、营养不良、红细胞寿命缩短、胃肠道慢性失血、炎症等因素有关。晚期慢性肾衰竭患者有出血倾向,多与血小板功能降低有关,部分患者也可有凝血因子活性降低。

7.神经肌肉系统症状　早期可有疲乏、失眠、注意力不集中,其后会出现性格改变、抑郁、记忆力减退、判断力降低。尿毒症严重时常有反应淡漠、谵妄、惊厥、幻觉、昏迷、精神异常等表现,即"尿毒症脑病"。周围神经病变也很常见,以感觉神经障碍为著,最常见的是肢端袜套样分布的感觉丧失,也可有肢体麻木、烧灼感或疼痛感、深反射迟钝或消失,并可有神经肌肉兴奋性增加(如肌肉震颤、痉挛、不宁腿综合征),以及肌萎缩、肌无力等。

8.内分泌功能紊乱　主要表现有:①肾脏本身内分泌功能紊乱;②糖耐量异常和胰岛素抵抗;③下丘脑-垂体内分泌功能紊乱;④外周内分泌腺功能紊乱。因此患者皮肤干燥伴有脱屑,皮肤瘙痒是慢性肾衰竭最常见症状之一。部分患者(约1/4)有轻度甲状腺素水平降低;其他如性腺功能减退等。

9.骨骼病变　慢性肾脏病患者存在钙、磷等矿物质代谢及内分泌功能紊乱,导致矿物质异常、骨病、血管钙化等临床综合征,称之为慢性肾脏病-矿物质和骨异常(CKD - mineral and bone disorder,CKD-MBD)。慢性肾衰竭出现的骨矿化和代谢异常称为肾性骨营养不良,包括高转化性骨病、低转化性骨病和混合性骨病,以高转化性骨病最多见。在非透析患者中骨骼 X 射线发现异常者约35%,而出现骨痛、行走不便和自发性骨折相当少见(<10%)。但骨活检约90%可发现异常,故早期诊断要靠骨活检。

【实验室及其他检查】

1.尿常规检查　常见蛋白尿,尿沉渣检查中可见红细胞、白细胞、颗粒管型和蜡样管型。夜尿增多,尿比重或尿渗透压下降或等渗尿。

2.血常规检查　红细胞计数下降,绝对网织红细胞计数减少,血红蛋白浓度降低,白细胞计数可升高或降低。

3.肾功能检查　肾功能降低,血肌酐、血尿素氮水平增高,肌酐清除率降低。

4.血生化检查　血浆清蛋白降低;血钙降低,血磷增高,甲状旁腺激素水平升高;血钾和血钠可增高或降低;可有代谢性酸中毒等。

5.其他实验室检查　可有出凝血功能障碍,出血时间延长;缺铁时血清铁水平偏低,血清铁蛋白浓度<200 ng/mL,转铁蛋白饱和度<20%。

6.影像学检查　CKD 早期肾脏 B 超显示肾脏大小正常,回声增多不均匀,晚期显示皮质变薄,皮髓质分界不清,双肾缩小等。同位素 ECT 有助于了解 CKD 早期单侧和双肾总体肾功能受损程度。

【诊断要点】

根据病史、临床表现,GFR 下降,血肌酐、血尿素氮升高,影像学检查示双肾缩小,即可作出诊断。应进一步针对病因、GFR 和蛋白尿程度进行分级。

【治疗要点】

1.早期防治对策和措施　早期诊断,积极有效治疗原发疾病,避免和纠正造成肾功能进展、恶化的危险因素,是慢性肾衰竭防治的基础,也是保护肾功能和延缓慢性肾脏病进展的关键。对诊断为慢性肾脏病的患者,要采取各种措施延缓慢性肾衰竭发生,防止进展至终末期肾病。其基本对策是:①坚持病因治疗,如对高血压、糖尿病肾病、肾小球肾炎等,坚持长期合理治疗。②避免和消除肾功能急剧恶化的危险因素。③阻断或抑制肾单位损害渐进性发展的各种途径,保护健存肾单位。对患者血压、血糖、尿蛋白定量、血肌酐上升幅度、GFR 下降幅度等指标,都应当控制在"理想范围"。

2.营养治疗 限制蛋白饮食是治疗的重要环节,能够减少含氮代谢产物生成,减轻症状及相关并发症,甚至可能延缓病情进展。给予低蛋白饮食时应个体化,并监测营养指标,以避免发生营养不良。一般在低蛋白饮食[0.6 g/(kg·d)]的基础上配合应用必需氨基酸或 α-酮酸。必需氨基酸可补充机体对必需氨基酸的需求,改善蛋白质合成,避免负氮平衡。α-酮酸为氨基酸的前体,可利用体内的尿素通过转氨基作用转化为相应的氨基酸,故补充 α-酮酸有减轻尿毒症毒素蓄积、改善蛋白质营养的优点。此外还需注意补充维生素及叶酸等营养素及控制钾、磷等的摄入。

3.慢性肾衰竭及其并发症的治疗

(1)纠正酸中毒和水、电解质紊乱

1)纠正代谢性酸中毒:主要为口服碳酸氢钠,轻者 1.5～3.0 g/d 即可;中、重度患者 3～15 g/d,必要时可静脉输入。可将纠正酸中毒所需碳酸氢钠总量分 3～6 次给予,在 48～72 h 或更长时间后基本纠正酸中毒。对有明显心力衰竭的患者,要防止碳酸氢钠输入量过多,输入速度宜慢,以免心脏负荷加重。

2)水、钠紊乱的防治:为防止出现水、钠潴留,需适当限制钠摄入量,指南推荐钠摄入量不应超过 6～8 g/d。有明显水肿、高血压者,钠摄入量限制在 2～3 g/d(氯化钠摄入量 5～7 g/d)。也可根据需要应用袢利尿剂(呋塞米、布美他尼等,呋塞米每次 20～200 mg,2～3 次/d);噻嗪类利尿剂及潴钾利尿剂对中、重度 CRF 患者避免应用,因此时疗效甚差,并可致血钾、尿酸升高及药物蓄积。对严重肺水肿、急性左心衰竭者,需及时给予血液透析或连续性肾脏替代治疗(CRRT)。

3)高钾血症的防治:首先应积极预防高钾血症的发生。CKD 3 期以上的患者应适当限制钾摄入。当 GFR<1.73 m² 或血清钾水平>5.5 mmol/L 时,应更严格地限制钾摄入。高钾血症的防治同急性肾损伤。

(2)高血压的治疗:对高血压进行及时、合理的治疗,不仅是为了控制高血压的症状,也是为了保护心、肾、脑等靶器官。一般非透析患者应将血压控制在 130/80 mmHg 以下,维持透析患者血压不超过 140/90 mmHg。可选择血管紧张素转换酶抑制药(ACEI)和血管紧张素 II 受体阻滞药(ARB)、钙通道阻滞剂(CCB)、袢利尿剂、β 受体阻滞剂、血管扩张药等联合应用。其中 ACEI 及 ARB 均可显著降低患者肾衰竭的发生率,ACEI 还可降低患者全因死亡率。但 ACEI 及 ARB 可引起高钾血症和一过性血肌酐升高,故使用时需监测血清钾和肌酐水平。

(3)贫血的治疗:排除失血、造血原料缺乏等因素,透析患者若血红蛋白(Hb)<100 g/L 可考虑开始应用重组人促红细胞生成素(rHuEPO)治疗,避免 Hb 下降至 90 g/L 以下;非透析患者若 Hb<100 g/L,建议基于 Hb 下降率、评估相关风险后,个体化决定是否开始使用 rHuEPO 治疗。一般开始用量为每周 80～120 U/kg,分 2～3 次(或每次 2 000～3 000 U,每周 2～3 次),皮下或静脉注射,并根据患者 Hb 水平、Hb 升高速率等调整剂量。Hb 上升至 110～120 g/L 即达标,不建议维持 Hb>130 g/L。在应用 rHuEPO 时,应同时监测血清铁蛋白(SF)、转铁蛋白饱和度(TSAT),重视补充铁剂。口服铁剂有琥珀酸亚铁、硫酸亚铁等,但部分透析患者口服铁剂吸收较差,常需经静脉途径补充铁,常用为蔗糖铁。慢性肾衰竭贫血患者通常不建议输注红细胞治疗,除了存在输血相关风险,还可导致致敏状态而影响肾移植疗效。

(4)低钙血症、高磷血症和肾性骨营养不良的治疗:对明显低钙血症患者,可口服 1,25-(OH)₂D₃(骨化三醇),0.25 μg/d,连服 2～4 周;如血钙和症状无改善,可将用量增加至 0.5 μg/d;血钙纠正后,非透析患者不推荐常规使用骨化三醇。凡口服骨化三醇的患者,治疗中均需要监测血钙、磷、

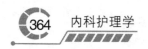

PTH 浓度,使维持性透析患者全段甲状旁腺激素(iPTH)保持在 150 ~ 300 pg/mL。GFR<30 mL/min 时,除限制磷摄入外,可应用磷结合剂口服,如碳酸钙(含钙 40%)、醋酸钙(含钙 25%)、司维拉姆、碳酸镧等,应在餐中服用效果最好。应尽可能限制含钙磷结合剂的使用,防止转移性钙化的发生。

(5)防治感染:感染是导致慢性肾衰竭患者死亡的第二主要病因。平时应注意预防各种病原体感染。抗生素的选择和应用原则与一般感染相同,但剂量需要根据 GFR 水平调整。在疗效相近的情况下,应选用肾毒性最小的药物。

(6)高脂血症的治疗:非透析患者与一般高血脂患者治疗原则相同,应积极治疗,但应警惕降脂药物所致肌病。对于 50 岁以上的非透析慢性肾病患者,即使血脂正常,仍可考虑服用他汀类药物预防心血管疾病。对维持透析患者,高脂血症的标准宜放宽,血胆固醇水平保持在 6.5 ~ 7.8 mmol/L (250 ~ 300 mg/dL),血甘油三酯水平保持在 1.7 ~ 2.3 mmol/L(150 ~ 200 mg/dL)为宜。而对于透析患者,一般不建议预防性服用他汀类药物。

(7)口服吸附疗法和导泻疗法:口服氧化淀粉、活性炭制剂或大黄制剂等,均是应用胃肠道途径增加尿毒症毒素的排出。这些疗法主要应用于非透析患者,对减轻氮质血症起到一定的辅助作用。同时需注意并发营养不良,加重电解质紊乱、酸碱平衡紊乱的可能。

4.肾脏替代治疗 肾脏替代治疗包括血液透析、腹膜透析和肾移植。对于 CKD 4 期以上或预计 6 个月内需要接受透析治疗的患者,建议进行肾脏替代治疗的准备。通常对于非糖尿病肾病患者,当 GFR<1.73 m² 并有明显尿毒症症状和体征,则应进行肾脏替代治疗。对糖尿病肾病患者,可适当提前至 GFR<15 mL/min 时安排肾脏替代治疗。血液透析和腹膜透析疗效相近,各有优缺点,临床上可互为补充。但透析疗法仅可部分替代肾脏的排泄功能(对小分子溶质的清除,仅相当于正常肾脏的 10% ~ 15%),也不能代替肾脏内分泌和代谢功能。肾移植是目前最佳的肾脏替代疗法,成功的肾移植可恢复正常的肾功能(包括内分泌和代谢功能)。

【主要护理诊断/问题】

1.营养失调:低于机体需要量 与食欲减退、消化吸收功能紊乱、长期限制蛋白质摄入等因素有关。

2.潜在并发症 水、电解质、酸碱平衡失调;贫血;心力衰竭、上消化道出血、病理性骨折、继发性甲状旁腺功能亢进症。

3.有皮肤完整性受损的危险 与皮肤水肿、瘙痒,凝血机制异常、机体抵抗力下降有关。

4.有感染的危险 与机体免疫功能低下、白细胞功能异常、透析等有关。

5.有受伤的危险 与钙、磷代谢紊乱,肾性骨病有关。

6.知识缺乏 缺乏慢性肾病相关知识、用药及治疗、饮食及生活方式控制等知识。

【护理措施】

1.营养失调

(1)饮食护理:饮食原则为优质低蛋白、充足热量、低盐、低钾、低磷饮食。注意改善患者食欲,提供色、香、味俱全的食物,烹调时可加用醋、番茄汁、柠檬汁等调料以增强患者食欲,宜少量多餐。合理的营养膳食调配不仅能减少体内氮代谢产物的积聚及体内蛋白质的分解,维持氮平衡,还能在维持营养、增强机体抵抗力、延缓病情发展等方面发挥重要作用。

1)蛋白质:慢性肾衰竭患者应限制蛋白质的摄入,且饮食中 50% 以上的蛋白质为优质蛋白,如鸡蛋、牛奶、瘦肉、鱼等。由于植物蛋白中含非必需氨基酸多,应尽量减少摄入,如花生及其制品。CKD 1 ~ 2 期患者,无论是否有糖尿病,推荐蛋白摄入量 0.8 ~ 1.0 g/(kg·d)。从 CKD 3 期起至没有进行透析治疗的患者,推荐蛋白摄入量 0.6 ~ 0.8 g/(kg·d)。血液透析及腹膜透析患者蛋白质摄入量为 1.0 ~ 1.2 g/(kg·d)。

2)热量:供给患者足够的热量,以减少体内蛋白质的消耗。一般供应的热量为 125.6 ~ 146.5 kJ/(kg·d)[30 ~ 35 kcal/(kg·d)],摄入热量的 70% 由碳水化合物供给。可选用热量高、蛋白质含量低的食物,如麦淀粉、藕粉、薯类、粉丝等。对已开始透析的患者,应改为透析饮食。

3)其他:①钠,一般每天食盐摄入不超过 6 g,水肿、高血压、少尿者需限制食盐摄入量不超过 5 g;②钾,每天尿量<1 000 mL 时,需限制饮食中钾的摄入,蔬菜经沸水煮后沥出可有效减少钾的含量;③磷,低磷饮食,每天磷摄入量应<800 mg;④补充水溶性维生素,如维生素 C、维生素 B_6、叶酸;⑤补充矿物质和微量元素,如铁、锌等。

(2)用药护理:以 8 种必需氨基酸配合低蛋白高热量的饮食治疗尿毒症,可使患者达到正氮平衡,并改善症状。必需氨基酸有口服制剂和静滴剂,成人用量为每天 0.1 ~ 0.2 g/kg,能口服者以口服为宜。静脉输入时应注意输液速度。如有恶心、呕吐,应及时减慢输液速度,同时可给予止吐药。切勿在氨基酸内加入其他药物,以免引起不良反应。α-酮酸用量为 0.1 ~ 0.2 g/(kg·d),口服。高钙血症者慎用,需定期监测血钙浓度。

(3)监测肾功能和营养状况:定期监测患者的体重变化、血尿素氮、血肌酐、血清白蛋白和血红蛋白水平等,以了解其营养状况。

2.潜在并发症 贫血者积极纠正患者的贫血,遵医嘱应用促红细胞生成素(EPO),每次皮下注射应更换注射部位。因 EPO 可使血压增高、促进血栓形成引发卒中的风险,血红蛋白升高过快(2 周内升高幅度>10 g/L)可引起心血管事件发生,故治疗期间需严格控制血压。Hb>110 g/L 时应减少 EPO 的使用剂量,观察有无高血压、头痛、血管通路栓塞、肌病或流感样症状、癫痫、高血压脑病等不良反应。每月定期监测血红蛋白和血细胞比容、血清铁、转铁蛋白饱和度、铁蛋白等。贫血严重时应卧床休息,并告诉患者坐起、下床时动作宜缓慢,以免发生头晕。有出血倾向者活动时应注意安全,避免皮肤黏膜受损。其他护理措施参见本章第九节"急性肾损伤"。

3.有皮肤完整性受损的危险 评估皮肤的颜色、弹性、温湿度及有无水肿、瘙痒,检查受压部位有无发红、水疱、感染、脱屑等情况。避免皮肤过于干燥,应以中性肥皂和沐浴液进行皮肤清洁,洗后涂上润肤剂,以避免皮肤瘙痒。指导患者修剪指甲,以防皮肤瘙痒时抓破皮肤,造成感染。必要时,按医嘱给予抗组胺类药物和止痒剂,如炉甘石洗剂等。如患者有水肿,具体护理措施参见本章第二节中"肾源性水肿"。

4.有感染的危险 密切监测患者有无体温升高、寒战、疲乏无力、食欲减退、咳嗽、咳脓性痰、肺部湿啰音、尿路刺激征、白细胞计数升高等感染征象。积极采取措施预防感染:病室定期通风并空气消毒,减少人员探视和出入;各项检查治疗严格无菌操作,做好留置静脉导管和留置尿管的观察及护理,预防导管相关性感染;加强生活护理,尤其是口腔及会阴部皮肤的清洁和卫生;卧床患者应定期翻身,指导其有效咳痰,预防肺部感染等。慢性肾衰竭患者基础代谢率较低,体温>37.5 ℃时即提示存在感染。一旦怀疑存在感染,应准确留取各种标本如痰液、尿液、血液等送检,必要时遵医嘱合理使用对肾无毒性或毒性低的抗生素,并观察药物的疗效和不良反应。

【健康指导】

1.疾病预防指导 早期发现和及时、有效治疗各种可能导致肾损害的疾病,如高血压、糖尿病等。老年、高脂血症、肥胖、有肾脏病家族史是慢性肾脏病的高危因素,此类人群应定期检查尿常规、肾功能。已有肾脏基础病变者,注意避免加速肾功能减退的各种因素,如血容量不足、肾毒性药物的使用、尿路梗阻等。

2.**疾病知识指导** 向患者及家属讲解慢性肾衰竭的基本知识,鼓励其积极配合治疗,消除或避免加重病情的各种因素,延缓病情进展,提高生存质量。指导患者根据病情和活动耐力进行适当的活动,以增强机体抵抗力,但需避免劳累和感冒,做好防寒保暖。注意个人卫生,保持室内空气清洁。避免与呼吸道感染者接触,尽量避免去公共场所。指导家属关心、照料患者,给患者以情感支持,使患者保持稳定积极的心理状态。

3.**饮食指导** 指导患者严格遵从慢性肾衰竭的饮食原则,强调优质低蛋白、充足热量、低盐、低钾、低磷饮食对治疗本病的重要性。教会患者在保证足够热量供给、限制蛋白质摄入的前提下,选择适合自己病情的食物品种及数量。指导患者在血压升高、水肿、少尿时,应严格限制水钠摄入。口渴时可采用漱口、含小冰块、嚼口香糖等方法缓解。有高钾血症时,应限制含钾量高的食物。

4.**病情监测指导** 指导患者准确记录每天的尿量和体重,自我监测血压。定期监测血糖和体温,定期复查血常规、尿常规、肾功能、血清电解质等指标。遵医嘱用药,避免使用肾毒性药物,不要自行用药或停药。每1~3个月返院随访1次,如出现体重迅速增加超过2 kg、水肿、血压显著增高、气促加剧或呼吸困难、发热、乏力或虚弱感加重、嗜睡或意识障碍等情况,需及时就医。

(王 贺)

第十一节 肾活检技术

肾脏活体组织检查(简称肾活检)是应用肾活检针经过皮肤刺入肾下极取出少量肾脏活体组织进行病理学检查的一种方法。肾活检技术的意义在于明确肾脏病的病理变化和病理类型,并结合临床作出疾病的最终诊断;根据病理变化、病理类型和严重程度制定治疗方案,判断患者的预后;通过重复肾活检,探索该种肾脏病的发展规律,判断治疗方案的正确与否,为治疗计划的继续实施或修正提供依据;协助确诊某些系统性疾病,例如临床疑诊的系统性红斑狼疮。该检查是目前肾脏病诊治中一种重要的辅助诊断方法,对肾脏病的诊断和指导治疗提供了证据。

目前肾活检技术包括开放肾活检、腹腔镜肾活检、经皮肾活检、经静脉肾活检、经尿道肾活检。其中经皮肾穿刺活检方法是目前应用最广泛的标准肾活检方法。但在一些特殊情况下,经静脉、经腹腔镜、经尿道甚至开放式肾活检仍是值得选择的。

【适应证和禁忌证】

1.**适应证** 凡肾脏有弥漫性损害而其病因、诊断、治疗或预后等问题尚未解决,且无禁忌证者皆为肾活检的指征。其中对诊断最有帮助的适应证包括不典型的急性肾小球肾炎、急进性肾炎、成人的原发性肾病综合征、急性肾损伤、部分遗传性/先天性肾脏病和继发性肾小球疾病。移植肾出现不明原因肾功能损害,移植肾出现排斥反应且临床治疗效果不好,均可行移植肾活检。对原肾脏病理诊断存疑、免疫抑制治疗未达预期疗效、怀疑狼疮肾炎病理类型转换、重症患者如新月体肾炎等均可以重复肾活检以指导进一步的治疗。

2.**禁忌证** 随着肾活检和整体医疗技术的进步,过去认为的一些绝对禁忌证现在经过积极准备也可行肾活检,比如出血倾向和重度高血压,纠正后仍可以行肾活检。目前公认的肾活检相对或者绝对禁忌证包括孤立肾、明显的出血倾向、重度高血压、精神疾病、体位不良、肾脏感染和肿瘤、肾脏位置过高或游走肾、晚期慢性肾衰竭等。经皮肾活检无法进行时,也可考虑其他的肾活检方法。

【护理措施】

1. 肾活检前

（1）术前应向患者及家属解释肾活检的目的和意义，穿刺过程及注意事项，获得其知情同意，以消除其恐惧心理，取得患者配合。

（2）指导患者熟悉肾活检时的体位，训练俯卧位时控制呼吸（吸气、憋住呼吸）的能力，同时练习床上平卧状态下大小便，为术后卧床排尿做准备。

（3）评估患者的情况，详细询问有无出血性疾病及抗凝药物应用史；了解肾脏的形态、大小、位置及活动度；全面体检注意有无腹部肿物、腹水、肝脾肿大，穿刺局部有无感染等；穿刺前完善检查，根据血型备血，纠正患者出凝血状态。

（4）对于急性肾损伤或慢性肾脏病基础上急性肾损伤的患者，需要严格控制血压，血压控制在 $(130\sim140)/(80\sim85)$ mmHg；血红蛋白需达到 80 g/L 以上，血小板达到 80×10^9/L。

（5）对于正在进行血液透析的患者，可采用无肝素透析，或者至少术前 24 h 停透，必要时遵医嘱应用鱼精蛋白中和肝素。对于应用抗凝药物的高凝状态的患者，需术前 $2\sim3$ d 停用各种抗凝药物和术前 $5\sim7$ d 停用抗血小板药物。对于高危患者，术前复查凝血时间，以确保患者的凝血状态正常。女性患者避开经期肾活检。

2. 肾活检中　经皮肾活检的穿刺点一般选择在肾下极稍偏外侧，以便最大限度地避开肾门附近的大血管及肾盂肾盏，减少穿刺后并发症。目前多应用 B 超实时引导下肾活检。近年来，有人尝试用增强的彩色多普勒超声引导肾活检。该技术可以发现一些较细小的血管，可减少肾活检后肉眼血尿和血肿的发生。穿刺时，指导患者取俯卧位，双上肢放置于头前，腹部垫以小枕（约 10 cm 厚），充分暴露腰背部穿刺部位。指导患者术中配合医生，注意屏气呼吸，嘱患者在术中尽量放松，避免紧张情绪。

3. 肾活检后

（1）一般护理：肾活检后，局部伤口按压数分钟后，平车推入病房。半小时测量血压、脉搏 1 次，$4\sim6$ h 后血压平稳可停止测量。若患者血压波动大或偏低应测至平稳，并给予对症处理。术后嘱患者多饮水，增加尿量，以减少血块堵塞尿路的发生。同时连续检查 3 次尿常规。术后无特殊情况可进食低盐、低脂、优质蛋白饮食。适量进食水果、蔬菜，防止大便干燥，避免增加腹压而诱发出血。避免进食易产气食物，以免引起腹胀。同时应仔细观察患者穿刺敷料是否干燥，有无渗血、渗液并加强生活护理。

（2）术后活动：肾活检后 24 h 内应绝对卧床。卧床期间，嘱患者安静休息，减少用力活动，避免引起伤口出血。术后 24 h 后，鼓励患者活动四肢，防止血栓形成，无肉眼血尿者可下床轻微活动，避免突然弯腰、碰撞及使用腹压等动作。若患者出现肉眼血尿，应延长卧床时间至肉眼血尿消失或明显减轻。必要时给予静脉输入止血药或输血。术后 1 个月内，禁止剧烈运动和重体力劳动，避免腰部负重，如跑步、提重物等。

（3）主要并发症：随着定位技术的提高，穿刺针的改进及超声引导技术的广泛使用，目前肾活检的成功率已提高到 93%～100%。其主要的并发症是血尿、肾周血肿、肾脏动静脉瘘等。

1）血尿：镜下血尿的发生率几乎 100%，因部分肾脏病本身即存在镜下血尿，因此一般不作为肾活检的并发症处理，多数 $1\sim2$ d 自行消失。如术后出现新发肉眼血尿应视为并发症。发生率一般不超过 5%，多在数日内消失，无须处理。少数持续 $2\sim3$ 周者，可适当延长卧床时间，并大量饮水，观察每次尿颜色的变化以判断血尿是逐渐加重还是减轻。如尿色接近鲜血的颜色，或尿中含有血块，提示出血量大，应立即开放输液。如果血红蛋白持续下降，应考虑输血。有时血块可引起肾绞

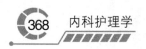

痛,或堵塞尿道引起急性膀胱潴留,可遵医嘱给予解痉或逆行插管冲洗。

2)肾周血肿:肾周血肿可高达48%~85%。多为无症状小血肿,可自行吸收。较大血肿发生率仅1.9%,但可引起腰痛、右侧腹痛、恶心、呕吐,严重者可出现呼吸困难。血肿较大也可引起血压及血红蛋白的下降,处理不当有生命危险。如术后患者出现明显的腰腹痛,应立即进行床旁超声检查,对于部分患者需要行CT平扫检查。检查发现存在较大血肿后,应严格限制患者活动,必要时遵医嘱输血输液稳定血压。如血压不能维持或者由于肾周血肿所致腰腹部症状持续加重,应立即报告医生,必要时行介入治疗或者外科手术处理。一般如血压稳定,大血肿往往在3个月内自行吸收,但应该避免血肿继发感染,必要时可使用抗生素。

3)动静脉瘘:动静脉瘘是由于肾活检时造成的动静脉直接短路,多发生在高血压、慢性肾衰竭等患者,多可自行闭合,个别有长期不闭合达数年之久。临床上常无明显症状,严重者可表现为血尿、肾周血肿、顽固性高血压、腰痛及腰部血管杂音、进行性心力衰竭及肾衰竭。彩色多普勒和选择性动脉造影可发现动静脉瘘,可使用动脉栓塞治疗。

(王 贺)

第十二节　血液净化治疗技术及护理

一、血液透析

血液透析(hemodialysis,HD)简称血透,是最常用的血液净化方法之一。血透主要替代肾脏对溶质(主要是小分子溶质)和液体的清除功能。其利用半透膜原理,通过溶质交换清除血液内的代谢废物、维持电解质和酸碱平衡,同时清除过多的液体。溶质清除主要依靠弥散,即溶质依半透膜两侧浓度梯度差从浓度高的一侧向浓度低的一侧移动。溶质清除的另一种方式是对流,即依膜两侧压力梯度,水分和小于膜截留分子量的溶质从压力高侧向压力低侧移动。在普通血液透析中弥散起主要作用,血液滤过时对流起主要作用。

【透析装置】

透析装置主要包括透析器、透析液、透析机与供给系统等。

1.透析器　又称为"人工肾",是血液透析溶质交换的场所,由半透膜和支撑材料组成。目前最常用的透析器为空心纤维型。血液透析时,血液从空心纤维管腔内流过,空心纤维管外充满了流动方向与血流方向相反的透析液,空心纤维的管壁为人工合成的半透膜,即透析膜。透析膜是透析器的关键部分,膜的面积、厚度、孔径大小及表面电荷均会影响透析的疗效。透析膜孔径大小在一定的范围内,使得膜两侧溶液中的小分子溶质和水分子可自由通过,而大分子(多肽、蛋白质)和血细胞、细菌等则不能通过。血液透析时,血液中的尿素氮、肌酐、K^+、H^+、磷酸盐等弥散到透析液中,患者所需的物质如碳酸氢根等从透析液弥散到血液中而得到补充。因而,透析能快速纠正肾衰竭时产生的高尿素氮、高肌酐、高血钾、高血磷、酸中毒等代谢紊乱。同时,通过透析膜两侧的跨膜压力达到清除水分的目的,从而达到"人工肾"的效果。

2.透析液　多用碳酸氢盐缓冲液,并含有钠、钾、钙、镁、氯、葡萄糖等物质。钠离子通常保持在生理浓度,其余物质根据患者情况调整。糖尿病患者应使用生理糖浓度透析液。

3.透析机与供给系统　即透析监测系统和透析液配置供水装置。透析机可以对透析液的浓度、温度、流量和压力,以及血流量、血管通路内的压力、透析膜有无破损、静脉管路内有无气泡等项目参数和功能进行监测。目前最好的透析用水是反渗水,无离子、无有机物、无菌,用于稀释浓缩透析液。透析机透析用水纯度对保证透析质量至关重要,借由水处理系统来控制。

血管通路是指将血液从人体内引出至透析器,进行透析后再返回到体内的通道。血管通路是进行血液透析的必要条件,因此又被称为血液透析患者的生命线。血管通路可分为临时性和永久性两类。临时性血管通路用于紧急透析和长期维持性透析动静脉内瘘未成熟时,主要为中心静脉导管。永久性血管通路用于长期维持性透析,主要指动静脉内瘘。①中心静脉导管:按其类型、用途可分为无隧道无涤纶套中心静脉导管和带隧道带涤纶套中心静脉导管,分别应用于短期紧急使用及无法行内瘘手术或手术失败的长期血液透析患者。中心静脉置管可选择颈内静脉、股静脉或锁骨下静脉。其主要并发症为感染、血栓形成和静脉狭窄。②动静脉内瘘:是目前最理想的永久性血管通路,包括自体动静脉内瘘和移植血管内瘘。自体动静脉内瘘常选择桡动脉与头静脉吻合,使前臂浅静脉"动脉化",血液流速可达 500 mL/min,且便于穿刺。一般需在预计开始血液透析前至少1~3个月行内瘘成形术,以便于瘘管成熟、内瘘功能评价或修复,以确保有良好功能的内瘘用于血液透析。对于无法建立自体动静脉内瘘者可行移植血管内瘘,但血栓和感染发生率相对较高。

【适应证和禁忌证】

1.适应证

(1)急性肾损伤:透析指征参见本章第九节"急性肾损伤"相关内容。

(2)慢性肾衰竭:透析指征参见本章第十节"慢性肾衰竭"相关内容。

(3)急性药物或毒物中毒:凡分子量小、水溶性高、与组织蛋白结合率低、能通过透析膜析出的药物或毒物所致的中毒,可采取透析治疗。如巴比妥类、地西泮、氯丙嗪、水合氯醛等镇静催眠药,阿米替林等三环类抗抑郁药,氨基糖苷类、万古霉素、多黏菌素等抗生素,海洛因,地高辛、有机磷、四氯化碳、砷、汞等毒物。

(4)其他疾病:如难治性充血性心力衰竭和急性肺水肿的急救,严重水、电解质、酸碱平衡紊乱等。

2.禁忌证　血液透析无绝对禁忌证,相对禁忌证有颅内出血或颅内压升高、药物难以纠正的严重休克、心力衰竭、心律失常、极度衰竭,活动性出血及精神障碍不合作者。

【护理措施】

1.血液透析前

(1)向患者介绍透析的有关知识,以消除患者的恐惧心理,取得其配合。

(2)评估患者的一般情况,包括生命体征、有无水肿、体重增长情况、全身健康状况、有无出血倾向。评估患者的干体重,干体重指患者感觉舒适的理想体重,身体内没有多余水分潴留也不缺水时的体重,是一个相对的数值。干体重的评估需结合患者的食欲、营养状况、症状及实验室检查结果综合评价。一般指患者无不适症状、血压正常、无水肿和体腔积液、X 射线胸片心胸比<50%、无肺淤血表现时的体重。

(3)了解患者的透析方式、透析次数、透析时间及抗凝血药应用情况。检查患者的血管通路是否通畅,局部有无感染、渗血、渗液等,中心静脉导管患者的导管是否固定完好。

(4)如有血液检查项目,一般在透析前取血标本送检。透析取仰卧位,告知患者穿刺侧肢体不能随意活动,以免穿刺针脱落。

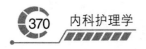

2. 血液透析中

(1)血管通路的护理:各种管道连接要紧密,不能有空气进入。

(2)血透中机器的监护:主要包括透析液供给系统、血液循环控制系统及超滤控制系统的监护。如漏血检测器功能,一旦透析破膜,有血液渗入到透析液侧时,机器会自动报警。其中血循环系统的监测内容包括动脉压、静脉压、跨膜压、空气报警等几个方面。

(3)透析过程的观察:观察患者生命体征的变化;观察血流量,血路压力,透析液流量、温度、钠浓度各项指标;准确记录透析时间、脱水量、肝素用量等,注意机器的报警并及时排除故障。

(4)血液透析时抗凝治疗:血液透析时需合理使用抗凝治疗以防止透析器和体外循环血液管路中凝血。最常用的抗凝剂是肝素,一般首剂量 0.3 ~ 0.5 mg/kg,每小时追加 5 ~ 10 mg,需根据患者凝血状态进行个体化调整。存在活动性出血或明显出血倾向时,可选择小剂量肝素化、局部枸橼酸抗凝或无抗凝剂方式。

(5)透析中急性并发症的观察和防治

1)透析失衡综合征:血液透析中血尿素氮等溶质清除过快,细胞内、外液间渗透压失衡,引起颅内压增高和脑水肿所致,多见于首次透析、透析前血肌酐和尿素水平很高、透析效率过高等情况,多发生于透析中后期或透析结束后早期。表现为恶心、呕吐、烦躁、头痛,严重者出现惊厥、意识障碍、昏迷,甚至死亡。对首次透析患者宜采用低效透析,如减慢血液流速、缩短透析时间、采用膜面积较小的透析器等以预防。

2)低血压:透析中低血压指透析过程中收缩压下降≥20 mmHg,或平均动脉压下降≥10 mmHg。低血压是血液透析最常见的并发症之一。患者可出现恶心、呕吐、胸闷、面色苍白、出冷汗、头晕、心悸,甚至一过性意识丧失等。原因包括超滤过多过快、有效血容量不足、自主神经病变、服用降压药、透析中进食、心律失常、心包积液、败血症、心肌缺血、透析膜反应等。预防透析中低血压,应积极寻找病因,控制透析间期体重增长,低钠饮食;透析前停服一次降压药或减量;透析期间禁食或少量进食,有低血压倾向者尽量不在透析时进食;采用序贯透析或可调钠透析方式。一旦发生低血压,应立即减慢血流速度,停止超滤,协助患者平躺,抬高床尾,并给予吸氧;输注生理盐水或高渗葡萄糖溶液等;监测血压变化,必要时使用升压药,若血压仍不能回升,需停止透析。

3)肌肉痉挛:多出现在透析中后期,主要表现为足部肌肉、腓肠肌痉挛性疼痛,常见原因包括低血压、低血容量及电解质紊乱(低钠、低钙、低钾)、超滤速度过快、应用低钠透析液等。可采用高钠透析、碳酸氢盐透析或序贯透析疗法预防,发生肌肉痉挛应降低或停止超滤速度,快速输入生理盐水 100 ~ 200 mL,或输入高渗葡萄糖溶液处理。

4)其他:血液透析常见并发症还有空气栓塞、透析器首次使用综合征、发热、心律失常、低血糖、出血和急性溶血等。

3. 血液透析后

(1)透析后的监测:透析结束后动静脉内瘘者穿刺部位压迫止血,中心静脉留置导管者使用肝素或枸橼酸钠封管;询问患者有无头晕、出冷汗等不适,如患者透析后血压下降,应卧床休息或补充血容量;测量并记录体重、血压;定期监测血常规、肾功能、肝功能、电解质、血糖、血脂等指标,了解透析疗效。

(2)血管通路护理

1)中心静脉导管的护理:①保持局部皮肤清洁干燥,沐浴时避免导管出口处局部皮肤淋湿。②注意观察有无感染征象,如发热,置管部位红、肿、热、痛。③避免剧烈活动、牵拉等致导管脱出。④此血管通路供透析专用,不可用于输液、输血、抽血等。⑤一旦发现导管敷料潮湿、污染,导管固定不牢固,需立即无菌操作更换敷料并加强导管固定。

2)动静脉内瘘的护理:①内瘘成形术后抬高术侧上肢至30°以上,以促进静脉回流,减轻肢体肿胀。观察手术部位有无渗血或血肿,吻合口远端的肢端有无苍白、发凉以及全身情况。②内瘘术后24 h术侧手部可适当做握拳及腕关节运动,以促进血液循环,防止血栓形成。③每天判断内瘘是否通畅,可用手触摸吻合口的静脉端,若扪及震颤则提示通畅。④禁止在内瘘侧肢体测血压、抽血、静脉注射、输血或输液。⑤透析结束后按压内瘘穿刺部位2~3 min,用弹力绷带或胶布加压包扎,以彻底止血。⑥保持内瘘局部皮肤清洁,避免内瘘侧肢体受压、负重、戴手表,勿穿紧袖衣服等。

(3)饮食护理:血液透析患者的营养问题极为重要,营养状况直接影响患者的长期存活及生活质量的改善。透析患者能量供给一般为147 kJ/(kg·d),即35 kcal/(kg·d),其中碳水化合物占60%~65%,以多糖为主;脂肪占35%~40%。蛋白质摄入量以1.0~1.2 g/(kg·d)为宜,其中50%以上为优质蛋白。控制液体摄入,两次透析之间体重增加不超过5%或每天体重增加不超过1 kg。限制钠、钾、磷的摄入,给予低盐饮食,食盐摄入一般控制在2~3 g/d,严重高血压、水肿或水钠潴留、无尿时食盐摄入应<2 g/d。慎食含钾高的食物,如蘑菇、海带、豆类、榨菜、香蕉、橘子等。磷的摄入量应控制在800~1 000 mg/d,避免含磷高的食物,如全麦面包、动物内脏、干豆类、坚果类、奶制品、蛋黄等。烹调前先将食物浸泡,过沸水后捞出,可去除食物中的部分钾和磷。透析后可适当补充维生素C、B族维生素、叶酸、钙制剂(碳酸钙或醋酸钙)和活性维生素D等。

二、腹膜透析

腹膜透析(peritoneal dialysis,PD)简称腹透,利用患者自身腹膜为半透膜,通过向腹腔内灌注透析液,实现血液与透析液之间溶质交换以清除血液内的代谢废物、维持电解质和酸碱平衡,同时清除过多的液体。腹膜对溶质的转运主要通过弥散,对水分的清除主要通过超滤。溶质清除效率与毛细血管和腹腔之间的浓度梯度、透析液交换量、腹膜透析液停留时间、腹膜面积、腹膜特性、溶质分子量等相关。水分清除效率主要与腹膜对水的通透性、腹膜面积、跨膜压渗透梯度等有关。常见的腹膜透析方式包括持续非卧床腹膜透析、间歇性腹膜透析、持续循环腹膜透析、夜间间歇性腹膜透析和自动腹膜透析等。

【透析原理】

1.弥散作用　将透析液灌入腹腔内,如果血液中某种物质的浓度高于腹腔内透析液中的浓度,而腹膜又能透过者,该溶质就会弥散入透析液内。反之,如透析液中的浓度高于血中浓度,则该物质会弥散入血内。

2.超滤作用　主要是依靠透析液和血液的渗透压梯度差而将血内的水分超滤出来。渗透压的高低,主要由透析液内的溶质决定,如电解质、葡萄糖和尿素氮等。

【透析装置】

腹膜透析装置主要由腹膜透析管、连接系统、腹膜透析液组成。腹膜透析管是腹膜透析液进出腹腔的通路,需手术置入,导管末端最佳位置是膀胱(子宫)直肠窝,因此处为腹腔最低位,且大网膜较少,不易被包绕。腹膜透析管外段通过连接系统连接腹膜透析液。腹膜透析液有渗透剂、缓冲液、电解质3种组分。渗透剂常采用葡萄糖,以维持腹透液的高渗透压。浓度有1.50%、2.50%、4.25% 3种,浓度越高则超滤作用越大,相同时间内清除水分越多。临床上需根据患者液体潴留程度选择相应浓度腹膜透析液。新型腹膜透析液利用葡聚糖、氨基酸等作为渗透剂。缓冲液常采用乳酸盐,用于纠正酸中毒。电解质的组成和浓度与正常血浆相近。腹透液应无菌、无毒、无致热原,可根据病情适当加入药物,如抗生素、肝素等。

【适应证和禁忌证】

1. 适应证　同血液透析,因腹膜透析无须特殊设备、对血流动力学影响小、对残肾功能影响较小、无须抗凝等优势,对某些慢性肾衰竭患者可优先考虑腹膜透析,如婴幼儿、儿童,心血管状态不稳定,明显出血或出血倾向,血管条件不佳或反复动静脉造瘘失败,残余肾功能较好,血液透析就诊不便等。对于某些中毒性疾病、充血性心力衰竭等,如无血液透析条件,也可考虑腹膜透析。

2. 禁忌证

(1)绝对禁忌证:各种腹壁、腹膜及腹腔严重病变,导致腹膜透析管置入困难、腹膜的超滤和溶质转运功能降低或腹膜透析无法进行。

(2)相对禁忌证:腹腔内有新鲜异物(如腹腔内血管假体术后早期);腹部手术 3 d 内,腹腔置有外科引流管;腹腔有局限性炎性病灶;炎症性或缺血性肠病或反复发作的憩室炎;肠梗阻;椎间盘疾病;严重全身性血管病变致腹膜滤过功能降低;晚期妊娠、腹内巨大肿瘤、巨大多囊肾;严重肺功能不全;硬化性腹膜炎;不合作者或精神障碍者;过度肥胖或严重营养不良、高分解代谢等。

【护理措施】

1. 饮食护理　由于腹膜透析可致体内大量蛋白质及其他营养成分丢失,故应通过饮食补充。患者蛋白质的摄入量为 $1.2 \sim 1.3$ g/(kg·d),其中 50% 以上为优质蛋白;热量摄入为 147 kJ/(kg·d),即 35 kcal/(kg·d);水的摄入应根据每天的出量而定,每天水分摄入量 = 500 mL+前一天尿量+前一天腹透超滤量,水肿者应严格限水。

2. 腹膜透析疗法　多采用持续非卧床腹膜透析(continuous ambulatory peritoneal dialysis, CAPD),剂量为每天 $6 \sim 10$ L,白天交换 $3 \sim 4$ 次,每次留腹 $4 \sim 6$ h;夜间交换 1 次,留腹 $10 \sim 12$ h。需个体化调整处方,以实现最佳的溶质清除和液体平衡,并尽可能保护残余肾功能。腹透操作注意事项:①腹膜透析换液的场所应清洁、相对独立、光线充足,定期进行紫外线消毒。②分离和连接各种管道时要严格无菌操作。③掌握各种管道连接系统,如双联系统的应用。④透析液输入腹腔前要使用恒温箱干加热至 37 ℃。⑤每天测量和记录体重、血压、尿量、饮水量,准确记录透析液每次进出腹腔的时间和液量。观察透出液的颜色、性状以及有无混浊,定期送腹透透出液做各种检查。⑥观察透析管皮肤出口处有无渗血、漏液、红肿。⑦保持导管和出口处清洁、干燥。

3. 常见并发症的观察及护理

(1)腹膜透析管功能不良:为常见并发症,多见腹膜透析管移位、腹膜透析管堵塞等。表现为腹透液流出总量减少、流入和(或)流出时不通畅,腹膜透析管受压、扭曲、移位、纤维蛋白堵塞、大网膜包裹等。发生腹膜透析管功能不良需行腹部 X 射线平片了解导管位置;改变体位,增加活动(如下楼梯);排空膀胱及通便,必要时服用导泻药或灌肠,以促进肠蠕动并减轻腹胀;腹膜透析管内注入尿激酶、肝素、生理盐水、透析液等,去除堵塞透析管的纤维素、血块等;调整透析管的位置;各种处理无效者需手术复位或重新置管。

(2)腹膜炎:是腹膜透析的主要并发症,多由于在腹膜透析操作时接触污染、胃肠道炎症、腹透管出口处或皮下隧道感染引起。细菌以革兰氏阳性球菌为主,其次为革兰氏阴性杆菌。临床表现为腹透透出液变混浊、腹痛、发热,腹部压痛、反跳痛等。发生腹膜炎应密切观察透出液的颜色、性质、量、超滤量;及时留取透出液标本送常规检查和进行细菌、真菌培养;怀疑菌血症或脓毒血症时还应进行血培养,记录 24 h 出入量;用 2 000 mL 透析液连续腹腔冲洗直至透出液澄清;腹膜透析液内加入抗生素及肝素,也可全身应用抗生素;若治疗后感染仍无法控制,应考虑拔除透析管。如真菌感染,需立即拔管。

(3)导管出口处感染和隧道感染:统称为腹膜透析导管相关感染。常见原因为腹透管出口处未保持清洁、干燥;腹透管腹外段保护不当(反复、过度牵拉引起局部组织损伤、出口进水等);换药时出口周围分泌物未清除干净。表现为导管出口周围皮肤红斑、压痛或硬结,甚至伴有脓性或血性分泌物,沿隧道移行处压痛。发生感染可在出口处局部使用抗生素软膏或清创处理,每天换药;根据药敏试验使用敏感抗生素,疗程为2~3周,感染严重时采用静脉用药;继发腹膜炎、难治性皮下隧道感染、局部或全身用药2周后仍难以控制感染时考虑拔管。严格遵照操作流程进行导管出口处护理可预防导管出口处和隧道感染,注意事项包括:①导管妥善固定,短管末端放入腰带内,避免牵拉。②保持局部清洁干燥。腹透管置入2周内避免淋浴或盆浴,改为抹身;置入2周后沐浴时用人工肛袋保护导管出口及腹外段导管以避免淋湿,采用淋浴,勿盆浴。沐浴后立即更换导管出口敷料。③掌握正确洗手方法,进行腹透操作时注意无菌操作。

(4)腹痛、腹胀:常见原因为腹透液的温度过高或过低、渗透压过高、腹透液流入或流出的速度过快、腹透管置入位置过深、腹膜炎。护理时应注意调节适宜的腹透液温度、渗透压,控制腹透液进出的速度,腹透管置入位置过深时应由置管医生对腹透管适当调整,积极治疗腹膜炎。

(5)疝和腹膜透析液渗漏:腹膜透析患者由于大量腹膜透析液留置于腹腔,引起腹内压力升高,造成腹壁薄弱区形成疝。切口疝最常见,其次是腹股沟疝、脐疝等。对形成疝的患者,应减少腹膜透析液留腹量,或改为夜间透析,同时手术修补。腹膜透析液渗漏也与腹腔压力增高有关。腹膜透析液通过导管置入处渗入腹壁疏松组织,或通过鞘状突进入阴囊、阴茎,引起生殖器水肿。或自膈肌薄弱区进入胸膜腔,导致胸腹瘘,常需改换为血液透析,如胸腔积液不消退需手术修补。

(6)其他并发症:如腹膜透析超滤过多引起的脱水、低血压、腹腔出血、腹透管周或腹壁渗漏、营养不良,慢性并发症如肠粘连、腹膜后硬化等。

三、其他血液净化技术

1. 血液滤过(hemofiltration,HF)　也是一种血液净化技术。它模拟正常人肾小球的滤过原理,以对流的方式清除血液中的水分和尿毒症毒素。血液滤过是一种比血液透析更接近正常肾小球滤过生理的肾脏替代疗法,较血液透析具有血流动力学影响小、中分子物质清除率高的优点。血液滤过的治疗装置包括血液滤过器、置换液、血液滤过机。

血液滤过的适应证是急性肾损伤、慢性肾衰竭,尤其是伴有:①常规透析不能控制的体液过多、高血压和心力衰竭;②常规透析易发生低血压;③高磷血症或有严重继发性甲状旁腺功能亢进;④尿毒症神经病变等有明显中分子毒素积聚;⑤多脏器衰竭及病情危重的患者。血液滤过的相对禁忌证同血液透析。

2. 血液透析滤过(hemodiafiltration,HDF)　是将血液透析和血液滤过两种治疗模式结合的技术。该技术通过弥散和对流清除尿毒症毒素和多余水分,对中、小分子物质的清除率较血液透析和血液滤过更理想。目前血液透析滤过技术逐渐渗透于多学科、多领域,如皮肤科顽固性湿疹,神经科重症肌无力,重症肝炎等。

3. 连续性肾脏替代治疗(continuous renal replacement therapy,CRRT)　又称为连续性血液净化,是一种持续24 h以上或接近24 h,连续、缓慢清除水分和溶质的治疗方法,以替代受损的肾功能。由于该疗法具有血流动力学稳定、溶质清除率高、补充液体和胃肠外营养不受限制及清除炎症介质和细胞因子等特点,应用范围已扩展至各种常见危重疾病的救治中。

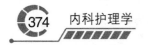

CRRT相对普通血液透析具有如下特点:①对血流动力学影响小,血液渗透压变化小;②可持续清除溶质和水分,维持内环境稳定,并为肠内、外营养创造条件;③以对流清除为主,中、小分子物质同时清除;④可实现床旁治疗与急救。因此CRRT不仅限于肾功能替代,更成为各种危重症救治的重要器官支持措施。

适应证:重症急性肾损伤和慢性肾衰竭(如合并急性肺水肿、脑水肿、血流动力学不稳定、高分解代谢等)、多器官衰竭、脓毒症、心肺体外循环、急性呼吸窘迫综合征、充血性心力衰竭、急性重症胰腺炎、药物或毒物中毒、挤压综合征等。CRRT无绝对禁忌证,但严重低血压、凝血功能障碍或严重活动性出血应慎用。

(王　贺)

▶ 本章小结 ◀

　　泌尿系统疾病患者的护理介绍了泌尿系统的概述、常见症状体征、肾小球疾病、肾病综合征、糖尿病肾病、代谢综合征肾损害、过敏性紫癜性肾炎、尿路感染、急性肾损伤、慢性肾衰竭患者的病因、病理、临床表现、诊断及治疗要点等,应重点掌握泌尿系统疾病患者的护理措施及健康指导。肾活检技术重点掌握肾活检的护理要点;血液净化治疗的护理重点是掌握血液透析血管通路的维护,腹膜透析操作注意事项,以及透析中常见并发症的观察和护理。

自测题

参考答案

第六章

血液系统疾病患者的护理

▣▣▣▣▣▣ **学习目标** ▣▣▣▣▣▣

1. 知识目标 ①了解血液系统疾病的概念、病因。②熟悉血液系统疾病(贫血、白血病、淋巴瘤)的分类,实验室检查和诊断要点;③掌握血液系统疾病患者常见的症状、体征,治疗方法及护理。
2. 能力目标 ①熟悉血液系统疾病的临床表现。②掌握血液系统疾病患者常见症状体征。③掌握血液系统疾病的治疗方法及护理。
3. 素质目标 能应用护理程序的方法,对血液系统常见疾病患者进行护理评估,提出常用护理诊断,拟定护理目标、护理措施及效果评价,给予患者个体化心身健康指导。

第一节　血液系统的结构、功能与疾病及护理评估

　　血液系统由血液和造血组织组成。血液系统疾病主要包括各类红细胞、白细胞、造血干细胞、出血性及血栓性疾病。其共同特点多表现为外周血中的细胞和血浆成分的病理性改变、机体免疫功能障碍、出凝血功能紊乱及骨髓、脾、淋巴结等造血器官的结构和功能异常。血液系统疾病诊断主要来源于实验室检查。由于遗传因素、细菌病毒感染、免疫反应、电离辐射、药物等理化因素的影响,近年来血液系统疾病的发病率呈上升趋势,而血液病的治疗手段也发展迅速,如造血干细胞移植、免疫治疗、靶向治疗和细胞因子的临床应用等。在配合新技术、新疗法的开展过程中,血液病的专科护理也得到发展,包括症状管理、营养支持、心理护理、特殊治疗导管的置入与维护、特殊检查的护理配合、化疗药物的配制与应用及成分输血的护理等。

一、血液系统的结构与功能

　　1. 造血组织与造血功能　造血组织是指生成血细胞的组织,包括骨髓、胸腺、淋巴结、肝、脾、胚胎及胎儿的造血组织。不同时期的造血部位不同。卵黄囊是胚胎期最早出现的造血场所;从胚胎第 2 个月起,由肝、脾造血;胚胎第 5 个月以后,肝、脾造血活动逐渐减少,骨髓、胸腺及淋巴结开始造血并逐渐增强;出生后骨髓成为主要造血组织。青春期后胸腺逐渐萎缩,淋巴结生成淋巴细胞与浆细胞。但当骨髓造血功能障碍,骨髓以外的器官(如肝、脾)可再参与造血,即髓外造血。

　　2. 造血过程　主要由骨髓造血干细胞(hemopoietiec stem cell,HSC)通过自我更新和多向分化完

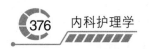

成,血细胞生成除需要造血干细胞外,还需正常的造血微环境。造血组织中的非造血细胞成分,包括网状细胞、细胞外基质、微血管系统、神经及其他结缔组织,统称为造血微环境。当某些致病因素致使造血微环境和(或)HSC受损时,可引发相关造血系统疾病。

3. 血液组成及血细胞的生理功能　血液由血细胞和血浆组成。血细胞约占血液容积的45%,包括红细胞、白细胞和血小板。血浆约占血液容积的55%。成熟红细胞具有运输 O_2 和 CO_2 的功能。白细胞种类多,形态、功能各异,包括中性粒细胞、嗜酸性粒细胞、嗜碱性粒细胞、单核细胞和淋巴细胞,是机体防御系统的重要构成部分。其中,中性粒细胞的功能为吞噬异物尤其是细菌;单核细胞的功能为清除死亡或不健康的细胞、微生物及其产物等;嗜酸性粒细胞具有抗过敏和抗寄生虫作用;嗜碱性粒细胞可释放组胺及肝素;淋巴细胞参与细胞免疫和体液免疫。血小板主要参与机体的止血与凝血过程。血浆成分复杂,含有多种蛋白质、凝血及抗凝血因子、抗体、补体、酶、电解质、各种激素及营养物质等。

二、血液系统疾病的分类

血液系统疾病的分类及常见疾病见表6-1-1。

表6-1-1　血液系统疾病的分类及常见疾病

分类	常见疾病
红细胞疾病	见于各类贫血、红细胞增多症等
粒细胞疾病	见于白细胞减少、粒细胞缺乏症、类白血病反应等
单核细胞和巨噬细胞疾病	见于单核细胞增多症、恶性组织细胞病等
淋巴细胞和浆细胞疾病	见于淋巴瘤、急慢性淋巴细胞白血病、多发性骨髓瘤等
造血干细胞疾病	见于再生障碍性贫血、阵发性睡眠性血红蛋白尿(paroxysmal nocturnal hemoglobinuria,PNH)、骨髓增生异常综合征(myelodysplastic syndrome,MDS)、急性非淋巴细胞白血病及骨髓增殖性疾病等
脾功能亢进	包括原发性和继发性
出血性及血栓性疾病	见于免疫性原发血小板减少症、血小板原发增多症、血管性紫癜、血友病、弥散性血管内凝血及血栓性疾病等

三、护理评估

全面收集患者的主观和客观资料,血液系统疾病患者的护理重点评估内容如下。

(一)病史

1. 现病史　①起病情况:起病缓急、发病时间、有无明确的病因与诱因、体征及特点。②主要症状:急性白血病多为急性起病,主要表现为发热、出血、贫血与骨关节痛等症状。③发病过程:了解相关辅助检查的结果,尤其是血常规和骨髓象的检查。④诊疗经过:了解治疗的主要方法,所用药物的种类、剂量、疗效及患者对治疗与护理的依从性。⑤目前状况:患病后患者的体重、饮食习惯及食欲、睡眠、大小便有无改变等。

2. 既往史、个人史和家族史　主要了解与血液系统疾病相关的疾病史,如心血管疾病、肝脏病、胃肠道疾病、慢性肾脏病等。个人史方面,需了解患者工作居住环境及从事的职业有无放射线或化学毒物等的接触史,这与白血病、再生障碍性贫血发病有关;不良的饮食习惯是导致各类营养性贫血的主要原因之一。女性患者的月经史和妊娠分娩史对于贫血原因的诊断也有帮助。再则,还需要了解患者家族中有无相似疾病或相关疾病史,如血友病等有明显的家族遗传倾向。

(二)身体评估

1. 一般状态 ①生命体征及意识状态:观察患者是否出现发热、发热的程度和热型等。营养状况:监测体重。贫血患者可出现皮肤干燥,弹性差,毛发干枯易脱落,指甲薄脆易裂或反甲等。恶性血液病患者可出现恶病质。②体位:重症贫血者,可因并发贫血性心脏病、心力衰竭而采取半坐卧位;慢性粒细胞白血病患者因脾肿大或出现脾栓塞而被迫采取半坐卧位、左侧卧位或屈膝仰卧位。

2. 皮肤黏膜 观察巩膜、皮肤有无黄染;全身皮肤有无瘀点、瘀斑;牙龈、鼻腔有无渗血;睑结膜、甲床、口唇及皮肤有无苍白;有无口腔黏膜溃烂等。

3. 浅表淋巴结 注意检查浅表淋巴结肿大出现的部位、大小、数目、质地、表面情况、活动度以及有无压痛等。浅表淋巴结肿大是多数恶性血液病的常见体征。

4. 头面部检查 观察睑结膜有无苍白、球结膜有无出血、双侧瞳孔是否等大等圆及对光反射情况;鼻腔有无出血;口唇有无苍白;牙龈有无渗血;扁桃体有无肿大及表面有无脓性分泌物等。

5. 胸部检查 肺部局限性湿性啰音常提示并发感染。心率快慢、心律是否规整、有无心脏杂音、心界大小等有助于贫血性心脏病的临床判断。胸骨中下段压痛是白血病的重要体征之一。

6. 腹部检查 脾大是慢性粒细胞白血病的特征。观察腹部外形的变化,触诊肝脾有无肿大、有无压痛。

7. 骨、关节和神经系统检查 观察关节有无压痛及活动障碍;是否出现感觉异常、生理反射是否正常、有无神经系统阳性体征、病理反射等。

(三)心理-社会状况

大部分血液病治疗周期长、病情易复发,部分患者治疗效果不理想,加上治疗相关不良反应,易导致患者及其家属产生各种负性情绪。评估患者对所患疾病的认识程度;家庭经济状况及家庭支持程度;有无焦虑、恐惧、抑郁、悲观等心理反应;了解有无医疗保障、出院后的继续就医条件、居住地的初级卫生保健设施等,有助于提供针对性的护理措施。

(四)实验室及其他检查

1. 血常规检查 是血液病诊断和病情观察最基本的实验室检查方法。

(1)红细胞计数和血红蛋白(Hb)浓度测定:用于评估患者有无贫血及其程度。具体情况见本章第三节"贫血"相关内容。

(2)白细胞计数及分类:有助于血液疾病的初步诊断,主要用于判断患者有无感染及其原因。正常成人白细胞计数为$(4 \sim 10) \times 10^9/L$。其分类及其常见疾病见表6-1-2。

表6-1-2 白细胞的分类及其常见疾病

分类	白细胞计数	常见疾病
白细胞增多	白细胞计数$>10 \times 10^9/L$	多见于急性感染、白血病等
白细胞减少	白细胞计数$<4 \times 10^9/L$	其中以中性粒细胞减少为主

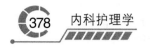

续表6-1-2

分类	白细胞计数	常见疾病
粒细胞减少症	中性粒细胞绝对值<$1.5×10^9$/L	多见于病毒感染、再生障碍性贫血、粒细胞减少症等
粒细胞缺乏症	中性粒细胞绝对值<$0.5×10^9$/L	
幼稚细胞	大量出现	警惕白血病或类白血病

（3）网织红细胞计数：正常成人的网织红细胞在外周血中占0.2%～1.5%，绝对值为（77±23）×10^9/L。网织红细胞计数分类及其常见疾病见表6-1-3。

表6-1-3　网织红细胞计数分类及其常见疾病

分类	常见疾病
网织红细胞增多	多见于溶血性贫血、急性失血性贫血或贫血的有效治疗后，代表骨髓红细胞增生旺盛
网织红细胞减少	多见于再生障碍性贫血，表示骨髓造血功能低下

（4）血小板计数：为出血性疾病首选的检查项目之一。正常值（100～300）×10^9/L，一般情况下，血小板<$50×10^9$/L时有出血症状。血小板计数及其常见疾病见表6-1-4。

表6-1-4　血小板计数分类及其常见疾病

分类	常见疾病
血小板减少（<$100×10^9$/L）	多见于再生障碍性贫血、急性白血病、特发性血小板减少性紫癜等
血小板增多（>$400×10^9$/L）	多见于原发性血小板增多症、慢性粒细胞白血病早期等

2.骨髓细胞学检查　主要用于了解骨髓造血细胞生成的质与量的变化，为血液病确诊的主要依据。其主要分类及作用见表6-1-5。

表6-1-5　骨髓细胞学检查主要分类及其作用

分类	作用
骨髓涂片（骨髓象）	①骨髓增生程度：按骨髓中有核细胞数量，分为增生极度活跃、明显活跃、活跃、减低和明显减低5个等级。②各系列细胞及其各发育阶段细胞的比例：判断各系列细胞的增生程度，其中粒红细胞（G/E）比例是最常用的评价指标
细胞化学染色	铁染色用于缺铁性贫血的诊断和指导铁剂治疗 过氧化物酶染色、非特异性酯酶和中性粒细胞碱性磷酸酶（NAP）染色，均用于白血病类型的鉴别诊断

3.其他血液病相关检查　通过止血、凝血功能检查，了解凝血、纤溶及抗凝系统功能状况。通过血清铁蛋白及血清铁检测，了解体内贮存铁和铁代谢情况等。必要时应用影像学检查，对不同的血液病有相应的诊断价值。

（彭美芳）

第二节　血液系统疾病患者常见症状、体征的评估与护理

一、出血或出血倾向

毛细血管脆性或通透性增加、血小板数量及其功能异常、血浆中凝血因子缺乏及循环血液中抗凝物质的增加,均可导致出血或出血倾向。出血或出血倾向是血液病和(或)累及血液系统疾病最常见的体征之一。出血或出血倾向类型及常见疾病见表6-2-1。患者多表现为自发性出血或轻度受伤后出血不止。出血部位可遍及全身,其中以皮肤、牙龈及鼻腔出血为常见,还可发生关节腔、眼底和肌肉出血。内脏出血多为重症,表现为消化道(呕血、便血)、泌尿道(血尿)及女性生殖道出血(月经过多)等,重者可因内脏出血而导致死亡。颅内出血最为严重,多表现为突发剧烈头痛、呕吐、瞳孔大小不对称,甚至昏迷而死亡。血管脆性增加及血小板异常所致的出血多表现为皮肤黏膜瘀点、瘀斑;凝血因子缺乏引起的出血常出现关节腔出血或软组织血肿。

表6-2-1　出血或出血倾向类型及其常见疾病

类型	常见疾病
血液系统疾病	如特发性血小板减少性紫癜、过敏性紫癜、再生障碍性贫血、急性白血病与血友病等
非血液系统疾病或某些急性传染病	如重症肝病、尿毒症、流行性脑脊髓膜炎、肾综合征出血热、登革热及钩端螺旋体病等
其他	蛇咬伤、水蛭咬伤、溶栓药物过量等

【护理评估】

1. 病史　询问和观察患者出血的主要表现形式,发生的急缓、部位与范围;有无明确的原因或诱因;有无伴随症状与体征;有无内脏出血情况极其严重程度;女性患者有无月经量过多或淋漓不尽等情况;是否出现颅内出血的诱因(情绪激动、睡眠欠佳、高热、便秘及高血压等)及早期表现(如突发头痛);家族中有无相关或类似疾病史;出血后患者的心理反应等。

2. 身体评估　重点评估出血的体征及特点。有无皮肤黏膜瘀点、紫癜或瘀斑,其数目、大小及分布情况;有无鼻腔黏膜与牙龈出血;有无伤口渗血;关节有无肿胀、压痛、畸形及其功能障碍等。如主诉同时突发有头痛的患者,要重点评估其意识状态、瞳孔、对光反射是否存在,有无脑膜刺激征等,此外还需监测生命体征。

3. 实验室及其他检查　是否出现出血时间延长、血小板计数减少、凝血时间延长、束臂试验阳性、凝血因子缺乏等改变。

【主要护理诊断/问题】

1. 有受伤的危险:出血　与血管壁异常、血小板减少、凝血机制障碍有关。

2. 恐惧　与出血量大或反复出血有关。

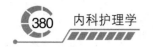

【护理措施】

1. 有出血的危险

(1) 病情观察:严密观察出血的部位、出血量、发展或消退情况;及时发现出血、重症出血及其先兆,尤其是颅内出血的征象;出血量较大的患者,除了询问患者有无头晕、心悸等自觉症状外,还需重点关注其生命体征变化,同时观察患者的精神状态,应特别注意有无血压下降、脉率增快的表现。结合患者的基础疾病及相关实验室检查结果,做出正确的临床判断,以利于救治与护理工作的开展和配合。

(2) 皮肤出血的预防与护理:避免人为损伤而导致或加重出血。保持床单平整,衣着轻软、宽松;避免肢体的碰撞或外伤。高热患者禁用酒精拭浴降温。各项护理操作动作轻柔;尽量减少注射次数;注射或穿刺部位拔针后需适当延长按压时间,必要时局部加压包扎。此外,注射或穿刺部位应交替使用,以防局部血肿形成。勤剪指甲,以免抓伤皮肤引起出血及感染的发生。

(3) 关节腔出血或深部组织血肿的预防与护理:减少活动量,避免过度负重和易致创伤的运动。如发生出血,立即停止活动,卧床休息;关节腔出血者宜抬高患肢并固定于功能位;深部组织出血者局部可用冰袋冷敷和压迫止血。

(4) 内脏出血的护理:消化道出血的护理见第四章第十二节"呕血与黑便"的护理。月经量过多者,给予三合激素[苯甲酸雌二醇、孕酮(又称黄体酮)和丙酸睾酮]治疗,注意会阴局部清洁,预防感染发生。

(5) 眼底及颅内出血的预防与护理:保证充足睡眠,避免情绪激动、过度用力排便和剧烈咳嗽等;伴有高血压者需监测血压变化。如突发视力下降或视野缺损,常提示眼底出血,应让患者卧床休息,避免揉擦眼睛。颅内出血是血液系统疾病患者死亡的主要原因之一,如患者突然出现头痛、视物模糊、喷射性呕吐、意识障碍、双侧瞳孔变形不等大、对光反射迟钝,提示颅内出血,应及时与医生联系,并做好相关急救工作的配合。

2. 恐惧 加强与患者及家属的有效沟通,解释出血的原因、如何减轻或避免出血加重、治疗护理措施等,给予必要的解释与疏导;可通过介绍疗效较好的成功病例,营造舒适的住院环境,增强患者战胜疾病的信心,减轻其恐慌害怕的情绪;耐心倾听患者及家属的诉求,关心安抚他们的同时,尤其应注意告知其紧张与恐惧不利于病情的控制;患者出血突然加重时,护士应保持镇静,迅速通知医生并配合做好各种救治工作,及时清除血迹,以免对患者造成不良刺激。

二、发 热

发热是血液病患者的常见症状,具有持续时间长、热型不一、一般抗生素治疗不理想的特点。常见于再生障碍性贫血、白血病和淋巴瘤等。主要原因是白细胞数量减少和(或)功能缺陷、免疫抑制剂的应用以及贫血等致机体抵抗力下降,继发感染所致。感染一般不易控制。感染部位以呼吸道、泌尿道、口腔黏膜及肛周皮肤常见,重者可发生败血症。此外,肿瘤细胞所产生的内源性致热因子,如肿瘤坏死因子(tumor necrosis factor, TNF)、白细胞介素-1(IL-1)等也是血液系统恶性肿瘤患者持续发热的原因之一。

【护理评估】

1. 病史 评估患者发热的急缓、热度及热型特点;有无感染的诱因,如过度疲劳、受凉、与感染性疾病患者的接触史、皮肤黏膜损伤、大便干结排便引发的肛裂、治疗与护理过程中需留置的导管等;有无常见感染灶相关的临床表现,如咽部不适或咽痛,牙痛,咳嗽(痰)及痰液的性质,胸痛,呼吸困难,膀胱刺激征,腹痛,腹泻,肛周疼痛,局部皮肤红、肿、热、痛,女性患者外阴瘙痒及异常分泌物等。

2. 全身评估　观察患者的生命体征,重点关注体温变化;检查口腔黏膜有无溃疡,牙龈有无溢脓;扁桃体有无肿大及脓性分泌物;肺部有无啰音;腹部有无压痛,肾区有无叩击痛;肛周皮肤有无红肿、触痛,局部有无波动感等。

3. 实验室及其他检查　了解血常规、尿常规及 X 射线检查有无异常;血培养加药敏试验的结果;不同感染部位分泌物、渗出物或排泄物的细菌涂片或培养加药敏试验的结果等。

【主要护理诊断/问题】

体温过高:与感染、肿瘤细胞增殖、浸润和坏死有关。

【护理措施】

1. 休息与环境　发热患者体质虚弱,需要卧床休息。室温维持在 20～24 ℃、湿度55%～60%,常通风。患者宜穿透气、棉质衣服,若有寒战应给予有效保暖。

2. 补充营养及水分　指导患者每天补水 2 500 mL 以上,如为重症贫血、并发慢性心力衰竭的患者,需限制液体摄入量并严格控制补液速度,以免诱发急性左心衰竭。鼓励患者进食高热量、富含维生素、营养丰富的半流质饮食或软食。

3. 降温　高热患者给予物理降温,伴出血者禁用酒精擦浴,避免局部血管扩张而加重出血。降温过程中,密切观察患者体温与脉搏的变化,并注意观察其降温后的反应,防止虚脱,必要时给予药物降温。

4. 诊治配合　协助医生做好各种检验标本的采集;正确配制和输注抗生素等药物,注意不良反应的观察和预防。

5. 安全护理　高热患者可能出现躁动不安、谵妄,做好防跌倒护理,防止坠床、舌咬伤措施、必要时取得家属同意使用约束带固定患者,注意观察约束部位皮肤情况。

血液疾病最常见的症状还包括骨、关节疼痛和贫血,具体护理措施参见本章相关内容。

(彭美芳)

第三节　贫　血

贫血是指单位容积外周血液中的血红蛋白浓度(Hb)、红细胞计数(red blood cell,RBC)和(或)血细胞比容(hematocrit,HCT)低于相同年龄、性别、地区正常范围下限的一种病理症状。由于红细胞容量测定比较复杂,临床上常以血红蛋白浓度来代替,我国成年男性血红蛋白浓度<120 g/L,成年女性(非妊娠)血红蛋白浓度<110 g/L,孕妇血红蛋白浓度<100 g/L 即认为存在贫血。

基于不同的临床特点,贫血有不同的分类。按红细胞形态特点分为大细胞性贫血、正常细胞性贫血、小细胞低色素性贫血,详见表6-3-1。依据贫血发病机制和病因分为红细胞生成减少性贫血、红细胞破坏过多性贫血和失血性贫血,详见表6-3-2。根据血红蛋白的浓度将贫血按严重程度分为4 个等级,详见表6-3-3。按骨髓红系增生情况分为增生性贫血(如缺铁性贫血、巨幼细胞贫血、溶血性贫血等)和增生低下性贫血(如再生障碍性贫血)。

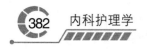

表6-3-1　贫血的细胞形态学分类

类型	MCHC	MCV/fL	常见疾病
大细胞性贫血	32%～35%	>100	巨幼细胞贫血、骨髓增生异常综合征
正常细胞性贫血	32%～35%	80～100	再生障碍性贫血、急性失血性贫血、溶血性贫血
小细胞低色素性贫血	<32%	<80	缺铁性贫血、铁粒幼细胞性贫血、珠蛋白生成障碍性贫血

注:MCHC 为红细胞平均血红蛋白浓度,MCV 为平均红细胞体积。

表6-3-2　贫血病因及发病机制分类

病因及发病机制		常见疾病
红细胞生成减少性贫血	造血干祖细胞异常	再生障碍性贫血、骨髓增生异常综合征、造血系统肿瘤性疾病
	造血调节异常	骨髓纤维化、骨髓转移瘤、骨髓炎、慢性病性贫血
	造血原料不足或利用障碍	巨幼细胞贫血、缺铁性贫血
红细胞破坏过多性贫血	红细胞自身异常	遗传性球形细胞增多症、阵发性睡眠性血红蛋白尿、葡萄糖-6-磷酸脱氢酶缺乏症、地中海贫血、红细胞生成性血卟啉病
	红细胞外部异常	免疫性溶血性贫血、血型不符的输血反应、人工心瓣膜术后、其他(理化、生物因素等)
	失血性贫血	急性失血性贫血:内脏、大血管破裂 慢性失血性贫血:月经量过多、钩虫病、痔疮出血

表6-3-3　贫血的严重程度划分标准

贫血程度	血红蛋白浓度/(g/L)	临床特点
极重度	<30	常并发贫血性心脏病
重度	30～59	静息状态下仍感心悸、气促
中度	60～90	活动后感心悸、气促
轻度	>90 但低于正常	无症状或症状轻微

一、缺铁性贫血

缺铁性贫血(iron deficiency anemia,IDA)是体内贮存铁缺乏,导致血红蛋白合成减少而引起的一种小细胞低色素性贫血。IDA 是临床上最常见的贫血类型,全球有 6 亿～7 亿人患有缺铁性贫血。其好发于发展中国家和(或)经济不发达地区,以婴幼儿及育龄妇女为好发人群。在发达国家,亦有约20%的育龄妇女及40%的孕妇患缺铁性贫血,儿童的发病率高达50%,成年男性仅为10%。据世界卫生组织(World Health Organization,WHO)报告,在儿童及孕妇等主要贫血人群中,IDA 发病率高于50%。2016 年我国颁布了《"健康中国 2030"规划纲要》,提出了我国居民的健康目标:2030 年,进一步降低重点人群贫血率,5 岁以下儿童贫血率和孕妇贫血率控制在 10% 以下。由于IDA 占贫血比例较高,控制 IDA 是达成贫血控制目标的关键。

【病因与发病机制】

1.病因

(1)铁摄入不足:需铁量增加而铁摄入不足是妇女儿童贫血的主要原因。青少年缺铁的主要原因为挑食、偏食。

(2)铁吸收不良:因胃肠功能紊乱或某些药物作用导致胃酸缺乏或胃肠黏膜吸收功能障碍而影响铁的吸收。

(3)铁丢失过多:慢性失血是成人缺铁性贫血最常见、最重要的原因。

2.发病机制

(1)缺铁对铁代谢的影响:当体内贮存铁逐渐减少至不足以补偿功能状态的铁时,则可出现铁代谢指标的异常。

(2)缺铁对造血系统的影响:当体内缺铁时,血红素合成障碍,从而发生红细胞细胞质少、体积小的小细胞、低色素性贫血;严重时粒细胞、血小板的生成也受影响。

(3)缺铁对组织细胞代谢的影响:缺铁可导致黏膜组织病变和外胚叶组织营养障碍,从而引起缺铁性贫血的一些特殊临床表现。

【临床表现】

1.症状和体征

(1)原发病表现:如消化性溃疡、消化道肿瘤、溃疡性结肠炎、痔疮、功能失调性子宫出血、黏膜下子宫肌瘤等疾病相应的临床表现。

(2)一般贫血表现:贫血明显时可出现乏力、易倦、头晕、头痛、心悸、气促、耳鸣、食欲减退、面色苍白、心率增快等。

(3)缺铁性贫血的特殊表现

1)组织缺铁表现:如皮肤干燥、角化、萎缩、无光泽,毛发干枯易脱落,指(趾)甲扁平、不光整、脆薄易裂,甚至出现反甲或匙状甲;黏膜损害多表现为口角炎、舌炎、口角皲裂、舌乳头萎缩,可有食欲减退,严重者可发生吞咽困难。

2)神经、精神系统异常:儿童较明显,如过度兴奋、易激惹、好动、难以集中注意力、发育迟缓、体力下降等;少数患者可有异食癖;约1/3患者可发生末梢神经炎或神经痛,重者可出现智能发育障碍等。

2.并发症 长期严重贫血者,由于心脏负荷增加及心肌组织缺血缺氧,导致心脏功能与结构发生改变,可并发贫血性心脏病。

【实验室及其他检查】

1.血常规 呈小细胞低色素性贫血。

2.骨髓象 骨髓增生活跃,特别是中晚幼红细胞。

3.铁代谢的生化检查 血清铁<8.95 μmol/L;血清总铁结合力>64.44 μmol/L;转铁蛋白饱和度<15%;血清铁蛋白<12 μg/L。

4.血清转铁蛋白受体测定 血清转铁蛋白受体(sTfR)是至今反映缺铁性红细胞生成的最佳指标。

【诊断要点】

根据患者存在导致缺铁性贫血的原因,结合患者的临床表现及相关实验室检查结果,必要时采用诊断性治疗,以进一步明确诊断。

【治疗要点】

1.病因治疗 积极治疗原发病是根治缺铁性贫血的关键。

2.补铁治疗 口服铁剂是纠正缺铁性贫血的首选方法。一般从小剂量开始,逐渐增量,餐后服用胃肠道反应小且易耐受。为进一步补足体内贮存铁,在血红蛋白恢复正常后,仍需继续服用铁剂3~6

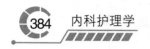

个月,或待血清铁蛋白浓度高于正常后停药。网织红细胞上升为铁剂治疗有效的指标,详见表6-3-4。

表6-3-4　口服铁剂治疗的有效指标

监测项目	口服铁剂后/d	指标结果
网织红细胞	7	开始升高
	10	达到高峰
血红蛋白	14	开始升高
	56	恢复正常

注:口服铁剂不能耐受或消化道疾病吸收障碍或病情要求迅速纠正贫血等情况的患者,可用铁剂静脉注射治疗。

3.输注红细胞治疗　适用于急性或贫血症状严重影响生理功能时。

4.中药治疗　可作为辅助性治疗。

【主要护理诊断/问题】

1.营养失调:低于机体需要量　与铁摄入不足、吸收不良、需要量增加或丢失过多有关。

2.活动无耐力　与贫血引起组织缺氧有关。

3.口腔黏膜受损　与贫血引起口腔炎、舌炎有关。

【护理措施】

1.营养失调

(1)改正不良的饮食习惯:食物是机体内铁的重要来源,偏食或挑食,是铁摄入量不足的主要原因。不利于食物铁吸收的原因:无规律、无节制、刺激性过强的饮食容易造成胃肠黏膜的损害。正确指导患者保持均衡饮食,避免不良饮食习惯。

(2)铁剂治疗的配合与护理

1)告知:指导患者口服液体铁剂时须使用吸管,避免牙齿染黑。告知患者服铁剂期间,粪便会变成黑色,此为铁与肠内硫化氢作用而生成黑色的硫化铁所致。

2)口服铁剂指导:向患者说明服用铁剂的目的,给予其正确的指导:①预防铁剂不良反应,反应过于强烈者宜减少剂量或从小剂量开始;②应避免铁剂与牛奶、茶、咖啡同服,为促进铁的吸收,应避免同时服用抗酸药(碳酸钙和硫酸镁)以及 H_2 受体拮抗剂,与鱼类、肉类、维生素 C 同服,可促进铁的吸收;③强调要按剂量、按疗程服药,定期复查相关实验室检查,以保证有效治疗、补足贮存铁,避免药物过量而引起中毒或相关病变的发生。

3)注射铁剂的护理:注射用铁剂的不良反应主要有注射局部肿痛、硬结形成,皮肤发黑和过敏反应。铁剂过敏反应常表现为脸色潮红、头痛、肌肉关节痛和荨麻疹。严重者可出现过敏性休克。为减少或避免局部疼痛与硬结形成,注射铁剂应采用深部肌内注射法,并经常更换注射部位。首次注射剂量要少,注射后 10 min 至 6 h 内注意观察不良反应。若 1 h 后无过敏反应可予常规剂量治疗。为了避免药液溢出引起皮肤染色,可采取以下措施:①不在皮肤暴露部位注射;②抽取药液后,更换注射针头;③采用 Z 形注射法或留空气注射法。

2.活动无耐力

(1)休息与运动:根据患者贫血的严重情况,指导患者合理休息与活动,减少机体的耗氧量。与患者一起制订休息与活动计划,逐步提高患者的活动耐力水平,并指导患者于活动中进行自我监控,如活动中自测脉搏≥100 次/min 或出现明显心悸、气促时,应停止活动;必要时,在患者活动时给予协助,做好防跌倒宣教。

(2)给氧:严重贫血患者应常规给予氧气吸入,以改善组织缺氧,做好吸氧护理宣教。

3.口腔黏膜受损　护理措施见本章第五节"白血病"的护理。

【健康指导】

1.疾病预防指导

(1)饮食指导:饮食均衡,增加食物铁的吸收,避免与抑制铁吸收的食物、饮料或药物同服。

(2)口服铁剂的预防性补充:婴幼儿要合理、及时添加辅食,包括蛋黄、肝泥、肉末和菜泥等;生长发育期的青少年要注意补充含铁丰富的食物,避免挑食或偏食;妊娠与哺乳期的女性应增加食物铁的补充,必要时可预防性补充铁剂。

(3)影响贫血相关疾病的预防和治疗:慢性胃炎、消化性溃疡、肠道寄生虫感染、长期腹泻、痔疮出血或月经过多等疾病。

2.病情监测指导　出现自觉症状加重,静息状态下呼吸、心率加快,不能平卧、下肢水肿或尿量减少,应及时就医。

二、巨幼细胞贫血

巨幼细胞贫血(megaloblasticanemia,MA)是指多因叶酸和维生素 B_{12} 缺乏所致血细胞 DNA 合成障碍而引起血细胞核浆发育分离,表现为外周血和骨髓血细胞形态学异常的一种大细胞性贫血。本病以叶酸缺乏为主,我国以西北地区多见,好发于妊娠期和婴儿期。

维生素 B_{12} 是一种含钴的维生素,由个别微生物合成。人类主要从动物性食物如肉类、肝、鱼、蛋和乳制品中摄取维生素 B_{12}。正常成人体内维生素 B_{12} 的总量为 2~5 mg,其中约 2 mg 贮存在肝内。叶酸是一种水溶性 B 族维生素,在新鲜绿叶蔬菜中含量最多,肝、肾、酵母和蘑菇中也较多。食物烹调、腌制及储存过久等均可被破坏,尤其加水煮沸损失量较大。

【病因与发病机制】

1.病因

(1)叶酸缺乏的病因

1)摄入不足:腌制食物、烹煮时间过长或温度过高等不恰当的食物加工方法可致食物中的叶酸被大量破坏;其次是偏食,如新鲜蔬菜与肉蛋制品摄入较少。

2)需要量增加:婴幼儿、妊娠及哺乳期妇女,以及恶性肿瘤、溶血性贫血、慢性炎症或感染、甲状腺功能亢进症、白血病等消耗性疾病的患者,均可使叶酸的需要量增加。

3)吸收利用障碍:叶酸主要在十二指肠及空肠上段吸收,所以小肠(尤其是空肠)的炎症、肿瘤及手术切除后,长期腹泻及某些药物(抗癫痫药物、柳氮磺胺、异烟肼、苯妥英钠)、酒精等,均可导致叶酸的吸收和利用障碍。

(2)维生素 B_{12} 缺乏的病因

1)摄入减少:长期素食、偏食者摄入的食物中缺少维生素 B_{12}。

2)吸收利用障碍:为最常见原因。①内因子缺乏:因胃大部切除或全胃切除,以及自身免疫性破坏(恶性贫血)引起胃壁细胞数量减少、胃酸缺乏,导致内因子缺乏影响维生素 B_{12} 的吸收。②吸收障碍:如回肠切除过多就会影响维生素 B_{12} 的吸收;小肠寄生阔节裂头绦虫,手术盲袋形成和回肠憩室炎因其中细菌过度繁殖,均可夺取食物中的维生素 B_{12},从而影响人体吸收。③药物导致维生

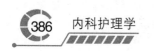

素 B_{12} 缺乏：二甲双胍可抑制内因子和胃酸的分泌,抑制转运维生素 B_{12} 进入肠黏膜细胞;考来烯胺、秋水仙碱和新霉素等均可抑制转运维生素 B_{12} 进入肠上皮。NO_2 可灭活维生素 B_{12} 引起功能性细胞内维生素 B_{12} 缺乏。

3)传输障碍:钴胺素传递蛋白Ⅱ(TCⅡ)缺乏引起维生素 B_{12} 输送障碍。

2.发病机制　维生素 B_{12} 和叶酸是细胞合成 DNA 过程中的重要辅酶,维生素 B_{12} 和叶酸缺乏可导致 DNA 合成障碍。

【临床表现】

1.血液系统表现　起病多缓慢,除贫血一般症状外,20% 左右为重症者,可出现白细胞减少而出现反复感染和(或)出血。少数患者可出现轻度黄疸、肝脾肿大。

2.消化系统表现　维生素 B_{12} 和叶酸缺乏的临床表现基本相似,都可引起巨幼细胞贫血、白细胞和血小板减少,以及消化道症状如食欲减退、腹胀、腹泻及舌炎等,以舌炎最为突出,舌质红、舌乳头萎缩、表面光滑,俗称"牛肉舌",伴疼痛。

3.神经系统表现和精神症状　可有对称性远端肢体麻木、深感觉障碍、共济失调等,主要与脊髓后、侧索和周围神经受损有关。典型表现为四肢乏力,对称性远端肢体麻木,触、痛觉迟钝或缺失;少数患者还可出现肌张力增加、腱反射亢进和锥体束征阳性等。叶酸缺乏者有易怒、妄想等精神症状。维生素 B_{12} 缺乏者有抑郁、失眠、记忆力下降、幻觉、谵妄、妄想甚至精神错乱、人格变态等。

4.并发症　心力衰竭、感染。

【实验室及其他检查】

1.血常规检查　大细胞性贫血。平均红细胞体积>100 fL,红细胞呈大卵圆形。白细胞和血小板异常减少。中性粒细胞核分叶过多,网织红细胞可减低、正常或轻度增高。

2.骨髓细胞学检查　骨髓呈典型的巨幼红细胞生成,巨幼红细胞比例>10%,粒细胞系统及巨核细胞系统有巨形变。

3.血清叶酸和维生素 B_{12} 浓度测定　是诊断叶酸及维生素 B_{12} 缺乏的重要指标。

4.胃液分析　维生素 B_{12} 吸收试验(Schilling 试验)、胃壁细胞抗体及内因子抗体检测,可助于恶性贫血的临床诊断。

【诊断要点】

积极去除病因,治疗原发病,询问患者的营养素史或特殊用药史、贫血表现、消化道及神经系统症状、体征结合辅助检查,如实验室检查等可作出初步诊断。如血清叶酸、维生素 B_{12} 浓度降低,则更有助于明确是单纯性叶酸缺乏或维生素 B_{12} 缺乏。

【治疗要点】

巨幼细胞贫血的治疗原则为治疗原发病和补充缺乏的营养物质。

1.病因治疗　是巨幼细胞贫血得以有效治疗或根治的关键,应针对不同原因采取相应的措施,如引起叶酸缺乏或维生素 B_{12} 缺乏的不同病因进行治疗。

2.补充性药物治疗

(1)叶酸:叶酸缺乏者可口服叶酸,每日 3 次,每次 5 mg,对肠道吸收不良者也可肌内注射亚叶酸钙(甲酰四氢叶酸钙)3~6 mg/d,直至贫血和病因被纠正。如不能明确是哪一种缺乏,可同时使用维生素 B_{12} 和叶酸联合治疗。补充治疗开始后 1 周网织红细胞升高达到高峰,2 周内白细胞和血小板恢复正常,4~6 周贫血被纠正。

（2）维生素 B_{12}：维生素 B_{12} 缺乏者可肌内注射维生素 B_{12}，最常用为氰钴胺。每次剂量为 $500\sim$ $1\ 000\ \mu g$，开始每天 1 次，连续 1 周，后改每周 2 次，共 2 周，然后每周 1 次，共 4 周；维持量为每月 1 次，每次 $1\ 000\ \mu g$ 肌内注射，直到病因去除。恶性贫血患者需维持终身治疗。

3. 其他　若患者同时存在缺铁或治疗过程中出现缺铁的表现，应及时补充铁剂。

【主要护理诊断/问题】

1. 营养失调：低于机体需要量　与叶酸、维生素 B_{12} 摄入不足、吸收不良及需要量增加有关。

2. 口腔黏膜受损　与贫血引起舌炎、口腔溃疡有关。

3. 活动无耐力　与贫血引起组织缺氧有关。

【护理措施】

1. 营养失调

（1）加强营养知识教育，纠正偏食习惯及不正确的烹调习惯。

1）补充营养素：素食者应该经常补充维生素 B_{12} 片剂（平均 $5\sim10\ \mu g/d$）；婴儿应提倡母乳喂养，合理喂养，及时添加辅食品；妊娠妇女应多食新鲜蔬菜和动物蛋白质，妊娠后期可补充叶酸；在营养性巨幼细胞贫血高发区，应积极宣传改进食谱。

2）减少食物中叶酸的破坏：烹调时不宜温度过高或时间过长，且烹煮后不宜久置。

3）改善食欲：对于胃肠道症状明显或吸收障碍、消化不良的患者，建议其少量多餐、细嚼慢咽，进食温凉、清淡的软食。出现口腔炎或舌炎的患者，应注意保持口腔清洁，饭前、饭后用复方硼砂含漱液或生理盐水漱口，以减少感染的机会并增进食欲。

（2）用药护理：在医生指导下用药，对慢性溶血性贫血、骨髓增殖性疾病或长期服用抗癫痫药者应给予叶酸预防性治疗（$1\ mg/d$），全胃切除者应每月预防性肌内注射维生素 B_{12} 1 次（$100\sim1\ 000\ \mu g$）。长期服用质子泵抑制剂或 H_2 受体拮抗剂的消化道溃疡患者需预防性口服维生素 B_{12}（$1\ 000\ \mu g/d$）。

2. 口腔黏膜受损　参见本章第五节中"白血病"的护理措施。

3. 活动无耐力　参见本节中"缺铁性贫血"的护理措施。

【健康指导】

1. 加强营养知识教育　纠正偏食习惯及不正确的烹调习惯；对高危人群或服用抗核苷酸合成药物患者应预防性补充叶酸、维生素 B_{12}；告诉患者合理饮食的重要性，加强个人卫生，注意保暖，预防损伤与感染。

2. 疾病自我监测　指导患者学会观察皮肤黏膜情况和神经精神症状，嘱患者注意卧床休息，尤其贫血症状明显时，应保证充足的休息。同时要注意口腔和皮肤的清洁。定期行血常规复查。

三、再生障碍性贫血

再生障碍性贫血（aplatcanemia，AA），简称再障，是一种由不同病因和机制引起的骨髓造血功能衰竭症。临床表现主要为进行性贫血、感染、出血、全血细胞减少和骨髓造血功能低下。其在我国的年发病率为 7.4×10^{-6}，在欧美国家为 $(4.7\sim13.7)\times10^{-6}$、日本为 $(14.7\sim24.0)\times10^{-6}$；老年人较其他年龄段发病率较高，男女发病无明显差别。再障的分类方法较多，根据病因不同可分为遗传性再障（先天性）与获得性再障（后天性）；获得性再障还可根据有无明确诱因分为原发性再障与继发性再障；临床中常根据患者的病情、血常规、骨髓象及预后，分为重型再障（severe aplastic anemia，SAA）和非重型再障（non-severe aplastic anemia，NSAA）。

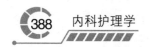

【病因与发病机制】

1. 病因　据统计,约有半数以上的患者无法找到明确的病因。结合大量临床观察与调查结果,再障的发生与以下因素有关。

(1)药物及化学物质:为 AA 最常见的致病因素。近年来由化学物质所导致的 AA 有增多的趋势。具有高度危险性的药物有抗癌药、抗癫痫药、氯霉素、磺胺药、保泰松、苯巴比妥等。化学物质以苯及其衍生物最为常见,如油漆、塑料、染料、杀虫剂及皮革制品黏合剂等。

(2)病毒感染:各类型肝炎病毒,以病毒性肝炎与再障的关系较明确,主要与丙型肝炎有关,其次是乙型肝炎,预后较差,临床上又称为病毒性肝炎相关性再障。如 EB 病毒、巨细胞病毒、登革热病毒、微小病毒 B19 等均可引起再障。

(3)物理因素:长期接触各种电离辐射如 X 射线、γ 射线及其他放射性物质造血干细胞的数量减少,对骨髓微循环和基质均有损害。

(4)其他:长期未经治疗的严重贫血、慢性肾衰竭、系统性红斑狼疮等疾病均可演变成再障。

2. 发病机制　目前尚未完全明确,多数研究者认为与造血干祖细胞缺陷、造血微环境异常、免疫异常有关。

【临床表现】

1. 重型再障　重型再障起病急、进展快,病情重;少数可由非重型进展而来;预后差。

(1)贫血:多呈进行性加重,出现苍白、乏力、头晕、心悸、气短等症状。

(2)感染:以呼吸道感染最常见,其次是消化道,泌尿生殖道和皮肤黏膜感染等。多数患者有发热,体温在 39 ℃ 以上。感染菌种以革兰氏阴性杆菌、金黄色葡萄球菌和真菌为主,常合并败血症。

(3)出血:均出现不同程度的皮肤黏膜出血,如瘀点、瘀斑、口腔黏膜血疱、牙龈、鼻腔出血;脏器出血时可见呕血、便血、咯血、血尿、阴道出血或月经量明显增多、眼底出血等,严重者发生颅内出血,危及生命。

2. 非重型再障　非重型再障起病和进展较缓慢,病情较轻,预后较好。多以贫血为首要和主要表现;感染相对易控制,重症感染少见;出血较轻,以皮肤、黏膜为主,很少有内脏出血,出血较易控制。久治无效者可发生颅内出血。重型再障和非重型再障的鉴别见表 6-3-5。

表 6-3-5　重型再障和非重型再障的鉴别

鉴别指标	重型再障	非重型再障
起病、进展	急、重,进展快	较缓慢
出血、感染	严重,多为首发症状	轻,易控制
贫血	重	较轻,多为首发症状
中性粒细胞	$<0.5 \times 10^9/L$	$>0.5 \times 10^9/L$
血小板	$<20 \times 10^9/L$	$>20 \times 10^9/L$
网织红细胞绝对值	$<15 \times 10^9/L$	$>15 \times 10^9/L$
骨髓细胞学检查	增生极度减低	增生减低或局部增生
病程、预后	病程短,预后差,多在 6～12 个月死亡	病程长、预后较好

【实验室及其他检查】

1. 血常规　全血细胞(包括网织红细胞)减少,淋巴细胞比例增高。至少符合以下 3 项中的 2 项:血红蛋白(Hb)<100 g/L;血小板(PLT)<50×10⁹/L;中性粒细胞绝对值(ANC)<1.5×10⁹/L;有助于重型再障的诊断。

2. 骨髓细胞学检查　为确诊再障的主要依据。

【诊断要点】

根据患者有进行性贫血、出血和感染,无肝、脾和淋巴结肿大;血常规、骨髓细胞学检查三系细胞减少,骨髓增生低下,颗粒极少,脂肪滴增多,巨核细胞明显减少,可作出初步的临床诊断与分型。

【治疗要点】

本病治疗包括对症治疗和针对发病机制的治疗。

1. 对症治疗　包括纠正贫血、控制出血、控制感染和护肝治疗。

(1)纠正贫血:血红蛋白<60 g/L 且患者对贫血耐受较差时,可考虑输注浓缩红细胞。但多次输血会影响其日后造血干细胞移植的效果,因此要严格掌握输血指征,防止输血过多。

(2)控制出血:可用酚磺乙胺(止血敏)、氨基己酸(泌尿生殖系统出血患者禁用)。女性子宫出血可肌内注射丙酸睾酮。对血小板减少引起的严重出血可输注血小板悬液,效果不佳者可输人类白细胞抗原(HLA)配型相配的血小板。凝血因子缺乏时应予以纠正。

(3)控制感染:感染性发热应及时应用广谱抗生素治疗,同时取感染部位的分泌物或尿、粪便、血液等做细菌培养和药敏试验,并根据结果更换敏感的抗生素。

(4)护肝治疗:再障贫血常合并肝功能损害,应注意选用护肝药物。

2. 针对发病机制的治疗

(1)免疫抑制治疗:适用抗胸腺细胞球蛋白(anti-themocyte globulin,ATG)/抗淋巴细胞球蛋白(anti-lymphocyte globulin,ALG)和环孢素 A(cyclosporin A,CSA)进行免疫抑制治疗(immunosuppressive therapy,IST)的年龄指征,对年龄>35 岁或年龄虽≤35 岁但无人类白细胞抗原相合同胞供者的患者首选 IST。抗淋巴/胸腺细胞球蛋白(ALG/ATG)主要用于 SAA 的治疗,用药前需做过敏试验,用药过程中用糖皮质激素防治过敏反应和血清病。

(2)促进骨髓造血

1)雄激素:适用于全部 AA 的治疗,作用机制是提高体内红细胞生成素的水平和直接促进红系造血。

2)造血细胞因子:适用于全部 SAA,一般在免疫抑制治疗后使用。

(3)造血干细胞移植:是治疗重型再障贫血最有效的治疗措施之一,包括骨髓移植、外周血干细胞移植及脐血移植。对年龄在 40 岁以下、无感染及其他并发症、有合适供体的 SAA 患者,可考虑造血干细胞移植。

【主要护理诊断/问题】

1. 有感染的危险　与粒细胞减少致机体抵抗力降低有关。

2. 活动无耐力　与贫血所致机体组织的缺氧有关。

3. 有受伤的危险:出血　与血小板减少有关。

4. 焦虑/恐惧　与病情恶化、预后不良有关。

5. 潜在并发症　颅内出血。

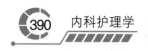

【护理措施】

1. 有感染的危险

(1)病情观察：密切观察患者体温情况,一旦出现发热、咽痛、咳嗽、咳痰、尿路刺激征、肛周疼痛等症状,配合医生做好相关实验室检查的标本采集工作,尤其是血液、痰液、尿液与粪便的细菌培养及药敏试验。

(2)预防感染

1)呼吸道感染的预防：保持病室内空气清新,定期使用紫外线或臭氧照射消毒,每周 2~3 次,每次 20~30 min,并用消毒液擦拭室内家具、地面。秋冬季节要注意保暖。限制探视人数及次数,避免到人群聚集的地方或与上呼吸道感染的患者接触。严格执行各项无菌操作。粒细胞绝对值≤$0.5×10^9$/L 者,应给予保护性隔离。

2)口腔感染的预防：参见本章第五节"白血病"的护理措施。

3)皮肤感染的预防：保持皮肤清洁,便后洗手,每周沐浴不少于 1~2 次,穿柔软宽松的清洁衣裤。勤剪指甲,蚊虫蜇咬时应正确处理,避免抓伤皮肤。女患者尤其应注意会阴部清洁,每日清洗会阴部 2 次,经期应增加清洗次数。

4)肛周感染的预防：保持大便通畅,防止肛裂,便后清洗肛门,发现肛周脓肿应及时通知医生,必要时切开引流,增加局部、全身抗生素用量。睡前、便后用 1∶5 000 高锰酸钾溶液坐浴,每次 15~20 min。

(3)加强营养支持：鼓励患者进食高蛋白、高热量、富含维生素、易消化饮食,必要时遵医嘱静脉补充营养。血小板减少者应进半流质食物或软食,避免过硬、粗糙、带刺食物,有消化道出血者应给予冷流质饮食或禁食,待出血停止再逐渐恢复普通饮食。有感染发热时,要保证充足的热量和水分供应。

(4)治疗配合与护理：遵医嘱正确应用抗生素、免疫抑制剂、雄激素等药物,给药时间和剂量要准确,注意观察药物疗效及其不良反应。

2. 活动无耐力　与贫血所致机体组织的缺氧有关。参见本章第三节中"缺铁性贫血"的护理措施。

3. 有受伤的危险：出血　参见本章第二节中"出血或出血倾向"的护理措施。

4. 焦虑/恐惧　向患者及家属解释雄激素类药物应用的目的、主要不良反应,说明待病情缓解后,随着药物剂量的减少,不良反应会逐渐消失。同时做好心理指导。

5. 潜在并发症　参见本章第二节中"出血或出血倾向"的护理措施。

【健康指导】

1. 疾病预防指导　因职业关系长期接触毒物,如放射性物质、苯及其衍生物及农药的人员,严格遵守操作规程,做好自我防护,加强锻炼。避免服用损害骨髓造血的药物,如氯霉素、磺胺、保泰松、阿司匹林等。避免感染和加重出血。避免到人群聚集的地方或与上呼吸道感染的患者接触。进餐前后、睡前、晨起用生理盐水、氯己定或朵贝液交替漱口,保持皮肤清洁。

2. 心理指导　指导患者保持身心愉悦,及时沟通表达,家属需倾听、理解和支持患者;必要时应寻求有关专业人士的帮助。

四、溶血性贫血

溶血性贫血(hemolytic anemia,HA)是红细胞遭到破坏、寿命缩短,超过骨髓造血代偿能力时发生的一类贫血,临床症状主要为贫血、黄疸、脾大、网织红细胞增高、骨髓幼红细胞增生等。骨髓具有正常造血能力6~8倍的代偿潜力。当红细胞破坏增加而骨髓造血能力足以代偿时,可以不出现贫血,称为溶血状态。我国溶血性贫血的发病率占贫血的10%~15%,个别类型的溶血性贫血具有较强的民族或区域性分布的特点。

【临床分类】

HA根据病因可分为遗传性与获得性两大类。根据溶血发生的场所,HA可分为血管内溶血、血管外溶血。血管内溶血指红细胞在血管内被大量破坏,导致溶血性贫血;血管外溶血指红细胞在单核-吞噬细胞系统(主要是脾)被大量破坏,引起溶血性贫血。

【病因与发病机制】

1. 临床分类及病因 红细胞特殊的双凹圆盘形态及结构特点使其具有可塑变形、悬浮稳定性与渗透脆性。这种特性依赖于红细胞膜、酶和血红蛋白的正常,三者其中之一异常均可使红细胞膜完整性遭受破坏而溶血。正常红细胞的平均寿命为120 d。引起溶血性贫血的主要病因如下。

(1)红细胞内结构异常或缺陷所致的溶血性贫血。①遗传性红细胞膜结构与功能缺陷:如遗传性球形细胞增多症。②遗传性红细胞内酶缺陷:如葡萄糖-6-磷酸脱氢酶缺乏。③遗传性血红蛋白病:如地中海贫血。④获得性细胞膜膜蛋白异常:阵发性睡眠性血红蛋白尿。

(2)红细胞外环境异常所致的溶血性贫血。①免疫因素:如新生儿溶血性贫血,血型不合输血,药物性、免疫性溶血性贫血,自身免疫性溶血性贫血等。②感染因素:产气荚膜杆菌、溶血性链球菌等。③化学因素:苯、磺胺、铅、砷化物、亚硝酸盐等。④物理和机械因素:大面积烧伤、心脏瓣膜异常、人造瓣膜等。

2. 发病机制 溶血性贫血的本质是红细胞寿命短,易于破坏。其发生机制主要包括以下三个方面。

(1)血管外溶血:指红细胞在单核吞噬细胞系统内(主要是脾内)被破坏而发生的溶血,以慢性溶血为主。多见于遗传性球形红细胞增多症、温抗体自身免疫性溶血性贫血等。

(2)血管内溶血:指红细胞在血液循环中于血管内被破坏,血红蛋白释出后即形成血红蛋白血症。以急性溶血为主。见于血型不合输血后溶血、阵发性睡眠性血红蛋白尿(paroxymalnoctural hemoglobinuria,PNH)、输注低渗溶液及感染等所致的溶血。

(3)机体造血器官或组织的造血功能代偿性增强:随着溶血导致循环血液中红细胞数目的减少,机体造血器官或组织造血功能代偿性增强,外周血中网织红细胞比例明显增加。慢性溶血的重症患者还会出现长骨骺端黄骨髓重新转换为红骨髓参与造血,骨髓腔可随之扩大,骨皮质变薄,骨骼变形。儿童患者则可出现髓外造血,表现为肝、脾肿大等。

【临床表现】

1. 症状和体征 分为急性和慢性两种,溶血性贫血临床表现与起病急缓、溶血程度及溶血场所有关(表6-3-6)。

表6-3-6 急性溶血与慢性溶血的鉴别

类别	急性溶血	慢性溶血
病程	起病急	起病缓慢
溶血场所	多见于血管内溶血	多见于血管外溶血
溶血程度	严重	较轻

续表 6-3-6

类别	急性溶血	慢性溶血
临床表现	全身症状严重表现,出现腰背部及四肢酸痛、头痛、恶心、呕吐、寒战、高热,明显贫血、血红蛋白尿和黄疸;严重者出现周围循环衰竭、急性肾衰竭	症状轻,可有不同程度贫血、黄疸、脾大;可并发胆石症和肝功能损害

2.并发症　由于高胆红素血症,可并发肾衰竭、休克、溶血危象等。

【实验室及其他检查】

1.一般实验室检查　可确定是否为溶血性贫血。

(1)血常规:红细胞计数和血红蛋白浓度有不同程度的下降;网织红细胞比例明显增加,甚至可见有核红细胞。

(2)尿常规:常用的检查项目包括一般性状检查、尿胆原与尿胆素、隐血试验。

(3)血清胆红素测定:总胆红素水平增高;游离胆红素含量增高,结合胆红素/总胆红素<20%。

(4)骨髓象:骨髓增生活跃或极度活跃,以红系增生为主,可见大量幼稚红细胞,以中幼细胞和晚幼细胞为主,形态多正常。

2.溶血性贫血的筛查检测　有助于血管内与血管外溶血的鉴别。

3.红细胞内在缺陷的检测　有助于贫血原因及类型的判断。

【诊断要点】

询问病史:有无引起溶血的病因,红细胞内在缺陷的检测,根据贫血、黄疸、脾大或血红蛋白尿等溶血的临床表现,实验室检查提示有红细胞破坏,骨髓中幼红细胞代偿性增生及红细胞寿命缩短的证据,可作出初步诊断。可明确溶血性贫血的原因和类型。

【治疗要点】

1.病因治疗　慢性溶血的急性发作或加重常有明确诱因,去除诱因是控制或减轻此类活动性溶血的有效手段,如抗感染等。对红细胞葡萄糖-6-磷酸脱氢酶缺乏症(glucose-6 phosphate dehy-drogenase,G-6-PD)缺乏者,避免服用氧化性药物(磺胺类药物、镇静剂),禁食蚕豆及其制品。如为化学毒物或者药物引起的溶血,避免再次接触或服用此类物质。避免输注血型不符的血制品。

2.药物治疗　常用的糖皮质激素有泼尼松、氢化可的松;免疫抑制剂有环磷酰胺、硫唑嘌呤、甲氨蝶呤和环孢素等。药物治疗主要用于免疫性溶血性贫血,糖皮质激素还可用于阵发性睡眠性血红尿蛋白。因这类药物作用局限,不良反应多,应严格掌握适应证,避免滥用。

3.脾切除　适用于异常红细胞主要在脾内破坏者。对遗传性球形红细胞增多症效果较好,贫血可能永久改善。对需要大剂量激素维持的自身免疫性溶血性贫血、丙酮酸激酶缺乏症及部分地中海贫血,也可考虑使用。

4.输血治疗　是起效最快的缓解症状的治疗方法,输血可暂时改善患者的一般情况。但对自身免疫性溶血性贫血或 PNH 患者可加重溶血,故应严格掌握输血的指征,必要时选择洗涤红细胞。重症地中海贫血的患者需长期依赖输血,但多次输血可导致血色病。因此,宜输注浓集红细胞,并可使用铁螯合剂去铁胺,以促进铁的排泄。

【护理评估】

1.健康史　询问患者是否有相关遗传性疾病家族史;是否处于相关疾病的高发期。

2.身体状况 评估患者有无寒战、高热、乏力、四肢及腰背部疼痛、恶心、呕吐等。急性溶血患者多有明显贫血、黄疸症状,由于贫血缺氧,严重者可发生昏迷、休克;密切关注患者的尿液颜色、性状及量,观察患者是否出现应用糖皮质激素所导致的不良反应。

3.心理-社会状况 评估患者目前的身心状况及其家属对疾病的认识及应对能力。

【主要护理诊断/问题】

1.活动无耐力 与贫血引起全身组织缺氧有关。

2.潜在并发症 急性肾损伤。

3.疼痛 与急性溶血及慢性溶血引起肝、脾大不适有关。

【护理措施】

1.活动无耐力 参见本节其他类型贫血的护理措施。

2.潜在并发症

(1)病情监测:注意观察患者皮肤黏膜、黄疸、尿液性质变化,并记录24 h 出入量。观察药物使用后不良反应,加强巡视,密切观察患者的生命体征、意识状态、自觉症状的变化,及时关注实验室检查的结果。如24 h 内出现少尿甚至无尿,要及时通知医生,并做好相应的救治准备与配合。

(2)饮食指导:指导患者可进食高蛋白及富含维生素的食物,尽可能避免进食一切可能加重溶血的食物或药物,如环磷酰胺引起的出血性膀胱炎,鼓励患者多喝水,勤排尿,促进溶血后所产生的毒性物质排泄,同时也有助于减轻药物引起的不良反应。

(3)用药护理:遵医嘱正确用药,并注意药物不良反应的观察与预防。自身免疫性溶血性贫血以激素治疗为主,应用环孢素者则应定期检查肝、肾功能;应用激素期间一定要注意血压、血糖变化,及时补钙,不做剧烈运动,预防感染及骨质疏松。

(4)输液和输血的护理:遵医嘱静脉输液,以稀释血液中因溶血而产生的毒物,增加尿量,促使毒物迅速排出体外。如需输血,血液取回后应立即输注,不宜久置或加温输入,因血液温度超过37 ℃会造成红细胞变形、破坏而致溶血。

3.疼痛

(1)减少活动量,增加卧床休息时间,采取舒适的体位。

(2)少量多餐,减轻腹胀,避免弯腰和碰撞腹部,防止外力引起脾破裂。

(3)动态评估疼痛情况,必要时止痛治疗。

(4)监测腹围,定期行 B 超检查,观察病情变化。

【健康指导】

1.疾病预防指导 已明确为化学毒物或药物引起的溶血及高危人群应禁食蚕豆及其制品和氧化性药物。阵发性睡眠性血红蛋白尿患者忌食酸性食物和药物,避免精神紧张、感染、过劳、妊娠、输血及外科手术等诱发因素。有遗传性溶血性贫血或发病倾向者在婚前、婚后应进行与遗传学相关的婚育咨询。对相关疾病的高发区或好发人群、有相关遗传性疾病家族史者,应加强宣传相关知识。

2.疾病知识指导 对伴有脾功能亢进和白细胞减少者,应注意个人卫生,预防各种感染。

3.病情监测指导 告知患者出现头晕、头痛、心悸、气促、皮肤黏膜苍白与黄染、尿量减少、浓茶样或酱油样尿症状或体征的出现或加重,应留取尿液标本送检,及时就诊。

(彭美芳)

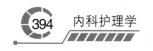

第四节　出血性疾病

出血性疾病指由于遗传性或获得性因素,导致止血机制(包括血管、血小板、凝血、抗凝及纤维蛋白溶解因素)的缺陷或异常,而引起机体自发性出血或轻微损伤后过度出血的一组疾病。

一、特发性血小板减少性紫癜

特发性血小板减少性紫癜(idiopathic thrombocytopenic purpura,ITP)又称原发免疫性血小板减少症(primary immune thrombocytopenia,ITP),是一种多种机制参与的复杂的获得性自身免疫性疾病,以无明确诱因的孤立性外周血血小板计数减少为主要特点。临床以自发性的皮肤、黏膜及内脏出血,血小板计数减少、生存时间缩短和抗血小板特异性自身抗体形成,骨髓巨核细胞发育、成熟障碍等为特征。成人 ITP 年发病率为(5~10)/10 万人,60 岁以上人群发病率增高。

【病因与发病机制】

病因未明,发病机制则与自身免疫功能紊乱有关。其经典发病机制是自身抗体致敏的血小板被单核巨噬细胞系统过度破坏,导致血小板减少;患者对自身抗原的免疫失耐受,导致免疫介导的血小板破坏增多和免疫介导的巨核细胞抑制释放血小板,导致血小板生成不足,而出现一系列临床表现。

【临床表现】

1. 急性型　50% 以上发生于儿童,80% 以上患者起病前 1~2 周有呼吸道感染史,尤其是病毒感染史。起病急,常有畏寒、发热。皮肤、鼻、牙龈及口腔黏膜出血较重,皮肤可有大片瘀斑、血肿,常先出现于四肢,尤以下肢为多。当血小板<20×10⁹/L 时可出现内脏出血,如呕血、便血、咯血、血尿、阴道出血等。急性型病程多为自限性,常在数周内恢复,少数病程超过半年转为慢性。

2. 慢性型　以 40 岁以下女性多见。起病缓慢,出血症状相对较轻,常反复发生皮肤黏膜瘀点、瘀斑。女性患者月经过多较常见,部分患者可为唯一的症状,长期月经过多可出现贫血。部分患者可因感染等原因致病情突然加重,出现严重的广泛性内脏出血。

【实验室及其他检查】

1. 血常规检查　血小板计数减少、平均体积偏大,但功能多正常。红细胞计数一般正常,但反复出血或短期内失血过多者,红细胞和血红蛋白可下降。白细胞分类及计数一般正常。

2. 骨髓象检查　除了由于失血引起的幼红细胞增多外,主要为巨核系有改变。

3. 其他　绝大多数成人 ITP 患者 PAIgG 和(或)PAIgM 升高,有时 IgA 升高。出血时间延长、血块收缩不良,90% 以上患者血小板生存时间明显缩短、束臂试验阳性等。

【诊断要点】

ITP 的诊断仍基于临床排除法,须除外其他原因所致血小板减少。除详细询问病史及细致体检外,其余诊断要点包括:至少连续 2 次血常规检查显示血小板计数减少,外周血涂片镜检查血细胞形态正常;脾脏无增大;骨髓巨核细胞数增多或正常,伴成熟障碍;排除其他继发性血小板减少症。

【治疗要点】

1. 一般治疗 去除可能的诱因,避免或停用引起或加重出血的药物等。血小板明显减少($<20\times$ 10^9/L)出血严重者应卧床休息,防止外伤。

2. 糖皮质激素 主要适用于血小板计数小于30×10^9/L,并有严重出血或出血危险者。首选泼尼松,剂量为1 mg/(kg·d),70%~90%的患者有较好的临床效果,一般在2~3周出血症状改善。血小板计数升高,泼尼松治疗4周无效者应迅速减量直至停药维持治疗不超过6个月。

3. 脾切除 可减少血小板抗体产生及减轻血小板的破坏,为本病最有效的治疗方法,完全缓解率为60%~80%。糖皮质激素治疗无效或依赖者、出血症状顽固或危及生命(颅内出血)者宜尽早进行脾切除术。

4. 其他 达那唑为合成的雄激素,与糖皮质激素有协同作用。重组人血小板生成素(rhTPO)一般用于糖皮质激素治疗无效或难治性ITP患者。

5. 急症的处理 对于ITP患者发生危及生命的出血或需要紧急手术时,应采取血小板输注、静脉输注丙种球蛋白和静脉注射大剂量甲泼尼松的措施。

【护理评估】

1. 健康史 评估患者发病前有无呼吸道、病毒感染,有无寒战、发热等。

2. 身体状况 评估患者有无皮肤、黏膜出血情况,有无内脏出血,有无牙龈、鼻腔出血,评估出血量及出血严重程度。

3. 心理-社会状况 评估患者对疾病的认识及有无心理焦虑、紧张等心理表现。

【主要护理诊断/问题】

1. 有受伤的危险:出血 与血小板减少有关。

2. 有感染的危险 与机体抵抗力下降、应用激素和(或)免疫抑制剂有关。

【护理措施】

1. 有受伤的危险

(1)出血情况的监测:护理措施见本章第二节"出血或出血倾向"的护理。

(2)用药护理:密切观察药物的不良反应。长期使用糖皮质激素者可出现医源性皮质醇增多症,出现身体外形变化、胃肠道反应或出血、感染、骨质疏松等;静注免疫抑制剂、大剂量免疫球蛋白时,要注意保护局部血管并密切观察,一旦发生静脉炎要及时处理。应做好解释工作,使患者了解药物的作用及不良反应并做好自我监测,异常时及时报告医护人员。

2. 有感染的危险 护理措施见本章第三节"再生障碍性贫血"的护理。

【健康指导】

1. 疾病知识指导 指导患者避免外伤,避免服用血小板减少或抑制其功能的药物,保持充足的睡眠、情绪稳定和大便通畅,避免颅内出血。

2. 用药指导 长期服用糖皮质激素者,应告知其须按医嘱、按时、按剂量、按疗程用药,不可自行减量或停药,以免加重病情。

3. 病情监测指导 定期复查血小板,如出现皮肤黏膜出血的情况,如瘀点、瘀斑、牙龈出血、鼻出血等;内脏出血的表现,如月经量明显增多、呕血或便血、咯血、血尿、头痛、视力改变等,应及时就医。

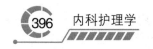

二、过敏性紫癜

过敏性紫癜又称出血性毛细血管中毒症,是一种常见的血管变态反应性疾病,临床以皮肤瘀点、紫癜和某些脏器出血,同时有血管神经性水肿和荨麻疹等过敏表现为常见。本病常见于儿童,但也有成人患者的报道。常见发病年龄为 7～14 岁。男女比例为 3∶2,以春、秋季发病居多,多为自限性,少数患者可迁延不愈。

【病因与发病机制】

病因尚不完全清楚。感染(细菌、病毒、寄生虫等)、食物(鱼、虾、蟹、蛋及乳类等)、药物(抗生素类、解热镇痛类、磺胺类等)、寒冷刺激、外伤、尘埃、花粉、昆虫咬伤、疫苗接种等致敏因素,引起自身免疫反应,包括速发型变态反应和抗原抗体复合物反应,而发生全身血管炎症,造成血管壁通透性和脆性增高,导致皮下组织、黏膜及内脏器官出血及水肿。

【病理生理】

本病的主要病理变化为血管炎,除毛细血管外,也可累及微动脉和微静脉。皮肤病理变化主要为真皮层的微血管和毛细血管周围可见中性粒细胞和嗜酸性粒细胞浸润、浆液及红细胞外渗以致间质水肿。血管壁可有纤维素样坏死。微血管可因血栓形成而堵塞管腔,肠道改变为出血和水肿,以黏膜下最为显著,重者可发生黏膜溃疡。肾脏改变多为局灶性肾小球病变。毛细血管内皮增生,局部纤维化和血栓形成,灶性坏死,亦可见新月型病变。病变严重时整个肾小球均受累,呈弥漫性肾小球肾炎改变。荧光显微镜检查,肾小球毛细血管有膜性和广泛性增殖性改变,并可见 IgG、C3 及颗粒纤维蛋白沉积。此外,关节受累时,可见滑膜片状出血。肺、胸膜、心脏、肝及颅内血管受侵犯时,分别出现肺血管周围炎、心肌炎、肝脏损害和颅内出血等改变。

【临床表现】

发病急骤,多数患者发病前 1～3 周有上呼吸道感染的表现,临床表现根据受累部位的不同如下。

1. 皮肤紫癜症状　皮肤紫癜为本病的常见首起症状,主要分布于负重部位,如下肢伸侧及臀部,躯干极少累及;分批反复发生,对称分布,形状大小不等,可融合成片形成瘀斑,呈紫红色,压之不褪色,略高于皮肤,可伴发血管神经性水肿、荨麻疹,偶有瘙痒。严重者可形成大疱,发生中心出血性坏死。

2. 腹部症状　较为常见,约半数患者有腹痛,常发生在出疹后的 1～7 d,位于脐周、下腹或全腹,多表现为阵发性绞痛,可有压痛,但少有反跳痛。多伴恶心、呕吐、腹泻,严重者可出现呕血、便血。由于肠蠕动紊乱,幼儿可诱发肠套叠,如消化道症状发作在出现皮肤紫癜前,易误诊为急腹症。

3. 关节症状　多见于膝、踝、肘、腕等大关节,呈游走性,可有轻微的疼痛或关节肿胀及活动障碍,疼痛会反复发作,经数日而愈,不遗留关节畸形,易被误诊为风湿性关节炎。

4. 肾脏表现　1/2～1/3 患者出现肾脏损害,为本病最严重的临床类型,多发生于紫癜出现后1 周,亦可延迟出现。主要表现为血尿、蛋白尿及管型尿,偶见水肿、高血压及肾衰竭等表现。个别严重病例死于尿毒症。

5. 其他症状　少数本病患者还可出现神经症状,如昏迷、蛛网膜下腔出血、视神经炎等;当累及呼吸道时,可出现咯血、胸膜炎症状。此外,还可出现心肌炎、睾丸炎等。

【实验室及其他检查】

本病缺乏特异性实验室检查。血小板计数正常或升高,出凝血功能的相关检查除出血时间

（BT）可能延长外,红细胞沉降率可见增高,血清循环免疫复合物（CIC）增高。累及肾脏时可有血尿、蛋白尿、管型尿、血尿素氮升高、内生肌酐清除率下降等。约半数病例 IgG 和 IgA 增高,血清消化道出血者粪便隐血试验阳性。

【诊断要点】

根据患者发病前 1～3 周有低热、咽痛、全身乏力或上呼吸道感染史;典型的四肢皮肤呈对称性分布、分批出现的紫癜,在紫癜出现前后,可伴腹痛、关节肿痛及血尿;血小板计数、功能正常,凝血及骨髓相关检查均正常。需与特发性血小板减少性紫癜、外科急腹症、风湿病、急性肾小球肾炎等鉴别。

【治疗要点】

1. 病因防治　寻找和避免接触变应原,停用致敏药物、食物,消除感染病灶,驱除寄生虫。

2. 药物治疗

（1）一般药物治疗:①抗组胺药,盐酸异丙嗪（非那根）、阿司咪唑（息斯敏）、氯苯那敏（扑尔敏）、去氯羟嗪（克敏嗪）、西咪替丁及静脉注射钙剂等。②改善血管通透性的药物,维生素 C、曲克芦丁、卡巴克洛等。③M 受体阻滞剂,山莨菪碱,针对胃肠型,国内指南推荐:未成年患者,前 1～2 周,西咪替丁 20～40 mg/（kg·d）,每日 2 次静脉滴注,其后改为口服 15～20 mg/（kg·d）,每日 3 次服用,继续用药 1～2 周。

（2）糖皮质激素:糖皮质激素有抑制抗原抗体反应、减轻炎症渗出、改善血管通透性等作用。对关节型、腹型和皮肤型疗效较好,对肾型疗效不明显。一般用泼尼松 30 mg/d,顿服或分次口服。重症者可用氢化可的松 100～200 mg/d,或地塞米松 5～15 mg/d,静脉滴注,症状减轻后改口服。糖皮质激素疗程一般不超过 30 d。

（3）免疫抑制剂:适用于肾型患者,特别是合并肾脏损害的病例。硫唑嘌呤每日 2～3 mg/kg 或环磷酰胺每日 2～3 mg/kg,服用数周或数月,用药期间,应严密监测血常规及其他不良反应。

（4）中医药治疗:雷公藤多苷、甘草酸苷及芍药苷制剂具有糖皮质激素类似的作用,但无糖皮质激素相关的不良反应,在 HSP 治疗过程中不仅可以起到抗炎和免疫抑制的作用,还可通过改善肾小球血管壁的通透性,减少蛋白滤过,从而起到减轻甚至消除尿蛋白和红细胞的作用,并减轻肾组织损伤。

（5）其他药物:如上述治疗效果不佳或近期内反复发作者,可酌情使用抗凝疗法、大剂量丙种球蛋白冲击疗法、血浆置换。

3. 对症治疗　腹痛较重者可予阿托品或山莨菪碱（654-2）口服或皮下注射;关节痛可酌情镇痛;呕吐严重者可用止吐药;消化道出血的患者,可用奥美拉唑及西咪替丁等治疗。

【主要护理诊断/问题】

1. 有受伤的危险:出血　与血管壁的通透性和脆性增加有关。

2. 疼痛:腹痛、关节痛　与局部过敏性血管炎性病变有关。

【护理措施】

1. 受伤的危险

（1）避免诱因:避免接触或进食与本病发病有关的药物或食物。

（2）生活护理

1）卧床休息:卧床有助于各种伴发症状的缓解和消失,关节过敏性紫癜应减少关节活动,避免因行走等活动使症状加重或复发。发作期患者应增加卧床休息,避免过早或过多的起床活动。病

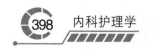

情好转后也要限制活动,以免过度劳累导致紫癜加重或复发。

2)饮食指导:避免食用过敏性食物,减少机械性刺激食物如带刺、骨头的肉类食物。若有腹部绞痛合并呕吐、腹泻时,应禁食、补液或给予流质饮食。如出现消化道出血,宜进食冷流食,对出血量较大的患者应禁食。

(3)治疗及用药指导

1)积极细心地寻找过敏原,根据病情选择是否做变应原试验。查找到变应原或可疑变应原时要及时做好过敏阳性标识,并告知患者及家属熟知,避免再次接触过敏物质。

2)使用肾上腺糖皮质激素者的护理措施见本节"特发性血小板减少性紫癜"的护理。

3)应用环磷酰胺时可能会引起骨髓抑制和出血性膀胱炎,指导患者多饮水,预防感染,观察尿液的颜色;使用钙剂时要预防心动过速,注意观察患者的心率变化。

(4)病情观察:密切观察患者紫癜的形状、数量、分布及消退的情况;有无新发出血、肾损害、关节活动障碍、红肿、疼痛等表现;有无水肿及尿量、尿色的变化;有无粪便性质与颜色的变化、有无肠鸣音的减弱或增强,警惕肠穿孔的发生。

2.疼痛

(1)病情监测:对于腹痛的患者,注意评估疼痛的部位、性质、严重程度及其持续时间;有无伴随恶心、呕吐、腹泻、便血等症状。注意检查腹壁紧张度、有无压痛和反跳痛、局部包块和肠鸣音的变化等,如肠鸣音活跃或亢进,常提示肠道内渗出增加或有出血;出现局部包块者,特别是幼儿,要注意肠套叠。对于关节痛的患者,应评估受累关节的数目、部位、局部有无红肿、压痛与功能障碍等。

(2)对症护理:做好体位管理,如腹痛者宜取屈膝平卧位等。局部关节制动和保暖,湿冷敷止痛,勿热敷肿胀的关节。必要时应用镇痛药;勿抓挠、刺激紫癜部位的皮肤。

【健康指导】

告知患者对出血情况及伴随症状或体征的自我监测。一旦新发大量瘀点或紫癜、明显腹痛或便血、关节肿痛、血尿、水肿、泡沫尿,甚至少尿者,应及时就医。在病情痊愈之前,暂停预防接种。

三、血友病

血友病是一组遗传性凝血因子缺乏而引起的出血性疾病,分为血友病 A(凝血因子Ⅷ缺乏)和血友病 B(凝血因子Ⅸ缺乏)两种。以血友病 A 最常见,占血友病的80%~85%,其中重型血友病 A 患者发生率约30%,而血友病 B 占15%~20%。我国血友病的患病率为2.73/10 万人口。

【病因】

血友病的病因包括遗传因素、非遗传因素。

1.遗传因素 ①种族及家族史:研究表明黑种美国人血友病 A 发生率较白种美国人高,且有凝血因子Ⅷ抑制物家族史的患者,血友病 A 的发生率是无家族史的 3 倍多。②基因突变:FⅧ基因位于 X 染色体长臂末端,与重型血友病患者产生抑制物密切相关的主要突变类型包括无义突变、大片段缺失、22 号内含子倒位,其次为小片段缺失和插入、错义突变等。血友病 B 有大片段基因缺失或者无效突变的患者抑制物发生率高。故对于新诊断的血友病患者应均进行基因检测,为临床治疗提供参考。

2.非遗传因素 与暴露日、外伤史、输注剂量、凝血因子产生的种类等有关。

(1)暴露日:研究表明,目前约50%的重型血友病患者抑制物多发生在开始治疗前 20 个暴露日,95%发生前 50 个暴露日,故应根据暴露日的时间行抑制物筛查。

(2)治疗方式:对于严重外伤者使用大剂量持续 FⅧ输注易形成抑制物;而初治患儿接受强化治疗更易发生。

(3)FⅧ制剂类型:目前研究表明,含有 VWF 的血源性 FⅧ具有较轻的免疫源性,利于免疫耐受建立。

【病理与生理】

FⅧ和 FⅨ都是正常情况下产生凝血酶所必需的关键因子。现在的研究发现 FⅩ激活的主要生理途径是组织因子途径,首先组织因子和 FⅫ共同激活 FⅨ形成 FⅨa,FⅨa、FⅧa、钙离子以及磷脂组成复合物激活 FⅩ产生 FⅩa,最后 FⅩa 作用于凝血酶原形成凝血酶。这个过程中需要 FⅧ和 FⅨ的参与,因此,两者中缺乏任何一种因子都会严重影响凝血酶和纤维蛋白的产生。在正常情况下,受伤后首先出现血小板栓塞,然后纤维蛋白形成,形成血痂以达到止血的目的。凝血酶是血小板聚集、纤维蛋白形成,血痂收缩及 FⅫ激活的关键因素。由于血友病患者缺乏 FⅧ或 FⅨ,影响了凝血酶的形成,血痂形成延迟,微小的损伤可发生出血不止。关节腔和肌肉的深部出血是血友病的特征性出血。血友病患者形成的血痂非常易碎,在替代治疗不足的患者中反复出血是常见症状之一。

【临床表现】

血友病 A 和血友病 B 的临床表现非常相似,很难鉴别,主要表现为关节、肌肉和深部组织出血,局部血肿形成所致的压迫症状与体征,出血频率和部位取决于患者体内的凝血因子水平,出血的危害取决于出血部位及出血量。

肌肉出血常见于负重肌肉群,包括腰大肌、臀部、腿部等,可形成血肿、局部肿痛而致活动受限;关节出血多见于负重关节(如膝关节、髋关节等)反复出血,不能完全吸收,形成慢性炎症,最终关节肿胀、僵硬、畸形、肌肉萎缩,形成血友病关节。皮肤和黏膜出血不是本病的特点,其皮肤出血的特点是不表现为出血点,而是呈片状瘀斑,并常伴有皮下硬结。颅内出血及硬脊膜下血肿少见,多继发于外伤后,病死率高。

血肿形成可呈向四周扩散倾向,压迫周围神经,可出现局部疼痛、麻木及肌肉萎缩;压迫血管可造成相应部位组织的淤血、水肿或缺血、坏死;咽喉部血肿可压迫或阻塞气道,可引起呼吸困难甚至窒息;腹膜后出血可引起麻痹性肠梗阻;输尿管受压可引起排尿障碍。

【实验室及其他检查】

1. 筛查试验 内源途径凝血试验、外源途径凝血试验(凝血酶原时间,PT)、血小板计数、出血时间、血小板聚集试验均正常,活化部分凝血活酶时间(APTT)延长,但无法鉴别血友病的类型。

2. 确诊试验 需进行 FⅧ:C 和 FⅧ:Ag 测定、FⅨ:C 和 FⅨ:Ag 测定。根据 FⅧ:C 活性的高低可将血友病 A 分为 3 型(表6-4-1)。测定 VWF:Ag 可与血管性血友病鉴别,血友病患者为正常。

表 6-4-1 血友病 A 型分类

分型	FⅧ:C 活性
轻型	6% ~ 30%
中型	1% ~ 5%
重型	<1%

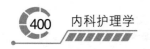

3.基因诊断试验　主要用于携带者和产前诊断。目前主要的方法有 DNA 印迹法、限制性内切酶片段长度多态性等。产前诊断的时间是妊娠第 8～10 周进行绒毛膜活检检查,妊娠第 15 周左右做羊水穿刺检查,孕 20 周左右可在胎儿镜下取脐静脉血进行基因诊断。

【诊断要点】

通过询问出血病史、家族史及出血特点,结合相关实验室检查,如出血时间、凝血酶原时间、血小板计数正常,APTT 延长,FⅧ活性或 FⅨ活性减低或缺乏,可明确疾病和类型的诊断。

【治疗要点】

治疗原则是以替代治疗为主的综合性治疗。

1.一般治疗　包括加强自我防护,避免肌内注射、外伤,预防损伤出血,及早有效地处理出血,避免并发症的发生;禁服阿司匹林等非甾体抗炎药及可能影响 PLT 功能的药物;出血严重的患者提倡预防治疗,所有血友病患者均应在血友病治疗中心登记。

2.替代治疗　即补充缺失的凝血因子,为防治血友病患者出血最重要的措施。

(1)血浆冷沉淀:包含因子Ⅷ、纤维蛋白原及 VWF,纤维粘连蛋白、凝血因子ⅩⅢ等,所含 FⅧ是新鲜血浆的 5～10 倍,适用于轻型及中型血友病 A 患者。

(2)中纯度及高纯度 FⅧ制品:中纯度 FⅧ制品每毫升含 FⅧ 15～40 U(0.5～0.9 U/mL),适用于中型或重型患者或获得性血友病 A。FⅧ的半衰期为 8～12 h,而 FⅨ的半衰期为 18～24 h。治疗血友病出血时,应遵循早治、足量和维持足够时间的原则。

【护理评估】

1.健康史　患者是否有家族遗传史。

2.身体状况　患者关节活动、出血、肿胀情况;是否有血尿;是否有消化道出血;口、咽部出血情况;颅内出血情况等。

3.心理-社会状况　评估患者是否因反复出血和不能根治而出现焦虑、悲观的情绪。

【主要护理诊断/问题】

1.有受伤的危险:出血　与凝血因子缺乏有关。

2.有失用综合征的危险　与反复多次关节腔出血有关。

【护理措施】

1.有受伤的危险

(1)预防出血:避免外伤,限制患者的活动范围和程度,禁止从事危险作业、重体力活动、过度负重或剧烈的接触性运动(拳击、足球、篮球)。避免或减少各种非必要的穿刺或注射,如确要行该操作,应在拔针后局部按压 5 min 及以上,直至出血停止;尽量避免手术治疗,确需手术时,应完善各项术前准备,常规补足凝血因子,使因子水平达 100% 以上;加强口腔健康管理;避免使用阿司匹林等抑制凝血作用的药物。其他护理措施参加本章第二节"出血或出血倾向"的护理。

(2)急性出血期的综合护理

1)及时正确输注各种凝血因子制品,参见本章第九节中"输血不良反应"的护理措施。

2)出血早期,可冷敷使患者局部血管得以收缩而达到止血目的,但应注意避免冻伤。

3)出血期间,指导患者卧床休息,根据出血部位不同,指导患者摆放舒适体位或使用医疗器械辅助姿势调整,以减少出血量,避免痉挛等现象。同时应指导患者补充水分,避免发生脱水。

4)根据不同出血部位采取不同的处理手段,如鼻出血患者可给予局部压迫鼻根止血或给予凝血酶、肾上腺素等填塞止血;咽喉部出血或血肿形成时,宜采取侧卧位或头偏向一侧,避免发生窒息,必要时用吸引器将血吸出,并做好气管插管或切开的准备;出现颅内出血,紧急输注凝血因子,做好术前准备,同时配合其他抢救工作。

5)病情观察:监测患者出血情况的变化,及时发现急重症患者,为有效救治、挽救患者生命赢得时间。观察内容包括患者的自觉症状、各部位出血的量和临床表现等。

2.有失用综合征的危险 评估关节出血情况,排除急性出血期、关节持续肿胀等异常情况后,可逐步进行关节康复训练。一般先通过按摩,从恢复轻微活动到逐渐增强关节活动功能,应避免急性活动,避免再次出血的发生,待关节活动能力恢复到一定程度时,可以尝试站立和走动。主动告知患者训练要点及意义,防止因运动过少而导致肌肉萎缩等。

【健康指导】

1.疾病预防指导 本病目前尚无根治方法,因此预防更为重要。有血友病家族史的患者,婚前应常规进行血友病的遗传咨询;做好婚前检查,以便及时发现血友病患者及血友病基因的女性携带者;血友病患者及女性携带者不宜婚配,否则应避免生育,以减少本病的遗传;女性携带者均应进行产前基因诊断试验,明确胎儿是否为血友病,再决定是否终止妊娠。告诉患者外出或远行时,应携带血友病的病历卡,以备发生意外时可得到及时救助。

2.病情监测指导 教会患者自我监测出血症状与体征,并进行一些常规自我处理方法;一旦常规处理效果不好或出现严重出血,如关节腔出血等,应及时就医。

四、弥散性血管内凝血

弥散性血管内凝血(disseminated intravascular coagulation,DIC)是在多种致病因素的作用下,以微血管体系损伤为病理基础,凝血和纤溶系统被激活,导致组织和器官损伤。它的特点是不同病因引起的血管内凝血活化,其凝血紊乱可源于微血管损伤亦可导致微血管损伤,严重情况下可致使器官功能衰竭。DIC不是一种特异性疾病,是在许多疾病基础上,致病因素损伤微血管体系,导致凝血活化,全身微血管血栓形成,凝血因子大量消耗并继发纤溶亢进,引起以出血及微循环衰竭为特征的临床综合征。本病多起病急骤、病情复杂、预后极差,死亡率可高达31%~86%。早期诊断及有效治疗是挽救患者生命的重要前提和保障。

【病因与发病机制】

1.促凝物质入血 大量外源或病理性促凝物进入血液激活外源性凝血系统,促发凝血。

2.血小板活化 各种缺氧、炎症反应、药物等诱发血小板聚集和释放反应,聚集直接形成血小板血栓。

3.凝血-炎症-免疫损伤 各种细胞中组织因子的异常表达和释放,是DIC最重要的启动机制。凝血酶与纤溶酶的形成,是导致血管内微血栓形成、凝血因子减少及纤溶亢进等病理生理改变的两个关键机制。炎症因子加剧凝血异常,而凝血异常又加剧炎症反应,两者形成恶性循环。感染时的沽化蛋白C水平降低,二者共同作用导致凝血功能失衡,凝血酶过度产生,导致广泛的微血栓形成。

【病理与生理】

其主要表现为微血栓形成、凝血功能异常和微循环障碍。微血栓形成是DIC的基本和特异性病理变化;凝血功能异常包括初发性高凝期、消耗性低凝期、继发性纤溶亢进期3个状态;微循环障

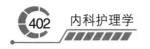

碍表现为毛细血管微血栓形成、血容量减少、血管舒缩功能失调等。

【临床表现】

DIC 临床表现可因原发病、DIC 类型和病期不同而有较大差异。除原发病的表现外,DIC 常表现如下。

1. 出血 具有自发性和多发性的特点,发生率达 80%~90%。多表现为广泛的皮肤和黏膜的自发性出血,早期穿刺部位可抽出不凝固血,其出血部位可遍及全身,多见于皮肤、黏膜和伤口等。其次为内脏自发性出血,严重者可致颅内出血,也是 DIC 致死病因。

2. 低血压、休克或微循环障碍 表现为一过性或持续性血压下降。起病突然,早期找不到明确病因;可出现肾、肺及大脑等单个或多个重要器官的功能障碍;常伴有全身多发性出血倾向;顽固性休克是 DIC 病情严重及预后不良的先兆。

3. 微血管栓塞 广泛血小板和纤维蛋白血栓形成,可发生在浅层的微血管栓塞如皮肤、消化道黏膜等,比较隐匿,不易识别。微血管栓塞可使受损部位缺血、缺氧、功能障碍,导致器官衰竭的表现,如肾衰竭、呼吸衰竭、脑组织受累等。

4. 微血管病性溶血 DIC 时微血管管腔变窄,当红细胞通过腔内的纤维蛋白条索时,可引起机械性损伤和碎裂,而产生溶血。常在急性肾衰竭、血栓性血小板减少性紫癜、恶性高血压等疾病中出现,所以在考虑溶血与 DIC 时应加以鉴别。

【实验室及其他检查】

DIC 常用的快速简易的实验室筛选试验见表 6-4-2,包括血小板计数、凝血酶原时间(PT)、激活的部分凝血活酶时间(APTT)、凝血酶时间(TT)、纤维蛋白原水平、D-二聚体。特殊试验用于筛选试验后尚不能确诊或为科研需要。

表 6-4-2 DIC 的快速简易实验室筛选试验

试验	DIC 结果(正常值范围)	特征分析
血小板计数($\times 10^9$/L)	<100(100~300)	血小板减少
PT/s	>14(11~14)	纤维蛋白原、凝血酶原、FV、VII 或 X 缺乏
APTT	>35(25~35)	所有凝血因子缺乏(除外 FVII、XIII)
TT	>24(15~20)	Fg 低水平(<100 mg/dL)/抗凝物、FDPs 或异常纤维蛋白原血症
纤维蛋白原	<200(200~400)	功能性纤维蛋白原低水平、或假性低水平见于肝素>0.6 U/mL、FDPs>100 μg/dL 影响测定值
D-二聚体定量	>500(0~100)	存在凝血酶和纤溶酶(血栓形成)

【诊断要点】

DIC 患者的疾病状态是呈动态发展的,故常用来检测 DIC 的实验室指标也都随着 DIC 的病理生理进展呈动态变化。为便于诊断,三部指南均推荐临床使用积分系统来诊断 DIC。国际上常用的诊断标准有 3 个:国际血栓与止血协会标准(ISTH)、日本卫生福利部标准(JMHW)、日本急诊医学学会标准(JAAM)。

【治疗要点】

1.去除诱因、治疗原发病　终止 DIC 病理过程的最关键和根本的治疗措施是去除诱因、治疗原发病。其包括积极控制感染性疾病、休克、处理外伤及产科、肿瘤治疗,纠正缺氧、缺血、酸碱平衡紊乱等。

2.抗凝疗法　目的是阻止凝血过度活化、重建凝血–抗凝血功能平衡、中断 DIC 病理过程、减轻器官损伤的重要措施。抗凝治疗应在有效治疗基础疾病的前提下,与凝血因子的补充同时进行。

3.替代疗法　适用于凝血因子及血小板明显减少,且已进行病因及抗凝治疗,DIC 未能得到有效控制,有明显出血表现的患者。

4.纤溶抑制药物　仅适用于 DIC 的基础病因及诱发因素已经去除或控制,有明显纤溶亢进的临床或实验检查证据,继发性纤溶亢进成了迟发性出血的主要或唯一原因的患者。不推荐使用于由于 DIC 导致的出血患者。

5.其他　在基础疾病需糖皮质激素治疗、并发肾上腺皮质功能不全等患者可考虑使用糖皮质激素,一般不作常规应用。

【主要护理诊断/问题】

1.有受伤的危险:出血　与 DIC 所致的凝血因子被消耗、继发性纤溶亢进、肝素应用等有关。

2.潜在并发症　休克、多发性微血管栓塞。

【护理措施】

1.有受伤的危险

(1)出血:注意观察出血的部位、范围及其严重度,以帮助病情轻重及治疗效果的判断。予抗凝剂、补充凝血因子。

(2)实验室检查指标的监测:应及时、正确地采集和送检各类标本,关注检查结果,及时报告医生。

(3)治疗中的应急措施

1)迅速建立两条静脉通道:以保证液体补充和抢救药物的应用。注意维持静脉通路的通畅。

2)用药护理:熟悉救治 DIC 过程中各种常用药物的名称、给药方法、主要不良反应及其预防和处理的方法。

2.潜在并发症

(1)一般护理:严格卧床休息,按病情采取合适的体位。加强皮肤护理,预防压疮的发生;进食清淡、易消化的流或半流质食物,必要时禁食。

(2)病情观察:严密观察病情变化,及时发现休克或重要器官功能衰竭的发生。记录 24 h 出入量,定时监测患者的生命体征、神志和尿量变化;意识障碍者要执行安全保护措施;保持呼吸道通畅,给予氧气吸入,改善缺氧症状;观察皮肤的颜色与温度、湿度的变化;观察有无皮肤、黏膜及重要器官栓塞的症状和体征。此外,加强对原发病的观察和监测。

【健康指导】

讲述疾病相关知识,取得患者的配合。告知患者及家属易诱发 DIC 的疾病必须彻底地诊治,并且要去除诱发因素如感染、酸中毒、缺氧和休克等。病情缓解后增进营养和康复锻炼,加强机体抵抗力。

(彭美芳)

第五节　白血病

案例分析

患者,李某,男,30岁,头晕、乏力3周,发热伴咽痛5 d。3周前患者无明显诱因出现乏力、头晕、心悸。5 d前出现发热,体温高达39.0 ℃,口腔溃疡,咽痛加重伴吞咽困难,影响进食,偶有牙龈渗血。入院求治。查体:T 38.7 ℃,P 98 次/min,R 22 次/min,BP 142/91 mmHg,贫血貌,全身皮肤散在瘀点、瘀斑,胸骨下段有压痛,肝未触及,脾肋下约4 cm,质韧,无压痛。实验室检查:Hb 87 g/L;RBC $2.5×10^9$/L;WBC $20.1×10^9$/L;PLT $82×10^9$/L;N 13.8%;L 76.4%;M 11%;可见大量幼稚淋巴细胞。骨髓检查结果:原始淋巴细胞占38%。

问题:①目前该患者主要的护理诊断/问题有哪些? ②如何对其进行护理和健康指导?

白血病是起源于造血干细胞的恶性克隆性疾病。具有增殖和生存优势的白血病细胞在体内无控制增生和积聚,逐渐取代了正常造血功能,并侵袭其他器官和系统,使患者出现贫血、出血、感染和浸润征象,最终导致死亡。

据国际癌症研究机构数据显示,2020年白血病全球新发病数为2.5%,占所有癌症发病率的6.1%。在中国,白血病新发病例数约8.5/10万,以男性居多。白血病以急性白血病多见,其中急性髓性白血病(acute myeloid leukemia,AML)最常见,也是成人最常见的急性白血病,约占80%,在欧美国家年发病率为(3~5)/10万,而急性淋巴细胞白血病(acute lymphoblastic leukemia,ALL)是儿童最常见的恶性肿瘤,占成人急性白血病的20%~30%;慢性髓性白血病(chronic myelogenous leukemia,CML)占成人白血病的15%,全球每年发病率为(1.6~2.0)/10万;慢性淋巴细胞白血病(Chronic Lymphocytic Leukemia,CLL)是西方国家成人最常见的白血病,占美国所有白血病的25%~35%。在全球恶性肿瘤死亡率中,白血病居第八位(男性)和第十位(女性),在儿童及35岁以下的成人中则居第一位。

【分类】

1. 按自然病程和白血病细胞分化成熟程度分类

(1)急性白血病(acute leukemia,AL):起病急、进展快,一般自然病程仅数周或数月,细胞分化停滞在较早阶段,骨髓及外周血中主要为异常的原始细胞和早期幼稚细胞。

(2)慢性白血病(chronic leukemia,CL):起病缓、发展慢,自然病程可达数年,细胞分化停滞在较晚阶段,骨髓和外周血以较成熟幼稚细胞和成熟细胞占多数。

2. 按主要受累的细胞系列分类　急性白血病分为急性淋巴细胞白血病(ALL)和急性髓系白血病(AML)。慢性白血病分为慢性髓系白血病(CML)和慢性淋巴细胞白血病(CLL),少见类型如毛细胞白血病、幼淋巴细胞白血病等。

【病因与发病机制】

人类白血病的病因尚未完全清楚。大量流行病学调查和生物实验已经证明,离子辐射、某些化学物质、病毒感染和遗传因素等都与白血病的致病有关。

【病理与生理】

白血病是一种干细胞恶性克隆病,即由一个干细胞发生恶性变引起的疾病,这可由慢性粒细胞白血病的 Ph 染色体出现得到证实,因为 Ph 染色体不仅在粒细胞系出现,也见于红系细胞、巨核细胞和淋巴细胞。

一、急性白血病

急性白血病是造血干细胞的恶性克隆性疾病,发病时骨髓中异常的原始细胞及幼稚细胞(白血病细胞)大量增殖使正常造血受抑制,并浸润肝、脾和淋巴结等脏器。

【分类】

目前临床并行使用法英美(FAB)分型和 WHO 分型。FAB 分型根据细胞形态学和细胞化学特点,将 AL 分为急性淋巴细胞白血病(acute lymphoblastic leukemia,ALL,简称急淋)、急性非淋巴细胞白血病(acute nonlymphoblastic leukemia,ANLL,简称急非淋)和急性髓系白血病(acute myelogenous leukemia,AML)。成人以 AML 多见,儿童以 ALL 多见。

1. 急淋分为 3 个亚型　L_1 型:原始和幼淋巴细胞以小细胞为主;L_2 型:原始和幼淋巴细胞以大细胞为主;L_3 型:原始和幼淋巴细胞以大细胞为主,大小较一致,细胞内有明显空泡,胞质嗜碱性,染色深。

2. 急非淋分为 8 个亚型　M_0 型(急性髓系白血病微分化型);M_1 型(急性粒细胞白血病未分化型);M_2 型(急性粒细胞白血病部分分化型);M_3 型(急性早幼粒细胞白血病);M_4 型(急性粒-单核细胞白血病);M_5 型(急性单核细胞白血病);M_6 型(急性红白血病);M_7 型(急性巨核细胞白血病)。

【临床表现】

急性白血病一般起病急骤,但老年患者、低增生性急性白血病及红白血病的患者起病可以相对较缓。急性起病以感染、出血或骨痛等为首要表现,而起病慢时则以贫血为主,进行性加重。起病前多有疲乏、不适和食欲减退等类似"感冒"的症状,或皮肤破损后难愈、感染或出血不止等。

1. 正常骨髓造血功能受抑制表现

(1)贫血:常为首发症状,呈进行性加重,半数患者就诊时已有重度贫血。贫血原因与正常红细胞生成减少,以及无效性红细胞生成、溶血、出血等因素有关。其表现为苍白、头晕、疲乏、耳鸣、心悸、胸闷、消化不良和多尿等。

(2)发热:50% 以上患者以发热为早期表现,可低热,亦可高达 39.0 ℃ 以上,伴畏寒、出汗。虽然白血病本身可致发热,但较高的发热往往提示有继发感染。严重时可致菌血症或败血症。感染是急性白血病常见的致死原因之一。

(3)出血:患者整个发病过程都有出血或出血倾向,主要与血小板减少和凝血功能异常有关。出血部位以皮肤、黏膜最多见,表现为皮肤瘀点、瘀斑、鼻出血、牙龈出血、口腔舌面血疱和女患者月经过多等,而且瘀斑中央常有硬结。急性早幼粒白血病易并发 DIC 而出现全身广泛出血。眼底出血可致视力障碍,严重时可发生颅内出血导致死亡。

2. 器官和组织浸润的表现

(1)淋巴结和肝、脾大:淋巴结肿大多为表浅的轻度肿大,质地较软,肿大的淋巴结多局限于颌下、颈部、腹股沟等处。肝脾大多为轻度,巨脾主要见于 CML 晚期及其急性病变、幼淋巴细胞白血病等。

（2）骨骼和关节：胸骨下段局部压痛较为常见，提示骨髓腔内白血病细胞过度增生，具有一定特异性。白血病细胞浸润至骨膜、骨和关节会造成骨痛和四肢关节疼痛，尤以儿童多见，多为隐痛和胀痛。

（3）皮肤及黏膜浸润：白血病细胞浸润可使牙龈增生、肿胀；皮肤出现蓝灰色斑丘疹，局部皮肤隆起、变硬，呈紫蓝色结节，多见于 M_4 型和 M_5 型。

（4）中枢神经系统白血病（central nervous system leukemia，CNSL）：多见于儿童 ALL 和 M_5 型患者。多数患者常发生在缓解期，是由于化疗药物难以通过血-脑脊液屏障，隐藏在中枢神经系统的白血病细胞不能有效地被杀灭，因而引起 CNSL。其主要表现为头痛、头晕，重者有呕吐、视神经乳头水肿、颈项强直、抽搐、昏迷等。

（5）眼部：常见白血病细胞浸润眼眶骨膜（称粒细胞肉瘤或绿色瘤），可引起眼球突出、复视或失明。

（6）睾丸：出现无痛性肿大，多为一侧性，常见于 ALL 化疗缓解后的幼儿和青年，是仅次于 CNSL 髓外复发的根源。

（7）其他：白血病还可浸润其他器官组织，如肺、心、消化道、泌尿系统等。

【实验室及其他检查】

1. 血常规　多数患者白细胞计数增高，$>10\times10^9/L$ 者称为白细胞增多性白血病；部分患者白细胞计数在正常水平或减少，称为白细胞不增多性白血病。

2. 骨髓象　骨髓穿刺检查是诊断白血病的重要依据。

3. 细胞化学检查　主要用于急性白血病分型诊断与鉴别诊断。

4. 免疫学检查　根据白血病细胞表达的系列相关抗原，确定其系列来源，以区别 ALL 与 AML 及其亚型。

5. 染色体和基因检测　白血病常伴有特异的染色体和基因改变，并与疾病的发生、发展、诊断、治疗及预后有关。

【诊断要点】

根据患者有持续性发热或反复感染、进行性贫血、出血、骨骼关节疼痛、淋巴结和肝、脾大等临床表现；外周血常规中白细胞计数增加并出现原始或幼稚细胞；骨髓象中骨髓增生活跃，骨髓中原始/幼稚淋巴细胞比例≥20%，一般可作出诊断，但还需依据形态学、细胞化学、免疫学、染色体及分子生物学检查，以确定急性白血病的类型。

【治疗要点】

1. 对症支持治疗

（1）紧急处理高白细胞血症：当循环血液中白细胞数 $>200\times10^9/L$ 时可产生白细胞淤滞症，如血中白细胞计数 $>100\times10^9/L$、有症状的白细胞淤滞症的患者应立即行白细胞分离术，同时术后迅速给予水化和化疗，以防止循环原始细胞快速再聚集、溶解，预防大量白细胞溶解所诱发的急性肿瘤溶解综合征。

（2）防治感染：是保证急性白血病患者争取有效化疗或骨髓移植，降低死亡率的关键措施之一。

（3）防治高尿酸血症肾病：由于白血病细胞被大量破坏，尤其在化疗期间，可使血清和尿中尿酸水平升高，尿酸结晶析出积聚于肾小管，导致少尿甚至急性肾衰竭。因此应鼓励患者多饮水并碱化尿液，保证每小时尿量在 150 mL/m^2 以上。对少尿或无尿的患者，按急性肾衰竭处理。

（4）营养支持：白血病是严重消耗性疾病，特别是化疗、放疗的不良反应可引起患者消化道黏膜炎及功能紊乱，故随时监测及维持水、电解质平衡，同时给予高蛋白、高热量、易消化食物，补充营养，维持水、电解质平衡，必要时经静脉补充营养。

2. 化学药物治疗 按照 2023 年版 NCCN 指南，急性白血病的治疗原则分为诱导治疗和缓解后治疗两个阶段。

（1）诱导缓解：目前 AML、ALL 常见诱导缓解治疗分别是 IA/DA、DVLP 方案，见表 6-5-1。

（2）缓解后治疗：是 CR 后患者治疗的第二阶段。患者获 CR 后体内的白血病细胞由发病时的 $10^{10} \sim 10^{12}$ 降至 $10^8 \sim 10^9$，这些残留的白血病细胞称为微小残留病（minimal residual disease，MRD），所以必须进行缓解后治疗，防止复发，争取患者的长期无病生存（DFS）和痊愈。其包括巩固强化治疗和维持治疗。

（3）化疗药物及治疗方案：治疗白血病常用的化疗药物和常用的急性白血病联合化疗方案分别见表 6-5-2 和表 6-5-1。

表 6-5-1 急性白血病常用诱导联合化疗方案

类型	诱导联合化疗方案
ALL	DVLP 方案：柔红霉素+长春新碱+左旋门冬酰胺酶+地塞米松
AML	DA/IA（"标准"方案）：柔红霉素+阿糖胞苷或去甲氧柔红霉素+阿糖胞苷
	HA 方案：高三尖杉酯碱+阿糖胞苷
	HAD 方案：高三尖杉酯碱+阿糖胞苷+柔红霉素
	HAA 方案：高三尖杉酯碱+阿糖胞苷+阿克拉霉素
	DAE 方案：柔红霉素+阿糖胞苷+依托泊苷
	双诱导方案：维甲酸+三氧化二砷（M_3 型）
	维甲酸+三氧化二砷+蒽环类（M_3 型）

表 6-5-2 常见抗白血病药物

种类	药名	缩写	主要不良反应
抗代谢药	甲氨蝶呤	MTX	骨髓抑制，口腔及胃肠道黏膜炎症，肝损害
	巯嘌呤	6-MP	骨髓抑制，消化道反应，肝损害
	阿糖胞苷	Ara-C	骨髓抑制，消化道反应，肝损害，巨幼变，高尿酸血症
	环胞苷	Cy	与阿糖胞苷相似，但较轻
	氟达拉滨	FLU	骨髓抑制、神经毒性、自身免疫现象
	吉西他滨	GEM	骨髓抑制，肝脏转氨酶异常，消化道反应，过敏反应
	羟基脲	HU	骨髓抑制，消化道反应
烷化剂	环磷酰胺	CTX	骨髓抑制，消化道反应，出血性膀胱炎
	苯丁酸氮芥	CLB	骨髓抑制，免疫抑制
	白消安	BUS	骨髓抑制，皮肤色素沉着，精液缺乏，停经

续表6-5-2

种类	药名	缩写	主要不良反应
植物类	长春新碱	VCR	末梢神经炎,共济失调
	高三尖杉酯碱	HHT	骨髓抑制,心脏损害,消化道反应,低血压
	依托泊苷	Vp-16	骨髓抑制,消化道反应,脱发,过敏反应
	替尼泊苷	VM-26	骨髓抑制,消化道反应,肝损害
蒽环类抗生素	柔红霉素	DNR	骨髓抑制,心脏损害,消化道反应
	去甲氧柔红霉素	IDA	骨髓抑制,心脏损害,消化道反应
	阿霉素	ADM	骨髓抑制,心脏损害,消化道反应
	阿克拉霉素	ACLA	骨髓抑制,心脏损伤,消化道反应
酶类	门冬酰胺酶	L-ASP	肝损害,过敏反应,高尿酸血症,高血糖,胰腺炎,氮质血症
激素类	泼尼松	P	类库欣综合征,高血压,糖尿病
细胞分化诱导剂	三氧化二砷(M$_3$型)	ATO	疲劳,肝脏转氨酶异常,可逆性高血糖
	维甲酸(M$_3$型)	ATRA	皮肤黏膜干燥,口角破裂,消化道反应,头晕,关节痛,肝损害
络氨酸激酶抑制剂	尼洛替尼		骨髓抑制,一过性血间接胆红素身高症、皮疹
	伊马替尼	IM	骨髓抑制,消化道反应,肌痉挛,肌肉骨骼痛,水肿,头晕,头痛
	达沙替尼		体液潴留(包括胸腔积液),消化道反应,头痛,皮疹,呼吸困难,出血,疲劳,肌肉骨骼疼痛,感染,咳嗽,腹痛,发热

3. 中枢神经系统白血病的防治 CNSL 的发病率>50%,因此防治 CNSL 是急性白血病治疗必不可少的环节,尤其是急性淋巴细胞白血病。目前多采用早期强化全身治疗和鞘内注射化疗药(甲氨蝶呤、阿糖胞苷)和(或)高剂量的全身化疗。

4. 造血干细胞移植 见本章第九节"造血干细胞移植"相关内容。

5. 细胞因子治疗 具有促进造血细胞增殖的作用。粒细胞集落刺激因子(G-CSF)和粒-单系集落刺激因子(GM-CSF)与化疗同时应用或化疗后应用,可减轻化疗所致的粒细胞缺乏,缩短粒细胞的恢复时间,提高患者对化疗的耐受性。

【护理评估】

1. 病史评估

(1)评估患者的起病急缓、首发表现、特点及目前的主要症状和体征。

(2)评估患者既往相关的辅助检查、用药和其他治疗情况,特别是血常规及骨髓象的检查结果、治疗用药和化疗方案等。

(3)评估患者的职业、工作及生活环境、家族史等。

(4)目前患者的一般状况:主要评估患者的日常休息、活动量及活动耐受能力、饮食和睡眠等情况。

2. 身体评估

(1)一般状况:关注患者生命体征的变化;评估意识状态,有无头痛、呕吐伴意识改变等表现。

(2)评估有无面色苍白、贫血、出血、皮肤黏膜紫癜、咽腔充血、肛周脓肿等。评估有无肝脾和淋巴结肿大、胸骨压痛等体征。

3. 实验室及其他检查的评估

（1）外周血和骨髓白细胞计数、分类中有无原始和早幼细胞及其比例。

（2）外周血红细胞、血红蛋白、血小板是否正常。

（3）生化检查及肝肾功能。

【主要护理诊断/问题】

1. 有感染的危险　与正常粒细胞减少,机体抵抗力下降有关。

2. 有出血的危险　与血小板减少、白血病细胞浸润等有关。

3. 潜在并发症　化疗药物不良反应。

4. 预感性悲伤　与担心疾病恶性程度及预后有关。

5. 活动无耐力　与贫血、化疗、白血病引起代谢增高有关。

【护理措施】

1. 有感染的危险

（1）保护性隔离:对于中性粒细胞绝对值≤$0.5×10^9$/L者,应予保护性隔离,条件允许时入住无菌层流病房或消毒隔离病房。尽量减少探视以避免交叉感染。若出现感染征象,应协助医生做好血液、咽部、尿液、粪便或伤口分泌物的培养,合理应用抗生素。

（2）其他护理措施见本章第三节"再生障碍性贫血"的护理。

2. 有出血的危险　护理措施见本章第二节"出血或出血倾向"的护理。

3. 潜在并发症

（1）静脉炎及组织坏死的防护:根据化疗药物的特性,合理选择静脉,防止静脉炎。

（2）消化道反应的防护:恶心、呕吐、腹泻等消化道反应出现的时间及严重程度除与化疗药物的种类、方案、给药途径、剂量强度有关外,还有较明显的个体差异。在治疗前给予止吐药物如阿瑞匹坦、地塞米松、5-HT$_3$受体拮抗剂及甲氧氯普胺等。若消化道症状严重,无法正常进食,应尽早给予静脉补充营养。

（3）骨髓抑制的防护:骨髓抑制是化学治疗最严重的不良反应之一,主要表现为白细胞减少、血小板减少、粒细胞减少,严重时红细胞和血红蛋白含量下降,可增加患者感染、出血和重症贫血的风险,甚至危及生命。患者在化疗期间应严密观察和监测骨髓抑制程度。

（4）口腔溃疡的护理:目的是促进溃疡愈合,预防合并感染。针对患者自身相关因素和治疗因素采取个性化的预防策略,尽早联合多种方法进行预防。对已发生口腔溃疡者,应加强口腔清洁,使用生理盐水及康复新液等漱口。真菌感染可选用1%~4%碳酸氢钠溶液、5%制霉菌素溶液或1:2 000氯己定溶液。每次含漱15~20 min,每日3次。溃疡疼痛严重者可在漱口液内加入2%利多卡因。局部使用促进溃疡面愈合的药物,碘甘油10 mL加蒙脱石散1包与地塞米松5 mg,调配成糊状涂抹于溃疡处;或可选用溃疡贴膜、外用重组人表皮生长因子衍生物、锡类散、新霉素等。

（5）心脏毒性的防护:蒽环类、氟尿嘧啶类及紫杉类化疗药物发生心脏毒性较高,尤其是蒽环类药物,可引起急性、慢性和迟发性心脏毒性。抗肿瘤药物引起心脏毒性的防治:①治疗前评估发生心脏毒性的高风险人群;②治疗中进行心脏毒性的动态监测和监测患者的心率、心律及血压;药物须缓慢静脉滴注,<40滴/min;注意观察心电图改变;③治疗结束后仍需继续心脏毒性监测和评估。

（6）肝功能损害的防护:铂类、环磷酰胺、甲氨蝶呤等细胞毒性化疗药物对肝功能有损害,与药物经肝脏代谢、患者特殊体质对药物的超敏反应有关。故用药前、用药过程中应密切监测肝功能,注意合并用药对肝脏的影响,出现肝损害给予积极治疗。

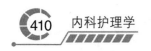

（7）高尿酸血症肾病的防护:见本节中的"慢性髓系白血病"的护理。

（8）鞘内注射化疗药物的护理:协助医生做好穿刺点的定位和局部消毒与麻醉;注射完毕后指导患者去枕平卧 4~6 h,注意观察有无头痛、呕吐及发热等反应。

（9）其他不良反应的防护:长春新碱可引起末梢神经炎、手足麻木感,停药后可逐渐消失。门冬酰胺酶可引起过敏反应,用药前需做皮试。治疗期间密切观察病情,及时发现、及时处理。

4. 预感性悲伤　护士应了解患者不同时期的心理反应,进行针对性的心理护理。此外,尽力帮助患者获得家庭社会支持,增强其战胜疾病的信心。

5. 活动无耐力　参见本章第三节"贫血"的护理措施。

【健康指导】

1. 疾病知识指导　应向慢性期病情稳定的患者及家属讲解疾病的知识,如病情的演变过程、主要治疗方法等。病情缓解后可工作和学习,适当锻炼,但不可过劳。慢性期患者应主动配合治疗,以减少急性病的发生。长期用药的患者,应注意药物不良反应,严重者需减量或暂时停药。应定期复查血常规和肝肾功能。免疫力低下者,注意保护性隔离,减少探视,避免去人多公共场所。做好个人卫生防护。

2. 病情监测指导　定期门诊复查。

二、慢性白血病

慢性白血病按细胞类型分为慢性髓系白血病(chronic myelogenous leukemia,CML)、慢性淋巴细胞白血病(chronic lymphocytic leukemia,CLL)及极少见类型的白血病,如慢性单核细胞白血病及毛细胞白血病。

（一）慢性髓系白血病

慢性髓系白血病又称慢性粒细胞白血病,简称慢粒,是一种发生在多能造血干细胞的恶性骨髓增生性肿瘤(获得性造血干细胞恶性克隆性疾病),主要涉及髓系。其特点为病程发展缓慢,外周血粒细胞显著增多并有不成熟性,脾明显肿大。CML 以中年多见,国内部分地区流行病学调查显示,慢粒中位发病年龄为 45~50 岁,较西方更为年轻化,慢粒在西方国家中位发病年龄约 76 岁。

【临床表现】

1. 慢性期　起病缓,一般持续 1~4 年,早期常无自觉症状,随病情的发展可出现乏力、低热、多汗或盗汗、体重减轻等代谢亢进的表现。部分患者可有胸骨中下段压痛。半数患者肝脏中度肿大,浅表淋巴结多无肿大。当白细胞显著增高时,可有眼底充血及出血。当白细胞极度增高时可发生"白细胞淤滞症"。

2. 加速期　起病后 1~4 年间 70% 的慢粒患者进入加速期,常有发热、虚弱、进行性体重下降、骨骼疼痛,逐渐出现贫血和出血。脾持续或进行性肿大。原来治疗有效的药物无效。AP 可维持几个月到数年。

3. 急变期　从几个月到 1~2 年即进入急变期,为 CML 的终末期,临床与 AL 类似。多数急粒变,20%~30% 为急淋变;少数为急淋变或急单变,偶有巨核细胞及红细胞等类型的急性变。急性变预后极差,往往在数月内死亡。

【实验室及其他检查】

1. 慢性期

(1)血常规:白细胞计数早期即增高,常>$20×10^9$/L,晚期可达 $100×10^9$/L,中粒细胞显著增多,可见各阶段粒细胞,以中性中幼、晚幼和杆状核粒细胞居多。

(2)中性粒细胞碱性磷酸酶(neutrophil alkaline phosphatase,NAP):活性减低或呈阴性反应。

(3)骨髓象:骨髓增生明显或极度活跃。

(4)染色体检查:95%以上患者血细胞中出现 Ph 染色体。

(5)血液生化:血清及尿中尿酸浓度增高,血清乳酸脱氢酶(LDH)增高。

2. 加速期

(1)外周血或骨髓中原始细胞占 10% ~ 19% 。

(2)外周血中嗜碱性粒细胞≥20% 。

(3)对治疗无反应或非治疗引起的持续血小板<$100×10^9$/L 或>$1 000×10^9$/L。

(4)治疗过程中出现 Ph 染色体基础上的克隆演变。

(5)进行性脾增大或 WBC 增高。

3. 急变期

(1)外周血或骨髓中原始细胞≥20% 。

(2)骨髓活检原始细胞集聚。

(3)髓外原始细胞浸润。

【诊断要点】

根据典型的临床表现、血常规及骨髓象改变,合并 Ph 染色体和(或)*BCR-ABL* 融合基因阳性即可确定诊断。

【治疗要点】

CML 基本治疗目标是阻止疾病进入进展期(加速期或急变期),延长生存时间。

1. 靶向治疗　根据 2023 年版慢性髓性白血病 NCCN 指南推荐,第一代酪氨酸激酶抑制剂(TKI)伊马替尼(如伊马替尼、达沙替尼、尼洛替尼等)为 CML 慢性期患者的一线治疗。对伊马替尼不能耐受或无效的患者,可以使用尼洛替尼、达沙替尼等二代 TKI 一线治疗或者行造血干细胞移植。

2. 化学药物治疗　①羟基脲:此药为核苷酸还原酶的抑制剂,抑制核糖核酸还原为脱氧核糖核酸。②其他药物:白消安、三尖杉酯碱、高三尖杉酯碱、阿糖胞苷、砷剂及其他联合化疗亦有一定疗效。

3. 干扰素治疗　根据 2023 年版慢性髓性白血病中国诊疗指南,以下患者可考虑使用干扰素治疗:①TKI 耐药、不耐受且不适合造血干细胞移植的 CML 慢性期患者;②暂时无法或长期无法坚持使用 TKI 治疗的慢性期患者。该药具有抗肿瘤细胞增殖、抗血管新生及细胞毒等作用,与小剂量阿糖胞苷联用可提高疗效。常用剂量为 300 万 ~ 500 万 U/(m^2 · d),皮下或肌内注射,每周 3 ~ 7 次,持续数月至数年不等。

4. 造血干细胞移植　是目前唯一有望治愈 CML 的方法,在 CML 慢性期体征和血常规控制后进行。

5. 其他　白细胞淤滞症紧急处理见本节"急性白血病"相关内容。

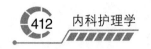

【主要护理诊断/问题】

1. 疼痛:脾胀痛 与脾大、脾梗死有关。

2. 体温异常:体温过高 与机体抵抗力下降、合并感染,或与本病进展有关。

3. 活动无耐力 与贫血、组织缺氧有关。

4. 潜在并发症 高尿酸肾病。

【护理措施】

1. 疼痛

(1)每日测量患者脾的大小及质地,如突然出现剧烈腹痛、腹肌紧张、发热、多汗,甚至休克,脾区拒按,有明显触痛,脾进行性肿大,脾区可闻及摩擦音,甚至出现血性腹水,应警惕有无脾栓塞、脾破裂的可能。一旦出现上述症状,立即通知医生进行相关处理。

(2)患者应减少活动,尽量卧床休息,避免磕碰、跌倒。

(3)宜少量多餐,保持大便通畅,防止便秘,勿久蹲或用力咳嗽,以免增加腹压。尽量避免弯腰和碰撞腹部,以避免引起脾破裂。

2. 体温异常 参见本章第二节中"发热"的护理措施。

3. 活动无耐力 参见本章第三节"贫血"的护理措施。

4. 潜在并发症

(1)病情观察:化疗期间定期检查白细胞计数、血尿酸及尿液常规等。记录24 h出入量,注意观察有无少尿、血尿及腰痛的发生。一旦出现,立即通知医生作相应处理,同时检查肾功能。

(2)预防与用药护理:①化疗期间鼓励患者多饮水,每天饮水量>3 000 mL,予静脉补液,以利于尿酸及化疗药物降解产物的稀释和排泄。②预防性服用别嘌醇和碳酸氢钠,以抑制尿酸的生成和碱化尿液,减少尿酸结晶的析出。③化疗前后给予利尿药,以促进尿酸的稀释与排泄。④定期检查白细胞计数、血尿酸含量、尿常规和肾功能等。一旦出现少尿或无尿,协助医生做好急性肾衰竭的救治。

【健康指导】

具体内容参见本节中"急性白血病"的健康指导。

(二)慢性淋巴细胞白血病

慢性淋巴细胞白血病(chronic lymphoblastic leukemia CLL),简称慢淋,是由于单克隆性小淋巴细胞凋亡受阻、存活时间延长而大量积聚在骨髓、血液、淋巴结和其他器官,最终导致正常造血功能衰竭、受累组织器官功能障碍的低度恶性疾病。慢淋绝大多数起源于B细胞,T细胞较少。目前,慢淋仍是西方国家成人发病率最高的白血病,CLL好发于中老年人群,中位年龄为72岁,男性多于女性。

【临床表现】

本病起病缓慢,多无自觉症状,许多患者在常规体检或因其他疾病就诊时发现。早期可出现疲乏、无力,随后会出现食欲减退、消瘦、低热和盗汗等,晚期免疫功能减退,易发生贫血、出血、感染,尤其是呼吸道感染。淋巴结肿大常为就诊的首发症状,60%~80%的患者会出现淋巴结肿大,以颈部、锁骨上、腋窝、腹股沟淋巴结,肿大的淋巴结一般无压痛、中等硬度、可移动,随着病情进展可融合。

【实验室及其他检查】

1. 血常规　淋巴细胞持续性增多为主要特征,白细胞>$10×10^9/L$,淋巴细胞占 50% 以上,晚期可达 90%,以小淋巴细胞为主。晚期血红蛋白、血小板减少,发生溶血时贫血明显加重。

2. 骨髓象　有核细胞增生明显活跃或极度活跃,淋巴细胞≥40%,以成熟淋巴细胞为主。红系、粒系及巨核细胞均减少。伴有溶血时幼红细胞增多。

3. 免疫学检查　有助于临床诊断与分型。源于 B 淋巴细胞,具有单克隆性及相应的免疫表型;20% 患者抗人球蛋白试验阳性,晚期 T 细胞功能障碍。

4. 细胞遗传学　检查有助于疗效及预后的临床判断。其主要包括染色体和基因检测。50%~80% 的患者有染色体异常。

【临床分期】

分期的目的在于帮助选择治疗方案及估计预后。目前,临床常用分期标准有 Binet 分期(表 6-5-3)。

表 6-5-3　CLL 的 Binet 分期

分期	标准	中位存活期/年
A 期	外周血和骨髓中淋巴细胞增多,<3 个区域淋巴结肿大	>10
B 期	外周血和骨髓中淋巴细胞增多,≥3 个区域淋巴结肿大	7
C 期	除与 B 期相同外,尚有贫血(Hb:男性<120 g/L,女性<110 g/L)或血小板减少(<$100×10^9/L$)	2

注:全身共有 5 个区域,头颈部、腋下、腹股沟、脾、肝各为一个区域。

【诊断要点】

达到以下 3 项标准可以诊断:①外周血单克隆 B 淋巴细胞计数≥$5×10^9/L$。②外周血涂片特征性的表现为小的、形态成熟的淋巴细胞显著增多;外周血淋巴细胞中不典型淋巴细胞及幼稚淋巴细胞<55%。③典型的流式细胞术免疫表型。

【治疗要点】

不是所有 CLL 都需要治疗,具备以下至少 1 项时开始治疗:①前 6 个月无明显原因体重减少≥10%、极度疲劳、发热>38 ℃且≥2 周、夜间盗汗>1 个月。②进行性脾大(左肋缘下>6 cm)。③巨块型淋巴结肿大(如最长直径>10 cm)或进行性或有症状的淋巴结肿大。④外周血淋巴细胞进行性增多,2 个月内增大>50%,或倍增时间<6 个月。⑤自身免疫性溶血性贫血(AIHA)和(或)免疫性血小板减少症(ITP)对皮质类固醇或其他标准治疗反应不佳。⑥骨髓进行性衰竭,贫血和(或)血小板减少进行性加重。⑦外周血淋巴细胞计数>$200×10^9/L$,或存在白细胞淤滞症状。⑧临床试验:符合所参加临床试验的入组条件。不符合上述治疗指征的患者,每 2~6 个月随访 1 次,随访内容包括临床症状及体征,肝、脾、淋巴结肿大情况和血常规等。

1. 靶向治疗　根据 2023 年版慢性髓性白血病 NCCN 指南推荐,布鲁顿酪氨酸激酶(BTK)抑制剂——伊布替尼单药治疗用于所有 CLL 患者的一线治疗,尤其是:①伴有显著合并症(不能耐受嘌呤类药物)的虚弱患者;②伴有显著合并症的≥65 岁的患者;③伴有 del(17p) 或 TP53 突变的 CLL 患者。

2. 化学药物治疗

(1)烷化剂:苯丁酸氮芥(CLB)是最常用的药物。有连续和间断两种用法。剂量增加或与糖皮质激素联用可提高疗效。

（2）核苷酸类似物：氟达拉滨（Flu），25～30 mg/（m² · d），连续 5 d 静脉滴注，每 4 周重复 1 次。

（3）联合化疗：代表方案有 COP、CAP 及 CHOP 等，疗效并不优于烷化剂单药治疗。烷化剂、糖皮质激素、蒽环类等药物与核苷酸类似物联用，如 FC 方案（Flu+CTX），可提高后者疗效。

3.免疫治疗　利妥昔单抗是人鼠嵌合型抗 CD20 单克隆抗体，可联合氟达拉滨及环磷酰胺，形成了 3 种药物的联合疗法（FCR 疗法），这是目前治疗复发/难治性 CLL 的有效方案。

4.造血干细胞移植　在缓解期，采用自体干细胞移植治疗 CLL 可获得较理想的结果，患者体内的微小残留病灶可转阴，但随访至 4 年时约 50% 复发。近年采用以氟达拉宾为基础的非清髓性造血干细胞移植（NST），降低了移植相关病死率，有望治愈高危慢淋。

【主要护理诊断/问题】

1.有感染的危险　与低免疫球蛋白血症、正常粒细胞缺乏有关。

2.活动无耐力　与贫血有关。

【护理措施】

1.有感染的危险

（1）单人单间，定期紫外线消毒病房或床单位，进行保护性隔离，以免交叉感染。粒细胞及免疫功能明显低下者，应置于超净单人病室、空气层流室或单人无菌层流床。

（2）其他参见本章第三节中"再生障碍性贫血"的护理措施。

2.活动无耐力　参见本章第三节"贫血"的护理措施。

【健康指导】

见本节"急性白血病"相关内容。

（彭美芳）

第六节　淋巴瘤

案例分析

患儿，女，9 岁，于 2020 年 4 月发现颈部、锁骨上、腋下、腹股沟淋巴结肿大，行腹股沟淋巴结活检提示 T 淋巴母细胞瘤。自服中药治疗，淋巴结逐渐肿大。半个月前开始出现反复发热，体温最高 40 ℃，服退热药可下降，近 10 d 来咳嗽，无痰，活动后气促。胸片示右侧胸腔大量积液。为进一步诊治来院就诊。起病以来，患儿精神、食欲、睡眠欠佳，无头晕、头痛，无恶心、呕吐，无腹痛、腹泻，大小便正常，体重下降 2 kg。实验室检查：WBC 32.5×10⁹/L；Hb 120 g/L；PLT 142×10⁹/L，幼稚细胞 5%。影像学检查：彩超提示肝、脾肿大，CT 示颈部、锁骨上、腋下、腹股沟多发淋巴结肿大，胸片示右侧胸腔大量积液。

请思考：①患者现存的护理诊断/问题有哪些？②针对这些护理问题，提出护理措施。

淋巴瘤是原发于淋巴结和其他器官淋巴组织的恶性肿瘤，主要分为霍奇金淋巴瘤（Hodgkin

lymphoma,HL)和非霍奇金淋巴瘤(non-Hodgkin lymphoma,NHL)两大类,并由此再细分为数十种亚型,是一组异质性很强的疾病,病理分型复杂、生物学行为和临床转归千差万别。不同亚型的淋巴瘤,其多发年龄各有不同。除个别亚型外,多数患者发病原因尚不明确。其发生大多与免疫应答过程中淋巴细胞增殖分化产生的某种免疫细胞恶变有关。临床上以进行性、无痛性淋巴结肿大或局部肿块为特征,好发于颈部,其次是腋下、腹股沟等处;同时可有相应器官受压迫或浸润受损症状。虽两者都发生于淋巴组织,但它们在流行病学、病理分类和临床表现等方面有明显的不同。

WHO 数据显示,2020 年全球约新发 HL 83.1 万例,死亡 23.3 万例;NHL 全球约新发 54.4 万例,死亡 26 万例,新发病例居世界第 13 位。我国新发 HL 6 829 例,死亡 2 807 例;新发 NHL 约 9.3 万例,死亡 5.4 万例。

【病因与发病机制】

淋巴瘤的病因虽至今尚未完全阐明,但免疫缺陷、感染及其他环境因素的相互作用可能是所有淋巴瘤发病的一个共同因素。

1. 感染 感染是恶性淋巴瘤的病因之一,包括病毒、细菌感染。HL 可由 EB 病毒引起,也可与其他感染有关,如疱疹病毒;与 NHL 有关的病毒包括 EB 病毒、嗜人 T 淋巴细胞 I 型病毒(human T-cell lymphotropic virus type-1,HTLV-1)及人类疱疹病毒 8 型(human herpes virus 8,HHV-8)等。

2. 自身免疫缺陷 免疫功能低下与淋巴瘤的发病也有关。除病原微生物感染、抗肿瘤治疗可引起免疫功能长期紊乱外,还包括部分自身免疫性疾病,如干燥综合征、系统性红斑狼疮、类风湿关节炎等。

3. 理化因素 农药、肥料、免疫抑制剂、抗癫痫药及部分抗肿瘤药等化学物质与淋巴瘤的发生有关。此外,恶性淋巴瘤的发病和辐射的剂量、患者因素也有关系。

4. 遗传因素 目前,许多报道称淋巴瘤有明显的家族聚集性。

【病理和分型】

淋巴瘤是源于淋巴细胞的恶变,根据其病理、临床特点及预后可将其分为 HL 和 NHL。HL 与 NHL 病理及临床特点各不相同,HL 为单一疾病,而 NHL 是具有很强异质性的一组独立性疾病的总和,远比 HL 复杂,HL 预后要比 HNL 好。

1. 霍奇金淋巴瘤 根据 R-S 细胞的形态学及数量等,1966 年 Rye 会议将 HL 分为 4 个亚型,分别为淋巴细胞为主型、结节硬化型、混合细胞型和淋巴细胞消减型。2001 年世界卫生组织(WHO)则在欧美淋巴瘤分型修订方案(revised European American lymphoma classification,REAL 分型)的基础上将 HL 分为结节性淋巴细胞为主型 HL 和经典型 HL(图 6-6-1),共两类。

2. 非霍奇金淋巴瘤 NHL 是一组异质性很大的淋巴增殖性疾病,起源于 B 淋巴细胞、T 淋巴细胞或自然杀伤(NK)细胞。大部分为 B 细胞性,病变的淋巴结切面外观呈鱼肉样。NHL 易发生早期远处扩散。NHL 依据免疫学还分为惰性和侵袭性。①惰性 NHL:如源于 B 细胞的小淋巴细胞淋巴瘤、淋巴浆细胞淋巴瘤、边

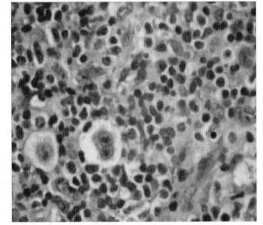

图 6-6-1 经典型霍奇金淋巴瘤

缘区淋巴瘤及滤泡淋巴瘤(图 6-6-2)和源于 T 细胞的蕈样肉芽肿/塞扎里综合征(Sezary 综合征)。②侵袭性 NHL:如源于 B 细胞的套细胞淋巴瘤、弥漫大 B 细胞淋巴瘤、伯基特淋巴瘤(Burkitt 淋巴

瘤)等和源于 T 细胞的 T 原淋巴细胞淋巴瘤、血管免疫母细胞性 T 细胞淋巴瘤、间变性大细胞淋巴瘤等。

2008 年,WHO 分类将每一种淋巴瘤类型确定为独立疾病,提出了淋巴组织肿瘤分型新方案,该方案包含了各种淋巴瘤和急性淋巴细胞白血病。2017 年 WHO 修订了第 4 版,将淋巴组织肿瘤分为前驱淋巴性肿瘤、成熟 B 细胞淋巴瘤、成熟 T/NK 细胞淋巴瘤、霍奇金淋巴瘤。

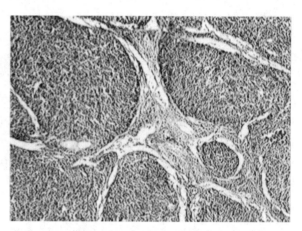

图 6-6-2　滤泡淋巴瘤

【临床表现】

淋巴瘤虽然好发于淋巴结,但是由于淋巴系统的分布特点,导致淋巴瘤细胞增生引起淋巴结肿大而压迫,侵犯全身各个器官组织引起各系统症状成为 HL 和 NHL 的临床表现有共性之处,但由于两者病理类型、受侵部位和范围不同,临床特点有所不同。

1. 霍奇金淋巴瘤　HL 主要侵犯淋巴系统,一般发生浅表淋巴结肿大,首先侵犯浅表和纵隔、腹膜后、肠系膜淋巴结,较少原发于结外器官。

(1)首发症状:以浅表淋巴结肿大为首发症状,较多患者在早期表现为无痛的颈部淋巴结肿大,头颈部症状以咽痛、鼻塞及扁桃体肿大为主要首发症状;胸部症状则以胸闷、气短、咳嗽、胸痛等为主要表现;腹部症状以腹痛、腹部包块为主要表现。

(2)全身症状:约 10% 的患者以发热、盗汗、消瘦等全身症状为最早出现的临床表现。其次是皮肤瘙痒和乏力。HL 的发热可以是任何形式,且抗感染治疗无效;盗汗多发生在夜间;持续明显消瘦;皮肤瘙痒由局部可发展至全身,表现为瘙痒、剥脱性皮炎、皮肤色素沉着等。

(3)酒精疼痛:17% ~ 20% 的 HL 患者,一般在饮酒后 20 min,病变局部出现疼痛,称为“酒精疼痛”。当病变缓解后,酒精疼痛消失,复发时又重现。这种不耐受酒精的现象最多见于结节硬化型的 HL 患者,有时甚至可以作为一种诊断性试验。

(4)器官受累的表现:主要累及脾脏、消化道、肺部、皮肤、骨骼、软组织。

2. 非霍奇金淋巴瘤　NHL 与 HL 的临床表现十分相似。相对于 HL 而言,NHL 结外侵犯及远处扩散较常见,但全身症状,如贫血、发热、盗汗、消瘦等不及 HL 多见,现将两者的区别列表,见表 6-6-1。

表 6-6-1　NHL 与 HL 临床表现

临床表现	NHL	HL
发生部位	常见于结外淋巴组织	通常发生于淋巴结
发展规律	血道扩散,非邻近淋巴结发展常见	向邻近淋巴结延续性扩散
病变范围	局部淋巴结病变少见	局部淋巴结病变常见
骨髓侵犯	常见	少见
肝侵犯	常见	少见
脾侵犯	不常见	常见

续表 6-6-1

临床表现	NHL	HL
纵隔侵犯	除淋巴母细胞型外,不常见	常见,尤其结节硬化型 HL
肠系膜病变	常见	少见
咽环	可见	罕见
滑车上淋巴结	偶见	罕见
消化道侵犯	常见	罕见
中枢神经侵犯	偶见	罕见
腹块	常见	少见
皮肤侵犯	偶见,T 细胞型多见	罕见

【实验室及其他检查】

1. 病理检查　病理学检查是淋巴瘤确诊、分型的金标准。

2. 分期检查　全身性的全面检查是淋巴瘤,尤其是 NHL 必不可少的检查手段。

(1)病史:尤其是发热、盗汗、消瘦(近 6 个月体重无明显原因下降≥10%,需特别警惕)。

(2)体格检查:详细检查浅表淋巴结、扁桃体、咽淋巴环及肝脾有无肿大及骨骼压痛等。

(3)实验室检查:患者治疗前应进行血常规、生化常规。免疫学异常,NHL 表现为自身免疫性溶血性贫血,库姆斯(Coombs)试验阳性。分子遗传学:染色体 G 显带核型分析及 FISH 检查。

(4)骨髓:骨髓浸润多是由于血道扩散所致,多见于 NHL,如骨髓涂片找到 RS 细胞则是 HL 侵犯骨髓的依据。

(5)影像学检查:包括胸部 X 射线、CT 检查、超声检查、磁共振成像(MRI)、正电子发射计算机断层扫描(PET-CT)、骨扫描;其他辅助检查如肺功能、内窥镜、心电图等。

(6)淋巴细胞分化抗原检测:可以区分 B 细胞或 T 细胞免疫表型,NHL 大部分为 B 细胞型。还可以了解淋巴瘤细胞的成熟程度。

(7)染色体检查:有助 NHL 的分型诊断。

【诊断和分期】

淋巴瘤最早采用的是 1966 年 Rye 会议所制订的分期,在 1971 年 Ann Arbor 会议上进行了修改,将其分为 4 期,后面 Ann Arbor-Cotswold 分期系统被改良形成 2014 版 Lugano 分期标准,见表 6-6-2。

表 6-6-2　2014 版淋巴瘤 Lugano 分期标准

分期		侵犯范围
局限期	Ⅰ期	仅侵及单一淋巴结区域(Ⅰ期),或侵及单一结外器官不伴有淋巴结受累(Ⅰ_E 期)
	Ⅱ期	侵及横膈一侧≥2 个淋巴结区域(Ⅱ期),可伴有同侧淋巴结引流区域的局限性结外器官受累(Ⅱ_E 期)
	Ⅱ期伴大包块	包块最大直径≥7.5 cm
进展期	Ⅲ期	侵及横膈肌上下淋巴结区域,或横膈以上淋巴结区受侵伴脾受侵(Ⅲ_S 期)
	Ⅳ期	侵及淋巴结引流区域外的结外器官

【治疗要点】

1. 化疗

(1)霍奇金淋巴瘤:HL虽然是起源于淋巴造血组织的恶性肿瘤,但随着近代放射学及多种联合化疗方案的出现,使得HL由不治之症成为可治愈性的疾病。因此以化疗、放疗相结合的综合治疗是HL治疗的基本原则。根据中国临床肿瘤学会(CSCO)常见恶性肿瘤诊疗指南2023制定化疗方案,见表6-6-3。

(2)非霍奇金淋巴瘤:NHL对放疗、化疗均高度敏感,NHL的治疗中,化疗联合放疗也成为主要治疗策略。根据中国临床肿瘤学会(CSCO)常见恶性肿瘤诊疗指南2023制定化疗方案,见表6-6-4。

表6-6-3　霍奇金淋巴瘤常用化疗方案(ABVD,每周期28 d)

药物	剂量/(mg/m²)	方法	用药时间
阿霉素	25	静脉注射	d1,d15
博来霉素	10	静脉注射	d1,d15
长春花碱	6	静脉注射	d1,d15
达卡巴嗪	375	静脉注射	d1,d15

表6-6-4　非霍奇金淋巴瘤常用化疗方案

方案	药物	剂量	方法	用药时间	每周期天数
R-CHOP	利妥昔单抗	375 mg/m²	静脉注射	d1	21
	环磷酰胺	750 mg/m²	静脉注射	d1	
	阿霉素	50 mg/m²	静脉注射	d1	
	长春新碱	1.4 mg/m²(总量≤2 mg)	静脉注射	d1	
	泼尼松	100	口服	d1~d5	
CHOP	环磷酰胺	750 mg/m²	静脉注射	d1	21
	阿霉素	50 mg/m²	静脉注射	d1	
	长春新碱	1.4 mg/m²(总量≤2 mg)	静脉注射	d1	
	泼尼松	100 mg	口服	d1~d5	

2. 免疫治疗　免疫检查点抑制剂(immune checkpoint inhibitor,ICI)包括PD-1/PD-L1单抗和细胞毒性T淋巴细胞相关抗原4(CTLA-4)单抗。目前仅有PD-1单抗获批用于自体造血干细胞移植失败(ASCT)或≥二线系统化疗失败的经典型霍奇金淋巴瘤(CHL)和纵隔大B细胞淋巴瘤(PMBL)。其他ICI(PD-L1单抗及CTLA-4单抗)在淋巴瘤中的应用、PD-1单抗适应证的扩展等都处于探索阶段。根据中国临床肿瘤学会(CSCO)常见恶性肿瘤诊疗指南2023制定免疫治疗方案,见表6-6-5。

3. 放疗　HL对射线敏感,因此放疗在HL中也起着重要作用。HL根治剂量在45 Gy/(5~6)

周;预防计量(20~40)Gy/(4~5)周。可以分为:①受累野照射;②次全淋巴结照射;③全淋巴结照射;④全身照射(图6-6-3)。早期放疗的原则是在保证肿瘤控制的前提下尽可能减少正常组织的损伤;巩固放疗一般适用于化疗后部分缓解和具有纵隔巨大肿块(直径≥5 cm)的患者,特别是组织学亚型为结节硬化型。

表6-6-5　淋巴瘤免疫治疗方案

淋巴瘤亚型	适应证	Ⅰ级推荐	Ⅱ级推荐	Ⅲ级推荐
复发/难治的经典型霍奇金淋巴瘤(CHL)	自体造血干细胞移植(ASCT)失败;≥二线系统化疗失败	信迪利单抗 卡瑞利单抗 替雷利珠单抗 赛帕利单抗 派安普利单抗 (2B类)	纳武利尤单抗 帕博利珠单抗(3类)	卡瑞丽珠单抗+地西他滨(3类)
复发/难治的纵隔大B细胞淋巴瘤(PMBL)	ASCT失败;≥二线化疗失败		帕博利珠单抗(3类)	纳武利尤单抗联合维布妥西单抗(3类)
复发/难治的结外NK/T细胞淋巴瘤	含天冬酰胺酶的化疗失败		信迪利单抗 帕博利珠单抗 (3类)	

惰性B细胞淋巴瘤,Ⅰ期、Ⅱ期非巨块病变的1、2级滤泡性淋巴瘤患者以放疗为主,Ⅲ期、Ⅳ期患者以美罗华加联合化疗为主;Ⅰ期、Ⅱ期非巨块型侵袭性淋巴瘤患者采用R-CHOP方案化疗联合受累淋巴区放疗;Ⅰ期、鼻腔NK/T细胞淋巴瘤病变局限鼻腔的患者首选放疗,超出鼻腔的患者行放疗联合化疗的综合治疗等;NHL的根治剂量在(45~55)Gy/(4~5)周;预防剂量(30~40)Gy/(4~5)周。

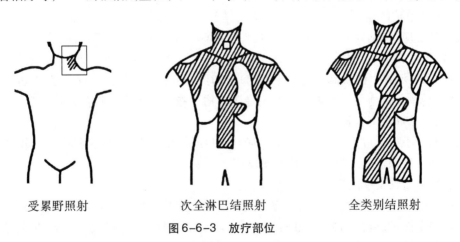

受累野照射　　　　　次全淋巴结照射　　　　　全类别结照射

图6-6-3　放疗部位

4. 造血干细胞移植　造血干细胞移植(hematopoietic stem cell transplantation,HSCT)在淋巴瘤治疗中仍居重要地位。骨髓或造血干细胞移植的选择受疾病因素、患者相关因素的影响,如年龄≤55岁、脏器功能正常的患者或经4个疗程CHOP方案后淋巴结缩小超过3/4者,可考虑综合治疗后

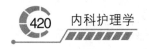

行骨髓、外周血造血干细胞移植,以获取长期缓解及无病生存。

5.其他 治疗包括生物治疗等。

【护理评估】

1.健康史 评估患者是否有病毒感染史;评估患者是否患有自身免疫性疾病如系统性红斑狼疮;评估是否接触杀虫剂、染发剂、放射线照射经历。

2.身体状况 评估患者是否有持续性或周期性发热;评估患者盗汗、疲乏及消瘦情况;评估患者化疗后心血管系统、消化系统、生命体征情况;评估患者化疗疗程,了解药物累计量;评估患者因治疗引起的皮肤黏膜改变情况。

3.心理-社会状况 患者患病后心理负担重,及时评估患者心理活动,要抓住时机给患者进行心理疏导,尽量排除患者的悲观情绪。

【主要护理诊断/问题】

1.体温过高 与 HL 的症状和(或)机体抵抗力下降合并感染有关。

2.潜在并发症 化疗药物不良反应。

3.有皮肤完整性受损的危险 与抗肿瘤药物、放疗引起局部皮肤损伤有关。

【护理措施】

1.体温过高 参见本章第二节中"发热"的护理措施。

2.潜在并发症

(1)观察蒽环类药物的心脏毒性:护理措施见本章第五节急性白血病"心脏毒性防护"的护理。

(2)观察肝功能损害:环磷酰胺、顺铂、甲氨蝶呤、氟尿嘧啶等细胞毒性化疗药物均可能造成不同程度的药物性肝脏损伤。其根据病程可分为急性、慢性肝损伤,主要表现血清酶变化。因此,使用抗肿瘤药物前应评估患者的肝功能,用药期间密切监测其肝功能,化疗后仍需随访监测。

(3)观察肺损伤:有研究指出,与某些单抗相比,蒽环类药物如多柔比星、脂质体多柔比星造成的肺毒性较低,发生率为 2%。当脂质体多柔比星与单抗类药物联用时,需密切观察患者的血常规及肺部情况,避免发生肺损伤。目前,多数肺损伤对症处理可以治愈。

(4)利妥昔单抗的输注反应:利妥昔单抗商品名为美罗华,它是一种人鼠嵌合型单克隆抗体,故较常出现输注反应,包括发热、恶心、寒战、瘙痒、荨麻疹、支气管痉挛、低血压、高血压、心律失常、关节痛等,通常发生在第一次开始输注后 30 min～2 h。因此使用美罗华前 30 min 应给予常规抗过敏处理,并控制药物滴速。静脉滴注过程中可出现暂时性低血压,输注该药前 12 h 和过程中应停止抗高血压治疗(特别是高血压患者须暂停使用降压药物),指导患者用药期间及结束后卧床休息,起身动作应缓慢,并做好跌倒宣教。

免疫抑制剂不良反应管理:由于免疫检查点抑制剂作用于机体的免疫系统,其相关的毒性包括免疫相关不良事件和输注反应,也包括脱靶反应。

3.有皮肤完整性受损的危险

(1)卡瑞利珠单抗用药后会出现反应性皮肤毛细血管增生症,其发生率可达 66.8%,易摩擦的部位要使用纱布保护,避免出血,防止抓挠,可采取局部治疗措施,并发感染者还应给予抗感染治疗。多数皮肤毒性可以通过适当干预而不影响免疫抑制剂的继续使用。如果发生 4 级皮肤毒性,应该永久终止使用免疫抑制剂。

(2)放射性皮炎:放射性皮炎是肿瘤放疗最常见的并发症之一,约 95% 的患者出现不同程度的皮肤损伤。因此,密切观察放疗患者的皮肤反应及积极预防和管理至关重要。定期评估并记录放疗后患者局部皮肤放射性皮炎的表现及分级,根据皮肤破损面积、渗液量选择合适的敷料,使用非黏性/低黏性敷料增加患者的舒适度。对于头颈部放疗的患者,应指导其张口锻炼。口咽部出现症状的患者可使用漱口水、金因肽、雾化等干预减轻局部症状。

【健康指导】

1. 出院知识宣教　缓解期或全部疗程结束后,患者仍应保证充分休息、睡眠,适当参与室外锻炼,如八段锦、散步、体操、慢跑等,以提高机体免疫力。注意个人卫生,皮肤瘙痒者避免抓搔,以免皮肤破溃。

2. 心理指导　耐心与患者及家属交谈,了解患者对本病的知识和对患病、未来生活的看法,给予适当的解释,鼓励患者积极接受和配合治疗;家属要充分理解患者的痛苦和心情,注意言行,不要推诿、埋怨,要营造轻松的环境,以解除患者的紧张和不安,保持心情舒畅。

3. 用药指导与病情监测　向患者说明近年来由于治疗方法的改进,淋巴瘤缓解率已大大提高,应坚持定期巩固强化治疗。出院后严格遵医嘱服用药物,不可自行减量或者调整,定期复查血常规,学会自我监测体温,若有身体不适,应及早就诊。

（彭美芳）

第七节　多发性骨髓瘤

多发性骨髓瘤(multiple myeloma,MM)是一种克隆浆细胞异常增殖的恶性疾病。骨髓中有大量的异常浆细胞(或称骨髓瘤细胞)克隆增生,骨质被破坏和异常免疫球蛋白大量生成,导致体内多器官损害,尿中出现本周蛋白,引起肾功能的损害,具有贫血、高钙血、感染及免疫功能异常等临床表现。WHO最新数据显示,多发性骨髓瘤新发病和死亡总数分别占全球癌症的0.9%、1.2%。多发性骨髓瘤约占美国所有癌症的1.8%,血液系统恶性肿瘤的18%;在我国,多发性骨髓瘤是第2位常见的血液系统恶性肿瘤,仅次于淋巴瘤,多发于65~74岁老年人群,且目前仍无法治愈。

【病因与发病机制】

病因不明,可能与病毒感染(人类疱疹病毒8型)、电离辐射、接触工业或农业毒物、慢性抗原刺激及遗传因素等多种因素有关。淋巴因子中白细胞介素6(IL-6)为中心的细胞因子网络失调可引起骨髓瘤细胞增生。现认为骨髓瘤疾病的形成和恶化与IL-6作为MM细胞非常重要的生长因子密切相关。

【病理生理】

多发性骨髓瘤最常见侵犯骨骼,病变骨的骨小梁破坏,骨髓腔内为灰白色瘤组织所充塞。骨皮质变薄或被腐蚀破坏,骨质变得软而脆,可用刀切开。瘤组织切面呈灰白色胶样,若有出血则呈暗红色。在显微镜下瘤细胞呈弥漫分布,间质量少,由纤细的纤维组织及薄壁血管组成。小部分肿瘤可有丰富的网状纤维。瘤细胞是不同分化程度的浆细胞,分化好者酷似正常成熟浆细胞;分化差者类似组织细胞,胞体较大,外形不规则,胞质蓝染,核旁空晕不明显,核大且染色质细致,含1~2个核仁。

【临床表现】

多发性骨髓瘤是恶性克隆性浆细胞病。多发性骨髓瘤起病缓慢,早期无症状,易出现误诊。

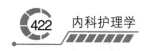

MM 的临床表现多样,常见有骨痛、贫血、感染、肾脏损害、神经症状、淀粉样变等骨髓瘤相关器官功能损伤的表现。

1. **骨痛和病理性骨折** 骨痛和病理性骨折常为多发性骨髓瘤的首发症状,约 2/3 的患者因骨痛、骨骼变形和病理骨折而就诊。早期表现为轻度、间断性的疼痛,骨痛程度轻重不一。骨痛部位以腰背部最多见,其次为胸骨、肋骨,四肢长骨。当骨痛加剧常提示发生了病理性骨折。

2. **贫血、出血倾向** 贫血是本病的常见表现,初诊患者发生率达 70%。随着病情进展,几乎所有患者均可出现贫血,晚期以重度贫血多见。

3. **感染** 反复发生感染是多发性骨髓瘤严重并发症之一,也是死亡的主要原因之一。感染部位以呼吸道最常见,其次为泌尿道或消化道,其中金黄色葡萄球菌是主要致病菌。严重时可导致败血症,危及生命。

4. **肾脏损害** 是多发性骨髓瘤常见而有特征性的临床表现。肾衰竭是多发性骨髓瘤主要致死原因之一。

5. **高黏滞综合征** 是多发性骨髓瘤少见的特殊临床表现,可出现神经系统症状(如头晕、头痛、记忆力减退等)、出血症状(如鼻出血、皮肤紫癜)、充血性心力衰竭等。

6. **高钙血症和高尿酸血症** 高钙血症是多发性骨髓瘤的急症之一,可引起头痛、烦躁、烦渴、厌食、呕吐、多尿、便秘、神志模糊等,重者可致心律失常,甚至死亡。

7. **淀粉样变性** 淀粉样物质为免疫球蛋白轻链的 N 端片段,称 AL 淀粉样蛋白。

8. **神经系统损害** 是多发性骨髓瘤患者的初发症状,也可在整个病程出现。

【诊断标准及实验室检查】

1. **诊断标准** 多发性骨髓瘤的诊断依据临床表现、细胞学检查及实验室检查。现参照 2022 年版《中国多发性骨髓瘤诊治指南》。

(1)无症状多发性骨髓瘤诊断标准(满足③+①/②):①血清单克隆 M 蛋白≥30 g/L,24 h 尿轻链≥0.5 g;②骨髓单克隆浆细胞比例 10%~59%;③无相关器官及组织的损害(无 SLiM-CRAB 等终末器官损害表现)

(2)有症状多发性骨髓瘤诊断标准(满足①及②,加上③中任何 1 项):①骨髓单克隆浆细胞比例≥10% 和(或)组织活检证明有浆细胞瘤;②血清和(或)尿出现单克隆 M 蛋白;③骨髓瘤引起的相关表现。

2. **实验室检查**

(1)血常规:大多数多发性骨髓瘤患者的血红蛋白和红细胞均会有不同程度的减少,表现为不同程度的贫血,可伴有少数幼粒细胞、幼红细胞。

(2)骨髓象:多发性骨髓瘤患者的原浆、幼浆细胞明显增多,在骨髓内呈弥漫性分布,也可呈斑片状、灶性分布。多发性骨髓瘤是骨髓瘤诊断必不可少的检测方法和早期诊断多发性骨髓瘤的重要依据。

(3)血液生化检查

1)血钙、磷测定:因骨质广泛破坏,约 10% 患者初诊时发生高钙血症。晚期肾功能减退,血磷增高。

2)血清 β_2 微球蛋白(β_2-MG)是 HLA I 类分子的轻链,与疾病的预后、疗效有关。

3)IL-6 和 C 反应蛋白(CRP):骨髓瘤患者的血清 IL-6 和 CRP 呈正相关。

4)其他:红细胞沉降率显著增快。血清 β_2 微球蛋白及血清乳酸脱氢酶活力均高于正常。

(4)影像学检查:主要是骨骼的病理改变,可有 3 种 X 射线表现:①早期为骨质疏松,以脊柱、肋骨和盆骨较为突出;②典型病变为圆形,边缘清楚如凿孔样的多个大小不等的溶骨性改变(图6-7-1),常见于颅骨、盆骨、脊柱、股骨和肱骨;③病理性骨折,CT和MRI可以比X射线提早6个月发现骨骼破坏,特别是对于胸腰椎的MRI检查。

(5)尿和肾功能检查:90%患者有蛋白尿,血清尿素氮和肌酐可增高,将近半数患者在尿中可查出本周蛋白。

(6)细胞遗传学检查:染色体的异常通常为免疫球蛋白重链区基因的重排。

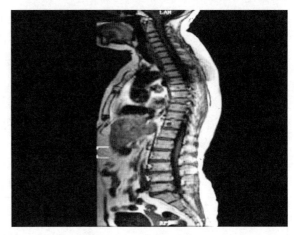

图6-7-1 溶骨性改变

【分型】

依据血清蛋白电泳、免疫电泳及轻链定量方法将多发性骨髓瘤分为 IgG 型、IgA 型、轻链型、IgD 型、IgM 型、IgE 型、非分泌型。此外,根据 M 蛋白的轻链类型分为 k 型、λ 型。

【分期】

2015 年国际骨髓瘤工作组在国际分期系统(ISS)基础上形成修订的国际分期系统(R–ISS)(表6-7-1)。

表6-7-1 2015 年修订的国际分期系统(R-ISS)

分期	R–ISS 的标准	中位无进展生存期(PSF/月)	5 年中位总生存率(OS/%)
I	ISS I 期,且无细胞遗传学异常,乳酸脱氢酶正常	66	82
II	介于 I 期和Ⅲ期之间	42	62
Ⅲ	ISSⅢ期且具有高危 CA 或 LDH 升高	29	40

【治疗要点】

目前,多发性骨髓瘤仍不可治愈,治疗的目标是获取最大程度的缓解,延长无进展生存期,预防并减少并发症,提高患者的生活质量。

1. 支持治疗

(1)镇痛:二膦酸盐有抑制破骨细胞的作用,如使用唑来膦酸钠每月 4 mg 静脉滴注,可缓解疼痛,部分患者出现骨质修复。放射性核素内照射有控制骨损害、减轻疼痛的疗效。

(2)高钙血症:双膦酸盐是治疗多发性骨髓瘤高钙血症的理想选择,首选唑来膦酸。其他药物治疗包括糖皮质激素、降钙素;合并肾功能不全时,可行血液或腹膜透析替代治疗。

(3)肾功能不全:①减少尿酸形成和促进尿酸排泄,应加强水化、利尿,高尿酸血症患者还需口服别嘌醇;②有肾衰竭者,应积极透析;③慎用非甾体抗炎药;④避免使用静脉造影剂;⑤长期使用双膦酸盐的患者需监测肾功能。

(4)控制感染:①存在反复的严重感染时(<400 mg/dL),考虑静脉注射免疫球蛋白;②若使用

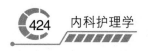

大剂量激素方案,考虑预防卡氏肺孢子菌肺炎及真菌感染;③具有感染高风险的患者,考虑在诊断时进行3个月的抗生素预防,对粒细胞减少的患者可给予G-CSF。

(5)贫血:伴肾衰竭患者可使用促红细胞生成素。

(6)高黏滞血症:可采用血浆置换术。

2.化学治疗　由于骨髓瘤细胞对化疗药物较为敏感,多种药物联合化疗仍是目前多发性骨髓瘤最基本的治疗方法。治疗后患者的中位生存期一般为2～3年。根据《中国多发性骨髓瘤诊治指南》(2020年修订),常用的化疗方案有以下几种(表6-7-2)。

表6-7-2　多发性骨髓瘤常用联合治疗方案

方案	药物
MPT方案	美法兰+泼尼松+沙利度胺
VAD方案	长春新碱+阿霉素+地塞米松
PAD方案	硼替佐米+阿霉素+地塞米松
VTD方案	硼替佐米+地塞米松+沙利度胺
L+DVD方案	来那度胺+长春新碱+脂质体阿霉素+地塞米松
DT-PACE方案	地塞米松+沙利度胺+顺铂+阿霉素+环磷酰胺+依托泊苷

3.放射治疗　主要用于缓解多发性骨髓瘤患者的症状。对正在接受或考虑全身治疗的多发性骨髓瘤患者,应慎行放射治疗;当同时进行全身治疗和姑息放疗时,必须密切观察相关毒性;放疗时,只对放射部位进行照射,以免影响造血干细胞采集或影响后续治疗。

4.造血干细胞移植

(1)自体造血干细胞移植:为多发性骨髓瘤治疗的一大进步,其疗效明显优于常规化疗,目前已被广泛采用。

(2)多发性骨髓瘤移植:治疗经历了自体造血干细胞移植、异基因造血干细胞移植、序贯自体造血干细胞移植等。至今,自体造血干细胞移植仍是新诊断多发性骨髓瘤患者的重要治疗手段,尤其是65岁以下新诊断多发性骨髓瘤患者的首选治疗。

【护理评估】

1.健康史　评估患者有无病毒感染、电离辐射、接触工业或农业毒物等。

2.身体状况　①有无上呼吸道感染、肺炎、泌尿系统感染。②使用疼痛评估量表评估患者有无骨痛,评估其有无骨质疏松。③评估患者肾脏功能及病变情况。④评估患者治疗前一般情况:血常规、用药、患者自理能力等。

3.心理-社会状况　多数患者确诊后会出现焦虑、恐惧、抑郁、悲观等负性情绪。医护人员应与患者及家属进行沟通交流,及时了解患者的心理状况,给予其有针对性的心理安抚。

【主要护理诊断/问题】

1.疼痛:骨骼疼痛　与肿瘤细胞浸润骨骼和骨髓及发生病理性骨折有关。

2.躯体活动障碍　与骨痛、病理性骨折或胸、腰椎破坏压缩,压迫脊髓导致瘫痪等有关。

3.焦虑　与疾病预后差有关。

【护理措施】

1. 疼痛

(1)疼痛评估:采用疼痛评估工具评估患者疼痛的部位、性质、强度及持续的时间等,并做好记录。

(2)缓解疼痛的方法如下。①取舒适的体位:使肌肉放松,增加舒适性,避免过度用力导致骨折。②心理疗法:在专业人员指导下进行正念、冥想、音乐疗法等,分散患者对疼痛的注意力。③用药:规范使用镇痛药,密切观察药物的疗效和不良反应。

2. 躯体活动障碍

(1)活动与生活护理:非脊柱骨折急性期,不建议患者绝对卧床,鼓励其适当活动可防止脱钙,有助于增加骨强度和促进骨重塑。当患者活动受限时,指导其卧硬板床、取舒适体位。卧床期间定时变换体位,适当床上活动。同时,密切观察皮肤的颜色、温度等情况,避免压疮的发生。

(2)饮食护理:进食高热量、高蛋白、富含维生素、易消化的食物,提高机体的抵抗力。每天饮水量2 000~3 000 mL,多摄取粗纤维食物,保持排便通畅,预防便秘。

3. 焦虑　心理-社会支持:MM是一种不可治愈的疾病且预后差,多数患者会出现焦虑、恐惧、抑郁等不良情绪。因此,医护人员给予患者及家属心理安慰与支持,及时耐心地解答患者提出的疑问。同时,让家属配合医务人员对患者进行心理疏导,让患者感受到温暖,使其能积极配合治疗及护理。

【健康指导】

1. 疾病知识指导　因MM患者极易发生病理性骨折,卧床休息应使用硬板床或硬床垫;应避免过度运动或重体力劳动。骨痛时要规范服用止痛药物,严密观察药物的疗效和不良反应。

2. 饮食指导　摄入高热量、高蛋白、高纤维、富含维生素、易消化的食物,饮水量2 000~3 000 mL/d,保持大便通畅。

3. 用药指导　2013年国际骨髓瘤工作组建议:2级周围神经病变及以上伴有疼痛需停药,避免使用肾毒性药物。

4. 病情监测　病情缓解后仍需定期复查与治疗。若活动后出现剧烈疼痛,可能为病理性骨折,应立即就医。注意预防各种感染,一旦出现发热、袜套样末梢神经炎症状等,应及时就医。

(彭美芳)

第八节　骨髓增生异常综合征

骨髓增生异常综合征(myelodysplastic syndromes,MDS)是一组源于造血干细胞的异质性髓系克隆性血液病,具有髓系细胞发育异常的特点(又称病态造血),表现为无效造血、难治性血细胞减少、高风险向急性髓系白血病(AML)转化。在普通人群中,MDS每年的发病率为2~12/10万。在儿童、青少年中罕见,好发于老年人群,中位年龄为70岁。

【病因与发病机制】

1. 原发性MDS　病因仍不明确。通过大量研究证实MDS是源于骨髓造血干/祖细胞的克隆性疾病。

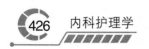

2. 继发性 MDS 与电离辐射、紫外线、高压磁场等物理因素;农药、染发剂等化学因素;与某些抗肿瘤药物如烷化类、多环芳香烃类化合物、环磷酰胺、氮芥类等有关。此外,原发于造血系统肿瘤、肾病、长期接受免疫制剂者也可引起继发性 MDS。治疗后发生的 MDS 称治疗相关性 MDS (therapy-related MDS,t-MDS)。

【临床表现】

患者以 60 岁以上老人居多,儿童 MDS 十分罕见。一般起病比较缓慢,多数患者起病隐匿,可无症状。MDS 伴各类血细胞发育异常:主要与减少的细胞系和减少程度有关。85% 以上的 MDS 患者都有贫血症状,如乏力、疲倦。有不明原因发热,多数为低热,与感染无关。一般无肝、脾、淋巴结肿大,晚期患者除贫血外,还可以并发出血和感染。

【病理生理】

其病理生理学特征是多步骤过程,包括细胞遗传学改变和(或)基因突变,骨髓微环境异常和晚期广泛的基因高甲基化。诊断为 MDS 的中位年龄约为 70 岁,<10% 的患者小于 50 岁。在 MDS 的发病率上没有已知的种族差异,但在亚洲人群中,MDS 往往发生在更小的年龄。多见于低细胞骨髓,少见于孤立的 5q 缺失("5q 综合征")。诊断和病理:MDS 的分子生物学诊断是基于血液和骨髓检查,显示血液细胞减少,通常是高细胞(但有时是低细胞)骨髓伴发育不良,伴有或不伴有过多的芽母细胞。广泛应用的成熟诊断工具是外周血和鉴别血细胞计数、外周血和骨髓涂片的细胞形态学和骨髓细胞遗传学。

【诊断】

1. 诊断标准 2006 年包括美国 NCCN、MDS 国际工作组(IWG)一致通过 MDS 最低诊断标准(表 6-8-1)。其中血细胞减少的标准为:去甲肾上腺素(NE)绝对值 $<1.8 \times 10^9/L$,Hb<100 g/L,PLT<$100 \times 10^9/L$。

表 6-8-1 骨髓增生异常综合征(MDS)的最低诊断标准

MDS 诊断需满足两个必要条件和一个主要标准	
必要条件(两条均须满足)	(1)持续 4 个月一系或多系血细胞减少(如检出原始细胞增多或 MDS 相关细胞遗传学异常,无须等待即可诊断 MDS) (2)排除其他可导致血细胞减少和发育异常的造血及非造血系统疾病
MDS 相关(主要)标准(至少满足 1 条)	(1)发育异常:骨髓涂片中红细胞系、粒细胞系、巨核细胞系发育异常细胞的比例 ≥10% (2)环状铁粒幼红细胞占有核红细胞比例 ≥15%,或 ≥5% 且同时伴有 SF3B1 突变 (3)原始细胞:骨髓涂片原始细胞达 5%~19%(或外周血涂片 2%~19%) (4)常规核型分析或 FISH 检出有 MDS 诊断意义的染色体异常
辅助标准(对于符合必要条件、未达主要标准,存在输血依赖的大细胞性贫血等常见 MDS 临床表现的患者,如符合 ≥2 条辅助标准,诊断为疑似 MDS)	(1)骨髓活检切片的形态学或免疫组化结果支持 MDS 诊断 (2)骨髓细胞的流式细胞术检测发现多个 MDS 相关的表型异常,并提示红系和(或)髓系存在单克隆细胞群 (3)基因测序检出 MDS 相关基因突变,提示存在髓系细胞的克隆群体

2.鉴别诊断 血细胞发育异常的形态改变是 MDS 的基本特征,除 MDS 细胞发育异常表现全血细胞减少外,其他因素或疾病也可出现类似改变,因此需要与 MDS 进行鉴别。

(1)先天性或遗传性血液病:遗传性铁粒幼细胞性贫血、先天性细胞生成异常性贫血、先天性中性粒细胞减少症、先天性角化不良等。

(2)其他累及造血干细胞的疾病:如再生障碍性贫血、原发性骨髓纤维化、急性白血病(尤其低增生性 AML 或 AML-M7)等。

(3)维生素 B_{12} 或叶酸缺乏。

(4)接受细胞毒性药物、细胞因子治疗或接触有血液毒性的化学制品或生物制剂等。

(5)慢性病性贫血(感染、非感染性疾病或肿瘤)、慢性肝病、慢性肾功能不全、病毒感染(如人类免疫缺陷病毒、巨细胞病毒、EB 病毒等)。

(6)自身免疫性血细胞减少、甲状腺功能减退症(简称甲减)或其他甲状腺疾病。

(7)重金属(如砷剂等)中毒、过度饮酒、铜缺乏。

【实验室检查】

1.外周血常规、骨髓象

(1)外周血常规:(≥6 个月)持续性一系或多系血细胞减少,Hb<110 g/L、NE<1.5×10^9/L、PLT<100×10^9/L。

(2)骨髓象:增生程度多在活跃以上,每张骨髓切片上都能看到≥3 个集丛或集簇为幼稚前体细胞异常定位(ALIP)(+)。

(3)病态造血:外周血常规和骨髓象呈现病态造血。

2.细胞遗传学 在 MDS 患者中,40%~60% 存在染色体核型异常,以缺失性居多,其中+8、-5/del(5q)、-7/del(7q)、del(20q)、-Y 最常见。部分患者有两种以上的染色体异常。多数 MDS 患者可检出体细胞性基因突变。

【治疗要点】

1.支持治疗 以提高患者的生活质量为最主要目标,是 IPSS 低危/中危-Ⅰ患者,特别是高龄MDS 患者的主要甚至唯一治疗手段。其包括输血治疗、粒细胞集落刺激因子(G-CSF)、促红细胞生成素(EPO)和去铁治疗。

2.刺激正常残存造血干细胞、祖细胞改善病态造血克隆的造血效率 可使用:免疫抑制剂;免疫调节剂如雷利度胺;雄激素如司坦唑醇、十一酸睾酮等。

3.诱导分化治疗 其作用机制为刺激 MDS 异常造血克隆转变为正常克隆及促进异常克隆的各阶段幼稚细胞进一步分化为成熟细胞。

4.去甲基化药物 常用药物包括 5-阿扎胞苷(AZA)和 5-阿扎-脱氧胞苷(地西他滨)。AZA推荐用法为 75 mg/(m²·d),连续 7 d 皮下注射,28 d 为 1 个疗程。地西他滨推荐方案为20 mg/(m²·d)×5 d,每 4 周为 1 个疗程,4~6 个疗程后有效可持续使用。

5.联合化疗 对于脏器功能良好的 MDS 患者可考虑使用联合化疗,如蒽环类抗生素联合阿糖胞苷,部分患者能获得一段缓解期。MDS 化疗后骨髓抑制期长,要注意加强支持治疗和隔离保护。

6.异体造血干细胞移植(异体-HSCT) 是目前唯一可治愈 MDS 的方法。异体-HSCT 的适应证:①较高危组患者、年龄<65 岁;②年龄<65 岁、伴严重的血细胞减少、经其他治疗无效或伴不良预后遗传学异常的患者。

【护理评估】

1.健康史 详细询问患者有无明显的发病诱因,是否接触电离辐射、芳香烃化合物、烷化类等物理化学因素。

2.身体状况　评估患者的年龄及有无贫血、出血、反复发生感染、骨痛、肝脾肿大等临床表现。

3.心理-社会状况　MDS 会给患者不论是心理上还是经济上都产生巨大的压力,护士应加强与患者的沟通,耐心解释与疏导,及时了解患者及其家属的需求和忧虑。给予其必要的解释与疏导。

【主要护理诊断/问题】

1.活动无耐力　与贫血、全血细胞减少有关。

2.组织完整性受损　与血小板减少致皮肤、黏膜、内脏出血有关。

3.体温过高　与感染有关

4.有感染的危险　与成熟粒细胞减少有关

【护理措施】

1.活动无耐力　参见本章第三节"贫血"的护理措施。

2.组织完整性受损　参见本章第二节中"出血或出血倾向"的护理措施。

3.体温过高发热　参见本章第二节"血液系统疾病常见症状、体征的评估与护理"的护理措施。

4.有感染的危险　参见本章第三节"再生障碍性贫血"的护理措施。

【健康指导】

1.疾病早期　常仅表现为贫血。自觉症状重时,应卧床休息,指导患者变换体位时动作缓慢,起床活动前注意评估有无眩晕等情况,避免跌倒;加强营养,进食高蛋白、高热量、富含维生素的食物;自觉轻微头晕,无耳鸣、心悸等症状时,可鼓励下床活动。

2.疾病中、晚期　注意预防感染和出血。减少陪伴探视人员,避免有感染的人员进行探视。

3.服药与就诊　服药期间不可擅自减量或停药,定期到血液科专科门诊随访。当出现发热或出血等异常时,应及时就诊。

(彭美芳)

第九节　血液系统常用诊疗技术及护理

一、经外周静脉穿刺的中心静脉导管

经外周静脉穿刺的中心静脉导管(peripherally inserted central renaus,PICC)技术是经外周静脉(贵要静脉、头静脉、肘正中静脉、肱静脉等)穿刺置入,将导管尖端定位于上腔静脉与右心房的上壁交界连接点。因药物可通过中心静脉导管直接输入速度较快及流量较高的中心静脉,能够减轻高渗性或刺激性的药物对血管壁的损伤及反复穿刺给患者带来的痛苦,且导管置入可由获取 PICC 置管证的护士独立操作,简单、安全、留置时间长,被广泛应用于化疗、肠外营养支持或抗菌治疗等需要中长期接受输液治疗的患者。

1.适应证

(1)输注发疱性或强刺激性的药物,如化疗药;需要输注 pH<5.0 或 pH>9.0 的药物。

(2)需要肠外营养(除短期治疗以脂质为主的肠外营养,渗透性<800 mOsm/L 的药物或溶液之外)。

（3）需要长期或反复输血或血制品或采血。

（4）需要血流动力学监测。

（5）外周静脉通路建立困难。

（6）家庭、社区长期需要输液治疗的患者。

2. 禁忌证　没有绝对禁忌证。但患者有以下情况时，请医务人员根据患者的情况慎重使用。

（1）患者身体不能承受插管操作。如凝血机制障碍、免疫抑制者慎用。

（2）已知或怀疑患者对导管所含成分过敏者。

（3）既往在预定插管部位有放疗治疗史。

（4）既往在预定插管部位有静脉炎、静脉血栓形成史，置管侧肢体（导管路径）手术史。

（5）上腔静脉压迫综合征（导致静脉管腔完全压迫者）。

（6）乳腺癌术后患侧（特别是有水肿史者）。

（7）置管侧锁骨下静脉穿刺史、置入心脏起搏器。

3. PICC置管流程　详见图6-9-1。

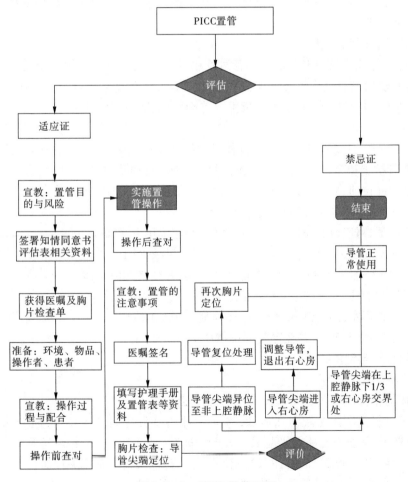

图6-9-1　PICC置管流程

4. 评估要点

（1）核对置管医嘱、胸片单、检查报告，确认已签署置管知情同意书。

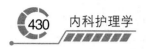

（2）患者评估

1）是否有置管禁忌证。

2）穿刺血管的选择应选择血管管腔较大、静脉瓣较少、血流速度较快的血管。首选贵要静脉，其他可选择的静脉有肱静脉、头静脉、肘正中静脉。①贵要静脉：穿刺的首选静脉。该静脉直、粗，静脉瓣较少，是导管置入最直、最短的路径，利于置管的顺利完成，减少机械性静脉炎的发生。②肱静脉：该静脉位置较深，固定，粗、直，肉眼看不见，穿刺时容易损伤动脉和正中神经。③头静脉：头静脉位置相对表浅，但头静脉管腔由下而上逐渐变细，分支多，静脉瓣相对较多，不利于导管顺利通过，在置管过程中易损伤血管内膜，增加机械性静脉炎的发生。④肘正中静脉：该血管粗、直，但个体差异较大，静脉瓣较多，血管分支多，易汇入小血管及腋下血管。

（3）环境的评估

1）置管室的各个角落应整洁，无积灰或明显的污渍、血渍。

2）置管床、办公桌、门把手、橱柜、电脑键盘、皂液器、水槽、水龙头、地板及各类仪器设备等物体表面应定期使用消毒液擦拭消毒。

3）使用的消毒液及浓度要求应符合《医疗机构消毒技术规范》（WS/T 367—2012）的相关要求。

（4）操作者的要求

1）佩戴一次性帽子和口罩。

2）中心静脉导管置管前的手卫生和置管过程中的严格无菌技术是预防感染的关键措施，操作者手有明显污渍、灰尘或有机物污染时，应先用皂液和流动水清洗后，再用含酒精的快速手消毒液。

3）操作者禁止涂抹指甲油、佩戴人工指甲及首饰，以免增加感染风险。

5. 注意事项

（1）有PICC置管证书的护士方可进行操作，任意一名PICC专业护士置管穿刺的尝试应≤2次，否则应及时更换置管护士和穿刺血管，以免增加患者不必要的疼痛及因穿刺过多而影响后续的置管。

（2）触摸置管部位前、后，以及插入、重置、触碰导管前、后，均应严格执行手卫生程序，手卫生可使用皂液和流动水，或者用含酒精的快速手消毒液。

（3）置管部位消毒处理后，不应再触摸该部位，除非采用无菌操作。

（4）消毒剂并不能杀灭皮肤上所有的微生物，应尽量减少触摸消毒后置管部位皮肤。

（5）在PICC置入过程中，必须佩戴无粉无菌手套，并严格无菌操作。

（6）置管过程中的任何一步违反无菌操作原则，都必须停止操作。

（7）穿刺时注意观察计划穿刺部位的周围血管、动脉和神经的位置。如果穿刺到动脉，立刻停止操作，撤出针头，松开止血带，并在穿刺部位按压10 min以上。

6. 置管术后维护与健康指导

（1）置管当天健康教育

1）置管后用拇指按压穿刺点20 min以减少穿刺点出血。

2）置管当天置管侧肢体勿做剧烈运动，24 h后开始每日行握球运动：将握力球用手掌完全握住，各手指用力握球，握至自己所能承受最大握力为标准，坚持5 s，再放松。每天早、中、晚分3次完成握球运动，每次握25～30下，同时注意补充足够的水分以预防导管相关性血栓。

3）置管后24 h需更换无菌透明敷贴，观察局部出血的情况。

4）胸片确定PICC尖端位置正确后方可进行化疗。

（2）置管术后维护

1）《静脉治疗护理技术操作规范》（WS/T 433—2013）及美国输液护士协会2021年发布的《输

液治疗实践标准》均要求：PICC 在治疗间歇期间应至少每 7 d 维护 1 次。PICC 维护包括皮肤消毒、更换无菌透明敷贴及接头、冲封管。

2）日常观察：①每日观察穿刺部位有无发红、疼痛、肿胀、潮湿、渗漏等异常。②每日检查无菌透明敷贴，如无菌透明敷贴出现卷曲、松动、潮湿时请及时到正规医院处理。③每天检查外露导管的长度及完整性，定期测量上臂臂围和体温。

3）活动要求：①置管期间每日需行握球运动。②不影响一般性日常工作、家务劳动、轻度运动。置管侧肢体不应提举超过 5 kg 的重物，置管侧肢体肩关节禁止大幅度甩手或向上伸展的动作、禁止做引体向上、托举哑铃、打球、游泳、抱小孩等活动度较大的体育锻炼。

4）日常保护：置管期间可以淋浴，但应避免盆浴、泡澡、游泳等。淋浴前请用塑料保鲜膜、专用防水袖套或小毛巾在肘弯处缠绕 2~3 圈，并用胶布贴紧，防止淋浴时无菌透明敷贴边缘进水，出现潮湿及时返院更换。

5）特殊情况处理：如出现以下情况及时到正规医院处理。①穿刺点周围皮肤或切口出现红肿热痛并伴有脓性分泌物；②无菌透明敷贴潮湿、进水、松脱时；③导管维护冲管后 1~2 h 出现寒战、发冷并伴有体温升高时；④上臂臂围增加>2 cm，置管侧的肢体、穿刺侧肩部或颈部或锁骨下区域出现肿胀或疼痛；⑤导管断裂或破损，在导管断裂处上方或靠近穿刺点处将导管折起，并用胶布固定，并将断裂部分一同带回医院；⑥如发现导管外露部分回血，要及时到医院处理。

6）其他注意事项：①避免在置管侧上臂使用袖带式血压计测量血压。②行 CT、MRI 检查需注入造影剂时，禁止从 PICC 导管处注入（耐高压导管除外），否则导管会破裂/断裂。③维护本需妥善保管，每次返院维护时需带上。

二、完全植入式静脉输液港技术

完全植入式静脉输液港（totally implantable access port，TIVAP）为一种埋藏于皮下组织中的植入式、可长期留置的中心静脉通路装置，简称静脉输液港（PORT）。其由供穿刺的输液港底座和导管两部分组成，前者是静脉导管和外界相连通的装置。对于在相当长一个时期内需要重复进行化疗、输血、静脉营养支持及血样采集的患者来说，静脉输液港是目前公认的一种安全、有效的方法。静脉输液港的出现与应用是静脉通路装置建立史上的一座里程碑，标志着中长期的静脉通路建立手段进入一个发达而且成熟的时期，给需要中长期输液的患者如癌症患者带来生活质量的显著改善，还提高了静脉通路的安全性，降低了反复建立静脉通路带来的不适与焦虑。

目前常用的置港部位为胸壁（胸壁港）和上臂（上臂港）。胸壁港港体放置于胸大肌浅筋膜层，静脉入路主要选择有颈内静脉、锁骨下静脉、腋静脉第 3 段等。上臂港港体置于上臂偏内侧，静脉入路主要选择有贵要静脉、腋静脉第 1 段、肱静脉等，且应避免在接受过腋窝淋巴结清扫术的上肢置管。对于上腔静脉阻塞或颈、胸部不适合制作囊袋的患者，可考虑选择下肢静脉（如股静脉）作为入路，导管末端不应放置于双侧髂总静脉汇合水平及以下（血栓、纤维蛋白鞘发生率高），建议放置于肾静脉开口水平以上。

（一）静脉输液港优缺点

1.优点

（1）避免长期反复静脉穿刺和药液外渗损伤外周血管，减轻患者痛苦。

（2）提高患者生活质量，不影响正常的工作、生活及日常活动，且静脉输液港埋植于皮下，不易被外人注意，对心理状态影响较小。

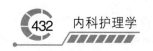

（3）静脉输液港埋植于皮下，平时与外界不相通，较非完全植入式导管的感染发生风险低。

（4）治疗间歇期无需频繁维护，对胶布敷料过敏患者是一种更理想的选择。

（5）使用期限长，静脉输液港可承受蝶翼针穿刺1 000次左右。

2.缺点

（1）需由经过培训的医生进行置管和拔管。

（2）拔管时需要再进行一次手术。

（3）静脉输液港功能发生异常时纠正手段更复杂、困难。

（4）价格比传统的中心静脉导管（CVC）、PICC贵。

（5）无损伤蝶翼针使用期限不超过7 d，每次穿刺时患者有轻微的疼痛感。

（6）随着使用时间的延长，沉积物（如血凝块、药物的沉淀物等）可能会堆积在输液港储药池内，降低输注速度。

（7）使用经外周静脉置入的输液港（上臂港）血压监测需在对侧肢体进行。

（8）导管有从输液港底座处断开、移位的风险。

（二）适应证

同PICC技术。

（三）禁忌证

静脉输液港无绝对禁忌证，其相对禁忌证如下。

1.有严重出血倾向（凝血功能异常或凝血因子缺乏）。

2.患菌血症或易导致菌血症的感染性疾病，如肺炎、肾盂肾炎、胆管炎等。

3.穿刺部位与健肺同侧（存在发生致命气胸或血胸的风险）。

4.穿刺部位存在异常的静脉血液回流，如上腔静脉综合征、穿刺部位血栓等。

5.穿刺部位有感染性病灶、开放性伤口、放疗史、颈部或上纵隔肿物。

6.已知对静脉输液港或导管材质过敏。

（四）输液港维护要点

1.观察静脉输液港植入侧肩部、颈部及同侧上肢是否出现水肿，上臂港需测量臂围，询问患者有无肢体麻木、疼痛等症状。

2.观察静脉输液港植入侧胸部及港座周围皮肤有无肿胀、渗血、血肿、感染、破溃、过敏等症状。

3.评估底座的位置及皮下组织的厚度，根据输注液体情况及皮下组织厚度，正确选择无损伤针的型号。

4.触摸底座位置，若发现异常如底座翻转时勿随意调整，及时通知医生处理。

5.询问患者有无发冷、寒战等不适。

（五）健康指导及注意事项

1.置入前

（1）告知患者及家属输液港置入的目的，主要为患者提供一条长期静脉治疗的安全通路，可以提高患者的生活质量。

（2）讲解输液港的相关知识，如适应证、禁忌证、优缺点、费用等，植入过程、日常维护及可能出现的并发症，并签署知情同意书。

（3）介绍使用过静脉输液港的患者，让他们相互沟通，消除患者的紧张和顾虑。

（4）讲解术中注意事项，告知患者穿刺过程中放松双肩、避免咳嗽、说话，置管侧上肢制动。

2. 置入后

（1）输液港置入术毕，观察患者生命体征，底座处及穿刺处有无渗血、渗液及血肿，询问患者有无胸闷、肢体麻木和疼痛等不适，如有异常及时与医务人员联系。

（2）嘱患者 24 h 内，置港侧上肢适当减少活动，注意不要挤压、撞击底座，保持局部皮肤干燥、清洁，避免底座皮肤处受到过度摩擦。

（3）为患者提供导管维护手册，使其了解静脉输液港的基本知识、使用步骤及注意事项等，如有疑问可随时咨询专业医护人员。

（4）告知患者用药结束出院前，一定要拔除无损伤蝶翼针，置港处伤口未拆线前注意伤口情况，待伤口愈合后方可湿水，沐浴时底座周围皮肤不可用力搓擦。

（5）输液时注意事项

1）必须使用无损伤蝶翼针穿刺输液港，冲管及封管时必须使用 10 mL 以上注射器。

2）告知患者无损伤针穿刺后，注意保护穿刺处，不可碰撞，上肢不能做剧烈的外展活动及扩胸运动，以防针头在穿刺隔内摆动，对穿刺隔造成损伤，严重者可造成针头脱出。带针期间保持敷料干净、整洁、完整。

3）无损伤针仅可使用 7 d，如 7 d 后需要继续使用，应更换无损伤针重新穿刺。拔除无损伤针后，局部覆盖无菌敷料，24～48 h 后去除，2～3 d 后方可湿水。

4）输液过程中如出现以下情况，请及时通知护士：输液速度发生变化；底座周围软组织有肿胀、烧灼感、疼痛、麻木、瘙痒等不适；无菌透明敷料潮湿、破损、卷边等。

3. 出院后

（1）出院后每 4 周进行 1 次导管维护，维护时随身携带导管维护手册，以便操作者了解静脉输液港置入及使用、维护信息。导管维护需由经过专业培训的人员进行。

（2）肩、颈部及同侧上肢出现水肿或疼痛等症状时，及时返院检查。

（3）注意保护和观察底座周围皮肤情况，保持皮肤清洁、干燥，避免置港处皮肤受力摩擦，若出现红、肿、热、痛则表明皮下有感染或渗漏，应立即返院就诊。

（4）避免置港侧上肢做剧烈外展动作，如打篮球、打羽毛球、用搓板洗衣物、引体向上、托举哑铃，提≥5 kg 物品等，但不影响日常活动。

（5）肿瘤患者由于化疗会引起白细胞减少，从而使患者免疫力下降，容易发生导管相关性感染，应尽量避免到人群聚集的地方。

（6）进行 CT 或 MRI 检查时，不可使用高压注射泵注射造影剂或强行冲洗导管（耐高压静脉输液港除外）。乳腺钼靶检查时，告知检查人员静脉输液港置入部位，以免挤压底座和导管，引起损伤。

（7）手臂港患者置管侧上肢功能锻炼方法及注意事项同 PICC。

三、造血干细胞移植

造血干细胞移植（hematopoietic stem cell trans-plantation，HSCT）是经大剂量放疗、化疗和免疫抑制预处理，清除受体体内的肿瘤细胞或异常克隆细胞，阻断发病机制，然后把正常自体或异体的造血十细胞输注给受体，使受体重建正常造血和免疫功能，而达到治疗目的的一种治疗手段。根据造血细胞取自健康供体还是患者本身，HSCT 分为异体 HSCT 和自体 HSCT。异体 HSCT 又分为异基因移植和同基因移植。后者指遗传基因完全相同的同卵孪生间的移植，供、受者之间不存在移植物被排斥和移植物抗宿主病（graft versus-host disease，GVHD）等问题。移植类型根据造血干细胞的来源、免疫遗传学、供受者的血缘关系进行分类详见表 6-9-1。

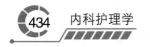

表6-9-1　造血干细胞移植分类

来源	免疫学	血缘关系
骨髓移植(BMT)	自体(autologous)	血缘性(related)
外周血干细胞移植(PBSCT)	同基因(syngeneic)	非血缘性(unrelated)
脐血干细胞移植	异基因(allogeneic)	

(一)适应证

　　患者具体移植时机和类型选择需参照实际病情和治疗指南权衡。目前造血干细胞移植主要应用于恶性血液病、难治性非恶性血液病、重型遗传性血液病及某些实体瘤,详见表6-9-2。

表6-9-2　造血干细胞移植适应证

类别	疾病
血液系统恶性肿瘤	急性髓系白血病,急性淋巴细胞白血病,慢性粒细胞白血病加速期或急变期,霍奇金淋巴瘤,非霍奇金淋巴瘤,多发性骨髓瘤,骨髓增生异常综合征
血液系统非恶性肿瘤	再生障碍性贫血,地中海贫血,无巨核细胞性血小板减少症,镰状细胞贫血,骨髓纤维化,范科尼贫血,重型阵发性睡眠性血红蛋白尿
其他实体瘤	小细胞肺癌,神经母细胞瘤,复发性、抗药性横纹肌肉瘤,乳腺癌、卵巢癌、睾丸癌,肾胚母细胞瘤,复发性骨肉瘤,恶性胚细胞瘤,尤文瘤
其他	严重自身免疫性疾病,基因治疗,造血干细胞移植+器官移植,重症联合免疫缺陷症

(二)方法

　　1. 供体选择

　　(1)自体:HSCT供体是患者本人,患者能承受大剂量放化疗,能动员采集到未被肿瘤细胞污染的足量的造血干细胞。

　　(2)异体:HSCT供体选择的原则是以健康供体与受体的人类白细胞抗原(HLA)配型相合为前提。首选HLA相合同胞,次选HLA相合无血缘供体、HLA部分相合的血缘供体。如存在多个HLA相合供体,则优先选择年轻、男性、健康、巨细胞病毒阴性及ABO血型相合者。脐血移植除了配型,还应确定新生儿无遗传性疾病。

　　2. 供体准备

　　(1)身体准备:根据造血干细胞采集方法及其需要量的不同,可安排供体短期留观或住院,无血缘关系供体采集过程需住院6～7 d。若需采集外周血造血干细胞,为扩增外周血中造血干细胞的数量,常需给予造血生长因子,如粒细胞集落刺激因子(G-CSF)或其他动员剂,皮下注射4 d,在第5天开始用血细胞分离机采集外周血干细胞,采集前2 h皮下注射造血生长因子。若未采集够所需的造血干细胞,则第6天再次采集。

　　(2)心理准备

　　1)心理反应:多数供体担心大量采集骨髓或提取外周血造血干细胞时可能带来的痛苦和出现危险,以及其后对身体健康的影响;主要心理反应有紧张、恐惧和矛盾等。

2)心理疏导:首先要崇尚捐献造血干细胞以拯救他人生命的人道主义行为;结合既往异体供体的健康实例和成功救治的病例,向供体说明造血干细胞捐献过程安全,无严重不良事件报告;每个步骤的操作方法、目的、意义、注意事项与配合要求、可能出现的并发症及其预防和处理的方法等给予必要的解释与指导,以提高异体供体的安全感和信任感,减轻其顾虑。让供体完全自愿地签署知情同意书。

3.造血干细胞的采集

(1)骨髓采集:骨髓中含有充足的造血干细胞,骨髓移植时所采集的骨髓实际上是骨髓和血液的混合产物。采髓要严格无菌操作,以免骨髓采集部位感染或采出的骨髓被污染。一般用硬膜外麻醉即可,尽量避免全身麻醉。先从双侧髂后上棘采髓,如采髓量不足再从髂前上棘采集,采髓总量以受体的体重为依据,采集的骨髓经无菌钢网过滤,去除一些骨髓小颗粒,然后注入血液采集袋中备用。

(2)外周血造血干细胞的采集:外周血造血干细胞含量少,仅为骨髓的1%。外周血造血干细胞是通过血细胞分离机经1~2次采集而获得。采集过程中要注意低血压、低钙血症、枸橼酸盐反应等并发症的预防、观察及处理。对于自体移植者,采集的外周血造血干细胞需冷冻或低温保存,可加入冷冻保护剂10%二甲基亚砜处理后置于-80℃冰箱或-196℃液氮罐中保存,待患者预处理结束后8h复温输注。

(3)脐带血造血干细胞的采集:脐带血中的造血干细胞和免疫细胞均相对不成熟,CBT后GVHD相对少,但因细胞总数少,造血重建速度较慢,对大体重儿童和成人进行CBT尚存在问题。

4.患者预处理　主要目的:①消灭患者体内的异常细胞或肿瘤细胞,最大限度减少复发。②抑制或清除患者免疫系统,防止移植物被排斥。常用方案主要有全身照射、化疗药物和生物制剂。根据预处理的强度,造血干细胞移植可分为传统的清髓性移植和非清髓性移植。后者仅适用于老年患者、体弱或主要脏器功能障碍者,对移植物抗白血病(graft versus leukemia,GVL)敏感或中度敏感的疾病,进展缓慢的恶性病变、非恶性疾病。

5.造血干细胞输注　经静脉将造血干细胞输注入患者体内。具体操作及注意事项见下面护理部分内容。

(三)护理

需对HSCT患者进行全环境保护,即居住在100级无菌层流病房、进无菌饮食、肠道消毒及皮肤消毒。

1.无菌层流病房的准备　无菌层流病房能最大限度地减少移植患者的外源性感染,提高造血干细胞移植成功率。在粒细胞缺乏期间,严重感染主要来自细菌和真菌,将患者置于100级无菌层流病房进行严密的保护性隔离,能有效地减少感染机会。使用前,室内一切物品及其空间均需经严格的清洁、消毒和灭菌处理,并在室内不同空间位置进行空气培养,完全达标后方可允许患者进入。

2.患者进入无菌层流室前的护理

(1)心理准备:接受造血干细胞移植的患者需单独居住于无菌层流病房内半个月至1个月。不但与外界隔离,而且多有较严重的治疗反应,患者极易产生各种负性情绪,如焦虑、恐惧、失望、孤独甚至绝望等。因此,需要帮助患者充分做好治疗前的心理准备。

(2)身体准备:①血液检查,检查心、肺、肝、肾功能及巨细胞病毒,异体移植还需做HLA配型和ABO血型配型。②清除潜在感染灶,进行咽部、体表和肛周细菌培养,如有感染灶,彻底治疗。③肠道及皮肤准备,入室前3d开始服用肠道不易吸收的抗生素,常用小檗碱、庆大霉素、酮康唑、诺氟沙星及新霉素等。入室前1d清洁全身,包括指/趾甲、耳道、口腔及会阴部等,更换无菌衣后由护士带进层流室,进行相关宣教。

3. 造血干细胞输注的护理

(1)骨髓输注的护理:若异体骨髓供受者 ABO 血型不合,要待处理后(如清除骨髓中的红细胞)方可输注,相合可不做特殊处理。输注前悬挂 15 ~ 30 min;给予抗过敏药物,如异丙嗪 25 mg 肌内注射、地塞米松 3 ~ 5 mg 静脉注射应用,呋塞米 20 mg 静脉注射以利尿来预防肺水肿。输注时用输血器由中心静脉导管输入,最后的少量(约 5 mL)骨髓弃去,以防发生脂肪栓塞。输注骨髓过程中,密切观察患者的生命体征和各种反应,如有酱油色尿、腰背痛、皮疹等溶血现象立即停止输入。自体骨髓一般在采集后 72 h 内,患者预处理结束后,在室温下复苏细胞后回输。

(2)外周血造血干细胞输注的护理

1)自体外周血造血干细胞的回输:为减少因冷冻剂或细胞破坏所引起的过敏反应,回输前 15 ~ 20 min 应用抗过敏药;冷冻保存的造血干细胞需经 38.5 ~ 40.0 ℃ 恒温水复苏后立即回输。

2)异体外周血造血干细胞输注:采集后可立即输注。

(3)脐带血造血干细胞输注的护理:脐带血量少,一般为 30 ~ 50 mL,可采用微量泵推注。同时密切关注患者心率变化,随时调整推注速度。

4. 并发症的预防及护理

(1)感染:感染是 HSCT 最常见的并发症之一,也是移植成败的关键。感染率高达 60% ~ 80%。感染可发生于任何部位,病原体可包括各种细菌、真菌与病毒等。感染的观察与护理:患者在停止输液和输血 2 h 后体温仍在 38.5 ℃ 以上时,应首先考虑感染的可能,此时应明确感染部位,采集标本送培养,遵医嘱使用抗生素治疗。

(2)出血:观察有无出血倾向,每天监测血小板计数,必要时遵医嘱输注经 25 Gy 辐照后或白细胞过滤器过滤后的单采血小板。

(3)移植物抗宿主病(GVHD):异体造血干细胞输注后,由供体 T 细胞攻击受者同种异型抗原所致,是移植治疗相关死亡的主要原因之一。GVHD 可分为急性和慢性两类。临床表现类似自身免疫病。护理配合时需注意:①遵医嘱正确应用各种治疗药物,如环孢素、甲氨蝶呤、糖皮质激素等,并要注意对各种药物不良反应的观察;②输注各种血液制品时,必须在常规照射等处理后执行;③密切观察病情变化,如自觉症状、生命体征、皮肤黏膜、大小便性质及其排泄情况,及早发现 GVHD 并配合做好各种救治工作;④严格执行无菌操作。

(4)肝静脉闭塞病:亦称肝窦阻塞综合征,主要因预处理中大剂量的化疗及放疗,肝血管和窦状隙内皮的细胞毒损伤并在局部呈现高凝状态所致。多在移植后 30 d 内发生,尤其是 6 ~ 20 d 时。移植后 2 周内应注意观察患者有无出现体重增加、黄疸、右上腹痛、肝大和腹水等上述改变,并协助医生进行有关检查,如肝功能和凝血功能的检查等。

(5)神经系统并发症:HSCT 后中枢神经系统并发症及周围神经系统并发症发生率分别为 70% 与 29%。前者包括中枢神经系统感染、脑血管病、癫痫发作、代谢性脑病及药物介导的中枢神经系统不良反应等。应密切观察患者的神志,有无意识障碍、头痛、抽搐等表现。

(6)出血性膀胱炎:造血干细胞移植后合并出血性膀胱炎十分常见,主要发病原因有两个:预处理相关毒性和病毒感染。预处理毒性所致的膀胱炎主要发生于移植后 1 ~ 14 d,通常与大剂量的环磷酰胺应用相关,在给予美司钠保护及碱化、水化尿液等处理后,出血性膀胱炎的发生率得以降低。护理时要注意以下几点。①观察尿量、尿色,准确记录出入量。②遵医嘱输注环磷酰胺解毒药。③水化治疗:鼓励患者适量多饮水、24 h 匀速补液。④碱化尿液:遵医嘱输注碳酸氢钠,保护膀胱黏膜。⑤遵医嘱留置导尿:按尿管护理常规进行护理。

四、骨髓穿刺术

骨髓穿刺术是采集骨髓液的一种常用临床诊疗技术,检查内容包括细胞学、原虫和细菌学等几个方面,以协助诊断血液病、传染病和寄生虫病;可了解骨髓造血情况,作为化疗和应用免疫抑制剂的参考。骨髓移植是经骨髓穿刺采集骨髓液。

(一)适应证

协助诊断各种贫血、造血系统肿瘤、血小板或粒细胞减少症、疟疾或黑热病。长期发热,肝、脾、淋巴结肿大,以明确诊断。

(二)禁忌证

血友病等出血性疾病,妊娠晚期慎做,小儿及不合作者不宜做胸骨穿刺。

(三)穿刺过程

1. 穿刺前准备

(1)了解患者病史、药物过敏史、出凝血功能检查结果,向患者解释操作目的、过程及注意事项,以取得患者的配合。

(2)签署骨髓穿刺操作知情同意书。

(3)心理护理:做好健康宣教,消除患者的紧张、恐惧心理。

2. 穿刺方法

(1)选择穿刺部位:髂前上棘穿刺点、髂后上棘穿刺点、胸骨穿刺点、腰椎棘突穿刺点。以髂前上棘穿刺点最为常用。

(2)消毒麻醉:常规消毒皮肤,戴无菌手套,铺无菌孔巾,用2%利多卡因行局部皮肤、皮下及骨膜麻醉。

(3)穿刺抽吸:将骨髓穿刺针固定器固定在一定长度,右手持针向骨面垂直刺入,当针尖接触骨质后则将穿刺针左右旋转,缓缓钻刺骨质,穿刺针进入骨髓腔后,拔出针芯,接上干燥的 5 mL 或 10 mL 注射器,用适当力量抽吸骨髓液0.1~0.2 mL 滴于载玻片上,迅速送检做有核细胞计数、形态学及细胞化学染色检查,如需做骨髓液细菌检查,再抽取 1~2 mL 骨髓液。

(4)拔针:抽吸完毕,重新插入针芯,用无菌纱布置于针孔处,拔出穿刺针,按压 1~2 min,胶布固定纱布。

(四)护理

1. 术前

(1)解释:向患者解释本检查的目的、意义及操作过程,取得患者的配合。

(2)查阅报告单:注意出血及凝血时间。

(3)用物准备:治疗盘、骨髓穿刺包、棉签、2%利多卡因、无菌手套、玻片、无菌敷贴,需做骨髓培养时另备培养基、酒精灯等。

(4)体位准备:根据穿刺部位协助患者采取适宜的体位。①若以髂前上棘做穿刺者取仰卧位。②若以髂后上棘穿刺者取侧卧位或俯卧位。③棘突穿刺点则取坐位,尽量弯腰,头俯屈于胸前使棘突暴露。

2. 术后

(1)解释:向患者说明术后穿刺处疼痛是暂时的,不会对身体有影响。

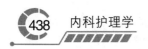

（2）观察：注意观察穿刺处有无出血。如果有渗血，立即换无菌纱布，压迫伤口直至无渗血为止。

（3）保护穿刺处：指导患者48～72 h保持穿刺处皮肤干燥，避免淋浴或盆浴，多卧床休息，避免剧烈活动，防止伤口感染。

五、输血不良反应

输血是将全血或成分血，如血浆、红细胞、白细胞或血小板等，通过静脉输入体内的方法。输血反应是指在输血中或输血后受血者发生的不良反应。一般在输血当时和输血后24 h内发生的反应称立即反应。而输血后几天甚至几个月发生的反应为迟发性反应。按发生的机制分为免疫性反应和非免疫性反应。按所输血液成分的种类，可分为全血、红细胞、血小板和血浆或其他成分引起的不良反应（表6-9-3）。

表6-9-3 输血反应的病因学分类

免疫性反应		非免疫性反应	
表现	原因	表现	原因
溶血反应	红细胞血型不合	高热（休克）	细菌感染
发热反应	血小板、白细胞抗体	充血性心衰	循环过载
过敏反应	IgA抗体	溶血（无症状）	血液物理性破坏
输血后紫癜	血小板抗体	含铁血黄素沉着症	多次输血（100次以上）
移植物抗宿主反应	植入有免疫能力的淋巴细胞	枸橼酸钠中毒	输大量抗凝血
非心源性肺水肿	白细胞，血小板抗体	钾中毒	输大量库存血

（一）常见的输血反应

1.发热反应

（1）由血液或血制品中的致热原引起。

（2）受血者多次输血后，患者血液中产生白细胞和血小板抗体，当再次输血时，这两种不完全抗体易引起发热反应。

（3）患者原有疾病，输血后血液循环改善，病毒扩散而发生发热反应。

（4）快速输入低温的库存血。

（5）没有严格遵守无菌操作原则，造成污染。

2.过敏反应

（1）受血者本身为过敏体质，多次受血而致敏。

（2）输入血液中含致敏物质，如供血者在献血前用过可致敏药物或食物。

（3）多次输血者，体内产生过敏性抗体。

（4）供血者体内的抗体与受血者体内的抗原接触。

3.溶血反应

（1）输入异型血液（ABO血型不合）、变质的血液。

（2）输血前红细胞已变质溶解。

（3）Rh因子所致溶血（少见）。

4.循环负荷过重　与大量输血有关的反应，老年人、婴幼儿、心肺功能不全者及严重贫血患者不能耐受大量输血。

5.**出血倾向** 与短期内大量快速输血有关的反应,血液稀释;库存血中的血小板破坏较多,使凝血因子减少而引起出血。

6.**枸橼酸钠中毒** 与大量输血有关的反应,大量输血随之输入大量枸橼酸钠。

7.**细菌污染** 与采血、储血或输血过程的任何一个环节的灭菌不严格有关。

8.**其他**

(1)空气栓塞。

(2)输血传染病:经输血传播的感染性疾病主要有各型病毒性肝炎、获得性免疫缺陷综合征(AIDS)、巨细胞病毒感染、梅毒感染、疟原虫感染及污染血导致的各种可能的病原微生物感染。

(3)输血相关性移植物抗宿主病。

(4)输血相关的急性肺损伤。

(5)血小板无效输注。

(二)常见输血反应的临床表现与处理

1.**发热反应** 常在输血中或输血后 1~2 h 发生,表现为畏寒、寒战、发热,体温可达 38~40 ℃,可伴有皮肤潮红、头痛、恶心、呕吐等。其处理措施如下。

(1)反应轻者:减慢输血速度。

(2)反应重者:立即停止输血,密切观察生命体征,对症处理,并及时报告医生。

(3)必要时遵医嘱给予解热镇痛药和抗过敏药。

(4)将输血器、剩余血连同储血袋,填写输血不良反应表一并送检。

2.**过敏反应**

(1)监测生命体征变化。

(2)轻者减慢输血速度,抗过敏治疗;中重度过敏反应,停止输血遵医嘱给予皮下注射 0.1% 盐酸肾上腺素。

(3)呼吸困难者吸氧,喉头水肿者需要进行气管切开。

(4)循环衰竭者给予抗休克治疗。

3.**溶血反应** 按发展进展有以下临床表现。

(1)开始阶段:头胀痛、四肢麻木、腰背部剧烈疼痛、恶心、呕吐等。

(2)中间阶段:黄疸和血红蛋白尿(酱油色),同时伴有寒战、高热、呼吸急促和血压下降等症状。

(3)最后阶段:急性肾衰竭,少尿或无尿;高钾血症、酸中毒,严重者导致死亡。

处理措施:①立即停止输血,报告医生。②氧气吸入,建立静脉通道,立即皮下注射 0.1% 盐酸肾上腺素 0.5~1.0 mL。③送验余血、患者血标本和尿标本。④保护肾脏,双侧肾区可以进行热敷或双侧腰封。⑤碱化尿液。⑥密切观察生命体征和尿量,尿色,测定尿血红蛋白;一旦出现尿少,闭尿者,按急性肾衰竭处理。⑦若出现休克症状,应进行抗休克治疗。

4.**循环负荷过重** 输血中或输血后 1 h 内患者突发呼吸困难、咳嗽频繁、咳大量泡沫样或血性泡沫痰、口唇发绀、烦躁不安、四肢湿冷、血压升高等。应立即停止输血,报告医生;给予吸氧并观察患者意识状态及生命体征变化;遵医嘱进行强心、利尿、镇静等治疗措施。

5.**出血倾向** 皮肤、黏膜瘀斑;穿刺部位大块淤血;手术后伤口渗血。应密切观察患者意识状态及生命体征变化;注意皮肤、黏膜或手术伤口有无出血;根据凝血因子缺乏情况补充有关成分,严格掌握输血剂量。

6.**枸橼酸钠中毒** 手足抽搐、心率缓慢,心室颤动,甚至发生心搏骤停。应密切观察患者的反应;输注库存血 1 000 mL 以上时,补充钙离子 1 g 预防发生高血钾。

7. 细菌污染 出现烦躁不安、寒战、高热、四肢疼痛、皮肤潮红、眼结膜充血、呼吸困难、腹痛、呕吐和休克,还可以出现血红蛋白尿和急性肾衰竭。严重反应的典型表现是突然出现高热、寒战和低血压。应立即停止输血,给予静脉输液;及时采取抗感染治疗;抗休克治疗,防止 DIC,防止发生急性肾功能衰竭,将未输注完的库血送检。

8. 输血相关性移植物抗宿主病 去除白细胞的输血和输血前对血制品进行放射性核素照射可预防;治疗可用糖皮质激素、环孢素、抗胸腺球蛋白等免疫抑制剂,但大多数疗效不佳。

9. 输血相关性急性肺损伤 立即停止输血,面罩吸氧或机械通气;应用类固醇激素;检测中心静脉压和肺毛细血管楔压。

(三)健康指导

1. 告知患者或家属输血的目的和方法 有针对性地告诉患者静脉输血是为纠正急、慢性贫血的一种有效的治疗措施,输血有严格的指征,除非必需,是不能随便输血治疗的。输血前告知患者血型结果,以配合医护人员做好输血前的血型核对。

2. 心理指导 安慰指导患者安心接受治疗,事先向患者简要说明不同的血液成分输注时有不同的方法,使之理解,避免产生疑虑。向患者讲明输血反应的表现及有效的处理方法,输血治疗中有可能出现一些不良反应,一旦感觉不适立即报告医护人员,经及时处理后,对健康不会造成严重影响,从而消除顾虑。

3. 治疗操作配合指导 输血前患者要排空大、小便,静脉穿刺前应进行评估,选择合适的输注通路。输血应遵循先慢后快的原则,根据输注血制品种类的不同调节滴速,患者不可随意调节,以防引起循环负荷过重合并症。输注过程中患者如感觉不适应立即报告医护人员,以便及时得到相应的处理。

4. 治疗后指导 输血静脉穿刺针眼部位覆盖输液胶贴,保持清洁、干燥,防止打湿污染,24 h 后可撤去。因有些输血不良反应为迟发反应,故应告诉患者有不适应及时报告。

（彭美芳）

► 本章小结 ◄

本章主要介绍了血液系统的结构与功能,血液系统疾病患者常见症状的护理、各类血液系统疾病的病因、临床表现、主要的护理诊断及措施,血液系统常见诊疗技术及护理等,其中出血的预防与护理,输血或输注血浆制品的护理,各类贫血的临床表现、血常规特点及护理,各类出血性疾病的临床特点、用药护理,白血病的分类、临床表现、相关并发症和护理,淋巴瘤的分类分期、临床表现和护理,多发性骨髓瘤的疼痛和躯体活动管理,PICC 和输液港的维护及护理,造血干细胞移植前中后的护理重点及并发症的处理,骨髓穿刺术的护理是本章的重点。

自测题

参考答案

学习目标

1. **知识目标**　①掌握内分泌系统与代谢性疾病常见病、多发病的护理常规。②熟悉内分泌代谢性疾病患者的护理评估,常见病因、治疗要点。③了解内分泌与代谢性疾病的结构和功能、内分泌常见疾病的发病机制及辅助检查。
2. **能力目标**　①掌握内分泌与代谢性疾病常见急症临床症状,能熟练配合抢救和护理。②熟练掌握胰岛素笔、胰岛素泵、血糖仪使用,能对内分泌常见病如甲状腺功能亢进症、糖尿病进行正确有效的健康宣教。
3. **素质目标**　应用护理程序的方法,对内分泌系统常见疾病患者进行护理评估,提出常用护理诊断,拟定护理目标、护理措施及效果评价并给予个体化的健康指导。

第一节　内分泌系统的结构、功能与疾病及护理评估

一、内分泌系统的结构、功能与疾病

内分泌系统由内分泌腺和具有内分泌功能的组织和细胞组成。经典的内分泌腺包括下丘脑、垂体、甲状腺、甲状旁腺、肾上腺、胰腺的胰岛以及性腺。它们通过神经系统、激素、细胞因子、生长因子与其他器官进行广泛的联系。中枢神经系统通过下丘脑释放的因子发挥了对垂体激素分泌的主要调控作用;细胞因子和白介素等对垂体、肾上腺、甲状腺及性腺的功能有着极为重要的调节作用。除了经典的内分泌腺中许多组织和器官能合成和分泌多肽或激素并影响机体功能,如肾脏通过合成促红细胞生成素刺激骨髓产生红细胞。从广义角度讲,机体大部分器官或组织均具有内分泌功能。

(一)内分泌系统的结构与功能

1. 内分泌腺

(1)下丘脑:下丘脑是调节内脏及内分泌活动的中枢,下丘脑具有神经-内分泌细胞的功能,可以合成、释放促激素和抑制激素,通过垂体-门静脉系统进入腺垂体,促进或抑制某种腺垂体激素的分泌(表7-1-1)。

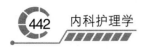

表 7-1-1　下丘脑分泌激素的种类及作用机制

种类	激素	英文缩写	作用机制
促激素	促甲状腺激素释放激素	TRH	刺激垂体分泌促甲状腺激素、催乳素
	促性腺激素释放激素	GnRH	刺激垂体分泌黄体生成激素、卵泡刺激素
	促肾上腺皮质激素释放激素	CRH	刺激肾上腺皮质激素合成与释放
	生长激素释放激素	GHRH	刺激垂体分泌生长激素
	催乳素释放因子	PRF	促进垂体释放催乳素
	促黑素细胞激素释放因子	MRF	促进促黑素细胞激素的释放与合成
抑制激素	生长抑素	SS	抑制生长激素、促甲状腺激素、促肾上腺皮质激素和催乳素等的释放；抑制胰岛素、胰高血糖素、肾素、甲状旁腺激素及降钙素等的分泌；抑制胃肠道运动和激素的分泌
	催乳素释放抑制因子	PIF	抑制垂体释放催乳素
	促黑素细胞激素释放抑制因子	MIF	抑制垂体释放促黑素细胞激素

（2）垂体：垂体可影响内分泌腺的活动，分为腺垂体和神经垂体两大部分。腺垂体在下丘脑神经激素及其相应靶腺激素等的调节支配下分泌激素（表 7-1-2）。

表 7-1-2　垂体分泌激素的种类及作用机制

分泌部位	激素	英文缩写	作用机制
腺垂体（垂体前叶）	促甲状腺激素	TSH	作用于甲状腺，促进甲状腺素的合成和释放
	促肾上腺皮质激素	ACTH	作用于肾上腺，促进肾上腺皮质激素的合成和分泌
	黄体生成素	LH	作用于性腺，促进其产生雌激素和孕激素，调节月经周期
	卵泡刺激素	FSH	作用于性腺，促进卵泡的产生和排卵
	生长激素	GH	直接入血，促进物质的代谢和生长发育
	催乳素	PRL	直接入血，促进乳腺的生长与发育，还能刺激卵巢黄体分泌黄体酮，因而与妊娠有关
	促黑素	MSH	直接入血，黑素细胞中色素微粒的弥散分布，从而加深皮肤的色泽
神经垂体（垂体后叶）	抗利尿激素	ADH	直接入血，作用于肾脏，调节水与盐分平衡及体液的渗透压，具有抗利尿作用，在较高的浓度时还能引起血压升高
	催产素	OXT	直接入血，刺激子宫平滑肌强烈收缩及乳腺肌上皮细胞收缩而引起乳汁的分泌

（3）甲状腺：是人体最大的内分泌腺体，其分泌和合成的激素，叫甲状腺素（TH）。TH 包括甲状

腺素(T_4)和三碘甲腺原氨酸(T_3),TH 促进机体能量代谢、物质代谢和生长发育。甲状腺滤泡旁 C 细胞合成和分泌降钙素(CT),CT 抑制骨钙的再吸收,降低血钙、血磷的水平。

(4)甲状旁腺:甲状旁腺的主要生理功能是升高血钙降低血磷,增强破骨细胞的活动。其分泌的激素是甲状旁腺激素(PTH)。如果甲状旁腺出现异常,分泌过盛就会使得血钙升高,可引起软组织病理性钙化,骨质疏松,纤维组织增生,容易形成纤维性骨炎。

(5)胰岛:主要分泌胰岛素和胰高血糖素,是散布在胰腺各处的大小不等、形状不定的细胞团。胰岛素的作用:促进葡萄糖的利用及肝糖原合成,抑制糖异生,促进葡萄糖转变为脂肪酸储存于脂肪组织而使血糖下降;促进蛋白质、DNA 和 RNA 等的合成,抑制脂肪、糖原及蛋白质分解,从而调节血糖以维持其稳定。胰高血糖素与胰岛素的作用相反,促进肝糖原分解和糖异生,促进脂肪、蛋白质分解使血糖升高,对胰岛素起拮抗作用。

(6)肾上腺:分肾上腺皮质和髓质两部分,两者在发生、结构与功能上均不相同,实际上是两种内分泌腺。①肾上腺皮质分泌糖皮质激素(主要为皮质醇)、盐皮质激素(主要为醛固酮)和性激素(小量雄激素及微量雌激素)。皮质醇能抑制蛋白质合成、促进其分解,使脂肪重新分布,并具有抑制免疫功能、抗炎、抗过敏、抗病毒和抗休克等作用。醛固酮促进肾远曲小管和集合管重吸收钠、水和排出钾。性激素具有促进蛋白质合成及骨髓愈合的作用。②肾上腺髓质分泌肾上腺素和去甲肾上腺素。肾上腺素化学本质为儿茶酚胺,主要作用于 α 和 β 受体,使皮肤、黏膜、肾血管收缩(因 α 受体占优势);骨骼肌动脉和冠状动脉扩张(因 β 受体占优势),改善心肌供血,提高心肌兴奋性;扩张支气管平滑肌。去甲肾上腺素主要作用于 α 受体,有强烈收缩血管及正性肌力的作用,使血压升高。

(7)性腺:男性性腺为睾丸,主要分泌雄激素;女性性腺为卵巢,主要分泌雌激素和孕激素。雄激素的作用是刺激男性性器官发育和男性第二性征的出现,并维持其成熟状态,同时促进蛋白质的合成、骨骼生长、红细胞生成,以及促进精管上皮生成精子等;雌激素的主要作用是刺激女性性器官发育和女性第二性征的出现,并维持其正常状态;孕激素主要为黄体酮,在水钠代谢方面有抗醛固酮作用。

2.弥散性神经-内分泌细胞系统　指除神经组织以外各组织的神经内分泌细胞,主要分布于胃、肠、胰和肾上腺髓质,合成和旁分泌肽类与胺类激素。

3.组织的激素分泌细胞　绝大多数组织均含有能自身合成和分泌激素的细胞。

(二)激素及激素的作用机制

激素根据其化学结构分为 4 类,即胺类激素、肽类激素、类固醇激素、氨基酸类激素。

1.激素的分泌方式　①内分泌:又叫远距分泌或血分泌,指激素随血液分布于机体的各种组织器官中,在靶细胞与受体结合后发挥生理作用。②旁分泌:胃肠激素、生长因子、免疫因子等一般不进入血液,仅(或主要)通过细胞外液局部或邻近传递,在局部发挥作用,这种激素分泌方式称为旁分泌。③自分泌:自分泌激素直接反馈作用于自身细胞,这是细胞自我调节的重要方式之一。④胞内分泌:也叫腔内分泌,指在细胞质合成的激素不出细胞,直接作用在自身细胞。⑤神经分泌:神经激素由神经细胞分泌,沿神经轴突运送至所支配的组织,调节靶细胞激素的合成和分泌。

2.激素降解与转换　激素通过血液、淋巴液和细胞外液转运到靶细胞部位发挥作用,并经肝肾和靶细胞代谢降解而灭活。激素水平是否能够保持动态平衡,决定于激素的分泌、在血中与蛋白结合及最终降解,其中最主要的决定因素是激素的生成和分泌率。

3.激素的作用机制　激素要在细胞发挥作用必须首先与受体结合,转变为具有活性的激素,如 T_4 转变为 T_3。受体有两个主要的功能,一是识别微量的激素,二是与激素结合后将信息在细胞内转变为生物活性作用。根据激素受体所在部位不同,可将激素的作用机制分为两类。

(1)与胞内受体结合的激素:主要为类固醇类激素、甲状腺激素、孕激素、雄激素、雌激素、钙三醇。

(2)与膜受体结合的激素:主要为多肽类激素、单胺类激素、前列腺素等。激素与受体结合后,受体的变构效应使钙通道开放,钙离子内流,细胞质内 Ca^{2+} 浓度升高,激活蛋白激酶,并使蛋白磷酸化。钙离子可通过钙调节蛋白改变蛋白的空间结构,增强酶的催化作用。在激素–受体相互作用过程中,作为第二信使(效应体)的环腺苷酸(cAMP)、环磷酸鸟苷(cGMP)、Ca^{2+}、肌醇三磷酸(IP3)、二酰甘油(DAG)和蛋白激酶 C 等使细胞质内的活性蛋白磷酸化并引起细胞的一系列生物反应。受体合成或降解速率的改变引起膜受体数目的变化,调节激素的活性。

(三)内分泌系统调节

1. 神经系统与内分泌系统的相互调节 下丘脑是神经系统和内分泌系统相互联络的重要枢纽,内分泌系统直接由下丘脑调控,下丘脑含有重要的神经核,具有神经分泌细胞的功能。其可以合成、释放激素和抑制激素,通过垂体门静脉系统进入腺垂体,调节腺垂体各种分泌细胞合成和分泌激素。下丘脑视上核及脑室旁核分泌的血管升压素(抗利尿激素)和催产素,经过神经轴突进入神经垂体,贮存和释放。腺垂体分泌的激素对靶腺(如肾上腺、甲状腺和性腺)、靶器官和靶细胞进行调节。下丘脑与垂体之间构成一个下丘脑–垂体–靶腺轴,调控周围内分泌腺及靶组织。

2. 内分泌系统的反馈调节 下丘脑、垂体与靶腺(甲状腺、肾上腺皮质和性腺)存在反馈调节。反馈调节是内分泌系统的主要调节机制,使体内腺体之间相互联系,彼此配合,保持机体内环境的稳定性,应对各种病理状态。反馈调节现象亦存在于内分泌腺和体液代谢物质之间。全身性疾病时,可抑制下丘脑–垂体–甲状腺系统,减少甲状腺激素的分泌,产生低 T_3、低 T_4 综合征,降低机体能量代谢。

3. 免疫系统和内分泌功能 内分泌、免疫和神经 3 个系统之间可通过相同的肽类激素和共有的受体相互作用,形成一个完整的调节环路。神经内分泌系统对机体免疫有调节作用,淋巴细胞膜表面有多种神经递质及激素的受体,表明神经内分泌系统通过其递质或激素与淋巴细胞膜表面受体结合介导免疫系统的调节。下丘脑分泌的促肾上腺皮质激素释放激素(CRF)不仅作用于脑垂体细胞,调节 ACTH 及内啡肽的分泌,也作用于免疫细胞,影响肾上腺皮质功能和免疫功能。

免疫系统在接受神经内分泌系统调节的同时,亦有反向调节作用。内分泌系统不但调控正常的免疫反应,在自身免疫反应中也起作用。内分泌系统常见的自身免疫病有桥本(Hashimoto)甲状腺炎、格雷夫斯(Graves)病、1 型糖尿病、艾迪生(Addison)病等。

(四)内分泌系统疾病

根据腺体功能可分为功能亢进、功能减退和功能正常;根据其病变发生部位,可分为原发性(周围靶腺病变)和继发性(下丘脑或垂体病变)。内分泌腺或靶组织对激素的敏感性或应答反应降低,非内分泌组织恶性肿瘤异常地产生过多激素,或治疗过程应用激素和某些药物,均可导致内分泌疾病。内分泌肿瘤依据腺体所在部位命名(如胰岛素瘤、甲状腺癌)。

1. 功能亢进

(1)内分泌腺肿瘤:如垂体各种肿瘤、甲状腺瘤、甲状旁腺瘤、胰岛素瘤、胰高血糖素瘤、嗜铬细胞瘤、多囊卵巢综合征等。

(2)多内分泌腺瘤:1 型、2A 型、2B 型。

(3)伴瘤内分泌综合征:由非内分泌组织肿瘤分泌过多激素或类激素所致。

（4）激素代谢异常：如严重肝病患者血中雌激素水平增加，雄烯二酮在周围组织转变为雌二醇增多。

（5）医源性内分泌紊乱：如长期应用糖皮质激素引起的库欣综合征。

（6）激素受体突变而有获取功能：如腺苷酸环化酶自动活化并产生过多 cAMP 并发挥生物活性作用。

（7）自身免疫：如 TSH 受体抗体刺激甲状腺功能增强（Graves 病）。

2. 功能减退

（1）内分泌腺的破坏：可由自身免疫疾病（如 1 型糖尿病、桥本甲状腺炎、Addison 病、多内分泌腺衰竭综合征）、肿瘤、出血、梗死、炎症、坏死、放射损伤、手术切除等引起。

（2）内分泌腺激素合成缺陷：如生长激素基因缺失或突变、激素合成过程中的酶基因缺陷等。

（3）内分泌腺以外的疾病：如肾实质破坏性疾病。

（4）激素缺乏：发生在激素、激素受体、转录因子、酶及离子通路的基因突变。

3. 激素抵抗　表现为靶组织对激素发生抵抗，主要有膜或核受体和（或）受体后信号转导缺陷，使激素不能正常发挥作用。临床上大多表现为功能减退或正常，但血中激素水平异常升高。

二、营养、代谢性疾病

在日常生活中，人体是通过摄取食物来维持生存和健康，保证生长发育等各种活动。我们在日常生活里以食物形式摄入的物质就是营养素。营养素主要包括糖类、蛋白质和脂肪、矿物质、维生素、膳食纤维、水等。食物的营养价值指食物中所含营养素和热量是否满足人体需要，而摄取这些营养物质的行为受神经、内分泌等的控制，其中下丘脑起重要作用。此外，还受文化、家庭、个人经历、宗教信仰、经济及市场供应等因素和条件的影响。

食物在胃肠道消化转变为氨基酸、单糖、短链和中链脂肪酸、甘油，与水、盐、维生素等一起被吸收入血。物质代谢过程是一系列复杂的生化反应，受基因控制，从酶、激素和神经内分泌3个方面进行调节，同时也受反应环境、中间产物和终产物等因素的调节。除被机体储存或重新利用外，其他最终以水、二氧化碳、含氮物质或其他形式经肺、肾、肠、皮肤、黏膜等排出体外。

1. 营养性疾病　机体对不同营养物质有一定的需要量、允许量和耐受量，因此营养性疾病可因一种或多种营养物质不足、过多或比例异常引起。其根据发病的原因分为以下两种类型。

（1）原发性营养失调：是由摄取营养物质不足、过多或比例不当引起，与器质性或功能性疾病无关。例如摄取蛋白质不足可引起蛋白质缺乏症；摄取能量超过机体消耗可引起单纯性肥胖症。

（2）继发性营养失调：是由器质性或功能性疾病所致的营养失调，与营养物质供给无直接联系。常见原因有进食障碍、消化吸收障碍、物质合成障碍、机体对营养需求的改变、排泄失常等。

2. 代谢性疾病　指中间代谢某个环节障碍所致的疾病，而把由于原发器官疾病为主所致的代谢障碍归入该器官疾病的范围内。按发病机制可分为遗传性代谢病（先天性代谢缺陷）和获得性代谢病两大类。

（1）遗传性代谢病：突变引起蛋白质结构紊乱，特异酶催化反应消失、降低或升高，导致细胞和器官功能异常。

（2）获得性代谢病：可因环境因素引起，或为遗传因素与环境因素相互作用所致。不合适的食物、药物、理化因素、创伤、感染、器官疾病、精神疾病等，是造成代谢障碍的常见原因。而肥胖和糖尿病是遗传因素与环境因素相互作用的结果。

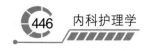

三、护理评估

(一)病史

1. 患病及治疗经过

(1)患病经过:详细了解患者患病的起始时间、有无诱因、发病的缓急、主要症状及其特点。评估患者有无进食或营养异常,有无排泄功能异常和体力减退等。如糖尿病患者多有烦渴多饮、多尿、善饥多食、便秘或腹泻、体力减退;甲状腺功能亢进症患者可出现食欲亢进、体重减轻、怕热多汗、排便次数增多等;腰背部疼痛多见于骨质疏松症患者;全身受累关节红、肿、热、痛见于痛风急性期患者等;肌无力可见于库欣综合征患者。此外,还要评估患者有无失眠、嗜睡、记忆力下降、注意力不集中,有无畏寒、手足搐搦、四肢感觉异常或麻痹等。

(2)既往检查、治疗经过及效果:评估患者既往检查情况,是否遵从医嘱治疗,用药及治疗效果。目前使用药物的种类、剂量、用法、疗程。有无冠心病、高血压等相关疾病。

2. 生活史及家族史

(1)生活史:评估患者出生地、生活环境(单纯性甲状腺肿常与居住地缺碘有关)、婚姻状况、生育情况,了解患者是否有性功能异常等问题,日常生活是否规律,有无烟酒嗜好、特殊的饮食喜好或禁忌,每天的进食情况。

(2)家族史:由于内分泌与代谢性疾病有家族倾向性,应询问患者家族中有无如甲状腺疾病、糖尿病、肥胖症等类似疾病的发生。

(二)心理-社会状况

内分泌代谢性疾病的发生和发展受心理和社会因素的影响,例如人体受到急性心理应激时促肾上腺激素和皮质醇的分泌会明显增加,女性闭经会因环境改变、焦虑而导致。糖尿病和甲状腺功能亢进症本身常伴有精神兴奋、情绪不稳定、易激怒或情绪淡漠、抑郁、失眠等,而慢性病程和长期治疗又常可引起焦虑、性格改变、应对能力下降、社交障碍、自我概念紊乱等心理社会功能失调。护士应注意评估患者患病后的精神、心理变化;疾病对日常生活、学习或工作、家庭的影响,是否适应患者角色转变;患者对疾病的性质、发展过程、预后及防治知识的认知程度;社会支持系统,如家庭成员组成、家庭经济状况、文化和教育情况,对疾病的认识和对患者的照顾情况,患者的医疗费用来源和支付方式等,社区卫生保健系统是否健全,能否满足患者出院后的医疗护理需求等;以便有针对性地给予患者心理疏导和支持。

(三)身体评估

1. 一般状况　甲状腺功能亢进症(简称甲亢)患者常有烦躁、易激动、脉搏增快,而甲状腺功能减退症的患者常有精神淡漠、脉搏减慢;血压增高见于库欣综合征、糖尿病患者,血压降低见于肾上腺功能减退症患者;糖尿病酮症酸中毒、高渗性昏迷时常有意识改变;库欣综合征患者可出现向心性肥胖;呆小症患者不能随年龄而正常长高。

2. 皮肤、黏膜　肾上腺皮质疾病患者可表现为皮肤、黏膜色素沉着,尤其以摩擦处掌纹、乳晕、瘢痕处明显;腺垂体功能减退症患者可出现皮肤干燥、粗糙、毛发脱落,重者出现黏液性水肿;库欣综合征患者可出现皮肤菲薄、紫纹、痤疮、多毛;睾丸、肾上腺皮质、卵巢及甲状腺等功能减退可引起毛发脱落。

3. 头颈部检查　肢端肥大症表现为头颅耳鼻增大、眉弓隆起;甲状腺功能亢进症可有突眼、眼球运动障碍、甲状腺肿大;库欣综合征患者可见满月脸;垂体瘤可出现头痛伴视力减退或视野缺损等。

4. 胸腹部检查　库欣综合征患者可有腹部皮肤紫纹,而垂体瘤患者常有闭经溢乳。

5. 四肢、脊柱、骨关节检查　骨质疏松症可导致脊柱、骨关节变形,甚至驼背;肢端肥大症患者可见手足增宽、增大;痛风患者可见关节肿胀、变形。

6. 外生殖器检查　外生殖器发育有无异常,有无男性女性化或女性男性化表现。腺垂体疾病可导致外生殖器发育异常。

(四)实验室及其他检查

1. 实验室检查　主要用于内分泌腺的功能诊断和定位诊断。

(1)血液和尿生化测定:某些激素与血清某些电解质和其他物质之间有相互调节作用(如血清钠、钾与醛固酮和糖皮质激素;钙、磷、镁与甲状旁腺激素;血糖与胰岛素和胰高血糖素等),测定血清电解质可间接判断相关激素的分泌功能。

(2)激素及其代谢产物测定:测定尿中的激素代谢产物可推断激素在血中的水平。如测定 24 h 尿 17-羟皮质类固醇、17-酮皮质类固醇以判断皮质醇和肾上腺雄激素分泌量;测定 24 h 尿中的香草基杏仁酸(VMA)、甲氧肾上腺素和去甲肾上腺素总量可判断体内肾上腺素和去甲肾上腺素的生成量;测定尿碘排出量可了解体内是否缺碘。同时测定垂体前叶促激素和其靶腺激素,对某些内分泌疾病的定位诊断有帮助。如血浆 ACTH 和皮质醇均升高则提示病变在垂体;如 ACTH 降低,皮质醇升高则病变在肾上腺皮质。同样,如血 TSH 和 T_3、T_4 均升高,则可能为垂体 TSH 瘤或不敏感综合征;如 TSH 明显降低,而 T_3、T_4 升高则为甲状腺病变所致的甲状腺功能亢进症。如血清 FSH 和黄体生成素(LH)均升高,提示病变在性腺;减低则提示病变在垂体或下丘脑。

(3)激素分泌动态试验:此类试验可进一步探讨内分泌功能状态及病变的性质。在临床上,当某一内分泌功能减退时,可选用兴奋试验,相反则选用抑制试验来明确诊断。基础 TSH 升高,注射TRH 后有过分反应,提示病变在甲状腺;基础 TSH 低,注射 TRH 后无升高反应,提示病变在垂体;如果注射 TRH 后有 TSH 升高反应,但高峰延迟,则病变在下丘脑。

(4)静脉插管分段采血测定激素水平:当症状提示有某种激素分泌增多,而上述定位检查又不能精确定位时可考虑用此方法鉴别。判断激素水平时,应考虑年龄、性别、营养、有无用药或是否处于应激状态以及取血时间等,并应结合临床状况,力求准确。常用内分泌代谢性疾病实验室检查方法及注意事项见表7-1-3。

表7-1-3　常用内分泌与代谢性疾病实验室检查及注意事项

名称	检查目的	方法及注意事项
尿 17-羟皮质类固醇测定	测定肾上腺皮质功能	收集 24 h 尿液于干洁容器内并加浓盐酸 5 mL 防腐,量其总体积 30 mL 送检。试验前 3～7 d 停用肾上腺皮质激素,嘱患者禁食咖啡、浓茶、青菜及中药等有色食物,禁用 B 族维生素、氯丙嗪、利血平、奎宁、磺胺类、解热镇痛类等药物。
TRH 兴奋试验	原发性与中枢性甲状腺功能减退症的鉴别	试验前先抽血 2 mL 置于血清管中,测得 TSH 为基础值。然后将 TRH 200～500 μg 溶于生理盐水 2～4 mL 中快速静脉注射,于注射后 15 min、30 min、60 min、120 min 各抽血 2 mL 置于血清管中送检。本试验无须空腹,试验前停用甲状腺激素、抗甲状腺激素、雌激素、糖皮质激素、左旋多巴等药物。注射TRH 可引起暂时性心悸、头晕、恶心、面部潮红及尿意感,一般无须处理,10～15 min 可缓解
血浆 ACTH 测定	垂体-肾上腺疾病鉴别诊断	血常规管抽取静脉血 2 mL 颠倒混匀全血,分离血浆保存送检,并要注明采血时间(上午 8 时、下午 4 时及夜间12 时采血)

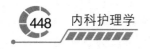
2.影像学检查

（1）X 射线检查、CT 和 MRI：以上检查可定位下丘脑、垂体等内分泌疾病。

（2）同位素检查：甲状腺摄^{131}I 率可用于评价甲状腺功能。

（3）选择性动脉造影：对直径较小、不能用 CT 和 MRI 等方法做出定位的病灶可采用此方法。

（4）B 超检查：可用于定位甲状腺、肾上腺、胰腺、性腺和甲状旁腺的肿瘤。

（韩　玲）

第二节　内分泌与代谢性疾病患者常见症状、体征的评估与护理

一、身体外形的改变

身体外形的改变多与脑垂体、甲状腺、甲状旁腺、肾上腺疾病或部分代谢性疾病有关。常见的身体外形改变如下。

1.身材过高或矮小　身材过高见于肢端肥大症、巨人症；身材矮小见于侏儒症、呆小症、特纳（Turner）综合征。

2.肥胖与体重过低

（1）肥胖：指实际体重超过标准体重的20%或 BMI≥28 kg/m²。肥胖分为单纯性肥胖和继发性肥胖。前者常与遗传、神经精神因素、环境、不良生活方式、脂肪代谢等有关，后者多见于下丘脑疾病、库欣综合征、胰岛素瘤、2 型糖尿病（肥胖型）、性功能减退症、甲状腺功能减退症、代谢综合征等。

（2）体重过低：指实际体重低于标准体重的20%或 BMI<18.5 kg/m²。常见于甲状腺功能亢进症、肾上腺皮质功能减退症、内分泌腺的恶性肿瘤、1 型与 2 型糖尿病（非肥胖型）、神经性厌食症等。

3.毛发改变　全身性多毛见于先天性肾上腺皮质增生、库欣综合征等，影响毛发脱落的激素主要为糖皮质激素。而睾丸功能减退、肾上腺皮质和卵巢功能减退、甲状腺功能减退症等均可引起毛发脱落。

4.面容变化　甲状腺功能亢进表现为眼球突出、颈部增粗，库欣综合征表现为满月脸、水牛背，甲状腺功能减退表现为面色苍白、目光呆滞等。

5.皮肤变化

（1）皮肤黏膜色素沉着：多见于原发性肾上腺皮质功能减退症、先天性肾上腺皮质增生症、异位促肾上腺皮质激素（ACTH）综合征和 ACTH 依赖性库欣综合征等。尤以摩擦处、掌纹、乳晕、瘢痕处明显。

（2）皮肤紫纹和痤疮：紫纹是库欣综合征的特征之一。病理性痤疮见于库欣综合征、先天性肾上腺皮质增生症等。

二、生殖发育及性功能异常

生殖发育及性功能异常包括生殖器官发育迟缓或过早，性欲亢进、减退或丧失，女性月经紊乱、溢乳、闭经或不孕，男性勃起功能障碍（erectile dysfunction，ED）或乳房发育。如下丘脑综合征患者可出现性欲减退或亢进，女性月经失调，男性阳痿不育；自儿童期起的生长激素缺乏或性激素分泌

不足可导致患者青春期性器官仍不发育,第二性征缺如;青春期前开始的性激素或促性腺激素分泌过早、过多则为性早熟。

【护理评估】

1. 病史　评估引起患者身体外形改变的原因,发生改变的时间,主要症状及特点。是否影响人际交往和社交活动,治疗及用药情况等。评估患者生殖发育及性功能异常的原因、过程、主要症状及性欲改变情况,女患者的月经、生育史,男患者有无勃起功能障碍,有无焦虑、抑郁、自卑等。

2. 身体评估　体型的胖瘦、高矮,有无毛发改变,有无面容改变、皮肤有无痤疮和色素沉着,有无突眼、甲状腺是否肿大等。有无女性闭经溢乳,有无男性乳房发育、肌肉松软;外生殖器的发育是否正常,有无畸形。

3. 实验室及其他检查　检查垂体、甲状腺、甲状旁腺和肾上腺皮质功能及性腺激素水平有无异常,胰岛素水平是否有变化等。

【主要护理诊断/问题】

1. 体象紊乱　与疾病引起身体外形改变等因素有关。

2. 性功能障碍　与内分泌功能紊乱有关。

【护理措施】

1. 体象紊乱

(1)提供心理支持:患者亲属的态度及护士的言行举止对患者的自我概念变化有着重要作用。护士应在患者亲属的理解和协助下,多与患者接触和交流,鼓励患者表达其感受,交谈时语言要温和,耐心倾听。向患者讲解疾病的有关知识,给患者提供有关疾病的资料,向患者说明只要配合治疗身体外形的改变会得到改善,树立自信心。注意患者的心理状态和行为,预防自杀行为的发生。必要时转介心理医生给患者进行心理疏导和治疗。

(2)指导修饰技巧:指导患者采用适当的修饰方法来改变因身体外形变化带来的影响。如甲状腺肿大患者可系丝巾,以掩饰肿大的甲状腺;甲状腺功能亢进症突眼的患者外出可戴深色眼镜;指导肥胖、侏儒和巨人症患者选择得体的衣服;毛发稀少的患者外出可戴帽子等。

(3)建立良好的家庭氛围:鼓励家属主动与患者沟通,促进患者与家人之间的互动关系并主动参与对患者的护理,提供亲情支持。

(4)促进患者社会交往:鼓励患者加入社区中的各种社交活动;教育周围人群勿歧视患者,避免伤害其自尊。

2. 性功能障碍

(1)提供一个隐蔽舒适的环境和恰当的时间,鼓励患者描述目前的生殖发育、性功能、性活动与性生活型态,使患者以开放的态度讨论此问题。

(2)提供专业的指导:①对焦虑的患者表示尊重、支持。给患者讲解所患疾病及用药治疗对性功能的影响,使患者积极配合治疗。②提供专业的信息咨询服务,如医生、心理咨询师、性门诊等。③鼓励患者与配偶交流彼此的感受,并一起参加性健康教育及阅读有关性教育的材料。④指导有性交疼痛的女性患者使用润滑剂。

三、其他常见症状和体征

1. 进食或营养异常　表现为食欲亢进或减退、营养不良、消瘦或肥胖。

2. 高血压　多见于原发性醛固酮增多症、嗜铬细胞瘤、库欣综合征及部分糖尿病患者等。

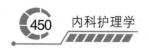

3. **疲乏** 是一种主观感受,也是内分泌与代谢性疾病常见的伴随症状,常见于甲状腺功能亢进症和甲状腺功能减退症、库欣综合征、肥胖症等。

4. **排泄功能异常** 糖尿病的典型症状之一是多尿;甲状腺功能亢进症患者可出现多汗、排便次数增多、排稀软便;甲状腺功能减退症患者肠蠕动减慢,可能出现便秘。

5. **骨痛与自发性骨折** 代谢性骨病的常见症状之一为骨痛,严重者常发生自发性骨折,或轻微碰撞即引起骨折。除更年期骨质疏松外,其他内分泌系统疾病常伴有骨质疏松症。

(韩 玲)

第三节 腺垂体功能减退症

腺垂体功能减退症是垂体或下丘脑的多种病损可累及腺垂体的内分泌功能,当垂体的全部或绝大部分被毁坏后,产生一系列内分泌腺功能减退的复合症群,主要累及的靶腺为性腺、甲状腺及肾上腺皮质。它可分为原发性腺垂体功能减退症(即指腺垂体本身病变造成的功能低下)和继发性腺垂体功能减退症(即下丘脑的病变引起的功能低下)。临床表现会受病因、累及激素的种类和数量的不同而复杂多变,通过补充相应激素后其症状可缓解。

【病因与发病机制】

腺垂体功能减退症的常见病因如下。

1. **获得性腺垂体功能减退症** ①垂体肿瘤:鞍内、鞍旁。②垂体缺血性坏死:产后、糖尿病。③感染性:脑膜炎、脑炎、梅毒等。④医源性:手术、放疗。⑤垂体卒中。

2. **遗传性腺垂体功能减退症** ①遗传性疾病:卡尔曼(Kallman)综合征,普拉德威利(Prader-willi)。②受体疾病:促黑素(MSH)受体,瘦蛋白(leptin)受体等。③垂体发育障碍。④转录因子基因突变。

3. **继发性腺垂体功能减退症** ①垂体柄破坏:创伤、手术、肿瘤。②下丘脑及中枢神经系统病变。③其他病变。

【临床表现】

患者临床表现取决于垂体激素缺乏的程度、种类、速度和相应靶器官萎缩的程度。垂体组织破坏达95%以上症状常较严重,破坏75%以上症状明显。

1. **性腺功能减退** 常最早出现,由促性腺激素及催乳素不足所致,女性多有围生期大出血、休克、昏迷的病史,通常月经会出现紊乱,甚至停经。可以出现雌激素减少引起的血管收缩功能障碍,潮热、多汗,皮肤、黏膜干燥,性欲明显下降,甚至出现体型的改变,如水桶腰。还可以出现阴毛、腋毛的脱失,时间长了会造成骨量减少、心脑血管疾病的风险增加。合并催乳素缺乏者出现产后无乳,乳房不胀。男性患者表现为第二性征退化,比如阴毛稀少,声音柔和、皮下脂肪增多、睾丸萎缩、性欲减退。

2. **甲状腺功能减退** 由促甲状腺激素分泌不足所致。表现为疲劳怕冷、食欲减退、便秘、表情淡漠、反应迟钝、心率减慢等。

3. **肾上腺功能减退** 由促肾上腺皮质激素缺乏所致。常表现为无力、食欲减退、恶心、体重减轻、心音低钝、血压降低、抵抗力下降等

4.垂体危象　指在垂体功能减退的基础上,因各种应激如感染、手术、外伤、麻醉及使用镇静药、催眠药、降血糖等诱发的一种危重症,不及时抢救可危及生命。表现为低血糖、高热、低体温、循环衰竭、休克、恶心、呕吐、头痛、神志不清、谵妄、抽搐、昏迷等严重垂危状态。

【实验室及其他检查】

1.性腺功能测定　黄体生成素、卵泡刺激素、催乳素、血雌二醇、孕酮、血睾酮水平降低,基础体温测试,阴道涂片、精液检查等可反映性腺的分泌功能。

2.肾上腺皮质功能测定　24 h尿17-羟皮质类固醇、游离皮质醇及血皮质醇均低于正常,血ACTH可降低。葡萄糖耐量试验示血糖呈低平曲线改变。

3.其他检查　腺垂体激素测定垂体贮备功能测定、甲状腺功能测定、血糖、糖耐量试验、血红蛋白、血压、血钠及垂体和下丘脑CT及MRI。

【诊断要点】

根据病史、症状、体征,结合实验室及影像学检查,可作出诊断。

【治疗要点】

1.病因治疗　针对病因进行治疗,如肿瘤患者可采用手术、放疗或药物等措施;出血、休克而引起的缺血性垂体坏死,关键在于预防,应加强对产妇围生期的监护。

2.激素替代治疗　给予相应靶腺激素替代治疗,需要长期,甚至终身维持治疗。替代治疗宜口服给药,治疗过程中应先补充糖皮质激素,再补充甲状腺激素,以防肾上腺危象发生。

3.垂体危象的治疗

(1)低血糖:50%葡萄糖注射液40~60 mL静脉注射,然后用5%葡萄糖注射液静脉滴注。

(2)急性肾上腺功能减退危象:氢化可的松加入5%葡萄糖注射液中静滴。

(3)对症治疗:积极处理诱发病和并发症,如感染、休克、心衰、水钠潴留等。低温可使用电热毯使体温回升,并给予小剂量甲状腺素。

(4)为防止诱发昏迷,禁用或慎用吗啡等麻醉药、巴比妥等催眠药、镇静剂、氯丙嗪等中枢性抑制药及各种降血糖药物。

【护理评估】

1.健康史　评估患者既往有无分娩时大出血病史,下丘脑、垂体部位肿瘤史,脑膜炎、脑炎等感染病史;颅脑创伤、手术史及鼻咽部或蝶鞍区放射治疗史。

2.身体状况

(1)性腺功能减退:评估患者有无性欲减退、生育减退或丧失,阴毛、腋毛脱落。女性患者评估有无产后无乳、闭经、性器官萎缩;男性患者评估有无第二性征退化、阳痿、睾丸萎缩。

(2)甲状腺功能减退:评估患者有无畏寒、皮肤干燥且粗糙、黏液性水肿。

(3)肾上腺功能减退:评估患者有无乏力、厌食、恶心、呕吐、血压降低、低血糖、低血钠、皮肤色素减退,面色苍白、乳晕变淡。

3.心理-社会状况　患者常有精神紧张、焦虑、忧郁等不良情绪。评估患者身体外形改变、性功能障碍给家庭和患者带来的痛苦和精神压力。

【主要护理诊断/问题】

1.性功能障碍　与促性腺激素分泌不足致性腺功能减退有关。

2.潜在并发症　垂体危象。

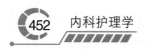

3. 体象紊乱　与腺垂体功能减退所致身体外观改变有关。

4. 活动无耐力　与肾上腺皮质功能减退、甲状腺功能减退有关。

5. 便秘　与继发性甲状腺功能减退有关。

6. 体温过低　与继发性甲状腺功能减退有关。

【护理措施】

1. 性功能障碍　参见本章第二节中"性功能障碍"的护理措施。

2. 潜在并发症　垂体危象。

(1)避免诱因:指导患者自我心理调整,避免感染、严重精神刺激、创伤等诱发因素。

(2)病情观察:密切观察患者的生命体征和意识变化,注意有无低血糖、低血压、低体温等情况,观察有无低血糖、低血压、低体温等情况。观察瞳孔大小、对光反射等神经系统变化,及早发现垂体危象的发生。

(3)紧急处理配合:①立即吸氧,保持呼吸道通畅。②及时准确给药,迅速建立两条静脉通路。按医嘱使用高渗性葡萄糖溶液及激素类药物等。

(4)对症护理:低体温者注意保暖,体温过高者给予冰敷或酒精擦浴降温。躁动不安者使用床档;昏迷者应加强皮肤、口腔护理,定时翻身,防止压疮、肺炎的发生。腹泻严重者应注意肛周护理,预防肛周感染。做好口腔、皮肤护理。慎用麻醉剂、镇静剂、催眠药及降糖药等以防诱发昏迷。

【健康指导】

1. 疾病知识指导　避免诱因。强调激素替代的重要性,教会其使用方法,教会患者认识所服药物的名称、剂量、用法及不良反应,指导患者按时按量服用,不得任意增减药物剂量,避免过度劳累、感染、外伤等诱因。指导患者及家属识别垂体危象的先兆。

2. 定期复查　当出现感染、发热、外伤、头痛等应激情况时,立即就诊。

(韩　玲)

第四节　甲状腺疾病

案例分析

　　患者,女,42岁。自去年4月感觉疲乏无力、失眠、怕热多汗、食欲亢进,2周后出现低热、眼球突出,诊断为"甲状腺功能亢进",予以硫脲类药物治疗,症状逐渐好转。今年8月因与同事争吵情绪激动,彻夜未眠,次日出现恶心、呕吐、烦躁不安、心悸、发热、严重出汗,即来院就诊。查体:T 39.3 ℃,P 126 次/min,R 22 次/min,BP 190/100 mmHg。神志清楚,急性病容。巩膜无黄染,皮肤黏膜无出血点,浅表淋巴结未触及。眼球突出,颈软,甲状腺肿大,肺部听诊无异常,律齐,无病理性杂音。腹软,肝、脾未触及,下肢无水肿,神经系统检查无异常发现。

　　请思考:①该患者目前的医疗诊断可能是什么? ②患者的诱因是什么? ③如何对患者进行护理?

一、单纯性甲状腺肿

单纯性甲状腺肿,指非炎症、肿瘤原因导致的不伴有临床甲状腺功能异常的甲状腺肿。单纯性甲状腺肿以散发为主,约占人群的5%,。其患病率随年龄增加而增加,女性是男性的3～5倍。如果某一地区儿童单纯性甲状腺肿的患病率超过10%,称之为地方性甲状腺肿。

【病因与发病机制】

1. 地方性甲状腺肿　环境因素是导致地方性甲状腺肿的主要原因,最常见的原因是碘缺乏,多见于偏远山区和远离海洋的地区。碘是甲状腺合成甲状腺激素(TH)的重要原料之一,碘缺乏时TH合成减少,促甲状腺激素(TSH)分泌反馈性增加,刺激甲状腺增生肥大。在长期TSH刺激下出现出血、纤维化、钙化,也可出现自主性功能亢进和毒性结节性甲状腺肿。甲状腺肿的患病率和甲状腺体积随着碘缺乏程度的加重而增加。补充碘剂后,甲状腺肿的患病率显著下降。在妊娠期、哺乳期和青春期等机体碘需要量增加的情况下也可出现代偿性甲状腺肿。

2. 散发性甲状腺肿　散发性甲状腺肿原因复杂,主要有以下几种。①内源性因素:甲状腺内的碘转运障碍、过氧化物酶活性缺乏等先天性遗传性甲状腺激素合成缺陷,造成甲状腺激素合成减少,TSH分泌反馈性增加,导致甲状腺肿,严重者可能出现甲状腺功能减退症。②外源性因素:由食物中的碘化物、致甲状腺肿的物质和药物等造成。自身免疫及炎症反应等也能促进甲状腺生长,形成甲状腺肿。

【临床表现】

单纯性甲状腺肿可无症状,或仅因甲状腺肿大影响外观,严重时可出现压迫症状。甲状腺常呈轻、中度弥漫性肿大,表面光滑、质软、无压痛。随着病情逐渐进展,甲状腺会进一步肿大,常形成多发性结节。甲状腺肿严重压迫周围组织可出现相应压迫症群:气管受压可出现咳嗽、气促、吸气性喘鸣,气管偏移;食管受压出现吞咽困难;喉返神经受压表现为声音嘶哑;胸骨后甲状腺肿可使得头部、颈部和上肢静脉回流受阻,出现晕厥等表现。甲状腺肿大分度及表现见表7-4-1。

表7-4-1　甲状腺肿大分度标准及表现

分度	表现
Ⅰ度	看不到但能触及
Ⅱ度	既能看到又能触及,但是肿大没有超过胸锁乳突肌外缘
Ⅲ度	超过胸锁乳突肌外缘

【实验室及其他检查】

1. 甲状腺功能检查　血清促甲状腺激素(TSH)、总甲状腺素(TT_4)、总三碘甲状腺原氨酸(TT_3)、游离甲状腺素(FT_4)、游离三碘甲状腺原氨酸(FT_3)正常,TT_4/TT_3的比值常增高。

2. 甲状腺摄^{131}I率及T_3抑制试验　摄^{131}I率增高但无高峰前移,可被T_3所抑制。当甲状腺结节有自主功能时,可不被T_3抑制。

3. 血清甲状腺球蛋白(Tg)测定　Tg水平增高,增高的程度与甲状腺肿大的体积呈正相关。

4. 影像学检查　B超、核素扫描、CT或MRI。

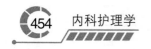

【诊断要点】

诊断主要依据患者有甲状腺肿大但甲状腺功能基本正常。地方性甲状腺肿地区的流行病史有助于本病的诊断。

【治疗要点】

单纯性甲状腺肿一般无须治疗,主要是改善碘营养状态。有明确病因者应针对病因治疗。

【主要护理诊断/问题】

1. 体象紊乱　与甲状腺肿大致颈部增粗有关。
2. 焦虑或恐惧　与对疾病治疗、预后等不了解有关。
3. 知识缺乏　缺乏疾病、药物及饮食等方面的知识。
4. 潜在并发症　呼吸困难、声音嘶哑、吞咽困难。

【护理措施】

1. 体象紊乱　参见本章第二节中“体象紊乱”的护理措施。
2. 焦虑或恐惧　①尊重和关心患者,鼓励患者表达心理感受,在表达情感上与支持。②评估患者对自我形象的接受情况,并鼓励患者正确对待。③指导患者适当进行修饰,衣着合体。

【健康指导】

1. 疾病预防指导　我国曾经是碘缺乏病较严重的国家之一。自 1996 年起,我国立法实施普遍食盐碘化进行缺碘疾病的防治后,碘缺乏病得到了有效控制。根据当地的碘环境有区别地推行食盐加碘,并定期监测居民的尿碘水平,针对不同人群如妊娠者等调整碘用量,以预防本病的发生。

2. 饮食指导　指导患者多进食含碘丰富的食物,如紫菜、海带等海产品,食用碘盐,以预防缺碘所致的地方性甲状腺肿。避免摄入卷心菜、木薯、含钙或氟过多的饮水等。

3. 用药指导与病情监测　指导患者按医嘱服药,勿擅自停药,以免复发。如出现心悸、呼吸急促、食欲亢进、怕热多汗等甲状腺功能亢进症表现,应及时就诊。避免服用阻碍甲状腺激素合成或释放的药物,如硫脲、磺胺类、锂盐及高氯酸盐等。

二、甲状腺功能亢进症

因血循环中甲状腺激素过多,引起以神经、循环、消化等系统兴奋性增高和代谢亢进为主要表现的一组临床综合征称为甲状腺毒症。根据甲状腺的功能状态,甲状腺毒症可分为甲状腺功能亢进型和非甲状腺功能亢进型。甲状腺功能亢进症简称甲亢,指甲状腺腺体本身呈现高功能状态,产生甲状腺激素(thyroid hormone,TH)过多而引起的甲状腺毒症;非甲状腺功能亢进症指摄入过量的外源性甲状腺激素可以导致甲状腺毒症。其常见原因见表 7-4-2。各种病因所致的甲亢中,以格雷夫斯病(Graves 病)最为多见,为本节重点阐述内容。

Graves 病(Graves disease,GD)又称毒性弥漫性甲状腺肿。Graves 病占全部甲亢的 80%~85%,西方国家报道的患病率为 1.1%~1.6%,我国报道的患病率为 1.2%,女性高发[女:男为(4~6):1)],高发年龄为 20~50 岁。其临床主要表现为甲状腺毒症、弥漫性甲状腺肿、眼征及胫前黏液性水肿。

【病因与发病机制】

目前 GD 的发病机制未明确,国内外学者公认其是遗传、环境和免疫因素共同作用的一种自身免疫性甲状腺疾病。

表 7-4-2　甲状腺毒症的常见原因

甲状腺功能亢进症	非甲状腺功能亢进类型
毒性弥漫性甲状腺肿(Graves 病)	亚急性甲状腺炎
毒性结节性甲状腺肿	无症状性甲状腺炎(silent thyroiditis)
甲状腺自主高功能腺瘤(Plummer disease)	桥本甲状腺炎
碘致甲状腺功能亢进症(碘甲亢,IIH)	产后甲状腺炎(postpartum thyroiditis,PPT)
桥本甲亢(Hashitoxicosis)	外源甲状腺激素替代
新生儿甲状腺功能亢进症	异位甲状腺激素产生(卵巢甲状腺肿等)
垂体 TSH 腺瘤	

【临床表现】

本病多数起病缓慢,少数在感染或精神创伤等应激后急性起病,典型表现有由 TH 分泌过多所致的高代谢症群、甲状腺肿及眼征,老年和小儿患者表现多不典型。

1.甲状腺毒症表现

(1)高代谢综合征:TH 分泌增多导致交感神经兴奋性增高和新陈代谢加速,患者常有疲乏无力、多食善饥、体重下降、怕热多汗、皮肤潮湿等。可有低热,发生危象时可有高热。

(2)精神神经系统:紧张焦虑、焦躁易怒、失眠不安、易激动、多猜疑、多言好动、注意力不集中、记忆力减退,手、眼睑震颤、腱反射亢进。

(3)心血管系统:心悸、胸闷、心动过速,第一心音亢进。合并甲状腺毒性心脏病时心律失常、心脏增大和心力衰竭,常以心房颤动等房性心律失常多见,偶见房室传导阻滞。心搏出量增加可致收缩压增高;外周血管扩张,血管阻力下降,可致舒张压下降,出现脉压增大可出现周围血管征。

(4)消化系统:食欲亢进、多食消瘦、胃肠蠕动增快、腹泻,重者可有肝大、肝功能异常,偶有黄疸。

(5)肌肉与骨骼系统:主要表现为甲状腺毒性周期性瘫痪,多见于亚洲青年男性,在剧烈运动、高碳水化合物饮食、注射胰岛素等情况下容易诱发,主要累及下肢,伴有低钾血症。甲亢控制后可自愈。少数患者发生甲亢性肌病,肌无力多累及近心端的肩胛和骨盆带肌群,也可伴发重症肌无力。甲亢可影响骨骼脱钙而发生骨质疏松,还可发生指端粗厚,外形似杵状指。

(6)生殖系统:女性常有月经减少或闭经。男性有勃起功能障碍,偶有乳腺发育。

(7)造血系统:外周血淋巴细胞比例增加,单核细胞增加,但白细胞总数降低。血小板寿命缩短,可伴发血小板减少性紫癜。

2.甲状腺肿　不同程度的甲状腺弥漫性肿大、对称性肿大,质地中等、无压痛,随吞咽动作上下移动。肿大程度与甲亢病情轻重无明显关系。甲状腺上下极可触及震颤,闻及血管杂音,为本病重要特异性体征。

3.眼征　按病变程度分为两类:一类为单纯性突眼,病因与甲状腺毒症所致的交感神经兴奋性增高以及 TH 的 β 肾上腺能样作用致眼外肌、提上睑肌张力增高有关;另一类为浸润性突眼,病因与眶后组织的自身免疫炎症反应有关。

(1)单纯性突眼:①轻度突眼,突眼度19~20 mm;②施特尔瓦格征(Stellwag's征),瞬目减少,眼神炯炯发亮;③上眼睑挛缩,睑裂增宽;④von Grafe征,双眼向下看时,由于上眼睑不能随眼球下落,显现白色巩膜;⑤若弗鲁瓦征(Joffroy's征),眼球向上看时,前额皮肤不能皱起;⑥默比乌斯征(Mobius's征),两眼看近物时,眼球辐辏不良。

(2)浸润性突眼:也称为Graves眼病(Graves ophthalmopathy,GO)。除上述眼征外,常有眼睑肿胀、肥厚,结膜充血、水肿;眼球突出明显,突眼度超过眼球突度参考值上限3 mm,且左右突眼度可不相等(相差>3 mm);眼球活动受限。患者诉有视力下降、异物感、畏光、复视、斜视、眼部胀痛或刺痛、流泪。严重者眼球固定,眼睑闭合不全,角膜外露可形成溃疡、全眼球炎甚至失明。

4.特殊的临床表现和类型

(1)甲状腺危象:是甲状腺毒症急性加重的一种综合征,发生原因可能与短时间内大量T_3、T_4释放入血有关。本病多发生于较重甲亢未治疗或治疗不充分的患者。甲亢危象的诊断主要靠临床表现综合判断。临床高度怀疑本症及有危象前兆者应按甲亢危象处理。

1)常见诱因:①应激状态,如感染、手术、放射性碘治疗等;②严重躯体疾病,如心力衰竭、低血糖症、败血症、脑卒中、急腹症等;③严重精神创伤;④甲状腺手术准备不充分或术中过度挤压甲状腺等;⑤口服过量TH制剂。

2)临床表现:早期表现为原有的甲亢症状加重,并出现高热(>39 ℃)、大汗、心动过速(140次/min以上)、烦躁不安、谵妄、呼吸急促、恶心、呕吐、腹泻,严重者可有心力衰竭、休克及昏迷等。

(2)甲状腺毒性心脏病:主要表现为心房颤动和心力衰竭。有10%~15%的甲亢患者发生心房颤动。甲亢患者发生心力衰竭时,30%~50%同时存在心房颤动。心力衰竭分为两种类型:一类是高排出量型心力衰竭,多见于年轻患者,常随甲亢控制而好转;另一类是心脏泵衰竭型,多见于老年患者。

(3)T_3型甲状腺毒症:多见于碘缺乏地区和老年人。由于甲状腺功能亢进时,T_3产生量显著多于T_4,从而导致本病。Graves病、毒性结节性甲状腺肿和自主高功能性腺瘤都可能发生T_3型甲亢。实验室检查TT_4、FT_4正常,TT_3、FT_3增高,TSH水平降低,甲状腺^{131}I摄取率增加。

(4)淡漠型甲状腺功能亢进症:多见于老年人,起病隐匿,高代谢综合征、眼征和甲状腺肿均不明显。常被误诊或漏诊,导致甲状腺危象,故应提高认识。

(5)亚临床型甲状腺功能亢进症:简称亚临床甲亢。其特点是血清T_3、T_4正常,TSH降低,不伴或伴有轻微的甲亢症状,主要依赖实验室检查结果才能诊断。

(6)妊娠期甲状腺功能亢进症:简称妊娠甲亢,主要有以下几种特殊情况:①妊娠一过性甲状腺毒症,绒毛膜促性腺激素(HCG)与TSH具有相同的亚单位,过量的HCG能够刺激TSH受体产生妊娠一过性甲状腺毒症。②甲状腺激素结合球蛋白增高,从而导致血清TT_4和TT_3增高,所以妊娠甲亢的诊断应依赖血清FT_3、FT_4、TSH。③新生儿甲状腺功能亢进症,母体的促甲状腺激素受体刺激性抗体(TSAb)可以透过胎盘刺激胎儿的甲状腺引起新生儿甲亢。④产后GD,产后由于免疫抑制的解除,容易发生GD。

(7)胫前黏液性水肿:与浸润性突眼同属自身免疫性病变,约见于5%的患者,多见于白种人。

(8)Graves眼病:男性多见,单眼受累的患者占10%~20%。2006年GO欧洲研究组(EUGOGO)提出了GO病情的分级标准,2021年更新了新Graves眼病病情严重度评估标准(表7-4-3)。

表 7-4-3　Graves 眼病严重度评估标准(2021)

分级	特征
轻度	对日常生活仅有轻微影响,不需要免疫抑制剂或手术治疗。通常具有≥1 项以下临床表现:①眼睑挛缩<2 mm;②轻度软组织损害;③眼球突出度<相同种群和性别(正常 3 mm);④无复视或间歇性复视;⑤角膜暴露可通过润滑剂改善。
中-重度	对日常生活有影响,对视力无影响。需要免疫抑制剂(活动性)或手术治疗(非活动性)。通常具有≥2 项以下临床表现:①眼睑挛缩≥2 mm;②中度或者重度组织损害;③眼球突出度≥相同种群和性别(正常值 3 mm);④持续性或间歇性复视
极重度 (视力威胁性)	患有甲状腺相关眼病,视神经病变/角膜损害

【实验室及其他检查】

1. 血清甲状腺激素测定

(1)血清总甲状腺素(TT_4):是甲状腺功能的基本筛选指标,受 TBG 等结合蛋白量和结合力变化的影响。

(2)血清游离甲状腺素(FT_4)与游离三碘甲状腺原氨酸(FT_3):FT_3、FT_4 不受血甲状腺结合球蛋白(thyroxine binding globulin,TBG)的影响,直接反映甲状腺的功能状态,是临床诊断甲亢的首选指标。

(3)血清总三碘甲状腺原氨酸(TT_3):受 TBG 的影响,为早期 GD、治疗中疗效观察及停药后复发的敏感指标,也是诊断 T_3 型甲亢的特异性指标。老年淡漠型甲亢或久病者 TT_3 可正常。

2. 促甲状腺激素反应　促甲状腺激素(TSH)水平是反映甲状腺功能最敏感的指标,尤其对亚临床型甲亢和亚临床型甲减的诊断具有重要意义。

3. 促甲状腺激素释放激素兴奋试验　发生 GD 时血 T_3、T_4 增高,反馈性抑制 TSH,故 TSH 细胞不被 TRH 兴奋。静脉注射 TRH 后 TSH 升高者可排除本病,不升高则支持甲亢的诊断。

4. 甲状腺^{131}I 摄取率　为诊断甲亢的传统方法,但无法反映病情严重程度与治疗中的病情变化。本方法现主要用于甲状腺毒症病因的鉴别:甲状腺功能亢进类型的甲状腺毒症^{131}I 摄取率增高;非甲状腺功能亢进类型的甲状腺毒症^{131}I 摄取率减低。

5. 三碘甲状腺原氨酸抑制试验　用于鉴别单纯性甲状腺肿和甲亢,甲亢患者在试验中甲状腺^{131}I 摄取率不能被抑制。有学者提出本试验也可作为抗甲状腺药物治疗甲亢的停药指标。

6. TSH 受体抗体　TSH 受体抗体(TRAb)是鉴别甲亢病因、诊断 GD 的重要指标之一。未经治疗的 GD 患者血中 TRAb 阳性检出率可达 75% ~ 96%,TSAb 阳性检出率可达 85% ~ 100%。其有早期诊断意义,可判断病情活动、复发,还可作为治疗停药的重要指标。

7. 影像学检查　B 超、放射性核素扫描、CT、MRI 等有助于甲状腺、异位甲状腺肿和球后病变性质的诊断,可根据需要选用。

【诊断要点】

根据甲状腺肿大、高代谢综合征的表现,结合血清 TT_4、FT_4 增高、TSH 减低,即可诊断为甲亢。

【治疗要点】

目前尚不能对 GD 进行病因治疗。甲状腺功能亢进症的治疗主要包括抗甲状腺药物

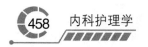

(antithyroid drugs,ATD)治疗、^{131}I 治疗及手术治疗。

　　1.抗甲状腺药物治疗

　　(1)适应证:①病情轻、中度患者;②甲状腺轻、中度肿大者;③年龄在 20 岁以下,孕妇、高龄或由于其他严重疾病不宜手术者;④手术前或 ^{131}I 治疗前的准备;⑤手术后复发而不宜进行 ^{131}I 治疗者。

　　(2)常用药物:包括硫脲类和咪唑类两类。硫脲类有甲硫氧嘧啶(methylthiouracil,MTU)及丙硫氧嘧啶(propylthiouracil,PTU)等;咪唑类有甲巯咪唑(methimazole,MMI)(又称赛治,他巴唑)和卡比马唑(carbimazole,CMZ)(甲亢平)等。临床普遍使用 PTU 和 MMI。其抗甲状腺的作用机制相同,即抑制 TH 的合成。PTU 还具有在外周组织阻滞 T_4 转变为 T_3 及改善免疫监护功能的作用,因此严重病例或甲状腺危象时作为首选用药。长期治疗分初治期(6～8 周)、减量期(3～4 个月)及维持期(1.5～2.0 年)。按病情轻重决定剂量,除非有较严重反应,一般不宜中断疗程,并定期随访疗效。

　　(3)其他药物治疗:复方碘口服溶液仅用于术前准备和甲状腺危象。β 受体阻滞剂主要在 ATD 初治期使用,可较快控制甲亢的临床症状,近期疗效好。可用于 ^{131}I 治疗前后及甲状腺危象时,也可与碘剂合用于术前准备。小剂量碳酸锂多用于甲亢合并粒细胞减少时或硫脲类药物、咪唑类药物使白细胞下降时。

　　2.^{131}I 治疗　利用甲状腺摄取 ^{131}I 后释放 β 射线,破坏甲状腺滤泡上皮而减少 TH 的分泌。因 β 射线在组织内的射程仅有 2 mm,所以电离辐射仅局限于甲状腺局部不会累及邻近组织。此法安全简便,费用低廉,效益高,治疗有效率达 95%,临床治愈率达 85% 以上,复发率小于 1%,现为欧美国家治疗成人甲亢的首选疗法。但可引起下列并发症:①甲状腺功能减退是 ^{131}I 治疗甲亢后的主要并发症,同时也是难以避免的结果。甲减发生的原因与电离辐射损伤和继发自身免疫损伤有关,可用 TH 替代治疗。②放射性甲状腺炎发生在 ^{131}I 治疗后 7～10 d,严重者可给予阿司匹林或糖皮质激素治疗。③个别患者可诱发甲状腺危象。④有时可加重浸润性眼。

　　3.手术治疗　治愈率为 95% 左右,复发率为 0.6%～9.8%,但可引起多种并发症。其主要为甲状旁腺功能减退和喉返神经损伤,发生率为 2%～10%。

　　4.甲状腺危象的防治　避免和去除诱因,积极治疗甲亢是预防甲状腺危象的关键,尤其是防治感染和做好充分的术前准备工作。一旦发生甲状腺危象需积极抢救。

　　(1)抑制 TH 合成:首选 PTU,首次剂量 600 mg,口服或胃管注入,以后每 6 h 给予 PTU 250 mg 口服,待症状缓解后减至一般治疗剂量。

　　(2)抑制 TH 释放:服 PTU 后 1 h 再加用复方碘口服溶液 5 滴,以后每 6 h 1 次,再视病情逐渐减量,一般使用 3～7 d 停药。

　　(3)β 受体阻滞剂:普萘洛尔有抑制外周组织 T_4 转换为 T_3 的作用。每天 60～80 mg,每 4 h 1 次。

　　(4)糖皮质激素:首次静脉滴注氢化可的松 300 mg,后每 6～8 h 滴注 100 mg。

　　(5)降低和清除血浆 TH:上述治疗效果不满意时,可选用腹膜透析、血液透析或血浆置换等措施,迅速降低血浆 TH 浓度。

　　(6)针对诱因和对症支持治疗:做好心、脑、肾功能监测;纠正水、电解质失调和酸碱平衡失调;降温、给氧、防治感染;积极治疗各种并发症。

　　5.Graves 眼病的治疗　其关键在于有效控制甲亢。①轻度 GO:病程一般呈自限性,无须强化治疗,以控制甲亢和局部治疗为主。控制甲亢是基础性治疗;局部治疗包括使用人工泪液、戴有色眼镜、夜间结膜遮盖,抬高床头等。②中-重度 GO:在上述治疗基础上进行强化治疗,糖皮质激素、眶放射治疗、眶减压手术等治疗。

6.妊娠期甲状腺功能亢进症的治疗　首选PTU,因为该药不易通过胎盘,必要时妊娠4~6个月做甲状腺次全切除术。

7.甲状腺毒性心脏病的治疗　在给予足量ATD,控制甲状腺功能至正常,尽早给予大剂量的^{131}I治疗,如使用β受体阻滞剂(普萘洛尔)进行心房颤动和心动过速导致的心力衰竭治疗。为克服普萘洛尔引起降低心肌收缩力的不良反应,需同时使用洋地黄制剂。

【护理评估】

1.健康史　患病及治疗经过:详细询问患者患病的起始时间、主要症状及其特点,如有无疲倦乏力、低热、胸闷、气短等不适。注意询问有无甲亢危象征兆,如高热、大汗、心动过速、烦躁不安等。询问有无口服过量TH制剂、严重精神创伤、感染等诱发因素。询问目前用药情况和病情控制情况等。对育龄女性患者询问其月经史及生育史。

2.身体评估

(1)一般状态:①生命体征,观察有无体温升高、脉率加快、脉压增大等表现;②意识精神状态,观察患者有无兴奋易怒、失眠不安或神志淡漠、嗜睡、反应迟钝等表现;③营养状况,评估患者有无消瘦、贫血、体重下降等营养状况改变。

(2)皮肤黏膜:评估皮肤是否湿润、多汗,紫癜,胫骨前皮肤有无变粗、增厚及大小不等的红色斑块和结节。

(3)眼征:观察和测量突眼度。评估有无眼球突出、眼裂增宽,有无视力疲劳、视力减退、畏光、复视、角膜溃疡等。

(4)甲状腺:了解甲状腺肿大程度,是否呈弥漫性、对称性,有无震颤和血管杂音。

(5)心脏、血管:有无心悸、心尖部收缩期杂音、心律失常等。有无周围血管征。

(6)消化系统:有无食欲亢进、排便次数增加、排稀便等。

(7)骨骼肌肉:有无杵状指、肌无力、肌萎缩等。

3.心理-社会状况　评估疾病对患者日常生活的影响,是否有睡眠、活动量及活动耐力的改变,评估患者的心理状态,有无焦虑、恐惧、多疑等心理变化。注意患者及家属对疾病知识的了解程度。患者所在社区的医疗保健服务情况。

【主要护理诊断/问题】

1.营养失调:低于机体需要量　与基础代谢率增高、摄入吸收不足有关。

2.活动无耐力　与蛋白质分解增加、甲状腺毒性心脏病、肌无力等有关。

3.应对无效　与性格及情绪改变有关。

4.有组织完整性受损的危险　与浸润性突眼有关。

5.潜在并发症　甲状腺危象。

6.知识缺乏　缺乏药物治疗知识及自我护理知识。

7.体液不足　与多汗、呕吐、腹泻有关。

8.体象紊乱　与突眼、甲状腺肿大有关。

【护理措施】

1.营养失调

(1)体重监测:监测体重变化,根据患者体重变化情况调整饮食计划。

(2)饮食护理:患者机体处于高代谢状况,能量消耗大,应给予高热量、高蛋白、高维生素及矿物质丰富的饮食。主食应足量,可以增加优质蛋白以纠正体内的负氮平衡,如奶类、蛋类、瘦肉类等,多摄取新鲜蔬菜和水果。鼓励患者多饮水,每天饮水 2 000 ~ 3 000 mL 以补充出汗、腹泻、呼吸加快等所丢失的水分,对合并心脏疾病者应避免大量饮水,以防因血容量增加而加重水肿和心力衰竭。禁止摄入刺激性的食物及饮料,如浓茶、咖啡等,以免引起患者精神兴奋。减少食物中粗纤维的摄入,以减少排便次数。避免进食含碘丰富的食物,应食用无碘盐,忌食海带、紫菜等海产品,慎食卷心菜,甘蓝等食物。

(3)用药护理:指导患者正确用药,禁止自行减量或停药,并做好药物不良反应的观察,及时处理。抗甲状腺药物的常见不良反应及处理措施有:①粒细胞减少,多发生在用药后 2 ~ 3 个月,严重者可致粒细胞缺乏症,因此必须指导患者定期复查血常规。如外周血白细胞低于 3×10^9/L 或中性粒细胞低于 1.5×10^9/L 应停药,患者多有头晕、食欲减退、乏力,部分伴有感染症状,并按医嘱给予促进白细胞增生药。②药疹,较常见,可用抗组胺药控制,不必停药。如出现皮肤瘙痒、团块状等严重皮疹则应立即停药,以免发生剥脱性皮炎。③其他,若发生中毒性肝炎、肝坏死、精神病、胆汁淤滞综合征、狼疮样综合征、味觉丧失等,应立即停止治疗。

(4)皮肤护理:皮肤潮湿多汗者,宜勤换内衣,勤洗澡,保持皮肤清洁、干爽;腹泻者注意肛周皮肤保护,预防肛周皮损。

2. 活动无耐力

(1)休息与活动:活动时以不感觉疲劳为度,适当增加休息时间,保证充足睡眠,防止病情加重。病情重、有心力衰竭或严重感染者应严格卧床休息。

(2)环境:甲亢患者因怕热多汗,应安排通风良好的环境,夏天可使用空调。

(3)生活护理:对大量出汗的患者应加强皮肤护理,及时更换浸湿的衣服及床单。

3. 应对无效

(1)心理护理:护士应向患者家属及朋友耐心细致地解释患者病情,提高他们对疾病的认知水平,让患者及其亲属了解其情绪、性格改变是暂时的,可因治疗而得到改善。鼓励患者表达内心的感受,理解和同情患者,建立互信关系。与患者及家属共同探讨控制情绪和减轻压力的方法,指导和帮助患者正确处理生活中的突发事件。

(2)家庭和社会支持:为患者提供有利于改善情绪的环境。如保持居住环境安静,通风良好,保持适当的温度和湿度,避免强光照射,产生轻松的气氛;避免提供兴奋、刺激的消息,以减少患者激动、易怒的精神症状。鼓励患者参加团体活动,预防因社交障碍产生焦虑。患者病情稳定转入社区后,应提醒社区护士继续给予其心理指导,保证患者情绪护理的延续性,促进其康复。

(3)病情观察:观察患者精神状态及手指震颤情况,注意有无焦虑、烦躁、心悸等甲亢加重的表现,必要时使用镇静剂。

4. 有组织完整性受损的危险

(1)眼部护理:采取各种保护措施,预防眼睛受到刺激和伤害。外出戴墨镜,减少光线、灰尘和异物的侵害。常用眼药水湿润眼睛,避免眼睛过度干燥;睡前涂抗生素眼膏,眼睑不能闭合者用无菌纱布或眼罩覆盖双眼,眼睛忌向上凝视,以免加剧眼球突出和诱发斜视。指导患者当眼睛有异物感、刺痛或流泪时,勿用手直接揉擦眼睛,可用 0.5% 甲基纤维素或 0.5% 氢化可的松滴眼液,以减轻症状。每日做眼球运动以锻炼眼肌,改善眼肌功能。睡觉或休息时抬高头部,使眶内液回流减少,减轻球后水肿。

(2)用药护理:限制钠盐摄入,遵照医嘱适量使用利尿剂,以减轻组织充血水肿。

(3)病情观察:定期角膜检查以防角膜溃疡造成失明,如有畏光、流泪、疼痛,视力改变等角膜炎、角膜溃疡先兆,应立即复诊。

5. 潜在并发症　甲状腺危象。

(1)避免诱因:指导患者做好自我心理调整,避免精神刺激、创伤、感染等诱发因素。

(2)病情监测:若原有甲亢症状加重,并出现高热(体温>39 ℃)、严重乏力、烦躁、多汗、心悸、心率>140 次/min、食欲减退、恶心、呕吐、腹泻、脱水等应警惕甲状腺危象的发生。密切观察患者生命体征和神志变化并进行记录,如发现谵妄、昏迷、躁动者,立即报告医生,及时抢救。

(3)紧急处理配合:①立即吸氧,绝对卧床休息,呼吸困难时取半卧位,立即给予吸氧。②及时准确给药,迅速建立静脉通路。按医嘱使用 PTU、复方碘溶液、β 受体阻滞剂、氢化可的松等药物。使用丙硫氧嘧啶及碘剂时注意观察病情变化,严格掌握碘剂的剂量,并观察中毒或过敏反应。准备好抢救药物,如镇静剂、血管活性药物、强心剂等。③密切观察病情变化,监测生命体征,准确记录24 h 出入量,观察神志的变化。

(4)对症护理:体温过高者给予冰敷降温。躁动不安者应使用床栏;昏迷者应加强皮肤、口腔护理,定时翻身,预防压疮及肺炎的发生。腹泻严重者应注意肛门周围皮肤护理,预防肛周感染。

【健康指导】

1. 疾病知识指导　做好甲亢知识宣教和指导保护眼睛的方法和技巧,教会患者自我护理。指导患者注意加强自我保护,穿宽松衣物,避免压迫甲状腺,严禁用手挤压甲状腺以免 TH 分泌过多,加重病情。鼓励患者保持身心愉快,避免精神刺激或过度劳累,建立和谐的人际关系和良好的社会支持系统。

2. 用药指导与病情监测　指导患者坚持按医嘱、按剂量、按疗程服药,不可随意减量和停药。服用抗甲状腺药物开始的 3 个月,每周查血常规 1 次,每隔 1～2 个月做甲状腺功能测定。当患者临床症状改善、甲状腺功能恢复正常后,逐渐药物减量维持 1 年至 1 年半后,如果患者血 TSH 一直维持在正常水平,可考虑停药。每天清晨起床前自测脉搏,定期测量体重。脉搏减慢、体重增加是治疗有效的标志。若出现高热、恶心、呕吐、不明原因腹泻、突眼加重等,警惕甲状腺危象的可能,应及时就诊。

3. 生育指导　对有生育需要的女性患者,应告知其妊娠可加重甲亢,同时甲状容易导致妊娠不良事件发生,宜治愈后再妊娠。对妊娠期甲亢患者,应指导其避免各种对母亲及胎儿造成影响的因素,宜选用抗甲状腺药物治疗,禁用[131]I 治疗,慎用普萘洛尔等药物,加强对胎儿的监测。产后如需继续服药,则勿母乳喂养。

4. 社区-家庭支持指导　患者出院后到所属社区卫生服务中心建档,充分利用社区卫生资源,接受社区延续性护理服务。社区护士应对甲亢患者定期家访,给予其相应的健康指导。评估内容包括患者的日常生活方式、病情、服药依从性、情绪状态、人际关系等,鼓励家属主动关心患者并理解患者的情绪状态,促进患者与家属之间的良性互动,利于患者的康复。

三、甲状腺功能减退症

甲状腺功能减退症简称甲减,是由各种原因引起的低甲状腺激素血症或甲状腺激素抵抗而引起的全身性低代谢综合征。依据发病人群可分为新生儿甲减和成人型甲减,起病于胎儿或新生儿的甲减称为呆小病,又称克汀病,常伴智力障碍和发育迟缓。起病于成人者称成年型甲减。国外报道临床甲减患病率为 0.8%～1.0%,发病率为 3.5/1 000;我国学者报道的临床甲减患病率为1.0%,发病率为 2.9/1 000。下面主要介绍成年型甲减。

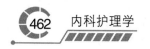

【分类】

根据病变部位分类:①由甲状腺腺体本身病变引起的甲减为原发性甲减。②由垂体和下丘脑病变引起的甲减为中枢性甲减,其中由下丘脑病变引起的 TRH 分泌减少造成的甲减为三发性甲减。③由 TH 在外周组织实现生物效应障碍引起的综合征称为 TH 抵抗综合征。

【病因与发病机制】

1. 自身免疫损伤 最常见的是自身免疫性甲状腺炎引起 TH 合成和分泌减少,包括桥本甲状腺炎、萎缩性甲状腺炎、亚急性淋巴细胞性甲状腺炎和产后甲状腺炎等。

2. 甲状腺破坏 包括甲状腺次全切除、^{131}I 治疗等导致甲状腺功能减退。

3. 下丘脑和垂体病变 垂体外照射、垂体大腺瘤、颅咽管瘤及产后大出血引起的和 TSH 产生和分泌减少所致。

4. 碘过量 可引起具有潜在性甲状腺疾病者发生甲减,也可诱发和加重自身免疫性甲状腺炎。

5. 抗甲状腺药物 使用如锂盐、硫脲类等可抑制 TH 合成。

【临床表现】

多见于中年女性,男女之比为 1:5,大多数起病隐袭,发展缓慢。功能减退始于成人期,主要表现为低代谢症候群和黏液性水肿,严重者可发生黏液性昏迷。

1. 一般表现 易疲劳、怕冷、体重增加、反应迟钝、嗜睡、精神抑郁、记忆力减退、智力低下、便秘、月经不调等。典型者可见黏液性水肿面容:表情淡漠,面色苍白,皮肤干燥发凉、粗糙脱屑,颜面、眼睑和手部皮肤水肿,声音嘶哑,毛发稀疏、眉毛外 1/3 脱落。

2. 肌肉与关节 肌肉乏力,暂时性肌强直、痉挛、疼痛,咀嚼肌、胸锁乳突肌、股四头肌及手部肌肉可有进行性肌萎缩。部分患者可伴有关节病变,偶有关节腔积液。

3. 心血管系统 心肌黏液性水肿导致心肌收缩力减弱、心动过缓、心排血量下降。由于非特异性心肌纤维肿胀、左心室扩张、心肌间质水肿和心包积液导致心脏增大,称为甲减性心脏病。久病者由于血胆固醇增高,可并发冠心病,10% 的患者伴发高血压。

4. 血液系统 主要表现为贫血。贫血的原因主要包括:①TH 缺乏引起血红蛋白合成障碍;②肠道吸收叶酸障碍引起叶酸缺乏;③肠道吸收铁障碍引起铁缺乏;④恶性贫血是与自身免疫性甲状腺炎伴发的器官特异性自身免疫病。

5. 消化系统 常有畏食、腹胀、便秘等,严重者可出现黏液水肿性巨结肠或麻痹性肠梗阻。

6. 内分泌 生殖系统表现为性欲减退,女性患者常有月经过多或闭经,由于血清催乳素水平增高,部分患者可发生溢乳。男性患者可出现勃起功能障碍。

7. 黏液性水肿昏迷 冬季易发,老人多见,死亡率高。常见诱因包括感染、寒冷、手术、严重躯体疾病、中断 TH 替代治疗和使用镇静剂、麻醉剂等。临床表现为嗜睡,低体温(体温<35 ℃),四肢肌肉松弛,呼吸减慢,血压下降,心动过缓,反射减弱或消失,甚至昏迷、休克,心、肾功能不全而危及患者生命。

【实验室及其他检查】

1. 血常规及生化检查 多为轻、中度正细胞正色素性贫血。血胆固醇、甘油三酯、低密度脂蛋白异常增高,高密度脂蛋白降低。

2. 甲状腺功能检查 血清 TSH 增高,TT_4、FT_4 降低是诊断本病的必备指标。血清 TT_3 和 FT_3 可以在正常范围内,但在严重病例中降低。亚临床甲减仅有血清 TSH 升高,血清 T_4 或 T_3 正常。甲状腺摄^{131}I率降低。

3.病变定位　TRH兴奋试验,主要用于原发性甲减与中枢性甲减的鉴别。静脉推注TRH后,血清TSH不增高者提示垂体性甲减;延迟升高者为下丘脑性甲减;血清TSH在增高的基值上进一步增高,提示原发性甲减。影像学检查有助于异位甲状腺、下丘脑-垂体病变的确定。

【诊断要点】

根据临床表现、实验室检查如血清TSH增高、FT$_4$减低,原发性甲减即可成立。如果血清TSH正常,FT$_4$减低考虑为垂体性或下丘脑性甲减,需做TRH兴奋试验来区别。早期轻型甲减多不典型,需与贫血、垂体瘤、特发性水肿、肾病综合征、肾炎及冠心病等鉴别。

【治疗要点】

1.替代治疗　各种类型的甲减,均需用TH替代,永久性甲减者需终身服用。替代治疗的原则是强调早期用药,正常维持,适量起始,注意调整,治疗的目标是用最小剂量纠正甲减而不产生明显不良反应,使血TSH和TH水平恒定在正常范围。首选左甲状腺素(TH)口服。因患者病情轻重不一,对甲状腺激素的需求量及敏感性不一,故替代治疗应个体化。

2.对症治疗　有贫血者补充铁剂、维生素B$_{12}$、叶酸等。胃酸低者补充稀盐酸,与TH合用疗效好。

3.亚临床甲减的处理　亚临床甲减引起的血脂异常可促使动脉粥样硬化,部分亚临床甲减可发展为临床甲减。目前认为只要患者有高胆固醇血症、血清TSH>10 mU/L,就需要给予L-T$_4$治疗。

4.黏液性水肿昏迷的治疗　①立即静脉补充TH,清醒后改口服维持治疗。②保温,给氧,保持呼吸道通畅,必要时行气管切开、机械通气等。③给予氢化可的松200～300 mg/d持续静脉滴注,待患者清醒后逐渐减量。根据需要补液,但不宜过多。④控制感染,做好原发病的治疗。

【主要护理诊断/问题】

1.便秘　与代谢率降低及体力活动减少引起的肠蠕动减慢有关。

2.体温过低　与机体基础代谢率降低有关。

3.活动无耐力　与甲状腺激素不足所致肌肉乏力、心功能减退、贫血有关。

4.潜在并发症　黏液性水肿昏迷。

5.营养失调:高于机体需要量　与代谢率降低致摄入大于需求有关。

6.性功能障碍　与甲状腺激素不足所致内分泌生殖系统功能减退有关。

【护理措施】

1.便秘

(1)饮食护理:给予高蛋白、富含维生素、低钠、低脂肪饮食,细嚼慢咽,少量多餐。吃粗纤维食物,如蔬菜、水果或全麦制品,促进胃肠蠕动。桥本甲状腺炎所致甲状腺功能减退症者应避免摄取含碘的食物和药物,以免诱发严重黏液性水肿。

(2)建立正常的排便型态:指导患者每天定时排便,养成规律排便的习惯,并为卧床患者创造良好的排便环境。教会患者促进便意的技巧,如适当顺时针按摩腹部,或用手指进行肛周按摩。鼓励患者每天进行适度的运动,如快走、慢跑等。

(3)用药护理:L-T$_4$早餐前30～60 min服用,每天1次;观察大便的次数、性质和量,观察有无腹胀、腹痛等麻痹性肠梗阻的表现。

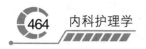

2.体温过低

(1)加强保暖:室温保持在 22~23 ℃,注意患者保暖。

(2)病情观察:监测患者生命体征变化,观察患者有无寒战、皮肤苍白、心律不齐、心动过缓等现象,并及时处理。

3.活动无耐力　指导和鼓励患者适当活动,对于活动能力和反应能力低下者,应注意保护,以防止意外的发生。

4.潜在并发症

(1)避免诱因:避免寒冷、感染、手术、使用麻醉剂、镇静剂、TH 治疗中断、严重躯体疾病等诱发因素。

(2)病情监测:观察神志、生命体征的变化及全身黏液性水肿情况,每天做好患者体重记录。若患者出现体温<35 ℃、呼吸浅慢、心动过缓、血压降低、嗜睡等表现,或出现口唇发绀、呼吸深长、喉头水肿等症状,立即通知医师并配合抢救处理。

(3)黏液性水肿昏迷的护理:①建立静脉通道,按医嘱给予急救药物。②保持呼吸道通畅,吸氧,必要时配合医生行气管插管或气管切开。③监测生命体征和动脉血气分析的变化,记录 24 h 出入量。④注意保暖,避免局部热敷。

【健康指导】

1.疾病知识指导　告知患者发病原因及注意事项,如地方性缺碘者可采用碘化盐,药物引起者应调整剂量或停药。注意个人卫生,冬季注意保暖,减少去人群聚集的地方,以预防感染和创伤。慎用催眠、镇静、止痛、麻醉等药物。

2.用药指导　对需终身替代治疗者,向其解释终身坚持服药的必要性。避免自行停药或增减剂量,否则可能导致心血管疾病,如心肌缺血、心肌梗死或充血性心力衰竭。指导患者自我监测,用药前后分别测脉搏,观察有无甲状腺激素服用过量的症状,如出现多食消瘦、脉搏>100 次/min、心律失常、体重减轻、发热、大汗、情绪激动等情况,及时报告医生。

3.病情监测　给患者讲解黏液性水肿昏迷发生的原因及表现,掌握自我病情观察。若出现低血压、心动过缓、体温<35 ℃等,应及时就医。指导患者定期复查肝肾功能、甲状腺功能、血常规等。

（韩　玲）

第五节　肾上腺皮质疾病

一、库欣综合征

库欣综合征又名皮质醇增多症,为纪念 Harvey Cushing 教授首次诊断垂体嗜碱性微小腺瘤所引起的皮质醇增多症而命名,是因肾上腺分泌过多糖皮质激素而导致的以向心性肥胖、满月脸、多血质外貌、皮肤性紫纹、高血压和骨质疏松等症状为表现的临床综合征。库欣综合征多发于 20~45 岁,成人多于儿童,女性多于男性,男女之比为 1∶(3~8),临床上通常将其分为促肾上腺皮质激素(ACTH)依赖性和 ACTH 非依赖性两大类。

【病因与发病机制】

1. ACTH 依赖性库欣综合征 ①库欣病:最常见,约占库欣综合征的70%,是由垂体ACTH分泌过多引起,伴肾上腺皮质增生。80%~90%为垂体微腺瘤(直径小于10 mm),约10%为大腺瘤(直径大于10 mm),也有未发现肿瘤者。②异位ACTH综合征:系垂体以外肿瘤分泌大量类ACTH物质,刺激肾上腺皮质增生,从而导致皮质醇分泌过多而引起一系列症状,约占库欣综合征的15%。国外文献报道最多见的病因是肺癌(19%~50%),其次是支气管类和胸腺类肿瘤等。

2. ACTH 非依赖性库欣综合征 ①肾上腺皮质腺瘤:约占库欣综合征的10%,多见于成人,男性相对更多。②肾上腺皮质癌:占库欣综合征的6%,病情重,进展快。③不依赖ACTH的双侧肾上腺小结节性增生:又称原发性色素性结节性肾上腺病。④不依赖ACTH的双侧肾上腺大结节性增生。

3. 其他类型库欣综合征 为长期服用较大剂量外源性糖皮质激素所致,又称为类库欣综合征,包括如医源性库欣综合征、应激性库欣综合征、儿童库欣综合征和糖皮质激素受体病、糖皮质激素过度敏感综合征等。

【临床表现】

库欣综合征的临床表现是由于血液循环中皮质醇升高导致代谢紊乱及多器官功能障碍所致。临床表现按病理生理分述如下。

1. 向心性肥胖 为本病的主要特征,表现为面如满月,红润多脂,颈背部脂肪堆积,隆起似水牛背,腹大而四肢相对瘦细,与躯干的肥胖形成对比,个别患者可有严重肥胖,特别是儿童患者。

2. 蛋白质代谢障碍 蛋白质的过度消耗,皮肤变得菲薄,毛细血管脆性增加,轻微的损伤即可引起瘀斑。因脂肪的沉积在下腹部、臀部、股等处,皮肤弹力纤维断裂。通过菲薄的皮肤可透见微血管的红色疏松,脊柱可发生压缩变形,身材变矮,有时呈佝偻、骨折,常易感染。

3. 糖代谢障碍 血糖升高,可出现类固醇性糖尿病,皮质醇增多症被控制后,糖耐量可恢复正常。

4. 高血压 为本病的常见临床症状,约占80%。皮质醇增多症患者引起高血压的机制复杂,包括皮质醇激活肾素-血管紧张素系统;抑制血管扩张系统;糖皮质激素的内在盐皮质激素活性,及其中间代谢产物使体内水钠潴留。此外,还可能通过糖皮质激素和盐皮质激素受体作用于中枢神经系统,从而对心血管调节产生增压效应。

5. 感染 大量的皮质醇分泌可促使蛋白质呈负平衡,抑制体液免疫和细胞免疫,抑制抗体形成与炎症反应,患者容易发生各种感染,其中以肺部感染多见。化脓性细菌感染则不容易局限化,可发展成蜂窝织炎、菌血症、败血症。同时皮质醇增多可使发热等机体防御反应被抑制,导致患者在感染后炎症反应往往不显著,发热不明显,易漏诊造成严重后果。

6. 性功能改变 库欣综合征患者可见性功能明显减退。过多糖皮质激素对下丘脑-垂体-肾上腺轴的各位点均有抑制作用,减少性激素的产生,可引起女性轻度多毛,月经稀少、闭经等。如出现明显的男性化表现(乳房萎缩、喉结增大、阴蒂肥大等),要警惕肾上腺皮质癌。男性会出现性欲减退、睾丸、阴茎缩小等表现。

7. 皮肤 因垂体产生大量的ACTH内含有促黑素细胞激素细胞活性的肽段,可有色素沉着表现。

8. 电解质紊乱 本病患者电解质基本正常,部分患者因高钠而有轻度水肿,也有部分患者出现低钾血症。

9. 全身及神经系统 四肢肌肉有萎缩,通常表现为肌无力,下蹲后起立困难。约半数库欣综合

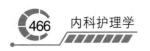

征患者会有精神状态的改变,轻者表现为注意力不集中、失眠、情绪不稳定,少数患者表现为抑郁与躁狂交替发生。

【实验室及其他检查】

1.皮质醇测定和地塞米松抑制试验 正常人的血清皮质醇水平伴随明显昼夜节律(上午8~9时皮质醇水平最高,午夜最低),此病患者血浆皮质醇水平增高且昼夜节律消失,晚上及午夜低于正常不明显,甚至较午后水平高。通过皮质醇测定及地塞米松抑制试验可以辅助诊断与鉴别。

2.CRH 兴奋试验 原发性肾上腺皮质肿瘤者多数无反应,垂体性库欣病和异位 ACTH 综合征者常有反应。

3.影像学检查 肾上腺增生或肿瘤可通过肾上腺 B 超检查发现,肾上腺部位病变对 CT 检查较为敏感,垂体部位病变以 MRI 检查为佳。

【诊断要点】

根据临床表现即可作出诊断。结合实验室检查可明确诊断早期及不典型病例有赖于实验室及影像学检查。注意和药物性肥胖、单纯性肥胖进行鉴别。

【治疗要点】

库欣综合征治疗的根本在于使皮质醇恢复正常,并纠正由于皮质醇增多引起的并发症,在病因治疗前,对病情严重的患者,最好先对症治疗。

1.库欣病 目前有手术、放疗和药物 3 种方法。首选经蝶窦垂体瘤切除术,由经验丰富的医生进行手术,其治愈率为 50%~90%。术后患者有暂时性垂体功能减退症,需服用激素替代治疗,术后有一定的复发率,可再次进行手术。垂体术后残留病灶、拒绝手术治疗的库欣病微腺瘤患者可采用垂体放射治疗,治疗后 3~5 年内 50%~60% 患者的高皮质醇血症得到控制,可能并发垂体功能减退,需定期随访。药物治疗的靶点有抑制 ACTH 的合成和分泌、抑制肾上腺合成和分泌皮质醇,以及阻断外周糖皮质激素的效应,可以采用帕瑞肽、氨鲁米特等药物辅以治疗。

2.肾上腺腺瘤 通过腺瘤手术摘除可根治,常规经腹腔镜切除更有利于术后的恢复。术后可根据症状进行激素治疗,直至功能完全恢复,大多数患者于 6 个月至 1 年可逐渐停用替代治疗。肾上腺皮质癌应尽早行手术治疗,减轻症状,术后可辅以药物及放射治疗。

3.不依赖 ACTH 小结节性或大结节性双侧肾上腺增生 行双侧肾上腺切除术,术后行激素长期替代治疗。

4.异位 ACTH 综合征 行原发瘤切除术,必要时行双侧肾上腺切除以缓解症状。亦可使用肾上腺皮质激素合成阻滞剂,如氨鲁米特、酮康唑、米托坦(双氯苯二氯乙烷)、美替拉酮等。

【主要护理诊断/问题】

1.体象紊乱 与库欣综合征引起身体外观改变有关。

2.体液过多 与皮质醇增多引起水钠潴留有关。

3.有感染的危险 与皮质醇增多导致机体免疫力下降有关。

4.潜在并发症 骨折。

5.活动无耐力 与蛋白质代谢障碍引起肌肉萎缩有关。

6.有皮肤完整性受损的危险 与皮肤干燥、水肿有关。

【护理措施】

1.体象紊乱 参见本章第二节"内分泌与代谢性疾病患者常见症状、体征的评估与护理"的护理措施。

2.体液过多

(1)休息与体位:指导患者平卧时可适当抬高双下肢,有利于静脉回流,适当休息能避免水肿加重。

(2)饮食护理:进食低钠、低碳水化合物、低热量、高钾、高蛋白的食物,预防和控制水肿。鼓励患者多食柑橘类、南瓜、枇杷、香蕉等含钾高的食物。

(3)应用利尿药的护理:水肿严重时,按医嘱给予利尿药,观察水肿消退情况及不良反应,如出现心律失常、恶心、呕吐、腹胀等低钾症状和体征时,及时处理。

(4)病情监测:监测患者水肿情况,每天测量体重的变化,记录24 h出入量,监测电解质浓度和心电图变化。

3.有感染的危险

(1)病情监测:密切观察患者体温变化,定期监测患者血常规,看是否出现淋巴细胞和自然杀伤细胞减少。注意有无感染征象,特别是呼吸系统。

(2)预防感染:①保持病室环境清洁,室内温、湿度适宜。②严格执行无菌操作,尽量减少侵入性治疗以降低感染及交叉感染的危险。③教导患者和家属预防感染的知识,如保暖、穿戴好口罩、减少到公共场所、预防上呼吸道感染。

(3)皮肤与口腔护理:协助患者做好个人卫生,避免皮肤擦伤与感染。长期卧床者应定期翻身,注意保护骨突处,预防压疮发生。病重者应做好口腔护理。

4.潜在并发症

(1)减少安全隐患:提供安全、舒适的环境,移除环境中不必要的家具或摆设,卧床休息时安好床栏,保持地面干燥。避免剧烈运动,防止因跌倒或碰撞引起骨折。

(2)饮食护理:鼓励患者摄取富含钙及维生素D的食物,如牛奶、虾皮、紫菜、坚果等以预防骨质疏松。

(3)病情观察:观察患者有无关节或腰背部骨痛,若有,及时报告医生,必要时使用助行器辅助行动。

【健康指导】

1.**疾病知识指导**　指导患者在日常生活中注意预防感染,保持皮肤清洁,防止外伤、骨折等各种可能导致病情加重或诱发并发症的因素,定期门诊复查。

2.**用药指导与病情监测**　告知患者有关疾病的基本知识和治疗方法,指导患者正确用药并掌握对药物疗效和不良反应的观察,如胃肠道反应、皮肤潮红、乏力、嗜睡、头痛等。了解激素替代治疗的有关注意事项,尤其是识别激素过量或不足的症状和体征,并告诫患者随意停用激素会引起致命的肾上腺危象。如发生虚弱、恶心、呕吐、头晕、发热等应立即就诊。

3.**心理指导**　鼓励患者表达身体外形改变的感受,对患者进行心理指导以减轻疾病带来的焦虑等不良情绪。指导患者家属为其提供有效的心理、情感支持。教会患者自我护理,适当从事力所能及的活动,以增强患者的自信心和自尊感。

二、原发性慢性肾上腺皮质功能减退症

慢性肾上腺皮质功能减退症可分为原发性和继发性两类。由于肾上腺本身病变导致肾上腺皮质激素分泌不足和反馈性血浆ACTH水平增高的称为原发性肾上腺皮质功能减退症,又称艾迪生病

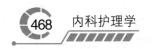

（Addison's disease）。由于下丘脑和垂体病变及长期使用外源性糖皮质激素致肾上腺激素分泌不足伴血浆 ACTH 水平正常或降低的称为继发性肾上腺皮质功能减退症。

【病因与发病机制】

1. 感染   肾上腺结核是常见病因，约占 20%，男性高于女性，因结核分枝杆菌的血行播散，常同时伴胸腹腔、盆腔淋巴结或泌尿系统结核。常累及双侧，导致肾上腺发生上皮样肉芽肿或干酪样坏死，继而出现纤维化病变、钙化。此外，肾上腺真菌感染、巨细胞病毒感染及严重败血症、艾滋病后期亦可引起肾上腺皮质功能减退。

2. 自身免疫   本病由自身免疫性肾上腺炎引起者，约占 80%。具有显著的遗传易感性。炎症可局限于肾上腺，也可属于多腺体自身免疫综合征的一部分。40%~50% 的自身免疫性艾迪生病伴有上述一种或多种自身免疫性疾病，称自身免疫性多内分泌腺综合征。

3. 其他病因   如肾上腺转移性癌较少导致肾上腺皮质功能减退，只有当 90% 以上的腺体组织被破坏时，临床才出现功能减退的表现。此外，胃癌、黑色素瘤、血管病变、双侧肾上腺切除等亦可能引起本病。

【临床表现】

发病隐匿，病情缓慢加重，早期症状不典型，常见临床表现包括虚弱和疲乏，厌食、恶心、腹泻，肌肉、关节和腹痛，直立性眩晕等。

1. 色素沉着   皮肤、黏膜色素沉着为艾迪生病早期的症状之一，几乎可见于全部病例，是垂体 ACTH、促黑素细胞激素（MSH）分泌增多所致。皮肤色素沉着表现为全身皮肤色素加深，以面部、四肢等暴露部位及关节摩擦处更为显著如脸、手，乳晕等部位，口腔、眼睑可见有大小不等的点状、片状蓝或蓝黑色色素沉着。

2. 低钠血症   由于肾脏排水负荷的能力减弱，大量饮水后可出现稀释性低钠血症。糖皮质激素缺乏及血容量不足时，抗利尿激素释放增多，也是造成低血钠的原因。

3. 消化系统   食欲减退为早期症状之一。少数患者嗜盐，可能与失钠有关。恶心、呕吐、腹泻、腹痛者提示病情加重。

4. 神经–精神系统   肌无力、表情淡漠、头昏、疲倦，重者嗜睡、意识模糊，可出现精神失常。

5. 心血管系统   血压偏低及直立性低血压，心音低钝，可出现头晕、直立性晕厥。

6. 生殖系统   女性阴毛、腋毛脱落、稀疏，月经失调或闭经；男性性欲减退、阳痿等。

7. 代谢障碍   糖异生作用减弱，肝糖原耗损，可发生低血糖，对胰岛素极其敏感。

8. 肾上腺危象   主要由于机体对各种应激的耐受性降低所致。当患者并发感染、创伤，或因手术、分娩、饮食失调而发生腹泻、失水，或中断皮质素（醇）治疗，或大量出汗，或过度劳累等均可诱发危象。有高热、恶心、呕吐、腹泻、失水、烦躁不安等综合征，致血压下降、循环衰竭，精神异常，继而昏迷。如不及时抢救，可发展至休克、昏迷，甚至死亡。

9. 其他   由结核引起者常有低热、盗汗等症状，体质虚弱、消瘦更为严重。如与其他自身免疫性疾病共存，则伴有相应疾病的临床表现，如甲状腺功能减退等。

【实验室及其他检查】

1. 血常规检查   常伴随正细胞正色素性贫血，少数合并恶性贫血。除发生危象外，中性粒细胞减少，淋巴细胞相对增多，嗜酸性粒细胞明显增多。

2. 血液生化检查   血钠降低，血钾升高，氯化物降低，空腹血糖降低，少数患者有轻度或中度血钙升高，尿量大减，红细胞沉降率增加。

3. 肾上腺皮质功能检查

（1）血浆皮质醇：常为低下，若晨间血皮质醇≤30 μg/L 可确诊为本病，≥200 μg/L 可排除本病，介于两者中间则需要进一步行兴奋试验。

（2）ACTH 兴奋试验：目前为筛查本病的标准方法，不受食物药物干预，可应用于全部年龄段患者，无明显副作用，结果可靠。可用于鉴别原发性与继发性肾上腺皮质功能不全。

（3）血浆 ACTH 测定：对本病的诊断及鉴别诊断有重要意义。原发性肾上腺皮质功能减退者血浆 ACTH 值明显增高，常超过 22 pmol/L（1 000 pg/mL）；但继发性肾上腺皮质功能减退者，ACTH 水平明显降低或在正常低限。

4. 影像学检查　肾上腺区 X 射线摄片、CT 检查可示肾上腺增大及钙化阴影。其他感染、出血、转移性病变在 CT 扫描时也示肾上腺增大，而自身免疫性疾病所致者肾上腺不增大。部分患者头部 MRI 示垂体增大。

【诊断要点】

根据患者的症状、体征结合皮质醇测定或 ACTH 兴奋试验可确诊。其中最具诊断价值者为 ACTH 兴奋试验，肾上腺皮质功能减退症患者显示储备功能低下，而非本病患者经 ACTH 兴奋后，血、尿皮质类固醇明显上升。有慢性腹痛、腹胀、腹泻、低热等全身症状者又须与肠结核、腹腔结核等区别。值得注意的是，患者可同时伴有不同部位的结核病。

【治疗要点】

1. 基础治疗

（1）糖皮质激素替代治疗：应尽早给予，一般需终生补充。依据患者性别、身高、体重、年龄、体力劳动强度等，确定合适的基础量，以小剂量开始逐步递增。应模拟激素昼夜节律给予，在清晨起床后服全天量的 2/3，下午 2～3 时服余下 1/3。根据症状改善程度、尿 24 h 皮质醇值、血压、工作量和活动量等情况进行适当调整。因为氢化可的松最符合生理性，作为常用药物，但血药浓度波动大，醋酸可的松须经肝脏转化为氢化可的松，因此肝功能异常者需注意。

（2）食盐及盐皮质激素：食盐摄入量应充分，每天至少 8～10 g，如有腹泻、大量出汗等情况应酌情增加。如患者仍有头晕、乏力、血压偏低等，必要时须加服盐皮质激素，如 9α-氟氢可的松 0.05～0.10 mg/d，每天口服 1 次。如有水肿、高血压、低血钾则减量。

2. 病因治疗　如病因为自身免疫者应检查是否伴有其他腺体功能减退，应同时治疗。有活动性结核者在替代治疗的同时积极给予抗结核治疗。如果病因为其他肿瘤所致，应积极针对原发病灶进行治疗。

3. 肾上腺危象治疗　此危象为内科急症，应积极抢救，主要措施如下。

（1）补充液体：典型的危象患者体液损失量约达细胞外液的 1/5，故首日应迅速补充生理盐水 2 000～3 000 mL，可按体重的 6% 估计，纠正低血容量和电解质紊乱。次日根据症状改善程度、年龄、心肾功能等情况酌情给予补充。对于以糖皮质激素缺乏为主，脱水不甚严重者，补盐水量应适当减少，补充葡萄糖液以免发生低血糖。

（2）糖皮质激素：在补液的同时，立即给氢化可的松或琥珀酸氢化可的松 100 mg 静脉注射，使血皮质醇浓度达到正常人在发生严重应激时的水平。后每 6 h 100 mg 加入补液中静脉滴注，第 2～3 天可减至每天 300 mg，分次静脉滴注。如病情好转，渐减至每天 100～200 mg。

（3）其他：防治诱因、积极治疗感染等。

4. 外科手术或其他应激时的治疗　正常人在发生较严重的应激状态时，每天皮质醇分泌量可

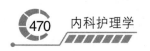

达 100～300 mg,因而艾迪生病患者在发生严重应激时,每天给予氢化可的松总量不应少于 300 mg。多数外科手术为短暂应激,可根据手术种类,在数日内每天递减用量,直到维持量。

【主要护理诊断/问题】

1. 体液不足　与恶心、呕吐、腹泻有关。

2. 潜在并发症　肾上腺危象。

3. 营养失调:低于机体需要量　与糖皮质激素缺乏导致畏食、消化功能不良有关。

4. 活动无耐力　与皮质醇缺乏导致肌肉无力、疲乏有关。

5. 体象紊乱　与垂体 ACTH、MSH 分泌增多导致皮肤色素沉着有关。

【护理措施】

1. 体液不足

(1)休息与活动:保证患者充分休息,活动后易疲劳的患者应减少活动量。指导患者在起床、翻身、改变体位时动作宜缓慢,防止发生直立性低血压。

(2)饮食护理:合理安排饮食以维持电解质平衡,进食高钠、高碳水化合物、高蛋白饮食,注意避免进食含钾高的食物,以免加重高钾血症,诱发心律失常。病情允许情况下,鼓励患者每天保证水分摄取在 3 000 mL 以上,并保证足够的食盐摄入。

(3)病情观察:①记录24 h 液体出入量,观察患者皮肤的颜色、湿度及弹性,注意有无脱水表现。②监测有无低血钠、高血钾、高血钙、低血糖及血清氯化物降低;监测心电图,注意有无心律失常。③观察患者有无恶心、呕吐、腹泻情况并记录。

(4)用药护理:使用盐皮质激素的患者要密切观察血压、水肿情况、血清电解质等变化,为调整药量和电解质的摄入量提供依据。

2. 潜在并发症

(1)避免诱因:积极控制感染,避免过度劳累、创伤和突然中断治疗。手术和分娩时应做好充分的准备。当患者出现恶心、呕吐、腹泻、大量出汗时应及时处理。

(2)病情监测:观察患者意识、生命体征的变化,定时监测血电解质及酸碱平衡情况,尤其是血钠、血钾及血糖情况,必要时记录 24 h 出入量。

(3)抢救配合:迅速建立两条或以上通畅静脉通道保证用药,按医嘱补充生理盐水、葡萄糖液和糖皮质激素,注意观察用药疗效。保持呼吸道通畅并吸氧。危象缓解后,按医嘱口服糖皮质激素和盐皮质激素。

【健康指导】

1. 疾病知识指导　指导患者避免感染、创伤、过度劳累等加重病情的因素。告诉患者外出时避免阳光直晒,预防皮肤黏膜色素沉着加重。对疾病的表现有足够的认知,能够自我护理。

2. 用药指导与病情监测　教育患者及家属了解此病需终身治疗,应积极配合。指导患者服药,强调要按时定量服用,禁止自行增减药量或停药,以免发生危险。指导患者观察药物疗效明显的表现,如食欲改善、体重增加、乏力缓解、色素沉着变浅等。了解药物的不良反应,指导患者将药物与食物或制酸剂一起服用,避免单独或空腹服用,以免损伤胃黏膜。定期到医院复查,调整药物剂量。如出现消化不良、情绪变化、感染、失眠、高血压等症状,应及时复诊。

3. 社区-家庭支持　社区护士应建立完善的随访制度,以了解患者的用药现状、心理状态等,做出针对性的健康指导。需终身激素替代治疗的患者的心理压力较大,应鼓励其家属给予心理上的安慰与支持,使患者保持情绪稳定并增加信心,配合治疗。

三、原发性醛固酮增多症

原发性醛固酮增多症(primary aldosteronism,PA),简称原醛症,是由于肾上腺盐皮质激素分泌过多导致潴钠排钾,肾素-血管紧张素活性受抑制。其主要的临床表现为血压升高和低血钾的继发性高血压综合征。国外报道在1、2、3级高血压患者中原醛症患病率分别为1.99%、8.02%和13.2%,而在难治性高血压患者中,其患病率更高,为17%~23%。原醛症已成为内分泌高血压最常见的原因。

【临床表现】

1. 高血压综合征　为最早且最常见的综合征,可比低血钾综合征早3~4年出现。几乎见于每一病例的不同阶段,通常不呈恶性演变,但随着病情进展,血压渐高,大多数在170/100 mmHg左右,高时可达210/130 mmHg。以舒张压升高较明显,但一般不十分严重。患者有头痛、头晕、耳鸣等主诉,可伴随弱视及高血压眼底等,与一般高血压病相似,但对降压药疗效差。

2. 神经肌肉功能障碍　表现为阵发性肌无力和麻痹,一般说来血钾越低,肌病越重。乏力症状多在有诱因的情况下加重,肌肉软弱麻痹常突然发生,可于任何时间出现,往往在清晨起床时忽感双下肢无法自主移动。发作轻重不一,重者可累及两上肢,以至全身。有时会累及呼吸肌,发生呼吸肌麻痹。

3. 失钾性肾病及肾盂肾炎　由于长期大量失钾,肾小管功能紊乱,浓缩功能损伤,患者常诉多尿,尤为夜尿增多,以致失水而引起烦渴、多饮、尿量增多,每日可达3 000 mL,比重偏低,常在1.015以下。

4. 心脏表现　由于低钾对心肌的影响,可发生心律失常,以室性早搏、阵发性室上性心动过速较常见,最严重时可发生心室颤动。

5. 其他　儿童患者因长期缺钾等代谢紊乱可能出现生长发育障碍。不出现水肿是本病的特点,但病程长者可因肾功能不全或伴有心力衰竭而出现水肿。缺钾时胰岛素的释放减少,有时可出现糖耐量降低。

【辅助检查】

1. 实验室检查　多数患者血钾低于正常,一般2~3 mmol/L;尿钾排出增多,在低血钾的情况下,每日尿钾排出量仍>25 mmol。血钠一般在正常高限或略高于正常,血镁可低于正常值,尿钾多数>25 mmol/24 h。血浆醛固酮明显升高,尿醛固酮大多高于正常(21.32 mmol/24 h)。血浆肾素-紧张素低于正常。动脉血气分析可有血pH和CO_2结合力略高于正常,病程久并伴肾功能损害的患者,CO_2结合力可在正常范围。

2. 特殊检查

(1)钠输注试验:患者卧位输注2 000 mL生理盐水,4 h内输完。在上午8点和10点之间开始,于输注前及输注后4 h测血醛固酮、皮质醇,血浆钾。输注过程中观察心率和血压。目前比较公认的标准为生理盐水试验后血醛固酮>10 ng/dL者原醛症诊断明确,如介于5~10 ng/dL,必须根据患者临床表现、实验室检查及影像学表现综合评价。

(2)口服钠负荷试验:每日摄取钠至少200 mmol(约氯化钠6 g)/d,共3 d。口服氯化钾以保持血钾在正常水平,留第三天早晨至第四天早晨24 h尿,测定醛固酮。尿醛固酮<10 μg/24 h排除原醛症,>12 μg/24 h原醛症诊断明确。

(3)卡托普利试验:坐位或站位1 h后口服50 mg卡托普利,服药前及服用后1 h、2 h测定血浆

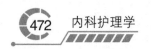

肾素活性、醛固酮、皮质醇,试验期间患者需始终保持坐位。正常人卡托普利抑制试验后血醛固酮浓度下降>30%,而原醛症患者血醛固酮不受抑制。

(4)氟氢可的松抑制试验:氟氢可的松 0.1 mg,每 6 h 一次,持续 4 d,同时补钾治疗(血钾达到 4 mmol/L)、高钠饮食(每日三餐分别补充 30 mmol,每天尿钠排出至少 3 mmol/kg)。第 4 天上午 10 点采血测血浆醛固酮、血浆肾素活性,上午 7 点及上午 10 点采血测血皮质醇。第 4 天上午 10 点血浆醛固酮>6 ng/dL 原醛症诊断明确。

3. 定位检查　①超声检查:能显示直径>1 cm 的肾上腺肿瘤。②CT:为肾上腺肿瘤首选检查手段。肾上腺 CT 平扫加增强可检出直径>5 mm 的肾上腺肿瘤。③MRI:空间分辨率低于 CT,不作为常规应用,仅用于 CT 造影过敏者。

【诊断要点】

低血钾症是 PA 的传统标志,但现在发现仅有小部分(9%～37%)的 PA 患者有此症状,因此我们也应当关注其他检测指标。PA 的诊断指标包括低水平或低于检测限的肾素水平、血浆醛固酮浓度过高。现将血浆醛固酮/肾素浓度比值(ARR)作为 PA 的筛选指标。但 ARR 易受到体位、药物血钾水平、测定时间、年龄、性别等因素的影响。因此,当 ARR 阳性时,还需要确诊试验及影像学检查进一步诊断。

【治疗要点】

1. 非手术治疗　药物治疗适用于:①特发性醛固酮增多症;②糖皮质激素可抑制性醛固酮增多症;③不能耐受手术或不愿手术的醛固酮腺瘤者。常用药物有螺内酯、依普利酮、阿米洛利、硝苯地平、氨氯地平、卡托普利、依那普利等降压药物以及糖皮质激素等。

2. 手术治疗　肾上腺皮质腺瘤,单纯切除后可望完全恢复,腺瘤以外的腺体有结节性改变时宜将该侧肾上腺切除。单侧原发性肾上腺皮质增生可做同侧肾上腺切除或肾上腺次全切除。肾上腺皮质癌及异位产生醛固酮的肿瘤应尽量切除原发病灶。近年来,腹腔镜手术已广泛用于原发性醛固酮增多症的治疗。

【主要护理诊断/问题】

1. 焦虑　与对治疗及预感对机体功能影响和死亡威胁有关。
2. 头痛　与血压升高有关。
3. 活动无耐力　与血钾降低有关。
4. 知识缺乏　与缺乏原发性醛固酮增多症治疗的相关知识有关。

【护理措施】

1. 焦虑　心理护理:①医护人员充分理解和尊重患者,及时评估患者的心理状况。②引导患者面对现实,指导患者进行自我心理调节,帮助其树立战胜疾病的信心,以最佳的心理状态接受治疗。③告知家属和亲友,给予患者关心、爱护,在精神和经济上给予支持,减轻患者的心理压力。

2. 头痛

(1)病情观察:患者典型的临床表现为高血压和低血钾,要注意观察相关症状和体征。①定期监测血压,观察血压是否存在昼夜节律。②观察患者有无头晕、头痛、肌无力、吞咽困难、呼吸困难等。③及时留取各种标本,做电解质及体位试验、赛庚啶试验、地塞米松抑制试验等检查。

(2)口服药物的护理:①正确服用螺内酯,螺内酯可以纠正患者的低血钾,减轻高血压,为治疗原醛症的一线药物。但长期应用会出现女性月经不调、男子乳腺发育、阳痿等不良反应。在服药过程中要注意监测患者的血压和血钾变化情况,及时留取患者的血、尿标本复查电解质。不良反应明显者要告知医生,必要时可改为阿米洛利或氨苯蝶啶,以助排钠保钾。②部分患者需同时使用钙通道阻滞剂、糖皮质激素或血管紧张素转换酶抑制药治疗,要严格遵照医嘱用药,监测血压和不良反应。

3. 活动无耐力

(1)饮食指导:过量醛固酮导致体内高钠低钾,血容量增多,血压升高,心脏负荷增加。饮食上注意:①减少钠盐摄入,对血压特别高、血钠高者宜用低盐饮食,每日钠摄入量限制在 80 mmol 左右。②多吃新鲜蔬菜、多饮牛奶,补充钙和钾盐。③减少脂肪摄入。④限制饮酒。

(2)运动指导:①评估患者病情和活动能力,根据病情适当休息,保持病室安静。②保证充足的睡眠。③根据年龄和身体状况选择合适的运动,避免情绪激动和剧烈运动。

【健康指导】

1. 自我监测　若出现头晕、头痛、恶心、呕吐、肌无力、肢端麻木、手足抽搐、周期性瘫痪等,应及时就诊。

2. 用药指导　行肾上腺全切除或次全切除患者需终身进行激素替代治疗,告知其按医嘱服药的重要性,切勿自行增减剂量。若术后血压未降至正常水平,需继续遵医嘱服用降压药。向患者讲解口服钾剂的注意事项,减少药物对胃肠道的刺激。

3. 复诊指导　定期复查血压、血清电解质、肝肾功能、血浆肾素活性水平和血、尿醛固酮,根据情况进行腹部超声和 CT 检查,以判断疾病的治疗效果及康复情况。

（韩　玲）

第六节　嗜铬细胞瘤

嗜铬细胞瘤(pheochromocytoma,PHEO)是一种神经内分泌肿瘤,来源于肾上腺髓质、交感神经节或其他部位的嗜铬组织。肿瘤持续或间断地释放大量儿茶酚胺,如去甲肾上腺素和肾上腺素,引起持续性或阵发性高血压和多个器官功能及代谢紊乱。嗜铬细胞瘤大多为良性,约10%为恶性。本病以 20~50 岁最多见,男女发病率无明显差异,少数患者有家族性。

【临床表现】

以心血管症状为主,兼有其他系统的表现。

1. 心血管系统表现

(1)高血压:是本病的主要症状,有阵发性和持续性两型,大约1/2 患者为持续性高血压,45%为阵发性高血压,5%患者血压大致正常。

1)阵发性高血压型:阵发性高血压发作是嗜铬细胞瘤患者的特征性表现。高血压呈间歇性发作,间歇期血压正常,发作时血压骤升,可达(200~300)mmHg/(130~180)mmHg,伴有剧烈头痛,面色苍白,大汗淋漓、心动过速、心前区及上腹部紧迫感,可有心前区疼痛、心律失常、焦虑、恐惧、恶心、呕吐、视力模糊、复视,其中头痛、心悸、多汗三联症对诊断有重要意义。发作特别严重者可并发急性左心衰竭、高血压危象或脑血管意外等。发作停止后,患者可出现全身发热、皮肤潮红、流涎、瞳孔缩小等迷走神经兴奋症状,并可有尿量增多的情况。发作时间一般为数分钟,长者可达 1~2 h 或更久。发作频繁者每天数次,发作少者可能数月 1 次。随病情进展发作次数增多且持续时间延

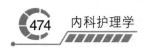

长,一部分患者可发展为持续性高血压伴阵发性加剧。需注意的是,阵发性高血压往往可有情绪激动、体位改变、创伤、吸烟、排便等诱发。

2)持续性高血压型:易被误诊为原发性高血压。但通常伴有头痛、畏热、多汗、肌肉震颤、心动过速、精神紧张、直立性低血压等特征性症状。部分儿童或少年病情发展迅速,呈急进型(恶性)高血压过程,表现为:舒张压高于 130 mmHg,眼底损害严重,短期内出现视神经萎缩,以至失明,可发生氮质血症、心力衰竭、高血压脑病。

(2)低血压、休克:本病也可发生直立性低血压,严重者乃至出现休克,或高血压与低血压交替出现现象。

(3)心脏表现:分泌的儿茶酚胺可引起儿茶酚胺性心肌病,伴心律失常。长期持续性血压增高而并发心肌肥厚、心脏扩大、心力衰竭等。

2. 代谢紊乱

(1)基础代谢率增高:代谢亢进引起发热、消瘦。

(2)糖代谢紊乱:引起血糖升高,糖耐量减退等。

(3)脂代谢紊乱:可引起高脂血症等。

(4)电解质紊乱:可出现低钾血症,也可出现高钙血症。

3. 其他临床表现

(1)消化系统:患者出现剧烈腹痛、休克等急腹症表现。

(2)腹部肿块:少数患者在左或右侧中上腹可扪及肿块,恶性嗜铬细胞瘤可转移至肝,引起肝脏肿大。

(3)泌尿系统:病程长及病情重者可发生肾功能减退。膀胱内嗜铬细胞瘤患者排尿时常可起高血压发作、膀胱扩张及无痛肉眼血尿。

(4)血液系统:在大量肾上腺素作用下,血容量减少,血细胞重新分布,外周血中白细胞增多,有时红细胞也可增多。

(5)其他:可伴发一些基因突变所致的遗传性疾病,如 2 型多发性内分泌腺瘤病、1 型多发性神经纤维瘤等。

【实验室及其他检查】

1. 血、尿　儿茶酚胺及其代谢产物测定。

2. 药理试验　对于阵发性发作者,如果一直等不到发作,可考虑做胰高血糖素激发试验。若为嗜铬细胞瘤患者,血浆儿茶酚胺增加 3 倍以上或升至 2 000 pg/mL,血压上升。

3. 影像学检查　B 超、CT 扫描,90% 以上的肿瘤可准确定位,MRI 有助于鉴别嗜铬细胞瘤和肾上腺皮质肿瘤,可用于孕妇。放射性核素标记定位和静脉导管术等有助于定位诊断。

【诊断要点】

本病的早期诊断甚为重要。诊断的重要依据是建立在 24 h 尿儿茶酚胺或其代谢产物增加的基础上。对于高血压患者,尤其是儿童和青年人,呈阵发性或持续性发作高血压,应考虑本病的可能性。再根据家族史、临床表现、实验室检查、各种影像学检查等作出诊断,同时要与其他继发性高血压及原发性高血压鉴别。

【治疗要点】

手术治疗是嗜铬细胞瘤首选最有效的治疗方法。

1. 药物治疗　单纯应用药物控制嗜铬细胞瘤引起高血压是困难的,一般是手术前采用 α 受体阻滞剂使血压下降,减轻心脏负担,并使原来缩减的血管容量扩大。常用的口服 α 受体阻滞剂有酚苄明和哌唑嗪。

2.手术治疗　大多数嗜铬细胞瘤通过手术切除可得到根治,但手术有一定的危险性。

3.放射性核素治疗　恶性嗜铬细胞瘤无法手术切除或多发转移者,以及术后有残留病灶者可考虑放射性核素的治疗。

4.放疗、化疗及靶向治疗　恶性嗜铬细胞瘤治疗困难,对放化疗多不敏感。

5.并发症的治疗　当患者发生高血压危象时,应立即予以抢救,主要措施有:①抬高床头,给氧。②立即静脉缓慢注射酚妥拉明 1～5 mg,密切观察血压,当血压下降至 160/100 mmHg 左右时停止推注,即以酚妥拉明 10～15 mg 溶于 5% 葡萄糖生理盐水 500 mL 中缓慢静脉滴注,也可舌下含服钙拮抗药硝苯地平 10 mg。③有心律失常、心力衰竭者应作相应处理。

【主要护理诊断/问题】

1.组织灌注无效　与去甲肾上腺素分泌过量致持续性高血压有关。

2.潜在并发症　高血压危象。

3.疼痛:头痛　与血压升高有关。

4.焦虑　与患病早期病因诊断不明、担心疾病治疗及预后有关。

5.便秘　与儿茶酚胺增高使肠蠕动及张力减弱有关。

【护理措施】

1.组织灌注无效

(1)休息与活动:高血压发作间歇期患者可适当活动,勿远离病房,防止跌倒。针对诱因采取措施,以减少高血压发作。急性发作时应绝对卧床休息,采取半卧位,保持环境安静、偏暗光线。护理操作宜集中进行,避免刺激,不宜探视。

(2)饮食护理:此类患者大部分有基础代谢升高,糖代谢紊乱。应根据血糖、糖耐量适时调整饮食,鼓励患者多饮水,避免饮浓茶或含咖啡因的饮料。

(3)病情观察:①密切观察患者血压的变化,定时测量血压并做好记录,测量时应定血压计、定体位,并尽可能做到定人测量。②观察有无头痛及头痛的程度、持续时间,是否有其他伴随症状。③观察患者发病是否与诱发因素有关。④监测患者水、电解质变化,准确记录 24 h 出入量。

(4)用药护理:①使用 α 受体阻滞剂者要密切观察血压变化及药物不良反应。指导患者预防跌倒,及时发现异常情况并处理。②剧烈头痛者遵医嘱给予镇静剂。③指导患者严格按医嘱坚持服药。

(5)心理护理:因本病起病突然,症状严重,患者常感到恐惧,渴望早诊断早治疗,护士应多主动关心患者,给患者耐心讲解疾病有关知识、治疗方法及注意事项。患者症状发作时,护士应及时到达床边处理并安抚,消除其恐惧和紧张心理,使其具有安全感。

2.潜在并发症

(1)避免诱因:应避免情绪激动、体位改变、外伤、屏气动作等。禁止灌肠、扪压肿瘤、腹膜后充气造影等操作。指导患者正确应用药物及戒烟禁酒等。

(2)病情监测:观察患者有无剧烈头痛、面色苍白、大汗淋漓、恶心、呕吐、视物模糊、复视等高血压危象表现,是否出现心力衰竭、肾衰竭和高血压脑病的症状和体征。

(3)急救配合与护理:①绝对卧床休息,半坐卧位,吸氧,抬高床头以减轻脑水肿,加用床档以防患者因躁动而坠床;②按医嘱给予快速降压药物如酚妥拉明等;③持续心率、血压监测,每 15 min 记录测量结果;④因情绪激动、焦虑不安会加剧血压的升高,应给予专人护理,及时安抚患者;⑤若有

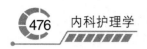

心律失常、心力衰竭、高血压脑病、脑卒中和肺部感染者,协助医生处理并给予相应的护理。

【健康指导】

1. 疾病预防指导　指导患者调整生活方式以控制血压,避免诱因,保持机体内环境的稳定。

2. 疾病知识指导　告知患者和家属疾病相关知识及高血压危象发生征兆,利于其及时就诊。

3. 用药指导　告知治疗药物知识及常见的不良反应。指导患者定期复诊,遵医嘱调整药物剂量,不得自行减量或停药。患者外出随身携带病情卡,以便发生紧急情况时能得到及时救助。

(韩　玲)

第七节　糖尿病

案例分析

患者,男,67岁,退休工人。约10年前因病住院时发现血糖较高,确诊"糖尿病",经治疗后好转出院。此后间断口服降糖药物。3年前因摔倒致腿部多处外伤,经久不愈而住院治疗。出院后采用胰岛素笔注射胰岛素,曾出现多次低血糖反应。4周前,家属发现患者左脚拇趾破溃,且范围逐渐扩大并流脓、变黑、发臭,遂再次入院求治。查体:T 36.2 ℃,P 91 次/min,R 19 次/min,BP 142/91 mmHg,营养中等,慢性病容,左脚拇趾有一 3.5 cm×4.5 cm 伤口,有脓液且有臭味。左脚肿胀,皮肤温度高,足背动脉不能扪及。实验室检查:空腹血糖 8.9 mmol/L;白细胞 20.1×10⁹/L;餐后2 h 血糖 14.1 mmol/L;HbA₁c 为 7.9%。

请思考:①该患者存在哪些护理诊断/问题? ②护理措施有哪些?

糖尿病(diabetes mellitus,DM)是在遗传、环境因素相互作用下引起的一组以慢性高血糖为特征的代谢异常综合征。因胰岛素分泌和(或)作用缺陷引起碳水化合物、蛋白质、脂肪、水和电解质等代谢发生紊乱。随着病程延长,可出现眼、肾、神经、心脏、血管等多系统损害,引起功能缺陷及衰竭。重症或应激时可发生酮症酸中毒、高血糖高渗状态等急性代谢紊乱。

根据我国第8次全国性糖尿病流行病学调查,我国糖尿病患病率从1980年的0.67%至2017年已增长至11.2%。2021年发布的第10版《全球糖尿病地图》显示,2021年全世界20～79岁的成年人中有5.37亿(10.5%)糖尿病患者,我国20～79岁的成年人中糖尿病总人数达1.4亿,糖尿病总人数预计到2030年将增至6.43亿(11.3%)。因此,糖尿病已成为严重威胁人类健康的世界性公共卫生问题。

【糖尿病分型】

目前,国际上仍通用 WHO 糖尿病专家委员会提出的分型标准(1999)(表7-7-1)。

【病因与发病机制】

1. 1 型糖尿病　1 型糖尿病绝大多数属于自身免疫性疾病。发病机制是某些环境因素作用于有遗传易感性的个体,激活一系列自身免疫反应,引起胰岛β细胞破坏和衰竭,体内胰岛素分泌不足进行性加重,最终导致糖尿病。多数患者发病多年后,胰岛β细胞被完全破坏,胰岛素水平非常低,失去对刺激物的反应,出现糖耐量降低或临床糖尿病表现明显,需依赖外源性胰岛素维持生命。

表 7-7-1　WHO(1999 年)的糖尿病病因学分型体系

分型	内容
1 型糖尿病	胰岛β细胞破坏,导致胰岛素绝对缺乏。包括免疫介导性和特发性 1 型糖尿病(无自身免疫证据)
2 型糖尿病	以胰岛素抵抗为主伴胰岛素进行性分泌不足和以胰岛素进行性分泌不足为主伴胰岛素抵抗
特殊类型糖尿病	基因缺陷或者与糖尿病相关的遗传综合征;胰源性糖尿病及内分泌疾病或者药物等引起的糖尿病,一般病因明确
妊娠糖尿病	妊娠期间首次发生或发现的糖尿病或糖耐量降低,不包括在糖尿病诊断之后妊娠者

2.2 型糖尿病　它的发生、发展分以下 4 个阶段。

(1)遗传易感性:2 型糖尿病发病的家族遗传基础相对更明显,有研究表明这与人类"节约基因"有关。

(2)胰岛素抵抗和胰岛β细胞功能缺陷:胰岛素抵抗(insulin resistance,IR)是指胰岛素作用的靶器官(主要是肝脏、肌肉、脂肪组织)对胰岛素作用的敏感性降低。当病情发展至机体出现 IR 时,胰岛素介导下的骨骼肌、脂肪组织对葡萄糖的摄取、利用或储存的效力减弱,同时肝脏葡萄糖输出增加,导致胰岛β细胞分泌更多胰岛素以维持代谢正常。当病情进一步发展至β细胞功能缺陷时,机体将对 IR 无法代偿,从而无法使血糖恢复至正常水平,最终导致 2 型糖尿病。

(3)糖耐量减低和空腹血糖调节受损:糖耐量减低(impaired glucose tolerance,IGT)是葡萄糖不耐受的一种类型。空腹血糖受损(impaired fasting glucose,IFG)指一类非糖尿病性空腹血糖异常,其血糖浓度高于正常,但低于糖尿病的诊断值。IGT 和 IFG 均代表正常葡萄糖稳态和糖尿病高血糖之间的中间代谢状态,表明其调节(或稳态)受损。

(4)临床糖尿病:此期血糖增高,并达到糖尿病的诊断标准。但可无任何症状,或逐渐出现代谢紊乱症状或糖尿病症状。

【临床表现】

1.一般表现

(1)1 型糖尿病:发病年龄多在 30 岁以前,起病急,症状明显,有自发酮症倾向,通常很少肥胖。部分成年 1 型糖尿病患者早期临床表现不明显,甚至可能无需胰岛素治疗,称为成人晚发隐匿性自身免疫性糖尿病(latent autoimmune diabetes in adults,LADA)。1 型糖尿病患者自身免疫性抗体一般呈阳性。

(2)2 型糖尿病:发病年龄多在 40 岁以上,但发病有低龄化趋向。患者多肥胖,起病隐匿、缓慢,部分患者可长期无代谢紊乱症状,常在体检时发现高血糖。随病程进展,可出现各种急、慢性并发症。通常该型患者还具有代谢综合征表现及家族史。

2.代谢紊乱症状

(1)多尿、多饮、多食和体重减轻:因为血糖升高引起渗透性利尿导致尿量增多;而多尿又导致失水,令患者口渴而多饮水;因为机体不能利用葡萄糖,且蛋白质和脂肪消耗增加,引起消瘦、疲乏、体重减轻;为补充能量,维持机体活动,患者常容易饥饿而多食。所以糖尿病的临床表现常被描述为"三多一少",即多尿、多饮、多食和体重减轻。

(2)皮肤瘙痒:常因高血糖及末梢神经病变导致皮肤干燥和感觉异常,从而出现皮肤瘙痒。女性患者可因尿糖刺激局部皮肤,而出现外阴瘙痒。

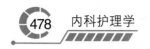

（3）其他症状：四肢酸痛、麻木、腰痛、月经失调、阳痿不育、视力模糊、便秘等。

【并发症】

1. 糖尿病急性并发症

（1）糖尿病酮症酸中毒（diabetic ketoacidosis，DKA）：代谢紊乱加重时，脂肪动员和分解加速，大量脂肪酸在肝脏经β氧化产生大量乙酰乙酸、β-羟丁酸和丙酮，三者统称为酮体。血清酮体积聚超过肝外组织的氧化能力时，血酮体升高，称酮血症。尿酮体排出增多称为酮尿，临床上统称为酮症。乙酰乙酸和β-羟丁酸均为较强的有机酸，大量消耗体内储备碱。若代谢紊乱进一步加剧，血酮继续升高，超过机体的处理能力时，便发生代谢性酸中毒，称为糖尿病酮症酸中毒。出现意识障碍时则称为糖尿病酮症酸中毒昏迷，为内科急症之一。

（2）高血糖高渗状态（hyperglycemic hyperosmolar status，HHS）：其特点有严重高血糖、高血浆渗透压、脱水，无明显酮症酸中毒，多伴有不同程度的意识障碍和昏迷。常见于50～70岁的中老年人，男女发病率相当，约67%的患者发病前无糖尿病病史或仅为轻症。

（3）感染：糖尿病并发的感染常导致高血糖更难控制，而高血糖进一步加重感染，形成一个恶性循环。泌尿系统感染最常见，如肾盂肾炎和膀胱炎，尤其见于女性患者。常反复发作，可转变为慢性肾盂肾炎。疖、痈等皮肤化脓性感染多见，可致败血症或脓毒血症。足癣、甲癣、体癣等皮肤真菌感染也较常见，女性患者常并发真菌性阴道炎。糖尿病患者还是肺炎链球菌感染、肺结核的高风险人群。

（4）低血糖：对于非糖尿病患者，一般低血糖的诊断标准为血糖<2.8 mmol/L，而糖尿病患者只要血糖值≤3.9 mmol/L就属于低血糖范畴。但由于个体差异，部分患者血糖不低于此值也可出现低血糖症状。低血糖有2种临床类型：空腹低血糖和餐后（反应性）低血糖。空腹低血糖主要见于胰岛素过多或胰岛素拮抗激素缺乏等，如使用外源性胰岛素、口服磺脲类药物、胰岛素瘤、高胰岛素血症等。餐后（反应性）低血糖多见于2型糖尿病初期餐后胰岛素分泌高峰延迟，大多数发生在餐后4～5 h，尤见于单纯进食碳水化合物时，以及见于功能性疾病如胃肠外营养治疗、倾倒综合征等。

2. 糖尿病慢性并发症　是糖尿病的主要并发症，其发生与血糖控制水平、糖尿病病程及其他心血管危险因素等诸多因素有关。部分患者因并发症作为线索而发现糖尿病。与非糖尿病患者相比，糖尿病患者心血管病、失明和下肢截肢风险均明显增高，糖尿病所有原因的死亡率增加1.5～2.7倍。

（1）糖尿病大血管病变：是糖尿病最严重和突出的并发症，患病率比非糖尿病患者高，发病年龄较轻，病情进展快，主要表现为动脉粥样硬化。大、中动脉粥样硬化，侵犯主动脉、冠状动脉、脑动脉、肾动脉和肢体外周动脉等，引起冠心病、缺血性或出血性脑血管病、高血压、肾动脉硬化、肢体外周动脉硬化等。

肢体外周动脉粥样硬化常以下肢动脉粥样硬化病变（lower extremity atherosclerotic disease，LEAD）为主，表现为下肢疼痛、感觉异常和间歇性跛行（10%～20%的表现率）。严重供血不足时可致肢体坏疽，并常合并糖尿病足（合并发生率为47.5%～62.9%）。糖尿病患者与非糖尿病患者相比，LEAD的发病危险性增加2倍。在临床上，LEAD与冠状动脉疾病和脑血管疾病这几种病变常同时存在，故LEAD对冠状动脉疾病和脑血管疾病有提示价值。

（2）糖尿病微血管病变：指微小动脉和微小静脉之间的直径<100 μm的毛细血管及微血管网的病变，是糖尿病的特异性并发症。主要危险因素包括糖尿病病程长、血糖控制不佳、高血压、血脂异常等。病变主要发生在肾、视网膜、神经、心肌组织，尤以肾和视网膜病变最为重要。

糖尿病肾病：我国糖尿病肾病的患病率为40%～60%。多见于糖尿病病史超10年者，也是1型糖尿病患者的主要死亡原因。其发生和发展常与肾小球硬化和间质纤维化并存,可分为5期。Ⅰ、Ⅱ期仅有肾本身的病理改变;Ⅲ期开始出现微量蛋白尿;Ⅳ期尿蛋白逐渐增多,可伴有水肿和高血压,肾功能减退,部分可表现为肾病综合征;Ⅴ期出现明显的尿毒症症状。

糖尿病视网膜病变:是糖尿病高度特异性的微血管并发症,多见于糖尿病病程10年以上者,是糖尿病患者失明的主要原因之一。按眼底改变分为6期2类,Ⅰ、Ⅱ、Ⅲ期为非增殖期视网膜病变出现微血管瘤、出血、硬性渗出物,之后出现棉絮状软性渗出物;Ⅳ、Ⅴ、Ⅵ期为增殖期视网膜病变,出现新生毛细血管和玻璃体积血,机化物形成,最后视网膜剥离而失明。除视网膜病变外,糖尿病还可引起黄斑病、青光眼、白内障、屈光改变、虹膜睫状体病变等。

（3）糖尿病神经病变:发病率占糖尿病患者的60%以上,以周围神经病变最为常见,自主神经损害也较常见。糖尿病周围神经病变最常见的类型是远端对称性多发性神经病变,典型表现呈手套或袜套式对称分布,下肢较上肢严重。患者常先出现肢端感觉异常,如袜子或手套状分布,伴麻木、烧灼、针刺感或踏棉垫感,有时伴痛觉过敏;随后有肢体疼痛,呈隐痛、刺痛,夜间及寒冷季节加重;后期累及运动神经,可有肌力减弱以至肌萎缩和瘫痪。糖尿病患者自主神经损害的临床表现为瞳孔改变、排汗异常、胃肠功能紊乱及尿潴留、尿失禁、阳痿等。

（4）糖尿病足(diabetic foot,DF):指与下肢远端神经异常和不同程度的周围血管病变相关的足部感染、溃疡和(或)深层组织破坏。根据病因,糖尿病足可分为神经性、缺血性和混合性3类。其主要临床表现为足部溃疡与坏疽(图7-7-1),是糖尿病患者截肢、致残的主要原因之一。糖尿病患者下肢截肢的相对风险是非糖尿病患者的40倍,部分DF还可能出现沙尔科(Charcot)关节病(图7-7-2)。

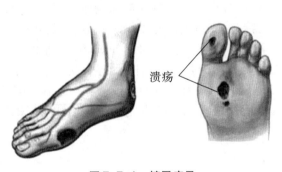

溃疡

图7-7-1　糖尿病足

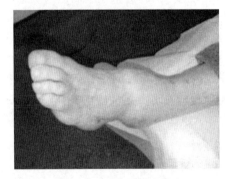

图7-7-2　沙尔科关节病

DF常见的诱因有趾间或足部皮肤瘙痒而搔抓致皮肤溃破、水疱破裂、烫伤、新鞋磨破伤等。自觉症状有冷感、酸麻、疼痛、间歇性跛行。临床通常采用Wagner分级法进行分级:0级为有发生足溃疡的危险因素,目前无溃疡;1级为表面溃疡,临床上无感染;2级为较深的溃疡,常有软组织炎,无脓肿或骨的感染;3级为深度感染,伴有骨组织病变或脓肿;4级为局限性坏疽;5级为全足坏疽。

【实验室及其他检查】

糖尿病的临床诊断应依据静脉血浆血糖,而不是毛细血管血的血糖检测结果。血糖的正常值和糖代谢异常的诊断切点,主要依据血糖值与糖尿病特有的慢性并发症(糖尿病视网膜病变)和糖尿病发生风险的关系来确定。

1.血糖测定　血糖是诊断糖尿病的主要依据,也是监测糖尿病病情变化和治疗效果的主要指标。血糖测定的方法有3种:静脉血浆葡萄糖测定、毛细血管血葡萄糖测定和24 h动态血糖测定。

前一种用于诊断糖尿病,后两种仅用于糖尿病的监测。空腹血糖值正常范围为 $3.9 \sim 6.0$ mmol/L($70 \sim 108$ mg/dL);$\geqslant 7.0$ mmol/L(126 mg/dL)为糖尿病;DKA 时血糖多为 $16.7 \sim 33.3$ mmol/L($300 \sim 600$ mg/dL);糖尿病高渗状态血糖常多为 $33.3 \sim 66.6$ mmol/L($600 \sim 1\ 200$ mg/dL)。

2. 尿糖测定　尿糖受肾糖阈的影响。尿糖阳性只提示血糖值超过肾糖阈(大约 10 mmol/L),尿糖阴性不能排除糖尿病可能。如并发肾病时,肾糖阈升高,虽然血糖升高,但尿糖阴性;而妊娠期肾糖阈降低时,虽然血糖正常,尿糖可阳性。

3. 葡萄糖耐量试验　当血糖值高于正常范围而又未达到糖尿病诊断标准或疑有糖尿病倾向者,需进行葡萄糖耐量试验。葡萄糖耐量试验有口服葡萄糖耐量试验(oral glucosetolerance toloranct test,OGTT)和静脉葡萄糖耐量试验(intravenous glucose toleranct test,IVGTT)。前者主要用于临床诊断,后者目前多用于临床研究。OGTT 应在清晨空腹状态进行,现多采用 WHO 推荐的 75 g 葡萄糖标准 OGTT。即试验当日将 75 g 无水葡萄糖溶于 $250 \sim 300$ mL 水中 5 min 内饮完,分别检测空腹血糖(FPG)及开始饮葡萄糖水后 2 h 静脉血浆葡萄糖。儿童口服糖量按每千克体重 1.75 g 计算,总量不超过 75 g。

4. 糖化血红蛋白　糖化血红蛋白 A_1(glycosylated hemoglobin A_1,HbA_1)测定可反映取血前 $8 \sim 12$ 周血糖的平均水平,以补充一般血糖测定只反映瞬时血糖值的不足,成为糖尿病病情控制的监测指标之一。HbA_1 有 a、b、c 3 种,主要测定 $GHbA_1c$,参考值为 $4\% \sim 6\%$;在国家统一认证的标准实验室 $\geqslant 6.5\%$ 可以确诊糖尿病,尤其是对于血糖波动较大的患者有独特的诊断意义;$\geqslant 7\%$ 是 2 型糖尿病启动临床治疗或需调整治疗方案的重要判断标准。

5. 血浆胰岛素和 C-肽测定　主要用于胰岛 β 细胞功能的评价。

6. 其他　①病情未控制的糖尿病患者,可有高甘油三酯、高胆固醇、低密度脂蛋白升高,高密度脂蛋白胆固醇(high density lipoprotein-cholesterol,HDL-C)降低。②DKA 时血酮体升高,出现尿酮;CO_2 结合力降低,CO_2 分压降低,血 pH < 7.35;血钾正常或偏低,血钠、血氯降低;血尿素氮和肌酐常偏高;血清淀粉酶和白细胞数也可升高。③糖尿病高渗状态时,血钠可在 155 mmol/L,血浆渗透压显著升高达 $330 \sim 460$ mmol/L,无或有轻度酮症,血尿素氮及肌酐升高,白细胞明显升高。④糖尿病足的 X 射线检查可见足的畸形,下肢多普勒超声检查可见足背动脉搏动减弱或缺失。⑤谷氨酸脱羧酸抗体(GADA)、胰岛细胞抗体(ICA)检测,胰岛素敏感性检测,基因分析等有关病因和发病机制的检查。

【诊断要点】

糖尿病要尽可能早诊断早治疗。典型病例根据"三多一少"症状,再结合实验室检查结果可诊断;轻症及无症状者主要依据静脉血葡萄糖检测结果追溯本病。应注意单纯空腹血糖正常并不能排除糖尿病的可能性,应加测餐后血糖或进行 OGTT。各种应激情况下如急性感染、创伤等可出现血糖暂时升高,不能以此诊断糖尿病,应追踪随访。同时,注意鉴别肾性尿糖,非葡萄糖尿糖,甲亢、胃空肠吻合术后、弥漫性肝病出现的餐后 30 min ~ 1 h 血糖升高,以及使用激素后出现的一过性高血糖等。中国 2 型糖尿病防治指南 2020 年版的诊断标准见表 7-7-2。

【治疗要点】

糖尿病治疗的原则是强调早期、长期、综合治疗及治疗方法个体化。治疗方式包括药物治疗、糖尿病教育、饮食治疗、运动锻炼、心理疏导和自我监测 6 个方面,以及降糖、降压、调脂和改变不良生活习惯 4 项措施。治疗的近期目标是通过控制高血糖和代谢紊乱来消除糖尿病症状和防止出现急性并发症,远期目标是通过良好的代谢控制达到预防慢性并发症、提高生活质量和延长寿命的目的。

表 7-7-2　糖尿病诊断标准

诊断标准	静脉血葡萄糖水平或 HbA_1c
典型糖尿病症状加随机血糖	≥11.1 mmol/L
或加上空腹血糖	≥7.0 mmol/L
或加上 OGTT 2 h 血糖	≥11.1 mmol/L
或加上 HbA_1c	≥6.5%
无糖尿病典型症状者需改日复查	

注:空腹的定义是至少 8 h 没有热量的摄入;随机血糖是指一天当中任意时间的血糖而不考虑上次进餐的时间,不能用于诊断空腹血糖受损或糖耐量降低。

1. 药物治疗

(1)口服药物治疗:按照其作用机制不同可分为促胰岛素分泌剂(磺脲类药物、非磺脲类药物和 DPP-4 抑制剂)、增加胰岛素敏感性药物(双胍类和胰岛素增敏剂)和延缓葡萄糖肠道吸收速度的药物(α葡萄糖苷酶抑制剂)、钠-葡萄糖协同转运蛋白 2 抑制剂。

(2)胰岛素治疗:胰岛素制剂一般为皮下或静脉注射液体。目前市场上还出现了胰岛素吸入剂,有经肺、口腔黏膜和鼻腔黏膜 3 种吸收方式,但尚未纳入到指南中。速效和短效主要控制一餐后高血糖;中效胰岛素主要控制两餐后高血糖,以第二餐为主;长效胰岛素主要提供基础水平胰岛素;预混胰岛素为速效或短效与中效胰岛素的混合制剂。胰岛素制剂的分类及作用时间见表 7-7-3。

表 7-7-3　胰岛素制剂类型及作用时间

作用类别	制剂类型	作用时间		
		起效时间	峰值时间	持续时间
速效	门冬胰岛素	10 ~ 15 min	1 ~ 2 h	4 ~ 6 h
	赖脯胰岛素	10 ~ 15 min	1.0 ~ 1.5 h	4 ~ 5 h
	谷赖胰岛素	10 ~ 15 min	1 ~ 2 h	4 ~ 6 h
短效	常规人胰岛素	15 ~ 60 min	2 ~ 4 h	5 ~ 8 h
中效	低精蛋白锌人胰岛素	2.5 ~ 3.0 h	5 ~ 7 h	13 ~ 16 h
	精蛋白锌人胰岛素	3 ~ 4 h	8 ~ 10 h	20 h
长效	甘精胰岛素	2 ~ 3 h	—	30 h
	地特胰岛素 德谷胰岛素	3 ~ 4 h	3 ~ 14 h	24 h
预混	30R	30 min	2 ~ 12 h	14 ~ 24 h
	50R	30 min	2 ~ 3 h	10 ~ 24 h
	预混门冬胰岛素 30	10 ~ 20 min	1 ~ 4 h	14 ~ 24 h
	预混赖脯胰岛素 25	15 min	30 ~ 70 min	16 ~ 24 h
	预混赖脯胰岛素 50	15 min	30 ~ 70 min	16 ~ 24 h
	预混门冬胰岛素 50	15 min	30 ~ 70 min	16 ~ 24 h

（3）胰升糖素样多肽 1 类似物：临床多采用长效 GLP-1 类似物或 DPP-Ⅳ 抑制剂来延长其作用时间，给药方式为注射或口服。

2. 糖尿病急性并发症的治疗

（1）糖尿病酮症酸中毒：对于早期酮症患者，仅需给予足量短效胰岛素及口服液体，严密观察病情，定期复查血糖、血酮，调节胰岛素剂量。对于出现昏迷的患者应立即抢救。

（2）高渗高血糖综合征：治疗基本同 DKA。严重失水时，24 h 补液量可达到 6 000～10 000 mL。病情允许时，建议配合口服温开水或管喂，每次 200 mL，每 2 h 1 次。当血糖降至16.7 mmol/L（300 mg/dL）时，即可改用 5% 葡萄糖注射液并加入普通胰岛素控制血糖。病情稳定后，酌情给予皮下注射胰岛素，然后转为常规治疗。一般不补碱，并应积极消除诱因和治疗并发症。

（3）低血糖：反复发生低血糖或较长时间的低血糖昏迷可引起脑部损伤，一旦确定患者发生低血糖，应尽快补充糖分，解除脑细胞缺糖症状。病情重，神志不清者，应立即给予静脉注射 50% 葡萄糖注射液 20 mL，15 min 后测血糖如仍低于 3.9 mmol/L，继续给予 50% 葡萄糖注射液 60 mL 葡萄糖液静脉注射，或静脉滴注 10% 葡萄糖注射液。昏迷患者清醒后，或血糖升至 3.9 mmol/L 以上但距下次就餐时间在 1 h 以上者，应进食含淀粉或蛋白质食物，以防再度昏迷。并且应继续监测血糖 24～48 h，同时注意低血糖诱发的心脑血管疾病等。神志清醒者，可给予含 15～20 g 糖的糖水、含糖饮料或饼干、面包等，葡萄糖为佳；15 min 后测血糖如仍低于 3.9 mmol/L，再给予含 15 g 糖的食物一份。

3. 糖尿病慢性并发症的治疗

（1）糖尿病足的治疗

1）全身治疗：严格控制血糖、血压、血脂，改善全身营养状况和纠正水肿等。

2）神经性足溃疡的治疗：适当的治疗可使 90% 的神经性足溃疡愈合。处理的关键是彻底清创、引流、减轻压力、保湿、促进肉芽组织生长、促进上皮生长及创面愈合。

3）缺血性病变的处理：对轻度缺血或没有手术指征者，以静脉输入扩血管和改善血液循环的药物的内科保守治疗为主。如患者周围血管病变较严重，则应尽可能行血管重建手术，如血管置换、血管成形或血管旁路术、血管腔内介入治疗。只有当患者足部病变广泛不能通过血管重建手术改善或足部坏疽且在休息时有疼痛，才考虑截肢。

4）感染的治疗：有骨髓炎和深部脓肿者，必须早期切开排脓减压，彻底引流，切除坏死组织、不良肉芽、死骨等。

（2）其他糖尿病慢性并发症的治疗：定期进行各种慢性并发症的筛查，以便早诊断、早治疗。防治策略是全面控制危险因素，包括积极控制血糖、血压、血脂，控制体重，抗血小板治疗，改善胰岛素敏感性和戒烟等。①糖尿病高血压、血脂紊乱和大血管病变：治疗原则与非糖尿病患者相似，但要求更为严格。②糖尿病肾病：早期筛查微量蛋白尿及评估 GFR。对早期肾病及肾功能不全的防治，应尽早应用血管紧张素Ⅱ受体阻滞剂（ARB）或血管紧张素转换酶抑制药（ACEI），在饮食上应减少蛋白质摄入量。临床肾病期（Ⅳ期）即要开始低蛋白饮食，GFR 下降后加用复方α-酮酸，同时应尽早给予促红细胞生成素（EPO）纠正贫血，并尽早透析治疗，注意残余肾功能的保存。③糖尿病视网膜病变：定期检查，必要时尽早使用激光光凝治疗，包括局部光凝疗法及全视网膜光凝疗法。④糖尿病周围神经病变：通常在综合治疗的基础上，采用多种维生素及对症治疗。

4. 妊娠糖尿病的治疗 妊娠对糖尿病和糖尿病对孕妇和胎儿之间的相互影响非常复杂。其影响可以体现在妊娠的各个阶段，如妊娠早期呕吐易导致孕妇低血糖；妊娠中晚期胰岛素拮抗激素如催乳素分泌增多易导致孕妇出现 DKA；分娩后多种胰岛素拮抗因素消失易导致孕妇低血糖。胎儿则容易出现畸形、流产、巨大儿、生长迟缓、新生儿低血糖等。所以,妊娠糖尿病病情控制对于孕妇及胎儿生命健康有着重要的意义。

通常妊娠糖尿病患者血糖波动较糖尿病合并妊娠患者轻,大部分患者可通过严格的饮食及运动治疗来使血糖得到较好的控制。少部分单纯饮食及运动治疗控制不佳者,可采用短效和中效胰岛素治疗,但忌用口服降糖药物,并推荐孕期接受多学科联合诊疗。饮食治疗原则同非妊娠者,尽可能选择低血糖指数(glycemic index,GI)碳水化合物,少量多餐。鼓励患者孕期适当运动,包括有氧运动及抗阻运动。整个妊娠期间均应监测孕妇的血糖、血压、肾功能情况,以及胎儿的生长发育及成熟情况。由于孕36周前早产婴儿死亡率较高,38周后胎儿宫内死亡率增高,妊娠32～36周时宜住院治疗直至分娩,必要时进行引产或剖宫产。产后要注意新生儿低血糖症的预防和处理,以及产妇胰岛素用量的调整。此外,指南推荐产后护理应包含产妇的心理评估与健康保健。

【护理评估】

1.病史　主要包括患病经过、检查治疗经过及治疗效果。如是否有烦渴多饮、多尿、善饥多食等症状,患病的起始时间,目前使用的药物的种类等,合并的相关疾病等。

2.身体评估　主要包括一般状况、皮肤黏膜、眼部、神经和肌肉系统。如体型、步态、伤口、感觉、视力等。

3.实验室及其他检查　主要包括血糖、HbA_1c、甘油三酯、胆固醇、高密度脂蛋白胆固醇(HDL-C)、血肌酐、尿素氮、蛋白尿、血钾、钠、氯、钙等异常。

【主要护理诊断/问题】

1.营养失调:高于或低于机体需要量　与胰岛素作用或分泌缺陷有关。

2.有感染的危险　与血糖增高、代谢紊乱、微循环障碍、营养不良等因素有关。

3.潜在并发症　糖尿病足,低血糖,酮症酸中毒、高渗高血糖状态。

4.活动无耐力　与严重代谢紊乱、蛋白质分解增加有关。

5.自理缺陷　与视力障碍有关。

6.知识缺乏　缺乏糖尿病的预防和自我管理知识。

【护理措施】

1.营养失调

(1)饮食护理:饮食控制以维持标准体重、纠正已发生的代谢紊乱和减轻胰岛 β 细胞的负担为原则。

1)计算总热量:患者应注意控制总热量,即患者每天应摄取的食物的总量。每天摄入总热量的计算方法如下。

计算自己的标准(理想)体重:①体重指数(BMI)法,目前国际多用此法来评估患者,BMI(kg/m^2)=体重(kg)÷$[$身高$(m)]^2$。②简易法,标准体重=身高(cm)-105。

确定体重是否为标准体重有2种方法:①肥胖度(或消瘦度)=(实际体重-标准体重)/标准体重×100%。实际体重超过标准体重的10%为超重,超过20%为肥胖,超过40%为重度肥胖。实际体重低于标准体重的10%为体重不足,低于20%为消瘦。②中国成年人BMI 18.5～23.9 kg/m^2为正常;<18.5 kg/m^2为体重过轻,>28.0 kg/m^2为肥胖。根据自己的活动量选择热量级别(表7-7-4)。成人热量计算:每天需要的热量=标准体重×热量级别(注意不是按实际体重,而是按标准体重计算)。

表 7-7-4 不同体力劳动的热量需求表[kcal/(kg·d)]

体型	卧床	轻体力	中体力	重体力
肥胖/超重	15	20~25	30	35
正常	15~20	25~30	35	40
消瘦	20~25	35	40	45

注:1 kcal=4.2 kJ。

2)食物的组成和主食的分配如下。

食物的组成:总的原则是高碳水化合物、低脂肪、适量蛋白质和高纤维的膳食。每日碳水化合物的推荐供能比为50%~55%,建议碳水化合物来自低血糖生成指数、富含膳食纤维的食物。脂肪约占总热量的25%~35%,饱和脂肪、多不饱和脂肪与单不饱和脂肪的比例应为1:1:1,每天胆固醇摄入量应在300 mg以下。蛋白质摄入量占总能量的15%~20%,且至少有1/3来自动物蛋白。成人每天摄入蛋白质按理想体重计算为0.8~1.2 g/kg;儿童、孕妇、乳母、营养不良或伴有消耗性疾病者宜增至1.5~2.0 g/kg;伴有糖尿病肾病而肾功能正常者应限制至0.8 g/kg;血尿素氮升高者应限制在0.6 g/kg。每天饮食中食用纤维含量40~60 g为宜。

主食的分配:应定时定量,根据患者生活习惯、病情和配合药物治疗的需要进行安排。对病情稳定的2型糖尿病患者可将食物组成按每日3餐1/5、2/5、2/5,或各按1/3分配;对注射胰岛素或口服降糖药且病情有波动的患者,可每日进食5~6餐,从3次正餐中匀出25~50 g主食作为加餐用。

3)其他注意事项:①超重者,忌吃油炸、油煎食物,炒菜宜用植物油,少食动物内脏、虾蟹、鱼子等高胆固醇食物。每天食盐<5 g。②严格限制各种甜食:包括各种含糖饮料、水果等。可使用甜味剂,如木糖醇、蛋白糖、甜菊片等来满足患者口感。对于血糖控制较好者,可在两餐间或睡前加食含果糖或蔗糖的水果,如苹果、梨、脐橙等。③监测体重变化,每周定期测量体重1次。如果体重增加超过2 kg,应进一步减少饮食总热量;如消瘦患者体重有所恢复,也应适当调整饮食方案,避免体重继续增加。

(2)运动锻炼:患者在开始运动治疗前都应彻底筛查潜在的并发症,以确保运动的安全。要结合患者实际情况制定运动处方。运动前教会患者如何选择运动方式与强度、运动时间、运动的注意事项等。以大肌肉群的节奏型、连续性较强的有氧运动为主,如慢跑、快走、骑自行车、练八段锦、跳广场舞、打羽毛球等。最佳运动时间是餐后1 h(从进食开始计时)。此外,联合进行抗阻运动也是目前国内外指南推荐的运动锻炼方式。

(3)口服用药的护理

1)磺脲类药物的护理:协助患者于早餐前半小时服用,严密观察药物的不良反应。该类药物最主要的不良反应是低血糖,常发生于老年患者,肝肾功能不全或营养不良者。如格列苯脲和格列美脲等作用时间长的药物较易发生低血糖,而且低血糖持续时间长,停药后可反复发生。

2)双胍类药物的护理:不良反应有腹部不适、恶心、畏食、口中金属味、腹泻等,严重时发生乳酸血症(服用苯乙双胍常见)。餐中或餐后服药或从小剂量开始服用可减轻不适症状。造影检查如使用碘化剂时,应暂时停用二甲双胍。

3)α-葡萄糖苷酶抑制剂类药物的护理:应与第一口饭同时服用或餐前即刻吞服,服用后常有腹部胀气、排气增多等症状。不宜与肠道吸附剂、消化酶制剂、抗酸药、考来烯胺合用,因其有可能降低本品作用。单独服用本类药物通常不会发生低血糖。如与胰岛素促泌剂或胰岛素合用则可能出现低血糖,其处理是直接给予葡萄糖口服或静脉注射,进食淀粉类或蔗糖纠正低血糖的效果较差。

4)噻唑烷二酮类药物的护理:此类药物的常见不良反应有体重增加和水肿,在与胰岛素联合使用时表现更加明显。每天服用一次,可在餐前、餐中、餐后任何时间服用,但服药的时间应尽可能固定。如果发现食欲减退等情况,应警惕肝功能损害,可立即抽血查肝功能。此外,缺血性心血管疾病和骨折的风险也会增高。

5)选择降糖药物的注意事项:①药物的选择受患者基本情况,如肥胖、肝肾疾病等因素的影响。②联合用药宜采用不同作用机制的降糖药物。③口服降糖药物二联治疗3个月不达标的患者,应启动三联治疗,即在二联治疗的基础上加用一种不同机制的降糖药物。如三联治疗血糖仍不达标,则应将治疗方案调整为多次胰岛素治疗(基础胰岛素加餐时胰岛素或每日多次预混胰岛素)。④严重高血糖的患者应首先采用胰岛素降低血糖,减少发生糖尿病急性并发症的危险性。待血糖得到控制后,可根据病情重新制定治疗方案。

(4)使用胰岛素的护理

1)胰岛素的注射途径:注射途径包括皮下注射和静脉滴注两种。注射工具有胰岛素专用注射器、胰岛素泵和胰岛素笔3种。

2)使用胰岛素的注意事项如下。①准确用药:熟悉各种胰岛素的名称、剂型及作用特点。使用时应注意注射器与胰岛素浓度的匹配,如胰岛素有每毫升100 U和40 U两种规格。做到准确执行医嘱,按时注射。②吸药顺序:长、短效或中、短效胰岛素混合使用时,应先抽吸短效胰岛素,再抽吸长效胰岛素,然后混匀。切不可反向操作,以免将长效胰岛素混入短效内,影响其速效性。③胰岛素的保存:未开封的胰岛素放于冰箱2~8 ℃冷藏保存。正在使用的胰岛素在常温下(不超过28 ℃)可使用28 d,无须放入冰箱,但应避免太阳直晒、过冷、过热,晃动剧烈等,否则可因蛋白质凝固变性而失效。④注射部位的选择与轮换:胰岛素采用皮下注射时,宜选择皮肤疏松部位,如腹部、上臂三角肌、大腿前侧、臀大肌等,吸收速度依次为腹部、上臂、大腿和臀部。应严格无菌操作,防止发生感染。如参加运动锻炼,不宜选择在大腿、臂部等活动的部位。注射部位要经常轮换,长期注射同一部位可能导致局部硬结、局部皮下脂肪增生或萎缩。如在同一区域注射,必须与上次注射部位相距1 cm以上,选择无硬结的部位,如产生硬结,可用热敷,但要避免烫伤。⑤注意监测血糖:注射胰岛素患者一般常规监测血糖2~4次/d,如患者持续高血糖或发现血糖波动过大应及时通知医生。⑥胰岛素泵的使用:应定期更换导管和注射部位以避免感染及针头堵塞。使用胰岛素笔时要注意笔与笔芯相互匹配,每次注射前确认笔内是否有足够剂量,药液是否变质;另外,每次使用前均应更换针头,注射后将针头丢弃。

3)胰岛素不良反应的观察及处理如下。①低血糖反应:参见本节相关内容。②过敏反应:表现为注射部位瘙痒,继而出现荨麻疹样皮疹,全身性荨麻疹少见。自人胰岛素广泛在临床应用后,过敏反应发生减少。处理措施包括更换胰岛素制剂、使用抗组胺药和糖皮质激素及脱敏疗法等。③注射部位皮下脂肪增生或萎缩:采用多点、多部位皮下注射和及时更换针头可预防其发生。④水肿:胰岛素治疗初期可因水钠潴留而发生轻度水肿,可自行缓解。⑤视力模糊:部分患者出现,多为晶状体屈光改变,常十数周内自然恢复。

(5)控制血糖、血压、血脂及体重在理想范围:2型糖尿病的具体综合控制目标见表7-7-5。

表 7-7-5　中国 2 型糖尿病的控制目标

测量指标		目标值	测量指标		目标值
毛细血管血糖 /(mmol/L)	空腹	4.4~7.0	高密度脂蛋白胆固醇(mmol/L)	男性	>1.0
	非空腹	<10.0		女性	>1.3
糖化血红蛋白/%		<7.0	低密度脂蛋白胆固醇(mmol/L)	未合并动脉粥样硬化性心血管疾病	<2.6
血压/mmHg		<130/80		合并动脉粥样硬化性心血管疾病	<1.8
甘油三酯/(mmol/L)		<1.7			
总胆固醇/(mmol/L)		<4.5	体重指数(kg/m²)		<24.0

2. 有感染的危险

(1)病情监测:观察患者生命体征,如体温、脉搏等变化。

(2)预防上呼吸道感染:注意防止感冒,避免与上呼吸道感染、肺炎、肺结核等患者接触。

(3)泌尿道的护理:每日清洗外阴部。因自主神经功能紊乱造成的尿潴留,可采用膀胱区热敷、人工诱导等方法排尿。如需导尿时,应严格执行无菌技术。

(4)皮肤护理:勤洗澡,洗澡时水温不宜过热。勤换衣,宜选择透气、宽松的棉质内衣。皮肤瘙痒的患者嘱其不要搔抓皮肤。

(5)口腔护理:保持口腔环境清洁,去除局部刺激因素。指导龋齿患者及时治疗,充填龋坏的牙齿。重症患者给予特殊口腔护理。

3. 潜在并发症

(1)糖尿病足

1)评估患者有无糖尿病足的危险因素:①既往有足溃疡史。②有神经病变的症状或体征(如足部麻木,触觉、痛觉减退或消失等)。③严重的足畸形。④其他危险因素,如鞋袜不合适,视力下降,膝、髋关节炎,老年、独居等个人因素等。

2)足部观察与检查:每天检查双足1次,了解足部有无感觉减退、麻木、刺痛感;观察足部皮肤有无颜色、温度改变及足背动脉搏动情况;注意检查趾甲、趾间、足底部皮肤有无胼胝、鸡眼、甲沟炎、甲癣,是否发生红肿、青紫、水疱、溃疡、坏死等损伤。定期做足部保护性感觉的测试,常用尼龙单丝(semmes-weinstein monofilament,SWM)测试,及时了解足部感觉功能,主要测试关节位置觉、压力觉、痛觉、温度觉、触觉和振动觉。

3)保持足部清洁,避免感染:指导患者每天清洗足部,水温不能烫脚,宜<37 ℃,可用手肘或请家人代试水温。洗完后,用浅色柔软毛巾(以便于观察)擦干,尤其是脚趾间。皮肤干燥者可使用油膏类护肤品。

4)预防外伤:避免光脚走路及拖鞋外出,以防刺伤或踢伤。选择鞋子宜前端宽大、圆头,鞋底宜平、厚。穿鞋前应检查鞋子,清除异物和保持里衬的平整。袜子宜浅色、棉毛质地。应帮助视力不好的患者修剪指甲,指甲修剪与脚趾平齐,并挫圆边缘尖锐部分。冬天不要使用热水袋、电热器等物品直接保暖足部,谨防烫伤。

5)促进肢体血液循环:指导和协助患者采用多种方法促进肢体血液循环,如快走和腿部运动。应避免跷二郎腿或盘腿坐。

6)积极控制血糖,说服患者戒烟:预防教育应从早期指导患者控制和监测血糖开始。同时要说服患者戒烟,防止因吸烟导致局部血管收缩,而进一步促进糖尿病足的发生及发展。

（2）低血糖

1）加强预防：应充分了解患者使用的降糖药物，并告知相关注意事项。患者应尽量定时、定量进餐，如果进餐量减少则相应减少降糖药物剂量。速效或短效胰岛素注射后应及时进餐，如病情较重，可先进餐再注射胰岛素。活动量增加时，要减少胰岛素的用量并及时加餐。空腹用药后，不宜做剧烈运动。容易在后半夜及清晨发生低血糖的患者，晚餐宜适当增加主食或含蛋白质较高的食物。接受强化治疗的患者应在进餐前后测血糖，并做好记录，以便及时调整胰岛素或降糖药用量。如果患者有呕吐、腹泻等表现，需及时治疗并调整降糖药的剂量，同时加强血糖监测。

2）观察和血糖监测：观察患者有无低血糖的临床表现，特别是服用胰岛素促泌剂和注射胰岛素的患者。老年患者常有自主神经功能紊乱，所导致的低血糖症状不明显，应加强血糖监测，但对患者血糖不宜控制过严，一般空腹血糖≤7.8 mmol/L（140 mg/dL），餐后血糖≤11.1 mmol/L（200 mg/dL）即可。强化治疗的患者，空腹血糖控制在4.4~6.7 mmol/L，餐后血糖<10 mmol/L，其中晚餐后血糖5.6~7.8 mmol/L，凌晨3时血糖≥4 mmol/L为宜。

3）急救护理：一旦确定患者发生低血糖，应尽快给予葡萄糖等糖分补充，解除脑细胞缺糖症状。同时了解其发生的诱因，予以健康指导以避免再次发生。

（3）酮症酸中毒、高渗高血糖综合征

1）预防措施：每天定时监测血糖。合理用药，不得随意减量或停用药物。摄入充足的水分，特别是发生呕吐、腹泻、严重感染时。

2）病情监测：严密观察和记录患者的生命体征、神志、24 h出入量等。遵医嘱定时监测血糖、电解质及渗透压的变化。

3）急救配合与护理：①立即开放两条静脉通路，准确执行医嘱，确保液体和胰岛素的输入。②绝对卧床休息，注意保暖，给予持续低流量吸氧。③加强生活护理，特别注意皮肤、口腔护理。④昏迷者按昏迷常规护理。

【健康指导】

1. 疾病预防指导　一级预防包括开展糖尿病社区预防。二级预防的关键在于筛查出糖耐量减低人群，并进行干预性健康指导。糖耐量减低人群接受适当的生活方式干预可延迟或预防2型糖尿病的发生。生活方式干预6年，可使30年随访时累计发生2型糖尿病的风险下降39%，2型糖尿病发病中位时间推迟3.96年。此外，美国糖尿病协会（ADA）2022版指南中提出糖尿病的筛查年龄应该从35岁开始。

2. 疾病知识指导　采取多种方法，如讲解、看视频、发放宣传资料等，让患者和家属了解糖尿病的病因、临床表现、诊断、治疗与护理方法，提高患者对治疗及护理的依从性。教导糖尿病患者外出时随身携带糖尿病识别卡，以便应急救治。

3. 病情监测指导　指导患者每3~6个月复检HbA_1c。血脂异常者每1~2个月监测1次，如无异常每6~12个月监测1次。体重每1~3个月测1次。每年全面体检1~2次，以尽早防治慢性并发症。指导患者学习和掌握监测血糖、血压、体重指数的方法，了解糖尿病的控制目标。

4. 用药与自我护理指导　①指导患者用药信息，教会其观察药物疗效和不良反应。使用胰岛素的患者，应教会患者或其家属掌握正确的注射方法。②指导患者掌握饮食、运动治疗具体实施及调整的原则和方法。③指导患者树立起与慢性病长期斗争的信心，正确处理疾病所致的生活压力。④指导患者及家属掌握糖尿病常见急性并发症的主要临床表现、观察方法及处理措施。⑤指导患者掌握糖尿病足的预防和护理知识。

（韩　玲）

第八节 血脂异常和脂蛋白异常血症

血脂异常指血浆中脂质的量和质的异常,通常指血浆中的胆固醇和(或)甘油三酯(triglyceride, TG)水平升高,也包括高密度脂蛋白降低。由于脂质不溶或微溶于水,必须与特殊的蛋白质即载脂蛋白(apolipoprotein,Apo)结合形成脂蛋白才能在血液循环中转运。因此,血脂异常实际上表现为脂蛋白异常血症。近年来由于生活水平提高、生活方式改变等因素,血脂异常人群越来越多,有研究发现中国人群血脂异常的年龄和性别标准化患病率高达43%。

血脂是血浆中的胆固醇、甘油三酯和类脂(磷脂、糖脂、固醇、类固醇)的总称。与临床密切相关的血脂主要是胆固醇和甘油三酯。①胆固醇:食物中的胆固醇(外源性)主要是游离胆固醇,在小肠腔内与磷脂、胆酸结合形成微粒,在肠黏膜吸收后与长链脂肪酸结合形成胆固醇脂。内源性胆固醇在肝和小肠黏膜由乙酸合成而来。②甘油三酯:外源性甘油三酯来自食物,消化、吸收后成为乳糜微粒的主要成分。内源性甘油三酯主要由小肠和肝合成,构成脂蛋白后进入血浆。载脂蛋白是脂蛋白中的蛋白质,在血浆中与脂质结合形成水溶性物质,成为转运脂类的载体。脂蛋白是由蛋白质(载脂蛋白)、胆固醇、甘油三酯和磷脂等组成的球形大分子复合物,常用超速离心法分类。

血脂异常主要有4种分类:①表型分型法;②简易的临床分型;③根据病因及是否继发于全身系统性疾病分为原发性和继发性血脂异常;④基因分类。

【临床表现】

多数患者无任何症状和体征,多数于常规血液生化检查时才被发现。血脂异常的临床表现如下。

1.黄色瘤 表现为异常的局限性皮肤隆起,颜色可为黄色、橘黄色或棕红色,多呈结节、斑块或丘疹状,质地一般柔软,最常见的是眼睑周围扁平黄色瘤。常见部位为眼睑周围、肌腱、手掌等。

2.动脉粥样硬化 脂质在血管内皮沉积引起动脉粥样硬化、早发性和进展迅速的心脑血管和周围血管病变。某些家族性血脂异常可于青春期前发生冠心病,甚至心肌梗死。

3.其他症状 严重的高胆固醇血症尤其是纯合子型FH(HoFH)可出现游走性多关节炎;严重的高甘油三酯血症(尤其超过10 mmol/L)可引起急性胰腺炎;血脂异常引起脂肪在肝内大量蓄积易导致非酒精性脂肪肝。

【实验室及其他检查】

1.血脂检查 测定空腹(禁食12～14 h)血浆或血清TC、TG、HDL-C、LDL-C。抽血前1 d晚餐忌食高脂食物,禁酒。

2.相关检查 为明确血脂异常的并发症和合并的代谢疾病,还需做以下检查。

(1)葡萄糖耐量试验(OGTT)及胰岛素释放试验:便于明确有无糖代谢异常和胰岛素抵抗状态。

(2)监测血压:便于及早发现可能存在的高血压。

(3)腹部彩超、肝功能检测:便于明确有无非酒精性脂肪肝。

(4)血管彩超:可行颈动脉血管彩超,如发现动脉粥样斑块或(和)颈动脉中层内膜增厚,可考虑并发动脉粥样硬化。

(5)已有冠心病的患者应根据病情考虑是否行心脏彩超、冠状动脉计算机体层血管成像或冠状动脉造影等检查。

【诊断要点】

一般根据患者血脂水平,结合患者的生活习惯和饮食喜好、有无引起继发性血脂异常的相关疾病、药物应用史和家族史,结合实验室检查,作出诊断。

【治疗要点】

纠正血脂异常的目的在于防控并降低缺血性心血管疾病的患病率和死亡率。治疗措施是综合性的,包括生活方式干预、药物治疗,必要时考虑血浆净化治疗或手术治疗。而继发性血脂异常应以治疗原发病为主,如原发病经过治疗恢复正常一段时间后,血脂异常仍存在,则考虑同时有原发性血脂异常,需给予相应治疗。

【护理评估】

1. 病史　①询问患者有无糖尿病、肥胖症等内分泌代谢障碍性疾病。②评估血脂异常的发病原因,有无与疾病相关的因素。③了解患者有无不良的饮食习惯及不健康的生活方式。

2. 身体状况　评估患者是否出现伴随症状如动脉粥样硬化、冠心病、高血压、糖尿病、肥胖症、黄色瘤、早发型角膜环、脂血症眼底改变等。

3. 心理-社会状况　患者随着病程延长出现各种并发症,加之对疾病知识的缺乏极易产生恐惧、焦虑等症状,应做好患者的心理评估,帮助其积极面对疾病。

【主要护理诊断/问题】

1. 潜在并发症　冠心病、脑卒中、急性胰腺炎等。

2. 知识缺乏　缺乏血脂异常饮食调节及药物治疗的有关知识。

3. 超重/肥胖　与能量摄入和消耗失衡等因素有关。

【护理措施】

1. 饮食与运动指导　饮食治疗和改变生活方式是改善血脂异常最基础的措施,需对患者的不良生活方式进行护理干预,达到均衡饮食及适量运动。

(1)饮食护理:根据患者情况制订个体化饮食计划,采取合理的膳食结构是维持脂质代谢平衡的重要措施,其一般原则是"四低一高",即低热量、低脂肪、低胆固醇、低糖、高膳食纤维。

(2)运动指导:根据患者情况制订科学的运动计划。提倡中、低强度的有氧运动方式,如快走、慢跑、游泳、太极拳等,运动频率为每周 5 ~ 7 次,每次 30 min,运动强度以微汗、不疲劳为宜;主动运动最好每天步行 6 000 步以上,避免久坐,循序渐进、持之以恒。

2. 用药护理　指导患者正确服用调节血脂药物,观察和处理药物不良反应。

(1)他汀类药物:少数患者可出现肌痛、肌炎及腹痛、便秘、恶心、消化不良等消化道反应,有 0.5% ~ 2.0% 的病例可出现转氨酶升高,极少数严重者可引起横纹肌溶解而致急性肾损伤。他汀类与其他调节血脂药(如贝特类、烟酸等)合用时可增加药物不良反应,联合用药应慎重。

(2)贝特类药物:监测肝、肾功能,禁用于严重肝肾功能障碍的患者、孕妇、哺乳期妇女。

(3)烟酸类药物:属于 B 族维生素,主要不良反应有颜面潮红、瘙痒、高血糖、高尿酸(或痛风)及胃肠道症状,可诱发消化性溃疡,应指导患者在饭后服用。

(4)树脂类药物:主要不良反应为恶心、呕吐、腹胀、腹痛、便秘、味差等。近年来应用微粒制剂,副作用减少。也可干扰叶酸及其他脂溶性维生素吸收,长期服用者应适当补偿维生素 A、维生素 D、维生素 K、钙和叶酸。

(5)胆固醇吸收抑制剂:代表药物依折麦布的常见不良反应为头痛和恶心。应在饭后服用上述药物,不宜与考来烯胺同时服用,合用时间应隔 2 h 以上。

【健康指导】

1.**疾病预防指导** 在健康人群中普及血脂异常健康教育,提倡均衡饮食,建立良好的生活习惯,增加体力活动及体育运动,控制体重,预防肥胖。对于 45 岁以上及高脂血症的高危对象,应定期(至少每年 1 次)检查血脂。

2.**疾病知识指导** 告知患者血脂异常对人体的危害性,血脂异常与糖尿病、肥胖症及心脑血管疾病的关系。

3.**用药指导** 告知患者服用药物的重要性及长期调脂治疗的意义,将血脂保持在适当水平,以减少高血脂对心脑血管的损害。密切观察心脑血管疾病的临床征象,以利于早期治疗。

(韩 玲)

第九节 肥胖症

肥胖症是体内脂肪堆积过多和(或)分布异常、体重增加,是一种由遗传、环境、行为等多方面因素共同作用而导致的慢性代谢性疾病。肥胖分为原发性和继发性两大类。《中国居民营养与慢性病状况报告(2020 年)》显示,我国超过一半成人超重/肥胖,6~17 岁、6 岁以下儿童和青少年超重/肥胖率分别达到 19.0% 和 10.4%。

【病因】

脂蛋白代谢过程极为复杂,各种病因引起脂质来源、脂蛋白合成、代谢过程关键酶异常或降解过程受体通路障碍等,均可导致血脂异常。

【临床表现】

肥胖可见于任何年龄,女性多见且多有进食过多和(或)运动不足史。常有肥胖家族史。

1.**肥胖本身症状** 轻度肥胖多无症状,仅表现为体重超重。中重度肥胖症可引起气急短、关节痛、肌肉酸痛、体力活动减少、焦虑、忧郁等。

2.**肥胖症并发症症状** 肥胖症可伴随或并发高血压、糖尿病、阻塞性睡眠呼吸暂停综合征、胆囊疾病、高尿酸血症、痛风、骨关节病、生育功能受损及某些肿瘤发病率增高等。肥胖症患者麻醉与手术的并发症也会增多。与肥胖症密切相关的一些疾病患病率及病死率均随之增加。严重的肥胖症患者还会出现自卑、抑郁、焦虑、社会适应能力差等精神问题。

【实验室及其他检查】

1.**体重指数** 体重指数(body mass index,BMI)测量身体肥胖程度,是诊断肥胖症最重要的指标和公认标准。BMI(kg/m²)=体重(kg)/[身高(m)]²。根据 2003 年中国成人超重和肥胖症预防控制指南:BMI≥24 kg/m² 为超重,≥28 kg/m² 为肥胖。

2.**理想体重** 理想体重(ideal body weight,IBW)可测量身体肥胖程度,但主要用于计算饮食中热量和各种营养素的供应量。

3.**腰围、臀围和腰臀比** 腰围、臀围和腰臀比(waist hip ratio,WHR):腰围及臀围测定为临床上常用的判断代谢性肥胖和中心性肥胖的简易辅助指标。

4.**体脂含量** 体脂含量(body fat,BF)是指体内脂肪的含量或脂肪占总体重的百分比,可初步评估体质脂肪成分的多少及分布。

5. 内脏脂肪面积 内脏脂肪面积(visceral fat area,VFA)作为腹型肥胖诊断的金标准,可以准确直观地反映内脏脂肪的聚积,常用的方法有腹部 CT 检查和 MRI 扫描,以腹内脂肪面积 100 cm² 作为判断腹内脂肪增多的切点。

6. 其他 身体骨密度测量法、生物电阻抗测定法、双能 X 射线吸收法测定体脂总量等。

【诊断要点】

根据病史,包括肥胖病程、肥胖家族史、个人饮食、生活习惯、体力活动量、引起肥胖的药物应用史等,结合临床表现和相关检查即可诊断。

【治疗要点】

治疗的两个关键环节是减少能量摄入及增加能量消耗。减轻体重强调以行为、饮食、运动为主的综合治疗,必要时辅以药物或手术治疗。继发性肥胖需针对病因治疗。各种并发症及伴随疾病应给予相应处理。

【护理评估】

1. 病史

(1)询问患者肥胖发病年龄、单位时间内体重增加情况,评估患者摄食情况,有无某些内分泌疾病,了解患者的诊疗过程、护理经过及效果。

(2)询问患者饮食生活习惯及工作性质、日常体力劳动强度等,家族中有无其他肥胖者。

(3)患者有无焦虑、自卑、抑郁等心理,应准确评估患者的心理状态及患者的学习、工作和社交状况是否受到影响等。

2. 身体状况 评估观察患者全身皮肤的完整性,脂肪的分布情况。有无因长期负重所致的腰背痛、关节痛等。检测肥胖的指标如 BMI、腰围、腰臀比等。

3. 辅助检查 内分泌功能检查有助于继发性肥胖的病因诊断。

【主要护理诊断/问题】

1. 肥胖 与能量摄入及消耗失衡有关。

2. 体象紊乱 与肥胖对身体外形的影响有关。

3. 活动无耐力 与肥胖导致体力下降有关。

4. 长期低自尊 与自卑及他人的看法有关。

【护理措施】

1. 肥胖

(1)饮食护理

1)制订饮食计划和目标:根据患者体重、劳动强度、病情等制订个性化的饮食计划和减轻体重的具体目标。据 2021 年《中国居民膳食指南科学研究报告》提出的健康膳食的原则是:营养均衡、长期获益、提高生活质量和健康状态,肥胖患者也应遵循上述原则。护士需对患者进行选购、贮存、烹饪食物的行为指导,还需对进食时间、地点、环境、用具、菜单等摄食行为进行指导,并定期监督和检查患者的计划执行情况,指导患者自我监测方法和每日的饮食日记。

2)建立良好饮食习惯:①多食全谷物、蔬菜、水果、大豆及其制品、奶类及其制品、鱼肉、坚果、饮水。②少食咸、腌、烟熏食品;高盐;高糖及加糖食品;高脂及油荤食品;畜肉;饮酒、含糖饮料;减少在外就餐及外卖点餐。③食物烹饪方式多采用清蒸、煮,避免油炸,同时注意进餐环境等。定时定

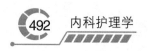

量进餐,使用小容量的餐具,养成细嚼慢咽的习惯。适量增加膳食纤维,每次进食前先喝汤或喝水以增加饱腹感,同时减少主食的摄入量。

3)定期观察:观察患者的营养状况和体重的控制情况,观察实验室检查结果的动态变化。

(2)合理运动:肥胖症患者的体育锻炼应长期坚持,并根据患者的情况及爱好选择适合的运动方式,制定个性化的减重运动处方。提倡有氧运动,运动量和强度应当逐步递增。针对主要肌群的单一重复训练可有效减少脂肪成分,建议每周2~3次抗阻力肌肉锻炼,如举重、哑铃、俯卧撑、仰卧起坐等。同时指导患者利用一切增加活动的机会,鼓励其多步行,减少静坐。运动过程中如出现头晕、胸闷、胸痛、呼吸困难、恶心等,应停止运动。

(3)用药护理:口服药物治疗不是肥胖症患者首选或单独的治疗方法,护士应指导患者严格遵医嘱服用减肥药,观察和处理药物不良反应。

(4)精神心理调适:对因焦虑、抑郁等不良情绪导致摄食量增加的患者,应针对其精神心理因素给予相应的辅导,减轻其心理负担。严重者建议进行精神心理专科治疗。

(5)社会支持:良好的家庭社会支持可为患者提供心理支持。家人及朋友应鼓励和督促患者的体育锻炼及饮食控制行为,强化有利于患者减肥的行为。

2. 体象紊乱　参见本章第二节"内分泌与代谢性疾病患者常见症状、体征的评估与护理"的护理措施。

【健康指导】

1. 疾病预防指导　预防肥胖需从儿童时期开始,针对儿童及家长进行健康教育,使之对肥胖症及其危害性有正确的认识,自觉采取健康的生活方式。特别是对高危人群,尤应注意早指导、早干预。

2. 疾病知识指导　对患者进行健康教育,向患者说明肥胖对健康的危害,强调肥胖症的早期预防、疾病管理及并发症防治的重要性。指导患者培养健康的饮食习惯。告知其坚持运动的意义。在制定运动量、运动强度和运动方式时,应满足个体化的特点和需要。

3. 病情监测指导　指导患者每天自我监督并记录饮食和运动情况,每周监测体重及腰围,同时还要鼓励患者家属共同参与。

(韩　玲)

第十节　高尿酸血症和痛风

高尿酸血症是由嘌呤代谢障碍引起的代谢性疾病,正常嘌呤饮食状态下,非同日2次空腹血尿酸水平超过420 μmol/L,即称为高尿酸血症。当血尿酸超过其在血液或组织液中的饱和度可在关节局部形成尿酸钠(MSU)晶体并沉积,诱发局部炎症反应和组织破坏,发展成痛风。痛风分为原发性(绝大多数)和继发性两大类。不同种族间的高尿酸血症患病率为2.6%~36.0%,痛风为0.03%~15.3%,且近年呈明显上升和年轻化趋势。目前,中国高尿酸血症的总体患病率为13.3%,痛风为1.1%。

【病因与发病机制】

1. 病因　高尿酸血症病因和发病机制目前尚未完全清楚。原发性痛风属多基因遗传缺陷,由遗传和环境双因素共同导致,目前病因未完全阐明。继发性痛风主要见于其他疾病过程中,或因服用某些药物、高嘌呤食物以及肿瘤放化疗等原因所致。

2.发病机制

(1)高尿酸血症的形成:尿酸是嘌呤代谢的最终产物。内源性嘌呤代谢紊乱更易导致高尿酸血症的发生。根据尿酸形成的病理与生理机制,其发生原因分为尿酸生成增多和尿酸排泄减少两大类。

1)尿酸生成过多:酶始终参与嘌呤代谢,嘌呤核苷酸代谢酶存在缺陷与功能异常,可引起嘌呤合成增加,尿酸水平升高。

2)尿酸排泄减少:约90%持续高尿酸血症的患者因肾小管对尿酸的分泌下降、重吸收增加,肾小球尿酸滤过减少,以及 MSU 结晶沉积在泌尿系统而表现为尿酸排泄减少。

(2)痛风的发生:少数高尿酸血症者可发展为痛风。

【病理与生理】

1.**高尿酸血症**　是痛风发病的重要环节。

2.**尿酸钠结晶**　痛风患者几乎都存在高尿酸血症。高尿酸血症患者的 MSU 结晶沉积被认为是进展到痛风的检查点。尿酸盐浓度是形成尿酸钠晶体最重要的因素,还有低温、生理 pH 等。

3.**尿酸单钠晶体的急性炎症反应**　结晶尿酸钠是一种损伤相关分子,可以刺激先天免疫途径。痛风发作与尿酸单钠晶体激活巨噬细胞和单核细胞中的 NLRP3 炎性小体相关。

4.**晚期痛风的特征**　痛风、慢性痛风滑膜炎和结构性关节损害。

【临床表现】

临床多见于男性及绝经后女性,男女比例为 20∶1,常有家族遗传史,近年来逐步趋于年轻化,且 50% 以上的痛风患者还伴有超重或肥胖。《2018 版欧洲抗风湿病联盟(EULAR)痛风诊断循证专家建议更新》将痛风的病程分为临床前期(包括无症状高尿酸血症及无症状 MSU 晶体沉积)和痛风期(即临床期,分为痛风性关节炎发作期及发作间期、慢性痛风性关节炎期)。

1.痛风病程

(1)临床前期:无症状,仅存在血尿酸持续性或波动性增高。患病率随年龄增长而增加,症状的出现还受高尿酸血症的水平与持续时间的影响。

(2)痛风性关节炎发作期:常于午夜发作,起病急骤,疼痛进行性加剧,呈撕裂样、咬噬样或刀割样,难以忍受,约 12 h 可达高峰。受累关节及周围软组织出现红、肿、热、痛。症状多于数天或 2 周内自行缓解。多数患者发病前无先驱症状,部分患者出现疲乏、周身不适及关节局部刺痛等。首次发作多累及单关节,50% 以上为第一跖趾关节。痛风好发于下肢,同时指、肘、腕关节也可受累,反复发作时逐渐累及多关节。部分患者发作严重时可伴有全身症状,如发热、寒战等。发作前多有饮酒、高嘌呤饮食、剧烈运动和受冷等诱发因素。

(3)发作间期:关节炎急性发作缓解后一般无明显后遗症,偶尔出现炎症部位皮肤色素沉着。发作间隔时间不确定,多在初次发作后 1~2 年复发。随着病情进展,发作频率逐渐增加,持续时间延长,无症状间歇期缩短,甚至部分患者发作后症状无法完全缓解,关节肿痛持续存在。

(4)慢性痛风性关节炎期:痛风石是痛风的一种特征性损害,由 MSU 沉积所致,常见的发生部位为耳郭、反复发作的关节周围,呈皮下隆起的大小不一的黄白色赘生物。若血尿酸长期显著升高且未受控制则易出现皮下痛风石和慢性痛风石关节炎,两者常同时存在。

2.并发症　长期高尿酸血症患者可出现肾脏损害。

(1)慢性尿酸盐肾病(也称作痛风性肾病):表现为尿浓缩功能下降(如夜尿增多、低比重尿、小

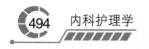

分子蛋白尿)或肾小球滤过率下降。

（2）尿酸性肾石病：酸性尿与尿酸浓度增加呈过饱和状态为尿酸结石形成的两个主要因素。患者常常出现腰痛急性发作或血尿，严重者可导致急性肾衰竭。

【实验室及其他检查】

1. 常规化验　包括血尿常规、红细胞沉降率、C 反应蛋白及肝肾功能等。痛风急性发作期多数患者有红细胞沉降率增快和 C 反应蛋白升高。

2. 血尿酸测定　应在发作间期且还未行降尿酸治疗的情况下进行检测。正常嘌呤饮食状态下，非同日两次空腹检测，血尿酸>420 μmol/L 时，可诊断为高尿酸血症。血尿酸水平受多种因素影响而波动，因此应多次测定。

3. 尿酸测定　严格限制嘌呤饮食 5 d 后，24 h 尿尿酸排泄量>600 mg 为尿酸生成过多型；<600 mg 为尿酸排泄减少型。不作为常规检查。

4. 关节腔穿刺或痛风石　抽吸物 MSU 结晶检查为痛风诊断的金标准。在偏振光显微镜下表现为 2～20 μm 强的负性双折光的针状或杆状的 MSU 晶体。

5. 其他检查　关节 X 射线可见由 MSU 晶体沉积造成的关节软骨下骨质破坏，表现为偏心性圆形或卵圆形囊性变，骨缺损边缘可呈现"悬挂边缘征"；超声对疑诊痛风性关节炎或慢性痛风石关节炎患者更有诊断意义，最重要的 4 种超声征象是痛风石、聚集物、软骨表面的双轨征和骨侵蚀。双能 CT 可特异性识别尿酸盐结晶。

【诊断要点】

非同日 2 次空腹血尿酸>420 μmol/L（成年人，不分男性、女性）则可诊断为高尿酸血症。痛风的诊断以关节液穿刺或痛风石抽吸物晶体检测为金标准，结合临床表现、影像学检查辅助诊断，同时注意筛查高尿酸血症的危险因素，并对痛风患者的相关并发症进行系统评估。

【治疗要点】

1. 非药物治疗　痛风非药物治疗的总体原则是管理生活方式。首先控制体重、规律运动；限制酒精及高嘌呤、高果糖饮食的摄入；鼓励奶制品和新鲜蔬菜的摄入及适量饮水。其次为控制痛风相关伴发病及危险因素，如高血压、高血糖、高脂血症和肥胖。饮食控制不能代替药物治疗。

2. 药物治疗

（1）高尿酸血症的治疗：使血尿酸维持在正常水平。①促进尿酸排出：目的是抑制近端肾小管对尿酸盐的重吸收从而促进尿酸排泄，降低尿酸水平，适合肾功能良好者。常用药物有苯溴马隆、丙磺舒等。②抑制尿酸生成：通过抑制黄嘌呤氧化酶，使尿酸的生成减少，适用于尿酸生成过多或不适合使用排尿酸药物者。常用药物是别嘌醇和非布司他。③碱性药物：可碱化尿液，常用药物是碳酸氢钠。

（2）痛风性关节炎发作期的治疗：急性发作的治疗原则是快速抗炎镇痛。应卧床休息，抬高患肢，并尽早用药。①秋水仙碱：秋水仙碱首剂 1 mg，1 h 后追加 0.5 mg，12 h 后改为 0.5 mg 每日 1 次或每日 2 次。②非甾体抗炎药（NSAID）：足量、短疗程使用，常用药物有吲哚美辛、双氯芬酸等。注意老龄、肾功不全及既往有活动性消化道出血、穿孔的患者应慎用。③糖皮质激素：对上述一线用药不耐受、疗效不佳或存在禁忌的患者，推荐应用糖皮质激素，注意停药后易出现症状"反跳"。

（3）降尿酸治疗期间：预防痛风急性发作采取预防治疗，在降尿酸治疗开始的前 3～6 个月，口服小剂量秋水仙碱 0.5 mg，1～2 次/d。当秋水仙碱无效或存在用药禁忌时，考虑低剂量非甾体抗炎药作为预防性治疗。上述两药使用疗效不佳或存在禁忌时，也可应用小剂量泼尼松（5～10 mg/d）

预防发作。

(4)继发性痛风的治疗:除治疗原发病外,对痛风治疗原则同前。

【护理评估】

1.健康史 询问患者发病年龄,高尿酸血症病史,有无进食高嘌呤食物(如动物内脏、鱼虾、肉类等)诱发痛风等。

2.身体状况 一般状况,骨、关节检查,评估患者关节处有无出现红、肿、热、痛及功能障碍等症状,是否呈撕裂样、刀割样或咬噬样的关节疼痛,评估夜间睡眠情况,是否会因痛惊醒;关节、肌腱和关节周围软组织是否存在痛风石及其是否发生破溃等。

3.心理-社会状况 评估患者对疾病的了解程度,有无焦虑、恐惧情绪。

【主要护理诊断/问题】

1.疼痛:关节痛 与尿酸盐结晶沉积在关节引起炎症反应有关。

2.躯体活动障碍 与关节受累、关节畸形有关。

3.知识缺乏 缺乏与高尿酸血症和痛风有关的饮食知识。

【护理措施】

疼痛的护理措施如下。

1.病情观察 ①观察疼痛的部位、性质、严重程度及持续时间。②观察受累关节周围组织(皮肤颜色、肿胀度、皮肤温度)和功能障碍。③观察有无过度疲劳饮酒等诱发因素。④有无痛风石的体征。⑤观察患者的体温变化。⑥监测尿酸。⑦观察药物疗效及不良反应。

2.卧床休息 痛风急性发作时,可伴发热,应卧床休息至关节肿痛缓解72 h后,方可下床活动。此时应抬高患肢,减少患部受压及关节负重。

3.局部护理 手、腕或肘关节受累时,可用夹板固定制动,也可给予冰敷或使用25%硫酸镁湿敷,以减轻关节肿痛。痛风石严重时,可导致局部皮肤发生溃疡,应做好皮肤护理,避免感染。关节活动障碍者,可进行适当的锻炼和理疗。

4.饮食护理 ①限制每日总热量:每天进食总热量应限制在1 200～1 500 kcal,蛋白质控制在1 g/(kg·d)。②限制嘌呤摄入量:急性期应严格限制嘌呤摄入,食物中的嘌呤量控制在每天100～150 mg,脂肪摄入控制在每天50 g;慢性期应减少嘌呤摄入。③以碱性食物为主。④注意事项:饮食控制不可过度,以免导致营养失衡加重痛风;伴有高血压等者应限制钠盐和饱和脂肪酸的摄入;可增加B族维生素和维生素C的摄入以促进组织内尿酸盐溶解;禁用能使神经兴奋的食物。

5.心理护理 可采用安慰、解释、鼓励等方法,向患者讲解痛风相关知识,鼓励患者家属及朋友多陪伴患者,给予其精神上的安慰和鼓励,帮助患者树立战胜疾病的信心。

6.用药护理 指导患者正确用药,观察药物疗效,发生不良反应需及时反馈与处理。用药期间尤其是用排尿酸药者需要注意多饮水和碱化尿液,保持每日尿量在2 000 mL以上。①秋水仙碱:一般口服,但易发生胃肠道反应。若患者开始口服后即出现恶心、呕吐、腹泻等严重胃肠道反应,应立即停药。静脉给药时注意不可外漏,以免导致组织坏死。注射速度要慢,一般不少于5 min。②使用丙磺舒、磺吡酮、苯溴马隆者,叮有皮疹、发热、胃肠道反应等不良反应。嘱患者多饮水、口服碳酸氢钠等碱性药。③应用非甾体抗炎药时,餐后服用,减轻对胃肠道的刺激,并需密切观察有无活动性消化道溃疡或出血发生。④使用别嘌醇时,除皮疹等反应外,还有可能出现肝损害、骨髓抑制等;肾功能不全者,药量宜减半。⑤使用糖皮质激素时,应注意有无血糖升高、消化道溃疡或出血、感染及是否出现"反跳"现象。

【健康指导】

1. 疾病知识指导　向患者及家属讲解疾病相关知识,嘱患者保持健康的生活方式,避免疾病诱发因素。

2. 保护关节指导　指导患者平时注意保护好关节,常变换体位,改变姿势,从而使受累关节放松。用力时尽量使用大肌群。

3. 饮食与运动指导　指导患者健康饮食和规律运动。服用排尿酸药时增加饮水量,可帮助排出尿酸。

4. 病情监测指导　指导患者了解并终生关注血尿酸水平的影响因素,学会将其控制在 240～420 μmol/L 的理想范围,需要长期甚至终身服用降尿酸药物。常用手触摸耳轮及手足关节,检查是否有痛风石形成,定期门诊复查血尿酸,筛查与监测靶器官功能,及时控制相关合并症。

(韩　玲)

第十一节　骨质疏松症

骨质疏松症(osteoporosis,OP)为全身代谢性骨病,特征为骨量低,骨组织微结构损坏,导致骨脆性增加,易骨折。OP 是世界上发病率与死亡率最高,医疗费用消耗最大的疾病之一,可发生于任何年龄,多见于绝经后女性和老年男性。根据病因和年龄,OP 分为原发性、继发性和特发性三大类。①原发性 OP:包括绝经后 OP(Ⅰ型)、老年性 OP(Ⅱ型)。②继发性 OP:常由内分泌代谢性疾病、结缔组织疾病、消化系统疾病等或药物引起。③特发性 OP(包括青少年型):发生于既往身体健康、青春发育前的儿童,发病年龄为 2～16 岁。特发性 OP 的诊断必须排除各种原因引起的继发性骨质疏松,症状在青春期后可自行缓解。

【病因与发病机制】

骨重建为正常成熟骨的主要代谢形式,凡可引起骨的净吸收增加和(或)骨形成减少的因素都会导致骨丢失和骨质量下降,脆性增加,直至发生骨折。更年期后,除了年龄增加,加上雌激素缺乏,女性的骨密度下降速度一般快于男性。

1. 影响骨吸收的因素

(1)性激素缺乏:雌激素减少使破骨细胞功能增强,加速骨的丢失,这是绝经后 OP 的主要病因,而雄激素缺乏在老年性 OP 发病中起了重要作用。

(2)活性维生素 D 缺乏和甲状旁腺激素(PTH)增高:由于高龄和肾功能减退等原因致肠钙吸收和 $1,25(OH)_2D_3$ 生成减少,PTH 代偿性分泌增多,导致骨转换率加速和骨丢失。绝经后的妇女缺乏雌激素,因此骨对 PTH 的敏感性增强。

(3)细胞因子表达紊乱:骨组织的 IL-1、IL-6 与肿瘤坏死因子(TNF)等的分泌增加,而护骨素减少,导致破骨细胞活性增强和骨吸收增加。

(4)其他:生长激素-胰岛素样生长因子轴功能下降、肌少症和体力活动减少造成骨骼负荷减少,也会使骨吸收增加。

2. 影响骨形成的因素

(1)峰值骨量降低:青春发育期的人体骨量增加最快,30 岁左右达到峰值骨量(peak bone mass,

PBM）。性成熟障碍可致 PBM 降低,导致成年后发生 OP 的可能性增加,发病年龄提前。达到峰值骨量后,OP 的发生主要取决于骨丢失的量与速度。

（2）骨重建功能衰退:骨形成不足和骨丢失是由于成骨细胞的功能与活性缺陷所致,这可能是老年性 OP 的重要病因。

3.骨质量下降　骨质量主要与遗传因素有关,包括骨的几何形态、矿化程度等。

4.不良的生活方式和生活环境　吸烟、酗酒、高盐饮食、钙与维生素 D 摄入不足、体力活动与光照少等为 OP 的危险因素。而蛋白质摄入不足、营养不良和肌肉功能减退是导致老年性 OP 的重要原因。

【病理与生理】

OP 是指低骨量和骨组织退化,导致骨脆性增加,通常在脊柱、髋部和腕部的骨折风险也相应增加。OP 是多因素疾病的典型例子,是遗传、内在、外源性等因素间复杂的相互作用。传统的病理生理学模型常强调内分泌机制,此外,年龄也是导致骨质疏松的主要因素。目前在对 OP 的病理生理机制研究中,对免疫系统和骨骼之间相互作用的研究形成了一个新领域,称为骨免疫学。其他还包括细胞衰老、肠道微生物群等。

【临床表现】

1.临床表现

（1）脆性骨折:是骨强度下降的最终表现,髋部和椎体脆性骨折是 OP 的重要临床表现。

（2）不明原因的慢性腰背痛:常为就诊的首要症状,也是最常见的症状。通常在翻身、起坐时及长时间行走后出现腰背疼痛、全身骨痛或周身酸痛,并且负荷增加时症状加重,甚至导致活动受限。

（3）身材变矮或脊柱畸形:多在疼痛后出现,严重 OP 患者可有身长缩短和驼背等脊柱畸形的现象。随着骨量丢失,脊柱椎体高度丢失,椎间盘退变,整个脊柱缩短 5~10 cm,导致身长缩短。

（4）心理异常和低生存质量:OP 患者可出现焦虑、抑郁与恐惧等异常心理,并且生活自理能力逐渐下降。

2.并发症　驼背和胸廓畸形者常伴有胸闷、呼吸困难甚至发绀等表现。肺活量、肺最大换气量与心排血量下降,极易并发上呼吸道与肺部感染。长期卧床者还会加重骨丢失,导致骨折极难愈合。髋部骨折者常因感染、心血管疾病或慢性衰竭而死亡。

【实验室及其他检查】

1.骨量的测定　骨矿含量（bone mineral content,BMC）和骨矿密度（bone mineral density,BMD）的测量是判断低骨量、确定 OP 的重要手段,也是评价骨丢失率和疗效的重要客观指标。

（1）双能 X 射线吸收检测法（dual energy x-ray absorptiometry,DXA）:是目前临床最常用的骨密度测量方法,基于 DXA 测量的 T 值结果是 OP 的诊断标准。主要是测量腰椎和股骨近端,若以上部位测量受限,可选择非优势侧桡骨远端 1/3 处。

（2）定量 CT（quantitative computed tomography,QCT）:能分别测量松质骨和密质骨的体积密度,可以较早反映早期 OP 的松质骨丢失,并能避免腰椎骨质增生等原因引起的 DXA 测量误差,具有一定的技术优势。

（3）X 射线摄片法:一种简单而较易普及的方法,胸腰椎侧位 X 影像可作为骨质疏松椎体压缩性骨折及其程度判定的首选方法,但其对骨质疏松的敏感性和准确性较低。

（4）其他:还包括单光子吸收测定法（SPA）和超声检查。

2.骨转换的生化测定　通常绝经后 OP 早期（5 年）为高转换型,而老年性 OP 多为低转换型。

（1）有关骨吸收的生化指标:空腹尿钙或 24 h 尿钙排量是反映骨吸收状态最简单的方法,但受

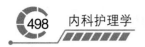

钙摄入量、肾功能等多种因素的影响。

（2）有关骨形成的生化指标：包括血清碱性磷酸酶（ALP）、血清 I 型前胶原羧基前肽和血骨钙素。

3. 骨形态计量和微损伤分析　结合骨组织学及生理学，用定性定量方法计算出骨组织参数，以评价、分析骨结构及骨转换。

【诊断要点】

详细的病史和体检是临床诊断骨质疏松症的基本依据，根据《原发性骨质疏松症诊疗指南（2017）》，确诊主要是基于 DXA 骨密度测量结果和（或）脆性骨折（表 7-11-1）。

表 7-11-1　基于 DXA 测定骨密度分类标准

分类	T-值
正常	T-值≥ -1.0
低骨量	$-2.5 < T$-值< -1.0
骨质疏松	T-值≤ -2.5
严重骨质疏松	T-值≤ -2.5+脆性骨折

注：T-值=（实测值-同种族同性别正常青年人峰值骨密度）/同种族同性别正常青年人峰值骨密度的标准差；DXA：双能 X 射线吸收检测法。

骨质疏松症诊断标准（符合以下 3 条中之一者）：①髋部或椎体脆性骨折；②DXA 测量的中轴骨骨密度或桡骨远端 1/3 骨密度的 T-值≤ -2.5；③骨密度测量符合低骨量（$-2.5 < T$-值< -1.0）+肱骨近端、骨盆或前臂远端脆性骨折。

【治疗要点】

1. 一般治疗

（1）科学膳食：选择高钙、低钠、高钾、高非饱和脂肪酸和高蛋白饮食。增加富含维生素 D 及含铁的食物促进钙吸收。

（2）充足日照：暴露皮肤于阳光下晒 15~30 min，每周 2 次，以促进体内维生素 D 的合成。但需避免强烈的阳光照射，以防灼伤皮肤。

（3）补充钙剂和维生素 D：各类型的 OP 均应进行钙剂补充，每日元素钙摄入量需达 800~1 200 mg。除增加饮食制剂钙含量外，还可补充碳酸钙、葡萄糖酸钙、枸橼酸钙等，同时服用维生素 D 400~600 IU/d，以促进钙的吸收。

（4）加强规律运动：建议在医生评估后进行有助于骨健康的体育锻炼和康复治疗。

（5）纠正不良生活习惯，注意戒烟、限酒。

（6）避免使用致 OP 药物如抗癫痫药、苯妥英钠等。

2. 对症治疗　疼痛者给予适量非甾体抗炎药，如阿司匹林；发生骨折或遇顽固性疼痛时，可应用降钙素制剂，除镇痛外，还可抑制骨吸收，促进钙沉着于骨基质中。骨畸形者为防止畸形加剧，应采用局部固定或其他矫形措施。有骨折时应给予牵引、固定、复位或手术治疗，同时辅以物理和康复治疗，尽早恢复运动功能。对继发性 OP 应针对病因治疗。

3. 特殊治疗

（1）性激素：补充治疗激素的种类、剂量和给药方式需根据患者的个体情况来选择。雌激素补充治疗主要用于女性绝经后 OP,如无禁忌可应用雌激素替代治疗 5 年,治疗期间需定期进行妇科和乳腺检查。雄激素则可用于男性老年患者,雄激素对肝有损害,并且易导致水钠潴留与前列腺增生,若长期治疗宜选用经皮制剂。

(2)抗骨质疏松药物:增加骨密度,改善骨质量,显著降低骨折的发生风险。

1)骨吸收抑制剂:包括双膦酸盐、降钙素、雌激素等,其中双膦酸盐是目前临床上应用最为广泛的抗骨质疏松药物,但老年性 OP 不宜长期使用,肾功能严重受损或有血栓疾病的患者必须谨慎使用双膦酸盐。

2)骨形成促进剂:间断使用小剂量甲状旁腺素类似物可刺激成骨细胞的活性,促进骨形成,并且增加骨密度,改善骨质量。

3)其他机制类药物:活性维生素 D 及其类似物、维生素 K 类等。

(3)介入治疗又称椎体成形术,是一种脊柱微创手术,适用于有疼痛症状的新鲜或陈旧性骨质疏松性椎体压缩性骨折患者。

【护理评估】

1. 健康史　询问患者此次发病时间、疼痛部位、性质及程度;评估患者种族、年龄、性别、性激素及 PTH 水平;有无吸烟、过量饮酒等不良生活习惯;是否缺乏钙、维生素 D,营养不良;有无其他影响骨代谢的疾病、是否使用影响骨代谢的疾病和药物;有无跌倒史、闭经史及绝经年龄;一级亲属有无骨质疏松症或脆性骨折史等。

2. 身体状况　一般状况,营养状况,骨、关节检查,评估患者有无骨痛和肌无力、身长缩短、驼背及骨折等症状;呼吸功能是否下降。

3. 心理-社会状况　定期评估患者精神症状,推荐使用的量表包括医院焦虑抑郁量表、汉密尔顿抑郁量表,但最佳筛查或诊断方法尚无共识。

4. 其他　评估 OP 风险,初筛工具可使用国际骨质疏松基金会(International Osteoporosis Foundation,IOF)骨质疏松风险一分钟测试题和亚洲人骨质疏松自我筛查工具(osteoporosis self-assessment tool for Asians, OSTA)。WHO 推荐的骨折风险预测工具(fracture risk assessment tool, FRAX)可用于评估患者未来 10 年发生髋部骨折及主要骨质疏松性骨折的概率。

【主要护理诊断/问题】

1. 有受伤的危险　与骨质疏松导致骨骼脆性增加有关。
2. 疼痛:骨痛　与骨质疏松有关。
3. 躯体活动障碍　与骨骼变化引起活动范围受限有关。
4. 营养失调:低于机体需要量　与饮食中钙、蛋白质、维生素 D 的摄入不足有关。
5. 潜在并发症　骨折。

【护理措施】

1. 有受伤的危险

(1)安全护理:包括环境安全和活动安全。

(2)用药护理:①钙剂宜空腹服用,多饮水,以增加尿量,减少泌尿系统结石的形成。维生素 D 不可与绿叶蔬菜一同服用,以免形成钙螯合物而减少钙的吸收。②性激素必须经医师指导后使用,与钙剂、维生素 D 同时服用,并应定期进行妇科和乳腺检查。若出现反复阴道出血或乳腺包块应减少用量或停药。服用雄激素则应定期监测肝功能。③双膦酸盐应晨起时空腹服用,指导患者饮清水 200～300 mL,服药后半小时内不可进食或者喝饮料。不可咀嚼或吮吸药片,防止发生口咽部溃

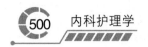
疡,同时不可平卧,以减轻药物对食管的刺激。若有吞咽痛、吞咽困难或胸骨后疼痛,应警惕可能发生食管炎、食管溃疡等情况,应立即停药。肾功能严重受损或低钙血症的患者必须谨慎使用二磷酸盐。④服用降钙素期间应注意观察不良反应的发生,如有无颜面潮红、食欲减退等。

2. 疼痛

(1)病情观察:观察患者疼痛部位、性质、疼痛程度及持续时间。

(2)卧床休息:卧硬板床休息 1 周,取仰卧位或侧卧位可缓解疼痛。

(3)对症护理:①使用骨科辅助物:必要时使用背架等,以限制脊椎的活动度和给予脊椎支持,减轻疼痛。②物理疗法:针对疼痛部位给予患者湿热敷与按摩。除此之外,还可利用超短波、低频及中频电疗法等缓解疼痛。

(4)用药护理:正确评估疼痛情况,按医嘱使用镇痛剂。

(5)心理护理:减轻患者心理压力,协助其改善对驼背导致自我形象不良的认知,教会老人通过适当的穿着修饰和改善自我形象。鼓励患者家属多陪伴患者,加强家庭社会支持系统的作用。

【健康指导】

1. 疾病预防指导　加强对 OP 的疾病防治普及,提高个人防病意识。青少年时期应建立良好生活方式和饮食习惯,加强户外运动及摄入充足的钙量。成年后的预防主要是尽量延缓骨量丢失的速度和程度,绝经后 OP 患者应尽早询问医生,正确补充雌激素等。

2. 疾病知识指导　指导患者摄入充足的高钙食物,同时保证蛋白质与维生素的补充。

3. 预防跌倒指导　加强预防跌倒的宣传教育和保护措施。

4. 用药指导　指导患者按时服药,学会自我监测药物不良反应。激素治疗的患者应定期检查,早期发现不良反应。

(韩　玲)

第十二节　尿崩症

尿崩症(diabetes insipidus,DI)指精氨酸升压素(arginine vasopressin,AVP)[又称抗利尿激素(antidiuretic hormone,ADH)]部分或严重缺乏(称中枢性尿崩症),或肾脏对 AVP 不敏感(称肾性尿崩症),导致肾小管重吸收功能障碍,引起以多尿、烦渴、多饮与低比重尿和低渗尿为特征的一组综合征。尿崩症任何年龄可见,但多见于青少年,男女比例为 2∶1。尿崩症可分为原发性 DI(包括中枢性 DI 与肾性 DI)、继发性 DI、妊娠性 DI。根据 AVP 缺乏的程度,尿崩症还可分为完全性 DI 和部分性 DI。本节重点介绍中枢性尿崩症。

【病因与发病机制】

中枢性 DI 是由于多种原因使 AVP 的分泌与作用减弱所致,可分为遗传性、获得性(继发性)和特发性。

1. 遗传性　不到 10% 的尿崩症患者有家族史。Wolfram 综合征由 *WFS1* 基因突变引起,可表现为尿崩症、糖尿病、视神经萎缩、耳聋,但极为罕见。

2. 获得性(继发性)　约 50% 的患者为下丘脑神经垂体及附近部位的肿瘤,如由颅咽管瘤、白斑病等引起。10% 的患者由头部创伤所致。此外,少数中枢性 DI 可由脑部感染性疾病、朗格汉斯组织细胞增生症或其他肉芽肿病变、血管病变等引起。

3.特发性　约占30%,目前病因不清楚。

【病理与生理】

DI是一种多尿多饮综合征,由各种获得性或遗传性病变或疾病引起。中枢性DI是由于下丘脑-神经垂体系统对渗透压刺激产生和(或)分泌的AVP分泌不足所致。获得性中枢DI是由神经垂体的破坏引起的,而遗传性中枢DI是由于AVP的突变引起的。肾源性DI是肾脏对AVP反应不足的结果,包括获得性(各种药物的不良反应或电解质紊乱)或遗传性[由于编码精氨酸升压素受体2(AVPR2)或水通道蛋白2(AQP2)的基因突变]。原发性多饮时,即使存在AVP的分泌和适当的抗利尿肾反应,但由于过多的液体摄入,也会导致多尿。妊娠期间精氨酸升压素酶活性的增加降低了AVP的水平,导致出现类似于中枢性DI的表现。

【临床表现】

1.多尿、烦渴和多饮　常起病较急且日期明确。24 h尿量可多达4~10 L,一般不超过18 L。由于低渗性多尿,患者因烦渴而大量饮水,喜冷饮。

2.低比重尿　尿比重常低于1.005,尿渗透压常为50~200 mOsm/(kg·H_2O),尿色淡如清水;部分症状较轻的患者,24 h尿量为2.5~5.0 L。如限制饮水,尿比重可超过1.010,尿渗透压可超过血浆渗透压,达到290~600 mOsm/(kg·H_2O),称为部分性DI。

3.脱水、高钠血症　当病变累及下丘脑渴觉中枢时,口渴感消失,或由于手术、颅脑外伤等原因,患者处于意识不清状态,如未及时补充水分,可出现严重失水、高钠血症,表现为极度软弱、发热,出现精神症状、谵妄甚至死亡,多见于继发性DI。

4.糖皮质激素缺乏　肾脏排水能力减弱,当尿崩症合并垂体前叶功能不全时,尿崩症症状反而会减轻,糖皮质激素替代治疗后症状重现或加重。

5.尿崩症　在妊娠中期常加重肾上腺皮质激素增加,抑制ADH的分泌并拮抗其作用,同时由于肾上腺皮质激素及甲状腺激素增加,使尿中溶质排出增多导致尿量增加。分娩后尿崩症可减轻,婴儿吸吮乳头也可促使ADH释放。

【实验室及其他检查】

1.禁水-升压素试验　比较禁水前后及使用血管升压素前后的尿渗透压变化。

(1)方法:禁水时间视患者多尿程度而定,一般6~16 h,记录禁水期间每1~2 h的血压、尿量、尿渗透压、体重等。当尿渗透压达到高峰平顶[连续两次尿渗透压差<30 mOsm/(kg·H_2O)],而继续禁水尿渗透压不再增加时,采血测血浆渗透压,然后立即皮下注射升压素5 U,分别在注射后1 h和2 h测量尿渗透压,对比注射前后的尿渗透压。

(2)结果判断:正常成人禁水后尿量明显减少,尿渗透压超过800 mOsm/(kg·H_2O)。DI患者禁水后尿量仍多,尿渗透压常不超过血浆渗透压。本法简单、可靠,但进行时需严密观察,以免患者在禁水过程中出现严重脱水。如患者发生严重脱水(体重下降超过3%或低血压),应立即停止禁水试验,让患者饮水。

2.血浆精氨酸升压素测定(放射免疫法)　正常人随意饮水时血浆AVP为2.3~7.4 pmol/L,禁水后可明显升高。中枢性DI患者血浆AVP则不能达到正常水平,禁水后也不增加或增加较少。

3.影像学检查　中枢性DI确诊后,必须尽可能明确病因。应进行蝶鞍摄片、视野检查,必要时做CT或MRI等检查以明确或排除有无垂体或附近的肿瘤。

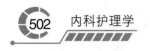

【诊断要点】

对任何一个具有持续多尿、烦渴、多饮与低比重尿的患者均应考虑尿崩症的可能性,利用血浆、尿渗透压测定可诊断尿崩症。其依据是:①尿量多,一般 4～10 L/d;②低渗尿,尿渗透压<血浆渗透压,一般低于 200 mOsm/(kg·H_2O),尿比重多低于 1.005;③禁水试验不能使尿渗透压明显增加,而注射升压素后尿量减少、尿渗透压较注射前增加 9% 以上;④去氨升压素(DDAVP)或升压素(AVP)治疗有明显效果。

【治疗要点】

1. 激素替代疗法

(1)去氨升压素(DDAVP):为人工合成的升压素类似物。其抗利尿作用强,而无加压作用,不良反应少,是目前治疗中枢性 DI 的首选药物。用法:①口服醋酸去氨升压素片剂,每次 0.1～0.4 mg,每日 2～3 次。部分患者可睡前服药 1 次,以控制夜间饮水和排尿次数,保证睡眠质量。②鼻腔喷雾吸入,每日 2 次,每次 10～20 μg(儿童每次 5 μg,每日 1 次)。③肌内注射制剂,每日 1～2 次,每次 1～4 μg(儿童每次 0.2～1.0 μg)。由于剂量的个体差异大,用药必须个体化,严防水中毒的发生。妊娠性 DI 可以采用 DDAVP,因其不易被 AVP 酶破坏。

(2)鞣酸升压素注射液:60 U/mL,首次 0.1～0.2 mL 肌内注射,观察每日尿量,以评估药效及药物作用持续时间,及时调整剂量与时间间隔。一般注射 0.2～0.5 mL,效果可维持 3～4 d,具体剂量因人而异,用时应摇匀,慎防用量过大引起水中毒。

(3)垂体后叶激素水剂:作用时间短,仅能维持 3～6 h,每日须注射多次,不便长期应用。主要用于脑损伤或手术时出现的尿崩症,每次 5～10 U,皮下注射。

2. 其他抗利尿药物

(1)氢氯噻嗪:每次 25 mg,每日 2～3 次,可使尿量减半。对肾性尿崩症有效。但长期服用可能引起低钾、高尿酸血症等,应适当补充钾盐。

(2)氯磺丙脲:刺激 AVP 的释放并增强 AVP 对肾小管的作用,可用于肾性尿崩症。每日剂量不超过 0.2 g,早晨口服 1 次。本药可引起严重低血糖与水中毒,应注意。

3. 病因治疗　获得性尿崩症尽量治疗其原发病。

【护理评估】

1. 健康史　了解患者引起尿崩症的原因。评估患者有无烦渴、多饮的典型症状。此外,有无皮肤弹性下降、口干等脱水症状。

2. 身体状况　评估患者是否有多饮、多尿、烦渴的表现,评估患者生命体征、精神状况、皮肤弹性、尿量、尿比重、尿渗透压、体重,有无食欲减退,患者是否表现为皮肤黏膜干燥、虚弱、失眠、记忆力减退、心悸、便秘。

3. 心理–社会状况　尿崩症患者可能会由于经常口渴、频繁饮水及多尿而产生恐惧、焦虑和无助,需向患者进行解释说明,缓解患者的不良心理状况。

【主要护理诊断/问题】

1. 体液不足　与内分泌调节功能障碍、下丘脑–神经垂体部位病变引起多尿有关。

2. 知识缺乏　缺乏尿崩症的相关知识。

3. 焦虑　与烦渴、担心预后有关

【护理措施】

1. 一般护理　①患者夜间多尿,要注意保持安静舒适的环境,利于患者休息。②备足温开水,以保证患者摄入足够的水分。③勿过多摄入含糖量高的饮料。

2. 病情观察　①观察患者生命体征,准确记录患者出入量、尿比重,以及体重、血浆渗透压的变化。②观察患者有无脱水症状。③观察患者有无低钾症状和高钠症状。

3. 对症护理　①多尿、多饮者应预防脱水,按需供水。②对各种症状严重的尿崩症患者,在治疗时及时纠正高钠血症,积极治疗高渗性脑病,正确补充水分,恢复正常的血浆渗透压。在补液治疗时,应控制输液速度,防止发生脑水肿。输注含糖液体时,应观察患者神志,监测血糖,以免发生高血糖和渗透性利尿。若患者血糖升高,出现头晕、恶心等,应及时通知医生。③如患者夜间因多尿而出现失眠、疲劳以及焦虑等,应给予相应的护理与照料。

4. 用药护理　尿崩症为终身疾病,需长期用药,应严格遵医嘱给药、服药,不得自行停药,还要观察患者用药后的反应。①服用去氨升压素应每日监测体重、血电解质等变化。②应用鞣酸升压素注射液时,慎防用量过大引起水中毒。③氢氯噻嗪治疗时应指导其低钠饮食,定时监测血钾。

5. 饮食护理　给予患者高热量、富含维生素、易消化的低盐饮食,少食多餐,适当补充蛋白质,限咖啡、茶类或高渗饮料。若患者食欲差,可调节饮食口味,及时补充电解质。

6. 心理护理　①详细评估患者及家属对疾病的心理冲突程度及对治疗的心理状态,建立良好的护患关系。②充分解释病情,做好疾病相关知识宣教,鼓励患者积极配合,消除顾虑和恐惧。③主动关心患者的生活,指导家属及朋友给予患者关心与陪伴,帮助患者树立信心。

【健康指导】

1. 疾病知识指导　由于患者常出现多尿、多饮等症状,指导患者在身边备足温开水。注意预防感染,尽量休息,适当活动。

2. 用药指导　遵医嘱正确用药,不得自行停药。应用激素时,观察药物疗效及不良反应。应用氢氯噻嗪时,应注意有无低血钾。用药期间若出现不良反应及时就诊。

3. 病情监测指导　指导患者记录尿量及体重的变化,观察有无脱水症状(如口唇干裂、皮肤干燥等),观察有无高钠血症症状,出现极度软弱、发热及精神症状时,应高度警惕,及时求助医生。门诊定期复诊。

(韩　玲)

第十三节　内分泌与代谢性疾病新技术及护理

一、毛细血管血糖监测技术

毛细血管血糖监测技术是血糖监测的基本形式,包括两种模式:①在医院内进行的即时检测(point of care testing,POCT);②患者自我血糖监测(self monitoring of blood glucose,SMBG)。

【注意事项】

1. 严格按照血糖仪说明书要求进行操作。

2. 轻轻按摩或揉擦准备采血的部位(如指腹侧面),用75%酒精消毒两遍,将采血部位所在的手臂自然下垂。

3. 使用合适的采血针获得足量的血样,建议一次性吸取足量的血样量(使用某些满足二次加样

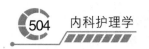

设计的血糖仪,也应在规定时间内追加足量血样)。切勿以过度挤压采血部位的方式获得血样,以免大量组织间液混入血样而影响血糖测试结果。

4. 在测试中不要移动或按压血糖试纸和血糖仪。

5. 测试后记录血糖测试结果,如果测试结果可疑,建议重新测试 1 次。若仍有疑问,及时咨询医护人员。

二、动态血糖监测技术

动态血糖监测,亦称为持续葡萄糖监测(continuous glucose monitoring,CGM),是指通过葡萄糖感应器连续监测皮下组织间液葡萄糖浓度的技术,可提供全面、连续、可靠的全天血糖信息,了解血糖波动的趋势和特点。

【检测方法】

1. 操作前准备　做好各项评估,如下腹部等植入部位皮肤的颜色、感染等情况。做好各项准备和核对,如准备好动态血糖仪、动态血糖仪探头、信息记录器、助针器等。

2. 信息记录器开机和设置　设置时间、新信息,检查电量。

3. 消毒及植入探头　75% 酒精消毒皮肤,使用助针器将探头植入。观察植入处是否出血、红肿。连接探头和仪器,并确保探头固定。

4. 初始化探头　观察电流信号,电流值稳定在 5 ~ 200 mA,信号稳定后则可以开始初始化。初始化过程中不要触碰任何按键。

5. 初始化结束后,测定一个指尖的血糖并即时将血糖值输入信息记录器。

6. 整理用物及记录　对动态血糖仪及其附件进行清洁消毒,废弃物品按感染性废物处理等。

【注意事项及健康指导】

1. 开展多种形式的健康教育,提高患者利用 CGM 进行血糖监测的依从性,从而改善血糖。

2. 在使用 CGM 期间,SMBG 仍然具有重要的作用。除用于部分 CGM 系统的校正外,当患者自身症状与 CGM 血糖值不匹配、CGM 提示低血糖或患者怀疑发生低血糖时,应进行毛细血管血糖检测以指导临床治疗及护理决策。

3. 指导患者保持局部皮肤清洁干燥,远离强磁场。佩戴 CGM 监测期间,不能进行 X 射线、CT、MRI 等检查,以防干扰。

4. 注意仪器运行温度,CGM 的设计运行温度一般为 0 ~ 50 ℃。在严寒的冬天外出,必须将记录器放在靠身体的地方,以保持温度。避免靠近火炉或者其他辐射热源的地方。

5. 确保电池工作状态完好,为了防止储存在 CGM 中的血糖数据或者程序信息丢失,更换电池时,断电时间不能超过 5 min。

三、胰岛素泵使用技术

胰岛素泵是一个采用人工智能控制的胰岛素输入装置,可以持续通过皮下输注胰岛素。这种方式可以最大程度地模拟人体生理性胰岛素分泌的模式,从而达到更好控制血糖的目的,并为糖尿病患者进行胰岛素治疗提供了另一种安全有效的手段。近年来,不断有新型的胰岛素泵相继问世,如混合闭环胰岛素泵、具有预测低血糖暂停功能的胰岛素泵、带有 CGM 的胰岛素泵等。

【适应证】

1 型糖尿病、需要胰岛素治疗的 2 型糖尿病、血糖不稳定、难以控制的糖尿病患者、生活极不规律的糖尿病患者。

【使用方法】

1. **操作前准备**　做好各项评估,如注射部位皮肤情况。做好各项准备和核对,如胰岛素泵、胰岛素、储药器等。

2. **胰岛素泵使用前的准备与调试**　检查药物后将胰岛素抽吸到储药器中,与导管连接,然后将储药器安装于胰岛素泵内。

3. **设定基础量**　将导管内气体排尽,并按医嘱设定基础量。

4. **胰岛素泵安装**　用75%酒精消毒皮肤两遍后捏起注射部位,与皮肤呈90°进针。固定导管针头,将胰岛素泵放于患者安全、方便的位置。

5. **整理用物及记录**　做好相关知识宣教及用物整理及记录。

【注意事项及健康指导】

1. 每班检查输注部位是否脱出、出血、红肿、水疱、硬结,是否贴膜过敏及剩余药量。如发现异常,立即更换输注部位和装置,更换时应严格执行无菌操作技术。

2. 指导患者当输注部位感觉不适、胰岛素泵出现报警时,应及时通知医护人员。

3. 交代患者不要随意动泵的按键,避免错误输注。

4. 指导患者请勿带泵沐浴,沐浴前请护士分离装置,完毕后重新连接。

5. 每天监测血糖至少4次(空腹+三餐后2 h)。必要时根据医嘱增加监测次数。

6. 带泵期间,不能进行 CT、MRI、DR 检查,不宜进行高强度运动。

7. 指导患者随身携带水果糖,以防低血糖发生,并能及时处理。

(韩　玲)

◢ 本章小结 ◣

本章介绍了内分泌系统的结构、功能及相关代谢性疾病,常见症状、体征的护理,腺垂体功能减退症,甲状腺疾病(甲状腺肿、甲状腺功能亢进症、甲状腺功能减退症),肾上腺皮质疾病(库欣综合征、原发性慢性肾上腺皮质功能减退症、原发性醛固酮增多症),嗜铬细胞瘤,糖尿病,血脂异常和脂蛋白异常血症,肥胖症,高尿酸血症和痛风,骨质疏松症,尿崩症,内分泌及代谢系统新技术护理。本章重点及难点是各节临床表现、主要的护理问题及相应护理措施。

自测题

参考答案

第八章 风湿性疾病患者的护理

学习目标

1. 知识目标 ①掌握风湿性疾病的常见症状及专有体征,风湿性疾病的健康教育要点。
②熟悉常见风湿性疾病如类风湿关节炎、干燥综合征、系统性红斑狼疮的诊断、治疗要点、常见护理诊断/问题及护理措施。③了解风湿性疾病的常用药物及护理要点。
2. 能力目标 ①能够结合患者临床表现、实验室及相关检查判断患者存在或潜在的护理问题,提出护理措施。②能够结合患者临床表现、实验室及相关检查判断患者器官系统受累情况。
3. 素质目标 应用护理程序的方法,对常见风湿性疾病患者进行护理评估,指出护理诊断/问题,制订护理计划、实施护理措施,并能对护理措施进行效果评价;能够结合疾病给予患者个体化的健康指导。

第一节 风湿性疾病的护理评估

风湿性疾病是一组累及骨、关节及其周围软组织及其他相关组织和器官的慢性疾病,简称风湿病。其主要临床表现为关节疼痛、肿胀、活动障碍,部分患者可发生脏器功能损害。病因主要与感染、自身免疫、环境等因素有关,属于自身免疫性疾病。本组疾病多为慢性病程,逐渐累及多器官和系统,早发现、早诊断、系统治疗能改善预后。

一、风湿性疾病的特点和病理

(一)临床特点

1. 发作与缓解交替的慢性病程　如系统性红斑狼疮(systemic lupus erythematosus,SLE)、类风湿关节炎(rheumatoid arthritis,RA)、痛风等,病情反复多次发作。

2. 个体差异性　同一种疾病临床表现个体差异大,以 SLE 为例,有的以皮肤损害为主,出现典型的面部蝶形红斑;有的有明显狼疮肾炎的表现,甚至发生肾衰竭。

3. 免疫学异常或生化改变　如 RA 多有类风湿因子(RF)阳性;SLE 可有抗双链 DNA 抗体阳性。

(二)病理

风湿病的病理改变有炎症性及非炎症性病变,炎症性病变是因免疫反应异常激活后引起,表现为局部组织出现大量淋巴细胞、巨噬细胞、浆细胞浸润和聚集。血管病变是风湿病的另一常见病理改变,可以是血管壁的炎症,造成血管壁增厚、管腔狭窄,也可以是血管舒缩功能障碍,可以继发血栓形成。

二、风湿性疾病的分类和治疗

(一)分类

根据其发病机制、病理和临床特点,将风湿性疾病分为十大类。表8-1-1列举了分类方法和常见疾病。

表8-1-1 风湿性疾病的分类和常见疾病

分类	常见疾病
弥漫性结缔组织病	类风湿关节炎、(系统性)红斑狼疮、(系统性)硬皮病、多肌炎/皮肌炎、系统性血管炎综合征(大动脉炎、结节性多动脉炎、肉芽肿性多血管炎)等
脊柱关节炎	强直性脊柱炎、反应性关节炎、炎性肠病性关节炎、银屑病关节炎、未分化脊柱关节病等
退行性变	(原发性、继发性)骨关节炎
遗传、代谢和内分泌疾病相关的风湿病	Marfan综合征、先天或获得性免疫缺陷病、痛风、假性痛风;肢端肥大症、甲减、甲旁亢相关关节病等
感染相关风湿病	反应性关节炎、风湿热等
肿瘤相关风湿病	原发性(滑膜瘤、滑膜肉瘤等);继发性(多发性骨髓瘤、转移癌等)
神经血管疾病	神经性关节病、压迫性神经病变(周围神经受压、神经根受压等)、反射性交感神经营养不良等
骨与软骨病变	骨质疏松、骨软化、肥大性骨关节病、弥漫性原发性骨肥厚、骨炎等
非关节性风湿病	关节周围病变(滑囊炎、肌腱病等)、椎间盘病变、特发性腰痛、其他疼痛综合征(如纤维肌痛综合征等)
其他有关节症状的疾病	周期性风湿病、间歇性关节积液、药物相关风湿综合征、慢性肝炎等

(二)治疗

风湿病多为慢性疾病,明确诊断后应尽早开始治疗,目的是保持关节、脏器的功能,缓解症状,提高生活质量,改善预后。治疗措施包括一般治疗(休息、物理治疗、对症治疗、锻炼、生活方式指导等)、药物治疗、手术治疗(矫形、滑膜切除、关节置换等)。抗风湿病药物主要包括非甾体抗炎药(NSAID)、糖皮质激素(GC)、改善病情的抗风湿药(DMARD)及生物制剂。

1.非甾体抗炎药 该药应用广泛,起效快,镇痛效果好,但不能控制原发病的病情进展。选择性COX-2抑制剂可减少胃肠道不良反应,疗效与传统NSAID相似,目前已在临床广泛应用。

2.糖皮质激素 该类药物具有强大的抗炎和免疫抑制作用,是治疗多种CTD的一线药物。长

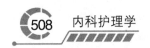

期大量服用不良反应多,如感染、高血糖、骨质疏松、股骨头无菌性坏死等。临床应用时要权衡利弊,严格掌握适应证和药物剂量,并监测其不良反应。

3. 改善病情的抗风湿药　该组药物的共同特点是具有改善病情和延缓病情进展的作用,可以防止和延缓特别是 RA 的关节骨结构破坏。通常在治疗 2 ~ 4 个月才显效果,病情缓解后宜长期维持。

4. 生物制剂　这类药物是利用抗体的靶向性,通过特异地阻断疾病发病中的某个重要环节而发挥作用。其主要的不良反应是感染、过敏反应等。临床使用时应严格把握适应证,以免出现严重不良反应。

5. 辅助性治疗　静脉输注免疫球蛋白、血浆置换、血浆免疫吸附等有一定的疗效,作为上述治疗的辅助治疗,可用于一些风湿病患者。

三、护理评估

(一)病史

1. 患病及治疗经过　①患者的发病时间、诱因、症状及特点。有关节疼痛的应询问疼痛的初发时间、疼痛的性质及程度、疼痛与活动的关系、是否伴随全身其他症状。②既往就医情况,做过哪些检查,结果如何;目前服用何种药物,包括药物的种类、剂量、用法、有无不良反应等,是否有特殊药物摄入史,效果如何。③目前不适及病情变化,如关节疼痛、活动障碍,是否呈进行性加重,一般情况如体重、食欲、营养状况、睡眠及大小便有无异常等。

2. 生活史与家族史　询问患者的职业及工作环境,这些因素与本类疾病的发生有密切的关系。如长期生活在寒冷、潮湿、阴冷的环境中,类风湿关节炎患病率较高,询问患者亲属中有无类似疾病的发生。

3. 心理-社会状况　①评估患者日常生活、工作是否受到影响。②患者对疾病的认识程度,对疾病的性质、过程、预后及防治知识了解多少。③患者的心理状态,有无易激动、多疑、偏执、焦虑、抑郁等心理反应。④评估社会支持系统,患者家庭成员组成、经济状况、文化背景,家人疾病的认识程度、关心及支持程度,患者单位的支持能力,出院后的继续治疗条件等。

(二)身体评估

1. 全身状况　生命体征、精神状态、营养状况,有无发热、乏力、消瘦等。

2. 皮肤和黏膜　皮肤有无红斑、皮疹或破损,其颜色、形状及面积大小,分布如何,有无皮下结节,口腔黏膜溃疡等。

3. 肌肉、关节及脊柱　肌肉有无萎缩及肌力减退,关节有无红、肿、热、痛,关节或脊柱有无活动受限或畸形等。

4. 其他　是否有器官系统受累情况、各项检查结果等。

(三)实验室及其他检查

1. 常规检查　血、尿、便常规检查及肝、肾功能的检查必不可少,血沉、C 反应蛋白、球蛋白定量、补体的检查对于诊断及病情活动性的判断都很有帮助。

2. 特异性检查

(1)自身抗体:常用的检测项目如下。①抗核抗体(ANA)及 ANA 谱:对诊断 SLE 有较高的特异性,阳性率约为95%,在混合型结缔组织病中阳性率为99%;抗双链 DNA 抗体及抗 Sm 抗体对 SLE 患者有高度的特异性。②类风湿因子:其阳性主要见于 RA,特异性较差,其滴度与 RA 的活动性和严重性呈正比。③抗中性粒细胞胞质抗体(ANCA):与血管炎密切相关。④抗磷脂抗体:常见于抗磷脂综合征,引起凝血系统改变。⑤抗角蛋白抗体谱:对 RA 有较高特异性,有助于早期诊断 RA。

(2)人类白细胞抗原(HLA)检测:HLA-B27 与有中轴关节受累的脊柱关节病密切关联。HLA-B27 在强直性脊柱炎(ankylosing spondylitis,AS)中阳性率为 90%。

(3)关节液检查:关节液的白细胞计数有助于鉴别炎症性、非炎症性和化脓性关节炎。在关节液中找到尿酸盐结晶有助于痛风性关节炎和感染性关节炎的诊断。

(4)病理:病理改变对诊断有决定性意义,并有指导治疗的作用。如肾脏活检对于狼疮肾炎的病理分型、唇腺活检对干燥综合征(Sjogren's syndrome,SS)的诊断均有重要意义。

3. 影像学检查　影像学一方面有助于各种关节、脊柱受累疾病的诊断、鉴别诊断、疾病分期、药物疗效的判断等;另一方面可用于评估肌肉、骨骼系统以外脏器的受累。近年来超声在关节检查中日益发挥作用,不仅可以早期发现关节滑膜、软骨的损伤,还能监测病情变化。

(杨敬随)

第二节　风湿性疾病患者常见症状、体征的评估与护理

一、关节疼痛与肿胀

风湿性疾病最常见的首发症状为关节疼痛。类风湿关节炎(RA)受累关节以近端指间关节、掌指关节最为多见,常表现为对称性、持续性肿胀和压痛;强直性脊柱炎以髋、膝、踝关节受累最为常见,多为不对称性,呈持续性疼痛;风湿热关节痛多为游走性;痛风多累及单侧第一跖趾关节,常呈反复发作,疼痛剧烈;骨关节炎(OA)为负重关节及双手最易受累,表现为关节局部的疼痛和压痛。

疼痛的关节均可有肿胀和压痛,多由关节腔积液或滑膜肥厚所致,为滑膜炎或周围组织炎的重要体征。

【护理评估】

1. 病史　①疼痛的起始时间、起病特点,是缓慢发生还是急骤发作,是游走性还是部位固定,发作性还是持续性;②诱发因素、缓解因素或方法;③疼痛与活动的关系;④具体受累的关节,是多关节还是单关节;⑤疼痛是否影响关节的附属结构;⑥有无关节畸形和功能障碍;⑦有无晨僵,晨僵持续时间、缓解方法等;⑧是否伴随其他症状,如长期低热、乏力、食欲减退、皮肤日光过敏、皮疹、蛋白尿、少尿、血尿、心血管或呼吸系统症状、口眼干燥等。评估疼痛对患者的影响,患者的精神状态,有无焦虑、抑郁、失望及其程度。患者对控制疼痛的期望和信心。

2. 身体评估　患者的精神状态、营养状况、关节肿胀程度,受累关节有无压痛、触痛、局部皮肤温度升高、活动受限及畸形等,同时了解关节以外的脏器和组织受累情况。

3. 实验室及其他检查　免疫学检查、生化检查、影像学检查等结果。明确导致关节疼痛的原因、病变程度,是否处于活动期及预后。

【主要护理诊断/问题】

1. 疼痛:慢性关节疼痛　与局部炎症反应有关。

2. 躯体活动障碍　与关节持续疼痛有关。

3.焦虑 与疼痛反复发作、病情迁延不愈有关。

【护理措施】

1.疼痛

(1)休息与体位:根据患者的全身情况和受累关节的病变性质、部位、数量及范围,选择不同的休息方式与体位。①急性期伴发热、倦怠等症状时,应卧床休息;尽可能保持关节的功能位置;避免休息过久发生肌力减弱、关节挛缩、压疮、骨质疏松、心肺耐力降低等。②缓解期适当活动,以免关节僵硬挛缩。

(2)协助患者减轻疼痛:①避免环境嘈杂、吵闹或过于寂静,以免加重疼痛。②合理应用非药物性止痛措施:如松弛术、分散注意力等。③遵医嘱使用物理疗法,如微波、超声波、超激光等。④遵医嘱用药:告诉患者按医嘱服药的重要性和有关药物的不良反应,做好用药效果观察。⑤情绪管理及疏导。指导患者正确认识疼痛,通过认知和情绪管理,降低疼痛敏感度。⑥应用疼痛评估量表,正确评估疼痛,了解患者疼痛变化,评估治疗效果。3分及以下疼痛可通过引导想象、听音乐、观看视频、阅读等放松疗法,转移患者注意力的同时弱化疼痛感受;大于3分的疼痛,一般会影响到休息和夜间睡眠,应及时告知医生给予进一步处理,同时做好疼痛缓解效果观察。

2.躯体活动障碍

(1)功能锻炼:鼓励缓解期患者参与各种力所能及的活动;根据受累关节的部位及病变特点,指导患者进行针对性的功能锻炼,配合日常居家生活活动需要进行锻炼。锻炼应循序渐进,先使用适当方法减轻关节疼痛,逐渐增进关节活动度,然后做肌力训练,最后加强耐力训练。活动中患者感到短时间疼痛属于正常反应;若活动后疼痛持续时间超过2 h,说明活动过量,应调整活动量,以患者能够忍受为度。

(2)日常生活活动能力锻炼:鼓励患者生活自理。锻炼时间以不影响正常作息为宜。

3.焦虑

(1)心理护理:患者常表现出情绪低落、孤独,对生活失去信心。与患者接触时应态度和蔼,采取疏导、解释、安慰、鼓励等方法做好心理护理。

1)认识和疏导负性情绪:重视患者的每次情绪表达,如否认、孤独、抑郁、愤怒、恐惧等。提供合适的环境使患者表达悲伤,尽量减少外界刺激,帮助患者认识负性情绪不利于疾病的康复,长期的情绪低落会造成体内环境失衡,引起食欲减退、失眠等症状,进而加重病情。

2)鼓励患者自我护理:与患者一起制定康复重点目标,激发患者对家庭、社会的责任感,鼓励其自强,正确认识、对待疾病,积极与医护人员配合,提高治疗效果。

3)参与集体活动:组织患者集体学习疾病相关知识,或进行座谈,相互启发、相互学习。鼓励患者参加集体娱乐活动,充实生活。

(2)建立社会支持体系:嘱家属亲友给予患者支持和鼓励。亲人的关心会使患者情绪稳定,从而增强战胜疾病的信心。

二、关节僵硬与活动受限

早晨起床后自觉关节及其周围僵硬感,称为晨僵,日间长时间静止不动也可出现此征象。晨僵持续时间1 h以上者意义较大。早期关节活动受限主要由肿胀、疼痛引起,晚期则主要由于关节骨质破坏、纤维骨质粘连和关节半脱位引起,此时关节活动严重障碍,最终导致功能丧失。

【护理评估】

1. 病史　评估关节僵硬与活动受限发生的时间、部位、持续时间、缓解方式,关节僵硬与活动的关系,活动受限是突发的还是渐进的,僵硬对患者生活的影响,患者曾用的以减轻僵硬的措施及其效果。评估患者生活自理能力、活动能力及活动的安全性,患者及患者家属对疾病相关知识的了解程度。同时应注意评估患者有无因不能活动或活动受限而产生不良的心理反应,如紧张、恐惧等。

2. 身体状况　评估患者的全身状况;僵硬关节的分布,活动受限的程度,有无关节畸形和功能障碍;患者的肌力情况,是否伴有肌萎缩;皮肤的完整性,有无肢体发红、局部肿胀、温度升高等。

3. 实验室及其他检查　自身抗体检测、影像学检查等检查结果。

【主要护理诊断/问题】

躯体活动障碍:与关节疼痛、僵硬及关节、肌肉功能障碍有关。

【护理措施】

1. 生活护理　根据患者活动受限的程度,协助患者洗漱、进食、如厕及整理个人卫生等,将经常使用的物品放在患者健侧伸手可及之处,鼓励患者从事自我照顾的活动,尽可能帮助患者恢复生活自理能力。

2. 休息与锻炼　夜间睡眠时注意对病变关节保暖,预防晨僵。关节肿痛时,限制活动。急性期后,鼓励患者坚持每天定时进行被动和主动的全关节活动及功能锻炼,以逐步恢复受累关节的功能,同时注意加强相邻肌肉力量与耐力锻炼。如活动后出现疼痛或不适持续 2 h 以上,应减少活动量。必要时给予帮助或提供适当的辅助工具,如拐杖、助行器、轮椅等,并教会患者个人安全的注意事项,指导患者及家属正确使用辅助性器材。指导患者早晨起床后用热水浸泡僵硬的关节,而后活动关节,对僵硬的关节给予按摩。

3. 心理护理　帮助患者接受活动受限的事实,重视发挥自身残存的活动能力。允许患者以自己的速度完成工作,并在活动中予以鼓励,以增进患者自我照顾的能力和信心。鼓励患者表达自己的感受,注意疏导、理解、支持和关心患者。

4. 病情观察及预防并发症　①评估患者的营养状况,注意有无热量摄入不足或负氮平衡。②严密观察患病肢体的情况,并进行肢体按摩,防止肌肉萎缩。③对于卧床患者鼓励其进行有效咳嗽和深呼吸,防止肺部感染。④加强保护措施,患者活动初期应有人陪伴,防止受伤。⑤保持肢体功能位。⑥协助患者定时翻身、适当使用气垫床等,以预防压疮。⑦预防便秘,保证足够的液体入量,多食富含纤维素的食物,适当活动,必要时给予轻泻药。

三、皮肤损害

风湿病常见的皮肤损害有皮疹、红斑、水肿、溃疡及皮下结节等,多由血管炎症反应引起。SLE患者最具特征性的皮肤损害为面部蝶形红斑。RA 患者可有皮下结节,皮肌炎皮损为对称性的眼睑、眼眶周围紫红色斑疹及实质性水肿。部分患者可因受寒冷或紧张的刺激后,肢端细动脉痉挛,使手指(足趾)皮肤突然出现苍白,相继出现皮肤变紫、变红,伴局部发冷、感觉异常和疼痛,这种现象称为雷诺现象。

【护理评估】

1. 病史　了解皮肤损害的起始时间、演变特点;有无日光过敏、口眼干燥、胸痛等伴随症状。若疑为雷诺现象,还应注意评估其诱因、发作频率、持续时间和范围等。

2. 身体状况　评估皮损的部位、形态、面积大小和表面情况;有无指尖和肢体的溃疡;肢体末梢的颜色和温度,皮肤有无苍白、发绀等;有无甲床瘀点或瘀斑。

3. 实验室及其他检查　原发疾病的相关检查,尤其是免疫学检查、皮肤狼疮带试验、肌活检等检查的结果。

【主要护理诊断/问题】

1. 皮肤完整性受损　与血管炎症反应及应用免疫抑制剂等因素有关。

2. 组织灌注无效:外周组织　与肢端血管痉挛、血管舒缩功能调节障碍有关。

【护理措施】

1. 皮肤完整性受损

(1)饮食护理:鼓励患者摄入足够的蛋白质、维生素和水分,以维持正氮平衡,满足组织修复的需要。

(2)皮肤护理:除常规的皮肤护理、预防压疮外,应注意:①保持皮肤清洁干燥,每天用温水冲洗或擦洗,忌用碱性肥皂。②有皮疹、红斑或光敏感者,指导患者外出时采取遮阳措施,避免阳光直接照射皮肤,忌日光浴;皮疹或红斑处避免涂用各种化妆品或护肤品,可遵医嘱局部涂用药物性软(眼)膏;若局部溃疡合并感染者,遵医嘱使用抗生素治疗的同时,做好局部清创换药处理。③避免接触刺激性物品,如各种烫发或染发剂、农药等。④避免服用容易诱发风湿病症状的药物,如普鲁卡因胺等。

(3)用药护理:①非甾体抗炎药(NSAID)为常用的抗风湿药物,本类药物最主要的不良反应为胃肠道反应,表现为消化不良、上腹痛等,严重者可致消化道出血,应指导患者饭后服药或同时服用胃黏膜保护剂等,可减轻损害;此外用药期间应严密观察有无不良反应,监测肝肾功能。选择性COX-2 抑制剂如塞来昔布等药物目前临床已广泛应用。②糖皮质激素(GC)是治疗多种 CTD 的一线药物。在服药期间,应给予低盐、高蛋白、高钾、高钙饮食,补充钙剂和维生素 D;定期测量血压,监测血糖、尿糖的变化。做好皮肤和口腔黏膜的护理。强调按医嘱服药的必要性,不能自行停药或减量过快,以免引起“反跳”现象。③改善病情抗风湿药(DMARD),此类药物常在用药2~4个月才显效,主要的不良反应有白细胞减少,可引起胃肠道反应、黏膜溃疡、皮疹、肝肾功能损害等。鼓励患者多饮水,观察尿液颜色,及早发现出血性膀胱炎。育龄女性服药期间应避孕。有脱发者,建议患者戴假发,以增强其自尊,并做好心理护理。④生物制剂主要的不良反应是感染、过敏反应,部分药物可能增高肿瘤发病风险。应注意筛查感染,尤其是乙肝和结核,以免出现严重不良反应。

2. 组织灌注无效

(1)避免诱因:①寒冷天气注意保暖,减少户外活动或工作;外出时需穿保暖衣服,戴帽子、口罩、手套和穿保暖袜子等。②需要洗涤时宜用温水。③避免吸烟、饮咖啡,以免加重组织缺血、缺氧。④保持良好的心态,避免情绪激动和劳累而诱发血管痉挛。

(2)用药护理:针对微循环异常可遵医嘱给予血管扩张药和抑制血小板聚集的药物,肢端血管痉挛引起皮肤苍白、疼痛时,可局部涂硝酸甘油膏,以扩张血管,改善血液循环,缓解症状。

(杨敬随)

第三节　系统性红斑狼疮

案例分析

　　患者,常某,女,50岁,9年前无明显诱因出现面部皮疹,呈蝶形分布,无瘙痒,伴有多关节肿痛,累及双手掌指关节、近端指间关节、双腕关节、双膝关节,无口干、眼干。查体:T 36.3 ℃,P 74 次/min,R 18 次/min,BP 103/66 mmHg;脊柱无压痛、叩击痛,双膝关节活动时可触及骨擦感,双手掌指关节、近端指间关节、双腕关节疼痛,疼痛评分5 分;实验室检查:核颗粒 1∶1 280,双链DNA 示阳性,Po-52 阳性,SSA 阳性,SSB 阳性。

　　请思考:①该患者可能的医疗诊断是什么? ②该病特征性皮肤黏膜损害是什么? ③该患者目前最主要的护理诊断/问题有哪些? ④如何对该患者进行院外管理指导?

　　系统性红斑狼疮(SLE)是一种具有多系统损害表现的慢性自身免疫性疾病。患者血清具有以抗核抗体为代表的多种自身抗体,通过免疫复合物等途径,损害各个系统、脏器和组织。

【病因及发病机制】

1. 病因

(1)遗传:①有资料表明 SLE 患者第 1 代亲属中患 SLE 者 8 倍于无 SLE 患者家庭,单卵双胎患SLE 者 5 ~10 倍于异卵双胎。②易感基因:HLA-DR2、HLA-DR3 及其各亚型与 SLE 的发病显著相关。

(2)环境因素:①阳光,紫外线使皮肤上皮细胞出现凋亡,新抗原暴露而成为自身抗原。②药物、化学试剂,一些药物可以使得 DNA 甲基化程度降低,从而诱发药物相关的狼疮。③微生物,病原体感染等也可诱发疾病。

(3)雌激素:女性患病率明显高于男性,在更年期前阶段为 9∶1,儿童及老人为 3∶1。

2. 发病机制

(1)致病性自身抗体的形成:其特性如下。①以 IgG 型为主,与自身抗原有很高的亲和力,如抗DNA 抗体可与肾组织直接结合导致损伤;②抗血小板抗体及抗红细胞抗体导致血小板和红细胞破坏,临床出现血小板减少和溶血性贫血;③抗 SSA 抗体经胎盘进入胎儿心脏引起新生儿心脏传导阻滞;④抗磷脂抗体引起抗磷脂抗体综合征;⑤抗核抗体与神经精神性狼疮相关。

(2)致病性免疫复合物的形成:免疫复合物的形成及沉积是 SLE 发病的主要机制。免疫复合物由自身抗体和相应自身抗原相结合而成,能够沉积于组织造成组织的损伤。

(3)T 细胞和 NK 细胞功能失调:T 细胞功能异常导致新抗原不断产生,并刺激 B 细胞持续活化而产生自身抗体,使自身免疫反应持续存在。

【病理】

　　SLE 主要病理改变为炎症反应和血管异常,可以出现在仔何器官。受损器官的特征性改变:①苏木紫小体;②"洋葱皮样病变",即小动脉周围有显著向心性纤维增生,明显表现于脾中央动脉,以及心瓣膜的结缔组织反复发生纤维蛋白样变性而形成赘生物。

【临床表现】

　　SLE 临床表现多种多样,变化多端。早期可仅侵犯 1 ~2 个器官,表现不典型,容易误诊,以后可侵犯多个器官,而使临床表现复杂多样。多数患者呈缓解与发作交替病程。

1. 全身症状　主要包括发热、疲倦、乏力、体重下降等。其中约90%患者出现发热,以低、中度热多见。

2. 皮肤与黏膜　80%的患者会出现皮疹,包括面部呈蝶形分布的红斑、盘状红斑、指掌部和甲周红斑、面部及躯干皮疹,其中以鼻梁和双颧颊部呈蝶形分布的红斑最具特征性。口腔及鼻黏膜无痛性溃疡和脱发较常见,常提示疾病活动。

3. 肌肉关节　常见于指、腕、膝关节,伴红肿者少见。10%的患者出现沙尔科(Jaccoud)关节病,其特点为可恢复的非侵蚀性关节半脱位。可以出现肌痛和肌无力,5%~10%出现肌炎。

4. 肾脏　主要表现为蛋白尿、血尿、管型尿、水肿、高血压,乃至肾衰竭。慢性肾衰竭是SLE患者死亡的常见原因。

5. 浆膜炎　包括双侧中小量胸腔积液,中小量心包积液。但狼疮肾炎合并肾病综合征引起的低蛋白血症,或SLE合并心肌病变或肺动脉高压时,都可出现胸腔和心包积液,这并非狼疮浆膜炎,在临床评估狼疮活动性时需仔细甄别。

6. 心血管表现　患者常出现心包炎,可为纤维蛋白性心包炎或渗出性心包炎,但发生心脏压塞者少见。

7. 肺部表现　SLE所引起的肺间质病变主要是急性、亚急性的磨玻璃样改变和慢性期的纤维化,表现为活动后气促、干咳、低氧血症,肺功能检查常显示弥散功能下降。肺动脉高压是SLE预后不良的因素之一。主要表现为进行性加重的干咳和活动后气短,超声心动图和右心漂浮导管可帮助确定诊断。

8. 神经系统　又称为狼疮脑病。主要表现为:①中枢神经系统表现,无菌性脑膜炎、脑血管病变、运动障碍、脊髓病、癫痫、急性意识错乱、焦虑状态、认知功能减退、情绪障碍及精神病。②外周神经系统表现,吉兰-巴雷综合征、自主神经病、单神经病、重症肌无力、脑神经病变及神经丛病等。

9. 消化系统　可有食欲减退、腹痛、呕吐、腹泻或腹水等消化系统症状,部分患者以上述症状为首发,易误诊。早期出现肝功能损害者,预后不良。少数患者可发生急腹症,如胰腺炎、肠穿孔、肠梗阻等,往往提示SLE活动。

10. 血液系统　活动性SLE患者常有血红蛋白下降、白细胞和(或)血小板减少,其中10%属于溶血性贫血。部分患者可有无痛性轻或中度淋巴结肿大。少数患者有脾大。

11. 抗磷脂综合征　抗磷脂综合征(APS)可以出现在SLE的活动期,其临床表现为动脉和(或)静脉血栓形成、反复的自发流产、血小板减少,患者血清不止一次出现抗磷脂抗体。

12. 干燥综合征　有约30%的SLE患者有继发性干燥综合征并存,有唾液腺和泪腺功能不全。

13. 眼部表现　约15%患者有眼底病变,如视网膜出血、渗出、视神经乳头水肿等,其原因是视网膜血管炎。另外,血管炎可累及视神经,两者均影响视力,重者可在数日内致盲。早期治疗,多数可逆转。

【实验室及其他检查】

1. 一般检查　血常规表现为全血细胞减少、单纯性白细胞减少或血小板减少;蛋白尿、血尿及各种管型尿;红细胞沉降率增快;肝肾功能异常等。

2. 免疫学检查

(1)抗核抗体谱:抗核抗体(ANA)、抗双链DNA(dsDNA)抗体、抗ENA(抗可提取核抗原)抗体等。抗dsDNA抗体是诊断SLE的特异性抗体,多出现在活动期。

(2)其他自身抗体:①抗磷脂抗体。②抗神经元抗体。③抗组织细胞抗体:包括抗红细胞膜抗体(与溶血性贫血有关)、抗血小板抗体(与血小板减少有关)、抗中性粒细胞胞浆抗体(与白细胞减少有关)等。④其他:RF 阳性等。

（3）补体:C3 低下常提示 SLE 活动。C4 低下除表示 SLE 活动外,尚可能是 SLE 易感性的表现。

（4）病情活动度指标:除抗 dsDNA 抗体、补体外,还包括红细胞沉降速度增快、血清 C 反应蛋白升高、血小板计数增加等。

（5）肾活检病理:对狼疮性肾炎的诊断、治疗和预后估计均有价值,尤其对指导狼疮性肾炎的治疗意义重大。

（6）其他:CT、X 射线及 MRI 检查分别有利于早期发现出血性脑病、肺部浸润及心血管病变。

【诊断要点】

推荐使用 2019 年 EULAR/ACR 制定的 SLE 的分类标准对疑似 SLE 进行诊断,见表 8-3-1。SLE 分类标准要求至少包括 1 条临床分类标准以及总分≥10 分可诊断;所有的标准,不需要同时发生;在每个定义维度,只计算最高分。

表 8-3-1　2019 年 EULAR/ACR 制定的 SLE 的临床分类标准

标准		定义权重	分值
临床领域或标准	全身状态	发热>38.3 ℃	2分
	血液学	白细胞减少症<4×10^9/L	3分
		血液学血小板减少症<100×10^{9}个/L	4分
		溶血性贫血	4分
	神经精神症状	谵妄	2分
		精神错乱	3分
		癫痫	5分
	皮肤黏膜病变	非瘢痕性秃发	2分
		口腔溃疡	2分
		亚急性皮肤狼疮或盘状狼疮	4分
		急性皮肤狼疮	6分
	浆膜炎	胸膜或心包积液	5分
		急性心包炎	6分
	肌肉骨骼症状	关节受累,至少两个及以上关节肿胀压痛或伴有>30 min 晨僵	6分
		尿蛋白>0.5 g/24 h	4分
		肾脏病理 WHO Ⅱ 或 Ⅴ型狼疮肾炎	10分
免疫学分类标准	抗磷脂抗体	抗心磷脂抗体(IgA,IgG,IgM)中高滴度阳性或抗 β2GP1(IgA,IgG,IgM)阳性,或狼疮抗凝物阳性	2分
	补体	补体 C3 或补体 C4 下降	3分
		补体 C3 和补体 C4 下降	4分
	SLE 特异性抗体	抗 dsDNA 抗体或抗 Sm 抗体阳性	6分

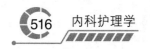

【治疗要点】

治疗原则是早期、个体化、最大程度延缓疾病进展、降低器官损害,改善预后。急性期积极用药诱导缓解,控制病情活动;缓解后,给予维持性缓解治疗。

1. 一般治疗　非药物治疗殊为重要:①进行心理治疗,使患者对疾病树立乐观情绪。②急性期卧床休息,病情稳定可适当工作,勿过劳。③及早发现和治疗感染。④避免使用诱发狼疮的药物,如避孕药等。⑤避免强阳光暴晒和紫外线照射。⑥缓解期才可做防疫注射,但尽可能不用活疫苗。

2. 对症治疗　对发热及关节痛者可辅以非甾体抗炎药,对有高血压、骨质疏松等者应予相应的治疗。对于 SLE 神经精神症状给予相应的降低颅内压、抗癫痫、抗抑郁等治疗。

3. 药物治疗

(1)糖皮质激素:可显著抑制炎症反应,抑制抗原抗体反应。有重要脏器急性进行性损伤时,采用激素冲击治疗,观察药物不良反应。

(2)免疫抑制剂:病情活动时选用免疫抑制剂联合治疗,对无禁忌证的患者,推荐长期使用羟氯喹作为基础治疗。服用该药时,建议进行眼部相关风险评估。

(3)生物制剂:目前有贝利尤单抗和泰它西普获得批准用于治疗 SLE。

(4)其他:对于病情危重或治疗困难病例,可根据情况应用静脉注射大剂量免疫球蛋白、血浆置换、干细胞移植等。

【护理评估】

1. 病史

(1)病因及诱因:如有无病毒感染、日光过敏、药物、刺激等,亲属有无此病。

(2)发病过程及病情变化:起病时间、病程及病情变化情况。有无发热、乏力、体重下降等全身症状;有无食欲减退、呕吐等消化道症状;有无颜面水肿、泡沫尿、肉眼血尿及尿量减少;有无头痛、意识障碍等神经系统症状;有无咳嗽、胸痛及呼吸困难;有无气促、心前区疼痛或不适。重点了解患者皮疹出现时间及变化情况,有无关节和肌肉疼痛及其部位、性质、特点等。

(3)心理-社会状况:观察评估患者有无焦虑、抑郁,甚至悲观、恐惧情绪等。同时应了解患者及其家属对疾病的认识程度、态度及家庭经济状况、医疗保险情况等。

2. 身体状况　评估患者的神志、生命体征;有无面部蝶形红斑及其他皮疹、口腔黏膜溃疡;有无肢体末梢皮肤颜色改变和感觉异常;有无关节畸形及功能障碍,有无肌肉压痛;进行各系统器官的详细评估,发现脏器损害。

3. 实验室及其他检查　尤其是免疫学检查、生化检查。

【主要护理诊断/问题】

1. 皮肤完整性受损　与疾病所致的皮疹和血管炎症反应有关。

2. 疼痛　与自身免疫反应有关。

3. 潜在并发症　感染、出血等。

4. 焦虑　与病情反复发作、迁延不愈、面容毁损及多脏器功能损害等有关。

【护理措施】

1. 皮肤完整性受损　参见本章第二节中"皮肤损害"的护理措施。

2. 疼痛　参见本章第二节中"关节疼痛与肿胀"的护理措施。

3. 潜在并发症

(1)休息:急性活动期应卧床休息,以减少消耗,保护脏器功能,预防并发症发生。

（2）营养支持：肾功能不全者，应给予低盐、优质低蛋白饮食，限制水钠摄入。意识障碍者，鼻饲流质饮食。必要时遵医嘱给予静脉补充足够的营养。

（3）病情监测：定时测量生命体征、体重，观察水肿的程度、尿量、尿液检查结果的变化，监测血清电解质、血肌酐、血尿素氮的改变。

（4）用药护理：观察非甾体抗炎药胃肠道反应，应指导患者饭后服药或同时服用胃黏膜保护剂；服用糖皮质激素患者，应给予低盐、高蛋白、高钾、高钙饮食，定期测量血压，监测血糖变化，做好皮肤和黏膜的护理，强调按医嘱服药的必要性，不能自行停药或减量过快，以免引起反跳现象；长期应用羟氯喹可引起视网膜退行性变和心肌损害，应定期检查眼底。

4.焦虑　参见本章第二节中"焦虑"的护理措施。

【健康指导】

1.生活指导　嘱家属给患者以精神支持和生活照顾，以维持其良好的心理状态，树立乐观的情绪。在疾病的缓解期，患者可逐步增加活动，参加社会活动和日常工作，但要劳逸结合，避免过度劳累。避免一切可能诱发或加重病情的因素，如日晒、妊娠、分娩、口服避孕药及手术等。为避免日晒和寒冷的刺激，外出时可戴宽边帽子，穿长袖衣及长裤。

2.用药指导　遵医嘱治疗，不可擅自改变药物剂量及突然停药。向患者介绍所用药物的给药时间和方法等，教会其观察药物疗效和不良反应。

3.生育指导　非缓解期的SLE患者容易出现流产、早产和死胎，发生率约30%，故应避孕；大多数免疫抑制剂均可能影响胎儿的生长发育，停用半年以上方能妊娠；羟氯喹可全程使用；产后避免哺乳；备孕阶段及妊娠期，应及时就医，遵医嘱调整用药或停药。

（杨敬随）

第四节　类风湿关节炎

案例分析

患者，刘某，女，70岁。20年余前出现双手掌指关节及近端指间关节肿胀、疼痛，伴晨僵，呈间断性钝痛，活动后稍减轻，后渐累及双腕、双肩、双膝及双踝关节，时轻时重，反复发作。专科查体：双手畸形，双肩有压痛及活动痛，双肩上抬受限，双肘不能平伸，双腕活动受限，双手天鹅颈畸形，左髋关节、双膝关节有压痛。实验室检查：红细胞沉降率测定（ESR）77.0 mm/h；血常规示白细胞6.9×10^9/L，C反应蛋白10.73 mg/L，血红蛋白88 g/L；类风湿因子191.00 IU/mL。

请思考：①该患者可能的医疗诊断是什么？②该病最常见的关节畸形有哪些？③该患者目前最主要的护理诊断/问题有哪些？④如何达到类风湿关节炎患者的临床症状缓解？

类风湿关节炎（rheumatoid arthritis，RA）是一种侵犯关节，对称性多关节炎为主要临床表现的慢性、全身性自身免疫性疾病，临床表现为受累关节疼痛、肿胀、功能下降。流行病学调查显示，RA可发生于任何年龄，我国RA的发病率为0.42%，男女比例1∶3。随着病程延长，残疾及功能受限发生率升高。

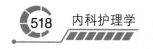

【病因与发病机制】

病因和发病机制复杂,在遗传、感染、环境等多因素共同作用下,自身免疫反应导致的免疫损伤和修复是 RA 发生和发展的基础,免疫紊乱是 RA 主要的发病机制。

【病理】

RA 的基本病理改变是滑膜炎和血管炎。滑膜炎是关节表现的基础,血管炎是关节外表现的基础。急性期滑膜表现为渗出和细胞浸润。慢性期滑膜肥厚,形成许多绒毛样突起,突向关节腔内或侵入到软骨和软骨下的骨质,造成关节破坏、畸形、功能障碍的病理基础。

【临床表现】

1. 关节表现

(1)晨僵:是指关节部位的僵硬和胶着感。晨起明显,活动后减轻。

(2)关节痛与压痛:往往是最早的症状,最常出现的部位为腕、掌指、近端指间关节,其次是足趾、膝、踝、肘、肩等关节。多呈对称性、持续性,但时轻时重,往往伴有压痛,受累关节的皮肤可出现褐色色素沉着。

(3)关节肿胀:凡受累的关节均可肿胀,部位与关节痛部位相同,亦多呈对称性。

(4)关节畸形:见于较晚期患者,常见的关节畸形是掌指关节的半脱位、手指向尺侧偏斜和呈天鹅颈畸形及纽扣花畸形及腕和肘关节强直。

(5)特殊关节:①颈椎关节超过80%的患者出现颈椎关节受累,表现为颈痛、活动受限,最严重的表现为寰枢椎关节($C_1 \sim C_2$)半脱位,可导致脊髓受压。②肩、髋关节最常见的症状是局部疼痛和活动受限,髋关节往往表现为臀部及下腰部疼痛。③颞颌关节表现为讲话或咀嚼时疼痛加重,严重者有张口受限。

(6)关节功能障碍:关节肿痛和结构破坏都会引起关节活动障碍。美国风湿病学会将因本病影响生活的程度分为4级。Ⅰ级:能照常进行日常生活和各项工作。Ⅱ级:可进行一般的日常生活和某种职业工作,但参与其他项目活动受限。Ⅲ级:可进行一般的日常生活,但参与某种职业工作或其他项目活动受限。Ⅳ级:日常生活的自理和参与工作的能力均受限。

2. 关节外表现

(1)皮肤类风湿结节:是本病较常见的关节外表现,往往 RF 阳性且病情活动,男性多见,多有长期大量吸烟史。结节常位于关节隆突部及经常受压部位的皮下,如前臂伸面、尺骨鹰嘴附近、枕、跟腱等处。

(2)类风湿血管炎:通常见于长病程、血清类风湿因子(RF)阳性且病情活动的 RA 患者,表现包括瘀点、紫斑、指(趾)坏疽、梗死、网状青斑。病情严重者可出现下肢深大溃疡,需积极应用免疫抑制剂治疗。

(3)心脏受累:心包炎最常见,多见于 RF 阳性、有类风湿结节的患者。

(4)肺:肺受累很常见,其中男性多于女性,有时可为首发症状。

1)肺间质病变:是最常见的肺病变,见于约30%的患者,主要表现为活动后气短,肺纤维化。肺功能和肺影像学如肺部高分辨 CT 有助于早期诊断。

2)胸膜炎:见于约10%的患者。为单侧或双侧少量胸腔积液,偶为大量胸腔积液。

3)结节样改变:肺内出现单个或多个结节,为肺内的类风湿结节表现。

(5)眼:最常见的表现为继发干燥综合征所致的眼干燥症。

(6)神经系统:神经受压是 RA 患者出现神经系统病变的常见原因。如正中神经在腕关节处受压可出现腕管综合征,胫后神经在踝关节处受压可出现蹠管综合征。

(7)血液系统:正细胞正色素性贫血是最常见的血液系统表现,贫血程度与关节的炎症程度相关,在患者的炎症得以控制后,贫血也可得以改善。

(8)肾:本病的血管炎很少累及肾,偶有轻微膜性肾病、肾小球肾炎、肾内小血管炎及肾脏的淀粉样变等报道。

【实验室及其他检查】

1.血液学改变　贫血,以正细胞正色素性常见。活动期患者血小板计数可增高。免疫球蛋白升高,血清补体正常或者轻度升高,少数伴有血管炎者可出现补体降低。

2.炎症标志物　红细胞沉降率和C反应蛋白异常升高,是反映病情活动度的主要指标,病情缓解时可降至正常。

3.自身抗体

(1)类风湿因子:主要检测 IgM 型 RF,RF 阴性亦不能排除 RA 的诊断。

(2)抗瓜氨酸化蛋白抗体(ACPA):其中抗环状瓜氨酸(CCP)抗体具有很高的特异性(93%~98%),与疾病预后相关。

4.关节滑液　在关节有炎症时滑液增多,呈淡黄色透明、黏稠状,滑液中的白细胞明显增多。

5.关节影像学检查　包括 X 射线检查、磁共振成像(MRI)及超声检查。

6.关节镜及针刺活检　关节镜对诊断及治疗均有价值。针刺活检是一种操作简单、创伤小的检查方法,应用已经日趋成熟。

【诊断要点】

RA 的临床诊断主要基于慢性关节炎的症状和体征、实验室及影像学检查。目前 RA 的诊断普遍采用美国风湿病学会(ACR)1987 年修订的分类标准,见表 8-4-1,符合 7 项条目中至少 4 项可诊断 RA。2010 年 ACR 和欧洲抗风湿病联盟(EULAR)联合提出了新的 RA 分类标准和评分系统,见表 8-4-2,该标准包括关节受累情况、血清学指标、滑膜炎持续时间和急性时相反应物 4 部分,总分 6 分以上可诊断 RA。

表 8-4-1　美国风湿病学会(ACR)1987 年修订的分类标准

晨僵	关节或周围晨僵持续至少 1 h
≥3 个关节区的关节炎	医生观察到下列 14 个关节区域(两侧的近端指间关节、掌指关节、腕、肘、膝、踝及跖趾关节)中至少 3 个有软组织肿胀或积液(不是单纯骨隆起)
手关节炎	腕、掌指或近端指间关节区中,至少有一个关节区肿胀
对称性关节炎	左、右两侧关节同时受累(双侧近端指间关节、掌指关节及跖趾关节受累时,不一定绝对对称)
类风湿结节	医生观察到在骨突部位、伸肌表面或关节周围有皮下结节
血清 RF 阳性	任何检测方法证明血清中 RF 含量升高(所用方法在健康人群中阳性率<5%)
影像学改变	在手和腕的后前位像上有典型的 RA 影像学改变:必须包括骨质侵蚀或受累关节及其邻近部位有明确的骨质脱钙

注:以上 7 项中满足 4 项或者 4 项以上并除外其他关节炎患者可诊断为 RA(要求第 1~4 项病程至少持续 6 周)。

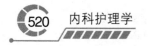

表8-4-2　2010年ACR和欧洲抗风湿病联盟(EULAR)联合提出新的RA分类标准

项目			评分
关节受累情况(0～5分)	中大关节	1个	0
		2～10个	1
	小关节	1～3个	2
		4～10个	3
	至少一个微小关节	10个	5
血清学指标(0～3分)	RF和抗CCP抗体均阴性		0
	RF或抗CCP抗体低滴度阳性		2
	RF或抗CCP抗体高滴度阳性(正常上限3倍)		3
滑膜炎持续时间(0～1分)	<6周		0
	≥6周		1
急性时相反应物(0～1分)	CRP和ESR均正常		0
	CRP或ESR异常		1

注:①受累关节指关节肿胀疼痛;②小关节包括掌指关节、近端指间关节、第2～5跖趾关节、腕关节,不包括第一腕掌关节、第一跖趾关节和远端指间关节;③大关节指肩、肘、髋、膝和踝关节。

【治疗要点】

目前RA不能根治,按照早期、达标、个体化方案治疗原则。治疗原则是缓解疼痛、减轻炎症、保护关节结构、维持关节功能、控制系统受累。治疗措施以药物治疗为主。

1. 一般治疗　包括患者教育、休息、急性期关节制动、恢复期关节功能锻炼、物理疗法等。卧床休息只适宜于急性期、发热及内脏受累的患者。

2. 药物治疗　治疗RA的常用药物分为五大类,非甾体抗炎药、改善病情的抗风湿药(DMARD)、生物制剂、糖皮质激素(GC)及植物药等。初始治疗必须应用一种改善病情的抗风湿药。

(1)甲氨蝶呤(MTX):是RA治疗的一线药物。其主要不良反应包括胃肠道反应、骨髓抑制,肝功能异常等。有致畸作用,妊娠期、哺乳期禁用。孕前至少停用3个月。

(2)来氟米特(LEF):主要不良反应有骨髓抑制,肝毒性等。妊娠期、哺乳期禁用,孕前至少停用两年,血中未检测到该药浓度可备孕。

(3)羟氯喹:该药有肝毒性、皮疹、心脏毒性,可用于哺乳期及妊娠期。

(4)柳氮磺吡啶(SSZ):主要不良反应有皮疹、胃肠道不适。

(5)其他抗风湿药:硫唑嘌呤服药期间需监测血常规及肝、肾功能,需特别注意粒细胞减少症;环孢素突出的不良反应为血肌酐和血压上升,服药期间宜严密监测。

3. 生物制剂　依那西普、英夫利西单抗,应警惕乙肝病毒复制及结核复燃。充血性心力衰竭患者禁用;托珠单抗不良反应包括感染与血脂异常;阿巴西普轻微增加肿瘤风险。

4. 糖皮质激素　糖皮质激素(GC)治疗RA的原则是小剂量、短疗程。关节腔注射GC有利于减轻关节炎症状,但过频的关节腔穿刺可能增加感染风险,并可发生类固醇晶体性关节炎,一年内不宜超过3次。使用 GC 患者均应注意补充钙剂和维生素 D,避免骨质疏松。

5. 植物药制剂　已有多种治疗 RA 的植物制剂,如雷公藤多苷、白芍总苷、青藤碱等,对缓解关节症状有较好作用。其中雷公藤多苷最为常用,应注意其性腺抑制、骨髓抑制、肝损伤等不良反应。

6. 外科治疗　包括人工关节置换和滑膜切除手术。前者适用于较晚期有畸形并失去功能的关节,滑膜切除术可以使病情得到一定的缓解,以必须同时应用 DMARD。

【护理评估】

具体见本章第一节"风湿性疾病的护理评估"中的相关内容。

【主要护理诊断/问题】

1. 有失用综合征的危险　与关节肿胀、畸形、疼痛、关节结构破坏引起功能障碍有关。

2. 疼痛:慢性关节疼痛　与关节炎症反应有关。

3. 焦虑　与疼痛反复发作、疾病久治不愈、关节畸形、影响生活质量有关。

4. 知识缺乏　与疾病预防和类风湿关节炎用药知识缺乏有关。

【护理措施】

1. 有失用综合征的危险

(1)休息与体位:急性期卧床休息,但不宜绝对卧床。卧床患者应鼓励其有效咳嗽和深呼吸,防止肺部感染;受累关节活动,保持关节功能位;每天至少俯卧位 2～3 次,每次半小时,以预防髋关节屈曲挛缩;必要时固定关节以防变形挛缩。

(2)病情观察:①了解疼痛的部位、性质,关节肿胀和活动受限的程度,有无畸形,晨僵的程度,做好对症的护理。②注意关节外症状,如胸闷、心前区疼痛、腹痛、消化道出血、头痛等,提示病情严重,应及时发现,报告医生,尽早给予适当的处理。

(3)晨僵护理:鼓励患者晨起后行温水浴,或用热水浸泡僵硬的关节,而后活动关节。夜间睡眠戴弹力手套保暖。关节肿胀时,限制活动。其他护理措施参见本章第二节中"关节僵硬与活动受限"的相关内容。

(4)防止关节失用护理:急性期后,指导患者每天定时被动和主动进行全关节活动锻炼。症状控制后,鼓励患者早下床活动,活动量以患者能够忍受为度,如活动后出现疼痛或不适持续 2 h 以上,应减少活动量。训练手的灵活性、协调性,加强日常生活活动训练,提高熟练度和技巧性。肢体锻炼如摸高、伸腰、踢腿及其他全身性伸展运动等,配合理疗、按摩,以增加局部血液循环、松弛肌肉,活络关节,防止关节失用。观察患病肢体的情况,并做肢体按摩,防止肌肉萎缩;加强保护措施,尤其是患者活动初期应有人陪伴,防止受伤。

2. 疼痛　参见本章第二节中"关节疼痛与肿胀"的护理措施。

3. 焦虑

(1)心理护理:因病情反复发作、顽固的关节疼痛、疗效不佳等原因,常表现出情绪低落、焦虑、对生活失去信心。与患者接触时应态度和蔼,多疏导、解释、安慰、鼓励等,做好心理护理。

1)认识和疏导负性情绪:重视患者的反应,如否认、孤独、抑郁、愤怒、恐惧等。提供合适的环境使患者表达悲伤,帮助患者认识负性情绪不利于疾病的康复,长期的情绪低落会造成体内环境失衡、身体自愈能力下降,引起食欲减退、失眠等症状,进而加重病情。

2)鼓励患者自我护理:与患者一起制定康复重点目标,激发患者对家庭、社会的责任感,鼓励其自强,正确认识、对待疾病,积极与医护人员配合,提高治疗效果。肩关节功能残障的患者,要鼓励发挥健肢的作用,力求生活自理或参加力所能及的工作,体现生存价值。

3)参与集体活动:组织患者集体学习疾病相关知识,或进行座谈,相互启发、相互学习。鼓励患者参加集体娱乐活动,充实生活。

(2)建立社会支持体系:嘱家属亲友给予患者支持和鼓励。亲人的关心会使患者情绪稳定,从而增强战胜疾病的信心。

4.知识缺乏

(1)用药护理:告知患者风湿性疾病常用药物的分类、作用、不良反应及使用注意事项。

1)糖皮质激素:不良反应包括高血糖、低钾血症、骨质疏松、应激性溃疡、精神兴奋、无菌性骨坏死、体重增加、水钠潴留等。大剂量用药及用作免疫抑制时,最佳用药时间为早上6~8点。片剂在餐后服用,以减轻胃损伤。使用过程中应补充钙剂和维生素 D 以防止骨质疏松。需严格按医嘱用药,不规范用药易导致病情反复。

2)非甾体抗炎药:需要注意观察药物的胃肠道反应,警惕消化道出血的发生。告知患者在餐后服用,以减轻胃肠道刺激。有胃肠道反应需及时告知医生,以调整药物及给予胃黏膜保护剂。避免两种或两种以上 NSAID 同服。

3)传统 DMARD:其主要不良反应有胃肠道症状、骨髓抑制、肝肾功能损害等。使用过程中注意观察有无恶心、黑便等消化道症状,需告知患者定期监测肝肾功能。甲氨蝶呤每周给药1次,注意给药时间及频次正确;该药妊娠、哺乳期禁用,使用前3个月每月复查血常规、肝肾功能,病情稳定后每3个月复查1次;停药3个月以上可备孕。

4)生物制剂:注意观察过敏反应。如皮肤瘙痒、皮疹、寒战、发冷甚至呼吸困难等严重表现。

(2)肢体康复锻炼

1)关节功能:轻度受损的尽量做到生活自理,每天做全面关节操2~3次。①指关节:用力握拳、合掌、对指运动,手指平伸紧贴桌面。②腕关节:双手合掌,反复交替向一侧屈腕,扶持物体向一侧旋腕。③肘关节:两臂向前或两侧平举,用力握拳屈肘达肩高,然后伸肘伸拳,反复练习。④肩关节:练习梳头、用手摸对侧耳朵,滑轮拉绳练习,两手分别从一侧颈旁及另一侧腋下向后伸,努力在背后相扣。⑤踝关节:取坐位练习屈伸、旋转动作。⑥膝、髋关节:原地踏步、滚圆木、逐级上下楼梯,抬腿、下蹲练习。

2)关节功能无明显受损:做手指的抓、捏、握等练习,骑自行车、游泳、散步、打太极拳等活动。

【健康指导】

1.告知患者疾病的治疗方法、服药方法、注意事项,功能锻炼等知识。

2.告知患者不可擅自停药、改药、加减药,坚持复诊。

3.告知患者要避免各种诱因,如寒冷、潮湿、过度劳累及精神刺激等。

4.关节疼痛时除服药外,可行热敷,局部按摩。

5.掌握保护关节的方法

(1)在日常生活中,应尽量利用较大和有力的关节。如提重物时,尽量用手臂和肘关节,不只用手指作支持,应以手掌来支撑。

(2)避免关节长时间保持一个动作。如长时间站立,坐下时应经常变换坐姿、转换双脚位置,舒展下肢的筋骨,或起来走动一下。避免手指长时间屈曲,如写字、编织、打字、修理,应不时停下来休息,舒展一下手指。

(3)避免关节处于变形位置,注意保持正确姿势。无论在睡眠、走路或坐下,都要保持良好的姿势。

(4)留意关节的疼痛:活动时感到关节疼痛,应立即停止活动,检查活动方法是否不当。

(5)减少工作和日常生活的体力消耗:如家里物品的放置应科学合理,轻便和不常用的物品放在高处,常用物品放在伸手可及的地方,笨重和不常用的物品放在柜子的下面。安排好工作的程序。尽量使用工具,以减少弯腰、爬高、蹲低。多使用手推车,以节省能量。

(6)注意工作与休息的平衡,并根据病情调整。如关节疼痛加剧时,应增加休息的时间。

(杨敬随)

第五节 强直性脊柱炎

案例分析

患者,梅某,男,65岁,左髋关节疼痛1年,腰背痛9个月,加重半年。因经常出现腰背痛,休息后加重,活动后缓解。专科查体:左侧"4"字试验阳性,左骶髂关节和椎旁肌肉压痛阳性。实验室检查:HLA-B27阳性。CT示双侧骶髂关节炎症改变。髋关节MRI示双侧股骨头关节面下点状异常信号,考虑缺血性骨髓水肿。

请思考:①该患者可能的诊断是什么? ②该病最常见的症状是什么? ③该患者目前最主要的护理诊断/问题有哪些?

强直性脊柱炎(ankylosing spondylitis,AS)是脊柱关节炎常见的临床类型,是以骶髂关节和脊柱附着点炎症为主的疾病,可伴关节外表现,严重者可发生脊柱畸形和关节强直,是一种慢性自身炎症性疾病。约20%患者有家族聚集患病倾向。我国患病率为0.3%左右。本病男女之比为(2~3):1,好发于男性青壮年,女性发病较缓慢且病情较轻。

【病因与发病机制】

可能与遗传及环境因素有关。研究提示*HLA-B27*基因与本病呈强相关,本病有明显家族聚集倾向。某些微生物(如泌尿生殖道沙眼衣原体、某些肠道病原菌)与易感者自身组织具有共同抗原,可引发异常免疫应答,造成组织损伤而引起疾病。

【病理】

韧带附着端病变原发部位是韧带和关节囊的附着部,即肌腱端的炎症,导致韧带骨赘形成、椎体方形变、椎骨终板破坏、跟腱炎和其他改变。

【临床表现】

1.关节表现 绝大多数首先侵犯骶髂关节,以后上行发展至颈椎。

(1)骶髂关节炎,是其特征之一,常作为诊断标准。

(2)腰椎病变:表现为下背和腰部活动受限。

(3)胸椎病变:表现为背痛、前胸和侧胸痛,最后驼背畸形。

(4)颈椎病变:少数患者首先表现为颈椎炎,先有颈椎部疼痛,沿颈部向头部臂部放射。

(5)周围关节病变:约半数AS患者有短暂的急性周围关节炎,约25%的患者有永久性周围关节损害。

2.关节外表现

(1)心脏病变:以主动脉瓣病变较为常见,少数发生主动脉瘤、心包炎和心肌炎。

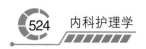

（2）眼部病变:25％的 AS 患者有结膜炎、虹膜炎、眼色素层炎或葡萄膜炎,后者偶可并发自发性眼前房出血。

（3）耳部病变:发生慢性中耳炎概率为正常对照的 4 倍。

（4）肺部病变:后期可并发上肺叶斑点状不规则的纤维化病变,表现为咳痰、气喘,甚至咯血,并可能伴有反复发作的肺炎或胸膜炎。

（5）神经系统病变:马尾综合征,下肢或臀部神经根性疼痛,跟腱反射减弱及膀胱和直肠等运动功能障碍等。

（6）肾及前列腺病变:AS 极少发生肾功能损害,但有发生 IgA 肾病的报告。

（7）淀粉样变:直肠黏膜淀粉样蛋白沉积,少见。

【实验室及其他检查】

1. 血液检查　无特异性指标。活动期可有红细胞沉降率、C 反应蛋白、免疫球蛋白(尤其是 IgA)升高。90％ 左右患者 HLA-B27 阳性。

2. 影像学检查　骶髂关节炎是诊断的关键依据,并有助于病变严重程度的分级与判断。主要包括 X 射线片、CT 和 MRI 等。晚期脊柱呈"竹节样"为本病 X 射线特征性改变。

【诊断要点】

仍采用 1984 年修订纽约分类标准,内容如下。

1. 临床标准　①腰背痛、晨僵 3 个月以上,活动改善,休息无改善;②腰椎在前后和侧屈方向活动受限;③胸廓活动度低于相应年龄、性别的正常人。

2. 放射学标准　骶髂关节炎双侧大于 2 级或单侧 3～4 级。X 射线表现分级:0 级正常;1 级可疑;2 级轻度骶髂关节炎;3 级中度骶髂关节炎;4 级强直。

3. 诊断　①肯定 AS:符合放射学标准和 1 项(及以上)临床标准者。②可能 AS:符合 3 项临床标准,或符合放射学标准而不伴任何临床标准者。

【治疗要点】

AS 的主要治疗目的为控制炎症、减轻缓解症状、维持正常姿势和最佳功能位置、防止畸形。

1. 非药物治疗　是延缓疾病发展及促进康复的有效措施,包括体疗及物理治疗。

2. 药物治疗

（1）非甾体抗炎药:为缓解关节疼痛和晨僵的一线用药。

（2）改善病情抗风湿药:柳氮磺吡啶可抑制病情活动,影响病情进展,磺胺过敏者禁用,关注腹泻和皮疹。

（3）糖皮质激素:不作为常规使用,病情进展快、症状重、非甾体抗炎药无法控制时。采用短时间大剂量冲击治疗。

（4）生物制剂:对于持续高疾病活动性的患者,给予抗肿瘤坏死因子(抗 TNF)抑制剂(如阿达木单抗等)、B 细胞靶向生物制剂治疗。焦虑、抑郁者可试用抗焦虑或抑郁类药物。

3. 手术治疗　髋关节严重屈曲畸形可行髋关节置换术。对脊柱严重畸形的晚期患者可选用脊柱矫形术。

【护理评估】

1. 病史　参见本章第一节"风湿性疾病的护理评估"中的相关内容。

2. 身体状况　重点评估关节僵硬的分布、活动受限程度、有无关节畸形、患者的肌力情况、是否伴有肌萎缩等。

3.实验室及其他检查　自身抗体检测、影像学检查等检查结果。

【主要护理诊断/问题】

1.躯体活动障碍　与椎间组织的炎症、椎体各小关节韧带纤维化、骨质改变有关。

2.疼痛　与慢性炎症反应及骨质增生压迫神经有关。

3.焦虑　与疾病久治不愈、关节可能致残、影响生活质量有关。

4.有失用综合征的危险　与关节疼痛、畸形及脊柱强直有关。

5.自理缺陷　与关节功能障碍、疼痛、畸形有关。

【护理措施】

1.躯体活动障碍

(1)休息与活动:睡硬板床、低枕,避免过度负重和剧烈运动。鼓励患者根据体能状况和关节疼痛程度,适当进行活动锻炼,劳逸结合。

(2)饮食护理:冬季寒冷地区患者可适当服用姜汤以驱寒祛湿。多食用含有丰富植物蛋白和微量元素的食物,如大豆、黑豆、黄豆等,促进肌肉、骨骼、关节、肌腱的代谢,有助于病损修复。

(3)病情观察:注意观察并评估晨僵及腰背痛等症状的程度及持续时间;注意活动受限的部位、范围;是否伴有发热、咳喘、呼吸困难等症状,如果发现应警惕脏器受累。

(4)姿势护理和功能锻炼:除急性期剧烈疼痛者外,AS患者应坚持进行姿势矫正和关节功能锻炼,保持脊柱及关节的活动度和灵活性,防止关节挛缩畸形。为缓解腰背疼痛或疲劳感而长期采取不正确姿势,易加速脊柱及关节畸形。行走和站立均应保持正确姿势。进行深呼吸、扩胸和下蹲运动锻炼;每天进行颈椎、胸椎、腰椎的前屈、后伸、侧弯和转动等锻炼及髋关节的屈曲与伸展锻炼。每次活动量以不引起第二天关节症状加重为限,活动前应先按摩松解椎旁肌肉,可减轻疼痛,防止肌肉损伤。

2.疼痛　参见本章第二节中"关节疼痛与肿胀"的护理措施。

3.焦虑　参见本章第二节中"关节疼痛与肿胀"的护理措施。

【健康指导】

1.疾病知识指导　帮助患者增加对本病的认识,了解防治方法,保持乐观心态,积极配合治疗与功能锻炼,掌握自我护理的方法。

2.生活指导　要维持正常姿势和活动能力,如行走、坐位、站立时应挺胸收腹,睡觉时不用枕或者用薄枕,睡硬板床,取仰卧位或俯卧位;做力所能及的劳动和体育活动;工作时注意姿势,防止脊柱弯曲畸形。

3.心理指导　保持乐观情绪,消除紧张、焦虑、抑郁和恐惧的心理;戒烟酒;按时作息,进行医疗体育锻炼。

4.用药指导　了解药物的作用和不良反应,以配合治疗,定期门诊随诊。病情复发或加重应及早就医。取得更好的效果。

(杨敬随)

第六节 特发性炎症性肌病

特发性炎症性肌病(idiopathic inflammatory myositis,IIM)是一组累及皮肤和四肢骨骼肌为主的自身免疫性疾病。其共同特征是慢性肌肉炎症、皮疹、内脏器官损伤,临床表现多样、异质性强,目前主要包括皮肌炎(DM)、多发性肌炎(PM)、包涵体肌炎(IBM)、无肌病型皮肌炎(ADM)和免疫介导的坏死性肌病(IMNM)。国外报道发病率为(0.6～1.0)/10 000 人,女性多于男性。本节主要讨论 PM 和 DM。

【病因与发病机制】

1.病因 遗传及环境因素可能均与本病的发生有关。

2.发病机制 T 细胞介导的细胞免疫反应在 PM/DM,特别在 PM 的免疫病理损伤过程发生重要作用。PM/DM 患者常有多克隆的球蛋白血症,部分患者血清中存在自身抗体,表明体液免疫在PM/DM 发病中具有十分重要的作用。

【临床表现】

本病的主要临床表现是对称性四肢近端肌无力,全身症状可有发热、关节痛、乏力、厌食和体重减轻。

1.骨骼肌受累 对称性四肢近侧无力是本病突出的临床特征。其中骨盆带及肩胛带肌群最易受累。骨盆带肌受累时患者髋周及大腿无力,表现为上下台阶、下蹲、起立困难;肩胛带肌群受累时抬臂困难,不能梳头和穿衣;颈部肌无力表现为平卧时抬头困难;颈深肌群受累可出现吞咽和发音不清;呼吸肌受累可导致呼吸困难。

2.皮肤 DM 常见典型皮疹主要如下。①眶周皮疹,是其特征皮肤损害,表现为上眼睑及眶周的水肿型紫红色皮疹,光照,加重。②Gottron 疹:出现在关节伸侧面,特别是掌指关节、指间关节、肘关节出现红色或紫红色斑丘疹,逐渐融合成斑片,有毛细血管扩张、色素减退。③甲周病变:甲根皱襞处可见毛细血管扩张性红斑或瘀点,甲邹及甲床有不规则增厚。④"技工手":即手掌和手指侧面表现为过多角化、裂纹、粗糙。⑤其他皮肤黏膜改变:脂膜炎、网状青斑、皮肤血管炎、手指溃疡及雷诺现象、口腔黏膜红斑等。

3.其他系统受累表现 呼吸系统受累,间质性肺病最常见,表现为干咳、呼吸困难和发绀;消化系统受累表现为吞咽困难、饮水呛咳、液体从鼻孔流出等;心血管系统受累最常见的表现是心律失常和传导异常;少数患者肾脏受累可出现蛋白尿、血尿及管型尿;部分患者关节受累可出现关节痛和关节炎;50 岁以上者恶性肿瘤发生率高;迸发其他结缔组织病,如系统性硬化病、干燥综合征等。

4.无肌病型皮肌炎 皮肌炎的一个临床亚型,无骨骼肌受累,可出现与 DM 相同的骨骼肌外表现,如吞咽困难、间质性肺病、心脏受累表现等。

5.儿童皮肌炎 常见的临床表现是肌无力、皮疹、易疲劳和发热。

【实验室及其他检查】

1. 一般检查 可有贫血,白细胞计数增高,红细胞沉降率加快,血肌酸增高,补体 C3 及 C4 可减少,急性患者血清肌红蛋白增高,尿肌酸排泄增多等。

2. 血清肌酶谱 肌酸激酶(CK)、醛缩酶、天冬氨酸氨基转移酶(AST),丙氨酸氨基转移酶(ALT)、乳酸脱氢酶(LDH)增高,尤以 CK 升高最敏感。CK 可以用来判断病情的进展情况和治疗效果,但是与肌无力的严重性并不完全平行。

3. 自身抗体检查 分为肌炎特异性自身抗体(ARS)和肌炎相关性抗体两大类。①特异性自身抗体中抗 Jo-1 抗体最常见也最有临床意义。抗 ARS 阳性的患者常表现为肺间质病变、关节炎、"技工手"和雷诺现象,称为"抗合成酶综合征";抗信号识别颗粒抗体(抗 SRP 抗体):阳性者常表现为急性发作的严重肌炎,且常伴有心脏受累,可无皮肤症状,肺间质病变少见,关节炎与雷诺现象极少见,对激素反应不佳。此抗体阳性虽对 PM 更具特异性,但敏感性很差;抗 Mi-2 抗体:是对 DM 特异的抗体,此抗体阳性者 95% 可见皮疹,但少见肺间质病变,预后较好。②类风湿因子,其阳性主要见于 RA,特异性较差,其滴度与 RA 的活动性和严重性呈正比。③抗中性粒细胞胞质抗体(ANCA),与血管炎密切相关。

4. 肌电图 本病约 90% 患者出现肌电图异常,典型肌电图呈肌源性损害,出现纤颤电。

5. 肌活检 约 2/3 患者呈典型肌炎病理改变;另 1/3 患者肌活检呈非典型变化,甚至正常。免疫病理学检查有利于进一步诊断。

【诊断要点】

最新的成人皮肌炎分类标准由欧洲抗风湿联盟(EULAR)和美国风湿病学会(ACR)于 2017 年提出(表 8-6-1)。

表 8-6-1 2017 年 EULAR 和 ACR 关于成人特发性肌炎的分类标准

变量		分值(活肉活检)	
		无肌肉活检	有肌肉活检
起病年龄	≥18 岁,<40 岁	1.3	1.5
	≥40 岁	2.1	2.2
肌无力	客观存在对称性上肢近端肌无力,通常呈进展性	0.7	0.7
	客观存在对称性下肢近端肌无力,通常呈进展性	0.8	0.5
	颈屈肌比颈伸肌相对力弱	1.9	1.6
	下肢,近端比远端相对力弱	0.9	1.2
皮肤表现:皮疹	向阳性皮疹	3.1	3.2
	Gottron 疹	2.1	2.7
	Gottron 征	3.3	3.7
其他临床表现:吞咽困难或食管运动功能障碍		0.7	0.6
实验室检查	抗-Jo-1(抗组氨酰-tRNA 合成酶)阳性	3.9	3.8
	血清肌酸激酶(CK)或 LDH 或 AST 或 ALT 升高	1.3	1.4

续表 8-6-1

变量		分值(活肉活检)	
		无肌肉活检	有肌肉活检
肌肉活检—存在以下病变	肌内膜单核细胞浸润,单核细胞分布于肌纤维周围,但不侵入肌纤维		1.7
	肌束膜和(或)血管周围单核细胞浸润		1.2
	束周萎缩		1.9
	镶边空泡		3.1
判定标准(评分总和)	排除特发性炎症性肌病(概率<50%)	<5.3	<6.5
	可疑特发性炎症性肌病(50%≤概率<55%)	5.3~<5.5	6.5~<6.7
	拟诊特发性炎症性肌病(55%≤概率<90%)	5.5~<7.5	6.7~<6.7
	确诊特发性炎症性肌病(概率≥90%)	≥7.5	≥8.7

【治疗要点】

PM/DM 是一组异质性疾病,临床表现多种多样,治疗方案应遵循个体化的原则。

1. 糖皮质激素 糖皮质激素是首选药物,对于严重的肌病或伴严重吞咽困难、心肌受累或进展性肺间质病变的患者,可予甲泼尼龙静脉冲击治疗。对激素治疗无效的患者首先应考虑诊断是否正确;诊断正确者应加用免疫抑制药治疗。

2. 免疫抑制药

(1)甲氨蝶呤(MTX):MTX 是治疗 PM/DM 最常用的二线药。MTX 不仅对控制肌肉的炎症有帮助,对改善皮肤症状也有益处,且起效比硫唑嘌呤快。

(2)硫唑嘌呤(AZA):AZA 起效较慢,通常应在用药 6 个月后才能判断是否对 PM/DM 有明显的治疗效果。

(3)环孢素 A(CsA):主要用于 MTX 或 AZA 治疗无效的难治性病例。用药期间应监测血压及肾功能,当血清肌酐增加>30% 时应停药。

(4)环磷酰胺(CYC):主要用于伴有肺间质病变的 PM/DM 患者。

(5)抗疟药:对 DM 的皮肤病变有效,但对肌肉病变无明显作用。应注意的是抗疟药可诱导肌病的发生,患者出现进行性肌无力,易与肌炎进展混淆,肌活检有助于肌病的鉴别。

3. 静脉注射免疫球蛋白 对于复发性和难治性的病例,可考虑加用。对于 DM 难治性的皮疹加用小剂量的免疫球蛋白可取得明显效果。PM/DM 的吞咽困难部分患者加用免疫球蛋白治疗后可有明显的好转。

4. 生物制剂 近年来抗 B 细胞抗体、CD20 单抗等用于治疗常规激素联合传统免疫抑制剂治疗效果不佳的患者,但确切疗效需要进一步的大样本研究。

【护理评估】

1. 病史 具体内容参见本章第一节"风湿性疾病的护理评估"中的相关内容。

2. 身体状况

(1)全身状况:生命体征、精神状态、营养状况,有无发热、乏力、消瘦等。

(2)皮肤和黏膜:有无皮疹或破损,其颜色、形状及面积大小,分布如何。

（3）其他：有无呼吸、消化、心血管系统相关症状。

3. 实验室和特殊检查　红细胞沉降率、肌酸激酶（CK）、肌红蛋白测定、肌电图、肌活检、肌炎抗体、自身抗体检测结果。

【主要护理诊断/问题】

1. 自理能力缺陷　与肌无力、肌萎缩和关节疼痛有关。

2. 疼痛　与原发病有关。

3. 皮肤完整性受损　与皮疹有关。

4. 限制性通气功能障碍　与呼吸肌受累有关。

5. 营养失调　与消化道受累有关。

6. 有感染的危险　与吸入性肺炎及激素等用药有关。

【护理措施】

1. 自理能力缺陷

（1）休息与活动：急性期有肌痛、肌肉肿胀和关节疼痛者，应绝对卧床休息，以减轻肌肉负荷和损伤。对肌无力的肢体应协助其早期进行被动运动和功能训练。随病情逐渐稳定，应有计划地进行锻炼，活动量由小到大，以促进肌力恢复。

（2）饮食护理：对进食呛咳者，进餐时采取半坐卧位，进餐后 60 min 内避免平卧位，对吞咽困难者给予半流质或流质饮食，少量缓慢进食，以免呛咳或引起吸入性肺炎，必要时给予肠内或肠外营养，满足机体需要。

（3）病情观察：评估患者的肌力情况，注意观察疼痛肌肉的部位、关节症状、是否伴有发热、呼吸困难、心律失常等，若有明显异常应做好急救准备。有心脏、肺受累者预后较差，应给予相应的治疗。肺部受累者，遵医嘱给予雾化，同时加强雾化后翻身叩背咳痰，预防和治疗肺部感染。

（4）生活不能自理者，加强巡视，及时满足患者的生活需要。加强基础护理，给予其口腔和会阴冲洗，预防交叉感染。

2. 疼痛　参见本章第二节中"关节疼痛与肿胀"的护理措施，同时注意情感支持。了解患者心理承受能力及社会支持系统，采用叙事护理，及时提供心理帮助及支持。告知患者家人多关注患者需求，给予关心及帮助。

3. 皮肤完整性受损

（1）皮疹：往往伴有发红瘙痒及疼痛等症状。皮疹的患者后期会有脱屑，应保持皮肤清洁，局部用粉剂处理好，保持干燥，表面勿包裹，避免擦伤，可以涂中性护肤品。避免接触刺激性物品，如各种烫发或染发剂、定形发胶、农药等。

（2）皮损：勿挠抓以免感染，用清水清洁皮肤，忌用碱性肥皂，不涂化妆品，必要时外涂凡士林油防止破损加重。感染者，根据情况对症消炎、清创换药处理。

（3）其他：有皮疹、红斑或光敏感者，指导患者外出时采取遮阳措施，避免阳光直接照射皮肤，忌日光浴。不要服用容易诱发风湿病症状的药物，如普鲁卡因胺、肼屈嗪等。

（4）积极治疗原发病。

【健康指导】

1. 疾病知识指导　向患者及家属说明本病的有关知识，使患者正确对待疾病，做好长期治疗的思想准备。合理安排生活，劳逸适度。避免一切诱因，如感染、寒冷、创伤、情绪受挫等；有皮损者避免日光照射；育龄女性患者应避孕，以免病情复发或加重；避免一切免疫接种。

2. 用药指导与病情监测　患者出院后,应继续执行治疗方案,规律用药,症状减轻也勿擅自停止服药。定期门诊随诊。告知患者及家属病情危重的征象,如呼吸肌、咽肌无力等,一旦发生病情变化,应及时就医。

（杨敬随）

第七节　系统性硬化病

案例分析

　　患者,王某,女,71 岁。20 余年前无明显诱因出现双手皮肤发硬、紧绷,不易捏起,偶有双手背肿胀,有牙齿块状脱落,有双手遇冷变白、变紫,无皮疹、口腔溃疡、脱发,无口干、眼干,无腰背痛、足跟痛,症状反复出现。1 年前自觉上述症状加重,皮肤发硬渐往上累及至双肘部,半年前出现吞咽困难,吞咽馒头需用水送服。查体:T 36.5 ℃,P 72 次/min,R 18 次/min,BP 162/74 mmHg,双手皮肤发硬,紧绷,不易捏起,双手皮温低,双手近端指间关节可见骨性膨大,双手指肿胀,有活动痛,双膝可触及骨摩擦感,疼痛评分 3 分。实验室检查:抗核抗体 1∶1 000 抗着丝点型,抗着丝点抗体、nRNP/Sm 抗体阳性。

　　请思考:①该患者可能的医疗诊断是什么？ ②该病的临床表现有哪些？ ③该患者目前最主要的护理诊断/问题是什么？ 如何给予相应的护理？

　　系统性硬化病(systemic sclerosis,SS)曾称硬皮病,是一种原因不明,临床上以皮肤和多脏器纤维化为特征表现的自身免疫性疾病。女性多见,多数发病年龄在 30～50 岁。临床表现为雷诺现象、皮肤改变、骨和关节痛、消化道症状、肺动脉高压、间质性肺炎、心功能不全、肾危象。间质性肺病是其重要合并症,也是导致其死亡的首位原因。

【病因与发病机制】

1. 病因　一般认为与遗传易感性、感染、环境等因素有关。

2. 发病机制　目前认为在有遗传基因的背景下,由于某些环境或者感染因素的影响,导致体内免疫异常,产生多种自身抗体和细胞因子致病。最终导致胶原的过度产生和其他细胞外基质蛋白在皮肤和其他器官的沉积。

【病理】

受累组织广泛的血管病变、胶原增殖、纤维化是本病的病理特点。

【临床表现】

1. 雷诺现象　最常见的首发症状。70%～90% 的患者会出现,可先于本病的其他表现(如关节炎、内脏受累)几个月甚至几年出现。

2. 皮肤　皮肤增厚变硬为本病的标志性病变。一般先见于手指及面部,然后向躯干蔓延。一般经过 3 个时期。

（1）肿胀期：皮肤病变呈非可凹性肿胀，有些患者可有皮肤红斑、瘙痒，手指肿胀得像香肠一样，不灵活，手背肿胀，逐渐波及前臂。

（2）硬化期：皮肤逐渐变厚、发硬，手指像被皮革裹住，皮肤不易被提起，不能握紧拳头。面部皮肤受损造成正常面纹消失，使面容刻板、鼻尖变小、鼻翼萎缩变软，嘴唇变薄、内收，口周有皱褶，张口度变小，称"面具脸"，为本病的特征性表现之一。

（3）萎缩期：经 5～10 年进入萎缩期。皮肤萎缩，变得光滑且薄，紧贴在皮下的骨面上，关节屈曲挛缩不能伸直，还可出现不易愈合的皮肤溃疡。受累皮肤如前额、前胸和后背等处可有色素沉着或色素脱失相间，形成"椒盐征"，也可有毛细血管扩张，皮下组织钙化。指端由于缺血导致指垫组织丧失，出现下陷、溃疡、瘢痕，指骨溶解、吸收，指骨变短。

3. 关节、肌肉　关节周围肌腱、筋膜、皮肤纤维化可引起关节疼痛。皮肤增厚和腱鞘纤维化，致关节挛缩畸形及功能受限。关节屈曲处皮肤可发生溃疡，主要见于指间关节，但大关节也可发生。

4. 胃肠道　约 70% 的患者出现消化道异常。仅次于皮肤受累和雷诺现象。表现为吞咽食物时有发噎感，以及饱食躺下后胃灼热感、反酸。可引起消化道出血，或内镜下"西瓜胃"。十二指肠与空肠、结肠均可受累，导致吸收不良综合征。肛门括约肌受损可引起大便失禁。

5. 肺　最早出现活动后气短。后期出现干咳。最常见为间质性肺疾病，另一较多见的肺部病变是肺动脉高压，最终进展为右心衰竭。预后非常差，平均生存期不足 2 年。

6. 心脏　最常见的为缓慢发展的无症状心包积液，发生率为 16%～40%。心肌受损表现为呼吸困难、心悸、心前区痛等。还可见不同程度的传导阻滞和心律失常。有心肌病变者预后差。

7. 肾　多见于弥漫性 SS 的早期（起病 4 年内）。表现为蛋白尿、镜下血尿、高血压、内生肌酐清除率下降等。有时可突然出现急进性恶性高血压和（或）急性肾衰竭。上述两种情况均称为硬皮病肾危象，也是本病的主要死亡原因。

8. 其他　本病常伴眼干和（或）口干症状。神经系统受累多为局限性，包括三叉神经痛、腕管综合征、周围神经病等。本病与胆汁性肝硬化及自身免疫性肝炎密切相关。约半数出现抗甲状腺抗体，可伴甲状腺功能减退及甲状腺纤维化。

【实验室及其他检查】

血沉正常或轻度升高，可有免疫球蛋白增高，90% 以上 ANA 阳性。抗拓扑异构酶Ⅰ（Scl-70）抗体是本病的特异性抗体，见于 20%～56% 的病例。抗 Scl-70 阳性者较阴性者肺间质病变多见。抗核抗体阳性率为 30%～40%，包括抗 RNA 聚合酶Ⅰ/Ⅲ抗体、抗 PM-Scl 抗体等。

食管受累者钡餐检查可见食管蠕动减弱、消失，以至整个食管扩张或僵硬。高分辨 CT 对早期肺间质病变敏感，显示网格影、蜂窝影、条索影及磨玻璃影等。无创性超声心动检查可发现早期肺动脉高压，确诊需要右心导管检查。

【诊断要点】

根据雷诺现象、皮肤表现、特异性内脏受累以及特异性抗体等，可依据以下标准诊断。

2013 年美国风湿病学会/欧洲风湿病联盟制定的 SS 分类标准新标准适用于任何可疑患有 SS 的患者，但不适用于除手指外皮肤增厚或临床表现用硬皮病样病变解释更为合理的患者。患者总分≥9 分可诊断为 SS（表 8-7-1）。

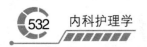

表 8-7-1　美国风湿病学会/欧洲风湿病联盟制定的 SS 分类标准

主要标准	次要标准	权重/得分
双手手指延展至掌指关节的皮肤增厚（充分标准）		9
手指皮肤增厚（只计最高分）	手指肿胀	2
	指端硬化（掌指关节以远）	4
指尖损害	指尖溃疡	2
	指尖瘢痕小凹	3
毛细血管扩张		2
甲襞微循环异常		2
肺动脉高压和/或间质性肺病（最高分不超过 2 分）	肺动脉高压	2
	间质性肺病	2
雷诺现象		3
SS 相关自身抗体（最高分不超过 3 分）	抗着丝点抗体	3
	抗拓扑异构酶 I	
	抗 RNA 聚合酶 III	

【治疗要点】

治疗目的:早期在于阻止新的皮肤和脏器受累,晚期在于改善已有症状。治疗主要是扩血管药、免疫抑制剂、对症治疗。

1. 抗炎及免疫调节

(1)糖皮质激素:短期小剂量激素对病变早期的关节疼痛、肌痛有效。对晚期特别是氮质血症患者,糖皮质激素能促进肾血管闭塞性改变,故禁用。

(2)免疫抑制剂:常用的免疫抑制剂包括甲氨蝶呤、环磷酰胺、霉酚酸酯、硫唑嘌呤、环孢素等。早期弥漫性 SS 皮肤病变患者首推甲氨蝶呤,合并间质性肺病的患者可选用环磷酰胺、硫唑嘌呤。

2. 血管病变的治疗

(1)指端血管病变:①抗血小板集聚药物,有阿司匹林、双嘧达莫、前列地尔等。②扩血管药物,钙通道阻滞剂常用有硝苯地平、尼莫地平、氨氯地平等。③内皮素受体拮抗剂如波生坦对激发指端溃疡无效,可用于预防新生溃疡的发生。

(2)肺动脉高压:①氧疗,低氧血症患者给予吸氧。②大剂量激素和免疫抑制药,首选环磷酰胺。③抗血小板聚集药物,与治疗雷诺现象相同。④利尿和强心药物。注意患者有低钾血症时,应补钾并密切监测患者血钾变化。

(3)SS 相关肾危象:控制血压和大剂量应用 ACEI 类,对疾病预后至关重要。

3. 抗纤维化治疗　青霉胺有助于减少皮肤胶原交叉联结,可以对新胶原的合成起到抑制作用。积雪苷可以对结缔组织起到软化作用。秋水仙碱可以对成纤维细胞的增生起到抑制作用,有助于胶原产生量、沉积量的减少,可以对胶原分解起到促进作用,可以发挥抗纤维化的功效,在皮肤硬化、动脉痉挛的改善中可以发挥积极的作用。光化学疗法这种新型的疗法可以对纤维化的进程起到抑制作用,有助于软化硬化的皮肤,在发病早期应用疗效明显,所带来的不良反应少。

4.其他脏器受累的治疗　质子泵抑制剂对胃食管反流、食管溃疡和食管狭窄有效;胃动力药如多潘立酮可用来治疗消化道动力失调。心衰患者需要密切监测洋地黄和利尿剂的使用。

5.其他治疗　维A酸类可调节结缔组织代谢;静脉注射丙种球蛋白具有免疫调节和免疫替代的双重作用;每月进行血浆置换清除免疫球蛋白,可以改善患者症状,但不宜长期使用;干细胞移植的实施对于患者免疫系统的重建有利,有望实现系统性硬化病的根治。据报道,消化系统严重受累的系统性硬化病患者接受自体干细胞移植联合卡莫司、依托泊苷、阿糖胞苷、美法仑治疗一年半后,再未出现相关症状,胃排空等功能都处于正常状态。生物制剂:利妥昔单抗、托珠单抗;利妥昔单抗的应用有助于系统性硬化病患者皮肤纤维化及肺功能的改善。

6.中医治疗　虽然在中医学中找不到系统性硬化病的确切病名,但根据该病的临床症状,可以将其划分在中医学燥证、痹病或虚劳的范畴。大部分学者在系统性硬化病的病机特点上得到的共识是本虚标实乃病机特点。本虚主要指阴液亏损、津枯液涸、脏腑不荣、津液输布失常,标实主要指的是瘀毒互结,阴津亏虚乃其本质。

【护理评估】

1.病史　参见本章第一节"风湿性疾病的护理评估"中的病史评估。

2.身体状况

(1)全身状况　生命体征、精神状态、营养状况,有无发热、乏力、消瘦等。

(2)皮肤和黏膜　有无皮肤红斑及瘙痒;面部皮肤受损情况。

(3)肌肉关节　指端硬化、关节肿胀、疼痛、活动障碍程度。

(4)其他　有无肾脏、心脏、胃肠道、肺等器官受累相关表现。

3.实验室和其他检查　类风湿因子(RF),免疫球蛋白,全血细胞计数,肝肾功能,红细胞沉降率,C反应蛋白,ANA,抗拓扑异构酶Ⅰ抗体等免疫学检查结果、钡餐透视、CT结果。

【主要护理诊断/问题】

1.活动受限　与疾病导致的肢体疼痛、肿胀及硬化有关。

2.疼痛　与关节周围肌腱、筋膜、皮肤纤维化有关。

3.预感性悲哀　与担心疾病预后有关。

4.皮肤完整性受损　与雷诺现象、钙盐沉积、感染有关。

5.潜在并发症　肾危象及肺动脉高压窒息危险。

【护理措施】

1.活动受限

(1)关节肿痛:急性期休息,保持关节功能位置,减少并发症的发生;缓解期应动静结合,缓解后逐渐自主活动,以活动后无不适为度。

(2)关节受损:轻度受损者应做好保护,疼痛完全缓解后加强功能锻炼,以保持关节正常功能。

(3)张口困难者:指导患者做张口锻炼。督促患者养成良好的卫生习惯。

(4)血小板计数:血小板计数<50×10⁹/L时,应减少活动,防止身体外伤,如跌倒、碰撞。血小板计数<20×10⁹/L时,应绝对卧床休息,严禁冲凉洗头,保证充足睡眠。

2.疼痛

(1)观察疼痛的部位、性质、持续时间、程度及伴随症状。

(2)遵医嘱使用药物,观察疗效及不良作用。

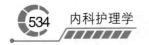

(3)转移患者注意力,阅读、听音乐、聊天等。

(4)情感支持及心理疏导。

(5)教会患者学会自我表达疼痛及评分(0~10分)。

(6)积极治疗原发病。

3.预感性悲哀

(1)正确认识疾病,讲解疾病的一般表现及治疗措施,树立对抗疾病的信心。

(2)了解患者的心理承受能力及社会支持系统,及时提供帮助及心理支持,避免过激事件的发生。

(3)告知患者坚定信心,坚持服药,坚持治疗,坚持复诊。

(4)采取叙事护理,鼓励、引导患者表达内心的感受。疏导不良情绪。

4.皮肤完整性受损

(1)保持皮肤清洁。进食低热量、富含维生素和优质蛋白饮食。

(2)保暖:手足避免寒冷刺激,注意保暖。

(3)易受压的骨隆突处做好皮肤保护,防止受压导致的破损。

(4)避免在感染部位穿刺。

(5)使用保暖器具时防烫伤。

(6)避免直接接触刺激性强的化学物品,必要时戴手套。

5.潜在并发症

(1)肾危象:给予低盐,优质低蛋白饮食,限制水钠摄入;监测血压;观察有无足、踝水肿,有无头痛、头晕现象;监测尿常规及肾功能指标;嘱患者如有头痛、头晕,应立即放松平卧;劳逸结合,避免过度劳累。

(2)肺动脉高压:低氧血症患者给予吸氧;药物治疗护理;床边备好急救物品;保持情绪稳定及大便通畅,避免下床活动。

(3)窒息:指导患者进食时取半坐卧位,必要时给予流食、鼻饲或胃肠外营养等。

【健康指导】

1.避免寒冷、药物、感染、精神创伤、过劳等诱发因素。

2.注重个人卫生,学会自我皮肤观察和护理,预防感染。

3.严格遵医嘱服药,避免使用对病情不利或对受累脏器有损害的药物。

4.冬天外出时戴口罩、帽子、耳套和手套。着厚棉袄、厚袜子等,避免待在过冷的环境中。避免直接接触刺激性强的化学物品,需在冷藏室或冷冻室取物品时,应先戴好手套。使用保暖器具时,防烫伤。病情允许的情况下做一些力所能及的活动,以防止关节变形和肌肉萎缩。

5.戒烟、忌咖啡,以免导致血管收缩。

6.定期复查、随访。

(杨敬随)

第八节　混合性结缔组织病

案例分析

患者,杜某 女,49 岁。20 余年前多关节肿痛,主要累及双肩、双腕、双膝、双踝肿痛,影响活动,双肩抬举受限,有晨僵,活动后僵硬好转,有口干、眼干、牙齿块状脱落,有双手遇冷变白、变紫,双手指发硬,无皮疹、口腔溃疡。查体:T 36.5 ℃,P 88 次/min,R 20 次/min,BP 115/85 mmHg,满月脸,口腔多枚牙齿缺损,舌面干燥,双下肢轻度凹陷性水肿。专科检查:双膝可触及有摩擦感,双手 PIP、双肩关节压痛、活动痛,疼痛评分 3 分。实验室检查:抗核抗体:核颗粒 1∶1 000,nRNP/Sm 阳性,抗SM 抗体阳性,抗 Ro-52 抗体阳性。

请思考:①该患者可能的诊断是什么,该病特征性的临床表现是什么? ②患者目前最主要的护理诊断/问题有哪些? ③为防止并发症出现,如何进行病情观察?

混合性结缔组织病(mixed connective tissue disease,MCTD)是一种以系统性红斑狼疮(SLE)、系统性硬化病(SS)、多发性肌炎/皮肌炎(PM/DM)及类风湿关节炎(RA)等疾病的症状相重叠为特征的风湿性疾病。重叠表现很少同时发生,在数月或数年间序贯出现。其特征性的临床表现包括雷诺现象、关节炎或关节痛、手指肿胀、指端硬化、食管蠕动异常、肌炎等,最常见的表现是雷诺现象。血清中有极高滴度的斑点型抗核抗体(ANA)和抗 Ul-RNP(nRNP)抗体。本病发病平均年龄 37 岁,女性多见,男女比例约为 1∶10。MCTD 的主要死因是肺动脉高压。

【病因与发病机制】

大多认为与遗传和环境有关。研究表明,MCTD 与 HLA,尤其是 HLA-DR4、HLA-DR5 有关。环境因素尚不清楚,有研究表明与氯乙烯和二氧化硅暴露有关,但未得到充分证实。

【临床表现】

患者可表现出组成本疾病中的各个结缔组织病(SLE、SS、PM/DM 或 RA)的任何临床症状。典型的临床表现是关节炎、雷诺现象、手指肿胀或硬化、肺部炎性改变、肌病和肌无力、食管功能障碍、淋巴结肿大、脱发、皮疹及浆膜炎等。

1. 发热　常无明显诱因,不明原因发热可作为 MCTD 的首发症状。

2. 关节　几乎所有患者都有关节疼痛和发僵。68% 的患者疾病首发时出现,60% 的患者最终发展为明确的关节炎。其临床特点与 RA 相似,如天鹅颈畸形、尺侧偏斜和纽扣花畸形。常易受累的关节为掌指关节。放射学检查缺乏严重的骨侵蚀性病变,但有些患者也可见关节边缘侵蚀和关节破坏。50%~70% 的患者类风湿因子(RF)阳性。

3. 皮肤黏膜　大多数患者在病程中出现皮肤黏膜病变。雷诺现象伴手指肿胀、变粗,全手水肿有时是 MCTD 患者最常见和最早的表现。手指皮肤胀紧变厚,但不发生挛缩。有些患者的皮肤病变表现为狼疮样皮疹,尤其是颧部红斑和盘状斑块,约 25% 的患者有脱发、指趾硬化、色素减退、光过敏、荨麻疹、面部和甲周毛细血管扩张。黏膜损害包括颊黏膜溃疡、干燥性复合性口生殖器溃疡和鼻中隔穿孔。前臂屈肌,手足伸肌和跟腱可出现腱鞘周围及皮下结节。

4. 肌肉病变　肌痛是 MCTD 常见的症状,有明确炎性肌病的 MCTD 患者,有时伴有高热。

5. 心血管系统　最常见的是心律失常、右心室肥厚、右心房增大和室间传导损害。心包炎是心脏受累最常见的临床表现,心脏压塞少见。早期检测有无肺动脉高压有利于早期治疗。

6. 肺　可有活动后呼吸困难、胸痛及咳嗽。最具有鉴别意义的肺功能实验是一氧化碳(CO)的弥散功能下降。

7. 肾脏　通常为膜性肾小球肾炎,有时也可引起肾病综合征,但大多数患者没有症状。长期肾脏病变可引起淀粉样变和肾功能不全。

8. 消化系统　胃肠道受累是有 SS 表现的 MCTD 患者的主要特征。多数患者有食管功能障碍。轻者无明显症状,重者出现吞咽困难。

9. 神经系统　中枢神经系统病变不是其显著特征。三叉神经受累较其他结缔组织病常见。头痛是常见症状,多数患者是血管性头痛。

10. 血液系统　表现为慢性炎症性贫血。半数患者有白细胞减少,以淋巴细胞系为主。血小板减少,血栓性血小板减少性紫癜,红细胞发育不全相对少见。大多数患者有高丙球蛋白血症。

【实验室及其他检查】

1. 血清学检查　ANA 常提示 MCTD 的诊断,>1∶1 000 者常见。抗 U1-RNP 抗体也是诊断 MCTD 的必要条件。

2. 呼吸功能　可发现百分比肺活量低于80%,呈限制性通气障碍,肺一氧化碳弥散量(DLco)小于70%,示弥散功能减低。

3. 肺部 X 射线、CT 检查　胸部 X 射线间质性肺炎和肺纤维症。CT 像发现边缘索状阴影为确诊依据。此外,如合并有肺动脉高压,可见肺动脉段突出,外周肺纹理减少。

4. 消化道钡剂检查　有明显消化道受累者可见食管、胃肠蠕动减弱或消失。

5. 肺动脉高压相关检查　超声心动图是首选,但敏感性及特异性低。心电图提示右心肥大、劳损或右束支传导阻滞常支持诊断。

【诊断要点】

对有雷诺现象,关节痛或关节炎、肌痛、手肿胀的患者,如果有高滴度斑点型 ANA 和高滴度抗 U1-RNP 抗体阳性,而抗 Sm 抗体阴性者,要考虑 MCTD 的可能。高滴度抗 U1-RNP 抗体是诊断 MCTD 必不可少的条件。如果抗 Sm 阳性,应首先考虑 SLE。目前较为常用的是 Alarcon-Segovia (1986)标准和 Kahn 标准(1991)。其敏感度和特异度为 62.5% ~ 86.2%(表 8-8-1)。

表 8-8-1　Alarcon-Segovia(1986)标准和 Kahn 标准(1991)

项目	Alarcon-Segovia 标准	Kahn 标准
血清学标准	抗 U1-RNP≥1∶1 600	存在高滴度 U1-RNP 抗体,相应斑点型 ANA 滴度≥1∶1 200
临床标准	手肿胀	手指肿胀
	滑膜炎	滑膜炎
	肌炎	肌炎
	雷诺现象	雷诺现象
	肢端硬化	

续表 8-8-1

项目	Alarcon-Segovia 标准	Kahn 标准
确诊标准	血清学标准至少 3 条临床标准,必须包括滑膜炎或肌炎	血清学标准伴有雷诺现象和其余 3 条临床标准中的 2 条

MCTD 可能在某时期以 SLE 样症状为主要表现,在另一时期又以 SS 或 PM/DM 或 RA 样症状为主要表现,或最终转为某一特定的 MCTD。因此,本病需与 SLE、SS、PM/DM、RA 和原发性干燥综合征相鉴别,即使对已确诊为 MCTD 的患者,仍要密切观察病情发展。

【治疗要点】

本病的治疗以 SLE,PM/DM,RA 和 SS 的治疗原则为基础。治疗目的是缓解症状,维护重要脏器功能。

1.雷诺现象　首先注意保暖,避免手指外伤、避免使用震动性工具工作和戒烟、避免使用 β 受体阻滞剂。应用抗血小板聚集药物如阿司匹林,予扩血管药物如钙通道拮抗剂硝苯地平,血管紧张素转换酶抑制药如卡托普利。局部可使用前列环素软膏。

2.关节炎　轻者可应用非甾体抗炎药,重者加用甲氨蝶呤或抗疟药。

3.肌炎　选用糖皮质激素和免疫抑制剂治疗。轻症和慢性病程应用小或中等量激素如泼尼松每日 10~30 mg;急性起病和重症患者应用泼尼松每日 60~100 mg,同时加用甲氨蝶呤。必要时可采用静脉用免疫球蛋白。

4.肺动脉高压　是 MCTD 患者致死的主要原因,所以应该早期、积极治疗。除了阿司匹林、钙通道拮抗剂(如硝苯地平)、血管紧张素转换酶抑制药(如卡托普利)外,还可应用中大量糖皮质激素和免疫抑制剂(首选环磷酰胺和甲氨蝶呤)。

5.肾脏病变　膜性肾小球肾炎可选用糖皮质激素如泼尼松。肾病综合征对激素反应差,可加用环磷酰胺等免疫抑制剂。有肾功能衰竭患者应进行透析治疗。

6.消化道功能障碍　轻度吞咽困难应用泼尼松,伴有食管反流者用质子泵抑制剂。肠道运动障碍者可用促胃肠动力药。

在使用上述药物时应定期查血、尿常规,肝、肾功能,避免不良反应。

【护理评估】

1.病史　具体内容参见本章第一节"风湿性疾病的护理评估"中的病史评估。

2.身体状况

(1)全身状况:生命体征、精神状态、营养状况,有无发热、乏力、消瘦等。

(2)皮肤和黏膜:唇部、双手背皮疹情况、颜面部红斑、指端或手背肿胀、雷诺现象、光敏感。

(3)关节及肌肉:关节疼痛、发僵、活动受限情况,有无肌痛、指端坏死情况。

(4)其他:有无心脏、肺、肾、消化道、神经系统、血液系统受累表现等。

3.实验室和特殊检查　血常规、高丙球蛋白、ANA、nRNP 抗体、类风湿因子检验结果;胸片、CT、钡餐透视、肺功能检查、肾脏活检结果。

【主要护理诊断/问题】

1.疼痛:头痛、关节和肌肉疼痛　与原发病有关。

2. 皮肤黏膜受损　与雷诺现象、溃疡有关。

3. 体温过高　与疾病导致发热有关。

4. 焦虑　与疾病反复迁延不愈有关。

【护理措施】

1. 疼痛　参见本章第二节"风湿性疾病患者常见症状、体征的评估与护理"的护理措施。

2. 皮肤黏膜受损　见本章第二节"风湿性疾病患者常见症状、体征的评估与护理"中皮肤黏膜完整性受损护理。

3. 体温过高

(1) 卧床休息,加强基础护理。病室温、湿度适宜,经常通风换气。寒战时注意保暖,大量出汗时及时更换被褥及衣物,保持皮肤清洁干燥。

(2) 降温:高热患者先物理降温,可用酒精、温水擦浴或者冰块物理降温,做好相应护理。有出血倾向者禁用酒精或温水擦浴。必要时遵医嘱给予药物降温,做好用药效果观察,注意药物不良反应。

(3) 补充营养和水分:鼓励患者摄入足够的水分及营养,防止脱水及水电解质紊乱及营养不良。

(4) 按时测量体温、脉搏及呼吸,观察患者的体温变化。

4. 其他护理　轻度吞咽困难者应少食多餐,避免胃肠道不适;胃食管病变者注意坐位进食,进食后勿立即平卧,以免胃食管反流,必要时留置胃管,防止吸入性肺炎发生;合并肺动脉高压时做好氧疗护理,评估患者胸闷、憋气及呼吸困难改善情况;有心衰的患者,关注过快利尿是否有低血压、肾灌注不足及晕厥。

【健康指导】

1. 疾病知识指导　让患者了解自己的病情,包括 MCTD 是一种风湿免疫性疾病,发病范围广泛,任何人都可能发病。全面了解该病发病的原因及患病的症状进行最正确的治疗。告知患者 MCTD 发病早期会出现易疲劳、手指、关节肿胀和关节痛等,随着 MCTD 的不断发展会出现皮疹、食管功能障碍、肌无力、咳嗽等情况,但该病预后良好。使其正确认识及积极面对疾病,树立治疗信心。

2. 心理指导　指导患者调整心态,学会自我心理调节,避免情绪激动,以免免疫力低下,家属应给予心理支持。

3. 饮食休息与运动指导　要养成良好的饮食习惯,多吃高蛋白、高热量、富含维生素的食物,控制脂肪和盐的摄入,戒烟酒,做好呼吸道和口腔护理室内定期开窗通风。避免过度劳累,避免紫外线的直射,适当锻炼。保证充足的睡眠。

4. 用药指导　遵医嘱用药,不可随意停药、换药、增减用量。

(杨敬随)

第九节　干燥综合征

案例分析

患者,金某,女,30 岁。2 个月前无明显诱因出现多关节肿痛,累及双手近端指间、掌指、右腕、双肩关节,呈对称性,伴有晨僵,活动后好转,伴口干,无眼干、脱发、口腔溃疡,无反复腮腺肿大,吃干性食物需用水送服,无发热、皮疹,上述症状逐渐加重。查体:T 36.2 ℃,R 20 次/min,P 88 次/min,BP 105/67 mmHg。双手 PIP2-4、MCP2-4、右腕关节压痛及活动痛,双下肢无水肿,实验室检查:唾液流率示 0 mL/5 min 阳性。唇腺病理:(下唇腺)涎腺组织,小叶结构存在,导管周围及腺泡间淋巴细胞灶状浸润(>50 个/HPF),ANA 1:640(核颗粒型),类风湿因子阳性。

请思考:①根据患者的临床表现,该病的临床诊断是什么? ②该患者的护理诊断/问题及护理措施有哪些?

干燥综合征是一种以累及外分泌腺体的慢性炎症性自身免疫性疾病。常累及泪腺、唾液腺等腺体、以 B 淋巴细胞异常增殖、组织淋巴细胞浸润为特征的弥漫性结缔组织病。临床上主要表现为干燥性角结膜炎和口腔干燥症,还可累及内脏器官。本病分为原发性和继发性两类,后者指继发于另一诊断明确的结缔组织病或其他疾病者。我国人群患病率为 0.3%~0.7%,本病女性多见,男女比例为 1:(9~20)。发病年龄多在 40~50 岁,也见于儿童。本章主要讲述原发性干燥综合征(primary Sjögren syndrome,PSS)。

【病理】

本病主要累及外分泌腺体,以唾液腺和泪腺为代表,表现为腺体导管扩张、狭窄及腺体间质大量淋巴细胞浸润、小唾液腺上皮细胞破坏和萎缩。

【临床表现】

起病隐匿,临床表现多样,主要与被破坏腺体的外分泌功能减退有关,病情轻重差异较大。

1. 局部表现

(1)口干燥症:唾液分泌减少,唾液黏蛋白缺少所致。①口干:近 80% 的患者主诉口干,患者频繁饮水,进食干食常需水送服。②猖獗性龋齿:本病的特征之一,牙齿逐渐变黑,继而小片脱落,最终只留残根。③腮腺炎:约 50% 的患者有间歇性交替性腮腺肿痛,不伴发热。累及单侧或双侧,大部分在 10 d 左右可自行消退。若腺体持续肿大呈结节感,需警惕发生恶性病变。④舌:表现为舌痛,舌面干、裂、潮红,舌乳头萎缩,呈"镜面舌"样改变。⑤口腔黏膜出现溃疡或继发感染。

(2)眼干燥症:因泪液分泌的黏蛋白减少而出现眼干涩、磨砂感和充血等症状,严重者可出现干燥性角结膜炎、角膜上皮糜烂、角膜新生血管化和溃疡形成,甚至角膜穿孔、失明。

(3)其他浅表部位:如鼻、硬腭、气管及其分支、消化道黏膜、阴道黏膜的外分泌腺体均可受累,使其分泌减少而出现相应症状。

2. 系统表现　可出现全身症状,如乏力、低热等,约 2/3 的患者出现其他外分泌腺体和系统损害。

（1）皮肤：PSS 有皮肤干燥、雷诺现象及皮肤血管炎。

（2）关节肌肉：约 50% 的 PSS 出现关节痛症状，呈慢性、复发性，累及手关节多见，多数可自行缓解，仅 10% 患者出现关节炎。约 5% 的患者有肌炎表现。

（3）肾：30%～50% 的患者有肾小管间质性病变，表现为因肾小管酸中毒、肾钙化、肾结石、肾性尿崩症等，部分患者因低钾血症而出现周期性麻痹就诊。

（4）呼吸系统：轻者受累出现干咳，重者出现气短。部分患者胸部影像学上表现为肺大疱、间质性肺炎等。一些患者可发展为呼吸衰竭，少数患者会出现肺动脉高压。

（5）消化系统：常有胃食管反流症状，部分表现为喉气管刺激症状，与唾液流量减少，不能自然缓冲反流的酸性胃内容物有关。

（6）神经系统：自主神经综合征表现为直立性低血压、阿迪（Adie）瞳孔、无汗、心动过速、胃肠功能紊乱等。小纤维神经病常导致感觉异常如烧灼感。中枢神经系统病变少见。

（7）血液系统：可出现白细胞减少和（或）血小板减少。部分患者血小板减少症的发生，顽固、易复发、难控制，是治疗的难点。

（8）心血管系统：可出现心包炎、肺动脉高压，严重者出现心力衰竭。

（9）自身免疫性甲状腺炎：包括 Graves 病和桥本甲状腺炎，部分患者可能出现甲亢或者甲减表现。

【实验室和其他检查】

1. 血、尿常规及其他常规检查　患者可出现血红蛋白减少、白细胞减低、血小板减少，红细胞沉降率增快、C 反应蛋白增高。贫血多为正细胞正色素型。

2. 自身抗体　80% 以上的患者 ANA 阳性，70%～90% 的患者类风湿因子（RF）阳性。

3. 高球蛋白血症　以 IgG 升高为主，少数患者出现巨球蛋白血症。

4. 其他检查

（1）眼干燥症检测

1）希尔默（Schirmer）试验：将 5 mm×35 mm 长的滤纸在 5 mm 处折成直角，消毒后放入结膜囊内，滤纸浸湿长度正常为 15 mm/5 min，≤5 mm/5 min 则为阳性。

2）泪膜破碎时间（BUT 试验）：≤10 s 为阳性。

3）角膜染色实验：受试者在试验前不能使用滴眼液，5 年内未行角膜手术或眼睑整容手术。采用 2% 荧光素染色或 1% 孟加拉红进行染色，裂隙灯下角膜染色点一侧＞10 个着色点为不正常。

（2）涎腺功能检测

1）唾液流量：将中空导管相连的小吸盘以负压吸附于单侧腮腺导管开口处，收集唾液分泌量。未经刺激唾液流量＞0.5 mL/min 为正常，≤1.5 mL/15 min 为阳性。

2）腮腺造影：腮腺导管不规则、狭窄或扩张，碘液淤积于腺体末端呈葡萄状或雪花状。

3）唇腺活检：凡淋巴细胞聚集 ≥50 个即为 1 个灶，每 4 mm² 唾液腺组织中有 ≥1 个灶，则为组织病理学检查阳性，可作为诊断依据。

（3）X 射线及 CT：可见肺间质纤维化、肺大疱改变。

【诊断要点】

诊断有赖于眼干燥症和口干燥症检测、血清抗 SSA 抗体和（或）抗 SSB 抗体阳性、唇腺组织病理学检查有灶性淋巴细胞浸润。

2016 年美国风湿病学会（ACR）/欧洲抗风湿病联盟（EULAR）制定的 PSS 分类标准，该标准敏感度为96%,特异度为95%。该分类标准的制定是基于临床研究数据和专家的临床判断,易于操作,目前临床应用广泛。

(1)纳入标准:至少符合以下一项干燥症状。①每日感到不能忍受的眼干,持续3个月以上;②眼中反复砂砾感;③每日需用人工泪液3次或3次以上;④每日感到口干,持续3个月以上;⑤吞咽干性食物需频繁饮水帮助。

(2)排除标准:①头颈部放疗史;②活动性丙型肝炎病毒感染;③艾滋病;④结节病;⑤淀粉样变性;⑥移植物抗宿主病;⑦IgG4相关性疾病。

(3)满足纳入标准并除外排除标准者,且下述5项评分总和≥4者诊断为PSS:①唇腺活检淋巴细胞≥1个灶/4 mm^2,为3分;②血清抗SSA抗体阳性,为3分;③至少单眼角膜染色计分(OSS)≥5或Van Bijsterveld评分≥4分,为1分;④至少单眼泪液分泌试验(Schirmeri试验)≤5 mm/5 min,为1分;⑤自然唾液流率≤0.1 mL/min(Navazesh和Kumar测定法),为1分。常规使用胆碱能药物者应充分停药后再行上述③④⑤项评估口眼干燥的检查。

【治疗要点】

目前对PSS的治疗目的主要是缓解患者症状,阻止疾病的发展和延长患者的生存期,尚无可以根治疾病的方法。没有内脏损害者以替代和对症治疗为主,有内脏损害者则需进行免疫抑制治疗。

PSS的治疗包括3个层次:①涎液和泪液的替代治疗可以改善症状;②增强PSS外分泌腺的残余功能,刺激涎液和泪液的分泌;③系统用药改变PSS的免疫病理过程,最终保护患者的外分泌腺体和内脏功能。

1. 对症治疗

(1)口干燥症:轻度使用非药物刺激唾液分泌,如木糖醇、无糖口香糖等。中至重度腺体功能受损,尚有残余唾液腺功能的,无禁忌证情况下首选毒蕈碱激动剂如口服毛果芸香碱等。重度腺体功能受损无残留唾液腺功能,建议人工涎液替代治疗。停止吸烟、饮酒及避免服用引起口干的药物如阿托品等。

(2)眼干燥症:予人工泪液滴眼可以减轻眼干症状,预防角膜损伤,减少眼部并发症。另外,夜间患者还可以使用含甲基纤维素的润滑眼膏,以保护角、结膜。难治性或严重性眼干燥症可局部使用含有免疫抑制剂(如环孢素)的滴眼液及经处理后的小牛血清或血清替代物。某些药物如利尿剂、抗高血压药、雷公藤可以加重口、眼干燥,应尽量避免使用。

(3)肾小管酸中毒合并低钾血症:钾盐的代替疗法用于肾小管酸中毒合并有低钾血症者,有低血钾性瘫痪者宜静脉补充氯化钾,缓解期可口服枸橼酸钾或缓释钾片,大部分患者需终身服用。多数患者低血钾纠正后尚可正常生活和工作。

(4)肌肉关节痛:可用非甾体抗炎药,如布洛芬、吲哚美辛等治疗。羟氯喹可用于缓解PSS患者的疲劳、关节痛和肌痛等症状。

2. 改善外分泌腺体功能的治疗　当使用涎液或泪液替代治疗效果不满意时,可使用毒蕈碱胆碱激动剂刺激外分泌腺分泌。目前常用的药物有毛果芸香碱等,不良反应包括出汗、频繁排尿、肠激惹,对消化道溃疡、哮喘和闭角性青光眼的患者禁用。在临床使用的剂量范围内,患者的不良反应并不多,耐受性良好。

3. 免疫抑制和免疫调节治疗

(1)糖皮质激素:对合并有神经系统、肾小球肾炎、肺间质性病变、肝脏损害、白细胞减少尤其是血小板减低、肌炎等要给予糖皮质激素治疗。肾小管酸中毒患者用的主要是替代疗法,但是如果是新发病例,或者是肾脏体病理显示为小管及其周围以炎性病变为主的,也可以考虑激素疗法或加免

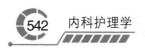

疫抑制剂的治疗。

（2）羟氯喹：可以降低 PSS 患者免疫球蛋白水平。在一些研究中也可以改善涎腺功能。

（3）其他免疫抑制剂和免疫调节剂：常用疫抑制剂包括甲氨蝶呤、硫唑嘌呤、环孢素、环磷酰胺，其中环磷酰胺最常用。

4. 生物制剂　目前有越来越多的临床试验表明，使用抗 CD20 抗体和抗 CD22 抗体进行 B 细胞清除治疗可以改善 PSS 病情。利妥昔单抗（抗 CD20 单克隆抗体）对 PSS 常规治疗效果不佳的患者，且有严重的关节炎、严重的血细胞减少、周围神经病变及相关的淋巴瘤均有较好的疗效。

【护理评估】

1. 病史　具体内容参见本章第一节"风湿性疾病的护理评估"中的相关内容。

2. 身体状况

（1）全身状况：生命体征、精神状态、营养状况，有无发热、乏力、消瘦、低血钾性肌肉麻痹等。

（2）局部表现：口干、眼干情况、有无腮腺肿痛、有无其他外分泌腺体可受累相应症状。

（3）各系统表现：有无皮疹、雷诺现象、干皮病；有无关节肿胀、疼痛、肌炎；有无低钾性麻痹、肾结石；有无干咳、气短、肺间质纤维化；有无消化不良、黄疸、肝功能损害；有无肢体麻木、感觉减退、抽搐；有无白细胞减少、血小板减少，甚至出血。

3. 实验室和特殊检查情况　眼部滤纸试验、角膜染色、泪膜破碎时间；口腔唾液流量、腮腺造影、唇腺活检组织学检查；血清免疫学检查抗 SSA 抗体、抗 SSB 抗体，高免疫球蛋白血症；尿 pH 检查；血常规检查结果；肺部影像学检查。

【主要护理诊断/问题】

1. 舒适的改变　与口干、眼干有关。

2. 皮肤黏膜改变　与唾液减少有关。

【护理措施】

1. 舒适的改变

（1）体位与活动：根据病情决定活动方式，必要时需绝对卧床休息。

（2）口腔护理

1）减轻口干，应停止吸烟、饮酒及避免服用引起口干的药物如阿托品等。减少对口腔的物理刺激。

2）保持口腔清洁，勤漱口，减少龋齿和口腔继发感染的可能。防止口腔细菌增殖，应早晚刷牙，选用软毛牙刷，饭后漱口戒烟酒，对生活不能自理的患者给予口腔护理。

（3）眼部护理

1）保护眼睛，干燥性角结膜炎可给予人工泪液滴眼以减轻眼干症状并预防角膜损伤。

2）眼膏也可用于保护角膜。睡前涂眼膏保护角膜，避光避风，外出时戴眼防护镜。

（4）肌肉、关节痛：创造舒适的环境；遵医嘱用药，观察药物治疗效果及不良反应。

（5）并发症的护理

1）神经系统：应注意患者的安全防护。

2）肾小球肾炎：注意观察患者尿量的变化，尿 pH，准确记录出入量。

3）呼吸系统：补充水分，预防感冒及肺部感染，卧床患者加强拍背咳痰。加强扩胸运动，学会正确咳痰，预防肺部感染。

4）消化系统：提供清淡易消化的饮食。

（6）巡视患者,及时满足其生活需要。

2.皮肤黏膜改变

（1）皮肤护理:对于皮肤油性、水分减少的患者应预防皮肤干裂,给予润肤剂外涂;冬季嘱患者减少洗澡次数。

（2）注意安全防护,避免磕碰,观察患者出血倾向。

（3）合并肺间质性病变。呼吸道黏膜干燥明显者,注意补充水分。预防感冒及肺部感染。肝脏、胰腺外分泌功能受影响消化液分泌减少至消化不良者,提供清淡易消化饮食。

【健康指导】

1.了解激素及免疫抑制剂的不良反应。遵医嘱服药,不可擅自停药、减量、加量,明白规律用药的意义。

2.正确认识疾病,消除恐惧心理,保持心情舒畅及乐观情绪,对疾病治疗树立信心。

3.注重口腔卫生:勤漱口,及时清除牙缝中碎屑;忌烟酒及刺激性食物,防继发口腔感染和减少龋齿。

4.保护眼睛睡前可抹眼膏,多风天气外出时可戴防风眼镜。

5.使用中性沐浴品及护肤品以减少沐浴次数,保护皮肤,以防止瘙痒。

6.定期监测血钾,饮食中注意多食含水量多、易消化、高蛋白、富含维生素的食物。

7.观察记录日夜尿量,每日清洗会阴部,以防止泌尿系统感染。

8.加强扩胸运动,学会正确咳痰,预防肺部感染。

9.预防感冒,流行期应尽量少到公共场所,避免感冒。室内应定时开窗通风,保证房间的湿度适宜。

10.定期复查,随时了解自己疾病的情况,学会自我认识疾病活动的征象,配合治疗,遵从医嘱,定期随诊,懂得长期随访的必要性。

（杨敬随）

第十节　血管炎

血管炎是指一大类以血管壁炎症与破坏为主要病理表现的一组自身免疫性疾病。其可分为大血管炎、中血管炎、小血管炎。临床表现因受累血管的类型、大小、部位及病理特点不同而有差异,一般有头疼、发热、关节疼痛、咯血等。

【病因及发病机制】

1.病因　尚不完全清楚。一般认为与遗传、感染和环境因素有关。病毒感染和细菌感染与血管炎发病相关,如10%的结节性多动脉炎患者伴有乙型肝炎病毒感染;80%混合型冷球蛋白血症患者同时伴有丙型肝炎病毒感染;结核分枝杆菌感染与大血管炎如大动脉炎和白塞综合征的发病相关等。另外,一些药物,如丙硫氧嘧啶、可待因、肼屈嗪等也能通过诱导 ANCA 的产生而引起血管炎。

2.发病机制　发病机制不清,但可能与遗传、感染、固有免疫系统和获得性免疫系统异常有关。遗传易感者,在微生物、毒素或药物等因素的触发下,触发针对这些外来抗原或物质的异常免疫应

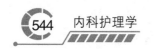

答,损伤血管壁,导致血管炎。中性粒细胞、巨噬细胞、淋巴细胞、内皮细胞及它们各自分泌的细胞因子、自身抗体与补体都参与了发病。

【病理及生理】

血管炎的基本病理改变是血管壁的炎症和坏死。其主要的病理改变如下。①血管壁炎症与坏死。②管壁结构破坏:出现胶原沉积、纤维化,血管壁增厚、管腔狭窄,可继发血栓形成。在一个血管炎患者中,可以存在一种以上的血管病理改变,即使在同一受累的血管,其病变也常呈阶段性。

【临床表现】

血管炎的临床表现主要取决于受累血管的类型、大小及受累的器官,因此临床表现多样且无特异性。常见的临床表现全身症状有乏力、发热、关节及肌肉疼痛、体重减轻等;血管病变所在器官的炎症、缺血改变和功能异常。如皮肤受累会出现多种皮疹;肺受累出现咳嗽、咳痰、咯血、呼吸困难;累及胃肠道者表现为便血、腹痛、呕血、肠梗阻、穿孔等;肾脏受累出现蛋白尿、血尿、高血压及肾功能不全;神经系统受累患者会出现头痛、眩晕、意识状态改变、脑卒中、周围神经病变等。

【实验室及其他检查】

1. 实验室检查　多数患者会出现血白细胞、血小板计数升高、慢性病性贫血;在疾病活动期可出现红细胞沉降率、C 反应蛋白升高;肾脏受累者可以出现血尿、蛋白尿和红细胞管型、血肌酐水平升高等。

2. 自身抗体

(1)ANCA:p-ANCA 阳性、c-ANCA 阳性、MPO-ANCA 阳性。

(2)AECA:在部分大动脉炎、川崎病和贝赫切特病中可以呈阳性,亦可见于多种非血管炎性疾病和感染性等疾病,因此对血管炎诊断的敏感性和特异性不高。

3. 病理活检　是确诊血管炎的“金标准”。血管壁炎症细胞浸润、纤维素样坏死、肉芽肿形成。而血管壁的纤维素样坏死是特征性的病理改变。

4. 血管造影　其是诊断大、中血管炎的重要依据,表现为血管壁增厚、管腔狭窄和血管扩张,甚至血管瘤形成,少数患者可见血栓形成。

5. 血管彩色多普勒超声检查　其准确性不如血管造影,且与检查者的经验有关。

6. CT 血管　CT 不仅可以观察到受累血管管壁和管腔情况,还能够观察到病变累及的范围,可以取代血管造影,作为诊断大、中血管炎的依据。

7. MRI　血管 MRI 不仅可以观察大血管的管壁与管腔情况,还可以反映管壁是否存在活动炎症,对大血管炎的诊断和病情判断很有价值。

【诊断要点】

血管炎诊断较困难,需根据临床表现、实验室检查、病理活检及影像学资料等综合判断,以确定血管炎的类型及病变范围。

【治疗要点】

血管炎的诊治原则是早期诊断、早治疗。糖皮质激素是基础治疗药物;有肾、肺、神经系统、心脏及其他脏器受累者,应及早加用免疫抑制剂;有急进性肾、肺部损害和病情危重患者可进行血浆置换、免疫吸附、静脉注射大剂量免疫球蛋白等治疗;扩血管抗凝改善血循环能部分改善因血管壁狭窄明显所致的症状;经皮腔内血管成形术为大动脉炎的治疗开辟了新的途径;外科手术治疗可以解决肾血管性高血压和脑缺血;TNF-α 拮抗剂对一些系统性血管炎有一定的疗效,有待进一步的研究来证实。利妥昔单抗在 ANCA 相关血管炎治疗中被证实有较好疗效。

【护理评估】

1. 病史　具体内容参见本章第一节"风湿性疾病的护理评估"中的相关内容。

2. 身体评估

(1)全身状况:有无发热、乏力、消瘦等。

(2)皮肤和黏膜:皮肤有无皮疹、溃烂,溃烂程度如何,换药效果。

(3)其他:有无咳嗽、咯血、气促等肺部受累表现;有无蛋白尿、血尿、高血压等肾脏受累表现;有无头痛、眩晕等神经系统受累的表现等。

【主要护理问题/诊断】

1. 高血压　与血管狭窄及闭塞有关。

2. 发热　与原发病有关。

3. 潜在并发症:心脏、肾脏、肺等器官受累　与血管壁病变有关。

【护理措施】

1. 高血压

(1)一般护理:病室内温湿度适宜,环境舒适安静,提供合理饮食,保证患者休息与睡眠,减少活动,避免直立性低血压。保持大便通畅。监测各项生命体征,特别是血压变化,倾听患者主诉,及时给予对症处理。注意患者的安全防护。

(2)密切监测血压:做到四定,即定时、定部位、定体位、定血压计。对高血压患者应积极控制血压。

(3)注意安全防护,嘱家属陪伴,远离危险物品。满足其基本生活需要。

(4)嘱患者勿突然变化体位,起床时动作缓慢,先床边坐起,避免一下站立。预防直立性低血压。

(5)密切观察患者生命体征变化,特别是神志变化,如晕厥、抽搐或昏迷。及时采取抢救措施。

2. 发热

(1)卧床休息,加强基础护理。病室保持适宜的温湿度,经常通风换气。保持皮肤清洁干燥。

(2)降温:高热患者可物理降温并观察效果。

(3)补充营养和水分:鼓励患者进食摄入足够的水分及营养,防止水电解质紊乱及营养不良。

(4)按时测量体温、脉搏及呼吸,观察患者体温变化。

(5)必要时遵医嘱用药,做好用药效果观察及护理。

3. 潜在并发症

(1)心脏受累:卧床休息。严密观察有无心肌梗死、心包炎或心力衰竭。

(2)肺部:氧气吸入,监测血气分析,抗感染、激素治疗。

(3)肾脏受累:根据肾脏病变程度不同,指导患者合理饮食。及时监测肾功能状况:尿常规、水肿情况、血尿素氮、血肌酐等指标。

(4)眼耳鼻喉受累:局部抗感染治疗,协助生活护理,安全护理。

(5)神经系统受累:严密监测生命体征,及时记录意识及瞳孔变化。做好生活护理。正确使用血管扩张药。

4. 其他护理

(1)大血管炎:活动期卧床休息,协助生活护理。持续低流量吸氧,心电监护,监测生命体征。

严密观察相应脏器缺血情况。准备好各种急救用物。

（2）中血管炎：注意休息，加强营养。持续心电监护，监测生命体征。严密观察相应脏器的病情变化，警惕肠系膜动脉栓塞、心肌梗死等。准备好各种急救物品。

（3）小血管炎：观察皮肤颜色、温度，肢体感觉有无异常；皮肤保持清洁、干燥、完整；肢体防寒保暖。

做好各项检查前后护理。手术患者做好术前术后护理。

【健康指导】

1. 本病为慢性进行性血管病变，受累后的动脉侧支循环形成丰富，大多数患者预后好，可参加轻体力劳动工作。预后主要取决于高血压的程度及脑出血情况，糖皮质激素联合免疫抑制剂积极治疗可改善预后。

2. 其并发症有脑出血、脑血栓、心力衰竭、肾衰竭、心肌梗死、主动脉瓣闭不全、失明等。死因主要为脑出血、肾衰竭。使患者了解发生并发症的症状，及时就诊。坚持定期复查。

3. 了解药物的作用和副作用，长期服用激素者注意补钙，在使用免疫抑剂过程中注意复查血常规及肝功能。

4. 合理饮食，多食富含蛋白质、维生素、钙、铁等的食物，预防骨质疏松，忌过冷和过热，忌烟酒。

（杨敬随）

第十一节　复发性多软骨炎

案例分析

患者，男，61岁，2年前无明显诱因出现右耳郭红、肿、热、痛，逐渐加重，伴双眼、鼻、牙龈肿痛，伴声音嘶哑、听力进行性下降、头晕、恶心。无眼痛、咽痛，无胸闷、胸痛，无反复口腔溃疡，无皮疹、光过敏，无关节疼痛。体格检查示右耳红、肿、热、痛，牙龈红肿伴疼痛，关节无压痛。辅助检查：IL-6 16.6 pg/mL，C反应蛋白27.37 mg/L，患者抗核抗体、抗CCP抗体阴性。

请思考：①该患者目前最主要的护理诊断/问题有哪些？②如何对该患者进行用药指导和病情监测？③如何降低该疾病的复发率？④该患者可能发生的潜在并发症有哪些？

复发性多软骨炎（relapsing polychondritis，RP）是一种少见的、病理机制不明、多系统受累的自身免疫性疾病，以软骨和富含蛋白多糖的组织反复性、渐进性炎症为特征，病变累及耳郭、鼻、喉、气管、支气管及关节等软骨组织；还可累及眼睛、内耳、心脏、主动脉和皮肤等结缔组织。反复炎症可致组织及器官永久性破坏。各年龄阶段均可发病，发病高峰在40～60岁，无性别倾向。本病虽发病率低，但累及呼吸及心血管系统的患者病死率高，同时，其病因与发病机制尚不明确，几乎半数患者发病初期缺乏典型临床表现，早期诊断困难，误诊率高。

【发病机制】

复发性多软骨炎发病机制尚不十分明确，目前临床普遍认为其是在遗传易感性基础上有多种因素导致的一种自身免疫性疾病。可能与 HLA-DR4 有关,在遗传因素基础上,某些诱发因素刺激后,结缔组织或细胞膜表达抗原表位,诱导炎症和免疫反应。

【临床表现】

复发性多软骨炎可隐匿起病,也可急性发病或病情突然加重。临床过程差异很大,受累部位不同,表现各异。

1. 全身症状　活动期可有发热、局部疼痛、疲乏、贫血和体重减轻。

2. 耳软骨炎　耳郭软骨炎是最常见的临床表现,耳垂不受累。初期仅表现为耳郭红、肿、热、痛,有红斑结节,常在 5～10 d 内自行消退,可反复发作,久之耳郭塌陷畸形,局部色素沉着。耳郭软骨炎可导致耳松软、变形、弹力减弱、出现结节、外耳道萎缩。外耳道狭窄、中耳炎症、咽鼓管阻塞可致传导性耳聋。后期可累及内耳,表现为听觉或前庭功能损伤。病变累及迷路可导致旋转性头晕、眼球震颤、共济失调、恶心及呕吐等。

3. 鼻软骨炎　63%～82% 的患者有鼻软骨炎。在急性期表现为局部红肿、压痛,常突然发病,颇似蜂窝组织炎,数天后可缓解。反复发作可引起鼻软骨局限性塌陷,发展为鞍鼻畸形,甚者在发病1～2 d 鼻梁可突然下陷。患者常有鼻塞、流涕、鼻出血、鼻黏膜糜烂及鼻硬结等。

4. 眼部病变　常见溃疡性角膜炎和巩膜炎。可出现结膜炎、虹膜睫状体炎、葡萄膜炎、视网膜血管炎或视神经炎可。

5. 关节损害　70% 患者累及关节。特点是外周关节非侵蚀性非畸形性非对称性多关节炎。常呈游走性,少数可关节肿胀。当复发性多软骨炎合并类风湿关节炎时,则可出现对称性侵蚀性畸形性关节炎。

6. 呼吸系统病变　约半数患者累及喉、气管及支气管软骨,表现为喉-气管-支气管狭窄。临床表现为慢性的咳嗽、咳痰、气喘,并有声音嘶哑、喘息、呼吸困难和胸闷等。炎症、水肿及瘢痕形成可导致严重的局灶性或弥漫性的气道狭窄,气管切开术不能有效地纠正呼吸困难。由于呼吸道分泌物不能咳出,继发肺部感染,可导致患者死亡。

7. 心血管病变　表现为心肌炎、心内膜炎或心脏传导阻滞、主动脉瓣关闭不全、大、中、小血管炎。此外,还可因血管炎而导致血栓形成,可累及降主动脉及腹主动脉、锁骨下、脑内、肝、肠系膜及周围动脉。本病可伴发结节性多动脉炎、韦格纳肉芽肿及大动脉炎等。

8. 皮肤损害　皮损无特征性,形态多样,可表现为结节性红斑、紫斑、网状青斑、结节、皮肤角化、溢脓、色素沉着等。

9. 神经系统病变　少数患者可有中枢神经系统受损和周围神经受损的症状,如头痛、外展神经麻痹、面神经麻痹、癫痫、器质性脑病和痴呆,也可发生多发性单神经炎。

10. 肾脏病变　肾脏受累的表现有显微镜下血尿、蛋白尿或管型尿,反复发作可导致严重肾炎和肾功能不全。

11. 可与多种疾病并存　如伴发系统性血管炎、结缔组织病、血液系统疾病、反应性关节炎及其他疾病等。

【实验室及其他检查】

1. 一般检查　急性活动期患者有轻度正细胞正色素性贫血、白细胞中度增高、红细胞沉降率增快。

2. 尿常规　少数患者有蛋白尿、血尿或管型尿。有时可能出现类似于肾盂肾炎的改变。

3. 血清学检查　20%～60% 的患者抗核抗体及类风湿因子阳性。总补体、C3、C4 多正常,偶有升高。

4.影像学检查　包括 X 射线、CT 检查。

5.软骨活检　确认复发性多软骨炎。

6.其他检查　喉镜、支气管镜、肺功能、超声心动图等。

【诊断要点】

目前临床上主要采用 1979 年 Damiani 提出的扩大的 McAdam 诊断标准,只要有下述一条即可诊断:①满足 3 条 McAdam 征或者更多;②1 条以上的 McAdam 征加上组织病理证实;③病变累及 2 个以上部位,对激素或氨苯砜治疗有效。

McAdam 征:①双耳复发性软骨炎;②非侵蚀性、血清阴性、炎症性多关节炎;③鼻软骨炎;④眼部炎症(结膜炎、角膜炎、巩膜炎、浅层巩膜炎及葡萄膜炎);⑤呼吸道软骨炎;⑥耳蜗或前庭损害,出现耳鸣、耳聋和眩晕。

【治疗要点】

目前临床上对复发性多软骨炎的治疗方法仍无明显进展,以糖皮质激素及免疫抑制剂等药物治疗为主,气管内支架安置等手术操作为辅。

1.一般治疗　急性发作期应卧床休息,视病情给予流质或半流质饮食,以免引起会厌和喉部疼痛。注意保持呼吸道通畅,预防窒息。烦躁不安者可适当用镇静药,以保持充足的睡眠。

2.药物治疗

(1)非甾体抗炎药:主要是通过抑制环氧酶活性阻止前列腺素合成,达到控制关节肿痛、发热的目的。

(2)糖皮质激素:可抑制病变的急性发作,减少复发的频率及严重程度,用于病情较重者。对有喉、气管及支气管、眼、内耳等累及的急性重症患者,糖皮质激素的剂量可酌情增加,甚至行静脉甲泼尼龙冲击治疗。

(3)免疫抑制剂:环磷酰胺为首选,其次是甲氨蝶呤、硫唑嘌呤、环孢素等。在使用免疫抑制剂时,应定期查血、尿常规,肝、肾功能以防止不良反应的发生。

(4)氨苯砜:氨苯砜在人体内可抑制补体的激活和淋巴细胞转化,也能抑制溶菌酶参与的软骨退行性变。开始从小剂量使用,以后逐渐加量。因有蓄积作用,每周用药 5 d,每 3 个月停用 15 d,持续约 6 个月。氨苯砜主要不良反应为恶心、嗜睡、溶血性贫血、药物性肝炎及白细胞下降等。

(5)生物制剂:没有临床试验,生物制剂治疗复发性多软骨炎的经验有限,疗效和安全性不确定。

3.对症治疗

(1)眼部症状:局部用泼尼松眼膏,或用氢化可的松眼药水滴眼。注意预防继发感染。当出现继发性白内障或青光眼时,给予相应治疗。

(2)对气管软骨塌陷引起重度呼吸困难的患者,应立即行气管切开术,必要时用人工呼吸机辅助通气,以取得进一步药物治疗的机会。对于软骨炎所致的局限性气管狭窄可行外科手术切除。积极预防和治疗肺部炎症,一旦发生肺部感染,应使用有效的抗生素。

(3)复发性多软骨炎患者因心瓣膜病变引起难治性心功能不全时,应使用强心剂和减轻心脏负荷的药物。若有条件可行瓣膜修补术或瓣膜成形术,以及主动脉瘤切除术。

【护理评估】

1.病史　具体评估内容参见本章第一节"风湿性疾病的护理评估"。

2. 身体状况

(1)全身状况:生命体征、精神状态、营养状况、有无发热、乏力、消瘦等。

(2)皮肤和黏膜:皮肤有无红斑、皮疹或破损,鼻、耳郭、关节有无畸形、破损等。

(3)其他:眼部结构有无异常、炎症改变等。

【主要护理诊断/问题】

1. 疼痛　与软骨炎症有关。

2. 低效性呼吸形态　与软骨环的塌陷,气道的弹性狭窄有关。

3. 自我形象紊乱　与鼻梁、耳郭塌陷有关。

4. 焦虑　与疾病反复发作、病情迁延不愈有关。

5. 潜在并发症　感染、窒息、心源性休克、心力衰竭。

【护理措施】

1. 疼痛

(1)休息与体位:急性期卧床休息。烦躁不安者适当应用镇静药,保持充足的睡眠。

(2)协助患者减轻疼痛:避免外界因素(如潮湿、感染等)对患者身体的刺激,合理应用非药物性止痛措施,分散患者的注意力;根据病情,选用合适的物理治疗方法;遵医嘱用药,常用的非甾体抗炎药有布洛芬、阿司匹林、吲哚美辛等,告知患者按医嘱服药的重要性和有关药物的不良反应。

2. 低效性呼吸形态

(1)病情观察:患者如出现呼吸困难,气短等不适立即给予氧气吸入。当患者出现憋气、咳嗽时,应对其呼吸形态和血氧情况进行监测,必要时吸痰。

(2)呼吸道护理:保持呼吸道通畅,指导患者掌握有效咳嗽和深呼吸的方法,鼓励患者咳嗽咳痰,多饮水,以免引起会厌及喉部疼痛;观察患者生命体征及意识变化,床旁备气管切开等急救用品;根据血气结果合理调节氧流量;气切患者在吸痰前可雾化稀释痰液,吸痰前后充分吸氧,观察血氧情况;协助患者翻身叩背,便于痰液的排出。

(3)生活护理:保持病房安静、温湿度适宜,限制探视时间,使患者得到充分休息,指导患者穿棉质衣物,温水清洁皮肤。

(4)饮食护理:指导患者多食富含纤维、易消化的食物,必要时给予流质、半流质饮食,喂食时床头抬高30°,缓慢吞咽,防止呛咳和食物反流引起吸入性肺炎或加重肺部感染。

(5)用药护理:在对患者使用糖皮质激素和免疫抑制剂时,告知其用药的不良反应及应对措施,并严密监测血压、血糖的变化。

(6)心理护理:告知家属和患者通过气管切开和激素治疗能有效缓解病情,通过鼓励,增加患者的自信心。

3. 自我形象紊乱

(1)提供心理支持:多与患者交流,鼓励其表达自己的感受;向患者说明身体外形改变是疾病发生、发展过程的表现,积极的治疗和良好的信心,可减轻或消除外在缺陷;预防患者的自杀行为;必要时可安排心理医生给予其心理疏导。

(2)恰当修饰,增加美感。

(3)建立良好的家庭互动关系。

(4)促进患者社会交往:鼓励患者加入社区中的各项社交活动;教育周围人群勿歧视患者,避免伤害其自尊。

4.焦虑

（1）心理支持:鼓励患者说出自身的感受,评估患者的焦虑程度,通过介绍成功病例、家属介入等多种方法帮助患者树立战胜疾病的自信心,保持乐观的心态。

（2）教会患者及家属使用减轻焦虑的措施,如音乐疗法、放松训练、指导式想象等。

（3）病情观察及安全保护:观察患者的精神状态是否正常,发现情绪不稳定,精神障碍或意识不清者,应做好安全防护和急救准备。及时巡视,防止发生自伤和意外受伤等。

5.潜在并发症　积极治疗原发症;避免诱因;严密观察病情,抢救车处于备用状态,必要时启动应急抢救系统;遵医嘱规范治疗。

【健康指导】

1.疾病知识指导　帮助患者及家属了解疾病的性质、病程和治疗方案。避免感染、寒冷、潮湿、过劳等诱因,注意保暖。强调休息和治疗性锻炼的重要性,养成良好的生活方式和习惯。在疾病缓解期每天有计划地进行锻炼,增强机体的抗病能力,保护关节功能,延缓功能损害的进程。

2.用药指导　指导患者用药方法和注意事项,遵医嘱用药,切勿自行停药、换药、增减药量,坚持规律治疗,减少复发。严密观察疗效及不良反应,定期检测血、尿常规及肝、肾功能等,一旦发现严重的不良反应,应立即停药并及时就医。病情复发时及早就医,以免重要脏器受损。

3.日常生活指导　生活规律,避免劳累,饮食宜清淡,保持皮肤清洁、干燥,避免去人多的公共场所,预防感染,避免受凉感冒。做好出院后随访工作,告知患者定期复查,不适随诊。

4.心理调节　注意外界环境和心理环境的调节,排除不利于身心健康的因素。

（杨敬随）

第十二节　关节腔穿刺术及护理

关节腔穿刺术是指在无菌技术操作下,用空针刺入关节腔内抽取积液,了解积液性质,为临床诊断提供依据,并可向关节腔内注射药物以治疗关节疾病。

【适应证】

1.感染性关节炎、关节肿胀。

2.关节创伤,关节积液、积血。

3.骨性关节炎、关节积液。

4.关节腔内药物注射治疗。

5.不明原因的关节积液。

【禁忌证】

1.穿刺部位皮肤有破溃或者银屑病皮损、感染等。

2.有凝血机制障碍、出血性疾病等。

3.近期接受免疫抑制剂药物治疗后严重体弱患者。

4.非关节感染患者,有发热,其他部位的感染病灶。

【操作前准备】

1.心理准备　向患者及家属解释穿刺目的、操作步骤、术中注意事项及可能发生的并发症,解除患者的顾虑,以取得配合。

2.患者指导　操作前指导患者练习穿刺体位,并确保患者在操作过程中保持穿刺体位,不要随意活动,不要咳嗽或深呼吸,以免损伤机体组织。

3.术前准备　体格检查或必要的实验室检查。评估患者对消毒剂、局部麻醉药或术前用药是否过敏,防止发生过敏反应,必要时术前半小时遵医嘱给予镇痛药物应用。

4.物品准备　备好术中用药、氧气、吸引器、复苏设备,以防术中出现呼吸抑制等不良事件。X射线或者CT片,必要时彩超定位。

5.定位　确定穿刺部位,做好标记。

【操作过程】

1.患者体位　患者取合适体位,完全暴露穿刺部位皮肤,消毒待干,铺好无菌巾。

2.穿刺方法　术者左手示指和拇指固定穿刺部位皮肤,右手将穿刺针刺进关节腔,回抽,确定无回血后,进行关节腔药物注射或抽取积液。穿刺过程中密切观察患者反应。术毕拔出穿刺针,再次消毒穿刺点后,覆盖无菌敷料,稍用力压迫穿刺部位片刻。

【操作后护理】

1.记录穿刺的时间,抽取积液量以及患者在术中的状态。

2.检测患者穿刺后的反应,观察其生命体征及穿刺部位,动态评估患者的疼痛情况。

3.指导患者静卧,24 h后方可洗澡,以免穿刺部位感染。

(杨敬随)

▶▶▶ 本章小结 ◀◀◀

风湿免疫性疾病简称风湿病,是一组病变累及骨、关节及其周围软组织的疾病。本病主要临床表现有关节肿胀、疼痛、活动受限和皮肤黏膜改变,部分患者有肾、肺、心脏、等器官受累症状。属于自身免疫性疾病。病因目前尚不清楚,主要与遗传、感染、环境因素有关,其特征是致残率高和多系统受累,缺乏相应的特异性治疗,早期诊断、合理治疗能改变患者预后。

自测题

参考答案

第九章 神经系统疾病患者的护理

═══════ 学习目标 ═══════

1. 知识目标 ①掌握神经系统常见疾病的概念、护理评估、常用护理诊断/问题和护理措施、健康指导。②熟悉神经系统常见疾病的病因、临床表现、诊断要点和治疗要点,常用诊疗技术的操作过程、适应证和禁忌证。③了解神经系统常见疾病的发病机制、辅助检查。
2. 能力目标 ①能够根据患者临床特征,准确评估神经系统疾病患者的护理问题,科学制定护理措施。②能指导患者进行神经系统功能锻炼。③能熟练配合完成脑血管疾病患者急性期的处理。④具备对神经系统疾病的病情观察、护理评估及处置的能力。⑤具备为患者的健康提供系统化整体护理和预防保健服务的能力。
3. 素质目标 ①具有应用神经系统疾病护理常规开展整体护理的素质。②具有以患者为中心,结合具体临床情景,主动思考、及时发现和解决问题的素质。

第一节 神经系统的结构、功能与疾病及护理评估

神经病学是一门临床二级学科,涉及疾病有神经系统疾病和肌肉疾病两大类。神经系统疾病包括脑血管疾病、发作性疾病以及周围神经病等,主要症状为运动、感觉、反射和自主神经功能障碍。

一、神经系统结构、功能与疾病

1. 中枢神经系统 由脑和脊髓组成,脑分为大脑、间脑、小脑和脑干。

(1)大脑:包括左右两侧大脑半球、基底核及半球内的腔隙侧脑室。两侧大脑半球功能不完全对称,按功能分为优势半球和非优势半球。优势半球主司语言、逻辑思维、分析能力和计算能力等;非优势半球多在右脑,主司音乐、美术、空间和形状识别、综合能力、短时视觉记忆等。故而损伤部位不同将引起不同的临床症状。如内囊由大量上下行传导束组成,尤其是锥体束。如完全损伤,病灶对侧可出现偏瘫、偏盲和偏身感觉障碍,即三偏综合征,多见于脑出血或脑梗死。基底神经节是锥体外系的中继站,与大脑皮质及小脑协同调节随意运动、肌张力和姿势反射,也参与复杂行为的调节,又被称为皮质下的运动中枢,病变主要引起运动异常(动作增多或减少)和肌张力改变(增高或降低)。

(2)间脑:分为丘脑和下丘脑。丘脑是除嗅觉以外的感觉纤维上升至大脑的三级神经元聚集地,均经由该区域投射至大脑半球相应的部位。刺激性病灶引起偏身疼痛,又称为丘脑性疼痛,破坏性病灶引起对侧各种感觉消失或减退。下丘脑位于间脑腹侧,丘脑下沟下方,与垂体相连接。下丘脑对体重、体温、代谢、饮食、内分泌生殖、睡眠和觉醒的生理调节起重要作用,同时也与人的行为和情绪有关,损伤后会表现为中枢性尿崩症、体温调节障碍、摄食异常、睡眠觉醒障碍、自主神经功能障碍、生殖与性功能障碍、间脑癫痫等。

(3)小脑:主司平衡、协调和随意运动。病变可引起共济失调、平衡障碍和构音障碍,可见于小脑出血或梗死、肿瘤压迫及遗传性病变。

(4)脑干:脑干是生命中枢,脑干网状结构能保持正常的睡眠和觉醒,且第Ⅲ至Ⅻ对脑神经核均位于脑干内,故脑干病变多涉及某些脑神经和传导束,引发相应的功能障碍。此外,脑干病变具有意识障碍、去大脑强直、交叉性瘫痪及定位体征明显的特点。多见于脑血管疾病、肿瘤和多发性硬化病等。

(5)脊髓:脊髓的正常活动受大脑控制,主要有传导功能和反射功能。一方面把大脑兴奋传至效应器官,同时将肌肉关节感觉、温度觉等传至大脑半球,另一方面当脊髓失去大脑控制时,仍能自主完成较为简单的骨骼肌反射和躯体内脏反射,如牵张反射、屈曲反射、浅反射等。病变可表现为运动障碍、感觉障碍和自主神经功能障碍,而不同节段损伤,特征性表现也不一样。

2.周围神经系统 包括10对脑神经(嗅、视神经除外)、31对脊神经及自主神经。

(1)脑神经:脑神经为与脑相连的周围神经,除第Ⅰ、Ⅱ对脑神经入大脑外,其余10对脑神经均与脑干相连。脑神经有运动纤维和感觉纤维,主要支配头面部,其中第Ⅲ、Ⅳ、Ⅵ、Ⅺ、Ⅻ对脑神经为运动神经,第Ⅰ、Ⅱ、Ⅷ对脑神经为感觉神经,第Ⅴ、Ⅶ、Ⅸ、Ⅹ对脑神经为混合神经。所有的脑神经运动核仅有第Ⅶ对和Ⅻ对脑神经核的下部为对侧大脑半球支配,其余均受双侧大脑半球支配。

(2)脊神经:脊神经是与脊髓连接的周围神经,共31对,包括颈神经8对、胸神经12对、腰神经5对、骶神经5对、尾神经1对。每对脊神经分为前支(运动根)和后支(感觉根),其中前支支配相应的肌肉,如颈4~胸1前根结合后为臂丛神经,支配上臂、前臂和手部肌肉;腰2~骶2组合为骶丛,支配下肢肌肉;其余脊神经分别支配相应水平位置的组织器官。临床上常根据不同部位的感觉障碍水平,判断脊髓病变的平面,这对定位诊断具有重要意义。

(3)自主神经:周围神经分布于体表、骨骼、肌肉等,又称为躯体神经,分布于内脏、平滑肌和腺体等称为内脏神经。其中内脏神经的传出部分专门支配不直接受人意志控制的平滑肌、腺体、心肌等,故而又称为自主神经。根据形态和功能分为交感神经和副交感神经。

神经系统疾病的临床表现和神经系统的解剖、生理特点紧密相关。因此,在学习本章节内容时,有必要重点回顾神经系统解剖、生理等基础知识。对神经系统疾病的诊断,通常是通过病史询问和详细的神经系统功能检查,以推断病变的解剖部位,即"定位诊断";然后根据起病方式、疾病发展过程及相关全身情况,辅以各项实验室检查资料等,以确定病变的原因,即"病因诊断"或"定性诊断"。

二、护理评估

全面收集主客观资料,明确患者存在护理问题/护理诊断,以便针对性地实施护理措施。

1.病史采集 对于神经系统疾病,病史采集尤为重要,一般包括主诉、现病史、既往史、个人史和家族史。

（1）患病情况及治疗经过：包括起病形式、起病时主要症状和体征、累及范围、起始时间、持续时间、严重程度、病变特点等；有无诱因或明确病因，有无明显导致疾病发作或加重、缓解的可能原因；伴随症状，即有无其他非神经系统直接损伤引起的症状如发热、呕吐、恶心、大汗等；有无并发症等；治疗经过，即紧急用药情况及发病以来就诊治疗情况等。

（2）目前病情及一般状况：目前主诉不适和病情变化，即有无意识障碍、言语障碍、肢体功能障碍、吞咽障碍、认知障碍、睡眠障碍、营养失调等，评估症状和体征并结合身体状况评估结果。

（3）个人史：患者生长发育史和主要经历，如出生地、居住地、文化程度、性格特点、职业及工作环境，以及患者日常生活方式等。

（4）既往史和家族史：应特别注意询问与神经系统疾病有关的病史，如心脑血管病史、感染病史、颈椎病和腰椎管狭窄病史、颅脑外伤病史等。是否有家族遗传病，家族生活习惯如摄盐量、睡眠习惯等。

（5）心理-社会状况

1）疾病相关知识水平：对疾病的掌握情况，包括疾病、发病危险因素、发病特点、常见诱因、主要症状和体征、发作先兆、预防措施等。

2）心理状况：了解患者生活、工作和学习状况，判断疾病对患者产生的影响及患者是否可以积极应对，能否接受自我改变和适应角色转变等。

3）社会支持系统：了解患者的家庭组成情况、经济状况、工作状况、文化教育背景；家属疾病认知情况、照顾者对患者的关心程度；患者享有医保政策；出院后继续就医条件，居家社区保健资源和康复资源情况。

2. 身体评估　身体评估可为疾病诊断提供最重要的临床依据。

（1）一般状态：包括患者一般情况如年龄、性别、营养与发育状况、面容表情等；生命体征（体温、脉搏、呼吸、血压）；意识状态；体位、姿势、步态、胸腹部情况等。

（2）皮肤黏膜：主要检查全身皮肤黏膜完整性，有无压疮、发红、水肿等，尤其是注意评估意识障碍、运动功能障碍、感觉功能障碍患者的皮肤完整性及压疮发生的危险因素。

（3）头面颈部

1）瞳孔：神经系统疾病的瞳孔检查非常重要。瞳孔检查主要包括瞳孔直径、大小，双侧是否等大等圆，对光反射是否灵敏。

2）头颅：注意检查头颅大小、外形等，主要用于婴幼儿，注意检查囟门大小和闭合情况，是否有囟门隆起、颅骨缝分离、颅骨空瓮音等脑积水症状。成年人出现较多的是外伤引起的颅骨骨折、变形凹陷等。

3）颜面部：观察面部器官是否畸形，运动是否正常、感觉功能有无减退，眼睑有无水肿，眼球有无突出等。

4）颈部：检查头部活动情况，是否有抬头无力、颈部抵抗、不自主活动。

（4）四肢躯干：重点评估脊柱有无变形、压痛和叩击痛，有无活动受限，如脊髓型共济失调可引起脊柱侧凸；四肢有无震颤、抽搐和肌阵挛等不自主运动或瘫痪，以及四肢肌力和肌张力状况；站立和行走平衡性及步态是否异常。一般肌束震颤多由运动神经元损伤或有机磷农药中毒引起，双手扑翼样震颤多见于中毒性或代谢性疾病，如肝性脑病等。

（5）神经系统检查：包括意识状态评估、感觉功能、运动功能、神经反射。意识状态和运动功能评估见本章第二节"意识障碍和运动障碍"。

3.实验室及其他检查

（1）化学检验

1）血液检查：血常规对诊断神经系统疾病如颅内感染、脑血管疾病、脑寄生虫疾病等的诊断有一定价值，尤其是血糖、血脂监测可协助脑血管疾病的病因诊断；乙酰胆碱受体抗体测定可帮助重症肌无力的诊断；血钾检查对周围性瘫痪有诊断价值。

2）腰椎穿刺和脑脊液检查：通过脑脊液压力检查，可以了解颅内压情况；如吉兰-巴雷综合征患者可出现脑脊液蛋白细胞分离现象。此外，脑脊液检查对中枢感染性疾病、蛛网膜下腔出血、脑膜癌等具有重要意义。

（2）活体组织检查

1）肌肉活体组织检查：主要用于鉴别神经源性肌萎缩和肌源性损害，适合重症肌无力、进行性肌营养不良症、多发性肌炎的定性诊断。

2）神经活体组织检查：主要用于周围神经系统疾病的定性诊断，判断病变性质和病变程度，常用的活体组织检查部位为腓肠神经。

3）脑活体组织检查：主要用于脑部感染性疾病抗感染治疗无效后进行病因诊断；神经影像学显示占位性病变但不明确组织病变性质者；临床可疑遗传代谢性疾病者，如脑白质营养不良、神经节苷脂沉积病等。需要注意的是，活体组织检查一定要严格把握适应证和禁忌证，注意无菌操作，检查后要注意休息、加强病情观察，防止并发症。

（3）神经电生理检查

1）脑电图（electroencephalogram，EEG）：包括普通脑电图、动态脑电图和视频脑电图，对诊断癫痫、颅内占位性病变、中枢神经系统感染性疾病具有重要价值。

2）肌电图（electromyogram，EMG）：肌电图记录的是神经肌肉的生物电活动，常和神经传导速度联合应用，以判定神经肌肉所处的功能状态。

3）诱发电位（evoked potential，EP）：是指神经系统在外来或内在刺激时产生的生物电活动，可选择性地观察特异性传入神经通路的功能状态，包括脑干诱发电位、视觉诱发电位和体感诱发电位，用于视神经炎、多发性硬化、脑干和脊髓病变的诊断。

（4）影像学检查

1）X射线检查：头颅平片可检查头颅大小、颅骨完整性、颅缝有无裂开等；脊柱平片可检查脊柱生理弯曲是否存在，椎体发育有无异常，骨质破坏程度等。

2）计算机断层扫描（computed tomography，CT）：可在图像上不同层面显示脑室、脑池、脑实质形态和位置。临床上主要用于颅内肿瘤、脑血管疾病和脊柱脊髓病变等。

3）磁共振成像（magnetic resonance imaging，MRI）：能清晰地显示CT不易检出的脑干和颅脑后窝病变，用于诊断脱髓鞘病变、脑变性病变、颅脑外伤和颅内感染等。

4）数字减影血管造影（digital subtraction angiography，DSA）：特点是图像清晰，分辨率高，对观察血管病变、血管狭窄的定位测量、诊断及介入治疗提供了真实的立体图像，为各种介入治疗提供了必备条件。

5）放射核素检查：包括单光子发射计算机断层（single photon emission computed tomography，SPECT）和正电子发射计算机断层（position emission tomography，PET），主要用于某些脑结构未发生改变但功能发生改变的神经系统疾病，如短暂性脑缺血发作、癫痫、痴呆、帕金森病等。

（5）头颈部血管超声检查：常用的包括颈动脉彩色多普勒超声检查，可客观监测和评估颈动脉内部结构、功能状态和血流动力学改变，对缺血性脑血管疾病的诊断具有重要价值；经颅多普勒超声检查,是应用多普勒效应研究脑底动脉主干血流动力学改变的一种检测技术。其主要用于探测脑血管有无狭窄、闭塞、畸形、痉挛等。

(6)基因诊断技术:核酸分子杂交技术、聚合酶链反应扩增技术、DNA 测序、基因芯片技术等是基因诊断常用的技术和方法。基因诊断技术可以弥补神经系统遗传性疾病临床诊断的不足,利于早期确诊,也能确定对疾病的易感性、发病类型和阶段等,还可为遗传病的分类提供新的方法和依据,为其治疗提供新的指导。

(王云璐)

第二节　神经系统疾病患者常见症状、体征的评估与护理

神经系统疾病常见症状和体征包括头痛、眩晕、言语障碍、感觉障碍、运动障碍、意识障碍等。通过准确评估患者的症状和体征,发现主要护理问题,给予针对性护理措施和健康指导,可有效提高护理质量,改善患者健康结局。

一、头痛

各种原因刺激颅内外的疼痛敏感结构都会引起头痛。颅内的血管、神经、脑膜及颅外的骨膜、血管、头皮、颈肌、韧带等均属于头痛的敏感结构。当受到挤压、牵拉、移位、炎症、血管的扩张与痉挛、肌肉的紧张性收缩等均会引起头痛。

【护理评估】

1.病史　询问患者疼痛的部位、性质、程度、发作规律、有无先兆或伴发症状等,此外还需评估患者既往有无与头痛发作相关的因素,了解头痛给患者日常生活带来的影响、是否伴有失眠、焦虑或抑郁症状等。

2.身体状况　检查意识状态、瞳孔反应、生命体征、精神状态等。

3.实验室及其他检查　必要时进行脑脊液穿刺检查可能为诊断提供客观依据。

【主要护理诊断/问题】

疼痛:头痛　与颅内外血管舒张收缩功能障碍或脑部器质性病变等因素有关。

【护理措施】

1.避免诱因　告知患者可能诱发或加重头痛的因素,如情绪紧张、压力大、睡眠不规律、吸烟、饮酒等,注意保持环境安静、光线柔和等。

2.指导缓解疼痛的方法　如音乐疗法、生物反馈治疗等,也可给予冷敷、理疗、按摩等方法缓解疼痛。

3.心理疏导　长期反复发作的患者,应注意加强对其的心理疏导,全面了解头痛对患者生活、工作带来的影响,训练身心放松技巧,理解患者、具有同理心,并指导患者家属配合安慰和理解患者,提高治疗的配合度,树立治疗信心。

4.用药护理　头痛剧烈必须使用镇痛药,告知患者用药方法、不良反应,尤其是药物依赖性问题,指导和监督患者用药。

二、眩晕

眩晕是一种运动性或位置性错觉,是由不同原因造成的人与周围环境空间关系在大脑皮质中反映失真,产生旋转、倾倒及起伏等感觉。

【护理评估】

1.病史　了解患者眩晕的表现形式和持续时间、有无伴随症状及特点、有无诱发因素、心理-社会状况等。

2.身体状况　检查有无眼震和后组脑神经损害,可观察患者眼球的运动情况,行闭目难立征试验、起坐试验、指鼻试验等共济失调和前庭功能方面的检查,也可进行姿势与步态的评估。位置性试验是确诊良性阵发性位置性眩晕的唯一手段;闭眼直线行走试验可发现双侧前庭功能障碍患者的"谨慎步态"或不稳的程度;小脑半球病变可见指鼻不准;后索病变时患者睁眼站立稳,闭眼时不稳。

3.实验室及其他检查　CT、MRI、脑干诱发电位、电测听等排除后循环缺血、梗死及鉴别前庭神经元病变与梅尼埃病。

【主要护理诊断/问题】

1.舒适度减弱　与突发眩晕、恶心、呕吐有关。

2.有受伤的危险　与眩晕发作时平衡失调、步态不稳有关。

【护理措施】

1.舒适度减弱

(1)心理支持与生活协助:眩晕发作时应陪伴、安慰和鼓励患者,保持周围环境安静,协助其做好个人生活护理。如避免强光、强声刺激;协助恶心、呕吐患者漱口,保持个人卫生,协助其饮水、进食,注意水分和营养的补充,防止水、电解质平衡紊乱;对频繁呕吐的患者应遵医嘱使用止吐药,指导位置性眩晕患者正确变换体位,做好卧床患者的大小便护理等。

(2)病情观察:密切观察患者眩晕发作的特点、持续时间与伴随症状。小脑病变的患者往往眩晕持续时间较长,有时可持续至1个月以上。若为小脑的梗死或出血,眩晕及其伴发症状应随着病程的延长而逐渐减轻或稳定。若为小脑的占位病变,眩晕及其伴发症状会随着病程的延长而加重,甚至可能出现头痛、意识改变及瞳孔的变化,应严密观察、及时记录并报告医生。

2.有受伤的危险

(1)安全护理:患者出现头晕、身体不适或不稳感等先兆症状时应平卧休息,急性发作期应固定头部,不宜搬动;眩晕发作期间不要独自如厕、沐浴或接触热水瓶、茶杯等,以防跌倒、坠床和烫伤。

(2)避免诱因:平时枕头不宜太高(以15°~20°为宜),避免突然变换体位(突然起坐、站立或突然从站立位到卧位);仰头、低头或头部转动时应动作缓慢且转动幅度不宜太大,以防诱发眩晕。慢性眩晕患者积极治疗原发病,预防直立性低血压、低血糖;慢性眩晕或复发性眩晕患者,平时应备好前庭抑制药物。

三、言语障碍

言语障碍分为失语症和构音障碍。失语症是由于脑损害所致的语言交流能力障碍;构音障碍则是因为神经肌肉的器质性病变,造成发音器官的肌无力及运动不协调所致。

1.**失语症** 指在意识清楚、发音和构音没有障碍的情况下,大脑皮质与语言功能有关的区域受损导致的语言交流能力障碍,是优势大脑半球损害的重要症状之一。常见类型及临床特点、伴随症状、病变部位见表9-2-1。

表9-2-1 常见失语症的临床特点、伴随症状及病变部位

类型	临床特点	伴随症状	病变部位
布罗卡(Broca)失语	典型非流利型口语、言语缺乏、语法缺失、电报样言语	轻偏瘫	Broca区损害(颞下回后部)
韦尼克(Wernicke)失语	流利型口语,口语理解严重障碍,语法完好 有新语、错语和词语堆砌	视野缺损	Wernicke区病变(颞上回后部)
传导性失语	复述不能、理解和表达完好		缘上回皮质或深部白质内的弓状纤维束受损
命名性失语	命名不能		颞中回后部或颞枕交界区
完全性失语	所有语言功能明显障碍	偏瘫、偏身感觉障碍	大脑半球大范围病变
失写	能抄写,不能自发书写或写出的句子有遗漏错误	运动或感觉性失语	优势半球额中回后部
失读	不认识文字、词句、图画	不能书写,也不能抄写	优势半球顶叶角回

2.**构音障碍** 指患者具有语言交流必备的语言形成和接受能力,仅表现为口语的声音形成困难、发音困难、发音不清或者发声、音调和语速等异常,严重者完全不能发音。不同病变部位可产生不同的构音障碍,如基底核病变引起说话慢而含糊、言语断节及口吃样重复等;小脑蚓部受损时会出现构音含糊、声音强弱不等甚至呈爆发样。

【护理评估】

1.**病史** 评估患者的职业、文化水平与语言背景;以往和目前语言能力;意识水平、精神状态及行为表现;心理状态,观察有无孤独、抑郁、烦躁及自卑情绪;家庭及社会支持情况。

2.**身体状况** 通过交谈,让其阅读、书写及采用标准化量表评估言语障碍的程度、类型。注意检查患者有无听觉和视觉缺损;是右利手还是左利手,能否自动书写或听写、抄写;能否按照检查者指令执行有目的的动作;能否对话、看图说话、跟读、物体命名、唱歌、解释词语的意义等。评估口、咽、喉等发音器官有无肌肉瘫痪及共济运动障碍,有无面部表情改变、流涎或口腔滞留食物。

3.**实验室及其他检查** 头部CT、MRI检查及肌电图检查有无异常,新斯的明试验是否为阳性反应(阳性反应多见于重症肌无力患者)。

【主要护理诊断/问题】

语言沟通障碍:与大脑语言中枢病变或发音器官的神经肌肉受损有关。

【护理措施】

1.**心理护理** 护士应关心、体贴、尊重患者,避免挫伤其自尊心;多给予其肯定和表扬;鼓励家属、朋友多与患者交谈,营造一种和谐的亲情氛围和轻松的语言交流环境。

2.**沟通方法指导** 借助符号、描画、图片、表情、手势、交流板或实用交流训练(如PACE技术)

等简单而有效的方式和患者沟通。

3. 语言康复训练　由语言治疗师制订个体化的全面语言康复计划,构音障碍的康复以发音训练为主,遵循由易到难的原则。护士可在语言治疗师的指导下,协助患者进行床旁训练。具体方法:肌群运动训练如缩唇、叩齿、伸舌、卷舌、鼓腮、吹气、咳嗽等;发音训练,从训练单音节发音开始,逐步到复诵简单句;复述训练,复述单词和词汇;命名训练及刺激法训练。注意训练过程中应根据病情轻重及患者情绪状态,避免产生疲劳感、注意力不集中或失望感,使其能体会到成功的乐趣,循序渐进地坚持训练。

四、感觉障碍

感觉障碍指机体对各种形式刺激(如痛、温度、触、压、位置、振动等)无感知、感知减退或异常的一组综合征。

【护理评估】

1. 病史　评估患者意识状态与精神状况,注意有无认知、情感或意识行为方面的异常;了解感觉障碍出现的时间、表现的形式(发作性或持续性)、发展的过程、传播的方式、加重或缓解的因素;还应注意患者是否因感觉异常而烦闷、忧虑或失眠。

2. 身体状况　宜在环境安静、患者意识清醒及情绪稳定的情况下评估,注意感觉障碍的性质、部位、范围和双侧是否对称等。

(1)浅感觉评估:评估内容包括痛觉、触觉和温度觉。

(2)深感觉评估:评估内容包括运动觉、振动觉和位置觉。

(3)复合感觉评估:包括定位觉、图形觉、两点辨别觉和实体觉。

(4)感觉功能障碍的定位评估:不同部位的损害产生不同类型的感觉障碍,典型的感觉障碍的类型具有特殊的定位诊断价值。

(5)全身状态检查:观察患者的全身情况及伴随症状,注意相应区域的皮肤颜色、毛发分布,有无烫伤或外伤瘢痕、皮疹、出汗等;感觉功能障碍出现的位置等。感觉系统检查主观性较强,应注意患者情绪、心态,确保客观真实,切忌暗示性提问。

【主要护理诊断/问题】

感知紊乱:与脑、脊髓病变及周围神经受损有关。

【护理措施】

1. 生活护理　防止感觉障碍的身体部位受压或机械性刺激。避免高温或过冷刺激,慎用热水袋或冰袋,防止烫伤、冻伤。

2. 心理护理　感觉障碍常使患者因缺乏正确的判断而产生紧张、恐惧或烦躁情绪,严重影响其运动能力和训练兴趣,应关心、体贴患者,主动协助日常生活活动;多沟通,取得信任,鼓励其积极配合治疗和训练。

3. 感觉训练　建立感觉-运动反馈训练一体化概念,可进行肢体拍打、按摩、理疗、针灸、被动运动和各种冷、热、电的刺激。如每天用温水擦洗感觉障碍的身体部位,以促进血液循环;被动活动关节时反复适度地挤压关节、牵拉肌肉、韧带。上肢运动感觉功能训练可使用木钉盘,如使用砂纸、棉布、毛织物、铁皮等缠绕在木钉外侧。当患者抓木钉时,通过各种材料对患者肢体末梢的感觉刺激,提高中枢神经的感知能力。

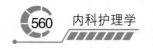

五、运动障碍

运动障碍是指运动系统任何部位受损导致的骨骼肌活动异常,包括瘫痪、不随意运动及共济失调等。

1.**瘫痪**　指肌力下降或丧失而导致的运动障碍,系运动神经元损害所引起。按病变部位和瘫痪的性质可分为上运动神经元性瘫痪和下运动神经元性瘫痪;按瘫痪的程度可分为完全性瘫痪(肌力完全丧失)和不完全性瘫痪(肌力减弱);按瘫痪的形式可分为偏瘫、交叉性瘫、四肢瘫、截瘫、单瘫等。

2.**不随意运动**　指患者在意识清醒情况下,出现不受主观控制的无目的的异常运动。临床上可分为震颤、舞蹈、手足徐动、扭转痉挛、投掷动作等。所有不随意运动的症状都会随睡眠而消失。

3.**共济失调**　指由本体感觉、前庭迷路、小脑系统损害所引起的机体维持平衡和协调不良所产生的临床综合征。

【护理评估】

1.**病史**　了解运动障碍的性质、分布、程度及伴发症状;注意有无发热、抽搐或疼痛,是否继发损伤;过去有无类似发作病史;是否因肢体运动障碍而产生急躁、焦虑情绪或悲观、抑郁心理。

2.**身体状况**

(1)肌肉容积:检查肌肉的外形、体积,有无萎缩、肥大及其部位、范围和分布,确定是全身性、偏侧性、对称性还是局限性。

(2)肌张力:肌张力是指肌肉在静止松弛状态下的紧张度。检查主要触摸肌肉的硬度和被动活动时有无阻力。

(3)肌力:肌力的评估采用0~5级的6级肌力记录法(表9-2-2)。评估肌力的同时应检查腱反射是否亢进、减退或消失,有无病理反射。

表9-2-2　6级肌力记录法

分级	临床表现	简单记忆法
0级	肌肉无任何收缩(完全瘫痪)	不动
1级	肌肉可轻微收缩,但不能产生动作(不能活动关节)	微动
2级	肢体能在床面移动,但不能抵抗自身重力,即不能抬起	平动
3级	肢体能抵抗自身重力离开床面,但不能抵抗阻力	抬动
4级	肢体能做抗阻力动作,但未达到正常	抗动
5级	正常肌力	正常

(4)协调与平衡功能:观察患者在站立、坐位和行走时是否能静态维持、动态维持和抵抗轻外力作用维持平衡;判断有无协调障碍、平衡障碍,发现影响因素,预测可能发生跌倒的危险性。

(5)姿势和步态:观察患者卧、坐、立和行走的姿势,注意起步、抬足、落足、步幅、步基、方向、节律、停步和协调动作的情况。如痉挛性偏瘫步态常见于脑血管意外或脑外伤的恢复期;慌张步态是帕金森病的典型症状之一。

(6)日常生活活动能力(activities of daily living,ADL):包括运动、自理、交流及家务活动。常用

Barthel 指数评定(表9-2-3)。Barthel 指数总分为100分,评分越高表明日常生活自理能力越好,对他人帮助的依赖越小。一般40分以上,康复治疗的意义较大。

表 9-2-3　Barthel 指数评定内容及计分方法(分)

评估项目	自理	稍依赖	较大依赖	完全依赖
进食	10	5	0	0
洗澡	5	0	0	0
修饰(洗脸、洗头、刷牙、刮脸)	5	0	0	0
穿衣	10	5	0	0
控制大便	10	5	0	0
控制小便	10	5	0	0
如厕	10	5	0	0
床椅转移	15	10	5	0
行走(平地45 m)	15	10	5	0
上下楼梯	10	5	0	0

(7)全身状态评估:评估营养和皮肤情况,注意皮肤有无发红、皮疹、破损、水肿等。

3.实验室及其他检查　CT、MRI 可了解中枢神经系统有无病灶;肌电图检查可了解脊髓前角细胞、神经传导速度及肌肉有无异常;血液生化检查可检测血清铜蓝蛋白、抗"O"抗体、红细胞沉降率、肌酶谱、血清钾有无异常;神经肌肉活检可鉴别各种肌病和周围神经病。

【主要护理诊断/问题】

1.躯体活动障碍　与神经肌肉受损、肢体瘫痪或协调能力异常有关。

2.有失用综合征的危险　与肢体瘫痪、长期卧床/体位不当及不正确的运动模式有关。

【护理措施】

1.躯体活动障碍

(1)生活护理:评估患者日常生活活动能力和自理程度,给予针对性的生活护理。如卧床及瘫痪患者应保持床单整洁、干燥,预防压疮和下肢静脉血栓形成;帮助患者建立舒适卧位,协助其定时翻身、拍背等。

(2)功能锻炼:考虑患者年龄、性别、体能、疾病性质及程度,选择合适的运动方式、持续时间和运动频度。如瘫痪患者肌力小于2级,一般选择助力活动。当肌力达到3级时,训练患肢独立完成全范围关节活动,肌力达到4级时应给予渐进抗阻训练。

(3)安全护理:运动障碍患者护理重点之一是防止坠床和跌倒,确保安全,可通过安置保护性床栏、建立无障碍通道、穿着防滑鞋、使用辅助工具如三角杖等。同时进行健康指导,提高患者及家属的安全意识。

(4)心理护理:定期评估患者心理状态并观察康复训练过程中出现的主动性缺乏、悲观或急于求成等心理现象。鼓励患者克服困难,正确认识疾病特点及康复进程,增强自我照顾能力与信心,营造和谐的氛围和舒适的休养环境,通过多学科合作建立医院、家庭、社区协助支持系统。

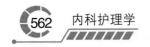

2. 有失用综合征的危险

(1)早期康复干预:早期康复有助于抑制和减轻肢体痉挛姿势的出现与发展,预防并发症、促进康复、减轻致残程度和提高生活质量。一般认为,缺血性脑卒中患者意识清楚、生命体征平稳,病情不再发展后48 h即可进行;多数脑出血患者可在病后10~14 d开始康复;其他疾病所致运动障碍的康复也应尽早进行。在不影响治疗的情况下,康复训练开展得越早,功能康复的可能性就越大,预后也就越好。早期康复护理的内容包括以下几个方面。

1)加强患侧刺激:加强患侧刺激可对抗其感觉丧失,避免忽略患侧身体和患侧空间。如房间的布置应尽可能地使患侧自然地接受更多的刺激,床头柜、电视机应置于患侧;护理工作如帮助患者洗漱、进食、测血压、脉搏等也都在患侧进行;进食、阅读等也在患侧进行。

2)保持良肢位:正确的体位姿势可减轻患肢痉挛、水肿,增加舒适感,不同体位可根据需要准备数个不同大小和形状的软枕用以支撑,保持肢体关节处于功能位。

3)定期体位变换(翻身):翻身主要是躯干的旋转,它能刺激全身的反应与活动,是抑制痉挛和减少患侧受压最具治疗意义的活动。偏瘫、截瘫患者每2~3 h翻身1次。

4)床上运动训练:正确的训练有助于缓解痉挛和改善已形成的异常运动模式。常用的床上康复项目包括Bobath握手、桥式运动、关节被动运动、起坐训练等。

(2)恢复期功能锻炼:应在康复师指导下由易到难、循序渐进、持之以恒地进行锻炼,包括转移动作训练、坐位训练、站立训练、步行和实用步行训练、平衡共济训练、日常生活活动训练等。上肢功能训练一般采用运动疗法和作业疗法相结合;下肢功能训练主要以改善步态为主。

(3)综合康复治疗:根据病情,指导患者合理选用针灸、理疗、按摩等辅助治疗,以促进运动功能的恢复。

六、意识障碍

意识是个体对周围环境及自身状态的感知能力。意识障碍是指人对外界刺激缺乏反应的一种精神状态。任何病因引起的大脑皮质、皮质下结构、脑干网状上行激活系统等部位损伤和抑制,均可导致意识障碍。意识障碍可分为以觉醒度下降为主、以意识内容变化为主及特殊类型。

1. 以觉醒度下降为主

(1)嗜睡:意识障碍的早期表现,患者睡眠时间延长,但可被唤醒,醒后可勉强配合检查及回答问题,刺激消失后继续入睡。

(2)昏睡:指患者沉睡但大声呼唤或强烈刺激后可觉醒,醒后回答问题含糊、简单不完全,停止刺激则很快入睡。

(3)昏迷:一种最为严重的意识障碍,意识完全丧失,各种刺激均不能使患者觉醒,无目的的自主活动,不能自发睁眼,按严重程度分为3级。

1)浅昏迷:意识完全丧失,声光刺激无反应,强烈疼痛刺激有回避反应,吞咽、咳嗽、瞳孔对光反射存在。生命体征无明显改变。

2)中昏迷:对外界刺激均无反应,强刺激防御反射、角膜反射、瞳孔对光反射减弱、大小便潴留或失禁。生命体征发生改变。

3)深昏迷:对外界刺激全无反应,各种反射消失,大小便失禁,生命体征发生明显改变,如呼吸不规律、血压下降等。

2. 以意识内容变化为主的意识障碍 包括意识模糊和谵妄,其中意识模糊是指情感反应淡漠,各种刺激反应均低于正常水平;谵妄是一种急性高级脑功能障碍,患者对周围环境的认识和反应能力下降,表现为认知、注意力、定向力等受损,觉醒周期紊乱,表现为紧张、恐惧和兴奋不安,甚至有冲动和攻击行为,呈波动性,昼轻夜重。常见病因有脑炎、蛛网膜下腔出血、癫痫、肝性脑病等。

3.特殊类型的意识障碍　主要指植物状态,植物状态是指大脑半球严重受损而脑干功能相对保留的一种状态,患者对自身和外界的认知功能完全丧失,呼之不应,有自发或反射性睁眼,存在吸吮、吞咽等原始反射,大小便失禁。颅脑外伤后植物状态 12 个月以上,或其他原因导致 3 个月以上称为持续植物状态。此外,还有去皮质综合征和无动性缄默症。

【护理评估】

1.病史　详细了解患者的发病方式和过程;注意评估有无高血压、心脏病及内分泌疾病等病史。

2.身体评估

(1)评估意识障碍的类型和严重程度:通过言语、针刺及压迫眶上神经等刺激,检查患者是否可以回答问题,有无睁眼动作和肢体反应。国际上常用 Glasgow 昏迷评分量表(表 9-2-4)评价意识障碍的程度。量表最高得分 15 分,最低得分 3 分,得分越低说明病情越严重,7 分以下预后较差。常用谵妄评估的方法和工具有 ICU 意识紊乱评估法(CAM-ICU)和重症谵妄筛查表(ICDSD)。

表 9-2-4　Glasgow 昏迷评分量表

检查项目	临床表现	评分/分
A.睁眼反应	自动睁眼	4
	呼之睁眼	3
	疼痛引起睁眼	2
	不睁眼	1
B.言语反应	定向正常	5
	应答错误	4
	言语错乱	3
	言语难辨	2
	不语	1
C.运动反应	能按指令动作	6
	对针痛能定位	5
	对针痛能躲避	4
	刺痛肢体屈曲反应	3
	刺痛肢体过伸反应	2
	无动作	1

(2)全身状态检查:主要评估瞳孔是否等大等圆,对光反射是否灵敏;观察生命体征变化,尤其注意有无呼吸节律与频率的改变;脑膜刺激征是否阳性等。

3.实验室及其他检查　EEG 是否提示脑功能受损,血液生化检查血糖、血脂、电解质及血常规是否正常,头部 CT、MRI 检查有无异常发现。

【主要护理诊断/问题】

有受伤的危险:与脑组织受损导致的意识障碍有关。

【护理措施】

1. 生活护理　根据患者自理情况,给予定时翻身、拍背,预防压疮和肺部感染;做好大小便护理,预防尿路感染;注意口腔卫生,定期口腔护理,防止口腔感染。

2. 安全护理　昏迷患者以及谵妄躁动者加床栏,必要时给予适当约束,防止坠床、自伤或伤人;慎用热水袋,防止烫伤;使患者平卧,头偏向一侧,或采取侧卧位,开放气道,取下活动性义齿,及时清除口鼻分泌物和吸痰,防止舌根后坠、窒息。

3. 饮食护理　给予富含维生素、高热量饮食,补充足够的水分;遵医嘱鼻饲流质者喂食前后抬高床头防止食物反流。

4. 病情监测　严密监测并记录生命体征及意识、瞳孔变化,观察有无恶心、呕吐及呕吐物的性状与量,准确记录出入量,预防脑疝发生。

(王云璐)

第三节　周围神经疾病

案例分析

患者,张某,男,28岁。1周前出现咽痛、低热和流鼻涕,2 d前出现双侧手指、足趾麻木异样感和刺痛、前臂和小腿刺痛,1 d前出现双下肢无力,需扶持才能站立,行走拖曳,双眼闭合无力,双口角流涎,食物易滞留于双面颊部,吞咽困难。

请思考:①该患者最可能的诊断是什么? ②为确诊该患者需要进行哪些辅助检查? ③该患者主要的护理诊断/问题是什么?

周围神经是与脑和脊髓相连的神经,包括脑神经、脊神经和内脏神经。周围神经疾病是指原发于周围神经系统的结构或功能损害的疾病。周围神经疾病症状的主要特点有感觉障碍、运动障碍、自主神经障碍、腱反射减弱或消失等。

一、三叉神经痛

三叉神经痛是一种原因未明的、短暂的、反复发作的三叉神经分布区内的剧痛,又被称为原发性三叉神经痛。

【病因与发病机制】

随着显微血管减压术的开展,目前的研究认为三叉神经痛的发病原因是邻近血管(如小脑动脉)压迫了三叉神经根,使得神经纤维挤压在一起,逐渐使其发生脱髓鞘改变而产生异位冲动,相邻轴索纤维伪突触形成或产生短路,轻微痛觉刺激通过短路传入中枢,中枢传出冲动亦通过短路传入,如此叠加造成阵阵剧痛。

【临床表现】

1. 发病情况　70%～80%的患者在40岁以后发病,女性稍多于男性,多为单侧发病。

2.临床特点

（1）面部剧痛：疼痛常局限于三叉神经 1 或 2 支分布区，以上颌支、下颌支多见。发作时表现为以面颊上下颌及舌部明显的剧烈电击样、针刺样、刀割样或撕裂样疼痛，持续数秒或 1～2 min。疼痛发作者常因畏惧疼痛不敢做相关动作，导致面部口腔卫生状况差、面色憔悴、情绪低落等。

（2）周期性发作：随着病程的迁延，发作次数逐渐增多，发作时间逐渐延长，间歇期缩短，甚至表现为持续性发作，很少自愈。

3.体征　原发性三叉神经痛者神经系统检查无阳性体征。继发性三叉神经疼痛，多伴有其他脑神经及脑干受损的症状和体征。

【诊断要点】

根据疼痛发作的典型症状和分布范围，不难诊断三叉神经痛，但应注意与牙痛、偏头痛等头面部疼痛相鉴别。

【治疗要点】

治疗本病的关键是迅速有效止痛。常用止痛方法如下。

1.药物治疗　本病的首选药物为卡马西平。其次可选用苯妥英钠、普瑞巴林、加巴喷丁等。轻者亦可服用解热镇痛药物。

2.封闭治疗　药物治疗无效者可行无水酒精或甘油封闭三叉神经分支或半月神经节治疗。

3.经皮半月神经节射频电凝疗法　采用射频电凝治疗对大多数患者有效，可缓解疼痛数月至数年。但该治疗方法可能导致患者发生面部感觉异常、角膜炎、复视、咀嚼无力等并发症。

4.手术治疗　可选用三叉神经感觉根部分切断术或伽马刀治疗，止痛效果确切，或行显微血管减压术。

【主要护理诊断/问题】

1.疼痛：面颊、上下颌及舌疼痛　与三叉神经受损（发作性放电）有关。

2.焦虑　与疼痛反复、频繁发作有关。

【护理措施】

1.避免发作诱因　保持室内光线柔和，周围环境安静、安全，避免患者因周围环境刺激而产生焦虑；保持正常作息和睡眠，维持情绪稳定；吃饭、漱口、说话、刷牙、洗脸动作宜轻柔，不用过冷、过热的水洗脸或漱口；食物宜软，忌生硬、油炸、辛辣食物，以免诱发"触发点"而引起疼痛。注意头面部保暖，避免局部受冷、受潮。

2.疼痛护理　观察患者疼痛的部位、痛点、敏感区、性质、程度、持续时间、发作频率及伴随症状，了解疼痛的原因与诱因。指导患者运用想象、分散注意力、放松、适当按摩疼痛部位等技巧减轻疼痛，并鼓励患者运用指导式想象、听轻音乐、阅读报刊等方式分散注意力，以消除紧张情绪。

3.用药护理　指导患者遵医嘱正确服药，不可随意更换或停药，并告知药物可能出现的不良反应。

4.心理护理　关注患者的心理状况，及时识别患者的不良情绪，适时开展心理疏导。

【健康指导】

1.疾病知识指导　告知患者本病的临床特点与诱发因素，指导患者避免一些可能诱发的情况或动作。

2.用药指导与病情监测　遵医嘱合理用药，使患者学会识别药物的不良反应。

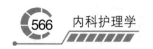

二、面神经炎

面神经炎是由茎乳孔内面神经非特异性炎症所致的周围性面瘫,又称为特发性面神经麻痹,或称贝尔(Bell)麻痹。

【病因与发病机制】

面部受冷风吹袭、病毒感染、中耳炎、茎乳孔周围水肿及面神经在面神经管出口处受压、缺血、水肿等均可引起发病,也有认为该病可能与免疫反应有关。

【临床表现】

1. 发病情况　本病任何年龄、任何季节均可发病,多见于 20～40 岁,男性多于女性。

2. 起病形式　一般为急性发病,常于数小时或 1～3 d 症状达高峰。

3. 临床症状与体征

(1)表情肌瘫痪:多见于单侧,主要表现为患侧面部表情肌瘫痪,额纹消失,不能皱额蹙眉;眼裂闭合不能或闭合不完全;患侧闭眼时双眼球向外上方转动,露出白色巩膜,称为贝尔征(Bell sign);患侧鼻唇沟变浅,口角歪向健侧(露齿时更明显);由于口轮匝肌瘫痪,会出现吹口哨、鼓腮漏气;由于颊肌瘫痪,食物易滞留于患侧齿龈,口水或汤水可从患侧口角漏出等。

(2)其他表现:部分患者起病前 1～2 d 可出现患侧耳后持续性疼痛或乳突部压痛;面神经病变在中耳鼓室段者可出现说话时回响过度和病侧舌前 2/3 味觉缺失等。

【诊断要点】

根据起病特点与临床表现,面神经炎的诊断不难,但需注意与吉兰-巴雷综合征、耳源性面神经麻痹、后颅窝肿瘤、脑膜炎等继发引起的面神经麻痹进行鉴别。

【治疗要点】

本病的治疗原则为改善局部血液循环,减轻面神经水肿,缓解神经受压,促使功能恢复。

1. 药物治疗　急性期应尽早使用糖皮质激素,也可使用 B 族维生素以促进神经髓鞘恢复。眼裂不能闭合者,可根据情况使用眼膏、眼药水、眼罩等预防感染以保护角膜。

2. 急性期理疗　可在茎乳孔附近行超短波透热疗法、红外线照射或局部热敷等,有利于改善局部的血液循环,减轻神经水肿。

3. 恢复期治疗　可进行面肌运动锻炼,或行针刺或电针治疗等。发病后 1 年以上仍未恢复,可考虑整容手术或面-舌下神经或面-副神经吻合术。

【主要护理诊断/问题】

1. 体象紊乱　与面神经麻痹所致口角歪斜等有关。

2. 疼痛:下颌角或乳突部疼痛　与面神经病变累及膝状神经节有关。

【护理措施】

1. 一般护理　急性期注意休息,面部防风防晒,避免直吹冷风,外出时可戴口罩、系围巾,既可保暖又能够改善自身形象。患侧面部可用湿热毛巾外敷,水温 50～60 ℃,每天 3～4 次,每次 15～20 min;早晚自行按摩患侧,按摩应轻柔、适度、部位准确。

2. 饮食护理　饮食宜清淡,避免粗糙、干硬、辛辣食物,有味觉障碍的患者应注意食物的冷热度,以防烫伤口腔黏膜;指导患者饭后及时漱口,清除口腔患侧滞留食物,保持口腔清洁,预防口腔感染。

3.心理护理 观察有无心理异常的表现,鼓励患者表达心理感受和内心的真实想法;告诉患者本病大多预后良好,并介绍治愈病例,指导患者克服焦躁情绪和害羞心理,正确对待疾病,积极配合治疗;同时护士在与患者谈话时应语言柔和、态度和蔼亲切,避免任何伤害患者自尊的言行。

4.预防眼部并发症 眼睑不能闭合或闭合不全者应减少用眼动作,并给予眼罩、眼镜防护,或用眼药水预防感染,保护角膜。

5.功能锻炼指导 患者尽早开始面肌的主动与被动运动,可对着镜子做皱眉、举额、闭眼、露齿、鼓腮和吹口哨等动作,每天数次,每次 5~15 min。

【健康指导】

1.疾病预防指导 病毒感染、自主神经功能失调等均可导致本病发生,因此,应保持健康心态,生活规律。

2.疾病知识指导 清淡软食;保持口腔清洁,预防口腔感染,面瘫未完全恢复时注意用围巾或高领风衣适当遮挡、修饰。

3.康复指导 遵医嘱理疗或针灸;保护面部,避免过冷刺激,坚持每天数次面部按摩和运动。

三、急性炎症性脱髓鞘性多发性神经病

急性炎症性脱髓鞘性多发性神经病(acute inflammatory demyelinating polyradicu-loneuropathies,AIDP)是吉兰-巴雷综合征(Guillain-Barre syndrome,GBS)的一种常见类型。它是一组急性或亚急性起病、多发性脊神经根和周围神经受累(也可累及脑神经)的疾病。其主要病理改变为周围神经广泛炎症性节段性脱髓鞘和小血管周围淋巴细胞及巨噬细胞的炎症反应。

【病因与发病机制】

急性炎症性脱髓鞘性多发性神经病是免疫介导的周围神经疾病。

【临床表现】

1.前驱感染与起病形式 多数患者发病前 1~3 周有上呼吸道或消化道感染症状或疫苗接种史;任何年龄、季节均可发病。多为急性或亚急性起病,症状常于数日至 2 周达高峰。

2.弛缓性瘫痪 首发症状常为四肢对称性弛缓性肌无力,可自远端向近端发展或相反,亦可远、近端同时受累,并可累及躯干,严重病例可因累及肋间肌及膈肌而致呼吸麻痹。腱反射减低或消失,病理反射阴性。

3.感觉障碍 较运动障碍轻,发病时多有肢体感觉异常,如麻木、刺痛和不适感,感觉缺失或减退呈手套袜子样分布,少数患者可有肌肉压痛,以腓肠肌压痛较为常见。

4.脑神经损害 以双侧面神经麻痹最为常见,其次是舌咽神经和迷走神经,其余脑神经受损少见,部分患者以脑神经受损为首发症状就诊。

5.自主神经症状 有多汗、皮肤潮红、手足肿胀及营养障碍。严重病例可有心动过速、直立性低血压等。

6.病程 多为单项病程,病程中可有短暂波动。

【实验室及其他检查】

本病的实验室检查主要为腰椎穿刺脑脊液检查和肌电图检查。典型的脑脊液改变为细胞数正常,而蛋白含量明显增高(为神经根的广泛炎症反应),称蛋白-细胞分离现象,为本病的重要特点,通常在病后第 2~4 周较为明显。神经电生理主要根据运动神经传导测定,提示周围神经存在脱髓

鞘改变;肌电图早期可见 F 波或 H 反射延迟(提示神经近端或神经根损害)。

【诊断要点】

急性起病的、对称性的四肢弛缓性瘫痪,可伴有双侧第Ⅶ或Ⅸ、Ⅹ颅神经麻痹,集落刺激因子(CSF)有蛋白-细胞分离现象,神经电生理检查有神经传导速度的减慢即可诊断本病。

【治疗要点】

1.呼吸道管理　呼吸麻痹是 GBS 的主要危险,重症者应置于监护室,密切观察呼吸情况,定时进行血气分析。当肺活量下降至正常的25%~30%,血氧饱和度、血氧分压明显降低时应该尽早进行气管插管或气管切开,机械辅助通气。加强气道护理,定时翻身、拍背,及时抽吸呼吸道分泌物,保持呼吸道通畅,预防感染。

2.营养支持　延髓支配的肌肉麻痹者会有吞咽困难和饮水呛咳,需要给予鼻饲,以确保每日足够的热量、维生素,防止电解质紊乱。可选用 B 族维生素营养神经。

3.免疫治疗

(1)血浆置换(plasma exchange,PE):周围神经脱髓鞘时,由于体液免疫系统的作用,患者血液中存在与发病有关的抗体、补体及细胞因子等,采用血浆置换疗法可直接去除血浆中的致病因子,减轻临床症状,缩短呼吸机使用时间,减少并发症。严重感染、心律失常、心功能不全以及凝血功能障碍者禁用。

(2)免疫球蛋白:推荐有条件者尽早使用。应用大剂量的免疫球蛋白静脉滴注以治疗急性病例,可获得与血浆置换治疗相接近的效果,而且安全。成人剂量 $0.4\ g/(kg\cdot d)$,连用 5 d。免疫球蛋白过敏或者先天性 IgA 缺乏者禁用。

4.其他治疗　考虑有胃肠道空肠弯曲菌感染者,可用大环内酯类抗生素治疗。病情稳定后,尽早进行正规的神经功能康复锻炼,如主动或被动运动、理疗、针灸、按摩等。

【主要护理诊断/问题】

1.低效性呼吸型态　与周围神经损害、呼吸肌麻痹有关。

2.躯体活动障碍　与四肢肌肉进行性瘫痪有关。

3.恐惧　与呼吸困难、濒死感或害怕气管切开有关。

4.吞咽障碍　与颅神经受损所致延髓麻痹,咀嚼肌无力及气管切开等有关。

5.清理呼吸道无效　与肌麻痹致咳嗽无力、肺部感染所致分泌物增多等有关。

6.潜在并发症　深静脉血栓形成、营养失调。

【护理措施】

1.低效性呼吸型态

(1)给氧:持续低流量给氧,并保持输氧管道的通畅。当患者动脉血氧饱和度下降时应加大氧流量。

(2)保持呼吸道通畅:指导患者半坐卧位,鼓励其深呼吸和有效咳嗽,协助其翻身、拍背或体位引流,及时清除口、鼻腔和呼吸道分泌物,必要时吸痰。

(3)准备抢救用物:床头常规备吸引器、气管切开包及机械通气设备,以便随时抢救。

(4)病情监测:给予心电监测,动态观察血压、脉搏、呼吸、动脉血氧饱和度及情绪变化。询问患者有无胸闷、气短、呼吸费力等症状,注意呼吸困难的程度和血气分析的指标改变。当患者出现烦躁不安时,应区分是否为早期缺氧的表现;当出现呼吸费力、出汗、口唇发绀等缺氧症状时应立即报告医生。

（5）呼吸机的管理：详见《急危重症护理学》相关章节。

（6）心理支持：了解患者的心理状况，主动关心患者，耐心倾听患者的感受，告知患者医护人员会认真观察其病情变化，使其情绪稳定、保证休息。

2. 躯体活动障碍

（1）饮食护理：指导患者进食高蛋白、富含维生素、高热量且易消化的软食。吞咽困难和气管切开、呼吸机辅助呼吸者应及时插胃管，给予鼻饲，以保证机体足够的营养供给，维持水、电解质平衡。留置胃管的患者进食时和进食后 30 min 应抬高床头，防止食物反流引起窒息和坠积性肺炎。

（2）预防并发症：由于瘫痪、气管切开和机械通气，重症 GBS 患者往往卧床时间较长，机体抵抗力低下，容易发生肺部感染、压疮、营养失调，同时可能发生下肢静脉血栓形成、肢体挛缩和肌肉失用性萎缩、便秘、尿潴留等并发症。

（3）用药护理：教会患者遵医嘱正确服药，告知患者药物的作用、不良反应、使用时间、方法及注意事项。

（4）生活护理、安全护理及康复护理：参见本章第二节中"运动障碍的护理"的护理措施。

【健康指导】

1. 疾病知识指导　指导患者及家属了解本病的病因、进展、常见并发症及预后；保持情绪稳定和健康心态；加强营养，增强体质和机体抵抗力，避免淋雨、受凉、疲劳和创伤，防止复发。

2. 康复指导　加强肢体功能锻炼和日常生活活动训练，减少并发症，促进康复。

3. 预防并发症　及时采取措施预防肺部感染、压疮、营养失调、下肢静脉血栓形成、肢体挛缩和肌肉失用性萎缩、便秘、尿潴留等并发症。

（王云璐）

第四节　脑血管疾病

案例分析

患者，赵某，男，57 岁。因"饮酒后突发神志不清 1 h 余并逐渐加重、呕吐咖啡样胃内容物"入院。入院时测 T 38.9 ℃，P 90 次/min，BP 172/108 mmHg，呼吸不规则；双侧瞳孔缩小，对光反射迟钝，摇动及呼叫无反应，压迫眶上神经有反抗动作和痛苦表情。头部 CT 和 MRI 显示脑桥部位高密度影像，出血量约 4 mL。

请思考：①该患者最可能的诊断及依据是什么？②针对该患者目前最主要的处理措施是什么？③该患者最主要的护理诊断/问题有哪些？④为了防止并发症的出现，如何进行病情观察？

一、脑血管疾病的病因与分类

脑血管疾病（cerebral vascular diseases，CVD）是由各种原因导致的脑血管性疾病的总称。脑卒中（stroke）是脑血管疾病的主要临床类型，以突然发病、迅速出现局限性或弥散性脑功能缺损为主

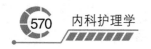

要特征的一组器质性脑损伤导致的脑血管疾病,包括缺血性脑卒中和出血性脑卒中。正常人脑占体重的2%~3%,流经脑组织的血流占心搏出量的20%。因脑组织几乎无葡萄糖和氧的储备,所以对缺血缺氧性损害十分敏感。如脑组织血供完全中断,10 s自发脑电活动消失,5 min最易损的特定神经元将出现不可逆性损伤。

(一)脑血管疾病的病因

1.血管壁病变　高血压性动脉硬化和动脉粥样硬化(最常见)、动脉炎(风湿、结核、梅毒等所致)、先天性血管病(动脉瘤、动静脉畸形)、血管损伤(外伤、颅脑手术、穿刺)等。

2.血液流变学及血液成分异常　高脂血症、高血糖、高蛋白血症、白血病、红细胞增多症等所致血液黏滞度增高;血小板减少性紫癜、血友病、DIC等所致凝血机制异常。

3.心脏病和血流动力学异常　高血压、低血压或血压的急骤波动、心脏功能障碍、传导阻滞、风湿性心脏瓣膜病、心律失常(特别是心房颤动)等。

4.其他　颈椎疾病(颈椎病、肿瘤)压迫邻近的大血管、颅外栓子(空气、脂肪、癌细胞、细菌栓子等)进入颅内。

(二)脑血管疾病的分类

脑血管疾病有不同的分类方法:①依据症状持续时间分为短暂性脑缺血发作和脑卒中。②依据病理性质分为缺血性卒中和出血性卒中,前者包括脑血栓形成和脑栓塞,统称为脑梗死;后者包括脑出血和蛛网膜下腔出血。③依据发病急缓分为急性脑血管疾病和慢性脑血管疾病。

(三)脑血管疾病的危险因素及预防

脑血管疾病的危险因素分为可干预和不可干预两类,针对可干预因素采取措施,可减少脑血管疾病的发生。

1.危险因素

(1)可干预因素:高血压、高脂血症、心脏病、糖尿病、高同型半胱氨酸血症、吸烟、酗酒、体力活动少、高盐饮食、超重、感染、脑卒中史等。其中高血压是各类型脑卒中最重要的独立危险因素。

(2)不可干预因素:年龄、性别、性格、种族、遗传等。

2.脑血管疾病的预防　证据表明,对脑卒中的危险因素进行早期干预,可显著降低脑卒中的发病风险。

(1)一级预防:指对疾病发生的预防,通过对高危致病因素进行干预,以降低疾病的发病率为最终目的。其方法是定期健康体检,早期发现卒中的内在危险因素,并对典型危险因素进行控制,同时戒烟、改变不健康饮食习惯、坚持体育锻炼、减肥等。

(2)二级预防:指疾病发生后开展的临床治疗,以及早期和恢复期康复,以防止病情加重,预防残疾和功能障碍。干预内容包括对患者高危因素的控制、康复治疗和康复训练指导、卫生宣教和心理疏导等。已发生过卒中的患者面临着更高的再发血栓性疾病风险,发生卒中后需要终生接受二级预防,以防卒中再发。

(3)三级预防:指对疾病造成的残疾积极开展功能康复锻炼,同时避免原发病的复发。内容主要包括康复医疗、训练指导、心理疏导、知识普及等,以尽可能恢复或补偿患者缺损的功能,增强其参与社会生活的能力。

二、短暂性脑缺血发作

短暂性脑缺血发作(transient ischemic attack,TIA)是由局部脑或视网膜缺血引起的短暂性神经功能缺损,症状持续一般不超过1h,最长不超过24h,且影像学检查(CT、MRI)无责任病灶,可反复发作。TIA是缺血性卒中最重要的危险因素,患病率为180/10万,男女之比约为3:1,发病率随年龄的增长而增高,但近年来年轻化趋势越来越明显。

【病因与发病机制】

关于TIA的病因和发病机制的学说众多,主要有以下两种类型。

1. 血流动力学改变 是在各种原因所致的颈内动脉系统或椎基底动脉系统的动脉严重狭窄基础上,血压的急剧波动导致原来靠侧支循环支持的脑区发生的一过性缺血。

2. 微栓塞 来源于颈部和颅内大动脉,尤其是动脉分叉处的粥样硬化斑块和其他来源的微栓子,随血流进入颅内,引起相应动脉闭塞而产生临床症状。

【临床表现】

1. 一般特点 中老年多见,男性多于女性;多伴有高血压、动脉粥样硬化、糖尿病、高脂血症和心脏病等脑血管疾病的高危因素;突发局灶性脑或视网膜功能障碍,持续时间短暂,多在1h内恢复,最多不超过24h,不遗留后遗症;可反复发作,且每次发作表现相似。

2. 颈内动脉系统TIA 临床表现与受累血管分布有关,大脑中动脉供血区TIA可出现缺血对侧肢体的单瘫、轻瘫、面瘫和舌瘫,可伴有偏身感觉障碍和对侧同向性偏盲,优势半球损伤出现失语和失用,大脑前动脉供血区缺血可出现人格和情感障碍、对侧下肢无力。颈内动脉主干TIA主要表现为眼动脉交叉瘫(患侧单眼一过性黑矇、失明和或对侧偏瘫及感觉障碍),Horner交叉瘫(患侧Horner综合征,对侧偏瘫)。

3. 椎基底动脉系统TIA ①常见症状:眩晕、恶心和呕吐、平衡失调。②特征性症状:跌倒发作和短暂性全面遗忘症(transient global amnesia,TGA)。前者表现为转头或仰头时,双下肢无力而跌倒,常可很快自行站起,无意识丧失;后者表现为发作时出现短时间记忆丧失,对时间、地点定向障碍,但对话、书写和计算能力正常,无意识障碍,持续数分钟或数小时。③可能出现的症状:吞咽障碍、构音不清、共济失调(小脑缺血)、交叉性瘫痪(脑干缺血)。

【实验室及其他检查】

1. 影像学检查 CT或MRI检查多正常,磁共振血管成像(MRA)和数字减影血管造影(DSA)可见血管狭窄、动脉粥样硬化改变;彩色经颅多普勒(TCD)可见动脉狭窄、粥样硬化斑块等。

2. 其他 血常规、血流动力学、血脂、血糖和同型半胱氨酸等,有助于发现病因。

【诊断要点】

绝大多数TIA患者就诊时临床症状已消失,故其诊断主要依靠病史。中老年患者突然出现局灶性脑损害症状或体征,符合TIA的临床表现,并在短时间内(持续时间多不超过1h)完全恢复者,应考虑TIA。

【治疗要点】

TIA是急症,发病后2~7d为卒中的高风险期,紧急评估和干预可减少卒中发生。

1. 卒中风险评估 常用的工具为ABCD²评分(表9-4-1),症状发作72h内并存在下列情况之一者,建议入院治疗:①ABCD²评分>3分;②ABCD²评分0~2分,但门诊不能在2d之内完成系统检查;③ABCD²评分0~2分,并有其他证据提示症状由局部缺血造成,如DWI显示为小片状出血灶。

2. 药物治疗

(1)抗血小板治疗:非心源性栓塞推荐抗血小板治疗。可减少微栓子发生,预防复发。

（2）抗凝治疗：心源性栓塞推荐抗凝治疗。常用药物有肝素、低分子肝素和华法林。

（3）扩容治疗：主要纠正低灌注，适用于血流动力型 TIA。

（4）溶栓治疗：符合临床指征时，可结合患者病情考虑溶栓治疗。

（5）中药治疗：常用药物有川芎、丹参、红花、三七等。

表 9-4-1　TIA 的 $ABCD^2$ 评分

分类	临床表现	分值/分
年龄	>60 岁	1
血压	收缩压>140 mmHg 或舒张压>90 mmHg	1
临床症状	单侧无力	2
	不伴有无力的言语障碍	1
症状持续时间	>60 min	2
	10～59 min	1
糖尿病	有	1

3. 外科手术治疗　脑室出血穿刺引流术、去骨瓣减压术等。

4. 控制危险因素　见本章第四节脑血管疾病危险因素及预防。

【主要护理诊断/问题】

1. 有受伤的危险　与突发眩晕、平衡失调和一过性失明有关。

2. 潜在并发症　脑卒中。

3. 知识缺乏　缺乏疾病的防治知识。

【护理措施】

1. 安全护理　指导患者发作时卧床休息，枕头不宜太高（以 15°～20°为宜），以免影响头部血液供应。仰头或头部转动时应缓慢且转动幅度不宜太大，以防跌倒发作和外伤。频繁发作者避免重体力劳动，沐浴和外出应有家人陪伴。适当体育运动，以改善心脏功能，增加脑部血流量，改善脑循环。

2. 用药护理　指导患者遵医嘱正确服药，不可自行调整、更换或停用药物。告知其所用药物的机制和不良反应。

3. 病情观察　对频繁发作的患者，应注意观察和记录每次发作的持续时间、间隔时间和伴随症状；观察患者肢体无力或麻木等症状有无减轻或加重，有无头痛、头晕或其他脑功能受损的表现，警惕完全性缺血性脑卒中的发生。

【健康指导】

1. 疾病预防指导　指导患者改变不良生活习惯，养成健康生活方式；告知患者定期复查，监测药物不良反应，且出现肢体麻木、无力、眩晕、复视等症状时及时就医；积极治疗高血压、高脂血症、糖尿病、脑动脉硬化等。

2. 疾病知识指导　评估患者和家属对疾病的认知程度，介绍疾病发生的病因、主要危险因素、早期症状和体征、及时就诊和治疗与预后的关系、防治知识、遵医嘱用药和自我护理的方法。

三、脑梗死

脑梗死(cerebral infarction,CI)又称缺血性脑卒中,是指各种原因引起脑部血液供应障碍,导致脑组织缺血、缺氧性坏死而出现相应神经功能缺损的一类临床综合征。根据局部脑组织发生缺血坏死的机制将脑梗死分为3种主要病理生理学类型:脑血栓形成、脑栓塞和腔隙性脑梗死,本节主要介绍前两种。

(一)脑血栓形成

脑血栓形成即动脉粥样硬化性血栓性脑梗死(atherosc-lerotic thrombotic cerebral infarction),是在脑动脉粥样硬化等动脉壁病变的基础上,脑动脉主干或分支管腔狭窄、闭塞或形成血栓,造成该动脉供血区局部脑组织血流中断而发生缺血、缺氧性坏死,引起偏瘫、失语等相应的神经症状和体征。脑血栓形成是临床最常见的脑血管疾病,也是脑梗死最常见的临床类型,约占全部脑梗死的60%。

【病因与发病机制】

1.脑动脉粥样硬化　是脑血栓形成最常见和基本的病因。

2.脑动脉炎　结缔组织疾病、细菌和钩端螺旋体等感染均可致脑动脉炎症,使管腔狭窄或闭塞。

3.其他　包括血液系统疾病如真性红细胞增多症、血小板增多症、弥散性血管内凝血;脑淀粉样血管病、颅内外夹层动脉瘤及烟雾病等。此外,尚有极少数病因不明者。

【临床表现】

1.临床特点　①多见于50岁以上有动脉粥样硬化、高血压、高脂血症、糖尿病者;②安静或休息状态发病,部分患者发病前有肢体麻木、无力等前驱症状或TIA发作;③起病缓慢,症状多在发病后10 h或1~2 d达高峰;④以偏瘫、失语、偏身感觉障碍和共济失调等局灶定位症状为主;⑤少部分患者可有头痛、呕吐、意识障碍等全脑症状。

2.不同脑血管闭塞的临床特点　因不同血管闭塞,侧支循环建立情况不同,脑组织缺血缺氧位置及严重程度不同,其临床表现差异性较大。大脑中动脉主干闭塞会引起三偏症状,即病灶对侧偏瘫、偏身感觉障碍和偏盲,伴有头、眼向病灶侧凝视,优势半球受累出现完全性失语症,非优势半球受累出现体像障碍,患者可出现意识障碍。大脑前动脉主干闭塞可能会出现双侧大脑半球前、内侧梗死,导致截瘫、大小便失禁、意志丧失、运动性失语综合征等。此外,颈内动脉、椎基底动脉以及大脑后动脉闭塞等均会出现不同的临床症状和体征。

3.临床类型　根据起病形式和病程可分为以下临床类型。

(1)完全型:起病后6 h内病情达高峰,病情重,表现为一侧肢体完全瘫痪甚至昏迷,临床需与脑出血进行鉴别。

(2)进展型:发病后症状在48 h内逐渐进展或呈阶梯式加重。

(3)缓慢进展型:起病2周以后症状仍逐渐发展。多见于颈内动脉颅外段血栓形成,与全身或局部因素所致脑灌注减少有关,应注意与颅内肿瘤、硬膜下血肿进行鉴别。

(4)可逆性缺血性神经功能缺失:症状和体征持续时间超过24 h,但在1~3周完全恢复,不留任何后遗症。可能与缺血未导致不可逆的神经细胞损害,侧支循环迅速而充分地代偿,发生的血栓不牢固,伴发的血管痉挛及时解除等有关。

【实验室及其他检查】

1.血液检查　包括血常规、血流变、血糖、血脂、肾功能、凝血功能等。这些检查有助于发现脑

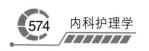

梗死的危险因素并对病因进行鉴别。

2. 神经影像学　可直观显示脑梗死的部位、范围、血管分布、有无出血、病灶新旧等,帮助临床判断组织缺血后是否可逆、血管状况,以及血流动力学改变。

(1)CT:发病后尽早进行头部CT检查,对排除脑出血至关重要。多数病例发病24 h后逐渐显示低密度梗死灶。发病后2~15 d可见均匀片状或楔形的明显低密度灶。大面积梗死伴有水肿和占位病变时,出血性梗死灶呈混杂密度。2~3周梗死灶开始被吸收,CT上难以分辨,称为"模糊效应"。

(2)MRI:可清晰显示早期缺血性梗死灶,弥散加权成像(DWI)可显示发病2 h以内的缺血组织部位、范围,为早期治疗提供重要信息。

(3)血管造影:DSA和MRA可以发现血管狭窄、闭塞和其他血管病变,如动脉炎、动脉瘤和动静脉畸形等,可为血管内治疗提供依据。

【诊断要点】

根据以下临床特点可明确诊断:①中、老年患者,存在动脉粥样硬化、高血压、高血糖等脑卒中的危险因素;②静息状态下或睡眠中起病,病前有反复的TIA发作史;③偏瘫、失语、感觉障碍等局灶性神经功能缺损的症状和体征在数小时或数日内达高峰,多无意识障碍;④结合CT或MRI可明确诊断。应注意与脑栓塞和脑出血等疾病进行鉴别。

【治疗要点】

卒中患者应尽量收治入卒中单元。

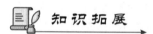
知识拓展

卒中单元

卒中单元主要以神经内科和神经重症科室为依托,针对脑卒中患者制定规范和明确诊疗目标,由神经内科、急诊医学中心、神经介入治疗组、康复科、神经外科多学科专业人员诊疗和护理的医疗综合体。卒中单元不是一种具体的疗法,而是针对卒中患者的科学管理系统,能充分体现以人为本的医疗服务理念,以及多学科密切配合的综合性治疗。

1. 治疗原则

(1)超早期治疗:发病后力争于治疗时间窗内选用最佳治疗方案。

(2)个体化治疗:根据患者年龄、病情严重程度、临床类型及基础疾病等采取最适当的治疗。

(3)整体化治疗:采取病因治疗、对症治疗、支持治疗和康复治疗等综合措施,同时对高危因素进行预防性干预。

2. 急性期治疗

(1)超早期溶栓:在发病后4.5 h以内溶栓使血管再通,及时恢复血流和改善组织代谢。

(2)调整血压:急性期应维持患者血压于较平时稍高水平,以保证脑部灌注,防止梗死面积扩大。

(3)防治脑水肿:脑水肿多见于大面积脑梗死,常于发病后3~5 d达高峰。治疗目标是降低颅压、维持足够脑灌注且预防脑疝。

(4)控制血糖:急性期患者血糖升高较常见,可能为原有糖尿病的表现或应激反应。

(5)抗血小板聚集:常用药物包括阿司匹林和氯吡格雷。未行溶栓治疗的患者应在发病后48 h之内服用阿司匹林150~300 mg/d,但不主张在溶栓后24 h内应用,以免增加出血风险。

(6)抗凝治疗:常用药物包括肝素、低分子肝素和华法林。一般不推荐发病后急性期应用抗凝药物预防卒中复发、阻止病情恶化或改善预后。合并高凝状态有深静脉血栓形成和肺栓塞趋势者,可预防性应用。

(7)脑保护治疗:应用胞磷胆碱、钙通道阻滞剂(如尼莫地平)、自由基清除剂(如依达拉奉)、脑活素等药物和采用头部或全身亚低温治疗,可通过降低脑代谢,干预缺血引发细胞毒性机制而减轻缺血性脑损伤。

(8)吸氧和通气支持:大面积梗死或脑干卒中必须给予气道支持或辅助通气。

(9)中医中药治疗:采用丹参、川芎嗪、三七、葛根素、银杏叶制剂等进行活血化瘀治疗。

(10)外科或介入治疗:对大脑半球的大面积梗死,可行开颅降压术和(或)部分脑组织切除术;伴有脑积水者可行脑室引流;颈动脉狭窄>70%的患者可考虑颈动脉内膜切除术、血管成形术和血管内支架置入术。

(11)康复治疗:早期、个体化开展,分阶段、因人而异地选择疗法,鼓励患者积极参与,降低致残率,促进神经功能恢复,早日重返社会。

3.恢复期治疗 一般2周后进入恢复期,尽早开启二级预防模式,控制危险因素、抗血小板治疗、抗凝治疗和康复治疗。

【主要护理诊断/问题】

1.躯体活动障碍 与运动中枢损害致肢体瘫痪有关。

2.语言沟通障碍 与语言中枢损害有关。

3.吞咽障碍 与意识障碍或延髓麻痹有关。

4.有失用综合征的危险 与意识障碍、偏瘫所致长期卧床有关。

5.焦虑/抑郁 与瘫痪、失语、缺少社会支持及担心疾病预后有关。

6.知识缺乏 缺乏疾病治疗、护理、康复和预防复发的相关知识。

【护理措施】

1.躯体活动障碍

(1)生活、安全、康复及心理护理:参见本章第二节中"运动障碍"的护理措施。

(2)用药护理:护士应熟悉患者所用药物的药理作用、用药注意事项、不良反应和观察要点,遵医嘱正确用药。

1)溶栓和抗凝药物:应严格掌握药物剂量,监测出凝血时间和凝血酶原时间,观察有无黑便、牙龈出血、皮肤瘀点瘀斑等出血表现。密切观察症状和体征的变化,如患者原有症状和体征加重,或出现严重头痛、血压增高、脉搏减慢、恶心、呕吐等,应考虑继发颅内出血,立即停用溶栓和抗凝药物,协助紧急头部CT检查。

2)甘露醇:注意用药速度并观察用药后患者的尿量和尿液颜色,准确记录24 h出入量,定期检测电解质;观察有无药物结晶阻塞肾小管所致少尿、血尿、蛋白尿及尿素氮升高等急性肾衰竭的表现,定时复查尿常规、血生化和肾功能;观察有无脱水速度过快所致头痛、呕吐、意识障碍等低颅压综合征的表现,并注意与高颅压进行鉴别。

2.语言沟通障碍 参见本章第二节中"言语障碍"的护理措施。

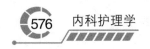
3. 吞咽障碍

（1）病情评估：评估患者能否经口进食及进食类型（固体、流质、半流质）、进食量和进食速度，饮水时有无呛咳；也可采用洼田饮水试验或床边饮水测试评估吞咽功能。

（2）饮食护理：采取坐位或床头摇高30°进食；选择食物种类或形状时，为防止误吸，便于食物在口腔内的移送和吞咽，食物应尽量柔软、密度与性状均一；不易松散有一定黏度；能够变形，利于顺利通过口腔和咽部，不易粘在黏膜上。可采取侧方吞咽法，即吞咽时头侧向健侧肩部，防止食物残留在患侧梨状隐窝内，尤其适合偏瘫的患者；点头样吞咽，即吞咽时，配合头前屈、下颌内收如点头样的动作，加强对气道的保护，利于食物进入食管。必须鼻饲饮食者应教会其照顾者鼻饲的方法及注意事项，加强留置胃管的护理。

（3）防止窒息：进食前应注意休息；保持进餐环境的安静、舒适；减少进餐时环境中分散注意力的干扰因素；因用吸管饮水需要比较复杂的口腔肌肉功能，患者不可用吸管饮水、饮茶，用杯子饮水时，保持水量在半杯以上，以防低头饮水的体位增加误吸的危险。床旁备吸引装置，如果患者呛咳、误吸或呕吐，应立即指导其取头侧位，及时清理口、鼻腔内分泌物和呕吐物，保持呼吸道通畅，预防窒息和吸入性肺炎。

【健康指导】

1. 疾病预防指导　指导患者均衡饮食，保持能量供需平衡，戒烟、限酒，鼓励患者从事力所能及的家务劳动，改变不良生活方式。告知患者和家属疾病恢复需经历的过程，鼓励患者坚持锻炼，循序渐进。

2. 疾病知识指导　告知脑血栓形成基本病因和主要危险因素、早期症状和及时就诊的指征；指导患者遵医嘱正确服用降压、降糖和降脂药物，并定期进行相关项目的检查；告知患者和家属康复治疗的知识和自我护理的方法。

（二）脑栓塞

脑栓塞是指血液中的各种栓子（如心脏内的附壁血栓、动脉粥样硬化斑块、脂肪、肿瘤细胞、空气等）随血流进入颅内动脉系统，导致血管腔急性闭塞，引起相应供血区脑组织缺血性坏死，出现局灶性神经功能缺损的症状和体征，占脑梗死的15%～20%。

【病因与发病机制】

脑栓塞根据栓子来源分为3类。

1. 心源性　为脑栓塞最常见病因，约75%的心源性栓子栓塞于脑部。其主要见于以下疾病：①心房颤动，心源性脑栓塞中最常见的病因。②心脏瓣膜病，可影响血流动力学而导致附壁血栓形成。③感染性心内膜炎，心瓣膜上的炎性赘生物脱落导致栓塞，并可引起颅内感染。④心肌梗死，面积较大或合并慢性心力衰竭，可致血液循环淤滞形成附壁血栓。⑤二尖瓣脱垂，心脏收缩时脱垂的二尖瓣突入左心房，引起严重的血液反流，易导致附壁血栓形成。

2. 非心源性　心脏以外的栓子随血流进入颅内引起栓塞。常见原因：①动脉粥样硬化斑块脱落性栓塞，主动脉弓或颈动脉粥样硬化斑块脱落形成栓子，沿颈内动脉或椎基底动脉进入颅内。②脂肪栓塞，长骨骨折或手术后。③空气栓塞，静脉穿刺、人工气腹等。④癌栓塞，恶性肿瘤可浸润、破坏血管，瘤细胞进入血液形成癌栓。⑤感染性栓塞，败血症的菌栓或脓栓、寄生虫虫卵栓子等。

3. 来源不明　部分病例无法查到栓子来源。

【临床表现】

1. 临床特点 任何年龄均可发病,风湿性心脏瓣膜病所致脑栓塞以青壮年为主,冠心病及大动脉粥样硬化所致脑栓塞以中老年多见。安静与活动时均可发病,但以活动中突然发病常见,发病前多无明显诱因和前驱症状。起病急,症状常在数秒钟至数分钟内达高峰(是所有急性脑血管病中发病速度最快者)。

2. 临床表现 以偏瘫、失语等局灶定位症状为主要表现,有无意识障碍及其程度取决于栓塞血管的大小和梗死的部位与面积,重者可表现为突发昏迷、全身抽搐、因脑水肿或颅内高压继发脑疝而死亡。不同部位栓塞,其临床表现同相应部位的脑血栓形成,但与脑血栓形成相比,脑栓塞易导致多发性梗死,并易复发和出血,病情波动较大,病初病情较为严重。

3. 脑栓塞外表现 多有导致栓塞的原发病和同时并发的脑外栓塞的表现。

【实验室及其他检查】

1. 头部CT 可显示脑栓塞的部位和范围。头部CT检查在发病后24~48 h病变部位呈低密度改变。发生出血性梗死时,在低密度梗死区可见1个或多个高密度影像。

2. 脑脊液 大面积梗死脑脊液压力增高,如非必要,应尽量避免此检查。出血性梗死时脑脊液呈血性或镜检可见红细胞。

3. 其他 常规进行心电图、胸部X射线和超声心动图检查,确定栓子来源。

【诊断要点】

既往有风湿性心脏病、心房颤动及大动脉粥样硬化、严重骨折等病史,突发偏瘫、失语等局灶性神经功能缺损,症状在数秒钟至数分钟内达高峰,即可做出临床诊断。头部CT和MRI检查可确定栓塞的部位、数目及是否伴发出血,有助于明确诊断。

【治疗要点】

1. 脑栓塞治疗 与脑血栓形成的治疗相同,主要是改善微循环、减轻脑水肿、防止出血、减小梗死范围,合并出血时,应暂停溶栓、抗凝等。

(1)心源性栓塞:心房颤动或再栓塞风险较高的心源性疾病推荐抗凝治疗,用法同脑血栓形成;卧床休息为主,减少和避免栓子再次脱落。

(2)感染性栓塞:应用足量有效抗生素,禁行溶栓或抗凝治疗,以防感染在颅内扩散。

(3)脂肪栓塞:应用肝素、低分子右旋糖酐、5% $NaHCO_3$ 及脂溶剂(如酒精溶液)等静脉滴注溶解脂肪。

(4)空气栓塞:指导患者采取头低左侧卧位,进行高压氧治疗。

2. 原发病治疗 心脏瓣膜病的介入和手术治疗、感染性心内膜炎的抗生素治疗和控制心律失常等,可消除栓子来源,防止复发。

3. 抗凝和抗血小板聚集治疗 应用肝素、华法林、阿司匹林,能防止被栓塞的血管发生逆行性血栓形成和预防复发。研究证据表明,脑栓塞患者抗凝治疗导致的梗死区出血很少对最终转归带来不利影响。

【主要护理诊断/问题】

具体内容参见本节中"脑血栓形成"相关内容。

【护理措施】

具体内容参见本节中"脑血栓形成"相关内容。

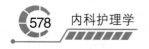

【健康指导】

1.疾病预防指导　告知患者和家属本病的常见病因和控制原发病的重要性。

2.疾病知识指导　评估患者及家属对疾病的了解情况、危险因素、不良生活方式、原发病等,针对性地给予健康教育。

四、脑 出 血

脑出血(intracerebral hemorrhage,ICH)是指非外伤性脑实质内出血,占急性脑血管病的20%~30%。年发病率为(60~80)/10万,急性期病死率为30%~40%,是病死率最高的脑卒中类型。80%为大脑半球出血,脑干和小脑出血约占20%。

【病因与发病机制】

1.病因　最常见病因为高血压合并细、小动脉硬化,其他病因包括脑动脉粥样硬化、颅内动脉瘤和动静脉畸形、脑动脉炎、血液病(再生障碍性贫血、白血病、特发性血小板减少性紫癜、血友病等)、梗死后出血、脑淀粉样血管病(cerebral amyloid angiopathy,CAA)、烟雾病(又称脑底异常血管网病)、抗凝及溶栓治疗等。

2.发病机制　长期高血压致脑细、小动脉发生玻璃样变性及纤维素性坏死,甚至形成微动脉瘤或夹层动脉瘤。当血压剧烈波动时,容易导致血管破裂出血。发病部位以基底节区多见,因为供应此处的豆纹动脉从大脑中动脉呈直角发出,承受压力较高的血流冲击,易导致血管破裂出血,又称为出血动脉。脑出血后,形成血肿和血肿周围脑组织水肿,引起颅内压升高,使脑组织受压移位,引发脑疝,脑疝是导致患者死亡的直接原因。

【临床表现】

1.临床特点　多见于50岁以上有高血压病史者,男性较女性多见,冬季发病率较高;体力活动或情绪激动时发病,多无前驱症状;起病较急,症状于数分钟至数小时达高峰;有肢体瘫痪、失语等局灶定位症状和剧烈头痛、喷射性呕吐、意识障碍等全脑症状;发病时血压明显升高。

2.不同部位出血的表现　取决于出血量和出血部位。

(1)基底节区出血

1)壳核出血:最常见,占ICH的50%~60%,系豆纹动脉尤其是外侧支破裂所致,分为局限型(血肿局限于壳核内)和扩延型。常出现病灶对侧偏瘫、偏身感觉障碍和同向性偏盲("三偏征"),双眼球不能向病灶对侧同向凝视;优势半球损害可有失语。

2)丘脑出血:约占20%,系丘脑穿通动脉或丘脑膝状体动脉破裂所致,分为局限型(血肿局限于丘脑)和扩延型。常有"三偏征",感觉障碍重于运动障碍。深浅感觉均有障碍,但深感觉障碍更明显,可伴有偏身自发性疼痛和感觉过敏。优势侧出血可出现丘脑性失语(言语缓慢而不清、重复语言、发音困难、复述差、朗读正常等);也可出现丘脑性痴呆(记忆力减退、计算力下降、情感障碍、人格改变等)。

(2)脑叶出血:占脑出血的5%~10%。以顶叶最为常见,其次为颞叶、枕叶及额叶。临床可表现为头痛、呕吐等,肢体瘫痪较轻,昏迷少见。不同部位出血后临床表现见本章第一节概述部分。

(3)脑干出血:约占10%,绝大多数为脑桥出血,系基底动脉脑桥支破裂所致。脑桥大量出血(血肿>5 mL)者,血肿波及脑桥双侧基底和被盖部,患者立即昏迷、双侧瞳孔缩小如针尖样、呕吐咖啡色样胃内容物(应激性溃疡)、中枢性高热、中枢性呼吸障碍;出血量少者无意识障碍。中脑出血少见,轻者有呕吐、头痛和意识障碍,重者深昏迷甚至迅速死亡。延髓出血最少见,易影响生命体征而引发死亡。

（4）小脑出血：约占10%，多由小脑上动脉分支破裂所致。少量出血者主要表现为小脑症状，如眼球震颤、病变侧共济失调、站立和步态不稳等，无肢体瘫痪。出血量较大者，尤其是小脑蚓部出血，发病时或发病后12~24 h出现昏迷、双侧瞳孔缩小如针尖样、呼吸节律不规则、枕骨大孔疝形成而死亡（血肿压迫脑干之故）。暴发型则常突然昏迷，数小时内迅速死亡。

（5）脑室出血：占脑出血的3%~5%，分为原发性和继发性。原发性脑室出血多由脉络丛血管或室管膜下动脉破裂所致，继发性脑室出血是指脑实质出血破入脑室。常表现为头痛、呕吐、脑膜刺激征阳性、昏迷或昏迷逐渐加深、双侧瞳孔缩小如针尖样、四肢肌张力增高、早期出现去脑强直发作等，易误诊为蛛网膜下腔出血。

【实验室及其他检查】

1.CT　头部CT是确诊脑出血的首选检查方法，可清晰、准确地显示出血部位、出血量大小、血肿形态、脑水肿情况及是否破入脑室等，有助于指导治疗、护理和判定预后。发病后即刻出现边界清楚的高密度影像；血肿吸收后呈低密度或囊性变。动态CT有助于评价出血进展情况。

2.MRI　MRI对检出小脑出血灶和检测脑出血演进过程优于CT，还可发现脑血管畸形、肿瘤及血管瘤等病变。

3.脑脊液　脑脊液压力增高，血液破入脑室者脑脊液呈血性。重症患者不宜进行此检查，以免诱发脑疝。

4.其他　包括血常规、血生化、凝血功能、心电图等，有助于了解患者的全身状态。重症脑出血急性期白细胞、血糖和血尿素氮明显增高。

【诊断要点】

中老年人情绪激动或体力活动时突然发病，迅速出现头痛、呕吐等颅内压增高的表现和偏瘫、失语等局灶性神经功能缺损的症状，应高度怀疑脑出血。结合头部CT检查，可快速明确诊断。注意鉴别诊断脑出血和脑梗死（表9-4-2）。

表9-4-2　脑梗死与脑出血鉴别

项目	脑梗死	脑出血
发病年龄	60岁以上多见	50~65岁多见
常见病因	动脉粥样硬化	高血压及动脉硬化
TIA史	多见	少见
发病状态	安静或睡眠中	活动中或情绪激动时
发病速度	缓慢，数小时或1至2 d症状达高峰	快，数分钟至数小时症状达高峰
全脑症状	无或轻	多见（剧烈头痛、喷射性呕吐）
意识障碍	无或较轻	多见（较重，持续）
脑膜刺激征	无	可有（高颅压）
头部CT	脑实质内低密度灶	脑实质内高密度灶
脑脊液	正常肌力	压力增高，可为血性

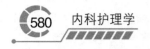

【治疗要点】

基本治疗原则:卧床休息、脱水降颅压、调整血压、防止继续出血、加强护理、防治并发症。

1.一般治疗 卧床休息2~4周,密切观察患者的生命体征,保持呼吸道通畅,吸氧,保持肢体的功能位,鼻饲,预防感染,维持水电解质平衡等。

2.脱水降颅压 脑出血后48 h脑水肿达高峰,维持3~5 d后逐渐降低,可持续2~3周或更长。积极控制脑水肿、降低颅内压是脑出血急性期治疗的重要环节。

3.调整血压 脑出血后血压升高,是机体对颅内压升高的自动调节反应,以保持相对稳定的脑血流量,当颅内压下降时血压也随之下降。因此,脑出血急性期一般不予应用降压药物,而以脱水降颅压治疗为基础。但血压过高时,可增加再出血的风险,应及时控制血压。当收缩压≥200 mmHg时,持续静脉给药控制血压。收缩压>180 mmHg时若有颅内压增高征象,可在保障脑灌注情况下持续或间断用药。

4.止血治疗 仅用于有凝血障碍时,对高血压性脑出血无效。

5.外科治疗 壳核出血量>30 mL,小脑或丘脑出血>10 mL,或颅内压明显增高内科治疗无效者,可考虑行开颅血肿清除、脑室穿刺引流、经皮钻孔血肿穿刺抽吸等手术治疗。一般认为手术应在发病后早期(6~24 h)进行。

6.亚低温疗法 局部亚低温疗法是治疗脑出血的一种新的辅助治疗方法,可减轻脑水肿,减少自由基生成,促进神经功能缺损恢复,改善患者预后。

7.康复治疗 早期将患肢置于功能位,待生命体征稳定、病情不再进展,应尽早进行肢体、语言功能和心理的康复治疗。

【护理评估】

1.病史

(1)病因和危险因素:询问患者既往有无高血压、动脉粥样硬化、血液病和家族脑卒中病史;是否遵医嘱进行降压、抗凝等治疗和治疗效果及目前用药情况;了解患者的性格特点、生活习惯与饮食结构。

(2)起病情况和临床表现:了解患者是在活动还是安静状态下发病;发病前有无情绪激动、活动过度、疲劳、用力排便等诱因和头晕、头痛、肢体麻木等前驱症状;发病时间及病情发展的速度;是否存在剧烈头痛、喷射性呕吐、意识障碍、烦躁不安等颅内压增高的表现及其严重程度。

(3)心理-社会状况:了解患者是否存在因突然发生肢体残疾或瘫痪卧床,生活需要依赖他人而产生的焦虑、恐惧、绝望等心理反应;患者及家属对疾病的病因和诱因、治疗护理经过、防治知识及预后的了解程度;家庭成员组成、家庭环境及经济状况和家属对患者的关心、支持程度等。

2.身体状况 血压升高程度;有无中枢性高热和呼吸节律(潮式、间停、抽泣样呼吸等)、频率和深度的异常;脉率和脉律;瞳孔大小及对光反射有无异常;有无意识障碍及其程度;有无失语及其类型;有无肢体瘫痪及其类型、性质和程度;有无吞咽困难和饮水呛咳;有无排便、排尿障碍;有无颈部抵抗等脑膜刺激征和病理反射;机体营养状况。

3.实验室及其他检查 ①头部CT,有无高密度影像及其出现时间。②头部MRI和DSA,有无脑血管畸形、肿瘤及血管瘤等病变的相应表现。③脑脊液,颜色及压力有无增高。④血液检查,有无白细胞、血糖和血尿素氮增高及其程度等。

【主要护理诊断/问题】

1.意识障碍 与脑出血、脑水肿致脑功能损害有关。

2. 潜在并发症　脑疝、上消化道出血。

3. 焦虑、抑郁　与脑出血突然发作、进展迅速等有关。

4. 生活自理缺陷　与脑出血所致偏瘫、共济失调或医源性限制(绝对卧床)有关。

5. 有失用综合征的危险　与脑出血所致意识障碍、运动障碍或长期卧床有关。

【护理措施】

1. 意识障碍

(1)病情观察:脑出血患者发生意识障碍,常提示出血量大、继续出血或脑疝形成,应密切监测患者的生命体征、意识、瞳孔、肢体功能等变化,发现异常及时告知医生;此外,脑出血后因血液刺激,部分患者可出现癫痫发作症状,应注意观察和预防。

(2)休息与安全:绝对卧床休息 2～4 周,抬高床头 15°～30°,减轻脑水肿。其余内容参见本章第二节中"运动障碍"的护理措施。

(3)生活、心理及康复护理:同本节中"脑血栓形成"患者的护理措施。

2. 潜在并发症

(1)脑疝

1)病情评估:密切观察瞳孔、意识、体温、脉搏、呼吸、血压等生命体征,如出现剧烈头痛、喷射性呕吐、烦躁不安、血压升高、脉搏减慢、意识障碍进行性加重、双侧瞳孔不等大、呼吸不规则等脑疝的先兆表现,应立即报告医生。

2)配合抢救:立即为患者吸氧并迅速建立静脉通道,遵医嘱快速静脉滴注甘露醇或静脉注射呋塞米,甘露醇应在 15～30 min 滴完,避免药物外渗。注意观察尿量和尿液颜色,定期复查电解质。备好气管切开包、脑室穿刺引流包、呼吸机、监护仪和抢救药品等。

(2)上消化道出血:加强观察,如果出现恶心、上腹部疼痛、饱胀、呕血、黑便、尿量减少或者鼻饲患者抽吸胃液发现咖啡色等症状和体征,应怀疑上消化道出血。遵医嘱禁食,出血停止后给予清淡、易消化、无刺激性、营养丰富的温凉流质饮食,少量多餐,防止胃黏膜损伤及加重出血。可选用奥美拉唑预防消化道出血。

3. 焦虑、抑郁　卒中后抑郁(post stroke depression,PSD)发生率为 45%～60%,而脑出血因其发病突然、无明显前兆、进展迅速导致患者短时间内出现各种功能障碍,甚至出现较为严重的躯体或言语功能障碍,不伴有意识障碍或清醒后患者一时很难接受疾病带来的结局,容易出现少言寡语、医嘱依从性差、被动治疗甚至整日以泪洗面等,护士应该在和患者建立信任关系的基础上,了解患者既往生活、工作状况,鼓励患者诉说内心的痛苦与自卑心理,针对患者心理症结给予指导。

【健康指导】

1. 疾病预防指导　指导患者尽量避免使血压骤然升高的各种因素。

2. 疾病知识指导　告知患者和家属疾病的基本病因、主要危险因素和防治原则。

五、蛛网膜下腔出血

原发性蛛网膜下腔出血(subarachnoid hemorrhage,SAH)是多种病因导致脑底部或脑表面血管破裂,血液流入蛛网膜下腔引起的一种临床综合征。

【临床表现】

SAH 临床表现差异较大,轻者可无明显症状和体征,重者可突然昏迷甚至死亡。

1. 临床特点　中青年发病多见;起病突然(数秒或数分钟);多有剧烈运动、极度情绪激动、用力

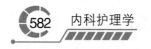

咳嗽和排便等明显诱因。

2.一般症状

(1)头痛:动脉瘤性SAH典型表现是突发异常剧烈全头痛,不能缓解或进行性加重;约1/3患者发病前数日或数周有轻微头痛,是少量前驱出血或动脉瘤受牵拉所致;可持续数日不变,2周后逐渐减轻。如头痛再次加重,常提示动脉瘤再次出血;局部头痛常可提示破裂动脉瘤的部位。动静脉畸形破裂所致SAH头痛程度较轻。

(2)脑膜刺激征:患者出现颈项强直、凯尔尼格征(Kernig征)、布鲁津斯基征(Brudzinski征)等脑膜刺激征,常于发病后数小时出现,3~4周消失。老年、衰弱或出血量小者可无明显脑膜刺激征。

(3)眼部症状:约20%的患者会有眼底片状出血,是急性颅内压增高和眼静脉回流受阻所致,对诊断有价值。

(4)精神症状:约25%患者可出现谵妄、欣快、幻觉等,常于发病后2~3周消失。

(5)其他:部分患者可伴有心脑综合征、消化道出血、急性肺水肿等症状。

3.常见并发症

(1)再出血:是SAH严重的急性并发症,20%的动静脉瘤患者病后10~14d可发生再出血,病死率增加1倍。临床表现为在病情稳定后,再次出现剧烈头痛、恶心、呕吐、意识障碍加深、抽搐或原有症状和体征加重,复查脑脊液为血性。

(2)脑血管痉挛:20%~30%的SAH患者出现脑血管痉挛,主要发生于由血凝块包绕的血管。其严重程度与出血量有关,可引起迟发性缺血性损伤,继发脑梗死,出现局灶性神经体征如轻偏瘫和失语等,是SAH患者死亡和伤残的重要原因。血管痉挛多于发生出血后3~5d开始,5~14d为高峰期,2~4周后逐渐减少。

(3)脑积水:因蛛网膜下腔和脑室内血凝块堵塞脑脊液循环通路,15%~20%的患者于出血后1周内发生急性梗阻性脑积水。轻者表现为嗜睡、思维缓慢和近记忆损害,重者出现头痛、呕吐、意识障碍等,多随出血被吸收而好转。亚急性脑积水发生于起病数周后,表现为隐匿出现的痴呆、步态异常和尿失禁。

(4)其他:5%~10%的患者可发生癫痫发作。

【实验室及其他检查】

1.CT　临床疑诊SAH首选头部CT,可见脑池、脑室、蛛网膜下腔高密度影像。早期敏感度高,可检出90%以上的SAH。CT还可初步判断颅内动脉瘤的位置。动态CT检查有助于了解出血吸收情况、有无再出血或继发脑梗、脑积水等。

2.DSA　明确有无颅内动脉瘤的最有价值的检查。可清晰显示动脉瘤的位置、大小、与载瘤动脉的关系、有无血管痉挛等。宜在发病3d内或3周后进行,以避开脑血管痉挛和再出血的高峰期。

3.脑脊液　疑似SAH且病情允许时,尽早行腰椎穿刺检查。均匀一致的血性脑脊液是SAH的特征性表现,但注意和穿刺误伤血管引起血性脑脊液鉴别。

【诊断要点】

患者突发持续性剧烈头痛、呕吐、脑膜刺激征阳性,伴有或不伴有意识障碍,无局灶性神经体征,同时CT显示蛛网膜下腔和脑池高密度影像,或腰椎穿刺脑脊液呈均匀一致血性、压力增高,可确定诊断。

【治疗要点】

治疗目的是防治再出血、降低颅内压、预防并发症、治疗原发病和预防复发。

1. 一般治疗　脱水降颅压、控制脑水肿、调整血压、维持水电解质和酸碱平衡、预防感染。

2. 防治再出血

（1）休息：绝对卧床 4~6 周，避免一切可引起颅内压增高的因素，烦躁不安者适当应用地西泮、苯巴比妥等止痛镇静剂。

（2）调控血压：防止血压过高导致再出血，同时保障脑灌注，如平均动脉压>120 mmHg 或收缩压>180 mmHg，可在密切监测血压下应用短效降压药物，使血压稳定于正常或起病前水平。可选用尼卡地平、拉贝洛尔等，慎用硝普钠，因其有升高颅内压的不良反应。

（3）抗纤溶药物：因 SAH 出血与脑出血不同，无脑组织压迫止血，可适当应用抗纤溶药物。

3. 防治脑血管痉挛　可早期开始，防治脑血管痉挛，维持正常循环血容量，避免低血容量，建议口服尼莫地平。

4. 防治脑积水　轻度的急、慢性脑积水可予乙酰唑胺口服，减少脑脊液分泌，亦可用甘露醇、呋塞米等药物。SAH 急性期合并脑积水可进行脑脊液分流术或放脑脊液疗法。

5. 手术治疗　消除动脉瘤是防止动脉瘤性 SAH 再出血的最佳方法，可采用血管内介入治疗或动脉瘤切除术。

【主要护理诊断/问题】

1. 疼痛：头痛　与脑水肿、颅内高压、血液刺激脑膜或继发性脑血管痉挛有关。

2. 潜在并发症　再出血。

3. 恐惧　与剧烈头痛、担心再出血和疾病预后有关。

【护理措施】

1. 疼痛：头痛

（1）采用缓解疼痛的方法：指导缓解头痛的技巧，如缓慢深呼吸、听音乐、转移注意力等；必要时遵医嘱应用镇痛镇静剂。其余内容见本章第二节头痛的护理。

（2）用药护理：快速静滴甘露醇，注意观察尿量，记录 24 h 出入量，定期复查电解质；遵医嘱使用其他药物并做好用药护理。

2. 潜在并发症

（1）活动与休息：绝对卧床 4~6 周并抬高床头 15°~20°；保持病室安静、舒适，避免不良的声、光刺激，严格限制探视，治疗和护理活动集中进行；经治疗护理 1 个月左右，患者症状好转、头部 CT 检查证实血液基本吸收或 DSA 检查没有发现颅内血管病变者，可遵医嘱逐渐抬高床头、床上坐位、下床站立和适当活动。

（2）避免诱因：告知患者和家属应避免导致血压和颅内压升高，进而诱发再出血的各种危险因素，如精神紧张、情绪激动、剧烈咳嗽、用力排便、屏气等，必要时遵医嘱应用镇静剂、轻泻药等。

（3）病情监测：SAH 再出血发生率较高。颅内动脉瘤发病后 24 h 内再出血的风险最大，累计再出血率于病后 14 d 为 20%~25%，1 个月时为 30%。应密切观察患者是否出现再出血征象，及时发现并告知医生。

3. 恐惧　选择性告知患者疾病过程与预后，耐心解释各种症状如头痛发生的原因及可能持续的时间，使患者了解随出血停止和血肿吸收，头痛会逐渐缓解。告知患者 DSA 是一项比较安全的检查方法，通过此检查，可明确病因，为彻底解除再出血的潜在隐患做准备，使患者消除紧张、恐惧和焦虑心理，主动配合。

此外，因本病总体预后较差，病死率高达 45%，存活者致残率也较高，尤其是动静脉瘤患者，应

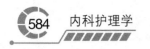
提前和家属做好沟通解释工作,详细告知疾病进展情况、并发症发生及治疗情况等,取得家属配合。

【健康指导】

1. **疾病预防指导**　告知患者控制危险因素,包括高血压、吸烟、酗酒、情绪不稳定、吸毒等;具体指导内容见本节脑出血相关内容。

2. **疾病知识指导**　向患者和家属介绍疾病的病因、诱因、临床表现、应进行的相关检查、病程和预后、防治原则和自我护理的方法。

（王云璐）

第五节　急性脊髓疾病

案例分析

患者,李某,女,37 岁。因"双下肢无力"于昨夜扶行入院。患者 8 d 前有受凉感冒病史,入院测体温 36.3 ℃。今晨患者主诉四肢无力,不能站立,且自觉呼吸费力,背部疼痛。身体评估:意识清楚,呼吸浅快,R 32 次/min,P 110 次/min,肌张力低、腱反射消失。腰椎穿刺示脑脊液压力 110 mmH$_2$O,蛋白质与白细胞稍增高。

请思考:①该患者最可能的诊断及依据是什么? ②该患者出现呼吸费力的原因可能是什么? ③该患者最主要的护理诊断/问题有哪些? ④病情观察的要点有哪些?

急性脊髓炎为脊髓白质脱髓鞘或坏死所致的急性脊髓横贯性损害,也称为急性横贯性脊髓炎。常在感染后或疫苗接种后发病,特征性表现为病变水平以下肢体瘫痪、传导束性感觉障碍和尿便障碍。当病变迅速上升波及高颈段脊髓或延髓时,称为上升性脊髓炎;若脊髓内有两个以上散在病灶,称为播散性脊髓炎。

【临床表现】

1. **发病情况**　任何年龄均可发病,以青壮年多见,无男女性别差异,全年散在发病。病前 1 ~ 2 周多有发热、上呼吸道感染、腹泻等症状,或有疫苗接种史。受凉、过劳、外伤等常为发病诱因。

2. **起病形式**　急性起病,多数患者在 2 ~ 3 d,部分患者在 1 周内发展为完全性截瘫。上升性脊髓炎起病急,病情发展迅速,可出现吞咽困难,构音障碍,呼吸肌麻痹,甚至死亡。

3. **临床症状与体征**

(1)典型症状:双下肢麻木、无力为首发症状,典型表现为损害平面以下肢体瘫痪、感觉缺失和括约肌功能障碍。①早期常呈脊髓休克表现,截瘫肢体迟缓性瘫痪,肌张力低、腱反射消失、病理反射不能引出等,持续 2 ~ 4 周进入恢复期,肌张力、腱反射逐渐增高,出现病理反射。肌力恢复常始于下肢远端,逐步上移。脊髓休克期长短取决于脊髓损害严重程度和有无发生肺部感染、尿路感染、压疮等并发症。休克期越长,预示脊髓损害越重,功能恢复越差。②病变节段以下所有感觉丧失,感觉缺失平面上缘可有感觉过敏或束带感。③可有自主神经功能障碍,如尿潴留、尿失禁、多汗或少汗,皮肤脱屑及水肿、指(趾)甲松脆和角化过度等。

（2）其他症状：由于受累脊髓的肿胀和脊膜受牵拉,常出现背痛、病变节段束带感。

【实验室及其他检查】

急性期仅有外周血和脑脊液白细胞稍增高;少数脊髓水肿严重者,脊髓腔可出现梗阻;下肢体感诱发电位和运动诱发电位异常;脊髓造影或磁共振成像可见病变部位脊髓增粗及异常信号等改变。

【诊断要点】

根据急性起病,病前有感染或预防接种史,迅速出现脊髓横贯性损害的临床表现,结合脑脊液和 MRI 检查,可以确诊。

【治疗要点】

本病的治疗原则:减轻症状,防治并发症,加强功能训练,促进康复。

1.药物治疗　急性期以糖皮质激素为主,可减轻脊髓水肿,控制病情发展。也可应用大剂量的免疫球蛋白,B 族维生素也有助于神经功能的恢复。根据病原学检查或药敏试验结果可选用适当的抗生素或抗病毒药物及时治疗呼吸道、泌尿道感染。

2.康复治疗　早期宜进行被动运动、按摩、针灸、理疗等康复治疗。部分肌力恢复后,应鼓励患者主动运动。

【主要护理诊断/问题】

1.躯体活动障碍　与脊髓病变所致截瘫有关。

2.尿潴留/尿失禁　与脊髓损害所致自主神经功能障碍有关。

3.低效性呼吸型态　与高位脊髓病变所致呼吸肌麻痹有关。

4.感知觉紊乱　与脊髓病变水平以下感觉缺失及脊髓损害有关。

【护理措施】

1.躯体活动障碍

（1）病情监测:评估患者运动和感觉障碍的平面是否上升;观察患者是否存在呼吸费力、吞咽困难和构音障碍,注意有无药物不良反应,如消化道出血等。

（2）饮食指导:给予高蛋白、富含维生素且易消化的饮食,多吃瘦肉、豆制品、新鲜蔬菜、水果和含纤维素多的食物,供给足够的热量与水分,以刺激肠蠕动,减轻便秘和肠胀气。

（3）生活护理、安全护理和康复护理:详见本章第二节中"运动障碍"的护理措施。

2.尿潴留/尿失禁

（1）评估排尿情况:急性脊髓炎的患者早期有脊髓休克,常出现尿潴留,患者无膀胱充盈感,可出现充盈性尿失禁;进入恢复期后感觉障碍平面逐渐下降,膀胱容量开始缩小,尿液充盈到 300 ~ 400 mL 时即自动排尿,称反射性神经源性膀胱。护士应观察排尿的方式、次数、频率、时间、尿量与颜色,了解排尿是否困难,有无尿路刺激征,检查膀胱是否膨隆,区分是尿潴留还是充盈性尿失禁。

（2）预防压疮:尿失禁者容易导致尿床和骶尾部压疮,应保持床单整洁、干燥,勤换、勤洗,保护会阴部和臀部皮肤免受尿液刺激,必要时体外接尿或留置导尿管。

（3）留置尿管的护理:①严格无菌操作,定期更换尿管和无菌接尿袋,每天进行尿道口的清洗、消毒,防止逆行感染。②观察尿液颜色、性质与量,注意有无血尿、脓尿或结晶尿。③每 4 h 开放尿管 1 次,以训练膀胱充盈与收缩功能。④鼓励患者多喝水,2 500 ~ 3 000 mL/d,以稀释尿液,促进代谢产物的排泄。

【健康指导】

1.疾病知识指导　本病恢复时间长,指导患者及家属掌握疾病康复知识和自我护理方法,帮助分析和去除对疾病治疗与康复不利的因素。

2.康复指导

（1）肢体康复锻炼：急性期患者应卧床休息，将瘫痪肢体保持功能位，防止肢体、关节痉挛和关节挛缩。帮助患者进行被动和局部肢体按摩，以促进肌力恢复。肌力开始恢复后，鼓励患者进行日常生活动作训练，尽量利用残存功能代偿，独立完成各种生活活动和做力所能及的家务。指导家庭环境改造，完善必要的设施，创造有利于患者康复与生活的家庭氛围与条件，锻炼时加以防护，避免跌伤等意外。

（2）膀胱功能康复：当膀胱残余尿量少于100 mL时一般不再导尿，以防膀胱挛缩。对于排尿难或尿潴留的患者可给予膀胱区按摩、热敷或进行针灸、穴位封闭等治疗，促使膀胱肌收缩、排尿；进入康复期后应鼓励患者多喝水，训练自行排尿；关心体贴患者，确保排尿时舒适而不受干扰。

3.预防尿路感染　带尿管出院者应向患者及照顾者讲授留置导尿的相关知识和操作注意事项。

（王云璐）

第六节　多发性硬化

案例分析

患者,张某,男,43岁。因"肢体无力"收治入院,后经查诊断为多发性硬化。患者面部常有烧灼样疼痛,左下肢运动障碍明显,腹壁反射消失,病理反射阳性,尿失禁。

请思考:①该病的诊断依据有哪些? ②该患者最主要的护理诊断/问题有哪些? ③护理该患者的要点有哪些?

多发性硬化(multiple sclerosis,MS)是以中枢神经系统白质炎性脱髓鞘病变为主要特征的自身免疫性疾病。大多数患者表现为多次缓解与复发的神经功能障碍。病变最常累及部位是脑室周围白质、视神经、脊髓、脑干及小脑。

【病因与发病机制】

目前认为与自身免疫反应、病毒感染、遗传因素及环境因素等有关。

【临床表现】

MS的主要特点如下。

1.发病情况　多于20～40岁起病,10岁以下和50岁以上发病者少见,男女患病之比约为1∶2。约半数患者存在发病诱因,上呼吸道感染最为常见,其次为过度劳累和应激、外伤、手术、感染、妊娠、分娩、精神紧张、寒冷等。

2.起病形式　以亚急性起病多见,急性和隐匿起病见于少数病例。

3.临床特点　病灶的空间多发性与病程的时间多发性构成MS的临床特点。病灶的空间多发性是指病变部位的多发,病程的时间多发性是指缓解—复发的病程。整个病程可复发数次或十余次,每次复发均可残留不同程度的神经功能缺损。

4.临床症状与体征 由于患者大脑、脑干、小脑、脊髓可同时或相继受累,故其临床症状和体征多种多样。

(1)肢体无力:最多见,大约50%的患者首发症状是一个或多个肢体无力。运动障碍一般下肢较上肢明显,可为偏瘫、截瘫或四肢瘫,以不对称瘫痪较常见。腱反射早期正常,以后可发展为亢进,腹壁反射消失,病理反射阳性。

(2)感觉异常:浅感觉障碍表现为肢体、躯干或面部的针刺感、麻木感、蚁走感、瘙痒感或异常的肢体发冷、烧灼样疼痛以及定位不明确的感觉异常。疼痛感可能与脊神经根部的脱髓鞘有关,颇具特征性。

(3)眼部症状:常表现为急性视神经炎或球后视神经炎,多为急性起病的单眼视力下降,有时双眼同时受累。眼底检查早期可见视神经乳头水肿或正常,以后出现视神经萎缩。约30%的病例出现眼肌麻痹及复视;核间性眼肌麻痹被认为是 MS 的重要体征之一,表现为患者双眼向病变对侧注视时患侧眼球不能内收,对侧眼球外展时伴有眼震,双眼内聚正常,旋转性眼球震颤常高度提示本病。

(4)共济失调:患者有不同程度的共济运动障碍,部分晚期患者可见典型的 Charcot 三主征(眼球震颤、意向性震颤和吟诗样语言)。眼球震颤提示病变位于脑桥的前庭神经核、小脑及其联系纤维。意向性震颤反应小脑或小脑传出通路有病变,提示控制随意协调运动的齿状核红核丘脑通路继发受损。

(5)自主神经功能障碍:一般不单独出现,常伴肢体运动和感觉障碍。常见症状为尿频、尿失禁、便秘或便秘与腹泻交替,也可出现半身多汗和流涎、性欲减退等。

(6)精神症状:多表现为抑郁、脾气暴躁或易怒,部分患者出现兴奋、欣快,也可表现为嗜睡、淡漠、重复语言及被害妄想等。约50%的患者可出现认知功能障碍,如反应迟钝、记忆力减退、判断力下降等。

(7)发作性症状:强直痉挛、感觉异常、构音障碍、共济失调、癫痫和疼痛不适是较常见的多发性硬化发作性症状。一般持续数秒或数分钟,可被频繁或过度换气、焦虑或维持肢体某种姿势所诱发。

(8)其他症状:可伴有周围神经损害和多种自身免疫性疾病,如风湿病、类风湿综合征、干燥综合征、重症肌无力等。

【实验室及其他检查】

1.脑脊液 单核细胞数轻度增高或正常,一般在$15×10^6/L$以内,约1/3急性起病或恶化的病例可轻至中度升高,通常不超过$50×10^6/L$,超过此值应考虑其他疾病。CSF-IgG 指数是反映 IgG 鞘内合成的定量检测指标,若 IgG 指数>0.7,则提示有 CSF 内的 IgG 合成及 MS 可能。CSF-IgG 寡克隆区带是 IgG 鞘内合成的定性指标,OB 阳性率可达95%以上。应同时检测 CSF 和血清,只有 CSF 中存在 OB 而血清缺如才支持 MS 诊断。

2.诱发电位 诱发电位(EP)包括视觉诱发电位(VEP)、脑干听觉诱发电位(BAEP)和体感诱发电位(SEP)等,50%~90%的 MS 患者可有1项或多项异常。

3.MRI 检查 是检测 MS 最有效的辅助诊断方法,阳性率可达62%~94%。

【诊断要点】

诊断基于临床资料和实验室相关检查:①神经系统的症状或体征显示中枢神经系统白质内存在2个以上病灶;②年龄常见于10~50岁;③有缓解与复发交替的病史,每次发作时间持续24 h以

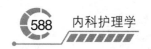

上,或缓慢进展病程1年以上;④脑脊液、诱发电位和MRI检查。

【治疗要点】

治疗包括急性发作期治疗、缓解期治疗、对症治疗和康复治疗。急性期治疗以减轻症状、尽快减轻残疾程度为主。缓解期以减少复发、延缓残疾累积及提高生活质量为主。

1. 发作期治疗　大剂量甲泼尼龙冲击治疗是MS急性发作期的首选治疗方案。

2. 缓解期治疗　缓解期治疗主要为预防复发和治疗残留的症状。治疗措施包括:①免疫抑制剂如硫唑嘌呤、环磷酰胺等;②转移因子及免疫球蛋白;③β干扰素。

3. 对症治疗　痛性痉挛是MS患者行走困难的主要原因,首选药物巴氯芬。

4. 康复治疗　当伴有肢体运动、语言、吞咽功能障碍时,应尽早开展康复治疗。

【主要护理诊断/问题】

1. 自理缺陷　与肢体乏力、共济失调或精神、认知、视觉、触觉障碍有关。

2. 知识缺乏　缺乏疾病知识和自我护理知识。

3. 有感染的危险　与免疫功能低下、机体抵抗力降低有关。

4. 焦虑/抑郁　与脑部脱髓鞘损害、疾病多次复发、家庭和个人应对困难有关。

【护理措施】

1. 自理缺陷

(1)提供安全方便的住院环境:将呼叫器置于患者床头伸手可及处,日常用品如餐具、水、便器、纸巾等定位放置于床旁,方便患者随时取用。保持活动范围内灯光明暗适宜,灯光太弱对视力障碍的患者不利,过强会造成对眼的刺激;指导患者在眼睛疲劳或复视时,尽量闭眼休息或双眼交替休息;走廊、卫生间、楼道设置扶手;病房、浴室地面保持平整,防湿、防滑;活动空间不留障碍物;有条件时可将患者安置在可水平升降的床位,夜间保持床在最低水平并支起护栏防护;配备手杖、轮椅等必要的辅助用具,以增加活动时的安全性。

(2)活动与休息指导:急性期卧床休息,协助患者保持舒适体位,变换体位有困难者协助翻身,防止同一部位长时间受压;为患者制定作息时间表,使之合理休息与活动,防止过度疲劳。对于有脊髓平面受损、肢体运动障碍的卧床患者,应保持肢体功能位,指导其进行主动或被动运动;肌张力增高或共济失调的患者,应给予辅助支持,指导其进行步行训练;活动或康复训练时应注意劳逸结合,避免受凉或体力活动过度,因为大量的活动可使患者体温升高而致症状暂时恶化。

2. 知识缺乏

(1)疾病知识指导:与患者及家属共同讨论病情,用简单、直接的方式告知本病的病因、病程特点、病变常累及的部位,患者常出现的症状体征,治疗的目的、方法以及预后。鼓励患者树立信心,掌握自我护理的方法,坚持配合治疗,坚持功能锻炼和日常生活活动训练,最大限度地维持生活自理能力;增强体质和机体免疫力,减少复发。

(2)饮食指导:给予高蛋白、低脂、低糖、富含多种维生素、易消化、易吸收的清淡食物,并维持足够的液体摄入(每天约2 500 mL)。饮食中还应含有足量的纤维素,因为纤维素有亲水性,能吸收水分,使食物残渣膨胀并形成润滑凝胶,在肠内易推进,并能刺激肠蠕动,有利于激发便意和排便反射,以预防便秘或减轻便秘的症状。

(3)用药指导:指导患者了解本病常用的药物及用法、可能出现的不良反应和用药注意事项。①糖皮质激素是多发性硬化急性发作和复发的主要治疗药物,有免疫调节和抗炎作用,可减轻水肿,缩短急性期和复发期病程,常采用大剂量短程疗法,因易出现钠潴留、低钾、低钙等电解质紊乱,应加强对血钾、血钠、血钙的监测。②β干扰素常见不良反应为流感样症状,可持续24~48 h,2个月后通常不再发生;部分患者可出现注射部位红肿、疼痛;严重时可致肝损害、过敏反应等,应及时发现和报告医生处理。

(4)自我护理指导:MS患者免疫调节异常加上反复应用免疫抑制剂治疗,机体抵抗力降低。应注意营养均衡,增强体质;鼓励患者坚持适当的体育锻炼,制定作息时间,根据体力自我调整活动量和活动范围;避免感冒、发热、感染、外伤、外科手术、拔牙、妊娠、分娩、过度劳累、精神紧张、预防接种、寒冷刺激、热疗及药物过敏等诱因或引起复发的因素。

【健康指导】

详见本节护理措施中针对知识缺乏的相关护理内容。

(王云璐)

第七节　中枢神经系统感染疾病

病原微生物侵犯中枢神经系统(CNS)的实质、被膜及血管等引起的急性或慢性炎症性疾病,少数疾病在病理上表现为非炎性改变。这些病原微生物包括病毒、细菌、真菌、螺旋体、寄生虫、立克次体和朊蛋白等。病原微生物主要通过以下3种途径进入CNS。①血行感染:病原体通过昆虫叮咬、动物咬伤损伤皮肤黏膜后进入血液或通过使用不洁注射器、输血等途径直接进入血液,面部感染时病原体也可经静脉逆行入颅,或孕妇感染的病原体经胎盘传给胎儿。②直接感染:病原体通过穿透性外伤或邻近结构的感染向颅内蔓延。③逆行感染:嗜神经病毒如单纯疱疹病毒、狂犬病毒等首先感染皮肤、呼吸道或胃肠道黏膜,经神经末梢进入神经干,然后逆行进入颅内。

一、病毒感染性疾病

单纯疱疹病毒性脑炎(HSE)是单纯疱疹病毒(HSV)感染引起的一种急性中枢神经系统(CNS)感染性疾病,又称为急性坏死性脑炎,是中枢神经系统最常见的病毒感染性疾病。下面主要介绍HSE。

【病因与发病机制】

HSV是一种嗜神经DNA病毒,分为两型(Ⅰ型和Ⅱ型):①单纯疱疹病毒-Ⅰ型,引起唇疱疹(非生殖器部位疱疹感染)是较大患儿及成人单纯疱疹和脑炎的病原体;②单纯疱疹病毒-Ⅱ型(生殖器部位疱疹感染)是新生儿全身疱疹感染包括致命性脑炎的病因。单纯病毒Ⅰ型通过呼吸、唾液和性接触传播。单纯疱疹病毒-Ⅱ型主要通过性接触传播,新生儿主要可通过胎盘或经产道感染,单纯疱疹病毒主要通过病毒先引起2~3周的口腔和呼吸道原发感染,通过血行播散及通过嗅神经和三叉神经进入脑内而致脑炎。

【病理与生理】

病理改变主要是脑组织水肿、软化、出血、坏死,双侧大脑半球均可弥漫性受累,常呈不对称分布,以颞叶内侧、边缘系统和额叶眶面最为明显,亦可累及枕叶,其中脑实质中出血性坏死是一重要病理特征。镜下血管周围有大量淋巴细胞浸润形成袖套状,小胶质细胞增生,神经细胞弥漫性变性坏死。神经细胞和胶质细胞核内可见嗜酸性包涵体,包涵体内含有疱疹病毒的颗粒和抗原,是其最有特征性的病理改变。

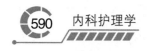

【临床表现】

1. 单纯疱疹病毒-Ⅰ型

(1)急性起病,潜伏期平均 6 d,病程长短不一,25% 患者有口唇疱疹病史。

(2)前驱症状有上呼吸道症状及头痛、发热(38.4~40.0 ℃)、全身不适、肌痛、腹痛和腹泻等。

(3)首发症状多表现为精神和行为异常,如人格改变、记忆力下降、定向力障碍、幻觉或妄想等。

(4)不同程度神经功能受损表现,如偏瘫、偏盲、眼肌麻痹等,局灶症状两侧多不对称。亦可有多种形式的锥体外系表现,如扭转、手足徐动或舞蹈样动作。

(5)不同程度意识障碍。

(6)常见不同形式的癫痫发作,严重者呈癫痫持续状态。

(7)肌张力增高、腱反射亢进,可有轻度脑膜刺激征,重症者还可表现为去脑强直发作或去皮质状态。

(8)颅内压增高,甚至脑疝形成。

2. 单纯疱疹病毒-Ⅱ型　多见于新生儿和青少年,主要特点如下。

(1)急性暴发性起病。

(2)主要表现为肝、肺等广泛的内脏坏死和弥漫性脑损害。患儿出现难喂养、易激惹、嗜睡、局灶性或全身抽搐等表现。

(3)子宫内胎儿感染可造成婴儿先天性畸形,如表现迟滞、小头畸形等,病死率高。

【实验室及其他检查】

1. 血常规　可见白细胞计数轻度增高。

2. 脑电图检查　表现为弥漫性高波幅慢波,以单侧或双侧颞、额区异常更明显。

3. 影像学检查　CT:局灶性低密度区,散布点状高密度(颞叶常见)。MRI:T_1加权像上为低信号,T_2加权像上为高信号。

4. 脑脊液检查

(1)常规检查:压力正常或轻度增高,有核细胞数增多,淋巴细胞为主,可有红细胞数增多,蛋白质轻中度增高,葡萄糖、氯化物正常。

(2)病原学检查:检测 HSV 特异性 IgG 和 IgM 抗体,检测脑脊液中 HSV DNA。

【诊断要点】

1. 有口唇或生殖道疱疹史,或此次发病有皮肤、黏膜疱疹。

2. 起病急,病情重,临床表现有上呼吸道感染前驱症状或发热、咳嗽等。

3. 脑实质损害的表现,如意识障碍、精神症状、癫痫和肢体瘫痪等。

4. 脑脊液常规检查符合病毒感染特点。

5. 脑电图提示有局灶性慢波及癫痫样放电。

6. 影像学检查(CT、MRI)显示额、颞叶软化病灶。

7. 双份血清和脑脊液抗体检查有显著变化趋势。

8. 病毒学检查阳性。

通常有前 5 项改变即可诊断,后 3 项中 1 项异常更支持诊断。

【治疗要点】

1. 抗病毒药物　阿昔洛韦是治疗 HSV 的首选药物。阿昔洛韦为一种鸟嘌呤衍生物,能抑制病毒 DNA 的合成,是广谱抗病毒药物。

2. 肾上腺皮质激素　对应用肾上腺皮质激素治疗本病尚有争议,但肾上腺皮质激素能控制HSE 炎症反应和减轻水肿,对病情危重、头部 CT 见出血性坏死灶以及脑脊液白细胞和红细胞明显增多者可酌情使用。

3. 对症支持治疗　对重症及昏迷的患者至关重要,注意维持营养及水、电解质的平衡,保持呼吸道通畅。高热者给予物理降温,抗惊厥;颅内压增高者及时给予脱水降颅压治疗。并需加强护理,预防压疮及呼吸道感染等并发症。恢复期可进行康复治疗。

【护理评估】

1. 健康史

(1)询问患者起病时间,了解起病形式。

(2)了解起病前有无感染的征象,如头痛、发热、肌肉酸痛、腹痛、腹泻等前驱症状。

(3)询问和观察患者的唇、鼻、面颊及外生殖器有无局限性成簇小水疱。

2. 身体状况

(1)评估患者的精神情况:如注意力不集中、表情呆滞、反应迟钝、情感淡漠、言语动作减少、行动懒散或呆坐、缄默;有的患者出现错觉、幻觉及妄想行为;有的患者出现动作增多,甚至冲动怪异行为。

(2)评估有无神经功能缺损:有无意识障碍、有无癫痫发作、有无其他脑部受损的表现。

3. 心理-社会状况　评估患者及家属是否了解疾病的相关知识,特别是有精神症状的患者家属,使其能获得更多的社会支持。

4. 辅助检查　评估患者影像学检查中头部 CT 和 MRI 检查是否显示颞叶局灶性出血性脑软化灶。了解实验室检查结果(如血常规、脑脊液检查等)。

【主要护理诊断/问题】

1. 体温过高　与病毒感染有关。

2. 躯体活动障碍　与意识状态有关。

3. 营养失调:低于机体需要量　与摄入不足有关。

4. 有受伤的危险　与脑部病变引起的肢体力弱、偏瘫、共济失调、偏盲、癫痫发作等有关。

【护理措施】

1. 体温过高

(1)患者发病后体温可高达 39 ~ 41 ℃,给予温水擦浴或冰袋物理降温,遵医嘱药物降温,观察降温效果并记录。

(2)监测体温,1 次/4 h,必要时监测白细胞计数。

(3)做好口腔护理,每天 2 次以上。

(4)严格遵医嘱给予抗病毒的药物。

2. 躯体活动障碍

(1)急性期患者:应卧床休息,可适当抬高床头 30°~45°,即半卧位,膝关节下垫一软枕使腿屈曲或两腿原样伸直,该卧位患者感觉最舒适。

(2)瘫痪患者每 2 h 更换一次体位。伴有偏瘫的患者应将瘫痪肢体保持良肢位,指导患者做各种关节的主动和被动活动,以防止关节挛缩。一般活动 2 ~ 3 次/d,15 ~ 20 min/次,在活动时手法要轻柔、活动不能快、不能粗暴、不能引起疼痛,否则易拉伤肌肉、韧带和关节。

(3)如出现颞叶癫痫发作,应保证抗癫痫药物的正确使用,保证用药浓度,控制发作以减少患者

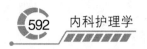
的冲动行为,同时应加强对患者的防护。

(4)密切观察患者的语言和各种行为表现,如有无自伤或伤人行为,及时发现异常行为先兆,进行有效的护理干预;如对患者的行为适当给予限制,必要时专人看护,采取隔离或约束性保护。

(5)转移环境中的危险物品,减少各种刺激因素等。

(6)帮助患者保持个人卫生、做好生活护理。

(7)维持患者皮肤的完整性,不出现破损、烧伤或压疮,测定危险因素和皮肤完整性的变化,视患者的具体情况制订翻身计划并具体落实。

3.营养失调

(1)给予易消化、高蛋白、富含维生素的饮食。蛋白质分配在 3 餐中的比例符合要求。

(2)若为有精神症状的患者,可提供适当安全的进餐用具,协助进餐。

(3)若为有意识障碍的患者,患者的病情多处于重危状态,此时的静态能量消耗(REE)一般占能量消耗(TEE)的 75% ~ 100% ,应在住院期间提供胃肠内营养支持(EN)。EN 可以改善患者的代谢反应、提高免疫力、减少炎症反应、保证热量的摄入、缩短住院时间。

4.有受伤的危险

(1)失语、眼肌麻痹、共济失调的护理:向患者详细介绍住院的环境,解释呼叫系统并评估患者运用的能力;移去危险物品,将患者安置在可水平升降的床位,夜间保持床在最低水平并支起护栏防护;失语患者应评估患者的失语类型,建立交流方式达到有效沟通。

(2)颅内高压的护理:应抬高床头 10° ~ 15° ,以减轻脑水肿、改善头部血液供应。密切观察患者有无颅内压增高的表现及脑疝形成的征象;遵医嘱用药;教会患者调整钠的摄入量,如低盐饮食。

(3)有精神症状的患者:起居活动时应随时有人在旁看护,协助患者完成日常生活的照顾。

(4)昏迷患者:应予半俯卧位,即面向的一侧身体稍向上,上肢屈曲,下肢髋、膝关节稍屈曲,对侧上肢在旁侧伸展,下肢伸向前。这种体位可以防止昏迷患者呕吐物导致误吸、窒息,对循环系统的影响最小。

5.用药护理　掌握常用药物的作用及不良反应,以便针对性地进行健康教育指导。抗病毒药首选阿昔洛韦,是一种鸟嘌呤衍生物,分子量小,容易通过血-脑脊液屏障,对单纯疱疹病毒 Ⅰ 型、Ⅱ 型有抑制作用,能抑制细胞内正在复制的 DNA 病毒的合成,达到抗 HSV 的作用;干扰素是细胞病毒感染诱生的一组活性糖蛋白,具有广谱抗病毒活性作用,对宿主细胞损害小;肾上腺糖皮质激素则是常在提示存在病毒引起的变态反应性脑损害时才进行的大剂量冲击疗法。这些药物在使用过程中,应密切观察药物的作用及不良反应,发现问题及时与医师联系,采取相应措施。

6.心理护理

(1)护士向患者及家属介绍疾病的有关知识,特别是对有精神症状的患者家属,以获得更多的社会支持。

(2)定时巡视患者,态度和蔼,语言亲切。

(3)对木僵患者多给予鼓励,避免言语的不良刺激加重其木僵状态。

(4)不在患者面前谈论病情及其他不利于患者心理的事情。

7.康复护理

(1)肢体功能训练:保持肢体功能位,按摩肢体,防止肌萎缩,协助患者进行屈、伸、旋转练习,活动时间逐渐延长,活动量逐渐增加,强调锻炼时注意安全,树立患者信心。

(2)语言训练:与家属共同制订语言训练计划,鼓励患者用手势、点头、摇头来表达自己的需要和情感。

【健康指导】

1. 运动指导　如在住院期间出现的症状已基本恢复,患者要合理安排自己的作息时间,生活有规律。如患者出院时仍有不同程度的活动障碍,教会患者如何更换体位,保持床铺平整、清洁、干燥,在康复医师的指导下进行肢体功能锻炼,配合针灸、理疗;有精神症状者,外出活动时必须有家人陪同,并佩戴注明姓名、疾病名称、家庭住址及电话号码的卡片。

2. 生活指导　养成良好的个人卫生习惯,教会患者如何保持个人卫生,保持良好的心理状态。

3. 康复指导　在康复师指导下进行阅读、认物体名称等训练,从单音节开始,逐渐增加词汇。

4. 用药指导　遵医嘱服药,定期随诊以指导维持用药量的调整和观察用药反应。

二、细菌感染性疾病

下面以化脓性脑膜炎为例介绍细菌感染性疾病。化脓性脑膜炎(简称化脑)是由各种化脓菌感染引起的脑膜炎症。小儿,尤其是婴幼儿常见,是小儿严重感染性疾病之一,病死率和病残率较高。其中最多见的一种是由脑膜炎双球菌引起的,可以发生流行性,临床特点有其特殊性,称流行性脑脊髓膜炎。

【病因与发病机制】

化脓性脑膜炎最常见的致病菌主要有脑膜炎双球菌、肺炎双球菌和流感嗜血杆菌,还有金黄色葡萄球菌、链球菌、大肠埃希菌、变形杆菌、厌氧菌、沙门菌、铜绿假单胞菌、产气杆菌等。病原菌的种类与患者的发病年龄、机体的抵抗力有关。2 个月以下婴儿易发生肠道革兰氏阴性杆菌和金黄色葡萄球菌脑膜炎。3 个月到 3 岁小儿一年四季均有发病,肺炎链球菌冬、春季多见,而脑膜炎球菌和流感嗜血杆菌分别以春、秋季发病。成人常为肺炎双球菌,患有肝、肾等原发病者病原菌多为大肠埃希菌和肺炎杆菌。

致病菌可通过多种途径侵入脑膜,最常见为通过血流,即菌血症或败血症经血循环而到达脑膜;小儿机体免疫功能降低,细菌穿过血-脑屏障到达脑膜,多数致病菌由上呼吸道、皮肤、胃肠道黏膜而入血;感染病灶扩散,如鼻窦炎、中耳炎、乳突炎的扩散、脑血管血栓性静脉炎扩散;直接侵入,如颅脑损伤、开放性颅骨骨折、麻醉及腰椎穿刺等。

【病理与生理】

感染的来源可因心、肺以及其他脏器感染波及脑室和蛛网膜下腔系统,或由颅骨、椎骨或脑实质感染病灶直接蔓延引起,部分也可以通过颅骨、鼻窦或乳突骨折或神经外科手术侵入蛛网膜下腔引起感染,由腰椎穿刺引起者罕见。

不同病原菌引起化脓性脑膜炎的病理改变基本相同。致病细菌经血液循环侵入蛛网膜下腔后,由于脑脊液缺乏有效的免疫防御,细菌大量繁殖,菌壁抗原成分及某些介导炎症反应的细胞因子刺激血管内皮细胞,促使中性粒细胞进入中枢神经系统,诱发一系列软脑膜的炎性病理改变。

【临床表现】

1. 儿童时期化脑　发病急,有高热、头痛、呕吐、食欲减退及精神萎靡等症状。起病时神志一般清醒。严重者在 24 h 内即出现惊厥、昏迷,患儿意识障碍、谵妄或昏迷、颈强直、克氏格征与布氏征阳性。如未及时治疗,颈强直加重头后仰、背肌僵硬甚至角弓反张。当有呼吸节律不整及异常呼吸等中枢性呼吸衰竭症状,并伴瞳孔改变时,提示脑水肿严重已引起脑疝。疱疹多见于流脑后期,但肺炎链球菌、流感杆菌脑膜炎亦偶可发生。

2.婴幼儿期化脑 起病急缓不一。由于前囟尚未闭合,骨缝可以裂开,而使颅内压增高及脑膜刺激征出现较晚,临床特点不典型。常先以易激惹、烦躁不安、面色苍白、食欲减退开始,然后出现发热及呼吸系统或消化系统症状,如呕吐、腹泻、轻微咳嗽。继之嗜睡、头向后仰、感觉过敏、哭声尖锐、眼神发呆、双目凝视,有时用手打头、摇头。往往在发生惊厥后才引起家长注意和就诊。前囟饱满、布氏征阳性是重要体征,有时皮肤划痕试验阳性。

3.新生儿期化脑 特别是未成熟儿化脑起病隐匿,常缺乏典型症状和体征。较少见的宫内感染可表现为出生时即呈不可逆性休克或呼吸暂停,很快死亡。较常见的情况是出生时婴儿正常,数日后出现肌张力低下、少动、哭声微弱、吸吮力差、拒食、呕吐、黄疸、发绀、呼吸不规则等非特异性症状。发热或有或无,甚至体温不升。查体仅见前囟张力增高,而少有其他脑膜刺激征。前囟隆起亦出现较晚,极易误诊。只有腰穿检查脑脊液才能确诊。

【实验室及其他检查】

1.实验室检查 血常规示白细胞明显增多,中性粒细胞明显增高。脑脊液常规可见白细胞明显增多,可达 $1.0×10^9/L$,以中性粒细胞为主。脑脊液蛋白增高,可超过 $1.0\ g/L$,糖含量降低。脑脊液涂片或培养可找到细菌。脑脊液免疫学检查有细菌抗原,或分子生物学检查发现细菌核酸。

2.特殊检查 对有异常定位体征、治疗中持续发热、头围增大、颅内压显著增高而疑有并发症者,可进行头部 CT 检查。

【诊断要点】

根据急性起病的发热、头痛、呕吐,查体有脑膜刺激征,脑脊液压力升高、白细胞明显升高,即应考虑本病。确诊须有病原学证据,包括脑脊液细菌涂片检出原菌、血细菌培养阳性等。

【治疗要点】

1.抗菌治疗 原则是及早使用抗生素,通常在确定病原菌之前使用广谱抗生素,若明确病原菌则应选用敏感的抗生素。

(1)未确定病原菌:第3代头孢菌素的头孢曲松或头孢噻肟常作为化脓性脑膜炎首选药,对脑膜炎双球菌、肺炎链球菌、流感嗜血杆菌及 B 型链球菌引起的化脓性脑膜炎疗效比较肯定。

(2)确定病原菌

1)肺炎链球菌:对青霉素敏感者可用大剂量青霉素,成人每天 2 000 万 ~ 2 400 万 U,儿童每天 40 万 U/kg,分次静脉滴注。对青霉素耐药者,可考虑用头孢曲松,必要时联合万古霉素治疗。

2)脑膜炎球菌:首选青霉素,耐药者选用头孢噻肟或头孢曲松,可与氨苄西林或氯霉素联用。对青霉素或 β-内酰胺类抗生素过敏者可用氯霉素。

3)革兰氏阴性杆菌:对铜绿假单胞菌引起的脑膜炎可使用头孢他啶,其他革兰氏阴性杆菌脑膜炎可用头孢曲松、头孢噻肟或头孢他啶,疗程常为 3 周。

2.激素治疗 激素可以抑制炎症细胞因子的释放,稳定血-脑屏障。对病情较重且没有明显激素禁忌证的患者可考虑应用。通常给予地塞米松 10 mg 静脉滴注,连用 3 ~ 5 d。

3.对症支持治疗 颅压高者可脱水降颅压;高热者使用物理降温或使用退热剂;癫痫发作者给予抗癫痫药物以终止发作。

【护理评估】

1.健康史 患病前有无呼吸道、消化道、皮肤的感染史。

2.身体状况

(1)全身中毒症状:发热、烦躁、意识障碍、惊厥。

(2)颅内压增高:头痛、呕吐。

(3)脑膜刺激征:颈强直、克尼格征阳性、布鲁津斯基征阳性。

3.心理-社会状况

(1)评估患者对本病因、并发症及预后的认知程度。

(2)评估患者的心理状况(紧张焦虑和恐惧心理)。

4.辅助检查　脑脊液检查、血培养、血常规。

【主要护理诊断/问题】

1.体温过高　与细菌感染有关。

2.有受伤的风险　与抽搐、偏瘫有关。

3.疼痛　与颅内压增高有关。

4.焦虑　与预后差、对疾病的知识缺乏有关。

5.潜在并发症　脑疝。

【护理措施】

1.体温过高

(1)保持病室安静、空气新鲜。应绝对卧床休息。每4 h测体温1次,并观察热型及伴随症状。鼓励患儿多饮水。必要时静脉补液。出汗后应及时更衣,注意保暖。体温超过38.5 ℃时,遵医嘱给予物理降温或药物降温,以减少大脑氧的消耗,防止高热惊厥,并记录降温效果。

(2)饮食护理:保证足够热量摄入,按患儿热量需要制订饮食计划,给予高热量、高蛋白、富含维生素、清淡、易消化的流质或半流质饮食。不能进食者给予鼻饲,少量多餐,以减轻胃的饱胀感,防止呕吐发生。注意食物的调配,可增加患儿食欲。频繁呕吐不能进食者,应注意观察呕吐情况并静脉输液,维持水电解质平衡。

(3)日常生活护理:协助患儿洗漱、进食、大小便及个人卫生等生活护理。做好口腔护理,呕吐后帮助患儿漱口,保持口腔清洁,及时清除呕吐物,减少不良刺激。做好皮肤护理,及时清除大小便,保持臀部干燥,必要时使用气垫等抗压力器材,预防压疮的发生。

2.有受伤的风险　注意患儿安全,患儿躁动不安或惊厥时防止其坠床及舌咬伤。

3.疼痛

(1)绝对卧床休息,提供安静舒适的环境。

(2)抬高床头15°～30°,头偏向一侧,去枕平卧。

(3)遵医嘱使用快速脱水剂。

4.焦虑　对患儿及家长给予安慰、关心和爱护,使其接受疾病的事实,鼓励其树立战胜疾病的信心。介绍病情、治疗护理的目的与方法,使其主动配合。及时解除患儿不适,取得患儿及家长的信任。

5.用药护理　了解各种用药的使用要求及不良反应,如静脉用药的配伍禁忌;青霉素稀释后应在1 h内输完,以免影响疗效;高浓度的青霉素需避免渗出血管外,防止组织坏死;注意观察氯霉素的骨髓抑制作用,定期做血常规检查;静脉输液速度不宜过快,以免加重脑水肿;记录24 h的出入量。

6.康复护理　对恢复期患儿应进行功能训练,指导家长根据不同情况给予相应护理,以减少后遗症的发生。

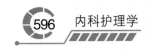

【健康指导】

主动向患儿家长介绍病情、用药原则及护理方法,使其主动配合治疗。为恢复期患儿制订相应的功能训练计划,指导家长具体康复措施,减少后遗症的发生。

三、新型隐球菌性脑膜炎

新型隐球菌性脑膜炎是由新型隐球菌感染脑膜和脑实质所致的中枢神经系统的亚急性或慢性炎性疾病,是深部真菌病中较常见的一种类型。该病可见于任何年龄,但以30~60岁成人发病率最高。

【病因与发病机制】

新型隐球菌及其他真菌广泛分布于自然界,如水果、奶类、鸽粪和土壤等,均有隐球菌存在。新型隐球菌 CNS 感染可单独发生,更常见于患有恶性、慢性全身消耗性疾病或全身性免疫缺陷疾病。当机体免疫力低下时致病,最初常感染皮肤和黏膜,经呼吸道侵入机体内。

【病理与生理】

新型隐球菌多由呼吸道吸入;另有约1/3患者经皮肤黏膜、消化道传染。侵入人体的隐球菌是否致病与机体的免疫功能密切相关,人类感染新型隐球菌主要累及肺部和中枢神经系统。机体抵抗力或免疫力降低时,侵入的新型隐球菌随血行播散,使血-脑脊液屏障被破坏而引起脑膜炎症。新型隐球菌可沿血管鞘膜进入血管周围间隙增殖,在基底核和丘脑等部位形成多发性小囊肿或脓肿,新型隐球菌也可沿着血管周围鞘膜侵入脑实质内形成肉芽肿。

隐球菌主要侵犯脑及脑膜,大体可见脑膜广泛增厚和血管充血,脑组织水肿,脑回变平,脑沟变浅,软脑膜呈弥漫性混浊,尤以脑底部为重。脑沟、脑池或脑实质内可见小颗粒状结节或囊状物,内有胶样渗出物,镜下胶样黏液中可见大量隐球菌部分被多核巨细胞吞噬。脑室扩大。镜下早期病变可见脑膜有淋巴细胞、单核细胞浸润,在脑膜、脑池、脑室和脑实质中可见大量的隐球菌菌体,但脑实质很少有炎症反应。

【临床表现】

1. 神经系统症状和体征　主要表现为颅内压逐渐增高所致的持续性加重的头痛、恶心、频繁呕吐、视物模糊,可伴颈部疼痛和活动受限,部分患者可出现精神行为异常、发作性抽搐,病情进展迅速的患者可出现嗜睡、昏睡等意识障碍。如颅内压进一步增高,患者意识障碍加重,甚至进入昏迷状态,尿便失禁。

2. 神经系统查体表现　为颈强直、Kerning 征阳性、视力、听力减退,眼底检查可发现视神经乳头水肿,边界不清,可合并视网膜出血和渗出。

3. 长期颅内压增高的患者　可出现单侧或双侧动眼神经、展神经麻痹,四肢腱反射低下,双侧病理征阳性等神经系统定位损害体征。

【实验室及其他检查】

1. 脑脊液检查　脑脊液外观澄清、透明,有大量隐球菌时黏稠,70%病例脑脊液压力增高。白细胞数轻度或中度增高,以淋巴细胞增高为主。蛋白含量增高通常不超过 2 g/L,含量高提示蛛网膜下腔梗阻,糖和氯化物降低,脑脊液离心沉淀后涂片墨汁染色发现带有荚膜的圆形隐球菌可诊断。

2. CT 和 MRI 检查　可发现脑室内或椎管内的囊肿或肉芽肿。邻近眶周或鼻旁窦的感染源和脑积水等。

3.肺部 X 射线检查　多数患者可有肺部隐球菌病变:肺门淋巴结病、斑片样或粟粒样浸润、空洞或胸膜渗出等,类似结核病灶、肺炎样改变或肺占位病变。

【诊断要点】

1.亚急性或慢性起病的头痛患者,伴有低热、恶心、呕吐和脑膜刺激征。

2.腰椎穿刺检查提示颅内压增高,脑脊液常规和生化检查证实存在脑膜炎症改变,脑脊液墨汁染色发现带有荚膜的新型隐球菌。

3.神经影像学发现患者脑实质内散在局限性炎性病灶和(或)广泛的脑膜增强反应。

【治疗要点】

1.两性霉素 B 的抗真菌药物治疗　两性霉素 B 是目前药效最强的抗真菌药物,但因其不良反应多且严重,主张与 5-氟胞嘧啶(5-FC)联合治疗,以减少其用量;也可经小脑延髓池、侧脑室或椎管内给药,以增加脑的局部或脑脊液中药物浓度。该药不良反应较大,可引起高热、寒战、血栓性静脉炎、头痛、恶心、呕吐、血压降低、低钾血症、氮质血症等,偶可出现心律失常、癫痫发作、白细胞或血小板减少等。

2.氟康唑的抗真菌药物治疗　氟康唑为广谱抗真菌药,耐受性好,口服吸收良好,血及脑脊液中药物浓度高,对新型隐球菌脑膜炎有特效。不良反应为恶心、腹痛、腹泻、胃肠胀气及皮疹等。

3.5-氟胞嘧啶的抗真菌药物治疗　5-FC 可干扰真菌细胞中嘧啶生物合成。单用疗效差,且易产生耐受性,与两性霉素 B 合用可增强疗效。不良反应有恶心、厌食、白细胞及血小板减少、皮疹及肝肾功能损害。

4.对症及全身支持治疗　颅内压增高者可用脱水剂,并注意防治脑疝;有脑积水者可行侧脑室分流减压术,并注意水电解质平衡。因本病病程较长,病情重,机体慢性消耗很大,应注意患者的全身营养、全面护理、防治肺部感染及泌尿系统感染。

【护理评估】

1.健康史

(1)询问患者起病前的情况

1)仔细询问患者的居住条件,有无养鸟、养鸽子等喜好,了解居住环境及有无鸽子等鸟类喂养史、接触史。

2)仔细询问患者既往身体状况,是否存在免疫力低下的状况,如单核吞噬细胞系统肿瘤、获得性免疫缺陷病、肾病、糖尿病等。

(2)了解患者起病时的情况:询问患者起病的时间,有无其他不适症状,如有无不规则低热、间歇性头痛或急起发热、头痛、恶心、呕吐等。

2.身体状况　评估有无神经系统功能缺损:检查有无颈强直现象;有无视力、听力的改变和复视;有无头痛、呕吐;有无颅内高压存在。

3.心理-社会状况　评估患者及家属是否了解该疾病的有关知识,特别是有精神症状的患者,使其获得更多的社会支持。

【主要护理诊断/问题】

1.体温过高　与隐球菌性脑膜炎有关。

2.体液过多　与脑组织灌注量改变有关。

3.焦虑　与担心疾病预后、经济负担等有关。

4.潜在并发症　脑疝、压疮。

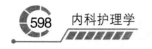

【护理措施】

1. 体温过高

(1)密切观察体温变化,每 4 h 测体温 1 次,并观察热型及伴随症状。

(2)遵医嘱使用抗真菌药物,注意观察用药效果。及时采取物理降温或遵医嘱使用降温药物。

(3)给予患者高蛋白、高热量且易消化的半流食或鼻饲饮食。做好口腔护理,多饮水,防止大量出汗引起虚脱。及时更换汗湿衣裤,防止受凉感冒。

(4)将患者置于安静病室,卧床休息,床头抬高 15°～30°,减少探视。保持病房温湿度适宜,定时通风换气。

2. 体液过多

(1)遵医嘱按时使用利尿、脱水药物,如呋塞米、血清白蛋白等,给予口服和静脉补钾,避免使用损害肝功能、肾功能的药物。

(2)准确记录 24 h 出入量,观察尿液的颜色、性质。

(3)观察全身水肿消退情况,避免皮肤受压。

(4)限制食盐的摄入,限制静脉输液中生理盐水的使用。

(5)遵医嘱抽取血标本,复查电解质、肝功能、肾功能。

3. 焦虑　在治疗期间,常因药物不良反应大、反复剧烈的头痛及呕吐、治疗费用高导致患者产生悲观、失望的消极心态,医务人员要耐心疏导、安慰体贴患者,认真细致讲解药物的作用、不良反应、注意事项及治愈成功的病例,积极调动家属配合,令患者正确看待自身疾病,树立战胜病魔的信心。

4. 潜在并发症

(1)定时更换体位,避免局部皮肤长期受压,定时翻身拍背。

(2)做好皮肤护理,保持床单清洁、平整、避免皮肤擦伤和分泌物刺激。

(3)加强营养,增强体质。

(4)各项操作轻柔、缓慢,避免嘈杂,防止对患者造成不良刺激。并指导家属陪护时减少与患者的谈话时间,使其充分休息。

【健康指导】

1. 生活指导　合理安排好作息时间,适当运动,生活有规律,养成良好的个人卫生习惯,无沐浴的禁忌,教会患者如何保持个人皮肤卫生。

2. 用药指导　遵医嘱服药,定期专科门诊随诊,指导维持用药量的调整并注意观察用药反应。

四、克-雅病

克-雅病(Creutzfeldt-Jakob,CJD)指由朊蛋白感染而表现为精神障碍、痴呆、帕金森样表现、共济失调、肌阵挛、肌肉萎缩等的慢性或亚急性、进展性疾病,又称为皮质-纹状体-脊髓变性、亚急性海绵状脑病等。本病好发于 50～70 岁人群,男女均可发病,感染后潜伏期为 4～30 年。

【病因与发病机制】

本病可分为外源性朊蛋白病和内源性朊蛋白病基因突变。外源性朊蛋白感染可通过角膜、硬脑膜移植,经肠道外给予人生长激素制剂和埋藏未充分消毒的脑电极等传播。内源性发病原因为家族性,CJD 患者自身的朊蛋白基因突变所致,为常染色体显性遗传。

【病理与生理】

病理可见脑呈海绵状变性、皮质、基底节和脊髓萎缩变性,与病程长短有关,脑萎缩特点是对称性大脑萎缩,严重者纹状体、丘脑萎缩。海绵状改变在皮质最严重,其次为基底节、小脑和丘脑,显微镜下可见神经元丢失、星形胶质细胞增生、海绵状变性,即细胞胞浆中空泡形成和感染脑组织内可发现异常 PrP 淀粉样斑块,无炎症反应。电镜显示这些空泡系统神经元的囊性扩张和神经膜的局灶性坏死,其泡内有与细胞膜碎片相似的卷曲结构。

【临床表现】

CJD 起病多为慢性或亚急性,呈进行性发展。其主要表现为皮质功能损害、小脑功能障碍、脊髓前角损害和锥体束受损等症状及体征,可分为 3 个阶段。

1. 早期　表现以精神与智力障碍为主,类似神经衰弱样或抑郁症表现,如情感低落、易疲惫、注意力差、记忆减退、失眠、易激动等。

2. 中期　以进行性痴呆、肌阵挛、精神异常、锥体束征和锥体外系表现为最常见,部分可能出现视觉症状且常常是首发症状。

3. 晚期　出现二便失禁、无动性缄默、昏迷或去皮质强直状态。

【实验室及其他检查】

1. 脑电图检查　脑电图是较早应用于克-雅病诊断的无创性检查,但仅散发型克-雅病患者出现特异性的周期性尖慢复合波,其他各型克-雅病的脑电图改变不具有特异性。

2. 脑脊液检查　脑脊液 14-3-3 蛋白在诊断可能性散发型克-雅病的特异度约 92%,新变异型克-雅病的特异度约 50%。在病程早期、进展迅速的患者脑脊液 14-3-3 水平较病程晚期、进展缓慢的患者水平高,故是散发型克-雅病早期诊断的重要依据之一。

3. 头部 MRI 检查　诊断克-雅病的特异度和敏感度均为 91%,显示病变以 DWI 序列最佳,最早可于发病后 3 周可见 DWI 高信号。DWI 的典型表现为双侧皮质沟回条带样分布的高信号或基底节的高信号改变,前者又称为"花边征"或"缎带征"。基底节散发型克-雅病的异常信号多见于尾状核,而新变异型克-雅病的异常信号多见于丘脑部位,后者又称为"曲棍球杆征"或"高尔夫球征"。

4. 病理检查　病理检查肉眼可见脑萎缩,显微镜下观察到脑组织中典型的神经元死亡、星形胶质细胞增生及海绵状变性,或免疫组化检测到致病性朊蛋白可诊断克-雅病。新变异型克-雅病可通过检测外周淋巴组织中的致病朊蛋白而确诊,而其他各型的病理改变局限在中枢神经系统。

【诊断要点】

采用以下标准:①在 2 年内发生的进行性痴呆;②肌阵挛、视力障碍、小脑症状、无动性缄默 4 项中具有 2 项;③脑电图周期性同步放电的特征性改变。

具有以上 3 项可诊断为很可能 CJD;仅具备①②两项,不具备第③项诊断为可能 CJD;如患者活检发现海绵状变性和 PrPsc 者,则为确诊的 CJD。可用脑蛋白监测代替脑电图特异性改变。

【治疗要点】

本病无有效治疗方法,临床仅为对症治疗,主要通过药物短期间歇性治疗改善,主要的药物有抗惊厥药、抗肌阵挛药、抗抑郁药,如地西泮、卡马西平、氟哌啶醇。一旦确诊,首先进行隔离,并对患者使用过的生活用品和医疗用品进行彻底销毁。

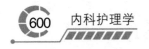
【护理评估】

1. 健康史

(1)了解患者有无病毒接触史。

(2)了解患者休息与睡眠是否充足规律,了解患者情绪是否稳定,精神是否愉快。

(3)评估患者既往身体状况如何。

(4)询问患者是否服药,用药情况及有无毒性作用。

(5)询问患者家族近亲中有无类似发作患者。

2. 身体状况

(1)观察患者精神状态、神志、瞳孔及生命体征的变化。

(2)询问患者日常生活情况和日常进食情况,有无大小便失禁。

3. 心理-社会状况 了解患者的精神状态,是否有抑郁、焦躁不安等情绪及自卑、脾气暴躁、绝望心理,是否有幻听、幻视、精神错乱、多虑等现象。

4. 辅助检查 评估患者脑电图有无异常放电。

【主要护理诊断/问题】

1. 语言沟通障碍 与构音障碍有关。

2. 躯体活动障碍 与肌阵挛、感觉障碍有关。

3. 自尊低下 与震颤、二便失禁、生活依赖他人有关。

4. 知识缺乏 缺乏对疾病的相关知识和对所用药物的治疗知识。

【护理措施】

1. 语言沟通障碍

(1)多与患者沟通,一定要有耐心,鼓励患者多说话,给予及时的夸奖。

(2)让患者多看报纸,大声朗读。或者家属领着读,练习发音,可以从一个音节开始,逐渐加强到一个字一句话,循序渐进地练习。

(3)如果患者失语但能唱歌,可以给患者听歌曲,让患者跟着唱,既能缓解心情还能练习发音。

2. 躯体活动障碍

(1)每日进行全身擦浴,及时更换病号服、床单、被罩,保持清洁、舒适、平整、干燥。

(2)每天早晚进行口腔护理各 1 次。

(3)双眼白天滴 0.25% 的氯霉素眼药水 1 次/2 h,晚间涂眼药膏以保护角膜。

(4)翻身、叩背每 2 h 1 次。定时按摩骨隆突处以促进受压部位血液循环,防止压疮发生。

3. 自尊低下 由于病情重且病程长,家庭经济负担重,家属存在不良心理,可能抱怨、不理解,甚至有发生医疗纠纷可能。因此,心理护理格外重要,应给予患者家属关心和照顾。向其讲解此病的病情、治疗、护理。让家属明白此病的病理特点、传染性,正确指导其护理好患者的同时还要保护好自己以防感染。

4. 其他护理

(1)呼吸道护理:在使用呼吸机时注意观察肺通气状况,包括胸廓起伏以及双肺呼吸音是否对称、人工呼吸和自主呼吸是否协调等;正确判断和处理呼吸机报警,密切监测血气分析、血氧饱和度、血生化的变化,及时同医师联系并充分固定气管插管;每日及时湿化吸痰,注意严格无菌操作,给予生理盐水 20 mL 加氨溴索 5 mg 雾化吸入 4 次/d;吸痰前先雾化吸入、翻身叩背。

(2)消毒隔离:将患者置于单人病室,严格控制探视,以降低感染的发生率,所有治疗护理用具专用并单独消毒处理,床单位用2%含氯消毒剂擦拭2次/d,地面用2%含氯消毒剂拖擦2次/d,排泄物、床单、被服用2%含氯消毒剂浸泡后弃之,垃圾装入双层黄色塑料袋内,外袋上用记号笔标记。

【健康指导】

1. 运动指导　每天散步等缓和的活动有助于保持好的情绪和关节、肌肉的健康。还能促进睡眠、防止便秘等。对于走路困难的患者可用相关锻炼器材进行日常锻炼。

2. 饮食指导　家属提醒或帮助患者按时进食,保证患者良好的营养状况。

3. 心理指导　克-雅病患者往往会出现压力、沮丧、悲伤等负面情绪,家属的情绪也会影响患者的心理健康,因此患者和家属都需保持健康的生活方式、注意休息、保持平和的心态,避免焦虑等不良情绪的发生。

五、脑囊虫病

脑囊虫病是链状绦虫(猪绦虫)的幼虫寄生在人脑引起的疾病,是我国最常见的中枢神经系统寄生虫病之一。60%~96%的囊虫寄生在脑内,也可寄生在身体其他部位。本病好发于青壮年,男女比例大约为5:1。

【病因与发病机制】

若食入被虫卵污染的食物,或是因不良卫生习惯虫卵被摄入人体内致病;少见原因为肛门-口腔转移而形成的自身感染或者是绦虫的节片逆行入胃,虫卵进入十二指肠内孵化溢出六钩蚴,蚴虫经血液循环分布全身并发成囊尾蚴,有不少囊尾蚴寄生在脑内。使用受感染的猪肉不能感染囊尾蚴,仅引起绦虫感染。

【病理与生理】

寄生在脑内的囊虫大小、数目相差很多,一般有米粒至豌豆大小,偶有乒乓球大,可以是一个或多个,也可达到数百甚至上千个。单个脑囊虫多呈卵圆形、乳白色、半透明,约黄豆粒大小,有一个由囊壁向内翻的圆形头节。以大脑头皮运动多见,软脑膜、脑室及脑白质中也可见,偶可侵入椎管内。

【临床表现】

脑囊虫病从感染到出现症状,数日至30年不等。临床上,各型脑囊虫按发生率高低依次为脑实质型、混合型、脑室型和蛛网膜型,脊髓型较少见。

1. 头痛　是常见的症状之一,可伴有恶心、呕吐。

2. 癫痫发作　有一半患者以癫痫为首发或唯一的症状。发作形式的多样性和易变性为其特征,即同一患者可出现两种或两种以上不同形式的发作。全面强直阵挛发作最常见,甚至呈癫痫持续状态,其次为单纯部分发作、复杂部分发作、失神发作等。

3. 颅高压增高　表现主要为剧烈头痛、恶心、呕吐、视神经乳头水肿、展神经麻痹、继发视神经萎缩,甚至失明。脑实质型因囊虫变性死亡过程而引起脑水肿,脑室型或蛛网膜型可引起脑脊液的分泌和循环障碍,均能导致颅内高压。

4. 局灶症状　囊虫位于大脑皮质,可出现相应的运动、感觉和语言功能障碍,位于小脑则出现共济失调和眼球震颤。

5. 精神症状和智力障碍　主要表现为认知功能障碍,注意力不集中、记忆减退、理解判断能力下降、情绪低落、幻觉、妄想、精神错乱、尿便失禁等。与囊虫引起广泛脑损害或脑萎缩有关。

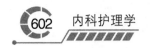

6.脑膜刺激征 位于蛛网膜下腔的囊虫可导致囊虫性脑膜炎,表现为头痛、呕吐,少数可有发热、颈强直、脑膜刺激征。

【实验室及其他检查】

1.血常规 多数患者白细胞总数正常,少数可达 $10×10^9/L$,嗜酸粒细胞可高达 $15\%～50\%$,大便检查发现绦虫卵可作为间接证据。

2.脑脊液 压力正常或升高,脑膜炎型白细胞增高可达 $10×10^9/L$,以淋巴细胞为主,嗜酸粒细胞增高,蛋白定量正常或轻度增高,糖、氯化物正常。

3.免疫学检查 用囊尾蚴抗原检测脑脊液中的特异性抗体,对本病的诊断有定性意义。

4.脑电图 对癫痫患者有诊断价值,可见弥漫和局灶性异常波形,表现为高幅/低幅慢波、尖慢波或棘-慢复合波。

5.头部 CT 检查 脑囊虫头部 CT 所见主要为集中或散在的直径 $0.5～1.0\ cm$ 的圆形或卵圆形阴影,有高密度、低密度、高低混杂密度病灶,增强扫描头节可强化。

6.头部 MRI 检查 对脑囊虫更有诊断价值,阳性发现和可靠性更优于 CT。

7.脑组织活检 手术或 CT 立体定向取病灶脑组织活检可发现囊虫。

【诊断要点】

脑囊虫病的诊断需结合流行病学、临床表现及实验室检查等多种因素。中国 2001 年全国脑囊尾蚴病会议制定的诊断标准如下。

1.有相应的临床症状和体征 如癫痫发作、颅内压增高、精神障碍等脑部症状和体征,基本上排除了需与之鉴别的其他疾病。

2.免疫学检查阳性 血清和(或)脑脊液囊尾蚴 IgG 抗体或循环抗原阳性;脑脊液常规、生化正常,或有炎性改变,白细胞增多,特别是嗜酸性粒细胞增多。

3.头部 CT 或 MRI 显示囊尾蚴影像改变。

4.皮下、肌肉或眼内囊尾蚴结节 经活检病理检查证实为囊尾蚴者。

5.患者来自绦虫病和囊尾蚴病流行区 粪便有排绦虫节片或食"米猪肉"史,可作为诊断的参考依据。

凡具备 4 条以上者即可确诊;具备 1、2、3 或 1、2、5 或 1、3、5 条者亦可确诊。

【治疗要点】

1.用药治疗

(1)阿苯达唑:为目前治疗脑囊尾蚴病的首选药物。常见的毒性作用及不良反应有皮肤瘙痒、荨麻疹、头晕、发热、癫痫发作和颅内压增高。

(2)吡喹酮:广谱抗蠕虫药物,对囊尾蚴也有良好的治疗作用。服药后囊尾蚴可出现肿胀、变性及坏死,导致囊尾蚴周围脑组织的炎症反应及过敏反应,严重者甚至发生颅内压增高危象。

(3)甲苯达唑:常见的毒性作用及不良反应有腹痛、腹泻、皮肤瘙痒和头痛等。

2.对症治疗

(1)颅内压增高的治疗:应用 20% 甘露醇溶液静脉加压注射,或甘油果糖注射液 $250～500\ mL$,静脉滴注。对严重的难以控制的颅内压增加,可先行颞肌下去骨瓣减压手术。

(2)癫痫发作的治疗:有癫痫发作应同时行抗癫痫治疗,如丙戊酸钠、卡马西平或其他抗癫痫药,维持 $2～3$ 年。

(3)精神症状的治疗:有精神症状者合并用抗精神病药物,如氟哌啶醇、奋乃静、氯丙嗪、利培酮、奥氮平等。

【护理评估】

1.健康史

(1)了解起病的形式:询问患者起病时间,了解是急性或慢性起病。

(2)了解患者的生活方式和饮食习惯:询问患者的籍贯,了解其有无吃生食的习惯,是否来自流行地区。

2.身体状况

(1)询问患者有无肢体活动障碍、不灵活现象,询问患者肢体感觉如何,评估有无偏瘫、感觉障碍、偏盲及共济失调。

(2)询问患者有无头痛、呕吐感觉,头痛、呕吐的性质如何,检查患者有无意识障碍及其程度,有无颅内高压的表现。

(3)询问患者有无肢体的不自主运动,了解患者有无抽搐发作。

3.心理-社会状况

(1)评估患者及家属是否了解脑囊尾蚴病的相关知识、治疗、用药的不良反应,是否对疾病的发生、发展、治疗有所了解,是否消除了恐惧心理。

(2)了解其家庭状况,多与家庭成员沟通,帮助其建立有力的家庭支持系统。

【主要护理诊断/问题】

1.头痛　脑膜的包囊破裂或死亡所致。

2.恶心、呕吐、意识障碍　因脑囊虫在脑组织占位引起脑组织水肿、颅高压所致。

3.意外伤害:跌伤、碰伤、舌咬伤　由包囊侵犯大脑皮质引起的发作性癫痫所致。

【护理措施】

1.头痛

(1)急性期患者应卧床休息,可适当抬高床头30°~45°,即半卧位,膝关节下垫一软枕使腿屈曲或两腿原样伸直;在就餐前和餐后1 h内抬高头部;昏迷患者应给予半俯卧位,可以防止昏迷患者呕吐物导致误吸、窒息,对循环系统的影响最小;有明显颅内高压的患者,应抬高床头10°~15°,以减轻脑水肿、改善头部血液供应。

(2)剧烈头痛等症状时,立刻通知医生。如果患者出现了双侧或者单侧瞳孔散大的情况,应配合医生进行抢救。将床头抬高15°~30°,通过这样的方式促使大脑静脉回流,进而减轻脑水肿。

(3)建立起静脉通道,对患者体内的液体量进行限制,降低其颅内压。

2.恶心、呕吐、意识障碍

(1)当患者出现复视、视力减退、频繁呕吐,立刻通知医生遵医嘱用药。如颅内高压,教会患者调整钠的摄入量,如低盐饮食。

(2)及时清除呕吐物,更换污染被服,及时开窗通风,保持空气清新。

3.意外伤害

(1)在患者癫痫发作时,护理人员要指导患者采用侧卧位,并且使其呼吸道保持畅通的状态。对患者的四肢以及头部进行保护,将床档加高防止患者坠床。对患者的体征变化与神志进行仔细观察,对其用药剂量、时间以及治疗效果进行仔细记录。

(2)运动和感觉障碍的护理:瘫痪患者将瘫痪肢体保持良好姿位,2 h翻身1次。要维持患者的皮肤完整性,不出现破损、烧伤或压疮,测定危险因素和皮肤完整性的变化,视患者的具体情况制订

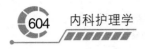

翻身计划并具体落实。

（3）失语、眼肌麻痹、共济失调的护理：向患者详细介绍住院的环境，讲解呼叫系统并评估患者运用的能力；移去危险物品，将患者安置在可水平升降的床位，夜间保持床在最低水平并支起护栏防护；失语患者应评估患者的失语类型，建立交流方式以达到有效沟通。

（4）精神异常的护理：有精神症状的患者起居活动时应随时有人在旁看护，协助完成日常生活的照顾。

【健康指导】

1. 饮食指导　给予易消化、高蛋白、富含维生素的饮食。蛋白质分配在 3 餐中的比例符合要求。若为有精神症状的患者，可提供适当安全的进餐用具，协助进餐；若为有意识障碍的患者，患者的病情多处于重危状态，此时的静态能量消耗一般占能量消耗的 75% ~ 100%，应在住院期间提供胃肠内营养支持。养成良好的卫生习惯，不吃生食和不洁食品，教会患者如何保持个人皮肤卫生，养成洗手的习惯，如饭前便后要洗手。

2. 活动指导　要合理安排好作息时间，劳逸结合，保持良好的心态；有继发性癫痫发作的患者要随身携带个人卡片，禁止从事高空、机械操作等危险作业，防止受伤和意外发生。

3. 用药指导　遵医嘱正确服药，定期到感染专科或寄生虫病门诊随诊，以指导维持用药量的调整，并注意观察用药反应；如出现抽搐应到神经内科就诊。

4. 心理指导　应主动向患者及家属介绍疾病及其康复的相关知识，态度和蔼，语言亲切；鼓励家人定时探视患者，营造良好的感情氛围，以增强患者康复的信心。

5. 疾病知识指导　开展预防绦虫病的卫生教育，尤其在流行区。宣传重点是改变不良饮食习惯，不吃生肉或生菜。对生吃的水果蔬菜应洗净、消毒。

（罗慧敏）

第八节　运动障碍疾病

一、帕金森病

帕金森病（Parkinson's disease，PD）又称震颤麻痹，是中老年常见的神经系统变性疾病，临床表现以静止性震颤、运动迟缓、肌强直和姿势平衡障碍为主要特征。多缓慢起病，逐渐加重。病变主要在黑质和纹状体。

【病因与发病机制】

帕金森病的病因和发病机制十分复杂，目前仍未彻底明了，可能与下列因素有关。

1. 遗传　绝大多数 PD 患者为散发性，约 10% 的患者有家族史，呈不完全外显的常染色体显性遗传或隐性遗传。

2. 环境因素　环境中的工业或农业毒素可能是 PD 发病的危险因素。

3. 年龄老化　自 30 岁以后，随年龄增长，黑质多巴胺能神经元始呈退行性变，多巴胺能神经元渐进性减少。实际上，只有当黑质多巴胺能神经元数目减少 50% 以上，纹状体多巴胺递质水平降至 70% 以上时，才会出现帕金森病的运动障碍。正常神经系统老化并不会达到这一水平，故年龄老化只是 PD 发病的促发因素。

【病理与生理】

研究表明 PD 中黑质多巴胺能神经元大量变性、丢失可能是由于遗传因素、环境因素以及神经系统老化等因素的共同作用,与线粒体功能障碍、氧化应激、神经炎症和免疫反应、蛋白酶体功能障碍、兴奋性神经毒性、细胞凋亡、钙稳态失衡等一系列发病机制有关。

【临床表现】

帕金森病多发于 50～60 岁及以上人群,临床表现以静止性震颤、肌强直、运动迟缓和姿势平衡障碍为特征;起病常隐匿,缓慢发展,逐渐加剧。疾病晚期,由于全身僵硬而致卧床不起,最后常死于肺部感染、骨折等各种并发症。

1. 运动症状

(1)静止性震颤:常为首发症状,多从一侧上肢开始,呈现有规律的拇指对掌和示指屈曲的不自主震颤,类似"搓丸"样动作。具有静止时明显震颤,动作时减轻,入睡后消失等特征;随病程进展,震颤可逐步涉及下颌、唇、面和四肢。

(2)肌强直:被动运动关节时阻力增高,且呈一致性,类似弯曲软铅管的感觉,故称"铅管样肌强直";在有静止性震颤的患者中可感到在均匀的阻力中出现断续停顿,如同转动齿轮,称为"齿轮样肌强直"。四肢、躯干、颈部肌强直可使患者出现特殊的屈曲体姿,表现为头部前倾,躯干俯屈,肘关节屈曲,腕关节伸直,前臂内收,髋及膝关节略微弯曲。

(3)运动迟缓:随意动作减少,动作缓慢、笨拙。早期以手指精细动作如解或扣纽扣、系鞋带等动作缓慢,逐渐发展成全面性随意运动减少、迟钝,晚期因合并肌张力增高,导致起床、翻身均有困难。体检见面容呆板、双眼凝视、瞬目减少,酷似"面具脸"。书写时字体越写越小,呈现"小字征"。

(4)姿势步态异常:早期走路拖步,迈步时身体前倾,行走时步距缩短,颈肌、躯干肌强直而使患者站立时呈特殊屈曲体姿,行走时上肢协同摆动的联合动作减少或消失;有时行走中全身僵住,不能动弹,称为"冻结现象";有时迈步后碎步往前冲,越走越快,不能立刻停步,称为"慌张步态"或"前冲步态"。

2. 非运动症状

(1)感觉障碍:90% 的 PD 患者中早期阶段有嗅觉功能损害。此外,患者还可有其他的感觉异常,包括身体不同部位、不同形式的疼痛。

(2)睡眠障碍:是帕金森病的一部分,包括失眠、异态睡眠(快速眼动期睡眠行为异常、不宁腿综合征、周期性肢体运动障碍等)、觉醒障碍(包括日间过度嗜睡和睡眠发作)等类型。

(3)认知及精神障碍:早期 PD 患者中 30% 存在认知缺陷,60%～80% 的患者在发病 15 年后进展成痴呆。其认知功能障碍主要包括注意力、执行力、记忆力、语言流畅性、视空间能力等方面的改变,PD 相关的精神症状包括妄想、视幻觉、错觉、抑郁、焦虑、淡漠等。

(4)自主神经系统功能障碍:包括便秘、尿路障碍、流涎、皮肤病变(如皮肤油亮伴有痤疮等)、神经源性直立性低血压等。

【实验室及其他检查】

1. 生化检测　采用高效液相色谱(HPLC)可检出脑脊液高香草酸(HVA)含量减少。

2. 基因检测　采用 DNA 印迹技术、PCR、DNA 序列分析等可能发现基因突变。

3. 功能影像学检测　采用 PET 或 SPECT 用特定的放射性核素检测,疾病早期可显示脑内 DAT 功能显著降低,D_2 型 DA 受体(D_2R)活性在早期超敏,后期低敏,DA 递质合成减少;对 PD 早期诊

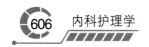

断、鉴别诊断及监测病情进展有一定价值。

4. 脑电图　部分患者脑电图有异常,多呈弥漫性波活动的广泛性轻至中度异常。

5. 头部CT　头部CT除脑沟增宽、脑室扩大外,无其他特征性改变。

6. 脑脊液检查　在少数患者中可有轻微蛋白升高。

【诊断要点】

现国际通用的帕金森病的临床诊断标准如下。

1. 必须存在至少两个下列主征:静止性震颤、运动迟缓、肌强直和姿势性反射障碍;但至少要包括运动迟缓。

2. 患者的帕金森病症状和体征:不是由于脑外伤、脑血管疾病、脑肿瘤、病毒感染或其他已知的神经系统疾病,以及已知的药物和化学毒物所引起。

3. 患者必须没有下列体征:眼外肌麻痹、小脑征、直立性低血压(收缩压下降至少30 mmHg或舒张压下降至少20 mmHg)、锥体束损害以及肌萎缩等。

4. 左旋多巴制剂试验有效。

具有上述所有四项标准的患者可临床诊断为帕金森病。但是经此临床标准诊断的帕金森病患者只有70%~75%与病理诊断一致,因此其特异度仍不高。在临床研究和流行病学研究中,为尽量保证诊断的准确性,除要求患者符合上述4条标准以外,如果患者的症状和体征在初发时或病程中有不对称表现,则帕金森病的诊断特异度将显著提高到90%左右。

【治疗要点】

疾病早期无须特殊治疗,应鼓励患者进行适度的活动和体育锻炼,尽量采取理疗、体疗等方法治疗为宜。

1. 药物治疗的一般原则

(1)长期服药、控制症状:虽然目前尚无根治帕金森病的有效药物,但复方左旋多巴仍是治疗帕金森病的"金标准"。

(2)对症用药、酌情加减:药物治疗方案应个体化,即根据患者的年龄、症状类型和严重程度、功能受损的状态、所给药物的预期效果和不良反应等选择药物;同时也要考虑相关疾病进展的情况及药物的价格和供应保证等来制定治疗方案,以便对症用药、酌情加减。

(3)最小剂量、控制为主:几乎所有的抗帕金森病药物均须从小量开始,缓慢增量,达到用最小有效剂量维持最佳效果。

(4)权衡利弊、联合用药:近年来不断推出的很多辅助治疗药物,如多巴胺受体激动剂、单胺氧化酶抑制剂等。各有利弊,与左旋多巴并用有增加疗效、减轻运动波动、降低左旋多巴剂量等作用。因此治疗时,需权衡利弊,选用适当药物,联合用药。

2. 外科治疗　神经外科立体定向手术治疗帕金森病包括苍白球毁损术、丘脑毁损术、脑深部电刺激术和细胞移植术。其原理是纠正基底节过高的抑制输出以改善症状。

3. 康复治疗　康复治疗可减少继发性损伤、延缓病情发展、维持或改善肢体功能、增强其独立生活的能力。

【护理评估】

1. 健康史

(1)了解患者有无长期毒物接触史。

(2)询问患者有无烟酒、槟榔嗜好。

（3）了解患者休息与睡眠是否充足、规律，了解患者情绪是否稳定，精神是否愉快，是否因为睡眠不足影响致使情绪低落、亢奋、易怒。

（4）评估患者既往身体状况如何，了解有无脑炎、中毒、脑血管病或颅脑外伤。

（5）询问患者是否服药，用药情况及有无毒副作用。

（6）询问患者家族近亲中有无类似发作患者。

2. 身体状况

（1）观察患者神志、瞳孔及生命体征，分别测量站立位、坐位、平卧位三位血压。

（2）询问患者日常生活状况，检查肌力、肌张力变化。

（3）检查患者姿势、平衡及全身协调情况。

（4）询问患者日常进食情况，了解其有无饮水反呛、吞咽困难、言语不清等现象。

3. 心理-社会状况　了解患者的精神状态，有无抑郁、焦躁不安等情绪及自卑、脾气暴躁、绝望心理，有无幻听、幻视、精神错乱、多虑等现象。

4. 辅助检查　评估患者影像学检查中头部 CT 和 MRI 检查是否显示脑萎缩，了解高效液相色谱指标是否正常，了解功能显像检测中指标是否正常。

【主要护理诊断/问题】

1. 躯体活动障碍　与静止性震颤、肌强直、随意运动异常有关。

2. 语言沟通障碍　与咽喉部、面部肌肉强直有关。

3. 知识缺乏　缺乏对疾病的相关认识和对所用药物的治疗知识。

4. 自尊低下　与流涎、震颤等身体形象改变和语言障碍、生活依赖他人有关。

5. 营养失调：低于机体需要量　与吞咽困难、进食减少和肌强直、震颤所致机体消耗能量增加有关。

6. 排便异常：便秘　与消化系统障碍或活动量减少有关。

7. 舒适的改变　与感觉异常、肌肉神经疼痛有关。

8. 潜在并发症　外伤、压疮、感染。

【护理措施】

1. 躯体活动障碍

（1）协助生活护理：做好防护，提供生活方便，配置安全，采用保护性床挡。

1）预防压疮：保持床单整洁、干燥，定时翻身、拍背，注意保护骨隆突处。

2）预防跌倒：对于下肢行动不便、起坐困难者，应配备高位坐厕、坚固且带有扶手的高脚椅、床铺护栏、卫生间和走道扶手等必要的辅助设施；传呼器置于患者床边；提供无需系鞋带的鞋子，便于穿脱的衣服等；生活日用品放在患者伸手可及处。

（2）采取有效沟通方式，了解其生活感情需求。

（3）加强巡视，指导和鼓励患者自我护理，做好家属的陪护指导。

（4）保持身体和各个关节的活动强度与最大活动范围。防跌倒，最好专人陪护。对于已出现某些功能障碍或起坐已感到困难的患者，要指导其有计划、有目的地锻炼，告知患者知难而退或家人包办只会加速其功能衰退；指导患者进行如鼓腮、伸舌、噘嘴、龇牙、吹吸等面肌功能训练，可以改善面部表情和吞咽困难，协调发音；对有幻觉、错觉、欣快、抑郁、精神错乱、意识模糊或智力障碍的患者应特别强调专人陪护。

2. 语言沟通障碍　应耐心倾听患者的主诉，了解患者的生活需要和情感需要。可指导患者采

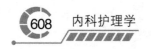

用手势、纸笔、画板等沟通方式与他人交流。沟通过程中,态度要和蔼、诚恳,尊重患者,不可随意打断患者说话。

3. 知识缺乏

(1)向家属及患者讲解疾病有关的知识,介绍用药名称、作用及相关注意事项。

(2)指导患者饮食,提供相关功能锻炼的知识。

4. 自尊低下

(1)细心观察患者的心理反应,鼓励患者表达并注意倾听他们的心理感受。

(2)指导家属关心体贴患者,营造良好的氛围,保持良好的心态。

(3)注意保持患者的个人清洁和卫生,尽量维护自我形象。

5. 营养失调

(1)给予高热量、富含维生素、富含纤维素、低盐、低脂、低胆固醇、适量优质蛋白的清淡易消化食物,避免刺激性食物,并戒烟、酒、槟榔等,主食以五谷类为主,多选粗粮,多食新鲜蔬菜、水果,多喝水。

(2)防止误吸、窒息:进食或饮水时,应注意抬高床头,保持坐位或半坐位;注意力集中,并给予患者充足的时间和安静的进食环境,不催促、不打扰患者进食;对于流涎过多的患者可使用吸管吸食流食;对于咀嚼和吞咽功能障碍者应选用稀粥、面片、蒸蛋等精细制作的小块食物或黏稠不易反流的食物,避免吃坚硬、滑溜的食物,如果冻等;对于进食困难、饮水反呛的患者要及时插胃管给予鼻饲,防止经口进食引起误吸、窒息或吸入性肺炎。

6. 排便异常　指导患者多食用含纤维素多的食物,多吃新鲜蔬果,多喝水,每天双手顺时针按摩腹部,促进肠蠕动;还可指导患者适量服用蜂蜜、香油等帮助通便,必要时遵医嘱口服液体石蜡等轻泻药,或给予开塞露塞肛等。

7. 舒适的改变　保持衣着干净,无污物、汗渍。出汗多或流涎时应及时给予抹洗,并更换衣物被服;对于出汗多、皮脂腺分泌亢进的患者,要指导其穿柔软、宽松的棉布衣服。

【健康指导】

1. 生活指导　保证正常心态和有规律的生活,克服不良生活习惯和嗜好,均衡饮食,积极预防便秘。保持有益的娱乐爱好,积极开展康复锻炼,以提高生活质量。

2. 用药指导　积极预防感冒、受凉、跌倒、坠床等并发症的诱因。注意定期复查,了解血压、肝肾功能、心脏功能、智力等变化,并在医师指导下合理用药,做好病情记录。

3. 心理指导　细心观察患者的心理反应,鼓励患者表达并注意倾听他们的心理感受,与患者讨论身体状况改变所造成的影响、不利于应对的因素,及时给予正确的信息和引导,使其能够接受和适应自己目前的状态并能设法改善。

二、肝豆状核变性

肝豆状核变性(HLD)由威尔逊(Wilson)于1912年发现,故又称为威尔逊病(WD),是一种遗传性铜代谢障碍所致的肝硬化和以基底核为主的脑部变性疾病,多见于5～35岁。

【病因与发病机制】

肝是进行铜代谢的主要器官。正常时铜自肠道吸收入血,先与白蛋白疏松结合,在肝细胞中铜与 α_2 球蛋白牢固结合成具有氧化酶活性的铜蓝蛋白(ceruloplasmin,CP),并分泌入胆汁。疾病状态时,铜代谢障碍主要导致基底节变性和肝功能损伤。

本病为常染色体隐性遗传的铜代谢障碍，WD 基因有多种突变型，目前发现的基因突变位点都位于 ATP 酶功能区。因 WD 基因的突变导致铜在组织内进行性积聚，引起相应器官的损害。尽管 Wilson 病生化异常确切性质不清，但发病机制似乎涉及铜与前铜蓝蛋白结合形成转运蛋白，铜蓝蛋白减少，大量未结合的铜进入血液循环，在脑、肝、肾和角膜等组织沉积。致病因子致 CP 合成障碍，影响铜在胆道中排泄而在肝中大量沉积引起小叶性肝硬化。铜在角膜弹力层的沉积产生角膜色素环（Kayser-Fleischer ring，K-F 环）。线粒体铜沉积导致自由基和氧化损伤在本病发病机制中起重要作用。

【病理与生理】

病理改变主要累及肝、脑、肾、角膜等处。肝外表及切面均可见大小不等的结节或假小叶，病变明显像坏死性肝硬化，肝细胞常有脂肪变性，并含铜颗粒。脑部以壳核最明显，其次为苍白球及尾状核，大脑皮质亦可受侵。壳核最早发生变性，然后病变范围逐渐扩大到上述诸结构。壳核萎缩，岛叶皮质内陷，壳核及尾状核色素沉着加深，严重者可形成空洞。镜检可见壳核内神经元和髓鞘纤维显著减少或完全消失，胶质细胞增生。其他受累部位镜下可见类似变化。在角膜边缘后弹力层及内皮细胞质内，有棕黄色的细小铜颗粒沉积。

【临床表现】

1.神经症状　主要是锥体外系症状，表现为肢体舞蹈样及手足徐动样动作、肌张力障碍、怪异表情、静止性、意向性或姿势性震颤、肌强直、运动迟缓、构音障碍、吞咽困难、屈曲姿势及慌张步态等。儿童常见症状有行为改变、学习成绩下降、不能做手眼协调要求较高的动作，写字笔迹潦草甚至发展成帕金森病样"小字征"。

2.精神症状　神经精神症状一般出现在有肝病表现之后，发病年龄多在 30~40 岁，也可在儿童时期即出现精神症状。精神症状有抑郁、焦虑甚至是精神分裂症。大部分出现神经精神症状的患者伴有肝硬化的表现。

3.肝脏症状　约 80% 患者发生肝脏受损的征象。大多数表现为非特异性慢性肝病症状群，如倦怠、乏力、食欲减退、肝区疼痛、肝大或缩小、脾大及脾功能亢进、黄疸、腹水、蜘蛛痣、食管静脉曲张破裂出血及肝性脑病等。因肝损害还可使体内激素代谢异常，导致内分泌紊乱，出现青春期延迟、月经不调或闭经，男性乳房发育等。极少数患者以急性肝衰竭和急性溶血性贫血起病，多于短期内死亡。

4.眼部异常　K-F 环是本病最重要的体征，见于 95%~98% 患者，绝大多数为双眼，个别为单眼。大多在出现神经系统受损征象时就可发现此环，位于角膜与巩膜交界处，在角膜的内表面上，呈绿褐色或金褐色，宽约 1.3 mm，光线斜照角膜时看最清楚，但早期常需用裂隙灯检查方可发现。

【实验室及其他检查】

1.肝功能　除发病年龄非常小的患者外，一般 WD 患者都有血清转氨酶异常，许多患者的谷丙转氨酶轻度升高，但其水平并不能反映其肝脏病变的严重程度。

2.血清铜蓝蛋白及铜氧化酶活性　正常人铜蓝蛋白值为 0.26~0.36 g/L，WD 患者显著降低，甚至为零。血清铜蓝蛋白降低是重要的诊断依据之一。血清铜氧化酶活性强弱与血清铜蓝蛋白含量呈正比，故测定铜氧化酶活性可间接反映血清铜蓝蛋白含量，其意义与直接测定血清铜蓝蛋白相同。

3.人体微量铜

（1）血清铜：正常人血清铜为 14.7~20.5 μmol/L，90% WD 的血清铜降低。

(2)尿铜:大多数患者24 h尿铜含量显著增加,未经治疗时增高数倍至数十倍,未经治疗患者多为200～400 μg/24 h,个别高达1 200 μg/24 h。

(3)肝铜量:被认为是诊断WD的金标准之一。绝大多数患者肝铜含量在250 μg/g干重以上(正常50 μg/g干重)。

4.影像学检查　CT显示双侧豆状核区低密度灶,MRI显示T_1低信号、T_2高信号;大脑皮质萎缩。约96%患者的骨关节X射线平片可见骨质疏松、骨关节炎或骨软化等,最常见于手部。

【诊断要点】

本病根据临床表现及辅助检查结果不难诊断,诊断标准如下:①肝病史、肝病征或锥体外系表现。②血清CP含量显著降低和(或)肝铜含量增高。③角膜K-F环。④阳性家族史。

【治疗要点】

1.低铜饮食　应避免高铜饮食,如贝类水生动物、坚果、巧克力、蘑菇、动物内脏等。低铜饮食可延缓WD患者的发病年龄,有利于对疾病进展的控制,但不推荐将饮食控制作为唯一治疗手段。饮用水应避免使用铜管输水或含铜容器的存水,如水质含铜较高,则可使用饮水纯化系统去铜;也要避免使用铜质餐具。

2.阻止铜吸收　锌剂主要是干扰铜离子在胃肠道的吸收,诱导肠上皮细胞合成金属硫铁蛋白,减轻铜离子对肝细胞的毒性。四硫钼酸铵抑制胃肠道铜离子的吸收,结合血清铜。小剂量四硫钼酸铵可去除金属硫铁蛋白上的铜;更高剂量时可形成不溶于水的铜复合物并沉积于肝。

3.促进排铜　D-青霉胺为WD病的首选药物,它是铜离子螯合剂,主要促进尿铜的排泄,在WD患者体内也可起到金属硫蛋白的作用。青霉胺可干扰胶原蛋白的交联,且有一定的免疫抑制作用。三乙基四胺是一种络合剂,其疗效和药理作用与D-青霉胺基本相同。副作用小,可用于使用青霉胺出现毒性作用的患者。二巯丁二酸钠是含有双巯基的低毒高效重金属络合剂,能与血中游离铜、组织中已与酶系统结合的铜离子结合,形成解离及毒性低的硫醇化合物从尿排出。

4.对症治疗　维生素C、肌苷等护肝治疗,抗抑郁药等。

5.手术治疗　肝移植是治疗WD急性肝功能衰竭和所有药物治疗无效的终末期肝病患者最有效的手段。

【护理评估】

1.健康史

(1)了解患者休息与睡眠是否充足规律,了解患者情绪是否稳定,精神是否愉快,是否因为睡眠不足致使情绪淡漠、亢奋、易怒。

(2)评估患者既往身体状况,询问患者是否服药,用药情况及有无毒副作用。

(3)体格检查是否有肝区疼痛、肝肿大或脾肿大及脾功能亢进、黄疸、腹水等。

(4)询问患者家族近亲中有无类似发作患者。

(5)适龄女子是否妊娠及生理周期情况。

2.身体状况

(1)观察患者神志、瞳孔及生命体征。

(2)检查患者姿势、平衡、步态及全身协调情况。

(3)询问患者日常进食情况,了解其有无饮水反呛、吞咽困难、构音障碍等现象。

(4)大小便情况。

3.心理-社会状况　了解患者的精神状态,是否有淡漠、抑郁、欣快、兴奋躁动、动作幼稚或怪异、攻击行为、自杀等。

4.辅助检查

(1)评估患者铜蓝蛋白、血清铜是否显著降低。

(2)尿铜、肝铜量是否显著升高。

(3)角膜是否出现 K-F 环。

(4)影像学检查:CT、MRI 是否显示大脑皮质萎缩、骨关节骨质疏松。

【主要护理诊断/问题】

1.活动无耐力　与乏力、食欲减退有关。

2.营养失调:低于机体需要量　与患者食欲减退,吸收功能障碍有关。

3.体液过多　与肝功能减退、门静脉高压引起的水钠潴留有关。

4.焦虑　与经济紧张,担心预后有关。

5.并发症　上消化道出血、肝肾综合征、肝性脑病等。

【护理措施】

1.活动无耐力

(1)早期为主动舒适体位,鼓励患者加强主动运动,做力所能及的工作和家务。

(2)急性期或肝、肾功能损害严重,引起骨质疏松、腹水等症状时要求患者卧床休息,保持病室环境安全、安静,光线柔和,以利患者休息,保证患者睡眠质量。

(3)有食管静脉曲张破裂出血或肝性脑病征象者应给予侧卧位或平卧头侧位,床头抬高15°~30°,以防呕吐窒息。

(4)缓解期鼓励患者适当进行床旁、室内、户外或公共场所活动,避免从事精神紧张和高度刺激性的工作或游戏,避免观看紧张、恐怖的影视作品,以免加重病情。

(5)晚期患者绝对卧床休息,适当给予肢体被动运动与按摩。

(6)安全护理

1)对有意识障碍和精神症状的患者,应装床栏、护窗,以防坠床等意外,对伴有明显舞蹈样动作等锥体外系病症者,尽量不用约束带,以免发生骨折、脱位等并发症。

2)对有精神智力障碍者应备写有患者姓名、年龄、所患疾病、住址、联系电话、目前用药名称的卡片,放入患者贴身口袋或做成手镯系于患者手腕,以防患者外出活动中走失或发生意外。

2.营养失调:低于机体需要量

(1)适宜摄取含铜量较低的食物,如精白米面、牛奶、萝卜、藕、小白菜、瘦猪肉、鸡肉、土豆、橘子、苹果等,其中牛奶不仅含铜量低,长期多量食用还有排铜功效。

(2)避免摄入高铜食物,如贝类、虾蟹、动物内脏和血、豆类、坚果类、巧克力、咖啡等,勿用铜制炊具。

(3)有食管静脉曲张者应给予相应的少渣软食,进食时注意细嚼慢咽,不宜食用多纤维、油炸、油腻食物。

(4)有吞咽困难的患者不可强行喂食,部分患者可待症状缓解后缓慢喂以软食或半流质、流质饮食;有反呛的患者应给予鼻饲流质,并给予相应的鼻饲护理。

3.体液过多　观察肝功能损害的表现有无加重,如黄疸是否加深,有无肝区痛、肝大、脾大、腹水、水肿;有无皮下出血、牙龈出血、鼻出血或消化道出血;有无血清电解质与尿铜的变化;防止急性肝衰竭或肝性脑病的发生。

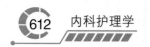

4. **焦虑** 首先应帮助患者及家属正确了解疾病的相关知识,消除顾虑,增强信心,准备接受长期治疗。少年型患者克服心理上的障碍和学习上的困难,增强自我保护意识。晚发型应帮助其树立正确的人生观和婚恋观念,正确评价自己,选择适合的工作,体验人生价值感,克服不良心理状态,抑郁、多虑者可给予心理疏导。

【健康指导】

1. **疾病知识指导** 同胞兄妹中有肝豆状核变性的家庭近亲成员应做好血清 CP、血清铜、尿铜等的监测,以便及早发现纯合子或杂合子,及早治疗。

2. **安全与婚育** 指导患者树立正确的婚恋观和生育观,杂合子携带者禁忌与杂合子携带者结婚,以免其子代发生纯合子;长期服药的育龄妇女应做好避孕工作,未育妇女在病情稳定、全身情况允许条件下,可在妇产科、内科医师共同监测下选择生育子代。

3. **用药指导** 坚持长期用药,并定期门诊复查血清 CP、血清铜、尿铜及肝肾功能变化,根据医师建议合理用药。

4. **心理指导** 建议患者安排好自己的学习,选择适当的工作,鼓励患者融入社会,发展自己的兴趣爱好。指导患者及家属保持良好的心态,避免负性情绪的刺激而使病情反复。

(罗慧敏)

第九节 发作性疾病

一、癫痫

癫痫是由多种病因导致的脑部神经元高度同步化异常放电所致的临床综合征,以发作性、短暂性、重复性及刻板性为临床特点。临床表现为感觉、运动、意识、精神、行为、自主神经功能障碍或兼有之。每次发作称为痫性发作,反复多次发作所引起的慢性神经系统病症则称为癫痫。

【病因与发病机制】

1. **病因** 根据引起癫痫的病因不同,可分为以下几种。

(1)症状性癫痫:由各种明确的中枢神经系统结构损伤或功能异常导致。①脑部疾病:脑部先天性疾病,如小脑畸形、脑积水、脑穿通畸形等;颅脑外伤,如颅脑产伤;颅内感染,各种脑炎、脑膜炎、脑肿瘤的急性期、脑寄生虫病等;脑血管畸形或者脑血管硬化;颅内肿瘤;脑部变性病,如阿尔茨海默病和皮克病等。②全身性疾病:脑缺氧,如窒息、一氧化碳中毒、休克和急性大出血等,由于缺氧造成神经元的坏死和胶质细胞的增生形成致痫灶,这在婴幼儿期较为多见;儿童期的高热惊厥;遗传代谢病如家族性黑矇性痴呆、苯丙酮尿症等;中毒,包括药物中毒、食物和农药中毒以及酒精戒断等;内科疾病的神经系统并发症,如尿毒症、肝性脑病、甲状旁腺功能减退症、阿-斯综合征等。

(2)特发性癫痫:病因不明,未发现脑部存在足以引起癫痫发作的结构性损伤或功能异常,可能与遗传因素密切相关。多在某一特定年龄发病,具有特征性临床及脑电图表现。

(3)隐源性癫痫:临床表现提示为症状性癫痫,但目前的检查手段未能发现明确的病因。此类型占全部癫痫的 60% ~ 70%。

2. **发病机制** 不论是何种原因引起的癫痫,其电生理改变是一致的,即发作时大脑神经元出现异常的、过度的同步性放电。其原因为兴奋过程的过盛、抑制过程的衰减和(或)神经膜本身的变化。不同类型癫痫的发作机制可能与异常放电的传播有关。

【病理与生理】

特发性癫痫患者的脑部并无可以解释症状的结构变化或代谢异常,其发病与遗传因素有较密切的关系;症状性癫痫因有各种脑部病损和代谢障碍,其脑内存在致痫灶。该致痫灶神经元突然高频重复异常放电,可向周围皮质连续传播,直至抑制作用使发作终止,导致癫痫发作突发突止。

【临床表现】

癫痫发作有两个主要特征,即共性和个性。共性特征有4个。①发作性:症状突然发生,持续一段时间后迅速恢复,间歇期正常。②短暂性:每次发作持续时间为数秒或数分钟,除癫痫持续状态外,很少超过30 min。③重复性:第一次发作后,经过不同间隔时间会有第二次或更多次的发作。④刻板性:每次发作的临床表现几乎一样。个性即不同临床类型癫痫所具有的特征,是一种类型的癫痫区别于另一种类型癫痫的主要依据。

目前,世界范围内普遍应用的仍是国际抗癫痫联盟(ILAE)在1981年推出的癫痫发作分类(表9-9-1)。2017年ILAE推荐了新的癫痫发作分类(表9-9-2)。

表9-9-1 国际抗癫痫联盟(ILAE,1981)癫痫发作分类

分类		临床表现
部分性发作	单纯部分性发作	运动性发作:局灶性运动性、旋转性、Jackson、姿势性、发音性
		感觉性发作:特殊感觉(嗅觉、视觉、味觉、听觉)
		躯体感觉(痛觉、温度觉、触觉、运动觉、位置觉)
		眩晕
		自主神经性发作(心慌、烦渴、排尿感等)
		精神症状性发作:言语障碍、记忆障碍、认知障碍、情感变化、错觉、结构性幻觉
	复杂部分性发作	单纯部分性发作后出现意识障碍:从单纯分性发作开始继之以意识障碍或自动症
		开始即有意识障碍:包括仅有意识障碍或自动症
	部分性发作继发全面性发作	单纯部分性发作继发全面发作、复杂部分性发作继发全面发作
		单纯部分性发作继发复杂部分性发作再继发全面性发作
全面性发作	失神发作	典型失神发作 不典型失神发作:有短暂强直、阵挛或自主神经症状等一种或数种成分
	强直性发作 阵挛性发作 强直阵挛性发作 肌阵挛发作 失张力发作	
	不能分类的发作	

表 9-9-2　国际抗癫痫联盟(ILAE,2017)癫痫发作分类

分类		临床表现
局灶性起源	运动性	自动症、失张力发作、阵挛发作、癫痫样痉挛发作、过度运动发作、肌阵挛发作、强直发作
	非运动性	自主神经发作、行为终止、认知发作、情绪性发作、感觉性发作
	局灶性进展为双侧强直阵挛	
全面性起源	运动性	强直-阵挛发作、阵挛发作、强直发作、肌阵挛发作、失张力发作、肌阵挛-强直-阵挛发作、肌阵挛-失张力发作、癫痫样痉挛发作
	非运动性(失神发作)	典型发作、不典型终止、肌阵挛失神发作、眼睑肌阵挛伴失神
未知起源	运动性	强直-阵挛发作、癫痫性痉挛
	非运动性	行为终止
	其他无法分类	

【实验室及其他检查】

1. 脑电图检查　脑电图(EEG)记录可以发现棘波、尖波、棘慢复合波以及爆发活动等癫痫样波,对癫痫的诊断及分型具有十分重要的意义。

2. 长程脑电(Holter)检查　指患者在 24 h 正常活动下进行脑电监测。

3. 视频脑电(V-EEG)检查　临床上对癫痫诊断及致病灶定位的帮助最大。

4. CT 及 MRI 检查　对发现癫痫的病因有较大意义。

5. 单光子发射计算机断层显像(SPECT)检查　在癫痫发作期,癫痫灶局部血流灌注明显增加;而在发作间期,癫痫灶局部血流灌注降低。

6. 正电子发射断层扫描(PET)检查　癫痫发作间歇期癫痫灶局部代谢量降低,而发作期则提高。

7. 颅内脑电记录技术检查　适宜于当头皮脑电图不能提供足够的致病灶定位信息,或与其他定位技术检查结果不一致时,应考虑施行颅内脑电记录。

【诊断要点】

最近国际抗癫痫联盟提出了癫痫国际诊断新方案,要求将癫痫的诊断分为 5 步:①首先对发作现象进行标准化的术语描述。②根据发作现象的标准化描述对发作现象进行分类。③根据分类和伴随症状判断是否是特殊的癫痫综合征。④进一步寻找患者可能的病因。⑤按世界卫生组织制定的《国际损伤、功能和残障》分类标准评定患者残损程度。

【治疗要点】

目前仍以药物治疗为主。药物治疗应达到的目的:控制发作或最大限度地减少发作次数;长期治疗无明显不良反应;使患者保持或恢复其原有的生理、心理和社会功能状态。

1. 病因治疗　如低血糖、低血钙等代谢紊乱需要加以调整;颅内占位性病变首选手术治疗,如术后有残余病灶患者癫痫继续发作,还需要药物治疗。

2. 对症治疗

(1)根据发作形式、频率、发病时间先选一种药物,从低剂量开始,逐渐加量。

(2)若一种药物不能控制发作,一般应观察 2 个月方可改用另一种药;合并用药不宜超过 3 种。

（3）更换药物时应先加新药,再逐渐减少原来的药物。两药重叠应用 1 个月左右。应避免突然停药,以免导致癫痫持续发作。

（4）定期监测血药浓度。

（5）控制症状后一般应维持用药 2 年。

（6）女性患者妊娠的前 3 个月宜减量,以防畸胎。

（7）抗癫痫药的选择,主要取决于癫痫类型。

3.癫痫持续状态的治疗

（1）迅速控制发作:是治疗的关键。地西泮是最有效的首选药物,成人 10～20 mg,小儿 0.25～1.00 mg/kg,缓慢静脉注射至抽搐停止。

（2）处理并发症:利尿脱水减轻脑水肿;保持呼吸道通畅,给氧,必要时气管插管或切开;高热可给予物理降温;保持水、电解质平衡,纠正酸中毒等。

【护理评估】

1.健康史

（1）家族遗传史:父母是否近亲结婚,家族中是否有人患癫痫。

（2）出生史:是否难产、早产、产伤等情况。

（3）胎儿期母亲病理因素:母孕期妊娠中毒症、精神创伤、腹部外伤、接受放射线、服用药物、接触有害化学物以及感染性疾病等都增加了胎儿出生后患癫痫的危险。

（4）就医、用药史:治疗和服用抗癫痫药物种类、剂量、疗程、疗效、不良反应、依从性等情况。

（5）既往史:有无高热惊厥史、脑外伤、脑炎等脑部器质性病变及中枢神经系统其他疾病。

2.身体状况

（1）现病史:患者目前意识状态,生命体征,四肢肌张力及活动情况,是否有颅内高压症,有无吞咽障碍、大小便失禁及其他生活能力缺陷。

（2）诱因:发热、失眠、疲劳、饥饿、便秘、饮酒、停药、闪光、感情冲动和一过性代谢紊乱等都能激发发作。

3.心理-社会状况 了解患者出生地、文化程度、职业、生活地的医疗资源与信息和对疾病的认识程度。

【主要护理诊断/问题】

1.有窒息的危险 与癫痫发作时意识突然丧失、喉痉挛、口腔和气道分泌物增多有关。

2.有受伤的危险 与癫痫发作时意识丧失、判断力失常有关。

3.乏力 与癫痫发作时患者极度缺氧有关。

4.知识缺乏 缺乏长期、正确服药的知识。

5.气体交换受损 与癫痫持续状态、喉头痉挛所致呼吸困难或肺部感染有关。

6.焦虑 与病程长,反复发作有关。

7.潜在并发症 脑水肿、酸中毒、水电解质紊乱。

【护理措施】

1.有窒息的危险 当患者癫痫突然大发作时切记不要离开患者,应边采取保护措施边大声呼叫他人赶来共同急救。步骤如下。

（1）快速判断:迅速判断是否癫痫发作,立即平卧,通知医生。

（2）保持呼吸道通畅,防窒息:解开患者的衣扣、领带、裤带,使其头偏向一侧,清理呼吸道分泌物;取下义齿;防止舌咬伤;切勿强行撬开,避免损伤牙齿。

(3)控制发作:迅速建立静脉通路,遵医嘱给予抗抽搐止惊厥药物,同时给予生命支持。

2.有受伤的危险

(1)安全保护,防意外伤害:专人看护,防止坠床。在发作时,防止自伤、他伤、毁物。

(2)发作后缓解期的护理:留有专人陪护,密切观察患者的意识状态、瞳孔恢复情况;保持呼吸道通畅;给予吸氧;加用护栏,防止坠床;室内外保持安静,减少护理治疗操作对患者的打扰,保证患者充足的休息;病室放置"谨防跌倒、防止舌咬伤"的警示牌。

3.乏力

(1)室外环境保持安静,室内光线柔和、无刺激;温湿度适宜,病床有护栏,床单位固定安全。危险物品远离患者。指导患者合理作息,保持充足睡眠,应限制探视家属人数。

(2)给予清淡饮食,少量多餐,增加粗纤维食物的摄入,避免辛辣刺激的食物,戒烟酒,避免饱餐或者饥饿状态。

4.知识缺乏　向患者和家属强调遵医嘱长期甚至终身用药的重要性,告知患者和家属少服或漏服药物等不遵守药物治疗原则是导致癫痫发作、成为难治性癫痫或发生癫痫持续状态的最重要的危险因素。

【健康指导】

1.疾病知识指导　向患者和家属介绍疾病及其治疗的相关知识和自我护理的方法。患者应充分休息,注意劳逸结合。给予清淡饮食,少量多餐,避免辛辣刺激性食物,戒烟酒。

2.用药指导与病情监测　告知患者遵医嘱坚持长期、规律用药,切忌突然停药、减药、漏服药及自行换药。告知患者坚持定期复查,根据医嘱定时复诊。当患者癫痫发作频繁或症状控制不理想,或出现发热、皮疹时应及时就诊。

3.安全与婚育　告知患者外出时随身携带写有个人信息的卡片。在病情未得到良好控制时,室外活动或外出就诊时应有家属陪伴。患者不应从事攀高、游泳、驾驶等工作。特发性癫痫且有家族史的女性患者,婚后不宜生育,双方均有癫痫,或一方有癫痫,另一方有家族史者不宜结婚。

4.心理指导　抗癫痫药物均有不同程度的不良反应,长期用药加之疾病的反复发作,为患者带来沉重的精神负担,易产生紧张、焦虑、抑郁、淡漠、易怒等不良心理问题。鼓励患者表达自己的心理感受,指导患者面对现实。采取积极的应对方式,配合长期药物治疗。

二、偏头痛

偏头痛是临床常见的反复发作的血管性原发性头痛,其特点是多呈单侧分布,少数表现为双侧头痛,多呈现为中重度、搏动样疼痛,可伴恶心、呕吐。声、光刺激或日常活动可使疼痛加重,安静环境和休息可使疼痛缓解。

【病因与发病机制】

一种多种环境因素和遗传因素相互作用的多基因、多因素疾病。

1.病因

(1)遗传因素:遗传因素在偏头痛的发病机制上占有重要地位,呈高度外显率的常染色体显性遗传。

(2)内分泌因素:本病多出现在于月经期或者月经前后,妊娠期或绝经期后发作减少或停止。这些现象提示本病的发生可能与内分泌改变有关。

(3)饮食和精神因素:常见诱因有两种。①饮食:包括酒,含酪氨酸、苯丙胺的食物,肉,含咖啡因的食物以及某些食品添加剂、香料等。②精神因素:精神紧张、情绪波动、应激状态、睡眠障碍、声光和噪声刺激、焦虑、抑郁等。

2.发病机制

(1)血管源学说:血管学说由 Wolff 于 1963 年最早提出。20 世纪 80 年代前,血管学说曾一度占主导地位,该学说认为血管的异常舒缩是导致偏头痛发生的主要原因。

(2)神经元学说:①皮质扩散性抑制(crticalpreadingdepresson,CSD)学说,CSD 实质是一种电生理现象,由大脑皮质局部神经元兴奋引起神经元过度去极化,并且过度去极化现象从局部向周围扩散。CSD 导致脑血流量发生改变,CSD 到达感觉区时便出现感觉异常。②三叉神经血管学说,认为三叉神经节损害可能是偏头痛产生的神经基础。

(3)炎症介质学说:目前主流的观点认为白细胞介素(interleukin,IL)和肿瘤坏死因子-α(tumor necrosisfactor-α,TNF-α)等炎症细胞因子通过核因子 κB 信号通路相互作用引起降钙素基因相关肽释放增多,最终导致偏头痛发病。

(4)中枢神经系统学说:2004 年学者 Kruit 等发现 8% 的偏头痛患者颅内存在梗死灶,相继发现偏头痛患者存在不同程度的脑结构及功能异常。

(5)基因遗传学说:遗传方式主要分为单基因遗传和多基因遗传。

【病理与生理】

颅内痛觉敏感组织如脑血管、脑膜血管、静脉窦,其血管周围神经纤维和三叉神经可能是偏头痛发生生理基础和痛觉传导通路。偏头痛的三叉神经血管反射学说,认为偏头痛是三叉神经传入纤维末梢释放 P 物质(SP)及其他神经递质,传出神经作用于颅内外血管,引起头痛和血管扩张。

【临床表现】

1.无先兆性偏头痛　无明显前驱症状,常有家族史。头痛通常呈搏动性,位于额颞部,呈单侧或双侧。头痛反复发作,每次持续 4~72 h。儿童发作时间一般为 1~72 h。如头痛严重且持续 72 h 以上不缓解,称为偏头痛持续状态。

2.有先兆性偏头痛

(1)视觉先兆:表现为以下 4 种。①闪光幻觉:表现为双侧视野出现视幻觉,有的无一定形状,有的有形状,如星状、斑点状、环形、多角形等。②黑矇:表现为视力障碍,由两侧开始逐渐进展累及两鼻侧视野,部分患者由中心暗点扩大至整个视野。③视物变形:表现为视小症或巨视症,部分患者感到环境倾斜或颠倒。④城堡样光谱。

(2)感觉异常:分布多选择面部和手,表现为刺痛和麻木感。

(3)其他先兆症状:可出现运动性先兆、一过性失语或精神症状。

3.特殊类型的偏头痛

(1)偏瘫型偏头痛:临床少见。

(2)基底型偏头痛:表现为头重脚轻、眩晕、复视、眼球震颤、耳鸣、构音障碍、双侧肢体麻木及无力、共济失调、意识改变、跌倒发作和黑矇等脑干和枕叶症状,提示椎基底动脉缺血。

(3)眼肌麻痹性偏头痛:较少见,偏头痛发作时或发作后头痛消退之际,头痛侧出现眼肌瘫痪,可同时累及滑车和展神经,持续数小时至数周。

(4)儿童周期综合征:表现为儿童良性发作性眩晕、周期性呕吐、腹型偏头痛等,发作时不伴有头痛,随时间推移可发生偏头痛。

(5)视网膜性偏头痛:表现为单眼视力障碍,伴或不伴闪光幻觉,随后出现头痛。

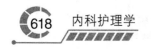

【实验室及其他检查】

1.5-羟色胺及5-羟色氨酸检查 大约85%的偏头痛患者头痛发作期尿内5-羟色胺及5-羟色氨酸增多;血小板结合性及血浆游离的5-羟色胺减少,并出现血浆5-羟色胺释放因子。

2. 脑脊液常规和生化检查 偏头痛患者脑脊液常规和生化检查通常正常,少数患者淋巴细胞轻度增高。

3. 腰椎穿刺检查 主要用来排除蛛网膜下腔出血、颅内感染、脑膜癌病及异常颅内压所导致的头痛。

4. 血小板检查 偏头痛先兆期血小板聚集性增加,头痛期下降。

5. 脑电图检查 偏头痛患者的脑电图可有轻度改变,但不具备特异性。

6. 脑血管造影检查 偏头痛患者的脑血管造影绝大多数是正常的,只有当偏头痛合并眼肌麻痹和(或)长束体征时,需与颅内动脉瘤、动静脉畸形和颅内占位性病变鉴别时才进行此项检查。

7. 经颅多普勒超声检查 偏头痛患者在发作期或间歇期经颅多普勒超声的主要改变是两侧血流不对称,一侧偏高或一侧偏低。

【诊断要点】

依据长期反复发作史及家族史、典型的临床特征、神经系统检查及头部 CT 和 MRI 检查排除脑血管疾病、颅内动脉病等器质性疾病,可作出临床诊断。

1. 无先兆性偏头痛的诊断标准

(1)至少有 5 次发作符合下列(2)~(4)项的条件。

(2)每次头痛发作持续 4~72 h(未经治疗或治疗失败)。

(3)头痛至少具备下列 2 项特征:①单侧性;②搏动性;③中至重度头痛,影响日常活动;④活动后头痛加重。

(4)头痛发作时至少伴有下列 1 项:①恶心和(或)呕吐。②畏光、畏声。

(5)不能归因于其他疾病。

2. 伴典型先兆性偏头痛的诊断标准

(1)符合下述(2)~(4)项的特征,至少发作 2 次。

(2)至少具备以下 1 项先兆,但没有运动障碍症状:①完全可逆的视觉症状。②完全可逆的感觉症状。③完全可逆的言语功能障碍。④运动症状。⑤脑干症状。⑥视网膜症状。

(3)至少具备以下 2 项:①同向视觉症状和(或)单侧感觉症状。②至少一个先兆症状发生超过 4 min 或数个症状连续出现超过 4 min。③先兆症状持续时间不超过 60 min。

(4)在先兆症状同时或在先兆症状发生后 60 min 内出现头痛,头痛符合无先兆性偏头痛的诊断标准中的(2)(3)(4)项。

(5)不能归因于其他疾病。

【治疗要点】

1. 发作期治疗 根据病情轻重程度,治疗原则如下。

(1)轻至中度头痛单用非特异性镇痛药,如非甾体抗炎药和阿片类药物。

(2)中至重度头痛选用特异性药物,如麦角类制剂和曲普坦类药物,必要时应用镇吐药。此两类药物因具有强烈的血管收缩作用,禁用于严重高血压、心脏病者和孕妇。

(3)出现伴随症状恶心、呕吐时,可应用甲氧氯普胺,严重者给予小剂量氯丙嗪。

2. 预防性治疗 主要措施如下:①避免诱因。②β 受体阻滞剂,如普萘洛尔。③抗抑郁药,如阿米替林。④抗癫痫药物,如丙戊酸钠。⑤钙通道阻滞剂,如氟桂利嗪。

【护理评估】

1. 健康史

(1)患者起病时间,每年发病次数。

(2)前驱症状:头部不适、嗜睡、烦躁、抑郁、厌食或口干等症。

(3)伴随症状:恶心、呕吐。

2. 身体状况　观察患者的临床表现及其类型,询问患者起病前是否有闪光、视物改变、麻木感等先兆症状,了解患者为哪种类型的偏头痛。

3. 心理-社会状况　评估患者是否存在焦虑情绪,协助患者认识其焦虑情绪以便进行行为调整,以消除精神紧张,减轻心理压力,保持心情舒畅。指导患者身心放松,分散对疼痛的注意力。

【主要护理诊断/问题】

1. 疼痛:偏头痛　与发作性神经-血管功能障碍有关。

2. 睡眠型态紊乱　与头痛长期反复发作和(或)焦虑等情绪改变有关。

3. 焦虑　与偏头痛长期、反复发作有关。

【护理措施】

1. 疼痛:偏头痛

(1)发作时卧床休息,保持环境安静,平时防止过度疲劳、精神紧张,保证充足睡眠。

(2)对于疼痛剧烈的患者应改善环境,减少声、光刺激;教会并协助患者和家属采取缓解疼痛的非药物治疗方法,如缓慢深呼吸、听轻音乐、引导式想象、冷热敷、理疗、按摩和指压止痛等。

(3)避免镇痛药的长期使用。作用强的药物大部分有不良反应,慢性头痛长期给药易引起药物依赖,应耐心解释,严密观察。

(4)给予清淡饮食,多食蔬菜水果;禁食一些诱发头痛的食物与饮品,如高脂肪食物、红酒、巧克力、奶酪、熏鱼等。阿司匹林、布洛芬等最常见的不良反应为胃肠道反应,为减少对胃的刺激,宜饭后服用。

2. 睡眠型态紊乱

(1)去除引起睡眠紊乱的病因,积极治疗原发病。

(2)做好睡眠紊乱患者的心理护理,减轻患者的恐惧、焦虑、抑郁等情绪,从而改善睡眠。

(3)营造一个良好的睡眠环境,避免噪声过大,室内温度保持在 18 ~ 22 ℃,相对湿度在 50% ~ 60%,尽量不要开灯睡觉,可以听柔美音乐,保持心情放松,有助于改善睡眠紊乱。

3. 焦虑　帮助患者解决问题,鼓励患者将焦虑告诉医护人员,协助患者认识其焦虑以便进行行为调整,以消除精神紧张,减轻心理压力,保持心情舒畅。必要时遵医嘱使用抗焦虑药。

【健康指导】

1. 心理指导　指导患者尽量保持情绪稳定、心情舒畅。青春期和月经期前后消除各种紧张因素,注意先兆症状。

2. 饮食与运动指导　饮食要有节制,不宜过饱或过饥,戒烟酒。注意劳逸结合,避免过重的体力劳动。有先兆症状时,应卧床休息,保持环境安静;注意气候变化,保证充足睡眠。

3. 用药指导　合并高血压及其他疾病者应按医嘱正确服药,并定期去医院复诊。告知患者药物的作用、不良反应,指导患者遵医嘱用药,避免形成药物依赖。

(罗慧敏)

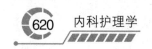

第十节　神经-肌肉接头疾病及肌肉疾病

一、重症肌无力

重症肌无力(myatheniagrais,MG)是一种神经-肌肉接头传递障碍的获得性自身免疫性疾病,主要由于神经-肌肉接头突触后膜上乙酰胆碱受体(AChR)受损引起。该疾病以部分或全身骨骼肌无力和极易疲劳为特征,活动后症状加重,休息和应用胆碱酯酶抑制药治疗后明显减轻,具有缓解与复发倾向。MG 任何年龄均可发病,20~40 岁常见,女性多于男性。

【病因与发病机制】

重症肌无力是一种主要累及神经-肌肉接头突触后膜 AChR 的自身免疫性疾病,主要由 AChR 抗体介导。在细胞免疫和补体参与下,突触后膜的 AChR 被大量破坏,不能产生足够的终板电位,导致突触后膜传递功能障碍。当连续的神经冲动到来时,不能产生引起神经肌纤维收缩的动作电位,从而临床上表现为易疲劳的肌无力。

【病理与生理】

80% 的重症肌无力患者胸腺重量增加,淋巴滤泡增生,生发中心增多;10%~20% 合并胸腺瘤。

【临床表现】

1. 症状

(1)眼外肌受累时表现为一侧或双侧上睑下垂、复视,重者眼球活动明显障碍甚至固定。

(2)面部表情肌受累时表现为面部表情困难、闭目示齿无力。

(3)咀嚼和吞咽肌受累时表现为咀嚼和进食费力、讲话带鼻音、吞咽缓慢,甚至完全不能进食。

(4)颈肌受累时表现为抬头和竖颈困难。

(5)四肢肌群受累以近端肌无力为主,表现为抬臂或抬腿困难。

(6)呼吸肌受累(肋间肌及膈肌)时表现为咳嗽无力、呼吸困难。

(7)心肌偶可受累,可引起猝死。

2. 体征　依照受累肌肉有上述相应体征,偶有肌肉萎缩。

3. MG 危象　急骤发生呼吸肌无力以致不能维持换气功能,称为 MG 危象,如不及时抢救,可危及患者生命。重症肌无力危象临床表现为肌无力危象、胆碱能危象、反拗危象。

4. 临床分型

(1)传统临床分型

1)眼肌型:表现为起病两年后仍局限为眼外肌麻痹,少部分患者可自行缓解。

2)延髓肌型:主要为构音障碍和吞咽困难,此型患者比较严重。

3)全身型:表现为四肢和躯干肌无力,可能发生呼吸肌麻痹而死亡。

(2)改良 Osserman 临床分型

1)Ⅰ型(眼肌型):仅眼肌受累。

2)ⅡA 型(轻度全身型):四肢肌受累可合并眼肌受累,对药物敏感。

3)ⅡB 型(中度全身型):四肢肌、延髓肌严重受累,对药物敏感性稍差。

4)Ⅲ型(严重激进型):症状危重,进展迅速,发病半年内呼吸肌受累,药效差。

5)Ⅳ型(迟发重症型):症状同Ⅲ型,由Ⅰ型、Ⅱa型、Ⅱb型发展而来,发病半年以上呼吸肌受累。

6)Ⅴ型(肌萎缩型):半年内出现肌萎缩。

(3)MGFA临床分型

1)Ⅰ型:表现为任何眼肌无力,可伴眼闭合无力,其他肌群肌力正常。

2)Ⅱ型:无论眼肌无力的程度,其他肌群轻度无力。

3)Ⅲ型:无论眼肌无力的程度,其他肌群中度无力。

4)Ⅳ型:无论眼肌无力的程度,其他肌群重度无力。

5)Ⅴ型:气管插管伴或不伴机械通气(除外术后常规使用)。

(4)特殊临床分型:新生儿一时性MG 新生儿持续性MG。

【实验室及其他检查】

1.实验室检查 血、尿、脑脊液检查正常。

2.重复神经电刺激(RNS) 检查为常用的具有确诊价值的检查方法。

3.单纤维肌电图(SFEMG) 检查同一运动单位内的肌纤维产生动作电位的间隔时间延长。

4.AChR抗体效价的检测 85%以上全身型重症肌无力患者的血清中AChR抗体浓度明显升高。

5.胸腺 CT、MRI检查可发现胸腺增生和肥大。

6.其他检查 5%患者表现为T_3、T_4升高,部分患者抗核抗体和甲状腺抗体阳性。

【诊断要点】

1.临床上波动性的骨骼肌无力、疲劳试验(+)及新斯的明试验(+)。

2.神经电生理表现为低频重复神经电刺激(RNS)波幅降低。

3.60%~80%患者血清AChR抗体效价增高。

4.部分患者合并胸腺增生或胸腺瘤。

疾病早期具有诊断意义的体征包括上睑下垂、复视、说话费力、吞咽困难和轻度肢体肌无力等,脑神经支配肌肉持续活动后出现疲劳,如凝视天花板可加重上睑下垂,凝视或阅读2~3 min后出现复视,稍事休息后可恢复。

【治疗要点】

1.药物治疗

(1)胆碱酯酶抑制剂

1)溴化新斯的明,每次15~30 mg,3次/d。

2)溴吡斯的明,每次60~120 mg,3~4次/d。

3)甲基硫酸新斯的明:1.0~1.5 mg肌内注射,用于诊断或抢救肌无力危象。心脏病、支气管哮喘、青光眼和机械性肠梗阻禁用。

(2)肾上腺皮质激素

1)大剂量短程疗法:甲泼尼龙1 000 mg/d静脉滴注,3~5 d后递减,逐渐过渡到用泼尼松口服维持。

2)泼尼松中剂量冲击、小剂量维持疗法:泼尼松口服,开始量为1 mg/(kg·d),持续6~8周,待症状改善后改为维持量,逐渐为5~20 mg/d维持。

3)小剂量递增疗法:以小剂量泼尼松 15～20 mg/d 开始,逐渐小剂量增加,维持 6～8 周,症状稳定后再逐渐减量维持。

(3)其他免疫抑制剂

1)环磷酰胺:成人口服每次 50 mg,2～3 次/d,或 200 mg,每周 2～3 次静脉注射。

2)环孢素 A:每日 6 mg/kg,口服,12 个月为 1 个疗程。

3)硫唑嘌呤:每日 50～100 mg,分次口服。注意定期检查肝、肾功能和血常规。

4)他可莫司:新型免疫抑制剂,安全性较高:用法为 3 mg/d,每日 1 次顿服。

2. 非药物治疗

(1)血浆置换疗法:对严重病例或肌无力危象的重症肌无力患者特别适用,可短时间内迅速、有效地改善患者症状,降低患者血浆中乙酰胆碱受体抗体水平。

(2)大剂量丙种球蛋白冲击疗法:危重患者或出现肌无力危象,或长期使用抗胆碱酯酶药物、糖皮质激素及免疫抑制剂治疗无效者,可考虑使用大剂量丙种球蛋白。

(3)胸腺放射治疗:使用深度 X 射线或钴-60(^{60}Co)直线加速器等。

(4)胸腺摘除:一般认为,在胸腺增生和乙酰胆碱受体抗体效价高的青年女性患者,胸腺摘除效果最佳;胸腺瘤则是手术摘除的绝对指征,因为该瘤经常侵犯纵隔或其他部位。

(5)免疫吸附疗法:免疫吸附疗法是继血浆置换疗法后建立的一种新的疗法。此疗法特别适用于危重患者,尤其是有呼吸肌麻痹的患者,比较安全、有效。

(6)其他辅助治疗

1)氯化钾:在应用肾上腺皮质激素治疗时应口服或静脉补钾。

2)极化液:又称三联液。成人每次 10% 葡萄糖溶液 1 000 mL+10% 氯化钾 30 mL+胰岛素 16～20 U,静脉滴注,每日 1 次,可连用 14～20 d。

3. 危象的处理　需在重症监护病房进行抢救和观察。

(1)胆碱酯酶抑制剂:当确诊为 MG 危象时,立即肌内注射新斯的明 1.0～1.5 mg+阿托品 0.5 mg。给予必要的生命支持措施。

(2)气管插管和辅助通气:当注射新斯的明不能完全缓解危象或反复发生危象者,应进行气管插管并连接呼吸机进行辅助呼吸。

(3)干涸疗法:在人工辅助呼吸保证下,停用胆碱酯酶抑制剂 72 h 以上,再从小剂量开始给药。

(4)控制肺部感染:应用足的、有针对性的、对神经-肌肉接头无阻滞作用的抗生素。

(5)肾上腺皮质激素:使用激素能抑制抗体的产生,是使危象缓解恢复的重要方法。可选择中小剂量开始用药,逐渐加量。

(6)血浆交换疗法或 IVIG:是缩短带机时间的重要手段。两者疗效相似,可选择一种。

(7)缓解期的治疗:症状缓解后继续按计划使用胆碱酯酶抑制剂、激素和免疫抑制剂治疗。

【护理评估】

1. 健康史

(1)起病情况:①起病年龄、起病形式。②进食情况,四肢活动,有无构音不清、吞咽困难、四肢无力等症状。

(2)既往史和用药情况:①既往是否有红斑狼疮、类风湿关节炎、结节病、甲状腺功能亢进等疾病。②本病治疗及用药情况。

2. 身体状况

(1)观察患者神志、瞳孔和生命体征情况。

（2）评估有无呼吸肌麻痹：注意鉴别重症肌无力的 3 种危象。

3.心理-社会状况　　了解患者出生地、文化程度、职业、生活地的医疗资源与信息和对疾病的认识程度。

【主要护理诊断/问题】

1.肌无力危象　　与病变侵犯到呼吸肌，造成呼吸困难有关。

2.有误吸的危险　　与病变侵犯颜面和咽喉部肌肉和呼吸肌，饮水呛咳，引起误吸有关。

3.营养失调:低于机体需要量　　与吞咽无力有关。

4.躯体移动障碍　　与运动神经功能受损有关。

5.皮肤完整性受损　　与长期卧床及大小便失禁有关。

6.潜在的并发症　　吸入性肺炎、应激性溃疡、股骨头坏死等。

【护理措施】

1.肌无力危象　　密切观察患者生命体征变化，如出现呼吸困难、口唇发绀、咳痰无力等情况，应立即通知医生，积极配合抢救，及时给予患者吸痰、吸氧，保持呼吸道通畅，必要时配合行气管插管、气管切开及简易呼吸气囊或呼吸机辅助呼吸。

2.有误吸的危险

（1）呼吸困难的护理：一旦出现喉头分泌物增多，咳嗽、咳痰无力等情况，应立即通知医师，及时进行人工呼吸、吸痰、吸氧，保持呼吸道通畅，协助行气管切开并备好呼吸机。

（2）吞咽困难的护理：安排患者在用药后 15～30 min 药效较强时进食；药物和食物宜压碎，以利吞咽；如气管插管、气管切开患者应予胃管鼻饲并给予相应护理。

3.营养失调

（1）给予高热量、高蛋白、富含维生素、富含钙、钾的饮食，选择易吞咽、易消化的流质或半流质饮食，避免粗糙食物。必要时遵医嘱给予静脉补充足够的营养，定期评估患者的饮食及营养状况，以保证正氮平衡。

（2）对于进食呛咳、吞咽动作消失的患者，应予鼻饲流质，并做好口腔护理，预防口腔感染。

4.躯体移动障碍

（1）给患者和家属讲解活动的重要性，指导患者和家属对受累肌肉进行按摩和被动/主动运动，防止肌肉萎缩。

（2）用温水擦洗受累肌肉或肢体，刺激受累肌肉，防止肌肉萎缩。

（3）患者活动时，注意保持周围环境安全，无障碍物，以防跌倒，路面防滑，防止滑倒。

5.皮肤完整性受损

（1）给予气垫床，每 2 h 翻身 1 次，翻身时避免推、拉、拖等动作，以免擦破皮肤。

（2）保持床单的清洁、干净，床单污染时应及时更换。

（3）出汗多时，及时擦洗，更换干净衣裤。

【健康指导】

1.生活指导　　注意休息，避免过度劳累、外伤、精神创伤，预防感冒、感染，注意保暖。育龄妇女应避免妊娠、人工流产等。

2.用药指导　　告知药物的作用、用法与注意事项，观察药物的疗效与不良反应，发现异常情况，及时报告医师处理。在医师指导下合理使用抗胆碱酯酶药物。

3.心理指导　　重症肌无力患者因病程长、病情重、常有反复、影响面部表情和吞咽困难等而产

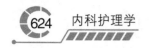

生自卑情绪,常为病情变化担忧、焦虑。因此,护士在护理工作中应经常巡视,做到对病情心中有数;并耐心仔细地向患者讲解疾病知识及病情加重的诱因,同时了解患者的心理状况,帮助患者保持情绪稳定和最佳心理状态,树立战胜疾病的信心。

4. 就医时　要随身携带病历及出院小结,了解目前用药及剂量,以便抢救时参考。

二、周期性瘫痪

周期性瘫痪是以反复发作的骨骼肌迟缓性瘫痪为特征的一组疾病,与钾代谢异常有关。根据发病时血清钾的浓度,周期性瘫痪分为低钾型、高钾型和正常血钾型 3 类,以低钾型最为常见。低钾型周期性瘫痪为常染色体显性遗传或散发的疾病,我国以散发多见,以发作性肌无力、血清钾降低、补钾后症状迅速缓解为特征。

【病因与发病机制】

1. 病因　低钾型周期性瘫痪为常染色体显性遗传。

2. 发病机制　可能与钾离子浓度在骨骼肌细胞内、外的波动有关。正常情况下,肌膜内钾离子浓度高,而肌膜外低,两侧保持正常比例,维持肌膜正常的静息电位,为 ACh 的去极化产生正常反应。低钾型周期性瘫痪患者的肌细胞膜经常处于轻度去极化状态且不稳定,电位稍有改变即产生钠离子在膜的通道受阻,从而不能传递电活动。疾病发作期间,病变肌肉对一切电刺激均不起反应,导致电活动而不能传播。

【病理与生理】

本病发作时病理可见肌纤维大小不等。肌肉肌浆网空泡化,空泡内含透明的液体及少数糖原颗粒,单个或多个,位于肌纤维中央甚至占据整个肌纤维,另外可见肌小管聚集。

【临床表现】

1. 发病年龄和诱因　任何年龄均可发病,但以 20 ~ 40 岁男性多见,随年龄增长发作次数减少。发作的常见诱因包括疲劳、寒冷、饱餐、酗酒、感染、创伤、精神刺激等。

2. 前驱症状　发病前可有肢体疼痛和麻木、感觉异常、口渴、多汗、尿少、面色潮红、恶心、嗜睡、恐惧等前驱症状。

3. 症状　常于饱餐后、夜间睡眠或清晨起床时发现肢体肌肉出现对称性不同程度的无力或完全瘫痪,且下肢重于上肢、近端重于远端;少数患者可从下肢逐渐累及上肢,数小时至 1 ~ 2 d 达高峰,可伴肢体酸胀或针刺感。瘫痪肢体肌张力降低,腱反射减弱或消失,但无病理反射。个别严重病例出现呼吸肌麻痹、尿潴留、血压下降、心动过速或过缓、心律失常等情况,甚至危及生命。

4. 持续时间和发作频率　发作一般经数小时至数日不等,最先受累的肌肉最先恢复。

【实验室及其他检查】

1. 血液检查　发作期血清钾常低于 3.5 mmol/L,间歇期正常。肌酸激酶一般正常或者轻度增高。

2. 肌电图　运动电位时限短、波幅低,完全瘫痪时运动单元电位消失,电刺激无反应。膜静息电位低于正常。

3. 心电图　呈典型的低钾性改变,表现为 U 波出现、T 波低平或倒置、ST 段压低、P-R 间期和P-T 间期延长、QRS 波群增宽等。

【诊断要点】

根据常染色体显性遗传或散发,突发四肢弛缓性瘫痪,近端为主,无脑神经支配肌肉损害,无意识障碍和感觉障碍,数小时至 1 ~ 2 d 达高峰,结合检查发现血钾降低,心电图低钾性改变,经补钾治疗肌无力迅速缓解等不难诊断。

【治疗要点】

1. 发作时给予 10% 氯化钾或 10% 枸橼酸钾 40 ~ 50 mL 顿服,24 h 内再分次口服。

2. 也可静脉滴注氯化钾溶液以纠正低血钾状态。

3. 对发作频繁者,发作间期可口服钾盐 1 g,3 次/d;螺内酯 200 mg,2 次/d 以预防发作。

4. 同时避免各种发病诱因如避免过度劳累、受冻及精神刺激,低钠饮食,忌摄入过多高碳水化合物等。

5. 严重患者出现呼吸肌麻痹时应予辅助呼吸,严重心律失常者应积极纠正。

【护理评估】

1. 健康史

(1)发病情况:①了解发病形式和时间。②是否有肢体麻木、酸胀、烦渴、多汗、少尿、面色潮红和恐惧等前驱症状。③是否有饱餐、酗酒、过劳、剧烈运动、寒冷、感染、创伤、月经、大量输入葡萄糖等诱因。

(2)既往史和用药情况:①既往有无甲状腺功能亢进、重症肌无力、吉兰-巴雷综合征等疾病。②家族中是否有类似病例,了解是否有家族史。③本病治疗及用药情况。

(3)生活方式和饮食习惯:①了解患者是否长期饱餐。②了解患者是否酗酒。③了解患者是否经常有剧烈活动的生活习惯。

2. 身体状况 观察患者生命体征、意识。发作期间部分病例可有心率缓慢、室性期前收缩和血压增高等。严重病例可累及心肌或呼吸肌而造成死亡。

3. 心理-社会状况 了解患者出生地、文化程度、职业、生活地的医疗资源与信息,对疾病的认识程度。

【主要护理诊断/问题】

1. 有受伤的危险 与突然的反复发作的肢体瘫痪有关。

2. 活动无耐力 与钾代谢紊乱致肢体瘫痪有关。

3. 舒适的改变:麻木 与肌纤维缺钾有关。

4. 焦虑 与疾病反复发作和知识缺乏有关。

【护理措施】

1. 有受伤的危险

(1)病房环境设施简单、地面平整,避免湿滑地面。

(2)患者活动时,要有人陪护在身边,随时做好防受伤的准备。

(3)急性发作期患者暂卧床休息,取患者舒适体位,瘫痪症状较重时协助患者翻身和保持肢体功能位置。如有明显的心功能损害应限制活动以防心肌受损。肌力恢复后初期活动时避免过急、过猛,防止跌伤。

(4)认真观察用药后的效果及反应,定时监测血钾浓度。严密观察肢体瘫痪和呼吸情况,血钾在 2 mmol/L 以下时,应警惕发生呼吸肌麻痹。

2. 活动无耐力

(1)对于长期卧床患者,在床上进行主动或被动的肢体活动,一日 3 次,以保证肌肉张力和关节活动范围。

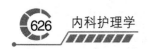

（2）活动时穿舒适的鞋以给足部支持。从床上活动逐渐过渡到坐、站、在房间内行走,根据患者耐力决定。合理安排休息活动时间。

3. 舒适的改变

（1）保持口腔清洁,餐前餐后协助患者漱口。

（2）卧床患者排尿便时给予提供隐蔽环境,注意遮挡患者,便秘者给予轻泻药。

（3）鼓励患者摄取足够的水分和均衡膳食。

（4）协助患者洗漱、泡脚,增进舒适感。

4. 焦虑

（1）及时向患者介绍治疗方法及效果,减轻其思想负担,去除紧张情绪。

（2）护士要自信,耐心,理解患者,表现出对患者的关心和注意。

（3）鼓励患者表达自己的感受及顾虑,倾听患者的述说,给患者表达受挫折感的机会。

（4）提供相关的疾病知识、药物作用、检查过程等。

【健康指导】

1. 疾病知识指导

（1）向患者和家属介绍疾病及其治疗的相关知识和自我护理的方法。

（2）了解避免诱因的重要性和自我管理的必要性。

2. 用药指导　指导患者正确服药,通常避免静脉补钾,防止诱发高钾血症。也可服用保钾药物进行预防治疗。

3. 饮食指导　平时少食多餐,多吃蔬菜、水果,忌高糖饮食或高糖类饮食,多进高钾饮食和饮料,限制钠盐;嘱患者多吃一些含钾离子高的食物如香蕉、橘子、橙汁等。

三、多发性肌炎

多发性肌炎（polymyositis,PM）是多种原因引起的以骨骼肌间质性炎性改变和肌纤维变性为特征的综合征。病变局限于肌肉称为多发性肌炎,如同时累及皮肤则称为皮肌炎。临床表现为对称性四肢近端和颈肌、咽喉肌无力、肌肉压痛,血清酶增高和骨骼肌坏死。

【病因及发病机制】

PM 发病机制与免疫失调有关。目前尚不清楚可直接诱发 PM 自身免疫异常因素,推测某种病原体感染改变了肌纤维或内皮细胞的抗原性,从而引发免疫反应,或病毒感染后启动了机体对某些病毒肽段的免疫应答。

【病理与生理】

本病主要病理特征为骨骼肌的炎性改变,肌纤维变性、坏死、萎缩、再生和炎症细胞浸润,浸润的炎症细胞可以呈灶状分布或散在。电镜下淋巴细胞浸入肌纤维的肌膜下,肌丝断裂,空泡样变,Z线消失,肌细胞再生,毛细血管可见内皮细胞和基底膜增厚,并出现微管包涵体,管腔狭窄甚至闭塞。

【临床表现】

1. PM 多为成年人发病,女性发病率高于男性,发病年龄不限,但儿童和成人多见。

2. 临床表现为在几周和几个月内迅速发展的肌无力,双侧对称,近端重于远端,如骨盆带、肩带肌、上肢或前臂肌肉,表现为上楼、起蹲困难,双臂不能高举,梳头困难等。此外,还可以累及躯干肌、颈部肌肉和吞咽肌,出现抬头困难,构音、吞咽困难等,极个别的患者累及面肌、眼外肌。在疾病晚期,有时也在早期出现呼吸肌受累及表现,个别患者呼吸肌受累可以作为首发症状。

3.PM 患者可以合并其他系统性损害,心肌受累可以出现心律失常、心肌炎;呼吸系统受累表现为呼吸肌力弱或肺间质纤维化;消化系统损害导致胃肠道症状和食管运动下降以及吞咽困难。

4.PM 可以合并红斑狼疮、干燥综合征、抗磷脂抗体综合征和自身免疫性甲状腺炎等免疫性疾病,也可以合并恶性肿瘤。

【实验室及其他检查】

1.实验室检查　最敏感的肌酶化验是肌酸激酶,在活动期可升高 50 倍。天冬氨酸转氨酶、丙氨酸转氨酶、乳酸脱氢酶也升高。

2.肌炎特异性抗体检查

(1)Jo-1 抗体出现在 25%~30% 的特发性炎性肌肉病的患者。

(2)抗 Mi-2 抗体出现在 9% 的特发性肌炎患者。

(3)抗信号识别颗粒自身抗体在多发性肌炎患者中的阳性率为 7%~9%。

3.肌电图检查　出现多相电位增加、小活动电位、插入活动增多、纤颤电位、正相波、假肌强直放电。

4.影像学检查　可以发现骨骼肌出现水肿改变,一般没有骨骼肌的钙化。

5.肌肉活检　是诊断 PM 最重要的方法,MHC-I/CD8$^+$T 复合物是诊断 PM 的重要病理表现。

【诊断要点】

1.亚急性或隐匿起病,数周至数月内进展;临床主要表现为对称的肢体无力和颈肌无力,近端重于远端,颈屈肌重于颈伸肌。

2.血清肌酸激酶升高。

3.肌电图提示活动性肌源性损害。

4.肌肉病理提示肌源性损害,肌内膜多发散在和(或)灶性分布的、以淋巴细胞为主的炎症细胞浸润,炎症细胞大部分为 T 淋巴细胞。

5.无皮肌炎的皮疹;无相关药物及毒物接触史;无甲状腺功能异常等内分泌病史;无肌营养不良等家族史。

6.肌肉病理除外常见类型的代谢性肌病和肌营养不良等非炎性肌病。

对于年龄小于 18 岁、进展过缓、平卧抬头肌力好、肌酸激酶正常、肌电图无异常自发电位(未经激素治疗)、激素反应过快或标准治疗后完全无效的患者,均需要审视 PM 的诊断。

【治疗要点】

1.糖皮质激素　为首选用药,可根据病情调整用量。病情好转后应逐渐减量,急性或重症患者可用大剂量甲泼尼龙冲击疗法。

2.免疫抑制剂　对于糖质激素不敏感、耐受差及部分起病即较为严重的患者,可加用或换用免疫抑制剂,目前最常用的为硫唑嘌呤和甲氨蝶呤。

3.静注免疫球蛋白　是一种安全有效的方法,可代替或减少免疫抑制剂的用量。

4.放射治疗　采用全身放疗或淋巴结照射抑制 T 细胞的免疫活性,用于难治性肌炎。

5.支持对症治疗　注意休息、高蛋白及富含维生素饮食,适当运动,加强康复治疗。

【护理评估】

1.健康史　询问患者病史及起病原因。发病前有无感染、发热、肢体无力等表现。

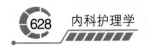

2.身体状况

(1)评估患者肌无力特点:颈肌无力表现为抬头困难,部分患者出现咽喉肌无力,表现为吞咽和构音困难,呼吸肌轻度受累出现胸闷及呼吸困难。

(2)评估皮肤特点:出现皮肌炎的患者皮肤病变多重于肌肉,典型表现为蝶形分布于鼻背和颊部的紫色斑疹。

3.心理-社会状况　了解患者出生地、文化程度、职业、生活地的医疗资源与信息,对疾病的认识程度。

【主要护理诊断/问题】

1.清理呼吸道无效　与呼吸肌麻痹有关。

2.自理能力减退　与肌肉无力、关节疼痛有关。

3.营养失调:低于机体需要量　与呼吸肌麻痹有关。

4.焦虑　与疾病反复发作和知识缺乏有关。

【护理措施】

1.清理呼吸道无效　严密观察病情,做好抢救准备。

(1)上心电监护,密切观察患者呼吸、血氧饱和度,及时吸出口腔内痰液,保持呼吸道通畅。严格无菌操作,观察痰液的性状、颜色、量及时送检痰标本。

(2)给予氧气吸入,备好急救物品及药物,备好气管插管、呼吸机等,必要时抢救。

(3)严格控制探视人员,探视时间家属应戴口罩,穿隔离衣,避免交叉感染。

(4)遵医嘱查痰培养及药敏试验,根据痰培养结果调整抗生素及选择正确的隔离措施,进行标准预防,严格执行手卫生规范。

2.自理能力减退

(1)保持室内空气新鲜,每日通风,协助患者取舒适体位,如半卧位。

(2)协助满足生活需求,经常使用的物品放在患者身边,便于患者拿取。

(3)提高患者自我照顾能力。创造一个安全的环境。

(4)嘱患者穿大小合适的鞋,保证行走平稳、无摔伤。

(5)患者活动时借助辅助工具或有人陪伴。

3.营养失调:低于机体需要量

(1)饮食应高蛋白、高维生素以增加营养,提高抗病能力。

(2)患者进餐时给予合适体位,如坐椅子或床上,抬头并稍向前倾。

(3)每次给患者进餐时量要少,分次进行吞咽,指导患者进餐前充分休息,避免疲劳。用完餐后让患者保持坐位30~60 min,预防误吸,床边配备吸引器。

4.焦虑　评估患者是否因对疾病不了解,对治疗效果无信心而产生焦虑情绪,应及时向患者介绍治疗方法及效果,减轻患者的思想负担,去除其紧张情绪。

【健康指导】

1.用药指导　指导患者正确服药,密切关注激素的加减量,服药的不良反应及用药注意事项。

2.生活指导　指导患者正确活动及休息,生活要有规律,根据气候及时增减衣服,预防感冒。

3.心理指导　正确指导照护者充分理解和关心患者,发现异常及时就诊。

（罗慧敏）

第十一节　神经系统变性疾病患者常见症状、体征的护理

一、运动神经元病

运动神经元病(motor neuron disease,MND)是一组病因未明的选择性侵犯脊髓前角细胞、脑干运动神经元、皮质锥体细胞及锥体束的慢性进行性神经变性疾病。

【病因与发病机制】

在遗传背景基础上的氧化应激损害和兴奋性毒性作用共同损害了运动神经元,主要影响了线粒体和细胞骨架的结构和功能。有研究显示,老年男性、外伤史、过度体力劳动(如矿工、重体力劳动者等)都可能是发病的危险因素。

【病理与生理】

肉眼可见脊髓萎缩变细。光镜下脊髓前角细胞变性脱失,以颈髓明显,胸腰髓次之;大脑皮质运动区的锥体细胞也发生变性、脱失。脑干运动神经核中以舌下神经核变性最为突出,疑核、三叉神经运动核、迷走神经背核和面神经核也有变性改变,动眼神经核则很少被累及。病变部位可见不同程度的胶质增生,吞噬活动不明显。脊神经前根变细,轴索断裂,髓鞘脱失,纤维减少。锥体束的变性自远端向近端发展,出现脱髓鞘和轴突变性。有时还可见到其他传导束的变化。

【临床表现】

1.肌萎缩侧索硬化　肌萎缩侧索硬化(ALS)是其中最为常见和最易识别的表型。临床以上、下运动神经系统受累为主要表现,包括肌肉无力、肌肉萎缩、肌束震颤及肌张力增高、腱反射亢进、病理征阳性。

2.进行性肌萎缩　发病年龄为20~50岁,男性较多。运动神经元变性仅限于脊髓前角细胞和脑干运动神经核,表现为下运动神经元损害的症状和体征。首发症状常为单手或双手小肌肉萎缩、无力,逐渐累及前臂、上臂及肩胛带肌群。少数病例肌萎缩可从下肢开始。

3.进行性延髓麻痹　少见,发病年龄较晚,多在40岁或50岁以后起病。其主要表现为进行性发音不清、声音嘶哑、吞咽困难、饮水呛咳、咀嚼无力。后期常出现其他节段上下运动神经元受累的表现,此时称为球部起病的ALS。

【实验室及其他检查】

1.肌电图　有很高的诊断价值,呈典型的神经源性损害。同时进行胸锁乳突肌和胸段椎旁肌肌电图的检查对诊断有重要意义。

2.脑脊液检查　腰椎穿刺压力正常或偏低,脑脊液检查正常或蛋白有轻度增高,免疫球蛋白可能增高。

3.血液检查　血清肌酸磷酸激酶活性正常或者轻度增高而其同工酶不高。

4.CT和MRI检查　主要用于鉴别诊断,排除其他结构性病变导致的锥体束或下运动神经元损害。

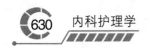

【诊断要点】

1. 必须有下列神经症状和体征

(1) 下运动神经元病损特征(包括目前临床表现正常,肌肉的肌电图异常)。

(2) 上运动神经元病损的体征。

(3) 病情逐渐进展。

2. 根据上述 3 个特征,可做以下 3 个程度的诊断

(1) 确诊 ALS:全身 4 个区域(球部、颈、胸、腰骶神经支配区)的肌群中,至少 3 个区域有上下运动神经元病损的症状和体征。

(2) 拟诊 ALS:至少在 2 个区域有上下运动神经元病损的症状和体征。

(3) 可能 ALS:在 1 个区域有上下运动神经元病损的症状和体征,在 2 个或以上有上运动神经元病损的症状和体征,或下运动神经元体征位于上运动神经元体征近端。

3. 下列支持 ALS 的诊断 ①1 处或多处肌束震颤。②肌电图提示神经源性损害。③运动和感觉神经传导速度正常,但远端运动传导潜伏期可以延长,波幅低。④无传导阻滞。

4. ALS 不应有下列症状和体征 ①感觉障碍体征;②明显括约肌功能障碍;③视觉和眼肌运动障碍;④自主神经功能障碍;⑤锥体外系疾病的症状和体征;⑥阿尔茨海默病(Alzheimer's disease, AD)的症状和体征;⑦可由其他疾病解释的类 ALS 综合征症状和体征。

上述诊断标准有助于临床诊断 ALS。但需注意的是,该标准的制定是基于研究及临床药物试验而非临床实践,因而标准较为严格,不利于疾病的早期诊断。在临床工作中,应注意将 ALS 与一些其他病因引起的疾病相鉴别,特别是一些可治性疾病,争取最大限度地让患者受益。

【治疗要点】

本病尚无有效治疗方法,目前主要治疗包括病因治疗、对症治疗和各种非药物治疗,保证足够营养,改善全身状况。

1. 呼吸困难时可吸氧或者气管切开。

2. 吞咽困难时可胃管鼻饲。

3. 当前病因治疗的发展方向包括抗兴奋性氨基酸毒性、神经营养因子、抗氧化和自由基清除、新型钙通道阻滞剂、抗细胞凋亡、基因治疗及神经干细胞移植等。

4. 肌肉痉挛可给予地西泮、巴氯芬、氯唑沙宗治疗,也可用针灸、按摩、理疗及被动运动等改善肢体状况,防止关节僵硬和肢体挛缩等。

5. 应用神经营养因子治疗本病尚在临床研究之中。

【护理评估】

1. 健康史

(1) 了解有无家族发病史;询问患者及其家属及近亲中是否有人患此病。

(2) 了解发病过程。是否为中年以后隐袭起病,并呈进行性加重趋势。

2. 身体状况 评估神经功能受损情况;根据查体评估患者的肌力及营养状况;评估感觉功能。

3. 心理-社会状况 了解患者出生地、文化程度、职业、生活地的医疗资源与信息和对疾病的认识程度。

【主要护理诊断/问题】

1. 清理呼吸道无效 与疾病晚期出现呼吸衰竭有关。

2. 躯体活动障碍 与肢体松弛性瘫痪、肌张力增高有关。

3. 语言沟通障碍　与延髓麻痹出现的构音障碍有关。

4. 营养失调:低于机体需要量　与延髓麻痹出现的吞咽、咀嚼困难,舌肌萎缩伴震颤有关。

5. 自理能力受限　与肢体不同程度出现运动神经元损害有关。

6. 焦虑　与担心疾病的进展及预后有关。

7. 潜在并发症　肺部感染、皮肤完整性受损、深静脉血栓形成及肢体挛缩。

【护理措施】

1. 清理呼吸道无效

(1)密切观察生命体征,尤其是呼吸的变化。及时吸出口腔内痰液,保持呼吸道通畅。必要时使用面罩无创呼吸机辅助呼吸或气管插管。长时间脱机困难患者可以行气管切开术,有创呼吸机辅助呼吸,保证有效通气。

(2)呼吸功能锻炼:指导患者做深而慢的有效呼吸运动,锻炼呼吸肌,保证和维持呼吸肌正常功能。

2. 躯体活动障碍

(1)预防压疮的护理:满足患者基本生活需要,保持衣物的清洁、干燥。保持床单整洁、干燥,定时翻身、拍背,注意骨突处保护,预防压疮。

(2)安全护理:指导和鼓励患者做好自我护理,协助患者洗漱、进食、沐浴等并做好安全防护。对于下肢行动不便、起坐困难者,应配备高位坐厕、坚固且带有扶手的高脚椅、床铺护栏、卫生间和走道扶手等必要的辅助设施;传呼器置于患者床边;生活日用品放在患者伸手可及处,以方便患者使用。

3. 语言沟通障碍

(1)对于构音障碍的患者,应耐心倾听患者的主诉,可指导患者采用手势、纸笔、画板等沟通方式与他人交流。

(2)指导患者进行如鼓腮、伸舌、噘嘴、龇牙、吹吸等面肌功能训练,可以改善面部表情和吞咽困难,协调发音。

4. 营养失调

(1)饮食种类:予以高热量、高蛋白、富含维生素、易消化的饮食。多食温补食品有利于增强自身免疫力(如纯天然蜂王浆、大枣、山药、赤小豆等),避免食用寒凉性的食物(如苦瓜、黄花菜、白菜、冬瓜、绿豆等)。

(2)饮食类型:根据吞咽困难的程度相应改变食物的性状,小块、软和、水分适中。少量多餐,加强患者的营养,提高其对疾病的耐受力。

(3)进食方式:对于气管切开或吞咽困难的患者,推荐经皮内镜下胃造瘘术(PEG)手术,若患者拒绝可采用鼻饲营养,同时注意营养均衡,并监测营养指标。

(4)进食的安全护理:进食或饮水时,应注意抬高床头,保持坐位或半坐位;注意力集中,并给予患者充足的时间和安静的进食环境,不催促、不打扰患者进食;对于流涎过多的患者可使用吸管吸食流质;对于咀嚼和吞咽功能障碍者应选用稀粥、面片、蒸蛋等精细制作的小块食物或黏稠不易反流的食物,并指导患者少量分次吞咽,避免吃坚硬、滑溜的食物,如果冻等;对于进食困难、饮水反呛的患者要及时插胃管给予鼻饲,防止经口进食引起误吸、窒息或吸入性肺炎。

5. 自理能力受限

(1)对于肢体无力、肌肉萎缩者鼓励白天增加床上、床旁活动,并辅以局部按摩、推拿、针灸等;根据训练结果评估患者肌力情况,及时修订活动计划以期达到最佳活动效果。疾病晚期,患者出现

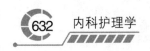
显著的运动障碍而卧床不起,应帮助患者采取舒适体位,被动活动关节,按摩四肢肌肉,注意动作轻柔,勿造成患者疼痛和骨折。

（2）与患者和家属共同制订切实可行的运动锻炼计划,告知患者运动锻炼的目的在于防止和推迟关节强直与肢体挛缩,有助于维持身体的灵活性,增加肺活量,防止便秘,保持并增强自我照顾能力。对于已出现某些功能障碍或起坐已感到困难的患者,指导其有计划、有目的地进行锻炼。

6.焦虑　观察患者的心理反应,鼓励患者表达并注意倾听他们的心理感受,及时给予正确的信息和引导,使其能够接受和适应自己目前的状态并能设法改善。指导家属关心体贴患者,多鼓励,为患者创造良好的亲情氛围,减轻他们的心理压力。

【健康指导】

1. 保持乐观的生活态度,心情愉快,积极参与力所能及的公益活动。

2. 合理饮食,保证营养,多食瘦肉、豆制品、鱼虾、新鲜蔬菜、水果;对留置胃管出院的患者,护士应向患者及其家属讲授有关鼻饲的知识和注意事项。

3. 加强肢体功能锻炼,注意循序渐进,不能操之过急。

4. 告知家属,患者做锻炼时应有人陪伴,辅以拐杖等以防跌伤。地面防滑、防湿,穿防滑鞋以免发生意外。

5. 按时服药,并在医嘱下减量或停药,注意药物不良反应。

二、阿尔茨海默病

阿尔茨海默病(AD)原称为老年性痴呆,是发生于老年和老年前期,以进行性认知功能障碍和行为损害为特征的中枢神经系统退行性病变,是老年期痴呆最常见的类型。临床上表现为记忆障碍、失语、失用、失认、视空间能力损害、抽象思维和计算力损害、人格和行为改变等。

【病因与发病机制】

AD 可分为家族性 AD 和散发性 AD。家族性 AD 呈常染色体显性遗传;$ApoE\varepsilon4$ 等位基因携带者是散发性 AD 患者最为明确的高危人群。

有关 AD 的发病机制,现有多种学说,其中影响较广的有 β-淀粉样蛋白(Aβ)瀑布学说与 tau 蛋白学说。

【病理与生理】

AD 的大体病理表现为脑的体积缩小和重量减轻,脑沟加深、变宽,脑回萎缩,颞叶特别是海马区萎缩明显,组织病理学上的典型改变包括神经炎性斑、神经原纤维缠结、神经元缺失和胶质细胞增生。此外,在 AD 患者的脑组织内还可以观察到大脑皮质 α 突核触蛋白形成的路易小体,海马锥体细胞的颗粒空泡变性和淀粉样脑血管病等。

AD 最突出的神经生化改变是大脑皮质和海马区乙酰胆碱水平的降低,这是由于胆碱能神经元及胆碱能投射通路的选择性缺失造成的。

【临床表现】

AD 通常隐匿起病,持续进行性发展,主要表现为认知功能减退和非认知性神经精神症状。按照最新分期,AD 包括两个阶段:痴呆前阶段和痴呆阶段。

1.痴呆前阶段　此阶段分为轻度认知功能障碍发生前期(pre-MCI)和轻度认知功能障碍期(MCI),AD 的 pre-MCI 期没有任何认知障碍的临床表现或者仅有极轻微的记忆力减退主诉,客观的神经心理学检查正常,这个概念目前主要用于临床研究。AD 的 MCI 期,即 AD 源性 MCI,主要表现为记忆力轻度受损,学习和保存新知识的能力下降,其他认知域,如注意力、执行能力、语言能力和视空间能力也可出现轻度受损,客观的神经心理学检查有减退,但未达到痴呆的程度,也不影响日常生活能力。

2. 痴呆阶段　即传统意义上的 AD,此阶段患者认知功能损害导致了日常生活能力下降,根据认知损害的程度可以分为轻度、中度、重度 3 期。

(1)轻度:主要表现是记忆障碍。首先出现的是近事记忆减退,常将日常所做的事和常用的一些物品遗忘。随着病情的发展,可出现远期记忆减退,即对发生已久的事情的遗忘。部分患者出现视空间障碍,如外出后找不到回家的路,不能精确地临摹立体图。

(2)中度:除记忆障碍继续加重外,工作、学习新知识和社会接触能力减退,特别是原已掌握的知识和技巧出现明显的衰退。出现逻辑思维、综合分析能力减退,言语重复,计算力下降,明显的视空间障碍,如在家中找不到自己的房间,还可出现失语、失用、失认等,有些患者还可出现癫痫、强直-少动综合征。

(3)重度:此期的患者除上述各项症状逐渐加重外,还有情感淡漠、哭笑无常、言语能力丧失,以致不能完成日常简单的生活事项如穿衣、进食。终日无语而卧床,与外界(包括亲友)逐渐丧失接触能力,四肢出现强直或屈曲瘫痪,括约肌功能障碍。

【实验室及其他检查】

1. 实验室检查　血常规、尿常规、血生化检查均正常。脑脊液检查可发现 $A\beta_{42}$ 水平降低,总 tau 蛋白和磷酸化 tau 蛋白增高。

2. 脑电图　AD 的早期脑电图改变主要是波幅低和 α 节律减慢。少数患者早期就有脑电图 α 波明显减少,甚至完全消失。

3. 影像学检查　CT 检查见脑萎缩、脑室扩大;头 MRI 检查显示双侧颞叶、海马萎缩。SPECT 灌注成像和氟脱氧葡萄糖 PET 成像可见顶叶、颞叶和额叶,尤其是双侧颞叶的海马区血流和代谢降低。

4. 神经心理学检查　对 AD 的认知评估领域应包括记忆功能、语言功能、定向力、运用能力、注意力、知觉(视、听、感知)和执行功能 7 个领域。

5. 基因检测　有明确家族史的患者可进行 *APP*、*PSEN 1*、*PSEN 2* 基因检测,致病突变的发现有助于确诊。

6. 生物标志物　①诊断标志物:主要包括脑脊液中 $A\beta_{42}$、总 tau 蛋白和磷酸化 tau 蛋白,使用 Aβ 标记配体的 PET 检查,以及 *APP*、*PSEN 1*、*PSEN 2* 基因的致病突变。诊断标志物可用于 AD 的早期诊断和确诊。②疾病进展标志物:主要包括脑结构 MRI 检查显示海马体积缩小或内侧颞叶萎缩以及氟脱氧葡萄糖 PET 检查,进展标志物可以用于监测 AD 的病情进展情况。

【诊断要点】

AD 的诊断主要根据患者详细的病史、临床资料、结合精神量表检查及有关的辅助检查。诊断准确性可达 85%~90%。

1. 符合下列条件可诊断为痴呆。

(1)至少以下 2 个认知域损害,可伴或不伴行为症状。①学习和记忆能力。②语言功能(听、说、读、写)。③推理和判断能力。④执行功能和处理复杂任务的能力。⑤视空间功能。可伴或不伴有人格、行为改变。

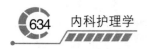
（2）工作能力或日常生活能力受到影响。

（3）无法用谵妄或精神障碍解释。

2. 在确定痴呆后，才可考虑是否符合 AD 的诊断。AD 的诊断分为下面几种。

（1）AD 痴呆阶段的临床诊断标准

1）很可能的 AD 痴呆。核心临床标准：①符合痴呆诊断标准；②起病隐匿，症状在数月至数年中逐渐出现；③有明确的认知损害病史；④表现为遗忘综合征（学习和近记忆下降，伴 1 个或 1 个以上其他认知域损害），或者非遗忘综合征（语言、视空间或执行功能三者之一损害，伴 1 个或 1 个以上其他认知域损害）。

2）可能的 AD 痴呆，有以下任一情况时，即可诊断。①非典型过程：符合很可能的 AD 痴呆核心临床标准中的第①和④条，但认知障碍突然发生，或病史不详，或认知进行性下降的客观证据不足。②满足 AD 痴呆的所有核心临床标准，但具有以下证据：伴有与认知障碍发生或恶化相关的脑卒中史，或存在多发或广泛脑梗死，或存在严重的白质病变；由其他疾病引起的痴呆特征，或痴呆症状可用其他疾病和原因解释。

（2）AD 源性 MCI 的临床诊断标准

1）符合 MCI 的临床表现：①患者主诉，或者知情者、医师发现的认知功能改变。②一个或多个认知领域受损的客观证据，尤其是记忆受损。③日常生活能力基本正常。④未达痴呆标准。

2）符合 AD 病理生理过程：①排除血管性、创伤性、医源性引起的认知功能障碍。②有纵向随访发现认知功能持续下降的证据。③有与 AD 遗传因素相关的病史。

在临床研究中，AD 的诊断可同时参考上述的生物标志物。生物标志物的纳入，一方面可以提高 AD 痴呆和 AD 源性 MCI 诊断的可靠度，另一方面还有助于开展 pre-MCI 期的研究，此阶段者尚无临床症状，诊断主要依赖生物标志物。

【治疗要点】

1. 非药物治疗　包括职业训练、认知康复治疗、音乐治疗等。

2. 药物治疗

（1）一般治疗：脑血流减少和糖代谢减退是 AD 重要的病理改变，使用扩血管药物增加脑血流及脑细胞代谢可能改善症状或延缓疾病进展。常用银杏叶提取物制剂、吡拉西坦和都可喜等。

（2）改善认知功能药物：可用乙酰胆碱前体如卵磷脂和胆碱，增加乙酰胆碱合成和释放，但临床未证明对改善 AD 症状有明显作用。目前常用乙酰胆碱酯酶（AChE）抑制剂，抑制乙酰胆碱降解并提高其活性，改善神经递质传递功能。

（3）抗精神病药、抗抑郁药及抗焦虑药：此类药物对于控制 AD 伴发的行为异常有作用。抗精神病药可用利培酮 2～4 mg/d 口服；抗抑郁药有氟西汀 10～20 mg/d，或舍曲林 50 mg/d 口服；抗焦虑药则有丁螺环酮 5 mg，分 3 次口服。

（4）神经保护性治疗

1）抗氧化剂：维生素 E 和单胺氧化酶抑制剂司来吉兰可延缓 AD 的进展，但仍有待研究。

2）雌激素替代疗法：小规模临床试验证实，雌激素延缓疾病发生、改善患者认知功能。研究证实雌激素可能改善海马细胞的糖转运，促进胆碱吸收和转运，增加脑血流量，促进神经突触完整性。

3）非甾体抗炎药：有可能防止和延缓 AD 的发生。

3. 支持治疗　重度患者自身生活能力严重减退，常导致营养不良、肺部感染、泌尿系统感染、压疮等并发症，应加强支持治疗和对症治疗。

【护理评估】

1. 健康史

(1)既往史和用药史:询问患者有无脑外伤史;了解患者既往用药史,是否长期服药,是否靠镇静药维持睡眠。

(2)生活方式:询问患者的职业、工种,有无重金属接触史;询问饮食习惯,了解有无酗酒、吸烟嗜好。

(3)家族史:询问患者的祖父母、父母及兄弟姐妹中是否有人患病。

2. 身体状况

(1)起病的形式:询问患者的起病时间,是否为逐渐起病。

(2)有无智力减退:了解患者有无记忆力下降、认知障碍,有无情感障碍和人格衰退。

3. 心理-社会状况　　了解患者的精神状态,有无抑郁、焦躁不安等情绪及自卑、脾气暴躁、绝望心理,有无幻听、幻视、精神错乱、强迫症、易激惹、自伤、有暴力倾向等现象。

【主要护理诊断/问题】

1. 走失的危险　　与空间定向力障碍有关。

2. 自伤及伤人的危险　　与情感、行为障碍有关。

3. 营养失调:低于机体需要量　　与认知功能障碍有关。

4. 语言沟通障碍　　与思维障碍有关。

5. 潜在并发症　　感染、压疮、跌倒、坠床、吸入性肺炎。

【护理措施】

1. 走失的危险

(1)帮助患者准确、方便地识别方向,找到目标物的标记。

(2)提供安全的活动空间,佩戴腕带,床头贴防走失标识。

(3)患者外出时最好有人陪同或随身携带手机,佩戴患者身份证、有姓名和家人联系电话的卡片,以防走失。

(4)加强巡视病房,注意门禁系统的管理,班班重点交接,发现患者不在时及时与其取得联系,并对家属进行防走失的宣教。

2. 自伤及伤人的危险

(1)及时评估者有无幻听、幻视、精神错乱、强迫症、易激惹、自伤、有暴力倾向等现象。

(2)专人24 h看护,防自伤、伤人。遵医嘱按时准确服用抗抑郁药物和抗精神病药物,做好用药指导,密切观察药物不良反应。

3. 营养失调

(1)合理安排膳食,尽量保持一日三餐定时、定量,安排与他人一起进食,保持平时的饮食习惯。

(2)饮食种类:食物温度应适中,饮食以低盐、低脂肪、高蛋白、多维生素为主。多吃新鲜蔬菜、水果,不食辛辣刺激食物,禁烟酒、咖啡、浓茶等。

(3)进食的安全护理:食物简单,最好切成小块,以软滑的食物为佳,避免导致窒息,允许患者用手拿食物,进食前协助患者将手洗干净。将吞咽风险患者列入重点交接班。

(4)给予营养支持,根据病情需要,遵医嘱给予静脉补充葡萄糖、电解质、脂肪乳等。评估营养状况,每周测量一次体重,了解患者吞咽困难的程度及每日进食情况,评估患者的营养状况有无改善。

4.语言沟通障碍　言语康复训练:主动与患者交流,使用手势示意、交流板等,重复言语交流,鼓励患者大声朗读,多参与与亲友的交谈。

【健康指导】

1.饮食指导　给予高蛋白、富含维生素、易消化的食物,多吃新鲜水果蔬菜和补脑益智的食物,保持均衡营养。

2.生活指导　多参加适宜的社交活动,引导或协助其保持生活自理,维持现有功能,延缓功能衰退。平时随身携带患者卡片或系病情手圈(有患者姓名、住址、联系电话等),外出时有人陪伴,防止意外。可充分利用社区服务机构、临时托老站、老人福利院等社会支持系统更好地照顾患者,提高患者的生活质量。

3.用药指导　按医嘱正确服药。定期复查血压、血糖、血脂及检测肝肾功能等。

4.心理指导　尊重患者,对其发生的精神症状、性格改变及行为异常给予理解、宽容、富于爱心,用诚恳的态度对待患者。观察言行变化,分析产生异常行为的原因后,有计划、有目的地与其交谈。

(罗慧敏)

第十二节　神经系统疾病患者常用诊疗技术及护理

一、腰椎穿刺术

腰椎穿刺术是通过穿刺第 3~4 腰椎或第 4~5 腰椎间隙进入蛛网膜下腔放出脑脊液的技术,主要用于中枢神经系统疾病的诊断和鉴别诊断。

【目的】

取脑脊液进行压力检测及实验室检查;椎管内注入药物进行治疗或检查;从椎管内引流出炎性或血性脑脊液,以减轻症状。

【适应证】

1.诊断性腰椎穿刺　如中枢神经系统感染、蛛网膜下腔出血、脑膜癌等的诊断。

2.治疗性腰椎穿刺　引流血性、感染性脑脊液;进行腰椎麻醉或鞘内注入药物;脑脊液置换等。

3.检查性腰椎穿刺　进行椎管造影、脑脊液核素扫描、椎管 CT 增强扫描等。

【禁忌证】

1.穿刺部位皮肤和软组织有局灶性感染或有脊柱结核者。穿刺有可能将细菌带入蛛网膜下腔或脑内。

2.颅内病变伴有明显颅内高压或已有脑疝先兆,特别是疑有后颅凹占位性病变者,腰椎穿刺能促使或加重脑疝形成,引起呼吸骤停或死亡。

3.开放性颅脑损伤或有脑脊液漏者。

4.脊髓压迫症的脊髓功能处于即将丧失的临界状态。

5.明显出血倾向或病情危重不宜搬动。

【操作方法及护理要点】

1. 穿刺前护理

(1)评估患者文化水平、合作程度及是否做过腰椎穿刺检查等,指导患者了解腰椎穿刺的目的、体位、过程及注意事项,消除患者紧张恐惧的心理。环境宽敞、明亮。

(2)携带用物至患者床旁,核对患者床头卡及腕带信息(床号、姓名、住院号等),告知其操作过程及注意事项,嘱患者做好心理准备,取得其的充分理解及配合。

(3)屏风遮挡,协助患者排空膀胱。

2. 穿刺中护理

(1)协助患者侧卧于床上,去枕,背部与床面垂直。

(2)护士站在术者对面,指导患者头向前胸部屈曲,两手抱膝紧贴腹部,使躯干呈弓形,脊柱尽量后凸以增宽椎间隙,易于进针。

(3)再次核对。

(4)确定穿刺点:选择第3～4或4～5腰椎间隙为穿刺点(髂后上棘连线与后正中线交汇处),并在皮肤上做好标记。

(5)消毒,铺巾。以2%利多卡因注射液在穿刺部位做局部浸润麻醉。

(6)术者用左手拇指和示指固定穿刺点皮肤,右手持穿刺针沿腰椎间隙垂直进针,用力均匀。

(7)成人进针深度为4～6 cm(儿童为2～4 cm)时,会有阻力突然消失的落空感,表明针头已达脊膜腔。

(8)将针芯慢慢抽出,可见脑脊液流出。此时先测颅内压,嘱患者全身放松,平静呼吸,协助患者双下肢和头部略伸展,接上测压管,可见液面缓缓上升,到达一定平面后可见液面随呼吸而波动,此读数即为脑脊液压力(成人为80～180 mmH$_2$O)。

(9)撤去测压管,用无菌操作法留取脑脊液标本。

(10)将针芯插入穿刺针后缓缓拔出穿刺针,局部消毒、包扎,良好固定。

(11)穿刺中随时观察患者呼吸、脉搏及面色变化,询问有无不适。

3. 穿刺后护理

(1)协助患者去枕平卧4～6 h,告知卧床期间不抬高头部,可适当转动身体。

(2)核对,整理患者床单位及用物,洗手,记录脑脊液量、颜色、性质,将标本送检。

(3)观察患者有无头痛、腰背痛、脑疝及感染等穿刺后并发症,嘱其适当多饮水,以免引起低颅压头痛。

(4)保持穿刺部位敷料干燥,观察有无渗液、渗血,24 h内不宜淋浴。

【注意事项】

1. 严格遵守无菌操作规程。

2. 穿刺时避免引起微血管损伤。注射局部麻醉药时注意回抽,防止注入血管内引起并发症。

3. 穿刺过程中应严密观察患者的神志、瞳孔、呼吸、脉搏、面色等,如出现异常情况,应立即停止操作,给予对症处理。

4. 穿刺成功后,若感到颅内压推挤针芯向外,则说明颅内压高,针芯不能完全拔出,使脑脊液缓慢滴出,以防脑疝形成。

5. 穿刺过程中如出现脑疝症状(如瞳孔不等大、呼吸异常等),应立即停止放液,并向椎管内注入空气或生理盐水(10～12 mL),静脉快速加压滴注20%甘露醇250 mL。

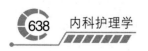

6. 鞘内注射给药时,应先放出等量脑脊液,再给予等量的药物缓慢注入,避免颅内压过高或过低而引发头痛。

7. 有躁动不安不能合作者,可在镇静剂或基础麻醉下进行,需有专人辅助。

8. 穿刺后使患者去枕平卧 4~6 h,颅压高者平卧 12~24 h,观察患者情况及有无头痛、恶心、腰痛等反应。做好皮肤护理,预防压疮发生。

9. 穿刺部位如有化脓感染,禁止穿刺。

10. 颅压增高者不宜做腰椎穿刺,以避免脑脊液动力学的突然改变,而导致脑疝形成。

11. 指导患者保护局部穿刺点,敷料防止潮湿、污染,24 h 内不宜淋浴,以免引起感染。

二、数字减影全脑血管造影

数字减影全脑血管造影(digital subtraction angiography,DSA)是评估颅内外血管病变最为准确的诊断方法。

【目的】

了解脑血管本身的形态和病变,以及病变的性质和范围。

【适应证】

1. 颅内血管性疾病,如颅内动脉瘤、动静脉畸形等。

2. 颅内占位性病变,如颅内肿瘤、脓肿、血肿等。

3. 颅脑外伤引起的脑血肿。

4. 观察术后手术效果和脑部血液循环状态。

【禁忌证】

1. 对碘剂过敏者。

2. 有严重出血倾向者。

3. 明显动脉硬化及严重高血压者。

4. 严重肝、肾、心肺疾病患者。

5. 穿刺处皮肤或软组织感染者。

【操作方法】

通过导管或穿刺针将含碘的造影剂注入选定的动脉或静脉,把需要检查部分的影像数据分割输入电子计算机的两个存储器中给予减法指令,电子计算机将从造影后的数据中减去造影前的数据。经模-数转换系统成为只显影血管影像的减影片图像,消除周围软组织和骨质等干扰,分动脉DSA 和静脉 DSA。目前动脉 DSA 常用。

【护理要点】

1. 造影前准备

(1)抽血查肝功能、肾功能、出凝血时间。

(2)医生与家属充分沟通并签署知情同意书。

(3)执行术前医嘱,备皮、测量双侧足背动脉,术前 4~6 h 禁食、水,术前 30 min 排空大小便、必要时留置导尿管等,告知其术后注意事项。

2. 造影术后护理

(1)将患者平移至病床,与介入医生护士交接术中情况,检查穿刺处伤口及足背动脉搏动情况。

（2）术后平卧,穿刺处部位按压 30 min,弹力绷带加压包扎 6~8 h,穿刺侧肢体继续取伸展位,不可屈曲。24 h 内卧床休息,限制活动,24 h 后无异常情况可下床活动。

（3）嘱患者多饮水,以促进造影剂排出。

（4）上心电监护监测生命体征,严密观察患者神志、瞳孔、言语、肢体活动、血压情况,有无头痛、呕吐、头晕等症状,及早发现,及时处理。

（5）术后定时监测双侧足背动脉及双下肢肢体温度、颜色并记录。观察穿刺部位有无血肿、渗血。

（6）嘱患者尽量避免咳嗽、用力等增加腹压的动作。

（7）观察患者的排尿情况,防止尿潴留的发生。

3. 造影术后并发症　①低血压及心率减慢,②过度综合征,③急性脑梗死,④脑血管痉挛,⑤下肢动脉血栓形成,⑥出血可能,⑦造影剂肾病。

三、神经电生理检查

（一）脑电图

脑电图(electroencephalogram,EEG)是脑生物电活动的检查技术,通过测定自发的有节律的生物电活动以了解脑功能状态,是癫痫诊断和分类最客观的手段。

【适应证】

1. 中枢神经系统疾病,特别是发作性疾病。

2. 癫痫手术治疗的术前定位。

3. 围生期异常的新生儿监测。

4. 脑外伤及大脑手术后监测。

5. 危重患者监测。

6. 睡眠障碍。

7. 脑死亡的辅助检查。

【禁忌证】

颅脑外伤及颅脑手术后头皮破裂伤或手术切口未愈合时。

【操作方法】

1. 接通电源　打开脑电图仪电源开关,电子管仪器预热 20 min,晶体管仪器预热 10 min。

2. 调解仪器描记装置　①记录墨水和纸是否足够;②记录笔是否通畅,笔的位置是否合适,所有记录笔的笔尖是否在同一始线上;③输入转换开关是否在标准测压的位置;④增益调节开关是否在要求的位置;⑤时间常数应置于 0.3(或 0.1);⑥滤波开关是否在所要求的位置。

3. 核实申请单。

4. 检查体位　患者一般采取坐位,重症患者取半卧位或平卧位。

5. 安放电极　应先用 75% 酒精擦拭电极处头皮,除去污垢,降低电阻,安放电极后嘱患者闭目,全身放松不动。

6. 脑电图描记　打开记录笔观察稳定后进行记录。一般单、双极描记各 3~5 min,睁闭眼试验 2~3 次,过度换气试验 3 min,停止后观察 1 min 以上。

7. 脑电图描记后整理　停止记录后立即拨标准电压按钮至预备位置,然后取下受检者头上的电极和帽子。无连续检查时应将描记笔放于笔垫上,关掉机器电源,清洁整理脑电图机。

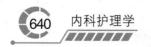

8.整理脑电图、分析报告、登记卡片,归入档案。

【护理要点】

1.检查前

(1)检查前1 d晚上请患者将头发洗干净,不要使用任何护发美发用品。

(2)检查前3 d停用各种神经兴奋剂和镇静剂;癫痫患者停药有困难时,要向检查人员说明服用的药名、剂量,以便检查人员参考。

(3)检查前避免过饥,以免低血糖影响检查结果。

(4)精神异常或不合作者,应做睡眠脑电图,建议自然睡眠,一般不用镇静剂,需晚睡早起(晚上11时后睡觉、早上5时之前起床),以备检查时入睡。

2.检查时

(1)检查当天如有发热,不宜进行检查。

(2)检查时头皮上要安放接收电极,不要紧张,以免脑电波受到干扰。

(3)检查时必须安静合作,关闭手机、传呼器等通信设备,按医师要求,睁眼、闭目或过度呼吸。

(4)检查时勿接触仪器设备及拉扯导联线。

(二)脑磁图

脑磁图(MEG)是对脑组织自发的神经磁场的记录。用声音、光和电刺激后探测和描记的脑组织神经磁场称为诱发脑磁场。与EEG比较,前者有良好的空间分辨能力,可检测出直径小于3.0 mm的癫痫灶,点位误差小,灵敏度高,而且可与MRI和CT等解剖学影像信息结合进行脑功能区定位和癫痫放电的病灶定位,有助于难治性癫痫的外科治疗。

【适应证】

各种类型的癫痫,脑良性或恶性肿瘤,脑血管病(中风),脑外伤,阿尔茨海默病,帕金森病,偏头痛,幻听、幻视,其他精神疾患。

【操作方法】

1.标记定位点　首先在鼻根处和双侧耳前标记头部定位标志点。

2.安装脑电图电极　对于癫痫患者,可同时做MEG和EEG检查。

3.脑磁图定位线圈设置　在做脑磁图测量前,先用粘着胶带将CTF特制的头部定位线圈固定同样的三点上。

4.脑磁图测量　然后用全头型脑磁图测量系统做脑磁图测量以得到具有脑功能信息的脑磁图。

5.MRI标记设置　用粘着胶带将维生素E胶丸固定在这三点上,其目的是在MR影像上形成高光点。

6.MRI扫描　让患者做标准的MRI扫描并保存数据,通过网络传输到MEG工作站。

7.软件处理　最后做图像融合的影像测量到的脑磁图数据经过CTF的数据分析软件的处理,就可以得到融合了脑解剖学信息和脑功能信息为一体的脑功能医学解剖影像。

【护理要点】

1.检查前

(1)脑磁图的整个检查过程约需2 h,由于检查时间较长,患者应先上厕所。

(2)患者需去除面部化妆品,不要携带任何磁性物和金属进入检查室。如果有龋齿做过牙齿填充,在检查前需进行去磁处理。

（3）检查前 1 d，应晚睡早起，减少睡眠，以提高检查阳性率，缩短检查时间。

2.检查时

（1）平卧在检查床上，头部尽量不要移动，以免影响检查的精确度。

（2）为减小外界电磁干扰，关闭检查室，告知患者不必紧张，室内有视听系统，不影响与检查室外医师的交流。

（3）脑磁图的检查还包括高精度磁共振，患者要先做脑磁图，接着做磁共振检查。由于该检查分析时间较长，检查结果一般在第 2 天才能交给患者。

（三）诱发电位

诱发电位（EP）是神经系统在感受外来或内在刺激时产生的生物电活动。绝大多数诱发电位（又称信号）的波幅很小，仅 $0.1 \sim 20.0~\mu V$，湮没在自发脑电活动（波幅 $25 \sim 80~\mu V$）或各种伪迹（统称噪声）之中，必须采用平均技术与叠加技术，即给予重复多次同样刺激，使与刺激有固定时间关系（锁时）的诱发电活动逐渐增大而显露。目前能对躯体感觉、视觉和听觉等感觉通路以及运动通路、认知功能进行检测。

【适应证】

1.躯体感觉诱发电位（SEP） 主要用于检测周围神经、神经根、脊髓、脑干、丘脑及大脑的功能状态。应用于吉兰-巴雷综合征、颈椎病、后侧索硬化综合征、多发性硬化、脑血管病、神经性膀胱、性功能障碍等。

2.视觉诱发电位（VEP） 主要检测视觉通路的病损，在眼科广泛应用于视神经炎、球后神经炎、视神经萎缩、视神经压迫病变、多发性硬化、视觉皮质病变、眼外伤、癔症等疾病，对评估白内障术后视力的恢复有重要的价值；在内科主要用于糖尿病等引起的视觉通路的病损，它对早期诊断、定位诊断、估计预后、评定疗效有重要作用。

3.脑干听觉诱发电位（BAEP） 主要检查听神经损伤、脑干缺血、发作性眩晕、听神经瘤、多发神经硬化、耳毒药及外周损伤后的听力学检查；可客观评价听觉检查不合作者、婴幼儿和歇斯底里患者有无听觉功能障碍。

4.事件相关电位（ERP） 临床可用于痴呆病、脑损伤、慢性脑病如肝性脑病、精神疾病等的诊断和疗效判断以及评价儿童大脑发育。

【护理要点】

1.视觉诱发电位通常在光线较暗的条件下进行，双眼要单独进行检测，单眼检测时，另一只眼要用眼罩蒙住。

2.接受散瞳剂 24 h 内尽可能不检测。

3.患者如佩戴眼镜，检测应在图形最清晰时进行，并且戴和不戴眼镜都要进行检测。

4.记录大脑皮质视觉诱发电位时，实验环境要求光线较暗，最好在暗室中进行。在进行记录前，先行暗适应半小时，以提高视觉敏感度。

四、高压氧舱治疗

高压氧舱治疗是让患者在密闭的加压装置中吸入高压力（$2 \sim 3$ 个大气压）、高浓度的氧，使其大量溶解于血液和组织，从而提高血氧张力、增加血氧含量、收缩血管和加速侧支循环形成；以利降低颅内压，减轻脑水肿，纠正脑广泛缺血后所致的乳酸中毒或脑代谢产物积聚，改善脑缺氧，促进觉醒反应和神经功能恢复。

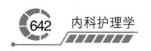

【适应证】

1. 一氧化碳中毒。

2. 缺血性脑血管病。

3. 脑炎、中毒性脑病。

4. 神经性耳聋。

5. 多发性硬化、脊髓及周围神经外伤、老年期痴呆等。

【禁忌证】

1. 恶性肿瘤,尤其是已发生转移的患者。

2. 出血性疾病,如颅内血肿、椎管或其他部位有活动性出血可能者。

3. 颅内病变诊断不明者。

4. 严重高血压($>160/95$ mmHg),心功能不全。

5. 原因不明的高热、急性上呼吸道感染、急慢性鼻窦炎、中耳炎、咽鼓管通气不良。

6. 肺部感染、肺气肿、活动性肺结核、肺空洞。

7. 妇女月经期或妊娠期。

8. 有氧中毒和不能耐受高压氧者。

【操作方法】

1. 加压前准备

(1)检查氧舱总体完整性,各种装置是否完好。

(2)备好氧气源,应备足氧气贮量。打开总阀,检查氧气减压器和供氧系统有无漏氧。将氧气输出压力调定在 0.5 MPa。

(3)教会患者正确的吸氧方法。

(4)如果采用空气加压,应检查空气压缩系统是否正常,备好加压需要的贮气量。

(5)接通电源,打开电源开关,打开外照明。

(6)打开对讲装置,始终保持畅通状况。

(7)如果室温过高,应接通制冷装置并检查制冷效果。

(8)嘱进舱人员换着棉质衣物,并按进舱须知做好准备。

(9)协助患者进舱,关闭舱门。

2. 加压

(1)通知患者做好准备,开始加压。

(2)打开微量输入阀进行加压,初始应缓慢,严格按治疗方案掌握加压时间。

(3)随时注意患者反应,如有耳痛,应减慢加压或暂停加压,待疼痛消失后再继续加压。

(4)根据患者实感温度,控制制冷装置。

(5)当舱压升至预定的治疗值时,关闭输入阀。

3. 稳压

(1)采用氧气加压,应掌握好通风换气,一般每隔 20 min 换气 1 次,每次 3~5 min。

(2)采用空气加压,应及时通知患者戴好面罩吸氧。严格掌握吸氧和间歇时间。

(3)随时注意舱内患者有无不适。

4. 减压

(1)高压下吸氧时间结束后,通知患者做好减压准备,打开微量排气阀开始减压。

（2）经常询问患者有无不适。

（3）当舱压回零,舱内气压确已解除,方可松开闭锁装置,打开舱门。

（4）填好治疗记录。

5. 出舱后的清理

（1）关闭控制台各种开关按钮,关闭总电源。

（2）整理舱内各种物品。

（3）舱内如积有冷凝水,应排空擦净。

（4）排除设备故障或缺陷。

【护理要点】

1. 入舱前的护理

（1）详细了解患者病情及治疗方案,协助医师做好入舱前的各项检查和准备工作。

（2）评估患者的文化水平、心理状态及对高压氧治疗的了解程度,详细介绍高压氧治疗的目的、过程和治疗环境,以及升压过程的正常反应,消除患者的恐惧心理与紧张情绪。

（3）进舱前指导患者了解预防气压伤的基本知识,掌握调节中耳气压的具体方法及要领,如捏鼻鼓气法、咀嚼法、吞咽法等。

（4）告诉患者进舱道勿饱食、饥饿和酗酒,不宜进食产气的食物和饮料,一般在餐后 1~2 h 进舱治疗。

（5）确定患者及陪舱人员未携带易燃易爆物品（如火柴、打火机、含酒精和挥发油制品、电动玩具等）;不将手表、钢笔、保温杯等带入舱内,以防损坏;进舱人员必须按要求更换治疗室准备的全棉服装入舱。

（6）首次进舱治疗的患者及陪舱人员进舱前用 1% 麻黄碱液滴鼻,发热、血压过高、严重疲劳及妇女月经期应暂停治疗。

（7）进舱前指导患者及陪舱人员排空大小便,特殊情况下将大小便器放入舱内备用。生活不能自理的患者,进舱前应做好皮肤及会阴部的清洁,以避免或减少不良气味带入舱内。

（8）向患者介绍舱内供氧装置及通讯系统使用方法,教会患者正确使用吸氧面罩,掌握间歇吸氧方法。

（9）治疗前检查有关阀门、仪表、通讯、照明、供气、供氧等设备,确认系统运转正常。指导患者不可随意搬弄或扭动舱内仪表、阀门等设备。

（10）严格执行治疗方案,备好抢救物品及药物于舱内。

2. 加压过程中的护理

（1）加压开始应通知舱内人员做好相应准备,在治疗过程中,舱内、外必须随时联系,互通情况,密切配合。

（2）控制加压速度,加压初期以稍慢为宜。边加压边询问患者有无耳痛或其他不适,如患者耳痛明显,应减慢加压速度或暂停加压,督促患者做好调压动作,并向鼻内滴 1% 麻黄碱液,经处理疼痛消除后方可继续加压,若经过各种努力,调压仍不能成功,应减压出舱。

（3）加压时将各种引流管关闭,对密封式水封瓶等装置须密切观察、调整,防止液体侧流入体腔。

（4）调节好舱内温度。根据患者的实感温度,开放空调系统,调节能内温度夏季为 24~28 ℃,冬季为 18~22 ℃,舱内相对湿度不超过 75%。

（5）加压过程中应观察血压、脉搏、呼吸变化,危重患者应有医护人员陪护。如出现血压增高、心率呼吸减慢,系正常加压反应,不必作特殊处理,告诉患者不要因此而惊慌;若发现患者烦躁不安、颜面或口周肌肉抽搐、出冷汗,或突然干咳、气急,或患者自诉四肢麻木、头晕、眼花、恶心、无力等症状时,可能为氧中毒,应立即报告医生,并摘除患者的面罩,停止吸氧,改吸舱内空气;出现抽搐时,应防止外伤和咬伤。

3. 稳压过程中的护理

(1)当舱压升到所需要的治疗压力并保持不变,称为稳压,也称高压下停留。在整个稳压期间,应使舱压保持恒定不变,舱内压力波动范围不应超过 0.005 MPa。

(2)稳压时指导患者戴好面罩吸氧,指导患者在安静和休息状态下吸氧,吸氧时不作深呼吸。

(3)吸氧时应随时观察患者有无氧中毒症状,如出现应立即摘除面罩停止吸氧,改为吸舱内空气,必要时,医护人员应入舱处理或终止治疗减压出舱。

4. 减压过程中的护理

(1)减压过程中必须严格执行减压方案,不得随意缩短减压时间。

(2)减压前应告知舱内人员做好准备后才能开始减压。

(3)减压时应指导患者自主呼吸,绝对不能屏气。避免肺气压伤。

(4)输液应采用开放式。避免空气栓塞的危险。

(5)减压时各种引流管都要开放,如胃管、导尿管、胸腔引流管、腹腔引流管、脑室引流管等;气管插管的气囊在减压前应打开,以免在减压时因气囊膨胀压迫气管黏膜而造成损伤。

(6)减压过程中因气体膨胀吸热,舱内温度急剧下降,舱内会出现雾气,这是正常物理现象。适当通风,并控制减压速度,可以减少或避免这种现象的发生。应提醒患者注意保暖。

(7)减压初期,由于中耳室及鼻窦中的气体发生膨胀,耳部可有胀感。当压力超过一定程度后,气体即可排出,胀感很快缓解或消失。

(8)减压时有些患者出现便意、腹胀等现象,这是由于减压时胃肠道内气体膨胀、胃肠蠕动加快所致。

(9)减压出舱后,应询问患者有无皮肤瘙痒、关节疼痛等不适,以便及早发现减压病症状和及时处理。

(罗慧敏)

本章小结

本章主要讲解了神经系统常见疾病的病因和发病机制、病理生理、临床表现、诊断要点、护理评估、护理诊断、护理措施、健康教育、疾病预后及神经系统疾病常用诊疗技术,临床护理人员应根据疾病的临床表现结合实验室检查,对患者进行全面的评估,进而提出准确的护理诊断、实施有效的护理措施及健康教育;对于诊疗技术,要全面掌握诊疗技术的适应证与禁忌证,再实施诊疗技术前的准备工作与实施诊疗技术后的护理要点。

自测题

参考答案

第十章　传染病患者的护理

■■■■ 学习目标 ■■■■

1. 知识目标　①掌握传染病流行的基本条件、感染过程的5种表现、传染病的基本特征、传播途径及代表疾病、隔离的种类及要求；②掌握常见甲类及乙类传染病的护理问题、措施，防护措施；③熟悉传染病的病因及临床特征；④熟悉常见传染病的诊断及治疗要点；⑤了解传染病的发病机制和病例特点。

2. 能力目标　①根据疾病的临床表现，鉴别出传染病类型；②能根据各类传染病采取相应的隔离措施；③能处理各类传染病引起的急症；④能熟练应用各种消毒隔离、防护措施。

3. 素质目标　①具有应用各类传染病护理常规开展整体护理的素质；②能对传染病患者进行准确护理评估；③能根据隔离的方法与隔离要求安置患者，并正确进行消毒、护理及健康教育并参与传染病的防治及宣传教育；④具有以患者为中心，结合具体临床情况，主动思考、及时发现和解决问题的素质。

第一节　传染病的流行特征与防控

传染病是指由病原微生物（如朊粒、病毒、衣原体、立克次体、支原体、细菌、真菌、螺旋体）或寄生虫（原虫、蠕虫和医学昆虫）感染人体后产生的有传染性、在一定条件下可造成流行的疾病。感染性疾病是指由病原体感染所致的疾病，包括传染病和非传染性感染性疾病。

一、感染与免疫

感染是病原体侵入机体后与人体相互作用、相互斗争的过程。病原体可来自宿主体内或体外，有传染性的感染性疾病称为传染病。病原体感染人体后的表现主要与病原体的致病力及人体的免疫功能有关，因而产生了感染过程的不同表现。在一定环境条件下这些表现可以互相转化或移行，呈现动态变化。

（一）感染的表现

1. 病原体被清除　病原体进入人体后，人体通过非特异性免疫或特异性免疫将病原体清除，人

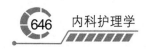

体不产生病理变化,也不引起任何临床表现。

2.**隐性感染**　又称亚临床感染,指病原体侵入人体后,仅引起机体发生特异性免疫应答,而不引起或只引起轻微的组织损伤,临床上不出现任何症状、体征甚至生化改变,只有通过免疫学检查才能发现。大多数病毒性传染病以隐性感染最常见,隐性感染后可获得对该传染病的特异性免疫力,病原体被清除。少数转变为病原体携带状态,病原体持续存在于体内,称为无症状携带者。

3.**显性感染**　又称临床感染,指病原体侵入人体后,既引起机体发生免疫应答,又通过病原体的致病作用或机体的变态反应,引发组织损伤、病理改变和出现临床特有的症状、体征。显性感染只占全部受感染者的少部分,只有少数传染病(如麻疹、水痘等)以显性感染为主。在显性感染过程结束后,部分感染者体内病原体可被完全清除,同时获得稳固免疫力,不易再受感染,如麻疹、甲型肝炎和伤寒等。部分感染者则获得不牢固免疫力,可再次发生感染;仅少部分感染者成为慢性病原携带者。

4.**病原携带状态**　指病原体侵入人体后继续生长繁殖,人体不出现疾病状态,但可携带并排出病原体。病原携带状态是人体防御与病原体相持状态的表现,所有病原携带者都有一个共同特点,即无明显临床症状但携带病原体,因此在许多传染病中,会成为重要的传染源。根据携带病原体种类的不同,其可分为带病携带者、带菌者与带虫者。按其发生在显性感染临床症状出现之前或之后,分别称为潜伏期病原携带者和恢复期病原携带者;若发生于隐性感染之后,则称为无症状病原携带者。携带者病原体持续时间短于 3 个月的称为急性病原携带者,长于 3 个月者称为慢性病原携带者。对乙型肝炎病毒感染,超过 6 个月才算慢性病原携带者。

5.**潜伏性感染**　又称潜在性感染,指病原体感染人体后,寄生于机体某个部位,在机体免疫功能的作用下,病原体被局限,而不引起显性感染;但当免疫功能下降时,未被完全清除的病原体便可引发显性感染,常见于水痘、结核病、疟疾等。潜伏性感染期间,病原体一般不排出体外,故不会成为传染源,这是与病原携带状态的不同之处。上述 5 种感染的表现可在一定条件下相互转化,在不同的传染病中各有侧重。通常隐性感染最常见,病原携带状态次之,显性感染比例最少,一旦出现,容易识别。

(二)感染过程中病原体的致病作用

1.**侵袭力**　指病原体侵入机体并在体内扩散的能力。有些病原体(如钩端螺旋体、血吸虫尾蚴等)可直接侵入机体,有些病原体可借其分泌的酶类破坏机体组织,有些细菌的表面成分可抑制机体的吞噬作用而促使病原体扩散。病毒性病原体常通过与细胞表面的受体结合再进入细胞内。

2.**毒力**　包括外毒素、内毒素。外毒素通过与靶细胞的受体结合,进入细胞内起作用;内毒素通过激活单核吞噬细胞系统,释放细胞因子而起作用;毒力因子包括侵袭能力、溶组织能力等。许多细菌尚能分泌抑制其他细菌生长的细菌素,利于自身的生长繁殖。

3.**数量**　同一种病原体入侵的数量常与其致病能力呈正比,但不同病原体引起疾病的最少数量差别较大,如伤寒需十万个菌体,而痢疾仅需 10 个菌体即能致病。

4.**变异**　病原体可因遗传、环境等因素发生变异。通过病原体的抗原变异,可逃避机体的特异性免疫,从而继续引发疾病或使疾病慢性化。

(三)感染过程中免疫应答的作用

免疫应答可分为非特异性免疫应答和特异性免疫应答。免疫应答可以是保护机体免受病原体入侵、破坏的保护免疫应答,也可以是促进病理生理过程及组织损伤的变态反应。病原体入侵机体后是否发病,取决于病原体的致病能力和机体免疫应答的综合作用。

1. **非特异性免疫**　是机体对进入体内异物的一种清除机制,通过遗传获得,无抗原特异性,不牵涉对抗原的识别和二次免疫应答的增强,又称先天性免疫。

(1)天然屏障:包括外部屏障(如皮肤、黏膜及其分泌物)及内部屏障(如血-脑屏障、胎盘屏障等)。

(2)吞噬作用:单核吞噬细胞系统包括血液中的游走大单核细胞,肝脾和淋巴结、骨髓中的吞噬细胞,以及各种粒细胞(如中性粒细胞等),通过非特异性吞噬功能,清除机体内的病原体。

(3)体液因子:包括补体、溶菌酶、各种细胞因子(如白细胞介素)等,可直接或通过免疫调节作用清除病原体。

2. **特异性免疫**　是对抗原特异性识别后产生的免疫应答,是通过后天获得的一种主动免疫,包括由 B 淋巴细胞介导的体液免疫和由 T 淋巴细胞介导的细胞免疫相互作用而产生免疫应答。

二、传染病的流行过程及影响因素

(一)流行过程的基本条件

传染病的流行过程就是传染病在人群中发生、发展和转归的过程。构成流行过程的 3 个基本条件是传染源、传播途径和易感人群。这 3 个环节必须同时存在,若切断其中任何一个环节,流行即告终止。

1. **传染源**　指病原体已在体内生长繁殖并将其排出体外的人或动物,主要包括以下几种。

(1)患者:是大多数传染病重要的传染源。不同临床类型或病期不同的患者作为传染源在不同传染病中的流行病学意义各异。轻型患者数量多、症状不典型而不易被发现。慢性感染患者可长期排出病原体,可成为长期传染源。

(2)隐性感染者:隐性感染者处于无任何症状、体征而不易发现。在某些传染病中,如脊髓灰质炎,病原体被清除前,隐性感染者是重要的传染源。

(3)病原携带者:慢性病原携带者无明显临床症状而长期排出病原体,由于不出现症状而不易被识别,对某些传染病(如伤寒)的流行病学有重要意义。

(4)受感染的动物:某些传染病(如鼠疫等)可由动物体内排出病原体导致人类发病,称为动物源性传染病。其中,以野生动物为传染源传播疾病又称为自然疫源性传染病。有些动物本身发病,如狂犬病、鼠疫;有些动物表现为病原携带状态,动物本身不发病,如流行性乙型脑炎、恙虫病、地方性斑疹伤寒等。

2. **传播途径**　指病原体离开传染源到达另一个易感者的途径,同一种传染病可有多种传播途径。

(1)呼吸道传播:病原体存在于空气中的飞沫、尘埃或气溶胶中,易感者吸入而获得感染。

(2)消化道传播:病原体污染水源、食物或患病动物的肉、乳、蛋类等,易感者进食时获得感染。

(3)接触传播:易感者与病原体污染的水、土壤接触及日常生活密切接触时获得感染。

(4)血液、体液传播:病原体存在于患者或病原携带者的血液或体液中,通过性交、应用血制品或分娩等传播。

(5)虫媒传播:分为生物性传播和机械性传播。前者通过吸血节肢动物(如按蚊、人虱等),在叮咬时将病原体传给易感者。后者指媒介昆虫通过机械携带病原体、污染食物水源,使易感者感

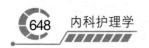

染,如苍蝇、蟑螂传播伤寒、痢疾等。

(6)土壤传播:当病原体的芽孢(如破伤风梭菌、炭疽杆菌)或幼虫(如钩虫)、虫卵(如蛔虫)污染土壤时,土壤称为这些传染病的传播途径。

以上传播途径统称为水平传播;母婴传播属于垂直传播,婴儿出生前从母亲或父亲获得的感染称为先天性感染,如梅毒病等。

3.人群易感性 对某种传染病缺乏特异性免疫力的人称为易感者,易感者在某一特定人群中的比例决定了该人群的易感性。当易感者在某一特定人群中的比例达到一定水平,同时又有传染源及合适的传播途径时,就可能会发生该传染病的流行。

(二)影响流行过程的因素

1.自然因素 自然环境中的各种因素,通过作用于流行过程的3个环节对传染病的发生和发展起重要作用。传染病的地区性和季节性与自然因素关系密切;自然因素也可通过降低机体的非特异性免疫力而促进流行的发展,如寒冷可减弱呼吸道抵抗力;某些自然生态环境为传染病在野生动物之间的传播创造了良好条件,如鼠疫等。

2.社会因素 包括社会制度、经济状况、生活条件、文化水平、风俗习惯、宗教信仰等,对传染病流行过程有重要的影响。我国贯彻以预防为主的方针,全面开展卫生防疫工作,推行计划免疫等,使许多传染病被消灭(如天花)或得到控制(如霍乱、血吸虫病等)。

3.个人行为因素 人类自身不文明、不科学的行为和生活习惯,如打猎、豢养宠物等,也可能会导致传染病的发生与传播。

三、传染病的基本特征和临床特点

(一)基本特征

1.病原体 每种传染病都是由特异性病原体引起的。病原体可以是微生物或寄生虫,甚至是朊病毒,其中以病毒和细菌最常见。临床上检出病原体对明确诊断有重要意义。

2.传染性 是传染病与其他感染性疾病的主要区别。传染性意味着病原体能通过某种途径感染他人。传染病患者具有传染性的时期称为传染期,是决定患者隔离期限的重要依据。

3.流行病学 传染病的流行过程在自然和社会因素的影响下,表现出各种特征。

(1)流行性:在一定条件下,传染病能在人群中广泛传播蔓延的特性称为流行性。按其强度可分为以下几种。①散发:指某种传染病在某地的常年发病情况处于常年一般发病率水平。②流行:指某种传染病的发病率显著高于该病常年发病率水平或为散发发病率的数倍(一般3～10倍)。③大流行:指某传染病在一定时间内迅速蔓延,波及范围广泛,甚至超出国界或洲界。④暴发:指传染病病例的发病时间分布高度集中于一个短时间之内(通常为该病的潜伏期内),这些病例多由同一传染源或同一传播途径所引起,如流行性感冒、食物中毒。

(2)季节性:某些传染病的发生和流行受季节的影响,在每年一定季节出现发病率升高的现象称为季节性。

(3)地方性:由于中间宿主的存在、地理条件、气温条件、生活习惯等的影响,某些传染病仅局限在一定地区内发生,称为地方性传染病。

(4)外来性:指在国内或地区内原来不存在,而从国外或外地通过外来人口或物品传入的传染病,如霍乱。

4.感染后免疫 指免疫功能正常的人体经显性感染或隐性感染某种病原体后,产生针对该病原体及其产物(如毒素)的特异性免疫。感染后免疫和疫苗接种都属于主动免疫,通过抗体转移(如注射或从母体)获得的免疫属于被动免疫。不同病原体的感染后免疫持续时间和强弱存在较大差异。临床中,持续时间较短的感染后免疫患者可出现再感染或者重复感染。再感染指同一传染病在痊愈后,经过长短不等间隙再度感染,如感冒、细菌性痢疾。重复感染指疾病尚在进行过程中,同一种病原体再度侵袭而又感染,在蠕虫病中较为常见。

(二)临床特点

1.病程发展的阶段性 传染病的发生、发展和转归,一般分为4个分期。

(1)潜伏期:从病原体侵入人体到出现临床症状为止的一段时间称为潜伏期,相当于病原体在体内繁殖、转移、定位,引起组织损伤和功能改变,导致临床症状出现之前的整个过程。

(2)前驱期:从起病到该病出现明显症状为止的一段时间称为前驱期。该期症状属于非特异性的全身反应,为许多传染病所共有,多表现为头痛、发热、乏力、肌肉酸痛等,持续1~3 d。

(3)症状明显期:某些传染病在经过前驱期后,病情逐渐加重而达到顶峰,出现某种传染病特有的症状和体征,如典型的热型、皮疹等,即进入症状明显期。本期传染性较强且易产生并发症。

(4)恢复期:人体免疫力增加到一定程度,体内病理和生理过程基本终止,患者的症状、体征逐渐消失,称为恢复期。

2.临床类型 根据传染病临床过程的长短可分为急性、亚急性、慢性;根据病情轻重可分为轻型、中型、重型和极重型,发病急骤而病情严重者称暴发型;根据临床特征可分为典型与非典型,典型相当于中型或普通型,非典型则可轻可重。

3.常见症状与体征 许多传染病都可引起发热,发热的同时伴有皮疹和各种毒血症状,严重者可有意识障碍,呼吸、循环衰竭等表现,单核吞噬细胞系统可出现充血、增生等反应。

四、传染病的预防

(一)管理传染源

早期发现传染源才能及时进行管理。传染病报告制度是早期发现、控制传染病的重要措施,可使防疫部门采取必要的流行病学调查和防疫措施。根据《中华人民共和国传染病防治法》及《突发公共卫生应急事件与传染病监测》,将法定传染病分为3类(表10-1-1)。

表10-1-1 法定传染病的分类和上报时限

类型	上报时限	传染病名称
甲类(2种)	2 h	鼠疫、霍乱
乙类(27种)	网络直报,甲管2 h,乙管24 h	严重急性呼吸综合征*、新冠病毒感染、脊髓灰质炎*、炭疽病毒性肝炎*、人感染高致病性禽流感*、流行性出血热、狂犬病 流行性乙型脑炎、麻疹、登麻疹、细菌性和阿米巴性痢疾 肺结核、伤寒和副伤寒、艾滋病、流行性脑脊髓膜炎、百日咳 白喉、新生儿破伤风、猩红热、淋病、梅毒、钩端螺旋体病 血吸虫病、疟疾、人感染H7N9禽流感、布鲁氏菌病

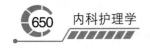

续表 10-1-1

类型	上报时限	传染病名称
丙类(11 种)	24 h	流行性感冒、流行性腮腺炎、风疹、急性出血性结膜炎、手足口病斑疹伤寒、黑热病、棘球蚴病、丝虫病、其他感染性腹泻病、麻风病

注:*为乙类传染病按甲类时限上报。

(二)切断传播途径

对于各类传染病,尤其是消化道传染病、虫媒传染病和寄生虫病,切断传播途径是主导性预防措施,主要措施包括隔离和消毒,同时标准预防也起着重要作用。标准预防是基于患者的血液、体液、分泌物、非完整皮肤和黏膜均可能含有感染性因子的原则,针对医院所有患者和医务人员采取的一组预防感染措施。

1. 标准预防的核心内容

(1)隔离对象:将所有患者血液、体液、分泌物、排泄物视为有传染性,需要隔离。

(2)防护:实施双向防护。

(3)隔离措施:根据传播途径,建立接触、空气、飞沫隔离措施。其重点是手卫生。

2. 预防措施

(1)洗手:是预防感染传播最经济、最有效的措施。

(2)手套:当接触血液、体液、排泄物、分泌物及破损的皮肤黏膜时,应戴手套。

(3)面罩、护目镜和口罩:可以减少或避免具有传染性的患者体液、血液、分泌物等飞溅到医护人员眼睛、口腔及鼻腔黏膜。

(4)隔离衣:用于避免被传染性的血液、分泌物、渗出物等污染。

(5)隔离室:将可能污染环境的患者安置在专用的病房,有助于维持适当的卫生或环境的控制。负压隔离室能够最大限度地控制污染的范围,尤其适用于严重的呼吸道传染病。

(6)其他预防措施:可重复使用设备的清洁消毒;医院日常设施、环境的清洁标准和卫生处理程序的落实;医护人员的职业健康安全措施,如处理所有的锐器时应当特别注意,防止被刺伤,用后的针头及尖锐物品应弃于锐器盒内。

3. 隔离　隔离指采用各种方法、技术,防止病原体从患者及携带者传播给他人的措施。国内多采用以类目为特征的传统传染病隔离系统,即严密隔离、接触隔离、呼吸道隔离、消化道隔离、血液-体液隔离、昆虫隔离和保护性隔离 7 种类型。

(1)隔离原则

1)在标准预防的基础上,根据疾病的传播途径制定相应的隔离与预防措施。

2)一种疾病可能有多种传播途径时,应在标准预防的基础上,采取相应传播途径的隔离与预防,将多种防护措施结合使用。

3)隔离病室应有隔离标志,并限制人员的出入。黄色:空气传播的隔离。粉色:飞沫传播的隔离。蓝色:接触传播的隔离。

4)可疑患者应安置在单人隔离房间。受条件限制,同种病原体感染者可安置于一室。隔离的传染病患者或疑似传染患者产生的医疗废物,应严格执行医疗废物管理条例,防止病原体扩散和传播。

5)建筑布局符合隔离要求,高危险区的科室宜相对独立,与普通病区和生活区分开。服务流程确保洁、污分开,防止因人流、物流交叉污染。通风系统应区域化,防止区域间交叉污染。

6)解除隔离原则:已满隔离期、连续多次病原检测阴性,确定被隔离者不再排出病原体,方可解除隔离。

(2)隔离的种类与方法:2009 年国家卫生部发布的《医院隔离技术规范》(WS/T311—2009)规定了不同传播途径疾病的隔离和预防。在标准预防的基础上,将疾病分类隔离系统改为 3 种类型(表 10-1-2),即接触隔离、飞沫隔离、空气隔离,更新了某些按疾病隔离的内容,增加了耐甲氧西林金黄色葡萄球菌、耐万古霉素肠球菌等新出现的耐药性病原菌的隔离措施(表 10-1-3)。

表 10-1-2　隔离的种类与方法

隔离类别	接触隔离	飞沫隔离	空气隔离
适用范围	经接触传播的疾病	经飞沫传播的疾病	经空气传播的疾病
患者的隔离措施	①限制活动范围。②减少转运,必须转运时,应采取有效防护措施	①限制活动范围。②减少转运,必须转运时,应采取有效防护措施。③病情允许时,应戴外科口罩并定期更换,与他人保持 1 m 以上距离。④病房加强通风或进行空气消毒	①无条件收治时,应尽快转送至符合条件的医疗机构。②当病情允许时,应戴外科口罩,定期更换,并限制其活动范围。③应严格进行空气消毒
医务人员的防护措施	①接触隔离患者的血液、体液等物质时,应戴手套;离开隔离病室前和接触污染物品后,应摘除手套并手卫生。②进入隔离病室,从事可能污染工作服的操作时,穿隔离衣;离开病室前,规范脱衣和处置。③接触甲类传染病应按要求穿脱防护服并规范处置	①应严格按照区域流程,在不同的区域穿脱不同的防护用品。②与患者近距离接触,应戴帽子、医用防护口罩,进行可能产生喷溅的诊疗操作时,应戴护目镜或防护面罩,穿防护服。③当接触患者及其血液、体液、分泌物、排泄物等物质时应戴手套	①应严格按照区域流程,在不同的区域穿脱不同的防护用品。②进入确诊或可疑传染病病房时,应戴帽子、医用防护口罩,进行可能产生喷溅的诊疗操作时,应戴护目镜或防护面罩,穿防护服。③当接触患者及其血液、体液、分泌物、排泄物等物质时应戴手套

表 10-1-3　常见传染病的传染源、主要传播途径及隔离预防

分类	疾病名称		传染源	传播途径				隔离预防						
				空气	飞沫	接触	生物媒介	口罩	帽子	手套	防护面屏/	护目镜	隔离衣	防护服	鞋套
甲类	霍乱		患者和带菌者			+		+	+	+			+		+
	鼠疫	肺鼠疫	感染了鼠疫耶尔森菌的啮齿类动物和患者	++	+		鼠蚤	+	+	+	±		+		
		腺鼠疫	感染了鼠疫耶尔森菌的啮齿类动物和患者		+		鼠蚤	±	±	+	±		+		

续表 10-1-3

分类	疾病名称	传染源	传播途径				隔离预防						
			空气	飞沫	接触	生物媒介	口罩	帽子	手套	防护面屏/护目镜	隔离衣	防护服	鞋套
乙类	新冠病毒感染	患者		++			+	+	+	+		+	+
	严重急性呼吸综合征	患者		++	+		+	+	+	+		+	+
	炭疽	患病的食草类动物和患者		+	+		+	+	+	±			
	脊髓灰质炎	患者和病毒携带者		+	++	苍蝇,蟑螂	+	+	+		+		
	人感染高致病性禽流感	病禽、健康带毒的禽		+	+		+	+	+	±		+	+
	病毒性肝炎 甲戊型	潜伏期末期和急性期患者			+		±	±	+		+		
	病毒性肝炎 乙丙丁型	急性和慢性患者及病毒携带者			#		±	±	+				
	麻疹	麻疹患者	+	++			+	+	+		+		
	流行性出血热	啮齿类动物、猫、猪、狗、家兔	++		+		+	+	+	±			
	狂犬病	患病或隐性感染的犬猫家畜和野兽			+		+	+	+	+	+		
	伤寒、副伤寒	患者和带菌者			+		±	±	+		+		
	细菌性痢疾	患者和带菌者			+			±	+		+		
	猩红热	患者和带菌者		++	+		+	+	+		+		
	白喉	患者、恢复期或健康带菌者		++	+		+	+	+		+		
	百日咳	患者		+			+	+	±		+		
	流行性脑脊髓膜炎	流脑患者和脑膜炎双球菌携带者		++	+		+	+	+	±	+		
	肺结核	开放性肺结核患者	+	++			+	+	±	±	+		
	艾滋病	患者和病毒携带者			●				+		+		
	梅毒	梅毒螺旋体感染者			●				+		+		
	淋病	淋球菌感染者			■				+		+		
丙类	流行性感冒	患者和隐性感染者		+	+		+	+	+				
	手足口病	患者和隐性感染者		+	+		+	+	+	±	+		
	流行性腮腺炎	早期患者和隐性感染者		+			+	+			+		

注：1. 在传播方式中，"++"为主要传播途径；"#"为接触患者的血液、体液而传播。"●"为性接触或接触患者的血液、体液而传播。"■"为性接触或接触患者分泌物污染的物品而传播。

2. 隔离预防中，"+"为应采取的防护措施；"±"为工作需要可采取的防护措施。

5. 消毒 指消除或杀灭由传染源排出到外环境中的病原体,从而切断传播途径,控制传染病的传播。

(1)消毒种类

1)疫源地消毒:是指对目前存在或曾经存在传染源的地区进行消毒,目的在于消灭由传染源排到外界环境中的病原体,主要包括两种。①随时消毒:对传染源的排泄物、分泌物和污染物品进行消毒,以便及时杀灭从传染源排出的病原体,防止传播。②终末消毒:指传染源已离开疫源地所进行的最后彻底的消毒措施,以便杀灭残留在疫源地内各种物体上的病原体。

2)预防性消毒:是指在未发现传染源的情况下,对可能受到病原体污染的场所、物品和人体所进行的消毒。

(2)消毒方法

1)物理消毒法:分为热力灭菌法和辐射消毒法。①热力灭菌法:如煮沸消毒、高压蒸汽灭菌、焚烧消毒等,可以通过高温使微生物的蛋白质及酶发生变性或凝固,新陈代谢发生障碍而死亡。②辐射消毒法:如紫外线、微波消毒等。具有紫外线穿透力差,对真菌孢子、细菌芽孢效果差,对 HBV 和 HIV 无效。

2)化学消毒法:是指用化学消毒药物使病原体蛋白质变性而致其死亡的方法。常用的化学消毒剂有以下几种。①含氯消毒剂:常用的有含氯石灰(漂白粉)、次氯酸钠、氯胺及二氯异氰尿酸钠等。其具有杀菌作用强、杀菌谱广、作用快、余氯毒性低及价廉等特点。②氧化消毒剂:如过氧乙酸、过氧化氢、高锰酸钾等。有强大的氧化能力灭菌,其杀菌谱广、速效。③醛类消毒剂:常用的有甲醛和戊二醛等,有广谱、高效、快速杀菌作用。④杂环类气体消毒剂:主要有环氧乙烷、环氧丙烷等。为广谱高效消毒剂,杀灭芽孢能力强,对一般物品无损害。⑤碘类消毒剂:常用 2% 碘酊及0.5% 碘附,有广谱、快速杀菌作用。⑥醇类消毒剂:主要有 75% 乙醇及异丙醇。乙醇可迅速杀灭细菌繁殖体,但对 HBV 及细菌芽孢作用较差。⑦其他消毒剂:酚类,如甲酚皂、苯酚、季铵盐类。

(三)保护易感人群

1. 增强非特异性免疫力 非特异性免疫是机体对进入体内异物的一种清除机制,不牵涉对抗原的识别和免疫应答的增强,包括改善营养、加强体育锻炼、养成良好生活方式等,主要通过天然屏障作用(如皮肤、黏膜)、单核吞噬细胞系统的吞噬作用、体液因子作用(如补体、溶菌酶、各种细胞因子)而清除体内病原体。

2. 增强特异性免疫力 特异性免疫是由于对抗原特异性识别而产生的免疫。增强特异性免疫力可采用人工免疫法,其中包括人工主动免疫和人工被动免疫两类。感染后免疫也属于特异性免疫,且为主动免疫。

(1)人工主动免疫:是指有计划地将减毒或灭活的病原体,纯化的抗原和类毒素制成菌(疫)苗接种到人体内,使人体于接种后 1~4 周产生抗体,免疫力可保持数月至数年。

(2)人工被动免疫:是指将制备好的含抗体的血清或抗毒素注入易感者体内,使机体迅速获得免疫力的方法,免疫持续时间仅 2~3 周,常用于治疗或对接触者的紧急预防。常用制剂有抗毒血清、人血丙种球蛋白、胎盘球蛋白和特异性高价免疫球蛋白等。

3. 药物预防 对某些尚无特异性免疫方法或免疫效果尚不理想的传染病,在流行期间可给易感者口服预防药物,对降低发病率和控制流行有一定的作用。

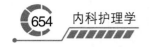

五、传染病患者的护理评估

【病史】

1. 患病及检查、治疗经过　结合传染病的基本特征和流行过程中的临床特点进行评估。了解患者发病的起始时间、发病特点、有无明显诱因、主要症状、体征及其特点；症状加重有无诱发或缓解因素，有无伴随症状、并发症或后遗症，既往检查、治疗经过及效果，是否遵从医嘱治疗等。

2. 目前病情与一般状况　患者目前的主要不适，患病后患者饮食、睡眠、休息、大小便、体重等一般状况有无变化。

3. 个人史和生活史　收集患者的个人史和生活史，尤其与传染病有关的流行病学资料；了解患者的生活、卫生和饮食习惯，有无摄入生食及不洁饮食史；有无疫区旅居史；有无动物分泌物或疫水接触史，有无输注血液或血制品；是否家庭或集体生活人群发病；有无吸毒、性乱等不良行为。有无既往传染病史，预防接种情况等。

4. 心理-社会状况

(1) 疾病知识：评估患者及其亲属(照顾者)对所患疾病相关知识的认知和需求；评估患者的遵医行为；了解患者的学习能力与方法。

(2) 心理状况：评估发病后患者的心理反应，观察患者有无焦虑、抑郁、恐惧等不良情绪及其程度，是否出现退缩、敌对、不合作等表现。了解患者对住院及隔离治疗的认识，有无孤立无助、被约束、被抛弃感。评估患者有无因严重不良情绪导致食欲减退、睡眠障碍、心动过速，甚至呼吸困难等躯体表现。了解导致其不良心理反应的原因。

(3) 社会支持系统：了解患者照顾者对其患病后的态度和应对方式。评估患者所在社区是否能提供医疗保健服务，相关医疗设施是否完善，患者是否享有医疗保障等。

【身体评估】

1. 一般状态与生命体征　评估患者有无意识障碍、程度及其表现；患者的生命体征是否稳定；发病后体重是否减轻，观察皮肤黏膜有无皮疹(性质、形态、分布)、黄疸、出血点或瘀斑；全身浅表淋巴结有无肿大、压痛；观察皮肤色泽和弹性，判断脱水程度。

2. 各系统检查　对患者进行全面细致的全身检查。对患有呼吸系统传染病或有呼吸系统并发症的患者应注意呼吸频率、深度、节律、呼吸音；有败血症和感染性休克的患者应重点评估其心率、血压的变化及重要器官灌注情况；消化系统的传染病重点检查腹部有无压痛、反跳痛，评估疼痛的部位、性质、程度，肝脾大小、质地；中枢神经系统的传染病应重点评估瞳孔的大小及对光反射，有无脑膜刺激征、病理反射征，有无肢体瘫痪等。

进行身体评估时尤其要注意是否存在有重要诊断意义的症状和体征，如伤寒玫瑰疹，白喉的假膜等。

(兰云霞)

第二节 传染病患者常见症状、体征的评估与护理

一、发热

感染性发热是传染病最常见、最突出的症状,在急性传染病中有特别重要的临床意义。

【发热程度】

临床上可在口腔舌下、腋下或直肠探测体温。腋下测温需 10 min,口腔、直肠需探测 3 min。以口腔温度为标准,可将发热程度分为 4 种。①低热:37.3～38 ℃。②中度发热:38.1～39 ℃。③高热:39.1～41 ℃。④超高热:>41 ℃。

【发热过程】

1. **体温上升期** 指患者在病程中体温上升的时期,这时体温的调节中枢调定点,受内源性致热原的作用影响导致向上移动。若体温逐渐上升,患者可出现畏寒,见于伤寒、细菌性痢疾;若体温骤然上升至 39 ℃以上,患者可有寒战,见于疟疾和登革热等。

2. **极期** 指体温上升至一定高度,然后持续一段较长时间的时期,如典型伤寒的极期。

3. **体温下降期** 指升高的体温缓慢或骤然下降的时期。有些传染病体温缓慢下降,几天后才降至正常,如伤寒。有些传染病体温可在 1 d 之内降至正常,此时常伴有大量出汗,如疟疾、败血症、恙虫病等。

【热型】

热型是传染病的重要特征之一,具有鉴别诊断的意义。热型可通过每天定时测量体温、进行记录并绘制体温曲线得到。常见热型有以下几种。

1. **稽留热** 表现为体温持续在 39～40 ℃以上的高水平,达数天或数周,且 24 h 体温变化相差不超过 1 ℃,见于伤寒、斑疹伤寒等传染病的极期。

2. **弛张热** 体温常在 39 ℃以上,波动幅度大,24 h 内波动范围超过 1 ℃,体温最低时仍高于正常水平。常见于败血症、伤寒缓解期、肾病综合征、出血热等。

3. **间歇热** 发热表现为 24 h 内体温波动于高热与正常体温之间,如疟疾、败血症的发热。

4. **回归热** 高热持续数日后自行消退,但数日后又再出现高热,高热与无热期各持续若干天后规律性交替一次,可见于回归热;若在病程中重复多次出现发热并持续数月之久,称为波状热,如布鲁氏杆菌病的发热。

5. **不规则热** 体温曲线无一定规律的热型,如流感和败血症等。

【护理评估】

1. **病史** 注意患者发病的地区、季节、接触史等流行病学特点。重点观察发热的诱因、起病急缓、时间、发热的程度、热型的特点、持续时间、伴随症状及热退情况。是否伴有其他症状、体征。如发热伴皮疹、腹泻、肌肉酸痛甚至谵妄、抽搐等。

2. **身体状况** 进行全面的体格检查,包括患者的一般情况、生命体征等。重点检查患者的面容是否潮红,观察皮肤的颜色、弹性,有无伤口、焦痂、溃疡,有无皮疹、全身浅表淋巴结及肝脾肿大,其他重要脏器如心、肺、肾、中枢神经系统的检查是否异常,有无抽搐和惊厥。

3. 实验室及其他检查 ①血液检查:白细胞计数及分类。白细胞总数及中性粒细胞升高,提示为细菌性感染,尤其是化脓性感染,也见于某些病毒性感染,如出血热病毒、EB 病毒。白细胞总数减少见于病毒感染(肝炎病毒、流感病毒等)及疟原虫感染。若同时伴嗜酸粒细胞减少或消失,见于伤寒或副伤寒。嗜酸粒细胞增多见于急性寄生虫感染等。②尿液及粪便检查。③放射学检查:包括 X 射线胸部摄片,胸部或腹部 CT 扫描,借以明确胸腹部有无病变及病变性质,如肺结核等,并有助于了解胸腹腔内及腹膜后有无淋巴结肿大。

【主要护理诊断/问题】

体温过高:与病原体感染后释放内、外源性致热原作用于体温中枢,导致体温中枢功能紊乱有关。

【护理措施】

1. 严密监测病情变化 严密监测患者的生命体征,重点观察体温的变化。注意发热的过程、热型、持续时间、伴随症状。根据病情确定体温测量的间隔时间,一般每日测量 4 次,高热患者每 4 h 测量 1 次,待体温恢复正常 3 d 后,改为每日 1 次。

2. 采取有效降温措施 通常应用物理降温方法,如用冰帽、冰袋冷敷头部或大动脉走行处,可有效降低头部温度,适用于中枢神经系统传染性疾病;对高热、烦躁的患者可用 25% ~ 50% 的酒精擦浴;对高热伴寒战、四肢肢端厥冷的患者采用 32 ~ 35 ℃ 的温水擦浴;冷(温)盐水灌肠适用于中毒性痢疾患者;高热惊厥患者可遵医嘱采用冬眠疗法或亚冬眠疗法。降温时应注意:①冷敷时,避免持续长时间冰敷在同一部位,以防局部冻伤;②注意周围循环情况,如脉搏细速、面色苍白、四肢厥冷的患者,禁用冷敷和酒精擦浴;③全身发疹或有出血倾向的患者禁忌酒精擦浴;④应用药物降温时,注意不可在短时间内将体温降得过低,以免大汗导致虚脱;⑤应用冬眠疗法降温前,应先补充血容量,用药过程中避免搬动患者,观察生命体征,特别是血压的变化,并保持呼吸道通畅。

3. 加强基础护理 发热患者应注意休息,高热患者应绝对卧床休息,以减少耗氧量。保持病室适宜的温湿度,定期通风换气,保持空气清新和流通。

4. 补充营养和水分 每天应保证足够的热量和液体的摄入。可给予高热量、高蛋白、富含维生素、易消化的流质或半流质食物,保证 2 000 mL/d 液体的摄入,以维持水、电解质的平衡。必要时遵医嘱静脉输液,以补充水分。

5. 口腔、皮肤护理 发热患者易并发口腔感染,应指导并协助患者在餐前、餐后、睡前漱口。病情严重或昏迷患者,给予特殊口腔护理。高热患者大量出汗后,应及时用温水擦拭,更换浸湿的床单、被褥和衣裤,以保持皮肤的清洁、干燥,防止皮肤继发感染。病情严重或昏迷的患者,协助其改变体位,防止压疮。

二、发疹

许多传染病在发热的同时还伴有发(皮)疹,称为发疹性传染病。皮疹出现的时间、分布、出疹的先后顺序、形态等对发疹性传染病的诊断和鉴别诊断有重要作用。水痘的皮疹主要集中在躯干,呈向心性分布;麻疹和猩红热的出疹顺序相似,均从颈部、耳后开始,自上而下迅速遍及全身,但麻疹首先出现特征性的黏膜斑,而猩红热在皮肤皱褶处皮疹密集,因压迫摩擦出血而呈紫红色线状,称为"帕氏线"。

常见的皮疹形态有 4 种。①充血疹:斑疹是不凸出于皮肤的红色皮疹,多见于斑疹伤寒、猩红热;丘疹为凸出于皮肤的红色皮疹,见于麻疹、恙虫病等,伤寒的玫瑰疹也属于丘疹;斑疹和丘疹均为充血疹,压之褪色,两者同时存在时即为斑丘疹(maculopapule),见于麻疹、风疹、伤寒等疾病。②出血疹:压之不褪色,表现为瘀点和瘀斑,见于败血症、登革热、流行性脑脊髓膜炎、肾综合征出血热等传染病。③疱疹:凸出皮肤表面,皮疹内含有液体,见于水痘、单纯疱疹等病毒性传染病。疱疹液呈脓性称为脓疱疹。④荨麻疹:结节状凸出于皮肤表面的皮疹,多见于病毒性肝炎、血清病等。

【护理评估】

1. 病史 仔细询问皮疹出现的时间、顺序、部位、形态、持续时间、进展情况;有无伴随症状,如发热、乏力、食欲减退、恶心、呕吐等不适。出疹前后患者的自觉症状是否有变化等。

2. 身体状况 评估患者的生命体征、神志及全身状况。注意全身皮肤黏膜有无红肿,浅表淋巴结有无肿大,心、肺、腹部查体情况有无异常。观察皮疹的形态、大小有无变化,有无融合或出现溃疡、合并感染,出疹的进展及消退情况。观察皮疹消退后是否有脱屑、脱皮、结痂、色素沉着等变化。

3. 实验室检查 病毒检测,如梅毒、艾滋病等。

【主要护理诊断/问题】

皮肤完整性受损 与病原体和(或)其代谢产物引起皮肤黏膜损伤、毛细血管炎症有关。

【护理措施】

1. 观察皮疹的消长变化 注意皮疹的进展和消退情况,皮疹消退后有无脱屑、脱皮、结痂、色素沉着等变化。

2. 环境和休息 尽量卧床休息。保持环境安静整洁,每天通风,避免强光刺激及对流风直吹。

3. 皮肤完整性受损 做好局部皮肤护理,保持局部皮肤清洁干燥,每天用温水清洗皮肤,禁用碱性清洁剂、酒精等擦洗。衣被保持清洁、平整、干燥、柔软,勤换洗。翻身时动作轻柔,避免拖、拉、扯、拽等动作。患者的指甲剪短,婴幼儿可包裹手部,避免抓破皮肤。脱皮不完全时,可用消毒剪刀修剪,不可用手撕扯。局部皮肤瘙痒较重者,可用炉甘石洗剂涂擦患处。对出现大面积瘀斑、坏死的皮肤,局部用海绵垫加以保护,避免发生溃疡和继发感染。瘀斑破溃后,用无菌生理盐水清洗局部,辅以红外线灯照射,还可涂抗生素软膏,再覆盖无菌敷料。

4. 口腔黏膜疹的护理 每天常规用温水或复方硼砂溶液漱口。进食后用清水漱口,以保持口腔清洁,黏膜出现溃疡者,用3%过氧化氢溶液清洗口腔后,涂以冰硼散。

5. 眼部护理 观察有无结膜充血、水肿,可用4%硼酸水或生理盐水清洗眼睛,滴0.25%氯霉素眼药水或抗生素眼膏以防继发感染。

三、毒血症状

病原体的各种代谢产物、内外毒素等可引起毒血症症状,除发热外,还可引起全身不适、疲乏、厌食、头痛,全身骨骼、关节、肌肉酸痛等中毒症状。重症患者出现意识障碍、谵妄、脑膜刺激征、中毒性脑病,有时还可引起肝、肾损害,表现为肝、肾功能的改变。

四、单核吞噬细胞系统反应

在病原体及其代谢产物的作用下,单核吞噬细胞系统可出现充血、增生反应,临床表现为肝、脾和淋巴结的肿大。

(兰云霞)

第三节　病毒感染

一、流行性感冒

流行性感冒简称流感,是由流感病毒引起的急性呼吸道传染病。临床特点为上呼吸道症状较轻,而高热、全身酸痛、乏力等全身中毒症状较重,在慢性患者和老年人中可引起严重并发症。该病潜伏期短,传染性强,主要通过呼吸道传播,特别是甲型流感病毒;易发生变异,而使人群普遍易感,发病率高,曾多次引起全世界范围的大流行。

【流行病学】

1. 传染源　主要为流感患者,其次为隐性感染者。症状出现前 2 d 到症状出现后大约 5 d 均可传播流感病毒,儿童达 10 d 或更长时间,以病初 2~3 d 的传染性最强。患者以儿童和青少年多见,动物亦可能为重要储存宿主和中间宿主。

2. 传播途径　主要通过飞沫传播。直接的皮肤接触或接触污染的食具及玩具可引起传播作用。

3. 人群易感性　人群普遍易感,感染后虽有一定的免疫力,但不同亚型间无交叉免疫,可反复感染。

4. 流行特征　流感病毒具有较强的传染性,加之以呼吸道飞沫传播为主,极易引起流行和大流行。流感大流行时无明显季节性,散发流行一般多发生于冬、春季,突然发生,迅速蔓延,于 2~3 周病例数达高峰。流感主要发生于学校、单位、工厂及公共娱乐场所等人群聚集的地方。一次性流行持续 6~8 周,流行后人群重新获得一定的免疫力。乙型流感与甲型流感相似,亦可引起流行。而丙型流感多为散发感染。

【发病机制与病理改变】

流感病毒主要通过感染呼吸道内各类细胞,并在细胞内复制导致细胞损伤和死亡而致病。受病毒感染的上皮细胞发生变性、坏死与脱落,露出基底细胞层,导致黏膜充血、水肿、炎症渗出,产生发热、头痛、肌痛等全身症状。病毒也可感染外周血白细胞,导致趋化性、吞噬作用及其增殖能力的缺陷,是流感易继发细菌感染的机制之一,继发感染可进一步增强病毒复制。一般而言,病变越累及呼吸道远端,组织的病理反应越严重,偶可导致流感病毒性肺炎。

【临床表现】

潜伏期为 1~3 d,最短数小时,最长可达 4 d。其症状通常较普通感冒重,在临床上可分为单纯型、胃肠型、肺炎型和中毒型 4 种表现类型。

1. 单纯型　主要表现为起病急,高热、寒战、头痛、乏力、食欲减退、全身肌肉酸痛等全身中毒症状。体温 1~2 d 达高峰,3~4 d 后逐渐下降,热退后全身症状好转,乏力可持续 1~2 周,上呼吸道症状持续数日后消失。此型最为常见,预后良好。

2. 胃肠型　主要症状为呕吐、腹泻、腹痛、食欲减退等,多见于儿童,较少见。

3. 肺炎型　患者可表现为高热不退、发绀、咯血、极度疲乏等症状,甚至呼吸衰竭。此型少见,主要发生于婴幼儿、老年人、孕妇、慢性心肺疾病患者和免疫功能低下者。病初与单纯型流感相似,1~2 d 后病情加重。体检双肺呼吸音粗、有湿啰音,但无实变体征。病程可达 3~4 周,本型病死率超过50%,最后多因呼吸及循环衰竭于5~10 d死亡。

4.中毒型　有全身毒血症表现,可有高热或明显的神经系统和心血管系统受损表现,晚期亦可出现中毒型心肌损害,严重者可出现休克,弥散性血管内凝血,循环衰竭等,病死率较高,预后不良,极少见。

此外,在流感流行时,有相当数量的轻型患者症状与普通感冒极为相似,常难于区别。

【治疗要点】

1.一般治疗　患者应卧床休息、多饮水,高热与中毒症状重者应给予吸氧和补充液体。

2.对症治疗　包括解热、镇痛、镇咳、祛痰及支持治疗。但儿童患者应避免应用阿司匹林,以免诱发致命的雷耶(Reye)综合征。

3.抗病毒治疗　流感病毒对神经氨酸酶抑制剂(如奥司他韦、扎那米韦)较敏感,应及早服用,中草药治疗流感的效果较好,如金银花、连翘、黄芪等,已证实可以提升免疫力兼杀灭病毒和细菌。

4.抗菌药物治疗　对继发细菌性肺炎的有效控制十分重要,可根据送检标本培养结果合理使用抗菌药物,因老年患者病死率高,故应积极给予适当治疗。

【护理评估】

1.病史　评估周围环境是否有类似的患者,是否与其进行过接触,有无共用过毛巾等物品,症状是否相同,有无接种过流感疫苗。

2.身体状况　评估患者是单纯性流感还是肺炎性流感。

3.实验室检查　血常规检查、病原学检查、血清学检查等。

【主要护理诊断/问题】

1.体温过高　与病毒感染有关。

2.气体交换障碍　与病毒性肺炎或合并细菌性肺炎有关。

3.疼痛:头痛、全身酸痛　与病毒感染导致的毒血症、发热等有关。

【护理措施】

1.体温过高

(1)按呼吸道隔离要求,隔离患者1周或至主要症状消失。隔离期患者应避免外出,如外出需佩戴口罩。

(2)用药护理:遵医嘱使用抗病毒药物,现配现用。

(3)其他参见本章第二节中"发热"的护理措施。

2.气体交换障碍

(1)病情观察:观察患者有无高热不退、呼吸急促、发绀、血氧饱和度下降;观察有无咳嗽、咳痰,咳嗽的性质、特点;痰液的性状、量等。协助采集血液、痰液或呼吸道分泌物标本,以明确诊断或发现继发性细菌感染。

(2)休息和活动:急性期应卧床休息,协助患者做好生活护理。

(3)营养与饮食:发热期应多饮水,给予易消化、高蛋白、富含维生素的流质或半流质饮食。伴呕吐或腹泻严重者,应适当增加静脉营养的供给。

(4)对症护理:患者有咳嗽、咳痰、胸闷、气急、发绀等肺炎症状时,应协助其取半卧位,予以吸氧,按需吸痰,并报告医生及时处理。必要时予以呼吸机辅助呼吸。

3.疼痛

(1)护士可使用各种心理疗法,如放松、引导想象、催眠、音乐疗法,消除患者的不良情绪。

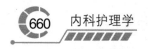

（2）必要时遵医嘱使用药物治疗。

【健康指导】

1. 疾病预防　指导患者注意锻炼身体,增强机体的抵抗力。流感流行时应尽可能减少公众集会,尤其是室内活动,以防止疫情扩散。房间要经常通风换气,保持清洁。

2. 保护易感人群　接种疫苗是预防流感的基本措施,可获得60%~90%的保护效果。接种应在每年流感流行前的秋季进行,应使用与现行流行株一致的灭活流感疫苗。

3. 疾病知识指导　指导患者每天进行室内空气消毒或开窗通风换气,患者使用过的食具应煮沸,衣物、手帕等可用含氯消毒液消毒或阳光下曝晒2 h。

二、病毒性肝炎

病毒性肝炎是由多种肝炎病毒引起的,以肝脏损害为主的一组传染病。目前已明确的病原体有甲型、乙型、丙型、丁型及戊型肝炎病毒,有关己型、庚型肝炎病毒及输血传播病毒等研究仍在进行中。各型病毒性肝炎临床表现相似,以疲乏、食欲减退、厌油、肝大、肝功能异常为主要表现,部分病例出现黄疸。甲型及戊型多为急性感染,经粪-口传播,主要表现为急性肝炎;乙型、丙型及丁型多呈慢性感染,主要经血液、性途径、垂直、密切接触等传播,可转化为慢性肝炎并可发展为肝硬化,且与肝癌的发生有密切的关系。

【流行病学】

1. 甲型肝炎

（1）传染源:主要为急性期患者和隐性感染者,尤其以后者居多。甲型肝炎(hepatitis A virus, HAV)无病毒携带状态,患者在发病前2周和起病后1周,从粪便中排出病毒的数量最多,传染性最强。当血清抗-HAV出现时,粪便排毒基本停止。

（2）传播途径:HAV主要经粪-口传播。污染的水源、食物可导致暴发流行,日常生活密切接触大多为散发性发病,极少见输血传播。

（3）人群易感性:抗HAV阴性者均易感。6个月以下婴儿从母体获得了抗-HAV抗体而不易感染,6个月龄后抗体逐渐消失而成为易感者。在我国,初次接触HAV的儿童最为易感,故学龄前儿童发病率最高,青年人次之。成人甲型肝炎抗体阳性率达80%,感染后免疫力可持续终身。

2. 乙型肝炎

（1）传染源:主要是急、慢性乙型肝炎(Hepatitis B virus, HBV)患者和病毒携带者,其中慢性患者和病毒携带者是乙型肝炎最主要的传染源,其中以HBeAg、HBV DNA阳性的患者传染性最强。

（2）传播途径

1）血液传播:是主要的传播方式,包括不洁注射、针刺、输注含肝炎病毒的血液和血制品、手术、拔牙、血液透析、器官移植等。

2）母婴传播:指HBV由母亲传播给婴儿的传播方式,可由宫内、围生期和产后密切接触传播。随着乙肝疫苗联合乙型肝炎免疫球蛋白的应用,母婴传播已大为减少。

3）性接触传播:与HBV阳性者发生无防护的性接触,特别是有多个性伴侣者,其感染HBV的危险性增高。

4）生活密切接触传播:由于患者的唾液、汗液、精液和阴道分泌物中均可检出HBsAg,故生活中的"密切接触"可能是由于微小创伤所致的一种特殊的经血液传播的形式。

（3）人群易感性:HBsAg阴性者均易感,婴幼儿期是获得HBV感染最危险的时期。HBsAg阳性母亲的新生儿、HBsAg 阳性者的家属、反复输血或血制品者、多个性伴侣者、血液透析患者、静脉药瘾者及接触血液的医务工作者、职业献血员等均是感染 HBV 的高危人群。

（4）流行特征：①有地区性差异：我国属于乙型肝炎的高度流行区，发病率乡村高于城市，南方高于北方。②有性别差异：男性高于女性，男女比例约为 1.4：1；③以散发为主；④有家庭聚集现象。

3. 丙型肝炎

（1）传染源：急、慢性患者和病毒携带者，尤以慢性患者及病毒携带者有重要的传染意义。

（2）传播途径：类似乙型肝炎。①血液传播：是丙型肝炎（hepatitis C virus，HCV）感染的主要方式，包括输血和血制品、静脉注射毒品、内镜、侵袭性操作和针刺、共用剃须刀和牙刷等，均可导致血液传播。②性传播。③母婴传播。

（3）人群易感性：各个年龄组均普遍易感。目前检测到的抗-HCV 并非保护性抗体。

4. 丁型肝炎　传染源和传播途径与乙型肝炎相似，常与 HBV 以重叠感染或同时感染形式存在。人类对丁型肝炎（hepatitis D virus，HDV）普遍易感，抗-HDV 为非保护性抗体。

5. 戊型肝炎　传染源和传播途径与甲型肝炎相似，戊型肝炎患者或隐性感染者是最主要的传染源，主要经粪-口传播。戊型肝炎（hepatitis E virus，HEV）有如下特点：①暴发流行均由粪便污染水源所致；②隐性感染多见，显性感染主要发生于成年人；③原有慢性 HBV 感染者或晚期孕妇感染 HEV 后病死率高；④有春冬季高峰；⑤抗-HEV 多在感染后短期内消失，少数可持续 1 年以上。

【发病机制与病理改变】

1. 甲型肝炎　HAV 侵入后引起短暂的病毒血症，继而侵入肝，在肝细胞内增殖，病毒由胆道进入肠腔，最后由粪便排出。病毒增殖并不直接引起细胞病变，肝细胞损伤机制可能是通过免疫介导引起的。

2. 乙型肝炎　HBV 进入机体后，迅速通过血液到达肝脏和其他器官，包括胰腺、胆管、肾小球基膜、血管等肝外组织，引起肝脏及肝外相应组织的病理改变和免疫功能改变，多数以肝脏病变最为突出。目前认为，机体的免疫反应在清除 HBV 的过程中造成肝细胞损伤，而乙型肝炎的慢性化则可能与免疫耐受有关。此外，还可能与感染者年龄、遗传因素有关，儿童期感染或某些 HLA 基因型易出现慢性肝炎。

3. 丙型肝炎　HCV 引起肝细胞损伤的机制与 HCV 的直接致病作用及免疫损伤有关。HCV 的直接致病作用可能是急性丙型肝炎中肝细胞损伤的主要原因，而慢性丙型肝炎则以免疫损伤为主。

4. 丁型肝炎　HDV 的外壳是 HBsAg 成分，其发病机制类似乙型肝炎，但一般认为 HDV 对肝细胞有直接致病性。

5. 戊型肝炎　细胞免疫是引起肝细胞损伤的主要原因，同时，病毒进入血液也可导致病毒血症。

除甲型和戊型肝炎无慢性肝炎的病理改变以外，各型肝炎的病理改变基本相同。其基本病变为肝细胞肿胀、气球样变性或嗜酸性变性，可有点灶状或融合性坏死或凋亡小体，炎症细胞浸润及库普弗细胞增生肥大。慢性病例可见肝纤维增生形成纤维间隔。肝衰竭可见肝细胞大量坏死。

【临床表现】

1. 急性肝炎　分为两型：急性黄疸型肝炎和急性无黄疸型肝炎。

（1）急性黄疸型肝炎：典型的临床表现有阶段性，分 3 期，病程 2～4 个月。

1）黄疸前期：平均 5～7 d，表现如下。①病毒血症：畏寒、发热、疲乏及全身不适等。甲型及戊型肝炎起病较急,发热多在 38 ℃以上;乙型肝炎起病较缓慢,多无发热或发热不明显。②消化系统症状:食欲减退、厌油、恶心、呕吐、腹胀、腹痛和腹泻等。③其他症状:部分乙型肝炎病例可出现荨麻疹、斑丘疹、血管神经性水肿、关节痛、本病期末出现尿黄等。

2)黄疸期:持续 2～6 周。前期症状好转,而黄疸逐渐加深,尿色深如浓茶,巩膜、皮肤黄染,1～3 周达到高峰。部分患者可有短暂粪色变浅、皮肤瘙痒、心动过缓等梗阻性黄疸表现。体检常见肝大、质软,有轻压痛及叩击痛,部分患者有轻度脾大。肝功能检查血清胆红素和转氨酶升高,尿胆红素阳性。

3)恢复期:平均持续 4 周。症状逐渐消失,黄疸消退,肝、脾回缩,肝功能逐渐恢复正常。

(2)急性无黄疸型肝炎:较黄疸型肝炎多见。起病缓慢,主要表现为消化道症状,较黄疸型肝炎症状轻,因不易被发现而成为重要的传染源。

2. 慢性肝炎 急性肝炎病程超过半年,或原有乙、丙、丁型肝炎急性发作再次出现肝炎症状、体征及肝功能异常者。根据病情轻重分为轻度、中度和重度,根据 HBeAg 阳性与否可分为 HBeAg 阳性或阴性慢性乙型肝炎,分型有助于判断预后及指导抗病毒治疗。

(1)轻度:反复出现疲乏、纳差、厌油、肝区不适、肝大伴轻压痛,可有轻度脾大。肝功能指标仅 1 或 2 项异常。病程迁延,只有少数发展为中度慢性肝炎。

(2)中度:症状、体征和实验室检查介于轻度和重度之间。

(3)重度:有明显或持续的肝炎症状、体征,包括疲乏、纳差、厌油、腹胀、腹泻、面色晦暗、蜘蛛痣、肝掌或肝脾大。肝功能持续异常,除上述临床表现外,还具有早期肝硬化的肝活检病理改变与临床上代偿期肝硬化的表现。

3. 重型肝炎(肝衰竭) 是一种最严重的临床类型,占全部病例的 0.2%～0.5%,病死率高达 50%～80%。各型肝炎均可引起肝衰竭,病因及诱因复杂,包括重叠感染、妊娠、饮酒、应用肝损害药物等。

(1)临床表现:①黄疸逐渐加深,血清胆红素高于 171 umol/L。②肝脏进行性缩小,出现肝臭。③出血倾向,凝血酶原时间显著延长,凝血酶原活动度(PTA)低于 40%。④迅速出现腹水、中毒性鼓肠。⑤精神-神经系统症状:早期可出现计算能力下降、定向障碍、精神行为异常、嗜睡和扑翼样震颤等,晚期可发生昏迷,深反射消失。⑥肝肾综合征:出现少尿甚至无尿,电解质、酸碱平衡紊乱以及血尿素氮升高等。

(2)肝衰竭分型:可分为 4 种类型。

1)急性肝衰竭:起病急,发病 2 周内出现以 Ⅱ 度以上肝性脑病为特征的肝衰竭综合征。

2)亚急性肝衰竭:又称亚急性重型肝炎,起病较急,发病 15 d～26 周出现肝衰竭综合征。肝性脑病多出现在疾病的后期,腹水往往较明显。晚期可有难治性并发症,如脑水肿、消化道大出血、电解质紊乱及酸碱平衡失调,一旦出现肝肾综合征,预后极差。病程可长达数月,易发展成为坏死后性肝硬化。

3)慢加急性肝衰竭:是在慢性肝病基础上出现的急性或亚急性肝功能失代偿。

4)慢性肝衰竭:在慢性肝炎或肝炎后肝硬化基础上发生的肝衰竭。此型主要以同时具有慢性肝病的症状、体征和实验室检查的改变及肝衰竭的临床表现为特点。

4. 淤胆型肝炎 以肝内胆汁淤积为主要表现的一种特殊临床类型,又称毛细胆管炎型肝炎。其病程较长,可达 2～4 个月或更长时间。临床表现类似急性黄疸型肝炎,但自觉症状较轻,黄疸较深且具有以下特点。①"三分离"特征:黄疸深,但消化道症状轻,ALT 升高不明显,PTA 下降不明显。②"梗阻性"特征:在黄疸加深的同时,伴全身皮肤瘙痒,粪便颜色变浅或呈灰白色;肝功能检查血清总胆红素明显升高,以直接胆红素为主,血清碱性磷酸酶、谷氨酰转移酶和胆固醇显著升高,尿胆红素增加,尿胆原明显减少或消失。

5. 肝炎后肝硬化 在肝炎基础上发展为肝硬化,表现为肝功能异常及门静脉高压。根据肝脏炎症情况分为活动性与静止性两型。①活动性肝硬化:有慢性肝炎活动的表现,乏力及消化道症状明显,ALT升高,黄疸,白蛋白下降。伴有腹壁、食管静脉曲张,腹水,肝缩小质地变硬,脾进行性增大,门静脉、脾静脉增宽等门静脉高压症表现。②静止性肝硬化:无肝脏炎症活动的表现,症状轻或无特异性,可有上述体征。

【诊断要点】

结合临床表现,有进食未煮熟的海产品,尤其贝壳类食物等,或饮用受污染的水和食用其他不洁食物史,有助于甲、戊型肝炎的诊断。有不洁注射史、手术史及输血和血制品史、肝炎密切接触史等,有助于乙、丙、丁型肝炎的诊断,确诊依赖于肝炎病原学的检查。有条件者可做肝活检组织检查,更有诊断价值。

【治疗要点】

病毒性肝炎治疗应根据不同病原、不同临床类型及组织学损害区别对待。治疗原则为综合性治疗,以休息、营养为主,辅以适当药物治疗,避免使用损害肝脏的药物。

1. 急性肝炎 一般为自限性,多可完全康复。以一般治疗及对症支持治疗为主,急性期应卧床休息;恢复期可逐渐增加活动量,但要避免过劳。饮食宜清淡易消化,适当补充维生素;避免饮酒和应用损害肝脏的药物。除急性丙型肝炎应尽快开始抗病毒治疗外,其他型肝炎一般不采用抗病毒治疗。

2. 慢性肝炎 根据患者具体情况采用综合性治疗方案,包括合理的休息和营养,心理平衡,改善和恢复肝功能,调节机体免疫,抗病毒,抗纤维化等治疗。

(1) 改善和恢复肝功能:①非特异性护肝药,维生素类、还原型谷胱甘肽、葡醛内酯等;②降酶药,五味子类(联苯双酯等)、山豆根类(苦参碱等)、甘草提取物、双环醇等,部分患者停药后有ALT反跳现象,故在显效后应注意逐渐减量至停药;③退黄药物,丹参、茵栀黄、门冬氨酸钾镁、前列腺素E_1、皮质激素等。

(2) 免疫调节:如胸腺肽或胸腺素、转移因子、特异性免疫核糖核酸等。某些中草药提取物,如猪苓多糖、香菇多糖、云芝多糖等亦有免疫调节效果。

(3) 抗肝纤维化:主要有丹参、冬虫夏草等。

(4) 抗病毒治疗:目的是最大限度长期抑制病毒复制,减少传染性;改善肝功能;减轻肝组织病变;改善生活质量;减少或延缓肝硬化、肝衰竭和肝癌的发生,延长生存时间,对部分患者尽可能追求临床治愈。增加慢性乙型肝炎的使用指征:HBV在活动性复制中,HBV DNA$\geq 1.0 \times 10^5$拷贝/mL,HBeAg阴性者为>1.0×10^4拷贝/mL。

治疗慢性丙型肝炎的指征为:①血清HCVRNA(+)和/或抗HCV(+);②血清ALT升高(除外其他原因),或肝活检证实为慢性肝炎。

3. 重症肝炎(肝衰竭)治疗原则 依据病情发展的不同阶段予以支持、对症、抗病毒等内科综合治疗为基础,早期免疫控制,中、后期以预防并发症及免疫调节为主,辅以人工肝支持系统疗法,争取适当时期进行肝移植治疗。

(1) 抗病毒治疗:乙型重型肝炎患者HBV复制活跃时,应尽早抗病毒治疗,以核苷类药物为主,一般不主张使用干扰素类。

(2)免疫调节:早期可适当使用激素,后期则使用免疫增强药。激素使用要慎重,必须严格掌握适应证。

(3)促进肝细胞再生:可选用肝细胞生长因子、前列腺素 E_1 ,肝干细胞或干细胞移植等。

(4)并发症防治

1)出血:①使用止血药物,如静脉滴注垂体后叶激素、生长抑素或口服凝血酶、去甲肾上腺素或云南白药。②给予新鲜血浆或凝血因子复合物补充凝血因子。③应用 H_2 受体拮抗剂:如雷尼替丁、法莫替丁等防治消化道出血。④有消化道溃疡者可用奥美拉唑,补充维生素 K、维生素 C。⑤必要时,内镜下直接止血,如血管套扎、电凝止血、注射硬化剂等。⑥出现 DIC 时,根据情况补充凝血成分,慎用肝素。

2)肝性脑病:①防治氨中毒,低蛋白饮食,口服诺氟沙星抑制肠道细菌,口服乳果糖浆酸化肠道和保持排便通畅,静脉使用乙酰谷酰胺或门冬氨酸鸟氨酸降低血氨。②恢复正常神经递质,左旋多巴静脉滴注或保留灌肠,取代假性神经递质如羟苯乙醇胺等。③维持氨基酸比例平衡,使用复方氨基酸注射液静脉滴注。④防治脑水肿,用20%甘露醇快速静脉滴注,必要时加用呋塞米,提高脱水效果。⑤积极消除诱因。

3)继发感染:重症肝炎常伴多菌种多部位感染,以肝胆系感染、原发性腹膜炎、革兰氏阴性菌感染为多,应根据细菌培养结果及临床经验选择抗生素。有厌氧菌感染时,可用甲硝唑。并发真菌感染,应加用氟康唑等抗真菌药。有条件者可加用丙种球蛋白或胸腺肽以提高机体免疫力。

4)肝肾综合征:避免引起血容量降低的各种因素,避免使用损害肾的药物。少尿时应扩张血容量,可选用低分子右旋糖酐、血浆或白蛋白。使用扩张肾血管的药物,以增加肾血流量。配合应用利尿药。

(5)人工肝(artificial liver,AL):是借助体外机械、理化或生物反应装置,清除患者血中毒性物质及补充生物活性物质,暂时辅助或替代已丧失的肝功能,直至自体肝细胞再生、肝脏功能得以恢复。人工肝有三大类:非生物型人工肝、生物型人工肝和混合型人工肝。目前临床上应用较为成熟的是非生物型人工肝,生物型人工肝和混合型人工肝尚处在研究阶段。

【护理评估】

1.病史　评估患者的个人史和生活史,尤其是与传染病有关的流行病学资料;了解患者的生活、卫生和饮食习惯,有无摄入生食及不洁饮食史;有无疫区旅居史;有无输注血液或血制品;是否家庭或集体生活人群发病;有无既往传染病史,预防接种情况等。

2.身体状况　评估患者的生命体征是否稳定;发病后体重是否减轻,观察有无黄疸。患者是否存在有重要诊断意义的症状和体征等。

3.实验室检查　①血常规,患乙肝时白细胞总数大多正常或稍低,淋巴细胞和单核细胞相对增多,偶有异形淋巴细胞。②肝功能试验,血清酶的测定,以谷丙转氨酶(ALT)为最常用且较灵敏;蛋白代谢功能试验,包括池度试验,血浆白蛋白和其与球蛋白的比值;色素代谢功能试验,血清总胆红素(BIL),直接、间接胆红素定量等;凝血酶原时间测定,在重型肝炎时,凝血酶原时间显著延长,即凝血酶原活动度40%有关凝血因子的定时检测,也有重要的意义。③乙肝特异性免疫学检查,包括乙肝表面抗原(HBsAg)和乙肝表面抗体(抗-HBs),乙肝 e 抗原(HBeAg)和乙肝 e 抗体(抗-HBe),乙肝核心抗体(抗-HBe)等。④其他,如 B 超、肝穿刺活检等。

【主要护理诊断/问题】

1.活动无耐力　与肝功能受损、能量代谢障碍有关。

2.营养失调:低于机体需要量 与食欲减退、呕吐、腹泻、消化和吸收功能障碍有关。

3.潜在并发症 干扰素治疗不良反应。

【护理措施】

1.活动无耐力

(1)休息与活动:急性肝炎、慢性肝炎活动期、肝衰竭者应卧床休息。待症状好转、黄疸减轻、肝功能改善后,逐渐增加活动量。肝功能正常1~3个月可恢复日常活动及工作,但仍应避免过度劳累和重体力劳动。

(2)生活护理:病情严重者需协助患者做好进餐、沐浴、如厕等生活护理。

2.营养失调

(1)介绍合理饮食的重要性:向患者及家属解释肝是营养代谢的重要器官。肝功能受损时,糖原合成减少,蛋白质、脂肪代谢障碍,合理的饮食可以改善患者的营养状况,促进肝细胞再生和修复。

(2)饮食原则

1)肝炎急性期:患者常有食欲减退、厌油、恶心、呕吐等症状,宜进食清淡、易消化、富含维生素的流质。

2)黄疸消退期:食欲好转后,可逐渐增加饮食,少食多餐,避免暴饮暴食。多食水果、蔬菜等富含维生素的食物。

3)肝炎后肝硬化、肝衰竭:血氨偏高时的饮食要求参见"肝性脑病"的护理措施。

(3)观察胃肠道症状:观察患者的食欲,有无恶心、呕吐、反酸等症状,观察消化道症状与饮食的关系,及时对饮食进行调整。

(4)评估患者营养情况:每周测量体重,维持体重在病前水平或略有增加。

3.潜在并发症

(1)用药前宣教:使用干扰素进行抗病毒治疗时,应该在用药前向患者说明干扰素治疗的目的、意义和可能出现的不良反应,以及反应可能持续的时间,使患者有心理准备。

(2)用药期间护理:干扰素的不良反应与干扰素剂量有密切关系。指导患者遵医嘱用药,不得自行停药或加量。治疗过程中监测:①开始治疗后的第1个月,应每1~2周检查1次血常规,之后每月检查1次,直至治疗结束;②生化学指标,包括ALT、AST等,治疗开始后每月1次,连续3次,之后随病情改善可每3个月1次;③病毒学标志,治疗开始后每3个月检测1次;④其他,每3个月检测1次甲状腺功能、血糖和尿常规等;⑤定期评估精神状态。

(3)常见不良反应及处理措施如下。①发热:一般在注射干扰素的最初3~5次发生,以第1次注射后的2~3 h发热最明显,低热至高热不等,可伴有头痛、肌肉酸痛、疲倦无力等,随治疗次数增加逐渐减轻。嘱患者多饮水,卧床休息,可在睡前或在注射干扰素时服用解热镇痛药。②骨髓抑制:白细胞计数降低较常见,若白细胞在3.0×10^9/L以上应坚持治疗,遵医嘱给予升白细胞药物。当白细胞显著减少,低于3.0×10^9/L或中性粒细胞≤0.75×10^9/L,或血小板≤50×10^9/L时,可减少干扰素的剂量,甚至停药。③神经精神症状:极少患者在疗程后期会出现忧郁、焦虑等神经精神症状,严重者应减量或停药。④肝功能损害:极少患者出现黄疸、ALT增高等,酌情继续治疗或停药。⑤脱发:有1/3~1/2的患者在疗程的中、后期出现脱发,停药后可恢复。⑥胃肠道反应:出现恶心、呕吐、腹泻等胃肠道症状时,一般对症处理,严重者应停药。⑦诱发自身免疫性疾病,如甲状腺炎、溶血性贫血、风湿性关节炎等,亦应停药。

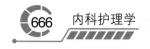

【健康指导】

1. **疾病预防指导** 甲型和戊型肝炎应预防消化道传播,重点在于加强粪便管理,保护水源,严格进行饮用水的消毒,加强食品卫生和餐具消毒。乙、丙、丁型肝炎预防重点则在于防止通过血液和体液传播,严格遵循医院感染管理中的标准预防。注意个人卫生,不和任何人共用剃须刀和牙具等用品。

2. **保护易感人群** 甲型肝炎流行期间,易感者可接种甲型肝炎减毒活疫苗,对接触者可接种人血清免疫球蛋白以防止发病。乙型肝炎疫苗全程需接种 3 针,按照 0、1、6 个月程序。新生儿接种乙型肝炎疫苗要求在出生后 24 h 内接种,越早越好。母亲 HBsAg 阳性者,新生儿应在出生后立即注射高效价抗-HBV IgG(HBIG),在 1 个月和 6 个月时分别接种第 2 和第 3 针乙型肝炎疫苗,可显著提高阻断母婴传播的效果。医务人员、保育员以及与 HBsAg 阳性者密切接触者,可给予乙型肝炎疫苗接种。完成疫苗接种程序后 1 ~ 3 个月,如抗-HBs>10 IU/L,显示已有保护作用。新生儿在出生 12 h 内注射 HBIG 和乙型肝炎疫苗后,可接受 HBsAg 阳性母亲的哺乳。

3. **意外暴露后乙型肝炎预防** 在意外接触 HBV 感染者的血液和体液后,应立即检测 HBV DNA、HBsAg、抗-HBs、HBeAg、抗-HBc、ALT 和 AST,并在 3 个月和 6 个月后复查;如已接种过乙型肝炎疫苗,且已知抗-HBs ≥10 IU/L 者,可不进行特殊处理;如未接种过乙型肝炎疫苗,或虽接种过乙型肝炎疫苗,但抗-HBs<10 m IU/mL 或抗-HBs 水平不详,应立即注射 HBIG 200 ~ 400 IU,并同时在不同部位接种一针乙型肝炎疫苗(20 μg),于 1 个月和 6 个月后分别接种第 2 和第 3 针乙型肝炎疫苗(各 20 μg)。

4. **疾病知识指导** 慢性乙型和丙型肝炎可反复发作,常以过度劳累、酗酒、不合理用药、不良情绪等为诱因。应向患者及家属宣传病毒性肝炎的家庭护理和自我保健知识。慢性患者和无症状病毒携带者应做到:①正确对待疾病,保持乐观情绪;②恢复期应生活规律,劳逸结合;③加强营养,适当增加蛋白质摄入,避免长期高热量、高脂肪饮食,戒烟戒酒;④不滥用药物,如吗啡、苯巴比妥类、磺胺类及氯丙嗪等,以免加重肝损害;⑤患者的食具、用具和洗漱用品应专用,家中密切接触者应预防接种。

5. **用药指导与病情监测** 指导患者遵医嘱进行抗病毒治疗,明确用药剂量、使用方法,说明漏服药物或自行停药的危害。急性肝炎患者出院后第 1 个月复查 1 次,以后每 1 ~ 2 个月复查 1 次,半年后每 3 个月复查 1 次,定期复查 1~2 年。慢性肝炎患者定期复查肝功能、病毒血清学指标、肝脏 B 超和与肝纤维化有关的指标,以指导和调整治疗方案。

三、艾滋病

艾滋病,又称获得性免疫缺陷综合征(acquired immunodeficiency syndrome,AIDS),是由人免疫缺陷病毒(human immunodeficiency virus,HIV)感染所引起的慢性致命性传染病。其主要通过性接触、血液及母婴传播。HIV 特异性侵犯并破坏辅助 T 淋巴细胞,导致机体多种免疫细胞功能受损乃至缺陷,最终并发各种严重的机会性感染和恶性肿瘤。本病具有传播迅速、发病缓慢、病死率高的特点。

【流行病学】

1. **传染源** 艾滋病患者和 HIV 无症状病毒携带者是本病的传染源,后者尤为重要。血清病毒核酸(HIV RNA)阳性而抗-HIV 抗体阴性的窗口期感染者亦是重要的传染源,窗口期通常为 2 ~ 6 周。病毒主要存在于血液、精液、子宫和阴道分泌物中,其他体液如唾液、眼泪和乳汁也含有 HIV。

2.传播途径 主要是性接触、血液和母婴传播。

（1）性接触传播：是主要传播途径，占成人 3/4，同性、异性和双性性接触均可传播。HIV 通过性接触摩擦所致细微破损即可侵入机体致病。

（2）经血液和血制品传播：输注含病毒的血液或成分血、血制品，药瘾者共用针头或注射器，介入性医疗操作均可受感染。

（3）母婴传播：感染 HIV 的孕妇可通过胎盘、分娩过程及产后血性分泌物和哺乳传给婴儿。

3.人群易感性 人群普遍易感。在存活的 HIV 感染者中 15～49 岁人群占 80% 以上，15～24 岁人群占 HIV 感染者一半以上。男性同性恋者、多个性伴侣者、静脉药瘾者和血制品使用者为本病的高危人群。

4.流行特征 近年调查显示，全球艾滋病累积发病数超过 4 000 万例。2013—2017 年，艾滋病患者的报告死亡数均居我国乙类传染病死亡数首位。联合国艾滋病署（UNAIDS）公布的全球报告提示，随着以抗病毒治疗为主的一系列控制措施的逐渐普及，易感染艾滋病行为人群干预覆盖率显著提高，艾滋病病死率有所下降。传播途径以性接触传播为主，其次为注射吸毒；经性接触途径感染艾滋病病毒人数明显增加。

【发病机制与病理改变】

1.发病机制 HIV 主要侵犯人体免疫系统，包括 CD_4^+ T 淋巴细胞、巨噬细胞和树突状细胞，主要表现为 CD_4^+ T 淋巴细胞数量不断减少，导致免疫功能缺陷，引起各种机会性感染和肿瘤的发生。

2.病理改变 病理特点是组织炎症反应少，机会性感染病原体多。病变主要在淋巴结和胸腺等免疫器官。淋巴结病变可以为反应性，也可以是肿瘤性病变。胸腺可萎缩、退行性或炎性病变，中枢神经系统有神经胶质细胞灶性坏死、血管周围炎及脱髓鞘等。

【临床表现】

本病潜伏期长，一般认为 2～10 年可发展为艾滋病。从初始感染 HIV 到终末期，与 HIV 相关的临床表现多种多样。分为急性期、无症状期和艾滋病期。

1.急性期 发生在初次感染 HIV 后 2～4 周，部分感染者会出现 HIV 病毒血症和免疫系统急性损伤所产生的临床症状，包括发热、皮疹、全身不适、头痛、恶心、呕吐、肌肉关节疼痛及全身广泛淋巴结轻度肿大。

2.无症状期 是病毒破坏 CD_4^+ T 淋巴细胞和其他免疫细胞直至免疫功能恶化前的阶段，实际上是本病的潜伏期，可由原发感染或急性感染症状消失后延伸而来，患者无任何症状。此期一般可持续 6～8 年或更长，其时间长短与感染病毒的数量、型别、感染途径、机体免疫状况、营养及卫生条件及生活习惯等因素有关。

3.艾滋病期 为感染 HIV 后的最终阶段。患者 CD_4^+ T 淋巴细胞计数明显下降，HIV 血浆病毒载量明显升高。此期主要临床表现为艾滋病相关综合征、各种机会性感染及肿瘤。

（1）HIV 相关症状：主要表现为持续 1 个月以上的发热、盗汗、腹泻，体重减轻 10% 以上。部分患者表现为神经精神症状，如记忆力减退、精神淡漠、性格改变、头痛及痴呆等。还可出现持续性全身淋巴结肿大，其特点为：①除腹股沟以外有两个或两个以上部位的淋巴结肿大；②淋巴结直径 ≥1 cm，无压痛，无粘连；③持续时间为 3 个月以上。

（2）机会性感染及肿瘤表现。①呼吸系统：肺孢子菌肺炎最为常见，以慢性咳嗽、发热、发绀为特点。②中枢神经系统：可发生新隐球菌脑膜炎、结核性脑膜炎、弓形虫脑病、巨细胞病毒脑膜炎等。③消化系统：念珠菌、疱疹和巨细胞病毒引起口腔和食管炎症或溃疡最为常见，表现为吞咽疼痛和胸骨后烧灼感,也可出现腹泻和体重减轻、肝大及肝功能异常。④口腔:鹅口疮、舌毛状白斑、复发性口腔溃疡、牙龈炎等。⑤皮肤:带状疱疹、传染性软疣、尖锐湿疣、真菌性皮炎和甲癣。⑥眼部:巨细胞病毒、弓形虫可引起视网膜炎、眼部卡波西肉瘤等。⑦肿瘤:恶性淋巴瘤、卡波西肉瘤等,卡波西肉瘤侵犯下肢皮肤和口腔黏膜可引起紫红色或深蓝色浸润或结节,融合成片,表面溃疡并向四周扩散。

【治疗要点】

1.**高效抗反转录病毒治疗**　是针对病原体的特异治疗,目标是最大限度地抑制病毒复制、重建或维持免疫功能,降低病死率和 HIV 相关疾病的罹患率,提高生活质量,减少艾滋病的传播。

(1)核苷类反转录酶抑制剂是治疗艾滋病的常用药物。核苷类反转录酶抑制剂能干扰 HIV 遗传物质的复制过程,减少病毒数量增长,代表药物有齐多夫定、去羟肌苷、扎西他滨、司他夫定、拉米夫定、阿巴卡韦等。

(2)非核苷类反转录酶抑制剂能阻止 HIV 的 RNA 转录,抑制病毒复制,减少病毒的数量。代表药物有依非韦伦、奈韦拉平、利匹韦林等。

(3)蛋白酶抑制剂可以抑制 HIV 复制过程中的一种必需蛋白酶的合成,从而抑制 HIV 复制,减少病毒的数量,代表药物有奈非那韦、沙奎邦韦、茚地那韦、安泼那韦、利托那韦等。

(4)整合酶抑制剂(INSTIls)等。

2.**免疫重建**　是指通过抗病毒治疗及其他医疗手段使 HIV 感染者受损的免疫功能恢复或接近正常,是 HIV/AIDS 治疗的重要目标之一。在免疫重建的过程中,患者可能会出现一组临床综合征,表现为发热、潜伏感染的出现或原有感染的加重或恶化,称为免疫重建炎症反应综合征。免疫重建发生时,应继续进行抗病毒治疗,根据情况对出现的潜伏性感染进行针对性的病原治疗,症状严重者可短期使用糖皮质激素。

3.**治疗机会性感染及肿瘤**

(1)肺孢子菌肺炎:首选复方磺胺甲恶唑片,轻中度患者口服,重症患者静脉用药。

(2)卡波西肉瘤:可用 AZT 与 α-干扰素联合治疗,或应用博来霉素、长春新碱、阿霉素联合化疗,也可配合放射治疗。

(3)隐孢子虫感染和弓形虫病:可用螺旋霉素或克林霉素。

(4)巨细胞病毒感染:可用更昔洛韦或阿昔洛韦。

(5)隐球菌性脑膜炎:应用氟康唑或两性霉素 B。

4.**支持及对症治疗**　输血、补充维生素及营养物质,必要时辅以心理治疗。

5.**医护人员职业暴露后的处理措施**　①用皂液和流动水清洗污染的皮肤,用生理盐水反复冲洗黏膜。②如有伤口,应首先由伤口近心端向远心端方向轻轻挤压,尽可能挤出损伤处的血液,再用肥皂液和流动水进行冲洗;禁止进行伤口的局部挤压;受伤部位的伤口冲洗后,应当用消毒液(75%酒精或者 0.5%碘伏)进行消毒,并包扎伤口。③被暴露的黏膜,应当反复用生理盐水冲洗干净。④给予心理关怀、疏导,帮助引导他们正确处理应激事件,保持乐观向上的健康心态,在身心健康上充分体现人文关怀,最大限度降低医务人员的身心损害。⑤医疗卫生机构应当对其暴露的级别和暴露源的病毒载量水平进行评估和确定,并根据暴露级别和暴露源病毒载量水平对发生艾滋病病毒职业暴露的医务人员实施预防性用药方案。⑥医务人员发生艾滋病病毒职业暴露后,医疗卫生机构应当给予随访和咨询。随访和咨询的内容:在暴露后的第 4 周、第 8 周、第 12 周及 6 个月时对艾滋病病毒抗体进行检测,对服用药物的毒性进行监控和处理,观察和记录艾滋病病毒感染的早期症状等。⑦对艾滋病病毒职业暴露情况进行登记。登记的内容包括:艾滋病病毒职业暴露发生的时间、地点及经过;暴露方式;暴露具体部位及损伤程度;暴露源种类和含有艾滋病病毒的情况;处理方法及处理经过,是否实施预防性用药、首次用药时间、药物毒副作用及用药的依从性;定期检测及随访情况。⑧所有可能暴露了 HIV 的医护人员都应该采取预防措施来避免传染他人:性交时使用安全套;避免口对口地接吻;避免共用剃须刀;不要捐血,捐献器官、精子和其他组织;避免母乳喂养或者妊娠。

【护理评估】

1.病史　评估患者的个人史和生活史,尤其与艾滋病有关的流行病学资料;了解患者的生活、卫生和饮食习惯,有无输注血液或血制品;是否家庭或集体生活人群发病;有无吸毒、性乱等不良行为。

2.身体状况　评估患者目前的主要不适,患病后患者饮食、睡眠、休息、大小便、体重等一般状况有无变化。

3.实验室检查　主要包括 HIV-1/2 抗体检测、HIV 核酸检测(定性和定量)、CD_4^+ T 淋巴细胞检测、HIV 基因型耐药检测。

【主要护理诊断/问题】

1.有感染的危险　与免疫功能受损有关。

2.营养失调:低于机体需要量　与食欲减退、慢性腹泻及艾滋病期并发各种机会性感染和肿瘤消耗有关。

3.恐惧　与艾滋病预后不良、疾病折磨、担心受到歧视有关。

【护理措施】

1.有感染的危险

(1)隔离:对于艾滋病患者,应在标准预防的基础上,采取接触隔离;艾滋病期患者由于免疫缺陷,应实施保护性隔离。患者出现明显腹泻时,医务工作者应戴手套和穿隔离衣以避免污染皮肤或工作服;预防艾滋病病毒感染的防护措施尤其要预防污染的针头及其他锐器刺破皮肤。

(2)病情观察:密切观察患者有无肺部、胃肠道、中枢神经系统、皮肤黏膜等机会性感染的发生,有无发热、咳嗽、呼吸困难、呕吐、腹泻等症状,及早发现、及时治疗、对症护理。

(3)休息与活动:在急性感染期和艾滋病期应卧床休息,以减轻症状;无症状感染期可以正常工作,但应避免劳累。

(4)加强个人卫生:加强口腔护理和皮肤清洁,防止继发感染,减轻口腔、外阴真菌、病毒等感染引起的不适。长期腹泻的患者要注意肛周皮肤的护理,每次排便后用温水清洗局部,再用吸水性良好的软布或纸巾吸干,涂抹润肤油以保护皮肤。

(5)用药护理:对使用抗病毒治疗的患者应进行用药依从性的教育,抗病毒治疗需终生服药,并应按时、足量、按医嘱服用。在抗病毒治疗过程中要定期进行临床评估和实验室监测,以评价疗效,及时发现药物的不良反应及病毒是否产生耐药性。

2.营养失调　评估患者的营养状况,包括皮下脂肪、皮肤弹性、体重及血红蛋白等;评估患者的食欲,了解饮食习惯、进食能力等。饮食护理:应给予高热量、高蛋白、富含维生素、易消化饮食,以保证营养供给,增强机体抗病能力。若有呕吐,饭前 30 min 应用止吐药;若有腹泻,能进食者应给予少渣、少纤维素、高蛋白、高热量、易消化的流质或半流质;鼓励患者多饮水或给肉汁、果汁等;忌食生冷及刺激性食物。不能进食、吞咽困难者给予鼻饲。必要时静脉补充所需营养和水分。

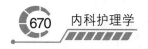

3. 恐惧

（1）心理护理：多与患者沟通，运用倾听技巧，了解患者的心理状态。由于艾滋病缺乏特效治疗，加之疾病的折磨，患者易有焦虑、抑郁、恐惧等心理障碍，部分患者可出现报复、自杀等行为。护士要真正关心体谅患者，并注意保护患者的隐私。

（2）社会支持：了解患者的社会支持资源状况及患者对资源的利用度，鼓励亲属、朋友给患者提供生活上和精神上的帮助，解除患者的孤独、恐惧感。鼓励患者珍爱生命，充分利用可及的社会资源及信息，积极融入社会。

【健康指导】

1. 疾病预防指导　广泛开展健康宣教，使群众了解艾滋病的病因和感染途径，采取自我防护措施进行预防；严格血液及血制品的管理；注射、手术、拔牙等应严格规范操作，推广使用一次性注射用品，不共用针头、注射器；加强静脉药瘾者注射用具的管理；对医疗器械如胃镜、肠镜、血液透析器械应严格消毒，防止医源性感染；加强对高危人群的艾滋病疫情监测。

2. 疾病知识指导　使患者充分认识本病的基本知识、传播方式、预防措施及保护他人和自我健康监控的方法。对 HIV 感染者实施管理，包括以下几种。①定期或不定期的访视及医学观察。②患者的血液、排泄物和分泌物应用 0.2% 次氯酸钠或漂白粉等消毒液进行消毒。③严禁非法献血，捐献器官等。④性生活使用安全套。⑤出现症状、并发感染或恶性肿瘤者，应住院治疗。⑥HIV感染的哺乳期妇女应人工喂养婴儿，若坚持母乳喂养，则整个哺乳期都应继续抗病毒治疗。对于已确定 HIV 感染的孕妇，主动提供预防艾滋病母婴传播咨询与评估，由孕产妇及其家人在知情同意的基础上做出终止妊娠或继续妊娠的决定；对于选择终止妊娠的 HIV 感染孕妇，应给予安全的人工终止妊娠服务，应尽早手术，以减少并发症的发生；对于选择继续妊娠的孕妇，应给予优质的孕期保健、产后母乳喂养等问题的咨询，并采取相应的干预措施。⑦HIV 感染母亲所生婴儿应在出生后尽早（6 h 内）预防性服用抗病毒药物，具体服药方案根据暴露风险确定。

四、流行性乙型脑炎

流行性乙型脑炎（epidemic encephalitis B）简称乙脑，是由乙型脑炎病毒（encephalitis B virus）引起的以脑实质炎症为主要病变的中枢神经系统急性传染病。本病经蚊传播，主要流行于夏、秋季，多见于儿童。以高热、意识障碍、抽搐、病理反射及脑膜刺激征为特征，严重者可有呼吸衰竭，病死率高，部分病例可留有严重后遗症。

【流行病学】

1. 传染源　乙脑是人畜共患的自然疫源性疾病，受感染的动物或人都可成为本病的传染源。其中猪感染后因病毒血症期长、血中病毒数量多，是本病最主要的传染源。人感染后因血中病毒数量少，病毒血症期短，故不是主要的传染源。其他动物如蝙蝠亦可为本病的传染源和长期贮存宿主。

2. 传播途径　通过蚊叮咬传播。主要传播蚊种有库蚊、伊蚊和按蚊的某些种，三带喙库蚊为主要的传播媒介。蚊感染后可携带病毒越冬或经卵传代，还可成为乙脑病毒的长期贮存宿主。此外，被感染的候鸟、蝙蝠也是乙脑病毒越冬宿主。

3. 人群易感性　普遍易感，以隐性感染最为常见，感染后可获持久免疫力。

4. 流行特征　主要流行于亚洲东部的热带、亚热带及温带地区。我国多数地区有本病流行。在温带和亚热带地区（如我国）有严格的季节性，80% ~ 90% 病例集中在 7、8、9 三个月，与气温、雨量和蚊虫滋生密度高峰有关。本病主要呈散发性，家庭成员中罕见同时发病者。

【发病机制与病理改变】

感染的蚊在叮咬人或动物时,病毒即侵入机体,在单核-吞噬细胞内繁殖,继而进入血液循环引起病毒血症。若机体免疫力强,只形成短暂的病毒血症,病毒不侵入中枢神经系统,临床表现为隐性或轻型病例。仅在少数情况下如机体免疫力低下、病毒量多、毒力强时,病毒才通过血-脑脊液屏障进入中枢神经系统,引起脑实质病变。发病机制与病毒对神经组织的直接侵袭及诱发免疫性损伤有关。乙脑的病变范围较广,脑及脊髓均可受累,尤以大脑皮质、间脑和中脑最为严重。

主要病理变化有:①神经细胞变性、肿胀和坏死。严重者可形成大小不等、散在的软化灶。②炎症细胞浸润和胶质细胞增生。脑实质中有淋巴细胞和大单核细胞浸润,常聚集在血管周围形成所谓"血管套"。胶质细胞增生,聚集在坏死神经细胞周围,形成胶质小结。胶质细胞、中性粒细胞侵入神经细胞内,形成"噬神经细胞现象"。③血管病变。脑实质和脑膜血管扩张、充血,大量浆液性渗出,产生脑水肿。小血管内皮细胞肿胀、坏死脱落,产生附壁血栓及血管周围坏死、出血。

【临床表现】

潜伏期为 4~21 d,一般为 10~14 d。典型临床分期可分为 4 期。

1. 初期　起病的 1~3 d,相当于病毒血症期。起病急,一般无明显前驱症状,体温在 1~2 d 升至 39~40 ℃,伴头痛、恶心和呕吐及嗜睡,少数可出现颈部强直及抽搐,常因神经系统症状及体征不明显而误认为上呼吸道感染。

2. 极期　病程的第 4~10 天,初期症状加重,脑实质受损症状尤为突出,包括以下几个方面。

(1)高热:体温高达 40 ℃ 以上,通常持续 7~10 d,重型者可达 3 周以上。发热越高,热程越长,病情越重。

(2)意识障碍:可有嗜睡、谵妄、昏迷或定向力障碍等不同程度的意识障碍,常持续 1 周,重者可长达 4 周。昏迷深浅、持续时间长短与病情的严重程度和预后呈正相关。

(3)惊厥或抽搐:可先有口唇、眼肌、面部局部小抽搐,随后出现肢体阵挛性抽搐、全身抽搐或强直性痉挛,历时数分钟至数十分钟不等,常伴有意识障碍。频繁抽搐可加重缺氧和脑实质损伤,导致呼吸衰竭。

(4)呼吸衰竭:多见于重症病例,与脑实质炎症、脑水肿、脑疝、颅内高压和低血钠脑病相关,主要为中枢性呼吸衰竭,表现为呼吸节律不规则及幅度不均,可为双吸气、叹息样呼吸、潮式呼吸、抽泣样呼吸等,最后呼吸停止。此外,可因并发肺炎或脊髓受侵犯导致呼吸肌瘫痪而出现周围性呼吸衰竭,表现为呼吸先快后慢,呼吸表浅,但呼吸节律规则。脑疝患者除前述呼吸异常外,尚有与脑疝相关的特征性临床表现,如颅内高压症状、昏迷加深、频繁抽搐、瞳孔忽大忽小、对光反射消失等。高热、抽搐和呼吸衰竭是乙脑极期的严重表现,三者互相影响,呼吸衰竭为引起死亡最主要的原因。

(5)其他神经系统症状和体征:多在病程 10 d 内出现,是乙脑患者最危险的时期。可表现如下。①深、浅反射改变:浅反射消失或减弱,深反射先亢进后消失。②大脑锥体束受损表现:肢体强直性瘫痪、肌张力增强、Babinski 征等病理锥体束征阳性。③不同程度的脑膜刺激征。④其他:根据病变损害部位不同,可出现相应的神经症状。如颞叶受损可有失语、听觉障碍,自主神经受累可有膀胱和直肠麻痹而导致大小便失禁或尿潴留。

3. 恢复期　体温逐渐下降,神经系统症状日渐好转。一般患者于 2 周左右可完全恢复;但重型者需 1~6 个月,且伴有恢复期症状,如神志迟钝、痴呆、失语、吞咽困难、肢体强直性瘫痪等。

4. 后遗症期　5%~20% 重型患者留有后遗症,主要有意识障碍、痴呆、失语及肢体瘫痪、癫痫等。予以积极治疗可有不同程度的恢复,癫痫后遗症可持续终生。

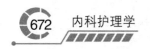

并发症发生率约 10%，以支气管肺炎最常见，多因昏迷时呼吸道分泌物不易咳出或应用人工呼吸器后引起。其次为肺不张、败血症、尿路感染、压疮等。重型患者可因应激性溃疡而发生上消化道大出血。

【治疗要点】

目前尚无特效抗病毒药，早期可试用利巴韦林、干扰素等；主要为对症和支持治疗，重点处理高热、抽搐和呼吸衰竭及控制脑水肿等危重症状，这是乙脑患者抢救成功的关键。

1. 一般治疗　患者应隔离于有防蚊和降温设施的病房，室温控制在 30 ℃以下。注意口腔和皮肤清洁，昏迷患者应定时翻身、侧卧、拍背、吸痰，防止肺部感染和压疮的发生。昏迷、抽搐患者应设床档以防坠床，重型患者给予静脉输液，但不宜过多，以免加重脑水肿。

2. 对症治疗

（1）高热：应以物理降温为主，药物降温为辅，同时降低室温。具体措施如下。①物理降温：包括冰敷腋下、颈部及腹股沟等处，用 25%～50% 酒精或温水擦浴，冷盐水灌肠等。②药物降温：适当应用退热药，应防止用药过量致大量出汗而引起循环衰竭。③亚冬眠疗法：适用于持续高热伴反复抽搐者，具有降温、镇静、解痉作用。以氯丙嗪和异丙嗪每次各 0.5～1.0 mg/kg 肌内注射，每 4～6 h 1 次，疗程一般为 3～5 d。

（2）惊厥或抽搐：包括去除病因及镇静解痉。①脑水肿所致者，以脱水治疗为主；②高热所致者，以降温为主；③呼吸道痰阻者，应及时吸痰，给予吸氧，必要时气管切开；④脑实质炎症者，应及时予镇静解痉，首选地西泮，成人每次 10～20 mg，小儿每次 0.1～0.3 mg/kg（每次不超过 10 mg），肌内注射或缓慢静脉滴注。巴比妥钠可用于预防抽搐。

（3）呼吸衰竭：根据引起的病因进行相应的治疗。①可通过增加氧浓度来纠正患者的缺氧状态，可选用鼻导管或面罩给氧。②脑水肿者，应加强脱水治疗。③呼吸道分泌物阻塞者，应定时吸痰、翻身拍背，必要时应用化痰药物和糖皮质激素，可适当加入抗生素防治细菌感染。严重排痰障碍者，可考虑纤维支气管镜吸痰。上述处理无效且病情危重者，可采用气管插管或气管切开。④中枢性呼吸衰竭时，可应用呼吸兴奋药，首选山梗菜碱。⑤改善微循环，选用血管扩张药改善脑内微循环、解除脑血管痉挛和兴奋呼吸中枢。

（4）循环衰竭：根据情况补充血容量，应用升压药物、强心剂、利尿药等，注意维持水及电解质平衡。

3. 恢复期及后遗症处理　进行功能训练包括吞咽、语言和肢体功能，可行理疗、针灸、体疗、高压氧、中药等治疗。

【护理评估】

1. 病史　询问患者是否接触过病畜、有无被蚊虫叮咬、周围环境是否清洁卫生、有无到过疫区、有无接种过疫苗。

2. 身体评估　评估患者的身体状况，患者目前的主要不适，患病后患者饮食、睡眠、休息、大小便、体重等一般状况有无变化。

3. 实验室检查　血常规检查白细胞及中性粒细胞是否增高；脑脊液检查是否呈无菌性脑炎改变；血清学检查特异性乙脑病毒 IgM 抗体是否存在。

【主要护理诊断/问题】

1. 体温过高　与病毒血症及脑部炎症有关。

2. 意识障碍　与中枢神经系统、脑实质损害、抽搐、惊厥有关。

3. 气体交换障碍　与呼吸衰竭有关。

【护理措施】

1. 体温过高　参见本章第一节中"发热"的护理措施,患者应隔离至体温正常为止。

2. 意识障碍

(1)休息与环境:患者应卧床休息。病房应有防蚊设备和灭蚊措施。环境安静、光线柔和,防止声音、强光刺激。集中安排各种检查、治疗、护理操作,避免操作刺激诱发惊厥或抽搐。

(2)病情观察:注意患者的意识状态、瞳孔大小、对光反射,血压改变,呼吸频率、节律、幅度改变,以早期发现脑疝。观察惊厥发作先兆,如烦躁不安、口角抽动、指(趾)抽动、两眼凝视、肌张力增高等,以及发作次数、发作持续时间、抽搐的部位和方式。准确记录出入量。

(3)对症护理和治疗配合:根据意识障碍不同的原因,给予相应的护理:①脑水肿所致者,以脱水为主,20%甘露醇30 min内静脉滴注完毕。②呼吸道分泌物多者,取仰卧位,头偏向一侧,松解衣服和领口,给予吸痰,保持呼吸道通畅。吸氧流量4~5 L/min,以改善脑缺氧。如舌后坠阻塞呼吸道,可用缠有纱布的舌钳拉出后坠舌体,并使用简易口咽通气管,必要时行气管切开。呼吸衰竭的患者遵医嘱给予呼吸兴奋药,注意观察用药的疗效。③高热所致者,以物理降温为主;高热伴抽搐者应用亚冬眠治疗期间,并避免搬动患者。④脑实质炎症者,使用地西泮等镇静剂,治疗时应注意药物对呼吸的抑制作用。

(4)生活护理:做好眼、鼻、口腔的清洁护理,每天用漱口液清洁口腔2次。定时翻身、拍背,骶尾部等受压处使用减压贴,防止压疮形成。有吞咽困难或昏迷者,以鼻饲或静脉补充足够水分和营养。早期以清淡流质饮食为宜,恢复期应注意增加营养,防止继发感染。注意患者安全,防止坠床,必要时用床栏或约束带约束。

3. 气体交换障碍　参见本节中"呼吸衰竭"的相关内容。

【健康指导】

1. 疾病预防指导　加强对家畜的管理,在流行季节前对猪进行疫苗接种。加强宣传,大力开展防蚊、灭蚊工作,消灭蚊虫滋生地。流行季节使用驱蚊剂、蚊帐等防止被蚊虫叮咬。

2. 保护易感人群　对重点人群及其家属加强预防接种的教育,接种对象为10岁以下的儿童和初次进入流行区的人员。目前我国采用地鼠肾灭活疫苗进行预防接种,初种2次,间隔7~10 d。接种后第二年加强1次,连续3次加强后不必再注射,可获得持久免疫。6~12个月婴儿,每次0.25 mL;1~6岁儿童每次0.5 mL;7~12岁每次1.0 mL。接种后保护率达60%~90%。接种时应注意不能与伤寒三联菌同时注射,以免引起过敏反应;有中枢神经系统疾病和慢性酒精中毒者禁用。此外我国大规模生产的减毒活疫苗的不良反应少、价格便宜、抗体产生率高,也可选用。

3. 疾病知识指导　大力宣传乙脑的疾病知识和防治知识,使群众认识乙脑的临床特征。在乙脑流行季节如发现有高热、头痛、意识障碍者,应考虑乙脑的可能性,立即送院诊治。恢复期患者仍有瘫痪、失语、痴呆等神经精神症状者,应鼓励其坚持康复训练和治疗,教会家属切实可行的护理措施及康复疗法,如针灸、按摩、语言训练等,使残疾减到最低程度。

五、狂犬病

狂犬病又称恐水症,是由狂犬病病毒所引起,以侵犯中枢系统为主的人畜共患传染病。临床表现为特有的恐水、恐风、恐惧不安、流涎和咽肌痉挛、进行性瘫痪等。

【流行病学】

1. 传染源　携带狂犬病病毒的动物是本病的传染源。我国狂犬病的主要传染源是病犬,占80%~

90%,其次是猫、猪、牛、马等家畜。一般来说,狂犬病患者不是传染源,不形成人与人之间的传染。

2. 传播途径　主要通过病畜咬伤而传播,也可经过各种破损的黏膜和皮肤入侵体内。

3. 人群易感性　人群普遍易感,尤其是兽医与动物饲养员。被病畜咬伤是否发病与下列因素有关。①咬伤部位:头、面、颈、手指处被咬伤后发病机会多。②咬伤的严重程度:创口深而大者发病率高。③局部处理情况:咬伤后迅速彻底清洗者发病机会较少。④及时、全程、足量注射狂犬疫苗和免疫球蛋白者发病率低。⑤被咬伤者免疫功能低下或免疫缺陷者发病机会多。

4. 流行特征　本病主要流行于发展中国家,我国流行较为严重,主要在农村地区。发病以青少年较多,男性多于女性。机体一旦获得免疫则为终身保护。

【发病机制与病理改变】

狂犬病毒自皮肤或黏膜破损处入侵人体后,对神经组织有强大的亲和力,致病过程可分为3个阶段。①组织内病毒小量增殖期:病毒先在伤口附近的肌细胞小量增殖,在局部可停留3 d或更久,然后入侵人体近处的末梢神经。②侵入中枢神经期:病毒以较快的速度沿神经的轴索向中枢神经作向心性扩展,至脊髓的背根神经节大量繁殖,入侵脊髓并很快到达脑部。主要侵犯脑干、小脑等处的神经细胞。③向各器官扩散期:病毒从中枢神经向周围神经扩散,侵入各器官组织,尤以唾液腺、舌部味蕾、嗅神经上皮等处病毒量较多。由于迷走、舌咽及舌下脑神经核受损,致吞咽肌及呼吸肌痉挛,出现恐水、吞咽和呼吸困难等症状。交感神经受累时出现唾液分泌和出汗增多。迷走神经节、交感神经节和心脏神经节受损时,可引起患者心血管功能紊乱或者猝死。

狂犬病毒侵犯神经系统的原因:病毒侵犯的神经细胞的凋亡被抑制,被病毒感染的细胞继续存活,病毒得以不断传递到下一个神经细胞。特异性免疫T细胞虽可进入中枢神经系统但被破坏,使抗病毒免疫不能有效控制病毒,因此病毒不断被传递到新的神经元,并沿脊髓传到中枢神经系统。

病理变化主要为急性弥漫性脑脊髓炎,以大脑基底面海马回和脑干部位(中脑、脑桥和延髓)及小脑损害最为明显。外观有充血、水肿、微小出血等。镜下脑实质有非特异性的神经细胞变性与炎性细胞浸润。具有特征性的病变是嗜酸性包涵体,称内基小体,为狂犬病毒的集落,最常见于海马以及小脑浦肯野细胞中。该小体位于细胞质内,呈圆形或椭圆形,直径3~10 μm,苏木精-伊红(HE)染色后呈樱桃红色,具有诊断意义。

【临床表现】

潜伏期长短不一,一般为1~3个月,最长者可达10年以上。潜伏期的长短与年龄、伤口部位、伤口深浅、入侵机体病毒的数量及机体免疫力有关。典型临床经过分为3期。

1. 前驱期　本期持续2~4 d,症状多为非特异性如低热、倦怠、头痛、恶心、全身不适,继之恐惧不安、烦躁失眠,对水、声、风、光等刺激敏感,并有喉头紧缩感。在愈合的伤口附近及其神经支配的区域有痒、痛、麻及蚁走感等异样感觉,是最具有诊断意义的早期症状。

2. 兴奋期　本期持续1~3 d,临床特点为:①高度兴奋,表情极度恐惧,发作性咽肌痉挛和呼吸困难,可受多种刺激而加重,有恐水、怕风、怕光、怕声。其中恐水为本病特征。典型患者虽极度口渴但不敢饮水,甚至闻水声、见水、饮水或仅提及饮水时均可引起咽肌严重痉挛,严重发作时可出现全身肌肉阵发性抽搐,因呼吸肌痉挛致呼吸困难和发绀。②体温常升高,达到38~40 ℃。③交感神经功能亢进,患者可出现流涎、多汗、心率增快、血压升高、瞳孔散大,对光反应迟钝等。多数患者神志清楚,少数患者可出现精神失常如幻视、幻听等。

3. 麻痹期　本期持续时间较短,一般为6~18 h。肌肉痉挛发作停止,全身弛缓性瘫痪,患者逐渐由安静转为昏迷状态,最后因呼吸、循环衰竭而死亡。

本病全程一般不超过 6 d。除上述狂躁型表现外,尚有以脊髓或延髓受损为主的麻痹型。该型患者无兴奋期和典型恐水表现,常见高热、头痛、呕吐、腱反射消失、肢体软弱无力,共济失调和大小便失禁,呈横断性脊髓炎或上行性麻痹等症状,最终因全身迟缓性瘫痪死亡。

【治疗要点】

狂犬病是所有传染病中最凶险的病毒性疾病,一旦发病,病死率达 100%。狂犬病目前尚无特效疗法,以对症、支持治疗为主。

1.一般治疗　尽量使患者保持安静,减少或避免各种不良刺激,有兴奋过度或躁动不安、痉挛发作时可用镇静剂。注意维持水、电解质平衡及纠正酸中毒。

2.维持呼吸和循环功能　防止呼吸肌痉挛导致窒息,加强监护,给氧,必要时做气管切开。有循环功能障碍时,应采取相应的措施。有脑水肿时给予脱水剂。

【护理评估】

1.病史　评估患者是否接触过病犬,有无被病犬或其他动物咬伤史;有无接种过疫苗。

2.身体状况　前驱期:起病时是否有类感冒症状,继而出现恐惧不安、烦躁失眠、对水、声、风、光等刺激有喉头紧缩感;兴奋期:是否出现高度兴奋、极度恐怖表情、发作性咽肌痉挛、恐水、怕风、怕光、怕声等;麻痹期:是否出现肌肉痉挛停止,全身弛缓性瘫痪,逐渐进入昏迷状态。

3.实验室检查　血常规及脑脊液检查:白细胞计数正常或轻、中度增多,中性粒细胞占 80% 以上。脑脊液细胞数及蛋白质稍增高,糖及氯化物正常;免疫学检查:检测脑组织、唾液和尿沉渣中的病毒抗原,阳性率约 40%;检测血液或脑脊液中的中和抗体,对未接种疫苗者有诊断价值:病原学检查:取患者的唾液、脑脊液、泪液接种鼠脑分离病毒,对狂犬病动物及患者死后脑组织进行切片染色,镜下找内氏小体,或用 PCR 检测狂犬病毒 RNA。

【主要护理诊断/问题】

1.皮肤完整性受损　与病犬、病猫等动物咬伤或抓伤有关。

2.有受伤的危险　与患者兴奋、狂躁出现幻觉等精神异常有关。

3.有窒息的危险　与病毒损害中枢神经系统导致呼吸肌痉挛有关。

【护理措施】

1.皮肤完整性受损

(1)伤口处理:咬伤后迅速彻底清洗伤口能降低狂犬病的发病率。尽快用 20% 肥皂水或 0.1% 苯扎溴铵反复冲洗至少 30 min,尽量除去狗涎和污血。冲洗后,局部用 75% 酒精和 2% 碘酊消毒。伤口较深者,清创后应在伤口底部和周围行抗狂犬病免疫球蛋白或抗狂犬病毒免疫血清局部浸润注射。狂犬病毒免疫血清可中和血中游离狂犬病毒,防止发病或减轻临床症状,使用前应进行皮肤过敏试验,皮试阳性者要进行脱敏疗法。伤口一般不宜缝合或包扎,以便排血引流。

(2)预防接种:凡被猫或犬抓、咬伤后,或皮肤破损处被狂犬或狂犬病患者的唾液沾染后,均可在 2 d 内进行疫苗接种。国内多采用 5 针免疫方案,即咬伤后第 0、3、7、14 和 28 d 各肌内注射 1 次,每次 2 mL。成人必须注射于上臂三角肌。小儿注射于大腿肌肉前外侧区。严重咬伤者,疫苗可加至全程 10 针,即当天至第 6 天每天 1 针,然后于第 10、14、30、90 天各注射 1 针。对于下列情形之一的建议首剂狂犬病疫苗剂量加倍:①注射疫苗前 1 个月内注射过免疫球蛋白或抗血清者;②先天性或获得性免疫缺陷患者;③接受免疫抑制剂(包括抗疟药)治疗的患者;④老年人及慢性病者;⑤暴露后 48 h 或更长时间后才注射狂犬病疫苗的人员。

(3)病情观察:观察患者愈合的伤口及其相应的神经支配区有无痒、痛、麻及蚁走等异样感觉。

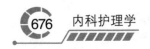

若有,应及时入院诊治。

2. 有受伤的危险

(1)病情观察:注意患者有无高度兴奋、恐水、怕风等表现,痉挛发作的部位、持续时间,发作时有无出现幻觉、精神异常。

(2)休息与环境:将患者安置于安静、避光的单人房间,患者卧床休息并在标准预防的基础上实施接触隔离,防止唾液污染。狂躁、恐怖、激动或幻视、幻听患者,加床栏保护或适当约束,防止坠床或外伤。

(3)避免刺激:有计划地安排并简化医疗、护理操作,集中在使用镇静剂后进行,动作要轻快。避免一切不必要的刺激,如水、光、声、风、触动等,尤其是与水相关的刺激。避免让患者闻及水声,病房内避免放置盛水容器,避免提及"水"字,适当遮蔽输液装置等。并向家属解释兴奋、狂躁的原因,嘱其避免刺激患者。

3. 有窒息的危险

(1)病情观察:严密观察患者的呼吸、脉搏、心率、体温、意识及瞳孔变化,尤其是呼吸频率、节律的改变,注意有无呼吸困难、发绀,记录抽搐部位、发作次数和持续时间。注意有无水、电解质、酸碱平衡紊乱,及时遵医嘱留取标本,记录出入量。

(2)保持呼吸道通畅及吸氧:及时清除唾液及口鼻分泌物,保持呼吸道通畅。咽喉肌或呼吸肌频发痉挛时,给予氧气吸入和镇静解痉剂。

(3)急救配合:备好各种急救药物及器械,如镇静剂、呼吸兴奋剂、气管插管及气管切开包、人工呼吸机等,若有严重呼吸衰竭、不能自主呼吸者,应配合医生行气管插管、气管切开或使用人工呼吸机辅助呼吸。

(4)心理护理:多数患者神志清醒,可因恐水、怕水担心病情而异常痛苦,恐惧不安,应关心患者,尽量使患者有安全感。

【健康指导】

1. 疾病预防指导 严格犬的管理,捕杀野犬,管理家犬,并实行进出口动物检疫等措施。病死动物应予焚毁或深埋处理。

2. 保护易感人群 预防免疫,主动免疫可用于暴露后预防,也可用于暴露前预防。①暴露前预防:主要对高危人群如兽医、山洞探险者、相关实验员、动物管理员在暴露前预防接种。共接种3次,每次2 mL肌内注射,于第0、7、28天进行;1~3年加强注射1次。②暴露后预防:被犬、猫或患狂犬病的动物咬伤、抓伤者,或医务人员的皮肤破损处被狂犬病患者唾液沾污时均需要尽早预防接种。共接种5次,每次2 mL,肌内注射,分别于第0、3、7、14和30天完成,如严重咬伤者疫苗可全程注射10针,分别于当日到第6天每日一针,随后分别于第10、14、30、90天各注射1次。③被动免疫:被动免疫制剂有狂犬病免疫血清、人抗狂犬病免疫球蛋白,以后者为佳。

六、流行性腮腺炎

流行性腮腺炎是由腮腺炎病毒引起的急性呼吸道传染病,以腮腺非化脓性炎症、腮腺区肿痛为临床特征,主要发生在儿童和青少年。腮腺炎病毒除侵犯腮腺外,尚能侵犯神经系统及各种腺体组织,引起儿童脑膜炎、脑膜脑炎,青春后可引起睾丸炎、卵巢炎和胰腺炎等。

【流行病学】

1. 传染源 患者及隐性感染者为传染源。患者腮腺肿大前7 d至发病后2周均有传染性,但以病前 1～2 d 至病后 5 d 的一周时间内传染性最强。

2. 传播途径 主要通过飞沫经呼吸道传播,也能通过接触被病毒污染的物品传播。妊娠早期可经胎盘传至胚胎导致胎儿发育畸形。

3. 人群易感性 人群普遍易感,多见于儿童,病后可获得持久免疫力。

4. 流行特征 本病一年四季散发,以冬、春季为高峰。1～15 岁儿童多见,占 90% 以上,尤其是 5～9 岁儿童。本病易在幼儿园和学校引起暴发流行。感染后一般可获较持久的免疫力,再次感染极为罕见。

【发病机制与病理改变】

腮腺炎病毒经上呼吸道或眼结膜侵入机体,在局部黏膜上皮细胞和局部淋巴结中复制,然后进入血流,引起局部炎症,并进入血液形成第一次病毒血症。病毒进一步繁殖复制后,再次侵入血流,形成第二次病毒血症,并侵犯第一次病毒血症时未受累的器官,如颌下腺、舌下腺、睾丸、胰腺等,引起相应的临床表现。因此流行性腮腺炎实际上是一种系统性、多器官受累的疾病,临床表现形式多样。

腮腺炎的病理特征是腮腺非化脓性炎症。腺体呈肿胀发红,可见渗出物,出血性病灶和白细胞浸润。腮腺导管有卡他性炎症,其壁细胞肿胀,导管周围及腺体壁有淋巴细胞浸润。周围间质组织水肿等病变可导致腮腺导管的阻塞、扩张和淀粉酶潴留。淀粉酶排出受阻,则经淋巴管进入血液循环,使血和尿中淀粉酶增高。睾丸、胰腺等受累时亦可出现淋巴细胞浸润和睾丸炎、胰腺炎等病变。但本病毒易累及成熟睾丸,幼年患者则很少出现睾丸炎。

【临床表现】

1. 潜伏期 8～30 d,平均 18 d。

2. 前驱症状 少数有短暂前驱期症状,全身不适,肌肉酸痛,食欲减退,发热,成人症状比儿童重,大多数无明显前驱期症状。

3. 腮腺炎 发病 1～2 d 出现颧骨弓或耳部疼痛,然后唾液腺肿大,体温上升可达 40 ℃。腮腺最常受累,通常一侧腮腺肿大后 1～4 d 又累及对侧。双侧腮腺肿大者约占 75%。腮腺肿大是以耳垂为中心,向前、后、下发展,使下颌骨边缘不清。由于覆盖于腮腺上的皮下软组织水肿使局部皮肤发亮,肿痛明显,有轻度触痛及感觉过敏;表面灼热,但多不发红;因唾液腺管的阻塞,当进食酸性食物促使唾液分泌时疼痛加剧。腮腺肿大 1～3 d 达高峰,持续 4～5 d 后逐渐消退。腮腺管口早期常有红肿。虽然腮腺肿胀最具特异性,但颌下腺或舌下腺可以同时受累,有时是单独受累。颌下腺肿大时颈前下颌处明显肿胀,可触及椭圆形腺体。舌下腺肿大时,可见舌下及颈前下颌肿胀,并出现吞咽困难。

4. 脑膜炎 约有 15% 的病例有脑膜炎症状,流腮脑膜炎患者出现发热、头痛、呕吐,可伴有轻微的嗜睡,但意识清楚,大多数有颈部抵抗等脑膜刺激症状。一般发生在腮腺炎发病后 4～5 d,有的患者脑膜炎先于腮腺炎。一般症状在 1 周内消失。脑膜脑炎或脑炎患者,常有高热、谵妄、抽搐、昏迷,重症者可致死亡。有遗留耳聋、视力障碍等后遗症。

5. 睾丸炎 常见于腮腺肿大开始消退时患者又出现发热,睾丸明显肿胀和疼痛,可并发附睾炎,鞘膜积液和阴囊水肿。睾丸炎多为单侧,约 1/3 的病例为双侧受累。急性症状持续 3～5 d,10 d 内逐渐好转。部分患者睾丸炎后发生不同程度的睾丸萎缩,这是腮腺炎病毒引起睾丸细胞坏死所致,但很少引起不育症。

6. 卵巢炎 约有 5% 的成年妇女发生,可出现下腹疼痛。右侧卵巢炎患者可酷似阑尾炎。有时可触及肿大的卵巢。一般不影响生育能力。

7.胰腺炎　常于腮腺肿大数天后发生,可有恶心、呕吐、中上腹疼痛和压痛。由于单纯腮腺炎即可引起血、尿淀粉酶增高,因此需做脂肪酶检查,若升高则有助于胰腺炎的诊断。

8.其他　如心肌炎、乳腺炎和甲状腺炎等亦可在腮腺炎发生前后发生。

【治疗要点】

1.一般治疗　患者应隔离、卧床休息至腮腺肿大消退,给予流质或半流质饮食,避免摄入酸性、辛辣食物。合并胰腺炎应禁食,给予静脉营养。保持口腔卫生,餐后用生理盐水漱口。

2.对症治疗　腮腺肿胀较重的患者,可适当应用镇静剂。体温过高者物理或者药物降温。男性成年患者为预防睾丸炎,早期应用己烯雌酚,若有睾丸炎,用丁字带托起阴囊,局部冷湿敷。若头痛呕吐并发脑膜脑炎,可静脉滴注甘露醇至症状好转。

【护理评估】

1.病史　发病前2～3周有无与腮腺炎患者接触史,本次发病前有无体温升高、头痛和肌痛等症状;有无腮腺反复肿大或腮腺炎病史既往史;有无腮腺炎疫苗接种史。

2.身体状况　症状:腮腺肿胀,疼痛,咀嚼食物时疼痛加重腮腺肿胀,部分患者伴有发热,体温可达40 ℃。体征:腮腺肿大为首发体征。特点:以耳垂为中心,向前、后、下发展,局部不红,边缘不清,咀嚼食物时疼痛加重。在上颌第二磨牙旁的颊黏膜处,可见红肿的腮腺导管口。

3.实验室检查　血清和尿淀粉酶测定:病程早期约90%患者血清和尿液淀粉酶增高,其增高程度与腮腺肿大的程度呈正向关系。血清学检查:血清中特异性 IgM 抗体增高。病毒分离:患儿唾液、脑脊液、血液及尿液中可分离出病毒。

【主要护理诊断/问题】

1.疼痛　腮腺及周围组织水肿所致。

2.体温过高　与腮腺病毒急性感染有关。

3.潜在并发症　睾丸炎、卵巢炎、脑膜脑炎等。

【护理措施】

1.疼痛　疼痛重者进行局部冷敷,以减轻炎症充血及疼痛。亦可用青黛散调醋,或如意金黄散等外敷腮腺有助于止痛,也可用仙人掌泥外敷;严重者可用镇痛药。

2.体温过高　参见本章第二节中"发热"的相关内容。

3.潜在并发症　去除病因,护理措施见本节相关内容。

【健康指导】

1.疾病预防指导

(1)管理传染源:腮腺炎患者应主要按呼吸道传染病隔离,同时亦应接触隔离,直至腮腺肿胀完全消退,隔离一般不少于10 d。

(2)切断传播途径:腮腺炎流行期间减少外出或戴口罩,易感者应避免与流行性腮腺炎患者接触。

(3)保护易感人群:应用腮腺炎减毒活疫苗对易感者进行主动免疫,采用皮内、皮下接种,90%以上可产生抗体。

2.家庭护理指导　帮助患者家属掌握本病相关的护理措施。指导患者家属保持居室通风良好,温湿度适宜;多食高蛋白、富含维生素的饮食,避免进食刺激性或干硬的食物;注意劳逸结合,保持充足的睡眠,多休息。注意避免到人多的公共场所,防止发生感染。

(兰云霞)

第四节　细菌感染

一、伤寒

伤寒是由伤寒杆菌引起的急性肠道传染病,典型的临床表现以持续高热、相对缓脉、神经系统及消化道症状、玫瑰疹、肝脾大及白细胞减少为特征。肠出血和肠穿孔为其严重并发症。

【流行病学】

1.传染源　患者与带菌者为伤寒的主要传染源。患者在潜伏期内即由粪便排菌,以发病2~4周排菌量最多,传染性最强。恢复期或病愈后排菌减少,但有少数患者持续排菌达3个月以上,称为慢性带菌者。原有胆石症或慢性胆囊炎等胆道系统疾病的患者容易成为慢性带菌者,少数患者可成为终生排菌者。慢性带菌者是引起伤寒不断传播或流行的主要传染源,具有重要的流行病学意义。

2.传播途径　伤寒杆菌通过粪-口途径传播。水源被污染是本病重要的传播途径,常可引起暴发流行。食物被污染是传播伤寒的主要途径,有时可引起食物型的暴发流行。日常生活密切接触是伤寒散发流行的传播途径;苍蝇和蟑螂等媒介可机械性携带伤寒杆菌引起散发流行。

3.人群易感性　人群普遍易感,病后可产生持久免疫力,第二次发病者少见。但伤寒与副伤寒之间无交叉免疫力。

4.流行特征　伤寒可常年发病,但多流行于夏、秋季,以散发为主,部分地区偶见暴发流行。儿童及青壮年发病率高,无明显性别差异。

【发病机制与病理改变】

伤寒沙门菌属,革兰氏染色阴性,有鞭毛,能运动,在含有胆汁的培养基中生长旺盛。菌体裂解时释放的内毒素是致病的主要因素。沙门菌在自然环境中生命力较强,在粪便中能生存1~2个月,在水中可存活1~3周。在牛奶、肉类、蛋类中不仅能生存,且能繁殖,耐低温,但对光、热、干燥、消毒剂、酸敏感,阳光直射数小时死亡,加热60 ℃ 15 min、煮沸立即死亡。伤寒沙门菌经口感染后,是否发病,取决于细菌的感染量、毒力以及人体的免疫力,当胃酸降低、胃动力异常或肠道菌群失调等情况下,有利于伤寒沙门菌的定位和繁殖,经淋巴管进入血液(第1次菌血症),随血流播散到全身各脏器中继续繁殖,再次进入血流(第2次菌血症),释放内毒素,引起伤寒持续发热和毒血症。胆囊是伤寒沙门菌的良好繁殖场所,细菌经大量繁殖后随胆汁流入肠腔,再次侵入肠壁淋巴组织,使原已致敏的肠壁淋巴组织产生严重炎症反应,导致坏死和溃疡,可引起肠出血和肠穿孔。病程第4周,人体免疫力增强,病菌逐渐被消灭,肠壁溃疡逐渐愈合,患者逐渐恢复。

本病病理变化主要表现为全身单核吞噬细胞系统(包括肝、脾、骨髓、淋巴、肺组织)增生性反应,其中以回肠末端的淋巴组织病变最为显著。病理上分为增生、坏死、溃疡形成和溃疡愈合四期,每期约1周。巨噬细胞吞噬伤寒沙门菌、红细胞、淋巴细胞后称为伤寒细胞。在病变部位、伤寒细胞聚集成团,形成小结节,称为伤寒小结或伤寒肉芽肿,具有病理诊断意义。

【临床表现】

潜伏期长短与感染菌量及机体免疫力有关,一般为7~14 d。

1.典型伤寒　临床经过可分为4期。

(1)初期:相当于病程第 1 周。起病缓慢,发热是最早出现的症状,常伴有全身不适、乏力、食欲减退、咽痛、咳嗽、畏寒,寒战少见。体温呈阶梯形上升,5 ~ 7 d 达 39 ~ 40 ℃,热退时出汗不多。

(2)极期:相当于病程第 2 ~ 3 周。常出现伤寒特征性表现。①高热:持续不退,多呈稽留热型,少数可呈弛张热或不规则热,一般持续约 2 周。②消化系统症状:多数患者出现食欲减退、腹胀、便秘,少数患者出现腹泻,也可腹泻与便秘交替出现,右下腹可有压痛。③神经系统症状:由伤寒杆菌内毒素作用于中枢神经系统所致,与疾病严重程度呈正比。患者常出现表情淡漠、呆滞、听力减退,重者可有谵妄甚至昏迷。儿童可出现抽搐。④玫瑰疹:多出现于病程第 7 ~ 14 天,为淡红色小斑丘疹,直径 2 ~ 4 mm,压之褪色,主要分布于胸、腹及肩背,分批出现,多在 2 ~ 4 d 消退。⑤相对缓脉:成年人常见。并发心肌炎时,相对缓脉不明显。⑥肝、脾大:大多数患者有轻度的肝、脾大。

(3)缓解期:相当于病程第 4 周。体温逐渐下降,神经、消化系统症状减轻,但仍能出现肠出血、肠穿孔等并发症。

(4)恢复期:相当于病程第 5 周。体温恢复正常,神经、消化系统症状消失,肝脾恢复正常。若患者体弱、原有慢性疾病及有并发症者病程往往较长。

2.不典型伤寒　根据患者发病年龄、机体免疫状态、病菌量及毒力、使用有效抗菌药物的早晚以及有无基础疾病等因素,不典型伤寒包括轻型、暴发型、迁延型、逍遥型、顿挫型及小儿和老年型等多种临床类型。

3.复发和再燃　少数患者热退后 1 ~ 3 周,临床症状再现,血培养再度阳性,称为复发。其发生与病灶内细菌未被完全清除,再度侵入血循环有关。部分患者缓解期体温下降还未恢复正常时,又重新上升,持续 5 ~ 7 d 后退热,称为再燃,血培养可呈阳性。其发生可能与菌血症未被完全控制有关。

4.并发症

(1)肠出血:是伤寒患者较为常见的并发症,多见于病程第 2 ~ 3 周。常由饮食不当、活动过多、腹泻及排便用力过度等诱发。症状视失血量而不同,患者可表现为大便隐血、血便,少量出血时可无症状或仅有轻度头晕;大量出血时可出现失血性休克表现。

(2)肠穿孔:是伤寒患者最严重的并发症,多见于病程第 2 ~ 3 周。因病变常发生于回肠末段,故常表现为突发右下腹剧痛,伴恶心、呕吐、冷汗、脉细速、呼吸急促、体温与血压下降,继而出现腹部压痛、反跳痛、腹肌强直、腹胀等腹膜炎征象。肝浊音界消失,血白细胞数增高,体温再度升高,X 射线检查膈下有游离气体。

(3)其他:伤寒杆菌尚可引发中毒性心肌炎、中毒性肝炎、溶血性尿毒综合征、支气管炎和肺炎等并发症。

【治疗要点】

1.对症治疗

(1)高热:高热时可进行物理降温,使用冰袋冷敷和(或)25% ~ 30% 酒精四肢擦浴。

(2)便秘:可使用生理盐水 300 ~ 500 mL 低压灌肠。无效时可改用 50% 甘油 60 mL 或液体石蜡 100 mL 灌肠。禁用高压灌肠和泻剂。

(3)腹胀:饮食应减少豆奶、牛奶等易产气的食物。腹部用松节油涂擦,或者肛管排气。禁用新斯的明等促进肠蠕动的药物。

(4)腹泻:应选择低糖低脂肪的食物。酌情给予小檗碱(黄连素)0.3 g,口服,每天 3 次,一般不使用鸦片制剂,以免引起肠蠕动减弱,产生腹中积气。

(5)肾上腺皮质激素:仅适用于出现谵妄、昏迷或休克等严重毒血症状的高危患者,应在有效足量的抗菌药的配合下使用,可降低病死率。使用肾上腺皮质激素有可能掩盖肠穿孔的症状和体征,在观察病情变化时应给予重视。

2. 病原治疗

(1)第3代喹诺酮类药物:是目前治疗伤寒的首选药物,孕妇、儿童、哺乳期妇女慎用。常用药物有诺氟沙星、氧氟沙星、环丙沙星、左旋氧氟沙星等。诺氟沙星可以单独使用,也可与阿米卡星联合使用,治疗多重耐药菌株引起的伤寒。

(2)第3代头孢菌素:第3代头孢菌素在体外有强大的抗伤寒杆菌作用,临床应用效果良好。除儿童和孕妇外一般不作为首选药。可选用头孢噻肟、头孢哌酮、头孢他啶、头孢曲松等。

3. 慢性带菌者治疗 可选择氧氟沙星每次0.2 g口服,每天2次;或环丙沙星每次0.5 g口服,每天2次,疗程4~6周。氨苄西林每天4~6 g,静脉滴注;或阿莫西林每次0.5 g口服,每天4次,疗程4~6周。

4. 并发症治疗

(1)肠出血:禁食,绝对卧床休息,注射镇静剂及止血剂。大出血者酌情多次输新鲜血液,注意水、电解质平衡。大量出血经内科积极治疗无效时,可考虑手术处理。

(2)肠穿孔:禁食,胃肠减压,加用对肠道菌敏感的抗菌药,以加强腹膜炎的控制,视患者具体情况,尽快手术治疗。

【护理评估】

1. 病史 评估患者的饮食、饮水、个人卫生状况及生活环境;当地是否有伤寒流行;有无与伤寒患者的接触;既往是否患过伤寒及是否接种过伤寒菌苗。

2. 身体评估 监测患者生命体征,如体温、脉搏、呼吸、血压等,必要时监测血氧饱和度;注意患者意识状态的改变,观察患者有无表情淡漠、反应迟钝;询问皮疹出现的时间,评估发疹的部位、形态、数目、颜色及皮肤黏膜共染现象;评估有无腹胀等腹部不适,触诊判断肝脾有无肿大、质地压痛等。

3. 实验室检查 血常规:评估中性粒细胞是否减少、嗜酸性粒细胞是否减少或消失;细菌学检查:血培养是本病的确诊方法、骨髓培养与涂片、粪便培养、尿培养;肥达反应是否出现。

【主要护理诊断/问题】

1. 体温过高 与伤寒杆菌感染并释放大量内毒素有关。

2. 营养失调:低于机体需要量 与伤寒杆菌感染导致高热、食欲减退及腹部不适有关。

3. 腹泻/便秘 与伤寒杆菌释放内毒素致肠道功能紊乱有关。

4. 潜在并发症 肠出血、肠穿孔。

【护理措施】

1. 体温过高

(1)体温监测:观察发热程度及持续时间,体温的升降特点,判断热型,为诊断提供依据。注意监测体温下降是否有再度升高的情况,及时识别由于并发症和再燃、复发导致的体温再次上升。

(2)卧床休息:发热期间患者必须卧床休息,退热后2~3 d可在床上稍坐,退热后1周可由轻度活动逐渐过渡至正常活动量。以减少热量和营养物质的消耗,同时减少肠蠕动,避免肠道并发症的发生。恢复期无并发症者可逐渐增加活动量。

(3)保证液体入量:充足的水分可使尿量增加,有利于伤寒杆菌内毒素的排出,从而减轻毒血症状。因此鼓励患者少量、多次饮水,口服量不足可静脉补充。

（4）口腔护理：加强口腔护理，防治口腔炎，重症患者口腔护理每天2~3次。

（5）用药护理：遵医嘱使用抗生素，观察用药后疗效及不良反应。应用喹诺酮类抗生素时要密切观察血常规变化及胃肠不适、失眠等不良反应的发生。氯霉素使用期间必须监测血常规变化，尤其是粒细胞减少症的发生，偶见再生障碍性贫血。

（6）执行接触隔离措施：按照肠道传染病常规进行消毒隔离。隔离期间注意患者的心理反应，减轻患者焦虑、孤独的情绪反应。鼓励家属探视，保持对患者的关心、照顾，维持对患者的心理支持和社会支持。临床症状消失后，每隔5~7 d送粪便进行伤寒杆菌培养，连续2次阴性才可解除隔离。

2. 营养失调

（1）介绍饮食控制重要性：在疾病进展期，进食生冷、过硬、刺激性强、多渣的食物或进食过饱等，易诱发肠道并发症。故应向患者及家属说明饮食控制的重要性，使患者及家属主动配合饮食管理，严格控制饮食。

（2）饮食原则：极期患者应给予营养丰富、清淡的流质或无渣半流饮食，少量多餐，避免过饱。有肠出血时应禁食，静脉补充营养。缓解期可给予易消化的高热量、高蛋白、富含维生素、少渣或无渣的流质或半流质饮食，避免刺激性和产气的食物，并观察进食后胃肠道反应。恢复期患者食欲好转，可逐渐恢复至正常饮食，但此时仍可能发生肠道并发症，应节制饮食，密切观察进食后反应。腹胀者给予低糖低脂食物，禁食牛奶，注意补充钾盐。过早进食多渣、坚硬和易产气的食物有诱发肠出血和肠穿孔的危险。

（3）营养状况监测：定期监测体重、血红蛋白、血清蛋白的变化。

3. 腹泻/便秘

（1）便秘：便秘患者排便时切忌过分用力，必要时用开塞露或生理盐水低压灌肠，忌用泻药。由于便秘可引起患者腹胀，缓解腹胀除调节饮食外，还可用松节油腹部热敷、肛管排气或生理盐水低压灌肠，但禁用新斯的明，因新斯的明可引起剧烈肠蠕动，诱发肠出血或肠穿孔。

（2）腹泻：注意评估腹泻次数，粪便的颜色、性状、量，持续时间，有无便血，注意检查大便隐血。遵医嘱补液，监测水、电解质、酸碱平衡状况。

4. 潜在并发症

（1）避免诱因：早下床活动或随意起床、过量饮食、饮食中含固体及纤维渣滓较多、用力排便时、腹胀、腹泻治疗性灌肠或用药不当等。

（2）观察并发症的征象：密切监测患者生命体征，及早识别肠道并发症的征象，血压下降、脉搏增快、体温下降、出冷汗、肠蠕动增快、便血提示肠出血征兆。小量出血时隐血试验阳性或粪便呈深褐色，中等量出血时粪便呈柏油样，大量出血时呈血便，严重时呈休克状态。患者突发右下腹剧痛，伴有恶心、呕吐、面色苍白、体温和血压下降、腹肌紧张等提示有肠穿孔的可能。发现异常时，及时通知医生并配合处理。

（3）肠出血和肠穿孔的护理：肠出血患者应绝对卧床休息，保持安静，必要时给予镇静剂。出血时禁食，遵医嘱静脉输液，给予止血药物，应严禁灌肠治疗。肠穿孔时给予胃肠减压，并积极准备手术治疗。

【健康指导】

1. 疾病预防指导

（1）管理传染源：对患者和带菌者应进行隔离或定期访视，给予规范和彻底治疗，对患者和带菌者执行接触隔离措施，至症状消失后15 d或症状消失后5 d和10 d各做尿粪培养，连续2次培养结果为阴性,方可解除隔离。接触者应医学观察 23 d,发热者应立即隔离。对高危人群应进行定期普查。

(2)切断传播途径:加强公共饮食卫生的管理,搞好粪便、水源和个人卫生管理,做到餐前、便后洗手,消灭苍蝇,即"三管一灭"。

(3)保护易感人群:对高危人群(如与带菌者密切接触者、出入伤寒流行区者等)可接种伤寒、副伤寒甲、乙三联菌苗或口服减毒活菌苗(如 Ty21a 株疫苗)进行预防,也可应急性口服复方磺胺甲唑,每次 2 片,每天 2 次,连服 3~5 d 进行预防。

2. 相关知识指导 帮助患者和家属掌握本病的有关知识和自我护理方法、家庭护理等。做好患者和家属工作,取得合作,伤寒恢复期不可因患者食欲大增而私带食品给患者吃,应采取"饥伤寒"的方法,阻止患者进食。患者出院后,仍应休息 1~2 周,恢复期应避免粗纤维,多渣饮食。若有带药出院者应按时按规则用药。督促患者定期复查,若有发热等不适,应及时就诊,以防复发或成为慢性带菌者。

3. 家庭护理指导 帮助患者家属掌握本病相关的护理措施。指导家属给予患者足够的水分、电解质和营养,保持室内空气流通。教会家属进行皮肤护理、发热护理、饮食护理及病情观察,防止患者继发感染。

二、细菌性痢疾

细菌性痢疾简称菌痢,是由志贺菌(又称痢疾杆菌)引起的肠道传染病,亦称为志贺菌病。主要表现为腹痛、腹泻、里急后重和黏液脓血便等。本病可伴有发热及全身毒血症状。其临床表现轻重不一,严重者可有感染性休克和(或)中毒性脑病,预后凶险。一般为急性,少数迁延成慢性。

【流行病学】

1. 传染源 主要为急性、慢性患者及带菌者。急性菌痢患者早期排菌量大、传染性强;而非典型患者、慢性患者及带菌者往往易被忽略,具有更大流行病学意义。

2. 传播途径 经消化道传播。主要借染菌的食物、饮水和手等经口感染。在流行季节可有食物型和水型的暴发流行,前者系食物被污染而使人类感染;后者系水源被粪便污染而致水型传播。在非流行季节,接触被患者或带菌污染的物体可受感染。

3. 人群易感性 普遍易感。但有两个发病高峰年龄段,即学龄前儿童和青壮年。病后可获得一定的免疫力,但短暂而不稳定,且不同群、型之间无交叉保护性免疫,故易重复感染。

4. 流行特征 菌痢主要集中在温带和亚热带地区,多见于卫生条件差的区域。在我国各地区全年均有发生,但以夏秋季多发,与苍蝇活动、夏季饮食习惯、机体抵抗力等因素有关。

【病因和发病机制】

志贺菌进入机体后是否发病,取决于 3 个要素:细菌数量、致病力和人体抵抗力。志贺菌进入消化道后,大部分被胃酸杀死,少数进入下消化道的细菌也可因正常菌群的拮抗作用、肠道分泌型 IgA 的阻断作用而不能致病。致病力强的志贺菌即使 10~100 个细菌进入人体也可引起发病。志贺菌经口进入,穿过胃酸屏障后,侵袭和生长在结肠黏膜上皮细胞,经基底膜进入固有层,并在其中繁殖、释放毒素,引起炎症反应和小血管循环障碍,炎性介质的释放使志贺菌进一步侵入并加重炎症反应,导致肠黏膜炎症、坏死及溃疡。由黏液、细胞碎屑、中性粒细胞、渗出液和血液形成黏液脓血便。

志贺菌释放的内毒素入血后,可以引起发热和毒血症,并可通过释放各种血管活性物质,引起

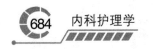

急性微循环衰竭,进而引起感染性休克、DIC及重要脏器功能衰竭,临床表现为中毒性菌痢。外毒素是由志贺菌志贺毒素基因编码的蛋白,它能不可逆地抑制蛋白质合成,从而导致上皮细胞损伤,可引起出血性结肠炎和溶血性尿毒症综合征。

【临床表现】

潜伏期数小时至7 d,一般1~4 d,潜伏期长短和临床症状长短及轻重主要取决于患者的年龄、抵抗力、感染细菌的数量、菌群毒力的不同。在菌属因素中,痢疾志贺菌感染多较重,宋内志贺菌感染多较轻,福氏志贺菌介于以上两者之间,但易转为慢性。根据病程长短和病情轻重可分为下列临床类型。

1.急性菌痢　根据毒血症状及肠道症状轻重分为4型。

(1)普通型(典型):起病急,高热伴畏寒、寒战,体温可高达39 ℃,伴头痛、乏力、食欲减退等全身不适;早期有恶心、呕吐,继而出现阵发性腹痛、腹泻和里急后重。排便次数增多,每天十几次至数十次,量少,粪便性状开始为稀便,可迅速转变为黏液脓血便。常有左下腹压痛及肠鸣音亢进。发热一般2~3 d后自行消退。腹泻常持续1~2周缓解或自愈,少数转为慢性。

(2)轻型(非典型):一般无全身毒血症状,不发热或低热。腹痛轻微,无里急后重,腹泻次数每天不超过10次,粪便糊状或稀便。病程短,3~7 d可痊愈,亦可转为慢性。

(3)重型:多见于老年、体弱、营养不良患者,急起发热,腹泻每日30次以上,为稀水脓血便,偶排出片状假膜,甚至大便失禁,腹痛、里急后重明显。后期可出现严重腹胀及中毒性麻痹,常伴呕吐,严重失水可引起周围循环衰竭。部分患者以中毒性休克为突出表现者,则体温不升,常有酸中毒和水、电解质平衡失调,少数患者出现心肾功能不全。

(4)中毒性痢疾:以2~7岁儿童多见,成人偶有发生。起病急骤,突起高热,病势凶险,有严重的全身毒血症状,精神萎靡、频发惊厥,迅速发生循环和(或)呼吸衰竭,而肠道症状较轻,但生理盐水灌肠或直肠拭子取标本镜检,可发现大量脓细胞和红细胞。根据其主要临床表现,可分为3型。

1)休克型(周围循环衰竭型):较多见,以感染性休克为主要表现。患者面色灰白、四肢厥冷、指甲发白、心率增快、脉搏细速、尿量减少。早期血压正常或稍低,晚期血压下降甚至不能测出,皮肤花纹明显,伴不同程度意识障碍,可出现心、肾功能不全的症状。

2)脑型(呼吸衰竭型):最为严重。表现为脑膜脑炎、颅内压增高,甚至脑疝,并出现中枢性呼吸系统衰竭。剧烈头痛、频繁呕吐,呈典型的喷射状呕吐。频繁或持续性惊厥、昏迷,瞳孔大小不等,可忽大忽小,对光反应迟钝或消失,眼球下沉呈落日征。呼吸节律不齐,深浅不匀,双吸气或叹息样呼吸,严重者可出现呼吸停止。

3)混合型:预后最为凶险,病死率较高。常出现惊厥,未能及时抢救则迅速发展为呼吸衰竭和循环衰竭。

2.慢性菌痢　病程反复发作或迁延不愈达2个月以上,即为慢性菌痢。导致菌痢慢性化的原因:①急性期治疗不及时或治疗不当,经正规治疗但因菌株耐药而转成慢性。②机体抵抗力低下,营养不良、有胃肠道慢性疾病,如慢性胆囊炎、慢性胃炎等,分泌型IgA缺乏导致抵抗力下降等。③与感染的细菌菌型有关,如福氏菌易导致慢性感染。临床分为3型。

(1)急性发作型:有菌痢病史,常因进食生冷或受凉、过度劳累等因素诱发急性发作,可出现腹痛、腹泻、脓血便,发热常不明显。

(2)慢性迁延型:最为多见。急性菌痢发作后,迁延不愈,长期有腹痛、腹泻或腹泻与便秘交替、稀黏液便或脓血便的表现。常有左下腹压痛,可扪及增粗的乙状结肠。长期腹泻导致营养不良、贫血、乏力等。

（3）慢性隐匿型：较少见。1 年内有痢疾史,而无临床症状。粪便培养可检出志贺菌,乙状结肠镜检查可有异常发现。

【治疗要点】

1. 急性菌痢

（1）一般治疗：执行接触隔离措施,防止经消化道和生活接触途径的传播,至临床症状消失、粪便培养连续 2 次阴性,方可解除隔离。注意饮食,维持水、电解质、酸碱平衡。

（2）病原治疗：自抗生素广泛应用以来,痢疾杆菌耐药不断增加,且呈多重耐药。近年来报道,本病对氯霉素、磺胺及呋喃唑酮等药的耐药率为 70% ~ 90%。故用药时应参考药敏试验,选择易被肠道吸收的口服药物,病情重或口服吸收不良时,加用肌内注射或静脉滴注抗生素。原则上疗程不宜短于 5 d,以减少恢复期带菌。

1）喹诺酮类：抗菌谱广,有强大的杀菌作用,对耐药菌株亦有较好的疗效,口服后可完全吸收,是目前成人菌痢的首选药。常用诺氟沙星,成人每次 0.2 ~ 0.4 g,每日 4 次口服,疗程 5 ~ 7 d。亦可选用其他喹诺酮类药物,如环丙沙星、氧氟沙星。因本药影响骨骺发育,故孕妇、儿童及哺乳期妇女慎用。

2）复方磺胺甲噁唑：虽对本病致耐药菌株有所增加,多数患者仍有较好的疗效。

3）其他：近年报告有口服头孢曲松、黄连素者,也可用庆大复霉素、阿米卡星等。

（3）对症治疗：高热可用退热药及物理降温,腹痛剧烈可用解痉药如阿托品、颠茄合剂。毒血症状严重者,可酌情小剂量应用肾上腺糖皮质激素。

2. 慢性菌痢

（1）病原治疗：应根据病原菌分离及细菌药敏试验,合理选择有效的抗菌药物。可联合应用两种不同类型的抗菌药物,疗程延长到 10 ~ 14 d,重复 1 ~ 3 个疗程。亦可应用药物保留灌肠疗法,灌肠液内加用小量糖皮质激素,以增加其渗透作用而提高疗效。

（2）对症治疗：肠功能紊乱者可用镇静、解痉药物。出现肠道菌群失调,可用微生态制剂如乳酸杆菌或双歧杆菌制剂。如并存其他慢性疾病,应积极给予相应的治疗。

3. 中毒性痢疾 本病病势凶险,应早期诊断,及时采用综合抢救措施。

（1）病原治疗：应用有效的抗菌药物静脉滴注,如选用环丙沙星或氧氟沙星,或选用第 3 代头孢菌素如头孢噻肟。亦可两类药物联合应用,病情好转后改口服用药。

（2）对症治疗

1）降温、镇静：高热给予药物降温及物理降温,如高热伴躁动不安及反复惊厥者,可用亚冬眠疗法,争取短时间内使体温降至 36 ~ 37 ℃。

2）休克型：应积极抗休克治疗。①扩充血容量、纠正酸中毒和维持水与电解质平衡,快速静脉滴注低分子右旋糖酐及葡萄糖盐水,给予碱性溶液纠正酸中毒。②在扩充血容量的基础上,应用山莨菪碱或阿托品解除微血管痉挛,如血压仍不回升,则可加升压药,以增加心肌收缩力,降低周围血管阻力及改善重要脏器的血液灌注。③注意保护重要脏器功能。④短期应用糖皮质激素。

3）脑型：①脑水肿可用 20% 甘露醇脱水,及时应用血管扩张剂以改善脑血管痉挛,小可应用糖皮质激素。②防治呼吸衰竭则可用呼吸兴奋剂,必要时气管插管或切开及应用人工呼吸器。

【护理评估】

1. 病史 评估患者的饮食情况和个人卫生习惯,尤其是发病前有无不洁饮食史或与菌痢患者接触史,以及个人和居住地及旅居处的卫生状况。

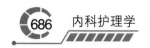

2.身体状况　评估患者是否出现高热伴寒战、头痛、食欲减退;腹痛、腹泻、里急后重;粪便量少,稀便或水样便、黏液脓血便等。

3.实验室检查　血常规、粪便检查、粪便培养。

【主要护理诊断/问题】

1.体温过高　与痢疾杆菌内毒素激活细胞释放内源性致热原,作用于体温中枢导致体温升高有关。

2.腹泻　与肠道炎症、广泛浅表性溃疡形成导致肠蠕动增强、肠痉挛有关。

3.组织灌注无效　与中毒性菌痢导致微循环障碍有关。

4.潜在并发症　中枢性呼吸衰竭。

【护理措施】

1.体温过高

(1)监测体温变化:监测体温变化,注意热型、发热持续时间、有无伴随症状。心理、脉搏、血压、呼吸等是否发生变化。

(2)注意休息:保持室内环境卫生,发热时应卧床休息。

(3)病情观察:注意观察患者体温、脉搏、呼吸血压、神志等生命体征的变化,以及出、入水量和体重、发热引起的身心反应变化,治疗及护理效果等。

(4)降温:应积极采取物理降温方法,可用冷敷头部或大动脉,25%～30%酒精溶液或32～36 ℃温水擦浴,冷盐水灌肠。如降温效果不明显,为防止小儿发生惊厥,可遵医嘱采用药物降温,高热惊厥者应用冬眠疗法或亚冬眠疗法。

(5)健康教育:向患者及家属讲解发热的原因、诱因和物理降温的方法,鼓励患者提出问题,并给予耐心解答,使其解除焦虑,同时还应向患者、家属介绍发热时的休息、饮食、饮水的要求及物理降温方法。

2.腹泻

(1)隔离措施:严格执行接触隔离措施,注意粪便、便器和尿布的消毒处理。解除隔离要求为急性期症状消失,粪检阴性,粪便培养连续两次阴性。

(2)腹泻的观察:观察排便次数、量、形状及伴随症状,采集含有脓血、黏液部分的新鲜粪便作为标本送检,以提高阳性率。慢性菌痢者注意一般状况的改善,如体重、营养状况等。怀疑中毒性菌痢患者,如尚未排便,可用肛拭子采集标本。

(3)休息:急性期患者腹泻频繁、全身症状明显者应卧床休息,保持心情舒畅,有利于减轻不适。频繁腹泻伴发热、疲乏无力、严重脱水者应协助患者床旁排便。

(4)皮肤护理:每次排便后清洗肛周,并涂以润滑剂,减少刺激。每天用温水或1∶5 000高锰酸钾溶液坐浴,防止感染。伴明显里急后重者,嘱患者排便时不要过度用力,以免脱肛。发生脱肛时,可戴橡胶手套助其回纳。

(5)饮食护理:严重腹泻伴呕吐者可暂禁食,静脉补充所需营养,使肠道得到充分休息。能进食者,以进食高热量、高蛋白、富含维生素、少渣,易消化清淡流质或半流质饮食为原则,避免生冷、多渣、油腻或刺激性食物。少量多餐,可饮糖盐水。病情好转逐渐过渡至正常饮食。

(6)保持水、电解质平衡:详细记录每天出入液量情况,同时根据血液生化检查结果补充水及电解质,避免发生脱水及电解质紊乱。轻者可口服补液盐溶液,严重者静脉补液。

(7)用药护理:遵医嘱使用抗菌药,如诺氟沙星、复方磺胺甲唑等。注意观察胃肠道反应、肾毒性、过敏、粒细胞减少等不良反应。早期禁用止泻药,便于毒素排出。

3. 组织灌注无效

(1)病情观察:对休克型患者应严密监测其生命体征、神志、尿量,如有脉搏细速、血压下降、面色苍白、四肢湿冷、尿少、烦躁等休克征象,通知医生。

(2)休息与体位:患者应绝对卧床休息,置患者平卧位或休克体位(头部和下肢均抬高30°),小儿去枕平卧,头偏向一侧。

(3)保暖:由于循环衰竭患者末梢循环不好,应注意保暖,可调高室温,减少暴露部位,加盖棉被,喝热饮料,放置热水袋,但要注意防止烫伤。

(4)抗休克治疗的护理:建立静脉通路,记录24 h出入量有利于判断病情和调整补液速度。遵医嘱予以扩容、纠正酸中毒等抗休克治疗。扩容时,应根据血压、尿量随时调整输液速度。在快速扩容阶段,应观察脉率呼吸,注意有无呼吸困难、咳泡沫痰及肺底湿啰音,防止补液不当造成的肺水肿及左心衰竭。应用血管活性药物时,维持适当的浓度和速度。注意观察药物的疗效和不良反应。如果应用阿托品,应注意区分阿托品化和阿托品中毒。

(5)抗休克治疗有效的指征:患者面色转红、发绀消失、肢端转暖、血压渐上升,提示组织灌注良好;收缩压维持在80 mmHg以上,脉压>30 mmHg,脉搏<100次/min且充盈有力;尿量>30 mL/h,表示肾血液灌注良好。

4. 潜在并发症

(1)密切观察患者有无呼吸节律、频率、深度改变。

(2)保持患者呼吸道通畅,呼吸道分泌物多时及时给予吸痰。

(3)氧疗:给予吸氧,监测血氧饱和度、动脉血气分析,观察氧疗效果。可经鼻导管给氧,氧流量为2~4 L/min,必要时4~6 L/min。

(4)准备好气管插管、气管切开包、人工呼吸机等急救器械及药物。

(5)遵医嘱使用脱水剂、呼吸兴奋剂等。

【健康指导】

1. 疾病预防指导

(1)管理传染源:加强肠道门诊,及早发现患者,及时隔离,彻底治疗。患者症状消失后粪便培养连续2次阴性方可解除隔离,解除隔离者医学观察7 d。从事服务性行业如托幼、饮食行业等单位人员,应定期体检,发现慢性带菌者,应暂离原工作岗位,彻底治愈之后方可恢复原工作。

(2)切断传播途径:是预防菌痢的主要措施。做好饮食、饮水和环境卫生,防止"病从口入"。注意个人卫生,养成良好的个人卫生习惯,饭前便后要洗手,餐具要消毒。

(3)保护易感人群:在痢疾流行期间,口服多价痢疾减毒活疫苗。流行季节亦可采用中草药预防。

2. 相关知识指导 菌痢患者应及时隔离、治疗,粪便消毒对于传染源的控制极为重要,应向患者及家属说明。遵医嘱按时、按量、按疗程坚持服药,争取急性期彻底治愈,以防转变为慢性菌痢。慢性菌痢患者可因进食生冷食物、暴饮暴食、过度紧张和劳累、受凉、情绪波动等诱发急性发作,应注意避免诱发因素。加强体育锻炼,保持生活规律,复发时及时治疗。

三、霍乱

霍乱是由霍乱弧菌引起的烈性肠道传染病,发病急,传播快,是亚洲、非洲大部分地区腹泻的重

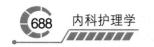

要原因,属国际检疫传染病,在我国属于甲类传染病。临床上以骤然剧烈泻吐、排泄大量水样肠内容物、脱水、肌痉挛及循环衰竭为特征。一般以轻症多见,带菌者亦较多,但重症及典型患者治疗不及时可因休克、尿毒症或酸中毒而死亡。

【流行病学】

1. 传染源　患者和带菌者是霍乱的主要传染源。中、重型患者排菌量大,传染性强,轻型患者、隐性感染者、潜伏期、恢复期带菌者不易被发现,因而不能及时隔离和治疗,但该类患者在疾病传播上起着重要作用。

2. 传播途径　通过消化道传播。霍乱弧菌可经水、食物、生活接触和苍蝇等途径传播,因水源极易被患者吐泻物所污染,所以水传播是最重要的传播途径。且霍乱弧菌在水中存活时间较长,易感者既可因直接饮用传染的生水而感染,也可通过水对食物、餐具的污染而感染,所以经水传播的霍乱常呈暴发流行。食物传播的作用仅次于水,故食物被污染也可形成食物型暴发流行。日常生活接触,苍蝇的传播是散发病例的主要传播途径。

3. 人群易感性　普遍易感,病后可产生一定的免疫力,可产生抗菌抗体和抗肠毒素抗体,但维持时间短,有再感染的可能。

4. 流行特征　热带地区全年均可发病,我国以夏秋季流行为主,高峰期在7—8月。病例无家庭聚集性,发病以成人为主,男多于女。主要经水和食物传播,O_{139}群是首次发现的新流行株,人群普遍易感。在霍乱地方性流行区,人群对 O_1 群霍乱弧菌有免疫力,但不能保护免受 O_{139} 群霍乱弧菌感染。现有的霍乱菌苗对 O_{139} 群霍乱无保护作用。

【发病机制与病理改变】

霍乱弧菌经口腔进入胃后,在正常情况下,一般可被胃液杀灭,但当胃液分泌减少或入侵弧菌数量较多时,未被杀死的弧菌进入小肠,在碱性肠液内迅速大量繁殖,产生外毒素,即霍乱肠毒素。肠毒素能与肠黏膜上皮细胞上的霍乱弧菌受体(神经节苷脂)迅速结合,从而激活黏膜细胞中的腺苷酸环化酶(AC),促使三磷酸腺苷(ATP)转变为环磷酸腺苷(cAMP),细胞内 cAMP 浓度升高,刺激隐窝细胞分泌水、氯化物、碳酸氢盐的功能加强,同时抑制绒毛细胞对钠和氯离子的吸收,使水和氯化钠在肠腔积聚,引起严重水样腹泻。肠毒素作用于肠道杯状细胞,使大量黏液微粒出现于肠液中,形成米泔水样粪便。由于肠液大量丢失,产生严重脱水、电解质紊乱、酸中毒及周围循环衰竭。

【临床表现】

潜伏期平均1~3 d,短者数小时,长者达7 d。多数患者起病急,少数患者有乏力、头晕、腹胀、轻度腹泻等前驱症状。

1. 典型霍乱　病程分为3期。

(1)泻吐期:多数以急剧腹泻开始,继而呕吐,无发热、腹痛和里急后重。大便量多,每天数次至数十次,初为黄色稀水便,量多,后转为米泔水样,无粪臭。有肠道出血者粪便呈洗肉水样。呕吐常为喷射状,多无恶心,轻者可无呕吐,呕吐物先为胃内容物,后为米泔水样。本期持续数小时至2 d。

(2)脱水期:严重泻吐后出现脱水、电解质紊乱、代谢性酸中毒甚至循环衰竭。此期一般为数小时至3 d。表现为:①脱水,轻度脱水患者可见皮肤黏膜稍干燥,皮肤弹性略差,失水量约1 000 mL,儿童70~80 mL/kg;中度脱水患者皮肤弹性差,眼窝凹陷,声音轻度嘶哑,血压下降及尿量减少,失水量约为3 000 mL,儿童80~100 mL/kg;重度脱水者皮肤无弹性,眼球下陷,面颊深凹,手指皱瘪,舟状腹,神志淡漠或烦躁不安,失水量约4 000 mL,儿童100~120 mL/kg。②周围循环衰竭,严重失水可引起低血容量性休克。患者表现为四肢厥冷、脉搏细速、血压下降、少尿或无尿、意识障碍、烦躁不安、嗜睡甚至昏迷。③肌肉痉挛,多见于腓肠肌和腹直肌,由于泻吐使钠盐大量丢失所致。表现为痉挛部位的疼痛、肌肉呈强直状态。④低钾综合征,表现为肌张力减弱、腱反射消失、鼓肠甚至心律失常。⑤代谢性酸中毒,临床表现为呼吸增快,严重者可有意识障碍甚至昏迷。

(3)反应期(恢复期):腹泻停止、脱水纠正后,患者症状逐渐消失,尿量增加,体温、脉搏、血压恢复正常。约1/3患者有反应性发热,可能由于循环改善后残存的肠内毒素继续吸收所致,多波动38~39 ℃,持续1~3 d后可自行消退。

2. 临床类型 根据脱水程度、血压及尿量等,将霍乱分为4型。①无症状型:感染者无任何症状,仅呈排菌状态,称接触带菌者或健康带菌者,排菌期一般为5~10 d。②轻型:患者微感不适,每天腹泻少于10次,粪质软或稀,无呕吐及脱水表现,血压、脉搏均正常,尿量稍减少。③中型:每天泻吐达10~20次。米泔水样便,有一定程度的脱水。血压稍低,脉细数,少尿。④重型:泻吐频繁,每天20次以上,脱水严重,血压低甚至不能测出,脉细弱常不能触及,无尿。⑤暴发型(中毒型):又称干性霍乱,极罕见。起病急骤,起病后迅速进入休克状态,无泻吐或泻吐较轻,无脱水或仅轻度脱水,但有严重中毒性循环衰竭。

3. 并发症 ①急性肾衰竭:为最常见的并发症,也是常见的死亡原因。②急性肺水肿:严重脱水快速补液时,若不及时纠正酸中毒可诱发急性肺水肿。

【诊断要点】

1. 诊断标准 符合下列各项之一者,即可确诊为霍乱:①凡有泻吐症状,粪便培养霍乱弧菌阳性者。②于霍乱流行期间,在疫区内有典型症状。虽粪便培养未发现霍乱弧菌但无其他原因可查者,经双份血清凝集试验,效价呈4倍增长。③在流行病学调查中,发现首次粪便培养阳性前后各5 d内,有腹泻症状及接触史,可诊断为轻型霍乱。

2. 疑似诊断 具有下列两项之一者,可诊断为疑似霍乱:①凡有典型症状的首发病例,病原学检查未确定之前;②霍乱流行期间有明确接触史,且发生腹泻、呕吐症状,而无其他原因可查者。疑似患者应进行隔离、消毒,并每日做粪便培养。若连续2次粪便培养阴性,可作否定诊断,并作为疫情订正报告。

3. 带菌者 无霍乱临床表现,但粪便、呕吐物或肛拭子细菌培养分离到霍乱弧菌者。

【治疗要点】

1. 隔离 按甲类传染病严格隔离,及时上报疫情,确诊患者和疑似病例分开隔离。患者症状消失后,隔天粪便培养1次,连续3次粪便培养阴性后或症状消失后14 d方可解除隔离。

2. 补液疗法 是治疗本病的关键环节。重症患者立即静脉补液,原则:早期迅速、足量,先盐后糖,先快后慢,纠酸补钙,见尿补钾。

3. 抗生素 是治疗霍乱的重要措施,能减少腹泻量和缩短排菌期,但不能替代补液疗法。常用药物有多西环素、四环素、诺氟沙星、环丙沙星、复方磺胺甲噁唑等。

4. 对症治疗

(1)纠正酸中毒:重型患者在输注541溶液的基础上应酌情应用5%碳酸氢钠溶液。

(2)纠正休克和心力衰竭:少数患者经补液后血容量基本恢复,皮肤黏膜脱水表现已逐渐消失,但血压仍低者,可应用地塞米松20~40 mg或氢化可的松100~300 mg,静脉滴注,并可加用血管活性药物多巴胺和间羟胺静脉滴注。如出现心衰、肺水肿,则应暂停或减慢输液速度,应用强心药去乙酰毛花苷0.4 mg或毒毛花苷K 0.25 mg加葡萄糖注射液20 mL,缓慢静脉注射。必要时应用呋塞米20~40 mg静脉注射。镇静,亦可应用哌替啶50 mg肌内注射。严重氮质血症者可行血液透析。

（3）纠正低血钾：补液过程中出现低血钾者应静脉滴入氯化钾,浓度一般不超过 0.3%,轻度低血钾者可口服补钾。

（4）抗肠毒素治疗：目前认为氯丙嗪对小肠上皮细胞的腺苷环化酶有抑制作用,临床应用能减轻腹泻,可应用 1 ~ 2 mg/kg 计算药量,口服或肌内注射。小檗碱亦有抑制肠毒素,减少分泌和抗菌作用,成人 0.3 g/次,3 次/d,口服。小儿 50 mg/kg 计算药量,分 3 次口服。有心力衰竭者应放慢输液或暂停输液,并给予快速洋地黄制剂,对急性肾衰竭者,应纠正酸中毒及电解质紊乱,严重氮质血症者可做血液透析。

【主要护理诊断/问题】

1.腹泻　与霍乱肠毒素作用于肠道有关。

2.组织灌注无效　与频繁剧烈的泻吐导致严重脱水、循环衰竭有关。

3.恐惧　与突然起病、病情发展迅速、严重脱水导致极度不适,实施严格解除隔离措施有关。

【护理措施】

1.腹泻

（1）记录大便次数、形状、量,及时留便做细菌培养。频繁腹泻伴发热、全身无力、严重脱水者,医护人员应协助患者床边解大便,以减少体力消耗。

（2）大便频繁者,便后在肛周涂凡士林,以防糜烂,每天用 1∶5 000 高锰酸钾溶液坐浴,以保持肛周皮肤清洁及避免感染。

（3）伴明显里急后重者,嘱患者排便时不要用力过度,以防脱肛。脱肛者,用手拿消毒纱块轻揉局部,帮助肛管回纳。

2.组织灌注无效

（1）病情观察：密切观察患者生命体征和神志的变化,每 0.5 ~ 1.0 h 测量及记录 1 次。观察及记录呕吐物及排泄物的颜色、性质、量、次数;严格记录 24 h 出入量。根据皮肤黏膜弹性、尿量、血压、神志等变化判断脱水程度。结合实验室检查如血清钠、钾、氯、钙、二氧化碳结合力、尿素氮等,评估水、电解质和酸碱平衡情况,为判断补液量和为进一步治疗提供依据。及时采集泻吐物送检。

（2）补液治疗：遵医嘱进行补液治疗,是抢救霍乱患者的关键。迅速建立至少两条静脉通路,有条件者可作为中心静脉穿刺,输液的同时监测中心静脉压的变化,为判断病情和疗效提供依据。根据脱水程度和病情轻重确定输液量和速度,制订周密的输液计划,可应用输液泵以保证及时准确地输入液体。加压输液或快速输液时,应加温至 37 ~ 38 ℃,以免因快速输入大量液体出现不良反应。在输液过程中,应观察患者脉搏、血压,注意是否有烦躁、胸闷、咳嗽、心悸、气促等表现。如果患者出现脉搏突然加快,伴有气促、颈静脉充盈、肺部闻及湿啰音等,应警惕急性肺水肿的发生,及时进行抢救。观察输液效果:患者的血压是否回升、皮肤弹性是否好转、尿量是否正常等。若患者循环好转后出现四肢无力、鼓肠、脉搏不整等情况,提示其发生低钾血症,做好补钾准备。

（3）饮食护理：剧烈泻吐时,应暂时禁食。当临床症状逐渐好转,可给予少量多次饮水。病情控制后逐步过渡到温热低脂流质饮食,如果汁、米汤、淡盐水等,避免饮用牛奶、豆浆等易引起肠胀气的食物。

（4）生活护理：卧床休息,床边放置容器便于患者拿取,协助其床边排便(注意遮挡),减少患者往返如厕对体力的消耗。加强臀部皮肤护理,卧床患者注意预防压疮,呕吐时取头侧位,避免造成窒息或吸入性肺炎。呕吐后协助患者用温水漱口。患者的泻吐物应严格消毒。

（5）用药及对症护理：遵医嘱使用敏感抗菌药物,注意观察其不良反应。肌肉痉挛时,如腹直肌、腓肠肌痉挛等,应按医嘱给予药物治疗,用局部热敷、按摩等方法解除肌肉痉挛。

3.恐惧

(1)评估恐惧的原因:霍乱患者往往突然起病、病情发展迅速、剧烈泻吐,机体状况可迅速恶化。本病属于烈性肠道传染病,必须实施严密隔离和消化道隔离。这些易加重患者的思想负担,给患者带来极度恐惧。

(2)知识教育:向患者及家属解释本病的发生、发展过程,说明严密隔离的重要性及隔离期限。隔离期间帮助患者尽快熟悉和适应陌生的环境,缓解其恐惧情绪。

(3)精神支持:护士应积极、主动地帮助患者树立治病信心和增强安全感,与患者进行有效沟通,让患者充分表达自己的情感,以了解患者的顾虑、困难,予以精心护理,包括帮助患者及时清除排泄物,及时更换污染的床单,创造清洁舒适的环境。

【健康指导】

1.疾病预防指导

(1)管理传染源:加强对传染源的管理是控制霍乱流行的重要环节。设置肠道门诊,健全疫情报告制度。对腹泻患者进行登记和采集粪便培养是发现霍乱患者的重要方法。对接触者应严密检疫5 d,留粪便培养并服用预防性药物。

(2)切断传播途径:改善环境卫生,加强饮水和食品的消毒管理,对患者和带菌者的粪便、其他排泄物和用具、衣被等进行消毒处理,消灭苍蝇等传播媒介。向公众解释霍乱早期的症状,指导公众养成良好卫生习惯,不食不洁、生冷或变质食物。饭前便后要洗手。霍乱流行期间,大力宣传,自觉停止一切宴请聚餐,有吐、泻症状者及时到医院肠道门诊就医。

(3)保护易感人群:积极锻炼身体,提高抗病能力,霍乱流行时,有选择地为疫区人群接种霍乱菌苗。

2.相关知识指导

(1)养成良好的卫生习惯,如饭前便后洗手、不饮生水、不吃生食、不淋水、清洗并经常消毒餐具;管理好水源及垃圾;开展爱国卫生运动,经常灭蝇、灭蟑螂、灭鼠等;管好病从口入关。

(2)向患者及家属解释本病的发生、发展过程,说明严密隔离的重要性及隔离期限等,强调补液、休息对疾病治疗的重要性,使患者配合治疗,以尽快控制病情发展。

四、鼠疫

【流行病学】

1.传染源

(1)鼠疫染疫动物:自然感染鼠疫的动物都可以作为人间鼠疫的传染源,包括啮齿类动物(鼠类、旱獭等)、野生食肉类动物(狐狸、狼、猞猁、鼬等)、野生偶蹄类动物(黄羊、岩羊、马鹿等)、家养动物(犬、猫、藏系绵羊等)。其中,最主要的传染源是啮齿类动物。

(2)鼠疫患者:主要是肺鼠疫患者,在疾病早期即具有传染性。败血型鼠疫、腺肿发生破溃的腺鼠疫患者等也可作为传染源。无症状感染者不具有传染性。

2.传播途径

(1)经跳蚤叮咬传播:人类鼠疫的首发病例多由跳蚤叮咬所致,最常见的是印鼠客蚤。此种跳蚤在世界性范围内分布广泛,主要寄生于家栖鼠类。其次是不同类型鼠疫自然疫源地宿主动物的主要寄生蚤。

（2）经直接接触传播：人类通过捕猎、宰杀、剥皮及食肉等方式直接接触染疫动物。鼠疫耶尔森菌（简称鼠疫菌）可以通过手部伤口或黏膜，包括非常细小的伤口，如手指的倒刺等进入人体，然后经淋巴管或血液引起腺鼠疫或败血型鼠疫。

（3）经飞沫传播：肺鼠疫患者或动物呼吸道分泌物中含有大量鼠疫菌。可通过呼吸、咳嗽排入周围空气中，形成细菌微粒及气溶胶，造成肺鼠疫传播。

（4）实验室感染：鼠疫实验室工作人员由于防护不严、操作不当和实验室事故，可通过吸入、锐器刺伤等途径感染鼠疫。

3. **人群易感性**　人类对鼠疫普遍易感，没有天然免疫力，在流行病学上表现出的差异与接触传染源的机会和频次有关。

4. **流行特征**　人类鼠疫耶尔森菌感染以非洲、亚洲、美洲发病最多。亚洲主要在越南、尼泊尔、缅甸、印度、俄罗斯和蒙古有流行或病例发生。我国主要发生在云南和青藏高原。人类鼠疫多发生在夏秋季，与鼠类繁殖活动相关。

【发病机制与病理改变】

当人类被携带鼠疫菌的跳蚤叮咬后，通常叮咬的局部无明显反应，鼠疫菌经皮肤进入人体后，首先沿淋巴管到达局部淋巴结，在其中繁殖，引起出血性坏死性淋巴结炎，感染的腺体极度肿胀，充血坏死，即为"腺鼠疫"，周围组织亦水肿、出血。鼠疫菌可冲破局部的淋巴屏障，继续沿着淋巴系统扩散，侵犯其他淋巴结。鼠疫菌及内毒素，也可经淋巴循环系统进入血循环，引起败血症，出现严重中毒症状，包括严重的皮肤黏膜出血（故鼠疫曾被称为"黑死病"），然后侵入肺组织引起继发性肺鼠疫。当人类吸入一定数量的鼠疫菌后，可引发原发性肺鼠疫。

鼠疫的基本病理改变为淋巴管、血管内皮细胞损害和急性出血坏死性炎症。腺鼠疫为淋巴结的出血性炎症和凝固性坏死；肺鼠疫肺部病变以充血、水肿、出血为主；发生鼠疫败血症时，全身各组织、脏器均可有充血、水肿、出血及坏死改变。

【临床表现】

鼠疫的潜伏期一般在 $1\sim6$ d，多为 $2\sim3$ d，个别病例可达 $8\sim9$ d。起病急骤，寒战、高热、体温突然上升至 $39\sim41$ ℃，呈稽留热，剧烈头痛，有时出现中枢性呕吐、呼吸急促、心动过速、血压下降。重症患者早期即可出现血压下降、意识不清、谵妄等。鼠疫临床分为腺型、肺型、败血型及轻型等。

1. **腺鼠疫**　最常见，除具有鼠疫的全身表现外，受侵部位所属淋巴结肿大为其主要特点。一般在发病的同时或 $1\sim2$ d 出现淋巴结肿大，可以发生在任何被侵犯部位的所属淋巴结，以腹股沟、腋下、颈部等为多见，多为单侧。淋巴结肿大与发热同时出现，表现为迅速的弥漫性淋巴结肿胀，典型的表现为淋巴结明显触痛而坚硬，与皮下组织粘连，失去移动性，周围组织充血和出血。由于疼痛剧烈，患侧常呈强迫体位。

2. **肺鼠疫**　根据传播途径不同，肺鼠疫可分为原发性和继发性两种类型。原发肺鼠疫起病急骤，寒战高热，在起病 $24\sim36$ h 可发生剧烈胸痛、咳嗽、咳大量泡沫粉红色或鲜红色血痰；呼吸急促并呼吸困难；肺部仅可闻及少量散在湿啰音或轻微的胸膜摩擦音，较少的肺部体征与严重的全身症状常不相称。胸部 X 射线检查呈支气管肺炎改变。继发性肺鼠疫是在腺鼠疫或败血症型鼠疫症状基础上，病情突然加剧，出现原发性肺鼠疫呼吸系统表现。

3. **败血症型鼠疫**　亦称暴发型鼠疫，为最凶险的一型，病死率极高。亦可分为原发性和继发性两种类型。原发败血症型鼠疫亦称暴发型鼠疫，较少见。继发性者病初有肺鼠疫、腺鼠疫或其他类型的相应表现而病情进一步加重。其主要表现为寒战高热或体温不升、神志不清、谵妄或昏迷，进而发生感染性休克。病情进展异常迅猛,常于 1～3 d 死亡。因皮肤广泛出血、瘀斑、发绀、坏死,故死后尸体呈紫黑色,俗称"黑死病"。

4.脑膜炎型鼠疫　脑膜炎型鼠疫多继发于败血症型鼠疫,具有严重的中枢神经系统症状。如剧烈头痛、昏睡、颈强直、谵语、妄动、呕吐频繁,巴氏征和克氏征阳性,颅内压增高,脑脊液中可检出鼠疫菌。

5.眼鼠疫　除具有鼠疫的全身感染症状之外,具有严重的上下眼睑水肿等重症结膜炎表现。

6.皮肤鼠疫　除具有鼠疫的全身感染症状之外,皮肤出现剧痛性红色丘疹,其后逐渐隆起,形成血性水疱,周边呈灰黑色,基底坚硬。水疱破溃后创面也呈灰黑色。

【诊断要点】

1.流行病学史　患者发病前 10 d 内到过动物鼠疫流行区。在 10 d 内接触过来自鼠疫疫区的疫源动物、动物制品、进入过鼠疫实验室或接触过鼠疫实验用品。患者发病前 10 d 内接触过具有临床表现特征的患者,并发生具有类似表现的疾病。

2.临床表现　突然发病、严重的全身中毒。症状及早期衰竭、出血倾向,并有淋巴结肿大、咳嗽、胸痛、咳血性痰及呼吸困难等肺部受累表现或出现败血症等。

3.实验室检查　从淋巴结穿刺液、脓血等标本中检出鼠疫耶尔森菌,血清学检测阳性。

【治疗要点】

凡确诊或疑似鼠疫患者,均应迅速组织严密的隔离,就地治疗,不宜转送。

1.一般治疗

(1)严格隔离消毒患者:病区内必须做到无鼠、无蚤。入院时对患者做好卫生处理(更衣、灭蚤及消毒)。病区、室内定期进行消毒,患者排泄物和分泌物应用含氯石灰或甲酚皂液彻底消毒。

(2)饮食与补液:急性期应卧床休息,给予患者流质饮食或葡萄糖、生理盐水静脉滴注,维持水、电解质平衡。

2.病原治疗　治疗原则是早期、联合、足量、应用敏感的抗菌药物。可选用下列抗生素联合应用。

(1)庆大霉素:每次 8 万 U,每日 2～3 次,肌肉注射,亦可静脉滴注,疗程 7～10 d。

(2)四环素:每日 2 g,分 4 次口服或静脉滴注,好转后减量,疗程 7～10 d。

(3)氯霉素:同四环素。对脑膜炎型鼠疫尤为适宜。

(4)链霉素:每次 0.5 g,每 6 h 1 次肌内注射,2 d 后减半,疗程 7～10 d,宜与其他抗生素如四环素等合用。

(5)其他:也可选用第 3 代头孢菌素。

3.对症治疗　高热者给予冰敷、酒精擦浴等物理降温措施。体温>38.5 ℃,或全身酸痛明显者,可使用解热镇痛药,儿童禁用水杨酸类解热镇痛药。烦躁不安或疼痛者用镇静镇痛剂。注意保护重要脏器功能,有心力衰竭或休克者,及时强心和抗休克治疗。有 DIC 者在给予血小板、新鲜冰冻血浆和纤维蛋白原等进行替代治疗的同时给予肝素抗凝治疗。中毒症状严重者可适当使用肾上腺皮质激素。

4.预防性治疗　对鼠疫患者的直接接触者、被疫区跳蚤叮咬的人、接触了染疫动物分泌物及血液者,以及鼠疫实验室工作人员操作鼠疫菌时发生意外事故的,均应当进行鼠疫预防性治疗(表 10-4-1)。

表 10-4-1 鼠疫预防性治疗用药指导

药物	对象	剂量	间隔/h	途径	疗程/d
四环素	成人	1~2 g/d	6 或 12	口服	7
	儿童(9 岁)	25~50 mg/kg/d	6 或 12	口服	7
多西环素	成人/儿童(9 岁)	100~200/mg/d	12 或 24	口服	7
TMP/SMZ	成人	1.6 g/d	12 或 24	口服	7
复方磺胺甲噁唑	儿童(2 岁)	40 mg/kg/d	12	口服	7
环丙沙星	成人	400 mg/d	12	口服	7
	儿童	尽量避免使用			

【主要护理诊断/问题】

1.潜在并发症 感染性休克、败血症、DIC。

2.舒适度改变 与全身疼痛、淋巴结肿痛与鼠疫耶尔森菌感染致全身中毒、出血性坏死性淋巴结炎症有关。

3.皮肤完整性受损 与皮肤型鼠疫致局部红斑、疱疹、皮肤坏死等有关。

【护理措施】

1.潜在并发症

(1)隔离措施:鼠疫属于国家法定甲类传染病,需执行严格隔离,包括接触隔离和呼吸隔离措施。各型鼠疫患者应分开隔离,住单人房间,定时空气消毒。对室内地面、墙壁和门窗及暴露的用具用 0.2%~0.5% 过氧乙酸溶液或有效氯消毒剂喷雾,作用时间不少于 60 min。患者做好更衣、灭蚤措施,所用物品、呼吸道分泌物及污染物品按要求用含氯石灰和来苏液彻底消毒。医护人员接触患者时严格自我防护,穿隔离衣、隔离鞋,戴双层口罩、帽子、护目镜、手套。医护人员有呼吸道感染或手部皮肤破损时,应停止护理患者。

(2)病情监测:密切监测患者生命体征的变化,肺鼠疫患者应注意其肺部体征是否与全身中毒症状不相符,注意有无败血症征象。败血症型鼠疫患者应注意识别高热、谵妄、昏迷、气急、脉搏细速、血压下降等感染性休克的征象,还要密切监测有无黏膜瘀点、瘀斑,皮肤坏死、呕血、便血等 DIC 的表现。一旦出现上述征象,立即配合医生及时抢救。

(3)用药护理:早期应用抗生素对提高治疗效果、降低病死率极为关键。应向患者说明应用抗生素控制感染的重要性,取得患者的配合。熟悉治疗鼠疫的常用抗生素的使用方法,注意联合应用的配伍禁忌,观察药物的过敏反应和毒副作用,如链霉素和庆大霉素可引起听力障碍和肾损伤,氯霉素可导致骨髓抑制等。应用时注意链霉素可单独应用,不需联合其他抗生素;静脉滴注四环素时宜单独输注;庆大霉素静脉滴注速度不宜过快,以免引起呼吸抑制。

2.舒适度改变

(1)疼痛观察:注意观察疼痛的部位、性质、程度、持续时间。注意疼痛部位淋巴结数量、部位、质地和肿大程度,有无与周围组织粘连,是否有化脓。

(2)疼痛护理:如患者因淋巴结疼痛导致强迫体位,可以协助患者用枕头或毛毯支撑疼痛部位,以减轻肌肉张力缓解疼痛。淋巴结肿痛早期可给予热敷,或用 5%~10% 鱼石脂酒精或 0.1% 依沙吖啶外敷,周围注射链霉素 0.5~1.0 g。禁止挤压受感染的淋巴结。

3.皮肤完整性受损

(1)皮肤清洁护理:保持床单清洁、平整,给患者床上擦浴,更换柔软宽松内衣,以减少对皮肤的刺激和摩擦,每2~4 h翻身并按摩皮肤受压部位,预防压疮的发生。

(2)创面处理:皮肤型鼠疫患者可用0.1%依沙吖啶洗涤创面,并涂以0.5%~1.0%链霉素软膏或新霉素软膏保护创面。

【出院标准】

体温恢复正常,一般症状消失,可考虑出院。不同病型者还需达到下列要求。

1.腺鼠疫患者 肿大的淋巴结仅残留小块能够移动的硬结,或完全触碰不到,全身症状消失后,观察3~5 d,病情无复发。

2.肺鼠疫患者 体温恢复正常,一般症状消失,血、痰及咽部分泌物连续3次以上鼠疫菌检验阴性(每隔3 d做鼠疫菌检验1次)。

3.败血型和其他类型鼠疫患者 体温恢复正常,一般症状消失,血液连续3次以上鼠疫菌检验阴性(每隔3 d做鼠疫菌检验1次)。

【健康指导】

1.管理传染源 应灭鼠、灭蚤,监控鼠间鼠疫。加强疫情报告。严格隔离患者,患者与疑似患者应分别隔离。腺鼠隔离至淋巴结肿大完全消散后再观察7 d。肺鼠疫隔离至痰培养6次阴性。接触者医学观察9 d,曾接受预防接种者应检疫12 d。患者的分泌物与排泄物应彻底消毒或焚烧。死于鼠疫者的尸体应用尸袋严密包扎后焚化。

2.切断传播途径 加强国际检疫与交通检疫,对来自疫区的车、船、飞机进行严格检疫并灭鼠、灭蚤。对可疑旅客应隔离检疫。

3.保护易感人群

(1)加强个人防护:参与治疗或进入疫区的医护人员必须穿防护服和高筒靴,戴面罩、厚口罩、防护眼镜、橡皮手套等。

(2)预防性服药:药物可选用四环素、多西环素、磺胺、环丙沙星等。必要时可肌内注射链霉素进行预防性治疗,疗程均为7 d。

(3)预防接种:主要对象是疫区及其周围的人群,参加防疫工作人员及进入疫区的医务工作者。非流行区人员应在鼠疫菌苗接种10 d后方可进入疫区。

(兰云霞)

◀ 本章小结 ▶

本章主要学习传染病的基本概念、分类、流行过程及影响因素、传染病的基本特征、临床特点、预防、护理评估和常见症状体征的护理,并分别对病毒感染和细菌感染的常见传染病流行过程、发病机制和病理改变、临床表现、实验室检查、诊断要点、主要护理诊断/问题、措施及依据、健康指导及预后做了详细阐述。

自测题

参考答案

参考文献

[1] 葛均波,徐永健.内科学[M].9版.北京:人民卫生出版社,2019.

[2] 尤黎明,吴瑛.内科护理学[M].6版.北京:人民卫生出版社,2017.

[3] 国家卫生健康委疾病预防控制局.中国居民营养与慢性病状况报告(2020年)[M].北京:人民卫生出版社,2021.

[4] 王宏运,耿桂灵.内科护理学[M].3版.北京:人民卫生出版社,2020.

[5] 丁淑贞,姜秋红.呼吸内科临床护理[M].北京:中国协和医科大学出版社,2016.

[6] 李为民,刘伦旭.呼吸系统疾病基础与临床[M].北京:人民卫生出版社,2017.

[7] 李庆印,陈永强.重症专科护理[M].北京:人民卫生出版社,2021.

[8] 韩颖莉.常见呼吸系统疾病诊疗策略[M].昆明:云南科技出版社,2021.

[9] 贺蓓,周新.呼吸系统疾病诊疗基础[M].北京:中国医药科技出版社,2018.

[10] 万学红,卢雪峰.诊断学[M].9版.北京:人民卫生出版社,2018.

[11] 陈灏珠,林果为.实用内科学[M].14版.北京:人民卫生出版社,2013.

[12] 黄钊涛,陈业群.心肌梗死后主要心脑血管不良事件现状及防治进展[J].实用心电学杂志,2022,31(1):7-12.

[13] 焦海旭,何亚菲,林文华.心脏康复运动对PCI术后患者病情及预后的影响[J].重庆医学,2022,51(5):834-837,841.

[14] 王斯,魏欣,肖乾凤,等.心肌炎等分类及治疗进展[J].心血管病学进展,2021,42(4):337-341.

[15] 陈凯.2019年NICE《成人原发性高血压管理指南》解读[J].中国全科医学,2020,23(16):1977-1981.

[16] 吴桂鑫,邹玉宝,康连鸣,等.《2020年AHA/ACC肥厚型心肌病诊断及治疗指南》解读[J].中国分子心脏病学杂志,2020,20(6):3594-3597.

[17] 黄青霞,游向东.经导管三尖瓣关闭不全介入治疗的现状及展望[J].临床心血管病杂志,2020,36(7):594-599.

[18] 国家卫生计生委合理用药专家委员会,中国药师协会.心力衰竭合理用药指南(第2版)[J].中国医学前沿杂志(电子版),2019,11(7):1-78.

[19] 邹玉宝,宋雷.中国成人肥厚型心肌病诊断与治疗指南解读[J].中国循环杂志,2018,33(S2):68-73.

[20] 林曼欣,吴林,盛琴慧.心脏病的分类及进展回顾[J].中国心血管杂志,2018,23(1):81-86.

[21] 梁先柱,王海永.经导管介入治疗二尖瓣关闭不全的现状[J].世界最新医学信息文摘,2019,19(52):75-76,79.

[22] 侯桂华,霍勇.心血管介入治疗护理实用技术[M].2版.北京:北京大学医学出版社,2017.

[23] 王广义,侯海军,智光,等.经皮球囊扩张先天性重度三尖瓣狭窄一例[J].中国介入心脏病学杂志,2008,16(4):237.

[24] 何文英,侯冬藏.实用消化内科护理手册[M].北京:化学工业出版社,2018.

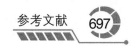

[25]王莉慧,刘梅娟.王箭.消化内科护理健康教育[M].北京:科学出版社,2018.

[26]孙玉梅,张立力.健康评估[M].4 版.北京:人民卫生出版社,2020.

[27]吴欣娟,关玉霞.消化内科护理工作指南[M].北京:人民卫生出版社,2016.

[28]张虎,陈毅丁.消化系统疾病发病机制及临床诊治新进展[M].四川:四川科学科技出版社,2019.

[29]沈翠珍,高静.内科护理学[M].3 版.北京:人民卫生出版社,2021.

[30]中华医学会感染病学分会肝衰竭与人工肝学组,中华医学会肝病学分会重型肝病与人工肝学组.肝衰竭诊治指南(2018 年版)[J].中华传染病杂志,2019,37(1):1-9.

[31]中国中西医结合学会.慢加急性肝衰竭中西医结合诊疗专家共识[J].北京中医药,2021,40(9):946-955.

[32]梅长林,余学清.内科学.肾脏内科分册[M].北京:人民卫生出版社,2015.

[33]余学清,赵明辉.肾内科学[M].3 版.北京:人民卫生出版社,2021.

[34]刁永书,文艳秋,陈林.肾脏内科.护理手册[M].2 版.北京:科学出版社,2015.

[35]成水芹,俞雨生.2020 国际腹膜透析协会关于腹膜透析治疗成人急性肾损伤指南的解读[J].肾脏病与透析肾移植杂志,2021,30(1):87-91.

[36]闫文娟,张炯.急性肾损伤的研究进展[J].临床与病理杂志,2019,39(7):1571-1575.

[37]童国玉,朱大龙.糖尿病肾病国内外临床指南和专家共识解读[J].中国实用内科杂志,2017,37(3):211-216.

[38]庄永泽.重视代谢综合征肾损害的诊治[J].肾脏病与透析肾移植杂志,2018,27(4):344-345.

[39]丁淑贞,郝春艳.血液科临床护理一本通[M].北京:中国协和医科大学出版社,2016.

[40]中国临床肿瘤学会(CSCO).肿瘤相关性贫血临床实践指南 2021[M].北京:人民卫生出版社,2021.

[41]中国营养学会"缺铁性贫血营养防治专家共识"工作组.缺铁性贫血营养防治专家共识[J].营养学报,2019,41(5):417-426.

[42]闻曲,成芳,李莉,等.实用肿瘤护理学[M].2 版.北京:人民卫生出版社,2015.

[43]阮晓岚,李胜,孟祥喻,等.弥散性血管内凝血诊疗现状:ISTH/SSC 最新共识解读[J].中国循证医学杂志,2015,15(9):993-999.

[44]中华医学会血液学分会血栓与止血学组,中国血友病协作组.血友病诊断与治疗中国专家共识(2017 年版)[J].中华血液学杂志,2016,37(5):364-370.

[45]黄晓军.实用造血干细胞移植[M].2 版.北京:人民卫生出版社,2019.

[46]中国抗癌协会血液肿瘤专业委员会,中华医学会血液学分会白血病淋巴瘤学组.中国成人急性淋巴细胞白血病诊断与治疗指南(2021 年版)[J].中华血液学杂志,2021,(9):705-716.

[47]徐瑞华,李进,马军,等.临床肿瘤学会(CSCO)常见恶性肿瘤诊疗指南 2023[M].北京:人民卫生出版社,2023.

[48]SUNG H,FERLAY J,SIEGEL R L,et al. Global Cancer Statistics 2020:GLOBOCAN Estimates of Incidence and Mortality Worldwide for 36 Cancers in 185 Countries[J].CA Cancer J Clin,2021,71(3):209-249.

[49]邹德慧,范磊.造血干细胞移植治疗淋巴瘤中国专家共识(2018 版)[J].中华肿瘤杂志,2018,40(12):927-934.

[50]中国抗癌协会淋巴瘤专业委员会,中国医师协会肿瘤医师分会,中国医疗保健国际交流促进会

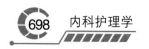

肿瘤内科分会.中国淋巴瘤治疗指南(2021 年版)[J].中华肿瘤杂志,2021,43(7):707-735.

[51]中国医师协会血液科医师分会,中华医学会血液学分会,中国医师协会多发性骨髓瘤专业委员会.中国多发性骨髓瘤诊治指南(2020 年修订)[J].中华内科杂志,2020,59(5):341-346.

[52]路瑾.血液内科诊疗常规[M].2 版.北京:中国医药科技出版社,2020.

[53]林果为,王吉耀,葛均波.实用内科学[M].15 版.北京:人民卫生出版社,2017.

[54]张之南,郝玉书.赵永强,等.血液病学[M].2 版.北京:人民卫生出版社,2018.

[55]中华医学会血液学分会.骨髓增生异常综合征中国诊断与治疗指南(2019 年版)[J].中华血液学杂志,2019,40(2):89-97.

[56]陈利芬,徐朝艳.静脉治疗专科护理手册[M].广州:中山大学出版社,2019.

[57]MARK K FUNG.美国血库协会技术手册[M].桂嵘,译.19 版.北京:人民卫生出版社,2020.

[58]陈长英.内科护理学[M].郑州:郑州大学出版社,2017.

[59]李婷,孙丽思,王椿,等.成人腺垂体功能减退症合并代谢综合征患者的临床特征及其影响因素[J].中华医学杂志,2021.101(36):2885-2892.

[60]中华医学会内分泌学分会.原发性醛固酮增多症诊断治疗的专家共识(2020 版)[J].中华内分泌代谢杂志,2020,36(9):727-7363.

[61]骆秦,李南方.高血压患者中原发性醛固酮增多症检出、诊断和治疗的指导意义[J].中华高血压杂志,2021,29(6):508-518.

[62]曾正陪.嗜铬细胞瘤和副神经节瘤诊断治疗专家共识(2020 版)[J].中华内分泌代谢杂志,2020,36(9):14.

[63]中华医学会糖尿病学分会.中国 2 型糖尿病防治指南(2020 年版)[J].中华内分泌代谢杂志,2021,37(4):88.

[64]中华医学会糖尿病学分会.中国血糖监测临床应用指南(2021 年版)[J].中华糖尿病杂志,2021,13(10):936-948.

[65]陈亚楠,王一妃,苏立苓,等.2 型糖尿病患者弹力带抗阻运动的研究进展[J].护理学杂志,2020,35(9):96-99.

[66]中华医学会.血脂异常基层诊疗指南(2019 年)[J].中华全科医师杂志,2019(5):11.

[67]张璐,张靖,郭艺芳.2016 欧洲血脂异常管理指南解读[J].中国心血管杂志,2016,21(5):350-354.

[68]中华医学会内分泌学分会,中华中医药学会糖尿病分会,中国医师协会外科医师分会肥胖和糖尿病外科医师委员会,等.基于临床的肥胖症多学科诊疗共识(2021 年版)[J].中华内分泌代谢志,2021,37(11):959-972.

[69]赵宇星,朱惠娟,王林杰.2016 年美国临床内分泌医师学会/美国内分泌学会肥胖症综合管理临床实践指南解读[J].中国糖尿病杂志,2017,25(1):10-13.

[70]国家卫生健康委员会.中国居民营养与慢性病状况报告(2020 年)[J].营养学报,2020,42(6):521.

[71]王友发,孙明晓,薛宏,等.《中国肥胖预防和控制蓝皮书》解读及中国肥胖预防控制措施建议[J].中华预防医学杂志,2019(9):875-884.

[72]姜泉,韩曼,唐晓颇,等.痛风和高尿酸血症病证结合诊疗指南[J].中医杂志,2021,62(14):1276-1288.

[73]中华医学会内分泌学分会.中国高尿酸血症与痛风诊疗指南(2019)[J].中华内分泌代谢杂志,

2020,036(1):1-13.

[74] 中华医学会,中华医学会杂志社,中华医学会全科医学分会,等.原发性骨质疏松症基层诊疗指南(2019)[J].中华全科医师杂志,2020(4):304-315.

[75] 中国健康促进基金会基层医疗机构骨质疏松症诊断与治疗专家共识委员会.基层医疗机构骨质疏松症诊断和治疗专家共识(2021)[J].中国骨质疏松杂志,2021,27(7):937-944.

[76] 中国营养学会.中国居民膳食营养素参考摄入量(2013版)[M].北京:科学出版社,2013.

[77] 栗占国.风湿免疫学[M].北京:中华医学电子音像出版社,2017.

[78] 张春燕.北京协和医院风湿免疫科护理工作指南[M].北京:人民卫生出版社,2015.

[79] 中华医学会风湿病学分会.2018 中国类风湿关节炎诊疗指南[J].中华内科学杂志.2018,4(57):242-247.

[80] 方霖楷,黄彩鸿,谢雅,等.类风湿关节炎患者实践指南[J].中华内科杂志,2020,59(10):772-780.

[81] 风湿免疫性疾病慢病管理全国护理协作组.强直性脊柱炎患者慢性病管理护理专家建议(2019版)[J].中华风湿病学杂志,2020,24(5):292-296.

[82] 谢雅,杨克虎,吕青,等.强直性脊柱炎/脊柱关节炎患者实践指南[J].中华内科杂志,2020,59(7):511-518.

[83] 中华医学会皮肤性病学分会红斑狼疮研究中心.皮肤型红斑狼疮诊疗指南[J].中华皮肤科杂志,2019,52(3):149-155.

[84] 张文,历小梅,徐东,等.原发性干燥综合征诊疗规范[J].中华内科杂志,2020,59(4):269-275.

[85] 姜依彦,康厚墉,胡国华,等.复发性多软骨炎诊断和治疗进展[J].临床误诊误治,2016,29(11):111-113.

[86] 段姣妞,高晋芳,张莉芸.复发性多软骨炎的诊治进展[J].中华风湿病学志,2019,23(5):72-76.

[87] 朱雪梅,王占奎,潘文萍,等.复发性多软骨炎10例临床诊治分析[J].风湿病与关节炎,2019,8(4):35-37+39.

[88] 董艳艳.复发性多软骨炎的护理方法及体会[J].实用临床护理学电子杂志,2018,3(21):25-27.

[89] 丁淑贞.丁全峰.神经内科临床护理[M].北京:中国协和医科大学出版社,2016.

[90] 岳丽青,陶子荣,李育,等.神经内科专科护理[M].北京:化学工业出版社,2021.

[91] 刘素霞,马悦霞.实用神经内科护理手册[M].北京:化学工业出版社,2018.

[92] 张立霞,李贵阳.克雅病病因、诊断及治疗新进展[J].临床合理用药.2020.13(5):174-176.

[93] 贾建平,陈生弟.神经病学[M].8版.人民卫生出版社,2018.

[94] 肖波,周罗.癫痫最新临床诊疗指南:机遇与挑战并存[J].协和医学杂志,2017,Z1:122-126.

[95] 黎运凤,樊旭,陈汐,等.偏头痛的国内外研究进展[J].实用中医内科杂志,2022,36(03):76-79.

[96] 柳佳睿,陈彦如,余震.偏头痛导致脑卒中的机制研究进展[J].中国临床神经科学,2020,28(1):100-103.

[97] 叶深琼,王相明,张月辉.偏头痛发病机制的研究进展[J].医学综述,2020,26(06):1086-1091.

[98] 中国免疫学会神经免疫分会.中国重症肌无力诊断和治疗指南(2020版)[J].中国神经免疫学和神经病学杂志,2021,28(01):1-12.

[99] 中华医学会神经病学分会,中华医学会神经病学分会神经肌肉病学组,中华医学会神经病学分会肌电图及临床神经生理学组.中国多发性肌炎诊治共识[J].中华神经科杂志,2015,48(11):946-949.

[100] 李瑞,王国平.运动神经元病的诊断与治疗[J].中华全科医学,2019,17(07):1073-1074.

[101] 李兰娟,任红.传染病学[M].9版.北京:人民卫生出版社,2018.

[102] 吴光煜.传染病护理学[M].北京:北京大学医学出版社,2014.

[103] 陈璇.传染病护理学[M].北京:人民卫生出版社,2021.

[104] 中华人民共和国国家健康委员会.流行性感冒诊疗方案(2018年版修订版)[J].中华临床感染病杂志,2019,12(1):1-5.

[105] 华中科技大学同济医学院附属同济医院护理部,中国医学科学院北京协和医院护理部,中华护理学会重症护理专业委员会.重型危重型新冠肺炎患者整体护理专家共识[J].中华护理杂志,2020,55(3):337-342.

[106] 中华预防医学会新冠肺炎防控专家组.新冠肺炎流行病学特征的最新认识[J].中华流行病学杂志,2020,41(2):139-144.

[107] 武汉大学中南医院新型冠状病毒感染的肺炎防治课题组等.新型冠状病毒(2019-nCoV)感染的肺炎诊疗快速建议指南(标准版)[J].解放军医学杂志,2020,45(1):1-20.

[108] 桓瑜,毕玉海.2019新型冠状病毒疫苗研究进展及展望[J].中国科学:生命科学,2022,52(2):237-248.

[109] 中华医学会感染病学分会艾滋病丙型肝炎学组,中国疾病预防控制中心.中国艾滋病诊疗指南(2021年版)[J].中国艾滋病性病,2021,27(11):1182-1201.

[110] 中华人民共和国国家卫生健康委员会办公厅,中华人民共和国国家中医药管理局办公室.新冠肺炎诊疗方案(试行第九版)[J].中国医药,2022,17(4):481-487.

[111] 中华人民共和国卫生部.卫生部办公厅关于印发《鼠疫诊疗方案(试行)》的通知[J].中国农村医学杂志,2011,9(3):9-16.

[112] 中华人民共和国国家卫生健康委员会.狂犬病诊疗规范(2021年版)[J].中国实用乡村医生杂志,2022,29(1):1-4.

[113] 于庆华.流行性乙型脑炎的诊疗[J].世界最新医学信息文摘(电子版),2013,(16):85-85,87.

[114] 韩新民,汪受传,虞舜,等.流行性腮腺炎中医诊疗指南[J].中医儿科杂志,2008,4(5):1-3.

[115] OTTO C M,NISHIMURA R A,BONOW R O,et al. 2020 ACC/AHA Guideline for the Management of Patients With Valvular Heart Disease:Executive Summary:A Report of the American College of Cardiology/American Heart Association Joint Committee on Clinical Practice Guidelines. [J]. Circulation,2021(143):e35-e71.

[116] SNOOK J,BHALA N,BEALES I L P,et al. British Society of Gastroenterology guidelines for the management of iron deficiency anaemia in adults[J]. Gut,2021,70(11):2030-2051.

[117] SIEGEL R L,MILLER K D,FUCHS H E,et al. Cancer Statistics,2021[J]. CA:a cancer journal for clinicians,2021,71(1):7-33.

[118] BROWN P,INABA H,ANNESLEY C,et al. Pediatric Acute Lymphoblastic Leukemia,Version 2. 2020,NCCN Clinical Practice Guidelines in Oncology[J]. Journal of the National Comprehensive Cancer Network:JNCCN,2020,18(1):81-112.

[119]WIERDA W G,BYRD J C,ABRAMSON J S,et al. Chronic Lymphocytic Leukemia/Small Lympho-cytic Lymphoma,Version 4. 2020,NCCN Clinical Practice Guidelines in Oncology[J]. Journal of the National Comprehensive Cancer Network:JNCCN,2020,18(2):185-217.

[120]SIEGEL R L,MILLER K D,JEMAL A. Cancer statistics,2020[J]. CA Cancer J Clin,2020(70): 7-30.

[121] Hiroto Inaba, David Teachey, Colleen Annesley. NCCN Guidelines Version2. 2023, Pediatric A-cute Lymphoblastic Leukemia.

[122]Andrew D. Zelenetz,Leo I. Gordon,Jeremy S. Abramson. NCCN Guidelines Version 3. 2023,B-cell-Lymphomas.

[123]PMF A, PRA B, IB C, et al. Consensus on diagnosis and management of Cushing's disease: a guideline update[J]. The Lancet Diabetes & Endocrinology,2021,9(12):847-875.

[124]GARCIA C R, MATUTE T F, MERCADER C E, et al. Multidisciplinary practice guidelines for the diagnosis, genetic counseling and treatment of pheochromocytomas and paragangliomas. [J]. Clinical & translational oncology:official publication of the Federation of Spanish Oncology Societies and of the National Cancer Institute of Mexico,2021,23(10):1-25.

[125]GONG Q,ZHANG P,WANG J,et al. Morbidity and mortality after lifestyle intervention for people with impaired glucose tolerance:30-year results of the Da Qing Diabetes Prevention Outcome Study[J]. Lancet Diabetes Endocrinol,2019,7(6):452-461.

[126]OPOKU S,GAN Y,FU W N,et al. Prevalence and risk factors fordyslipidemia among adults in rural and urban China:findings from the China National Stroke Screening and prevention project (CNSSPP)[J]. BMC Public Health,2019,19(1):1500.

[127]WANG Y,XUE H,SUN M,et al. Prevention and control of obesity in China[J]. The Lancet Global Health,2019,7(9):e1166-e1167.

[128]FITZ GERALD J D,DALBETH N,MIKULS T. 2020 American College of Rheumatology Guideline for the Management of Gout[J]. Arthritis Rheumatol,2020,72(6):879-895.

[129]Compston J E,McClung M R,Leslie W D. Osteoporosis[J]. Lancet. 2019,393(10169):364-376.

[130]FÖGER-SAMWALD U, DOVJAK P, AZIZI-SEMRAD U. Osteoporosis: Pathophysiology and therapeutic options[J]. EXCLI J,2020(19):1017-1037.

[131]ARINGER M,COSTERBADER K,DAIKH D,et al. 2019 European LeagueAgainst Rheumatism/American CollegeofRheumatology classification criteriafor systemic lupus erythematosus[J]. Ann Rheum Dis,2019,78(9):1151-1159.